中国癌症基金会成立30周年纪念

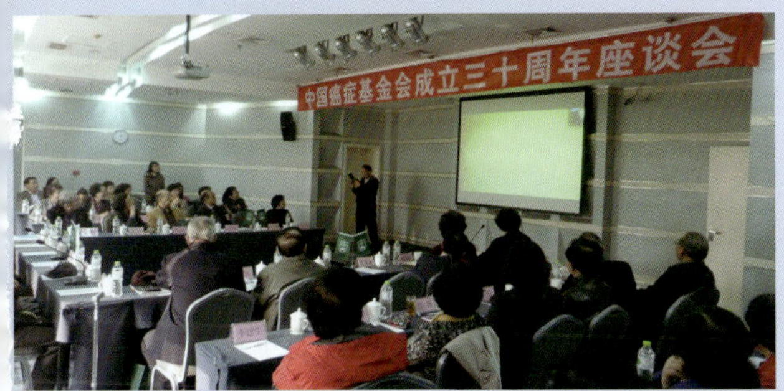

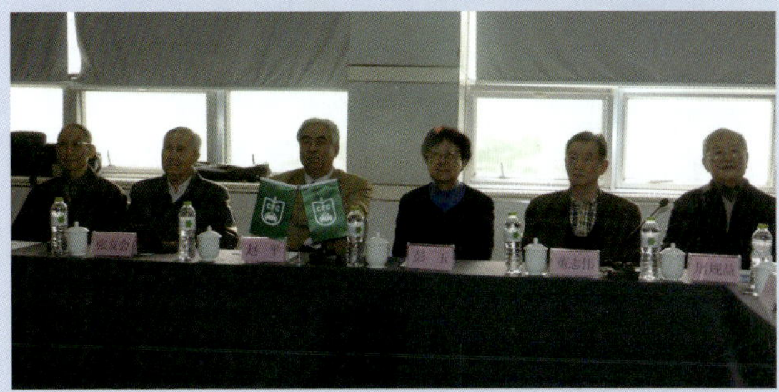

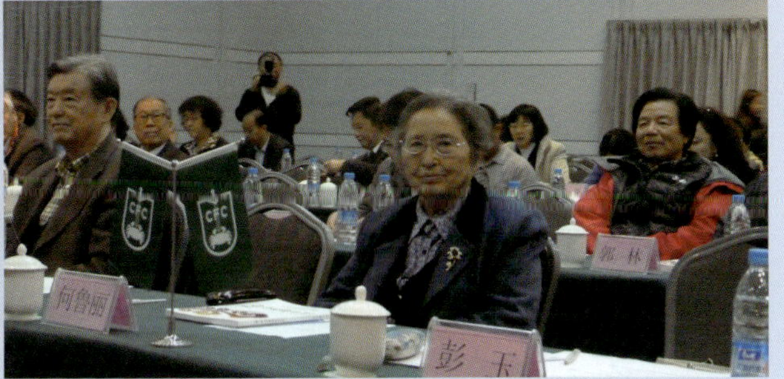

中国癌症基金会主席何鲁丽出席报告会

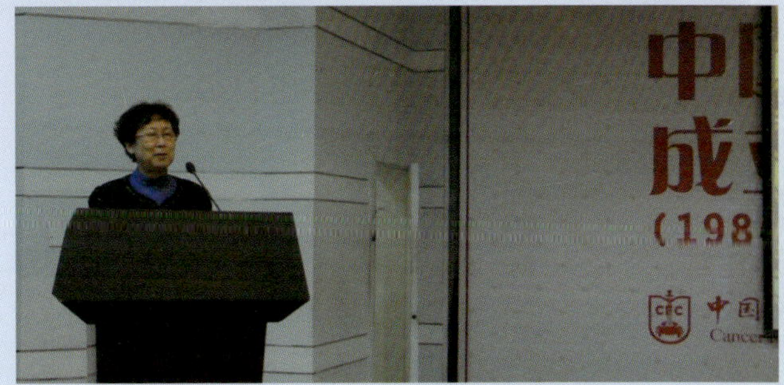

中国癌症基金会理事长彭玉致辞

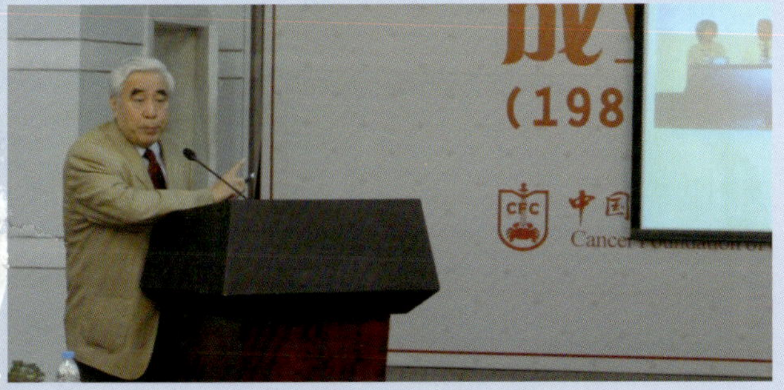

中国癌症基金会副理事长兼秘书长赵平做工作报告

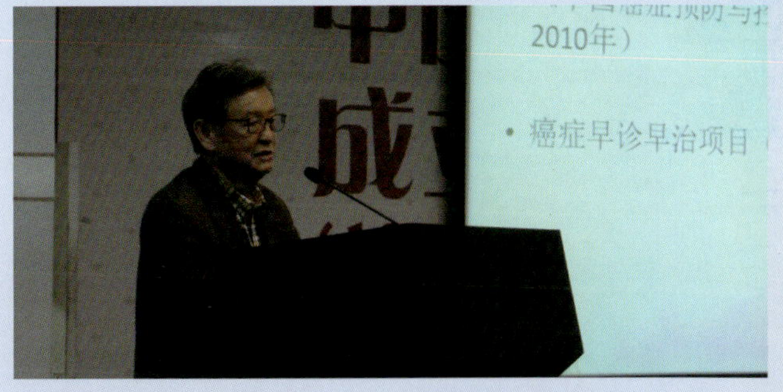

中国癌症基金会原秘书长董志伟做学术报告

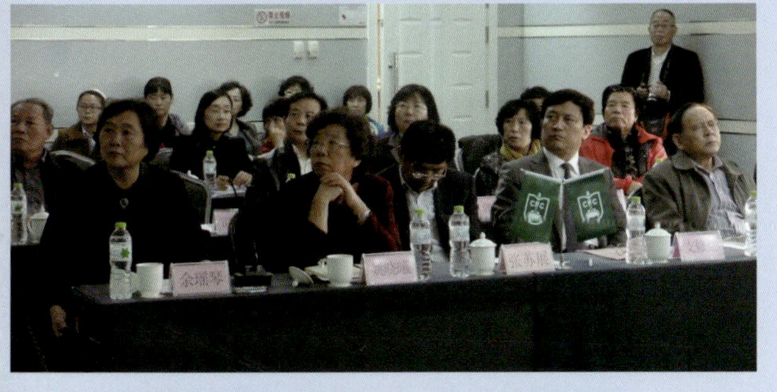

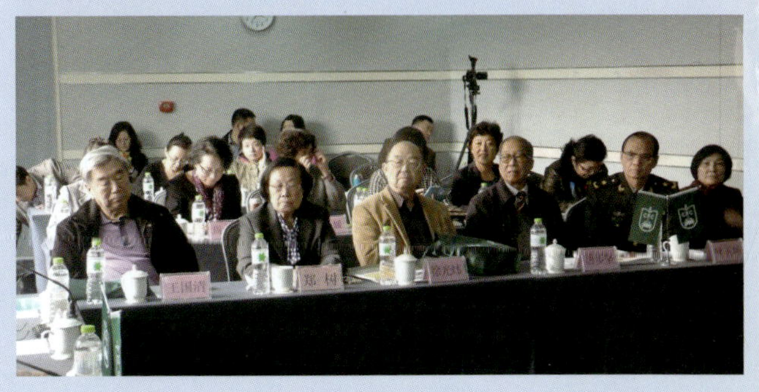

（本版图片摄影：张立峰，详细报道见439页）

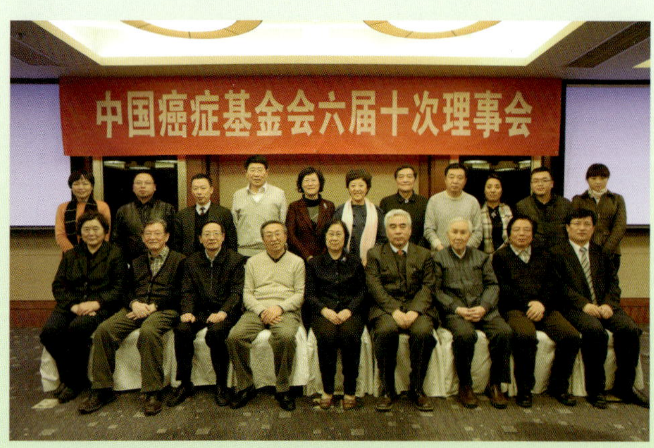

1. 2 月 22 日，召开六届十次理事会

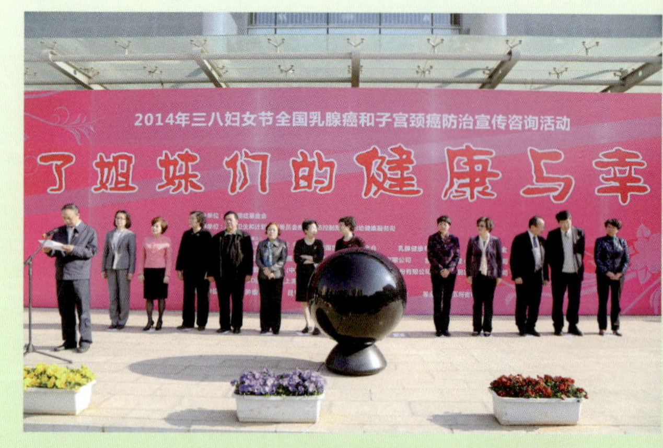

2. 3 月 8 日，在昆明举行“为了姐妹们的健康与幸福”大型公益活动启动仪式

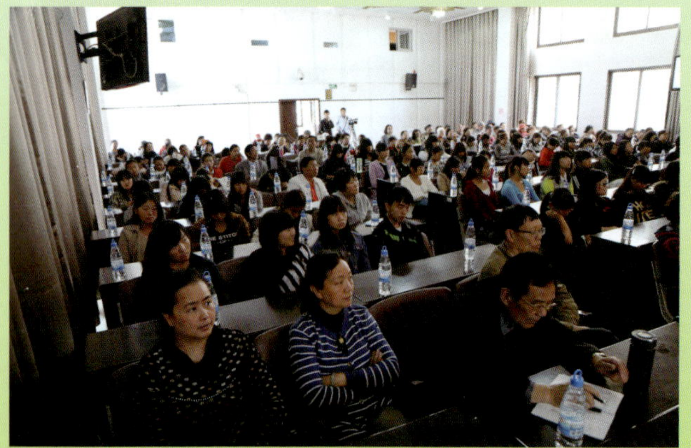

3. 3 月 9 日，在厦门举办“庆三八”健康大课堂

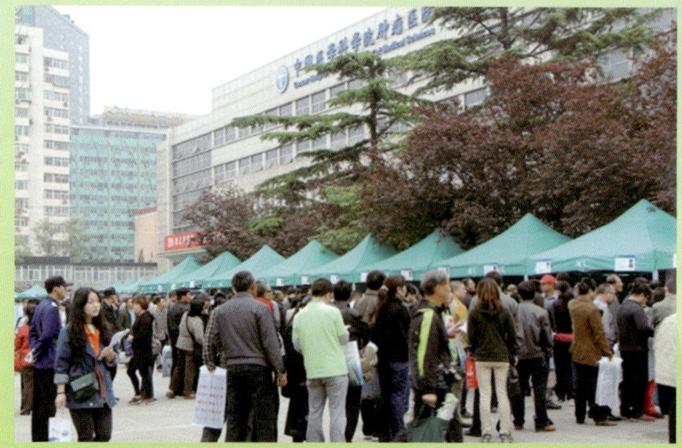

4. 4 月 19 日，2014 年“肿瘤防治宣传周”活动

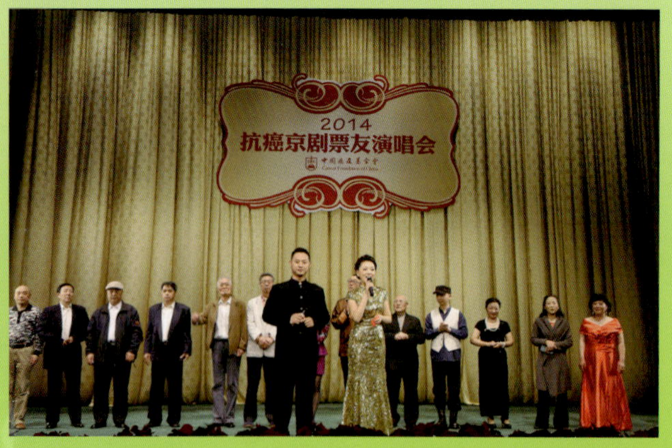

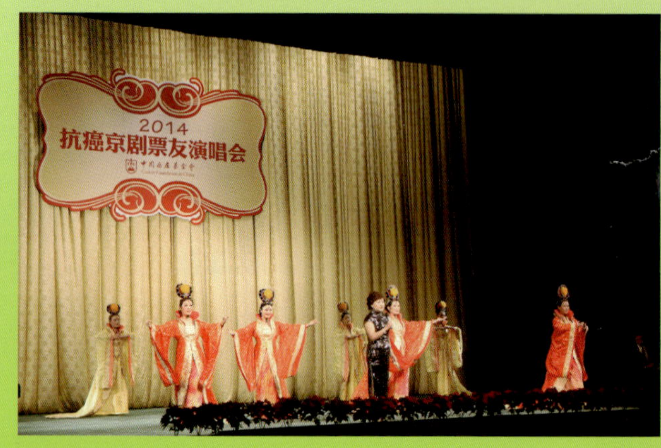

5. 4 月 20 日，在北京长安大戏院举行第九届抗癌京剧票友演唱会

中国癌症基金会

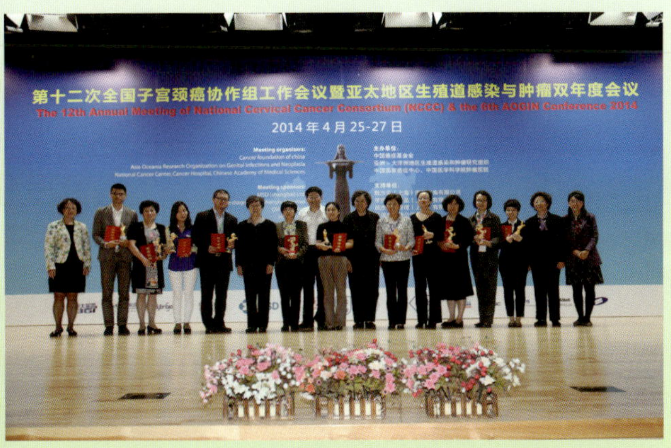

6. 4 月 25 日，举办第十二届全国子宫颈癌协作组工作组会议暨亚太地区生殖道感染与肿瘤双年度会议

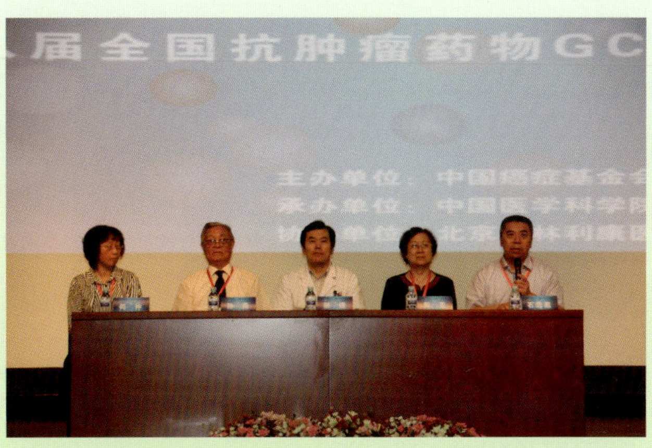

7. 6 月 14 日，举办第 8 届全国抗肿瘤药物 GCP 药物研讨会

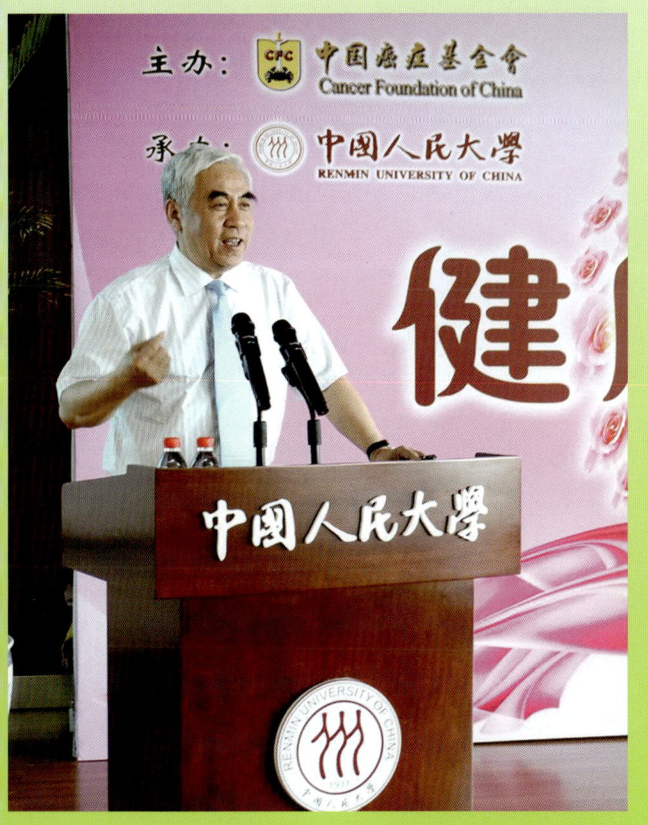

8. 6 月 18 日，举办“健康与美丽同在”健康大课堂

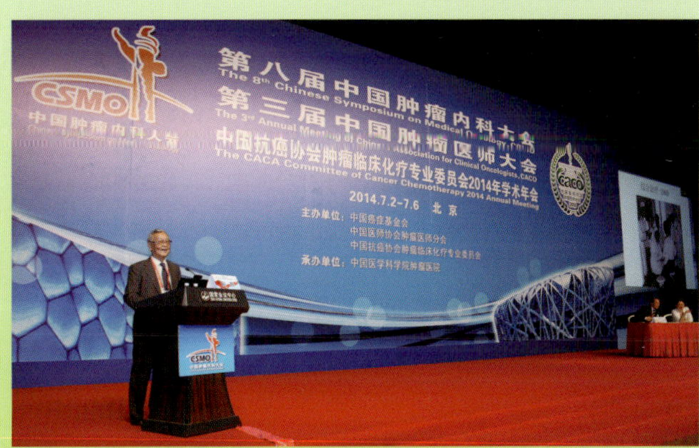

9. 7 月 3 日，召开第八届中国肿瘤内科大会暨第三届中国肿瘤医师大会（图为孙燕院士做学术报告）

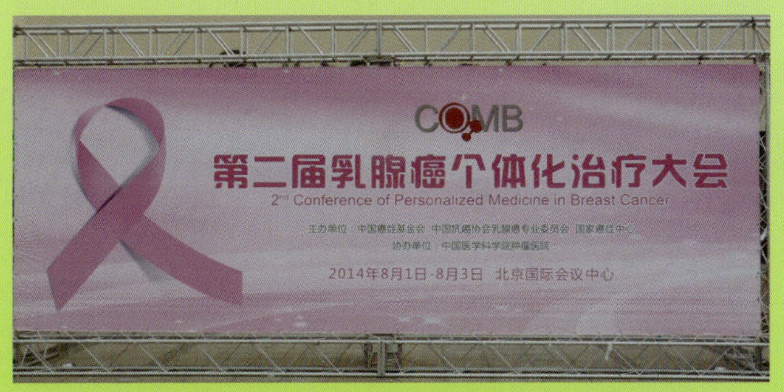

10. 8 月 2 日，召开第二届乳腺癌个体化治疗大会（详见后续彩页）

2014 年大事记

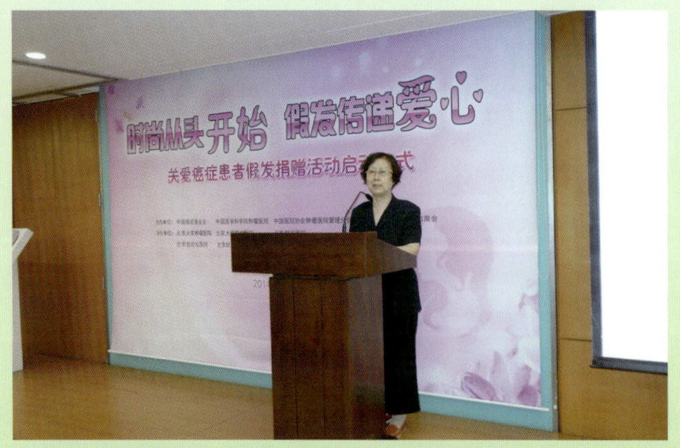

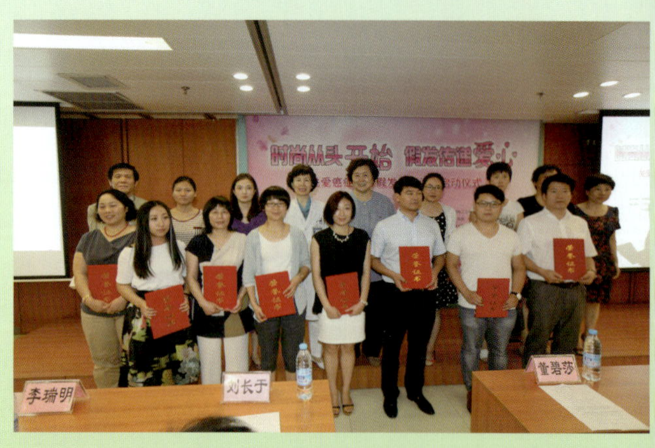

11. 8 月 8 日，关爱癌症患者假发捐赠仪式

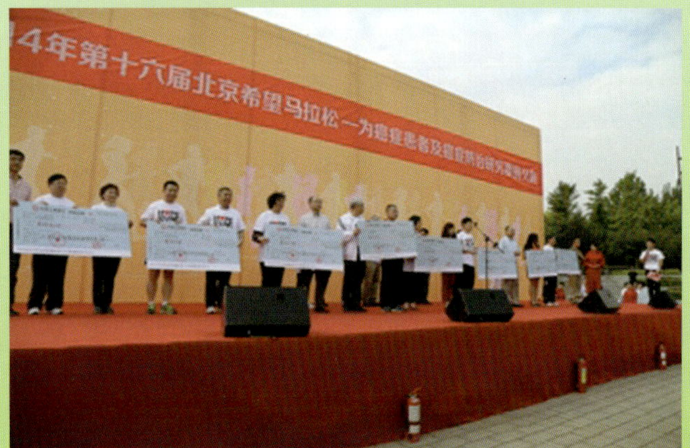

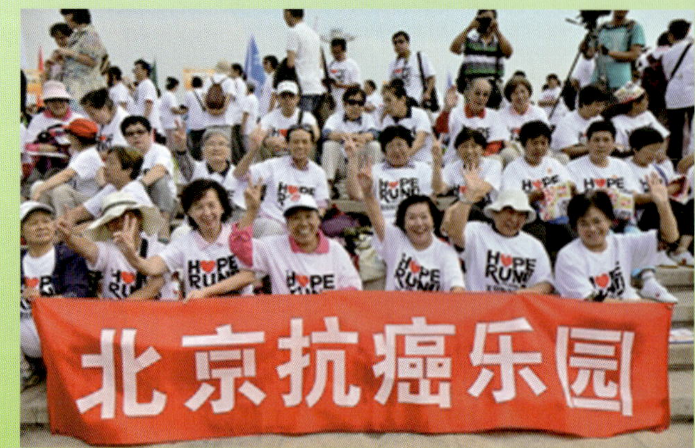

12. 9 月 13 日，第十六届“北京希望马拉松——为癌症患者及癌症防治研究募捐义跑”活动

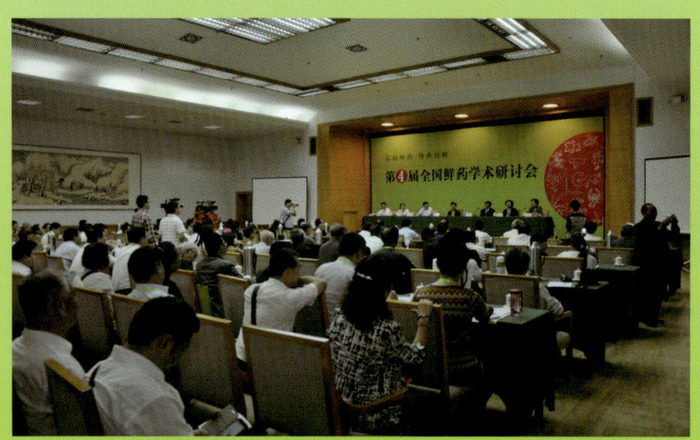

13. 9 月 19 日，召开第四届全国鲜药学术研讨会

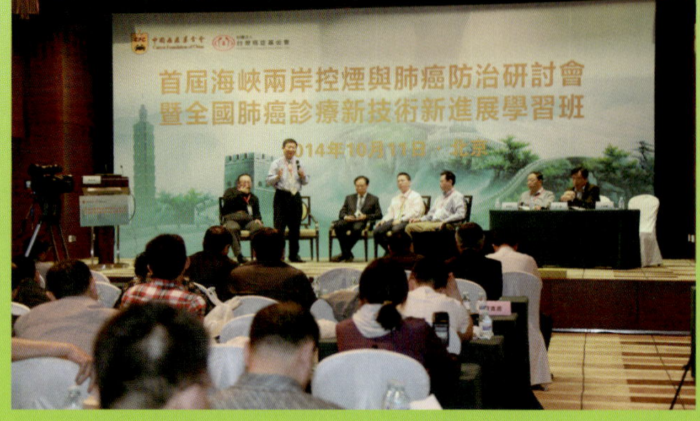

14-1. 10 月 11 日，召开首届海峡两岸控烟与肺癌防治研讨会暨全国肺癌诊疗新技术新进展学习班

中国癌症基金会

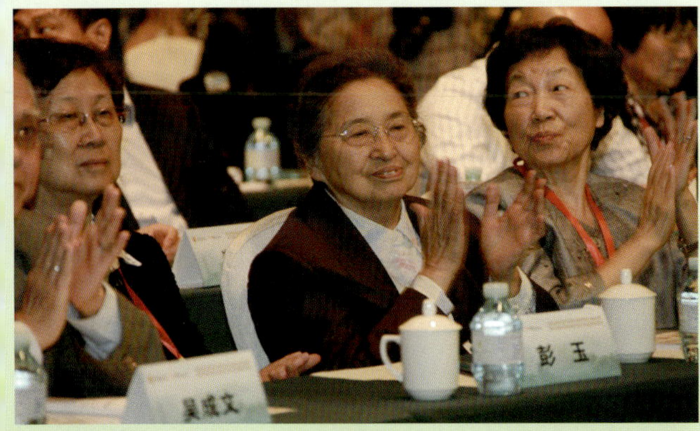

14-2. 中国癌症基金会主席何鲁丽、理事长彭玉出席研讨会

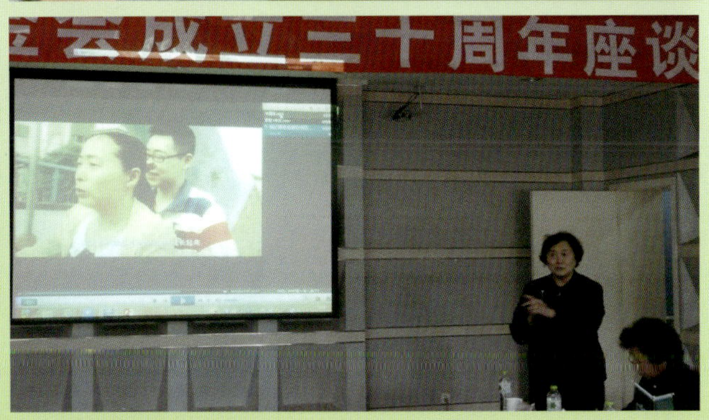

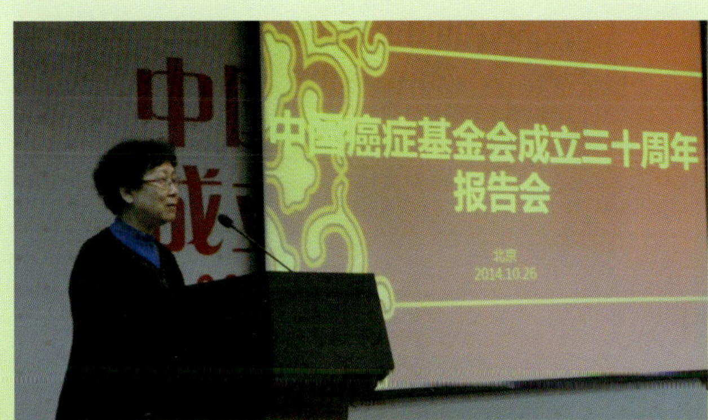

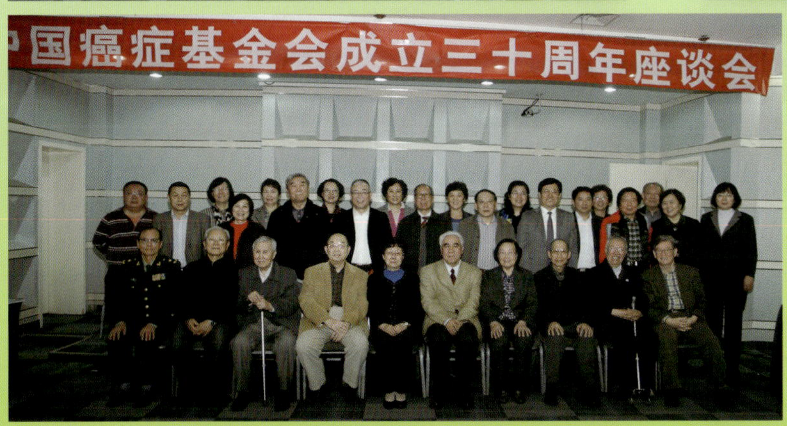

15. 10 月 25 日，中国癌症基金会成立30 周年纪念座谈会和报告会

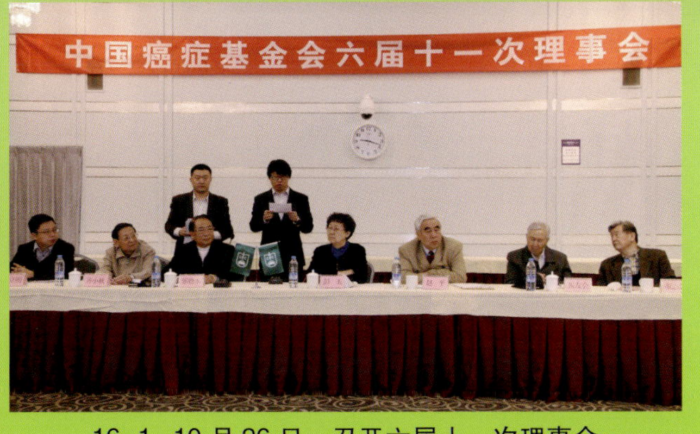

16-1. 10 月 26 日，召开六届十一次理事会

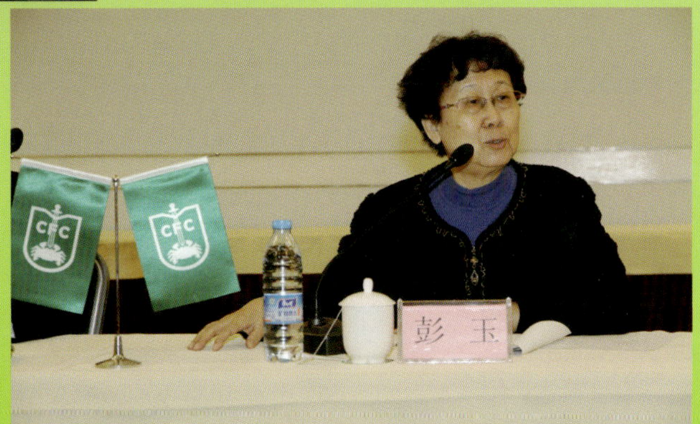

16-2. 彭玉理事长出席六届十一次理事会

2014 年大事记

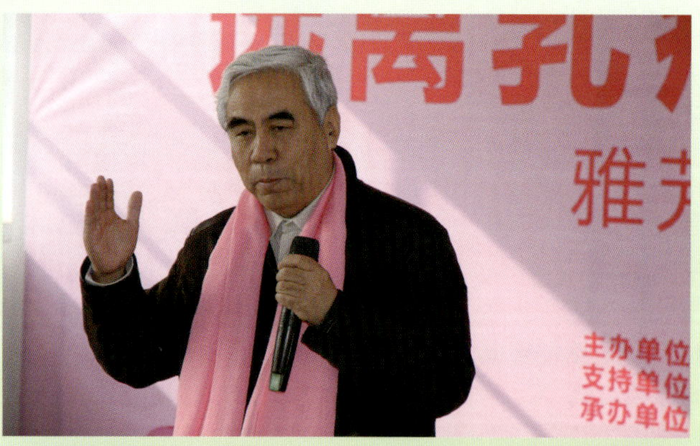

17. 10月28日，“远离乳癌，健康一生”科普讲座

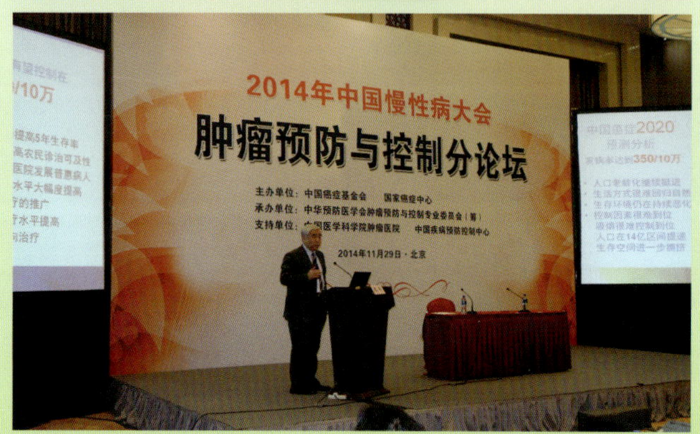

18. 11月29日，中国慢性病大会肿瘤预防与控制分论坛会议

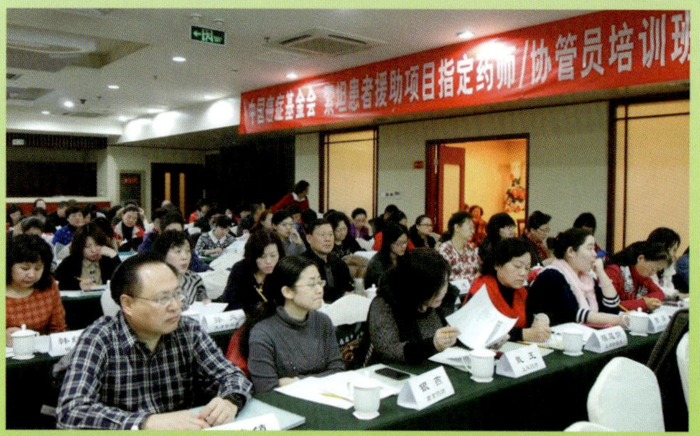

19. 索坦（舒尼替尼胶囊）援助项目培训班

20. 施达赛（达沙替尼片）援助项目签约仪式

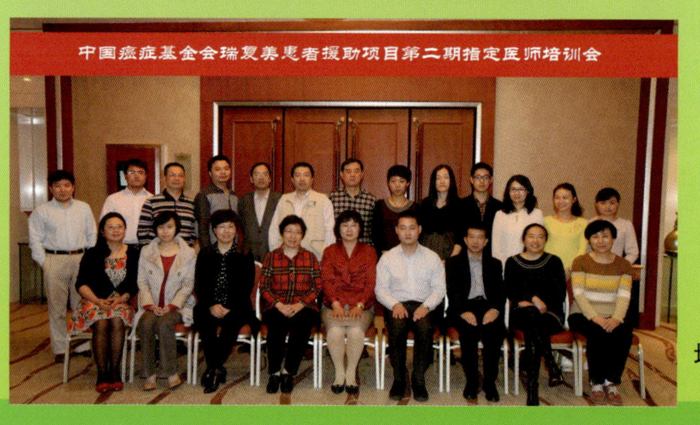

21. 瑞复美（来那度胺胶囊）患者援助项目培训会

中国癌症基金会

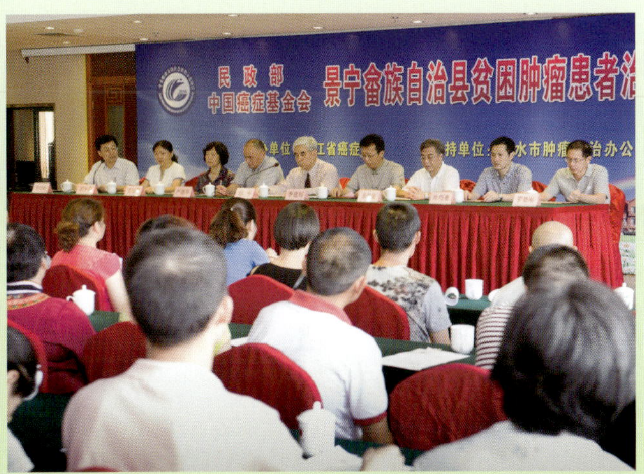

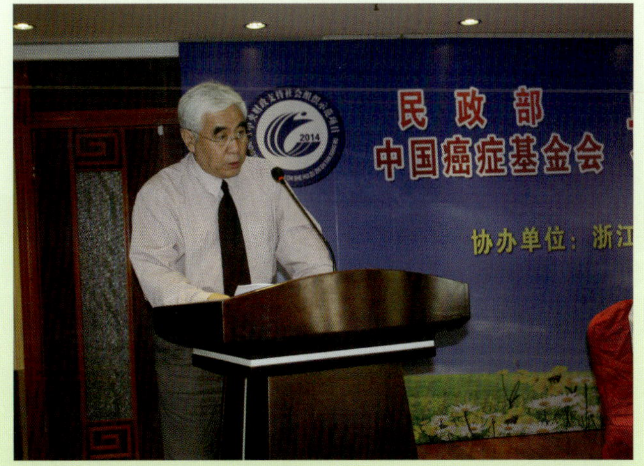

22. 浙江景宁贫困肿瘤患者救助项目

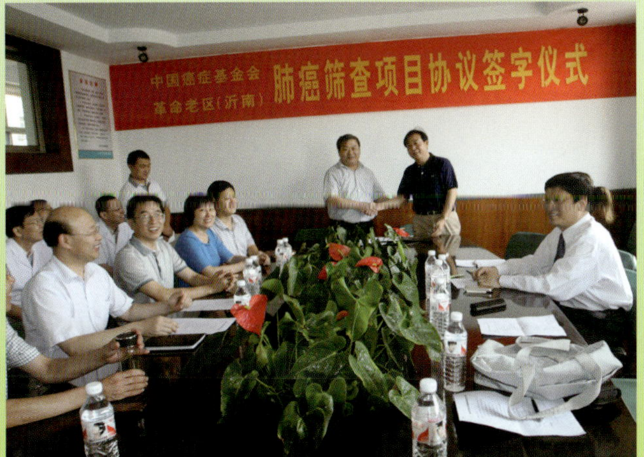

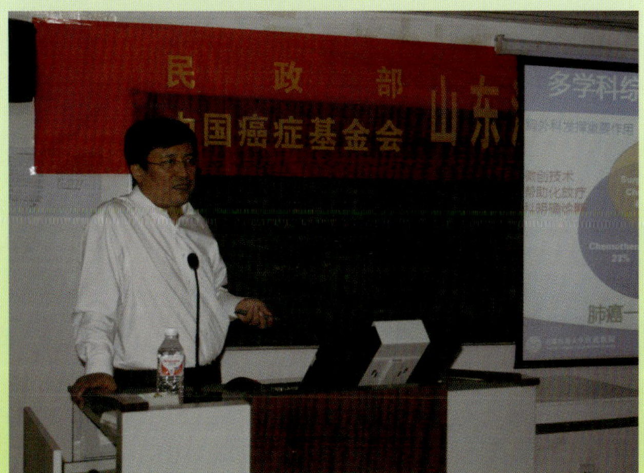

23. 山东沂南肺癌筛查项目

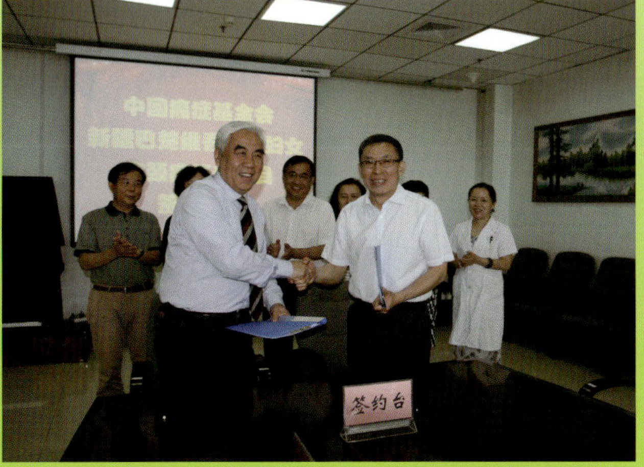

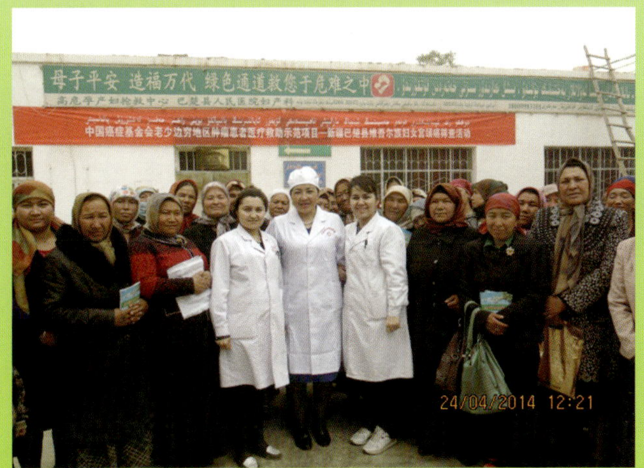

24. 新疆巴楚县维吾尔族妇女宫颈癌筛查项目

（本版图片详细内容见 422 页）

2014年大事记

中国医学科学院肿瘤医院

图 1

图 2

图 3

第八届中国肿瘤内科大会
The 8th Chinese Symposium on Medical Oncology, CSMO
第三届中国肿瘤医师大会
The 3rd Annual Meeting of Chinese Association for Clinical Oncologists, CACO
中国抗癌协会肿瘤临床化疗专业委员会2014年学术年会
The CACA Committee of Cancer Chemotherapy 2014 Annual Meeting
2014.7.2–7.6 北 京
主办单位：中国癌症基金会
中国医师协会肿瘤医师分会
中国抗癌协会肿瘤临床化疗专业委员会
CSMO
中国肿瘤内科大会
Chinese Symposium on Medical Oncology
CACO
2010

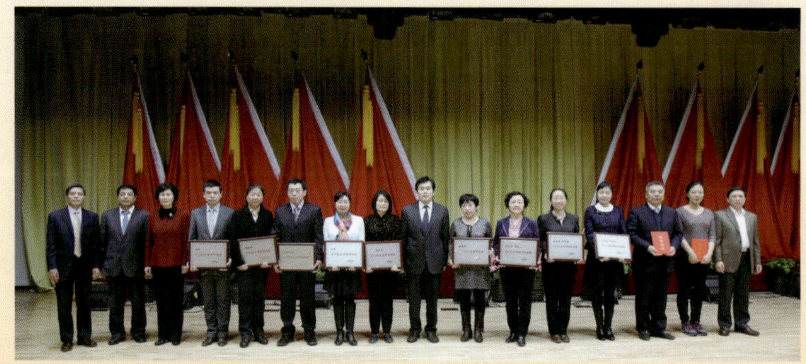

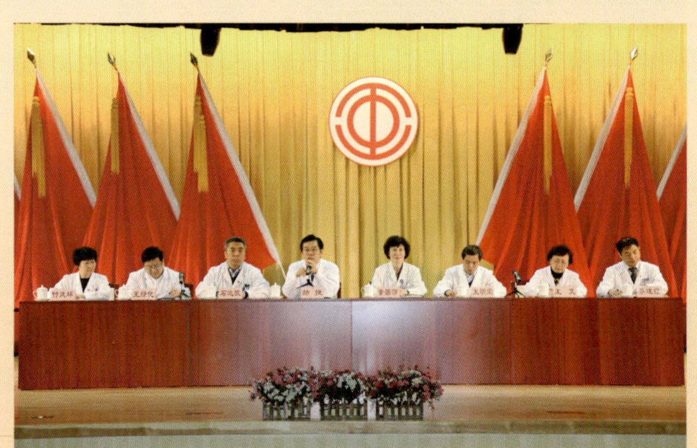

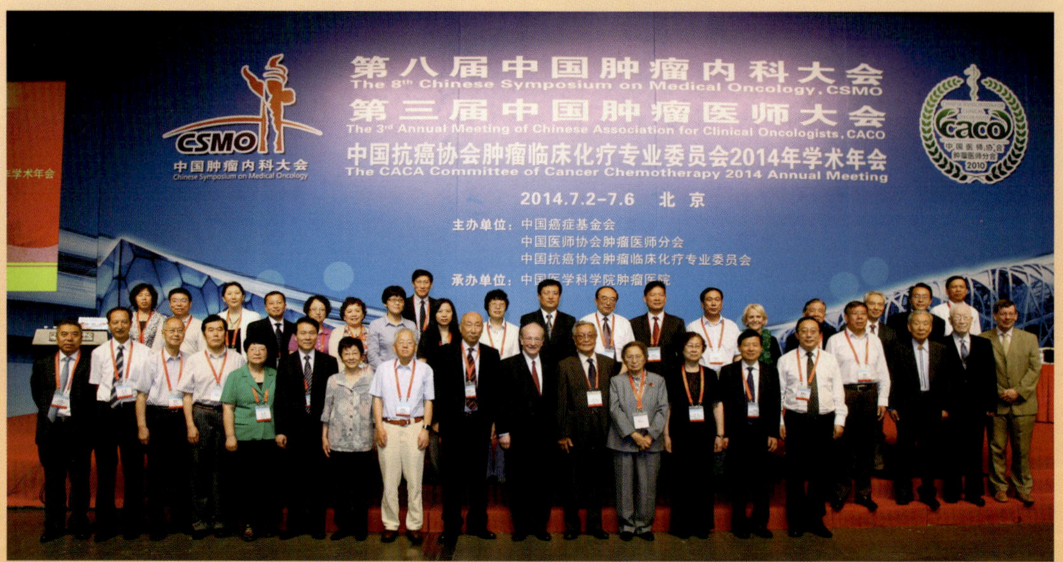

图 4

肿瘤研究所2014年大事记

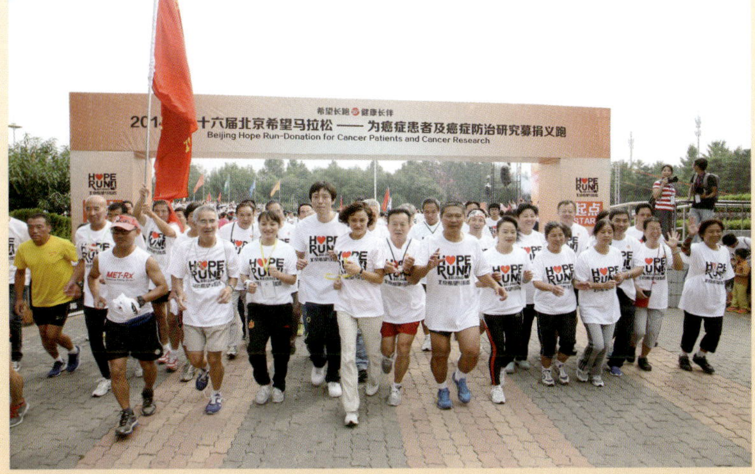

图5

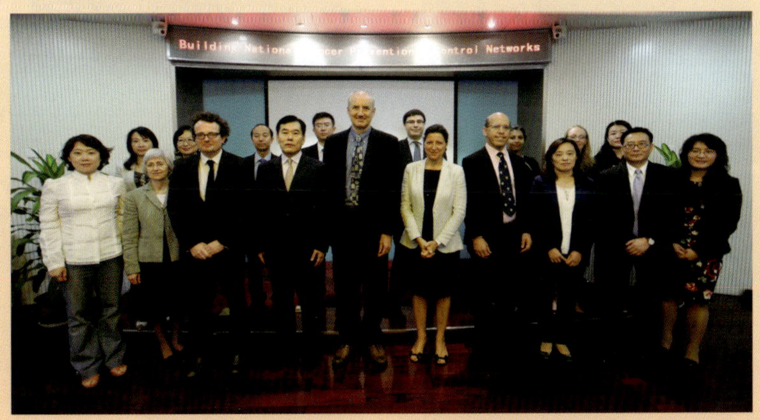

图6

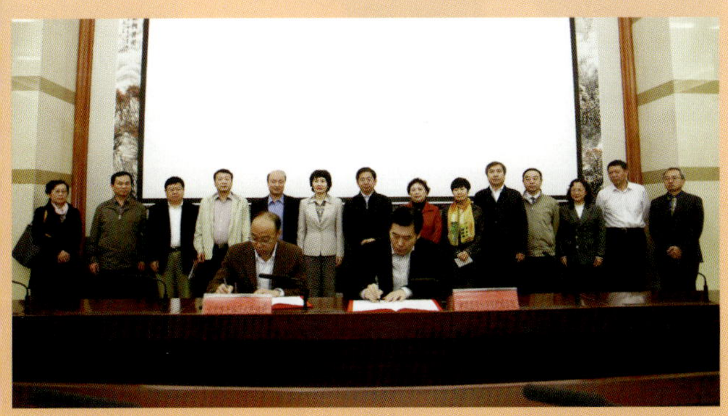

图7

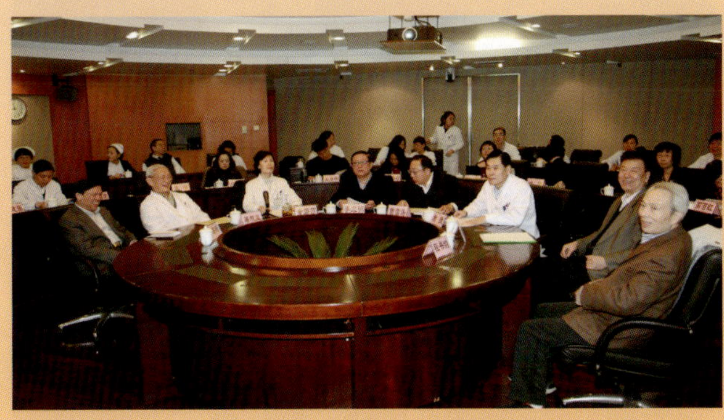

图8

（本版图片文字说明见423页）

第八届中国肿瘤内科大会

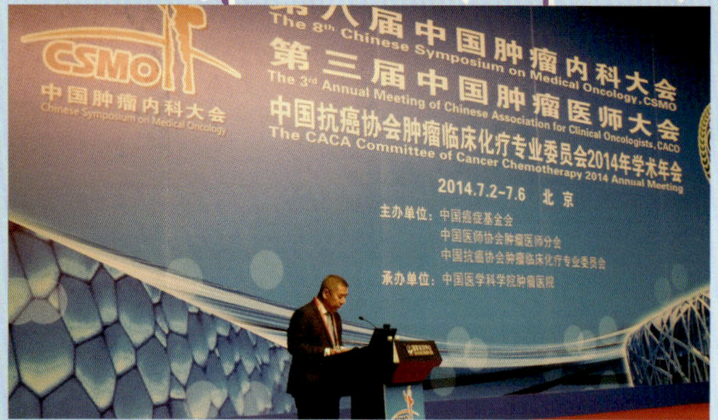

大会执行主席石远凯教授主持开幕式

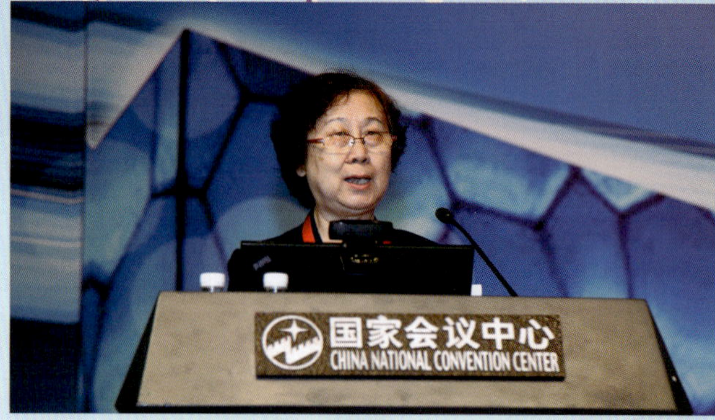

中国癌症基金会彭玉理事长致开幕词

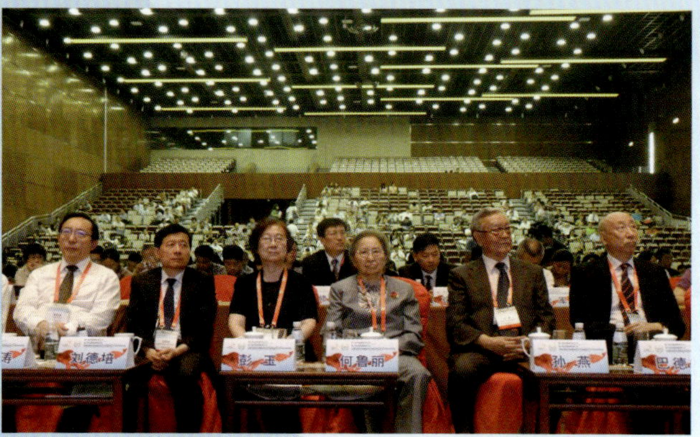

出席大会开幕式的部分领导和专家

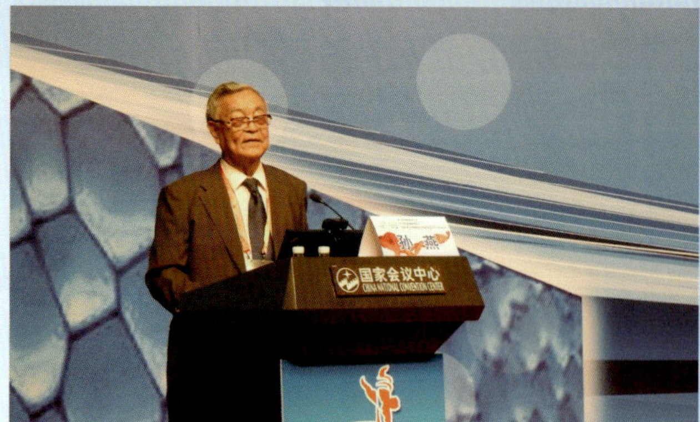

孙燕院士做学术报告

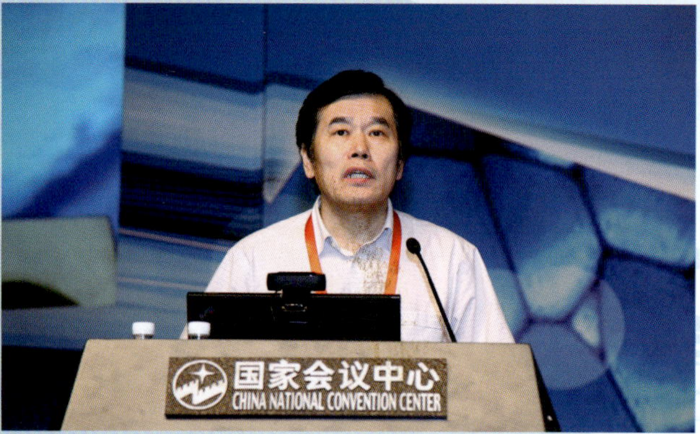

赫捷院士在开幕式上致辞

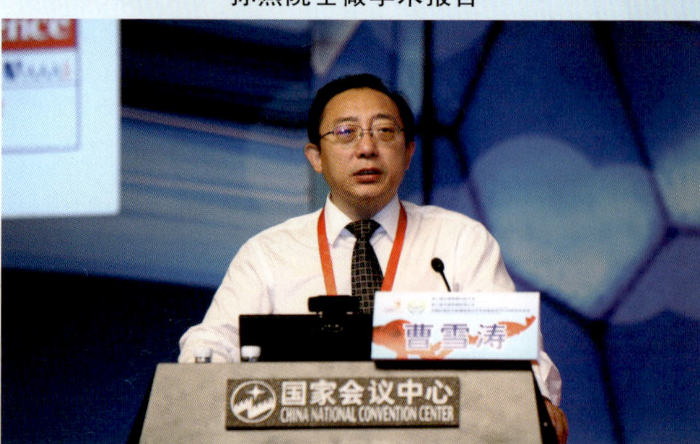

曹雪涛院士做学术报告

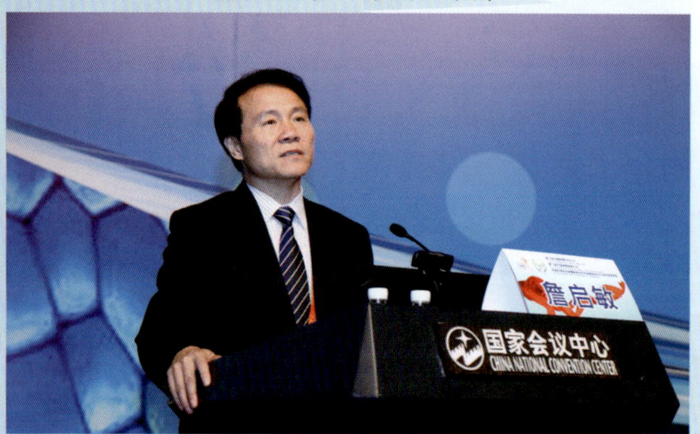

詹启敏院士做学术报告

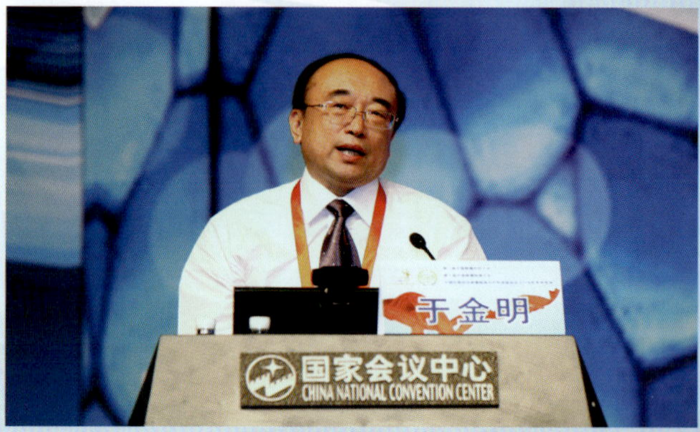

于金明院士做学术报告

第八届中国肿瘤内科大会

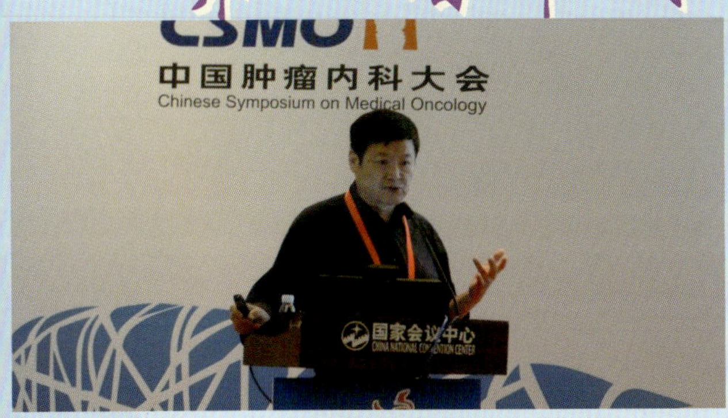

哈尔滨血液病肿瘤研究所所长马军教授

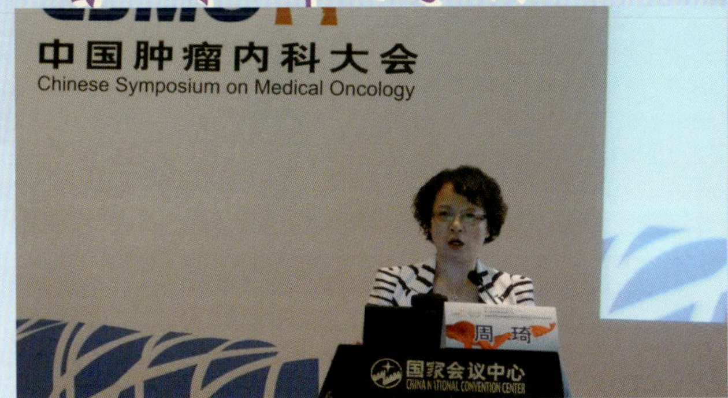

重庆市肿瘤医院院长周琦教授

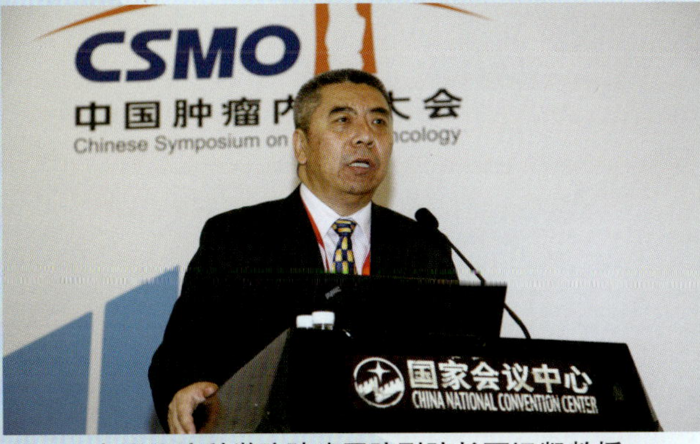

中国医院科学院肿瘤医院副院长石远凯教授

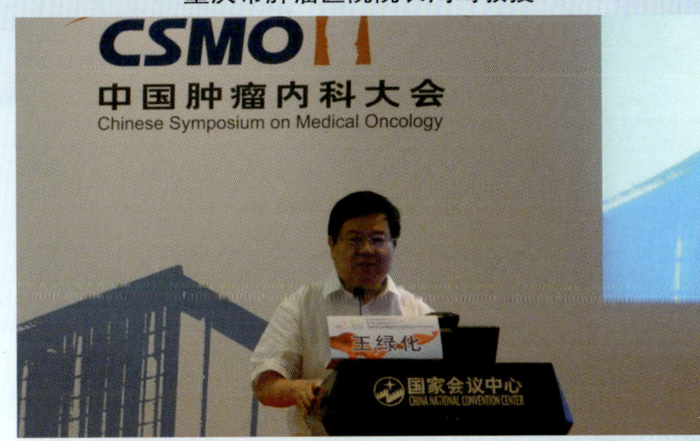

中国医院科学院肿瘤医院副院长王绿化教授

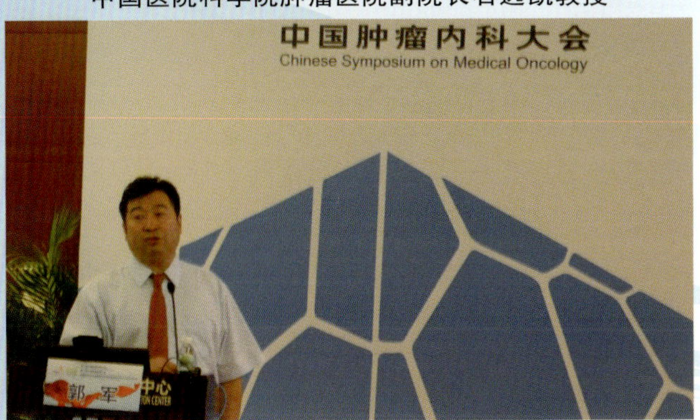

北京大学肿瘤医院副院长郭军教授

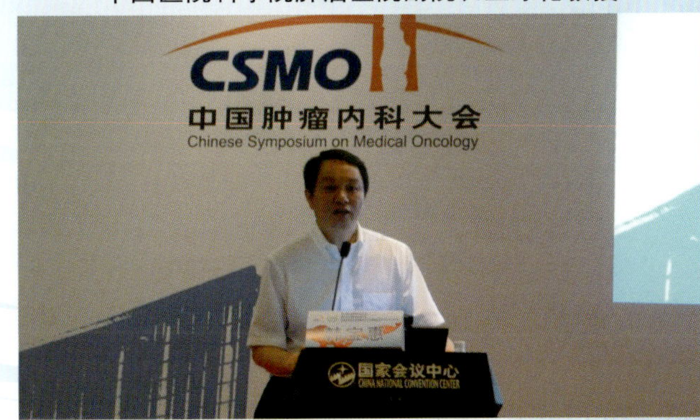

上海市胸科医院副院长韩宝惠教授

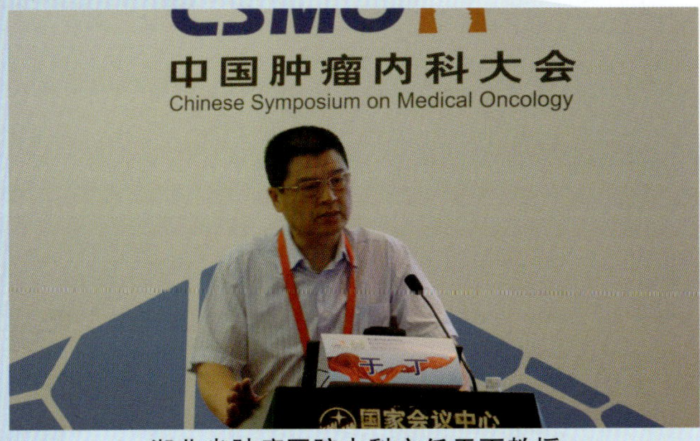

湖北省肿瘤医院内科主任于丁教授

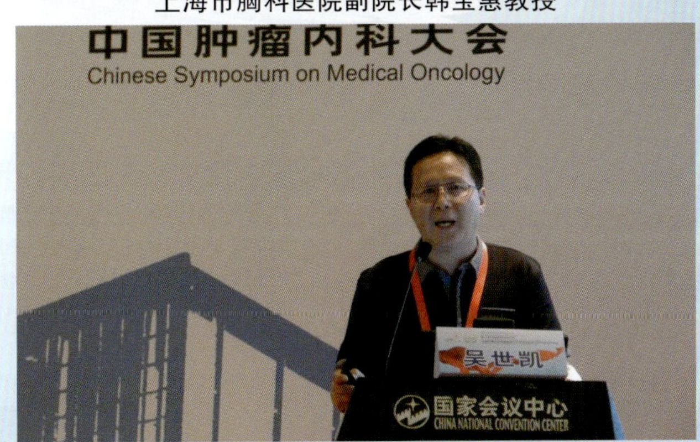

解放军 307 医院放疗科主任吴世凯教授

（本版图片摄影：张立峰、《医师报》记者李玉梅，详细报道见 441 页）

中国抗癌协会临床肿瘤学

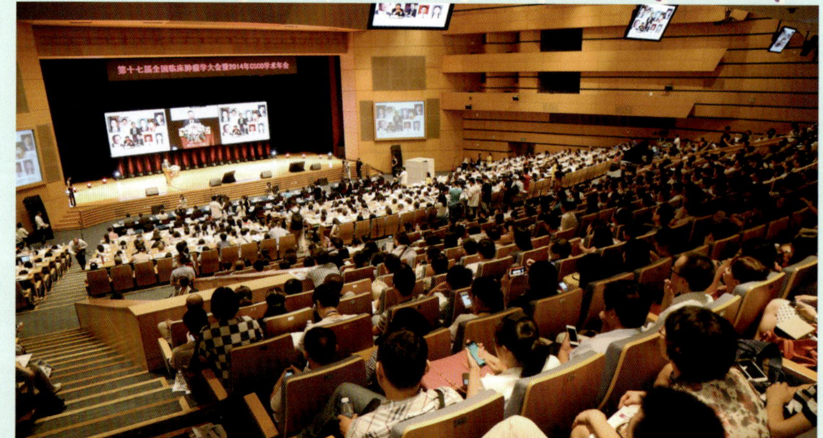

图 1

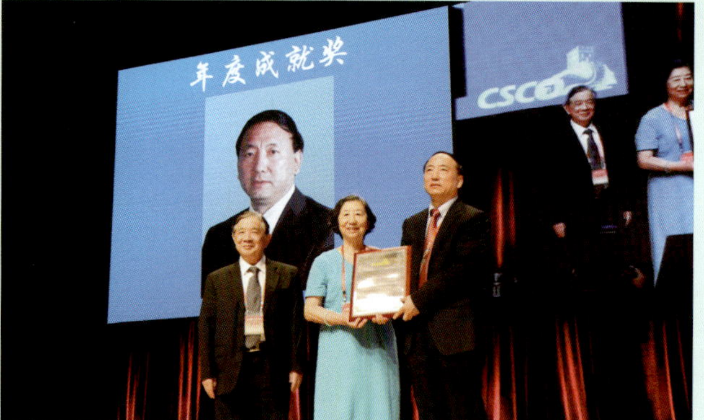

图 2

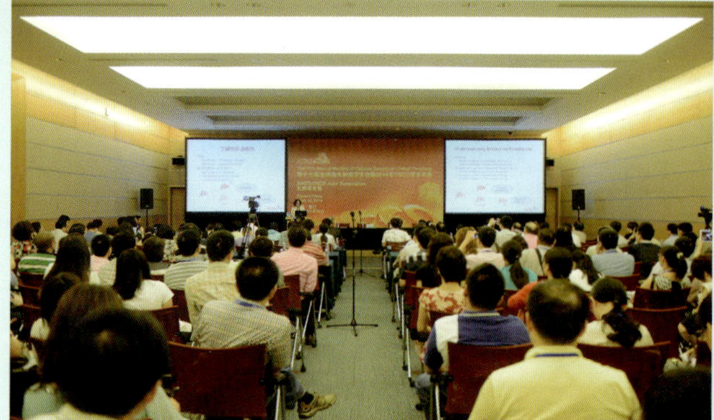

图 3

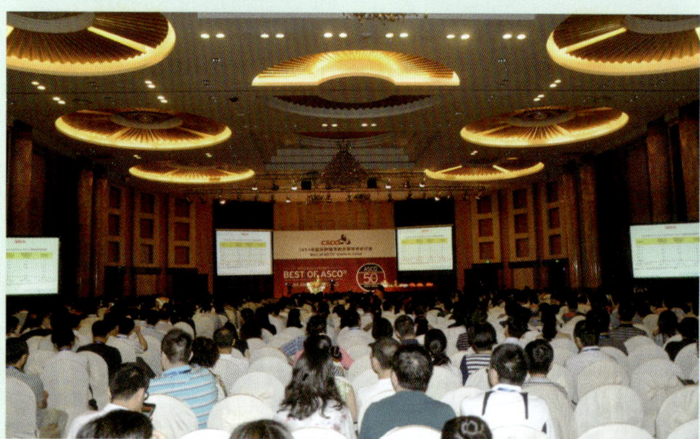

图 4

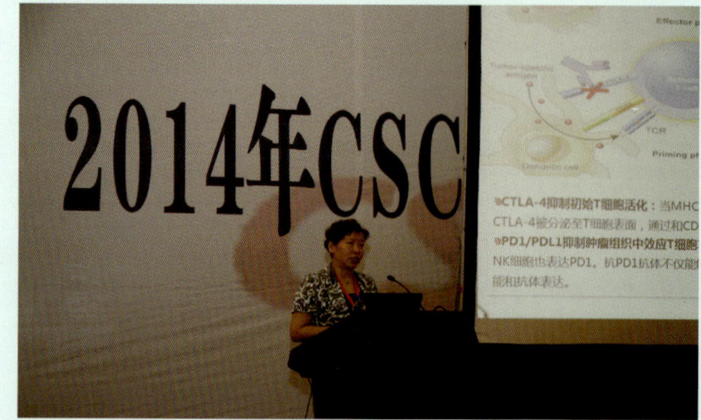

图 5

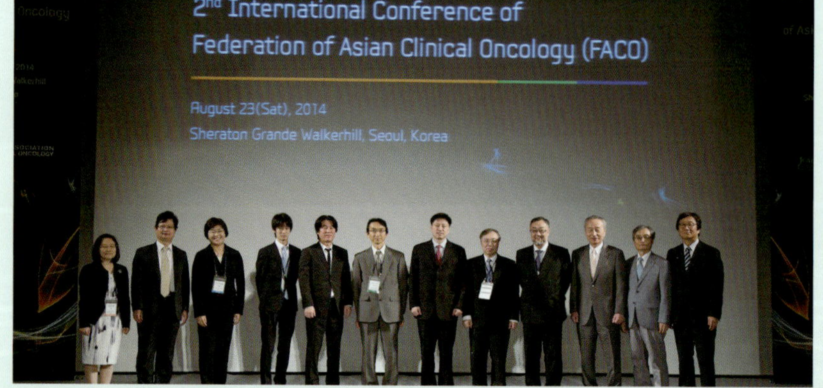

图 6

协作专业委员会（CSCO）

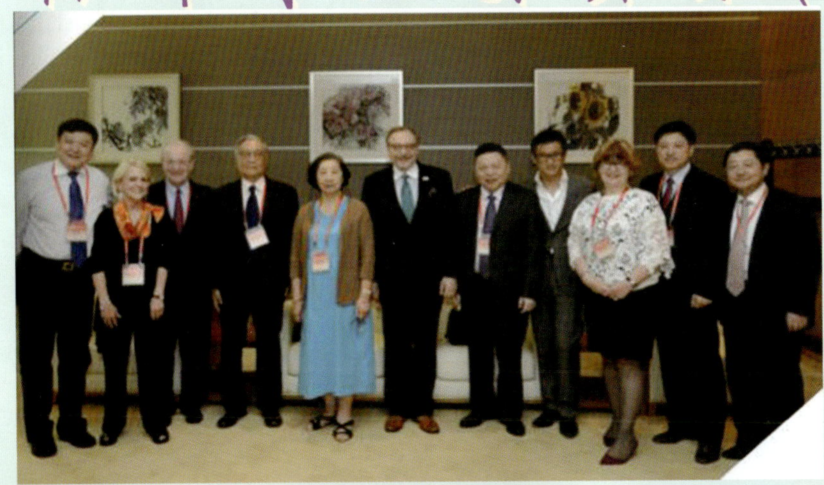

图 8　部分参会中外专家合影

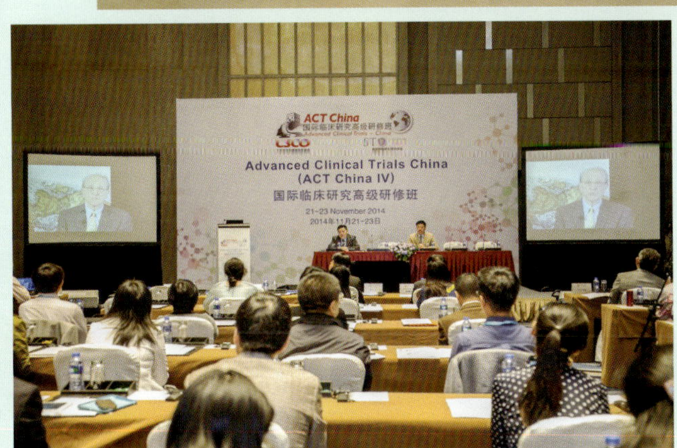

图 7

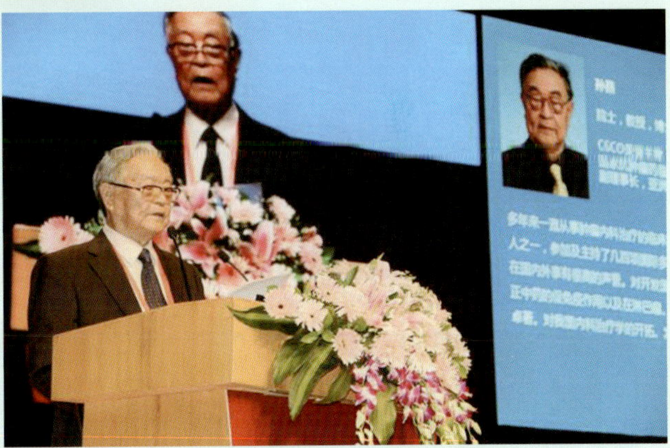

图 9　孙燕院士

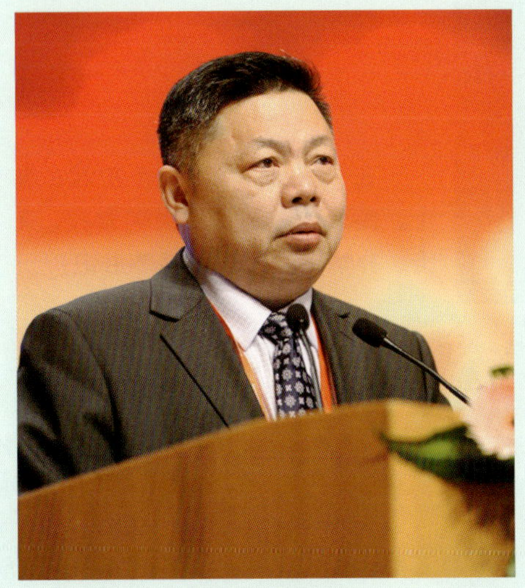

图 10　吴一龙教授

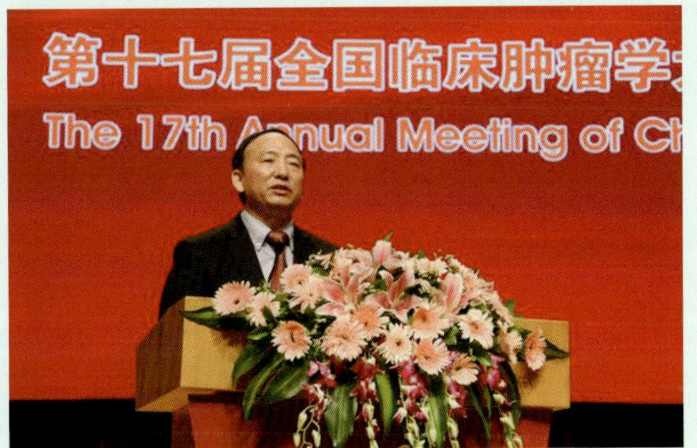

图 11　秦叔逵教授

（图 1～图 7：由 CSCO 办公室供稿；图 8～图 11：转载自：廖莉莉“CSCO2014 全体大会报道”来源：《中国医学论坛报》，2014-09-19）

（本版图片文字说明见 429 页）

中国老年学学会老年肿瘤专业委员会

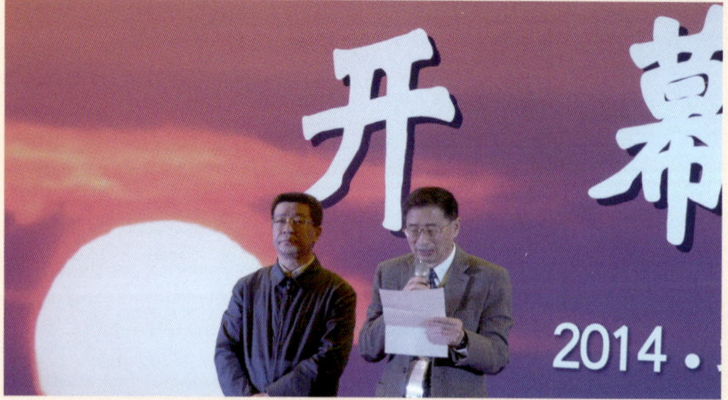

花宝金副院长与储大同教授主持开幕式

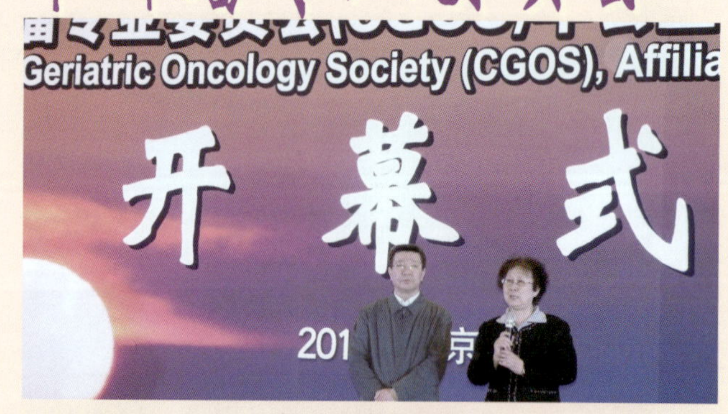

彭玉理事长致辞

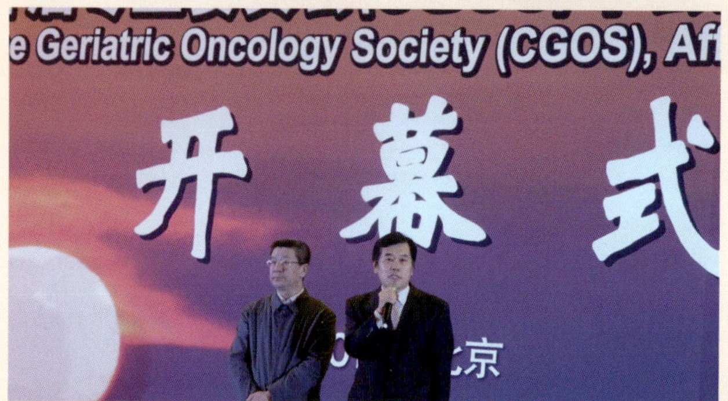

赫捷院士致辞

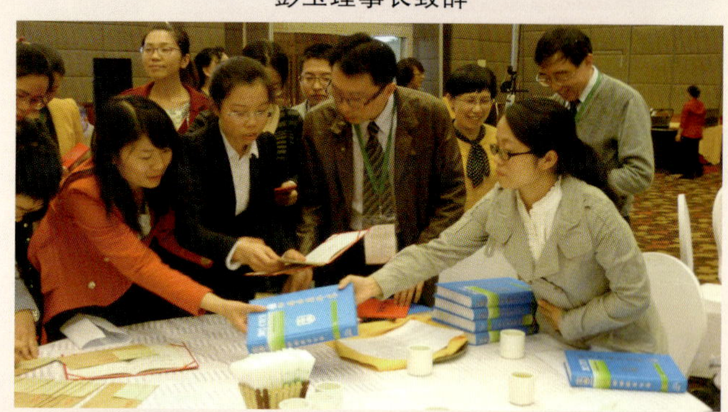

向优秀论文作者赠送《中国肿瘤临床年鉴》

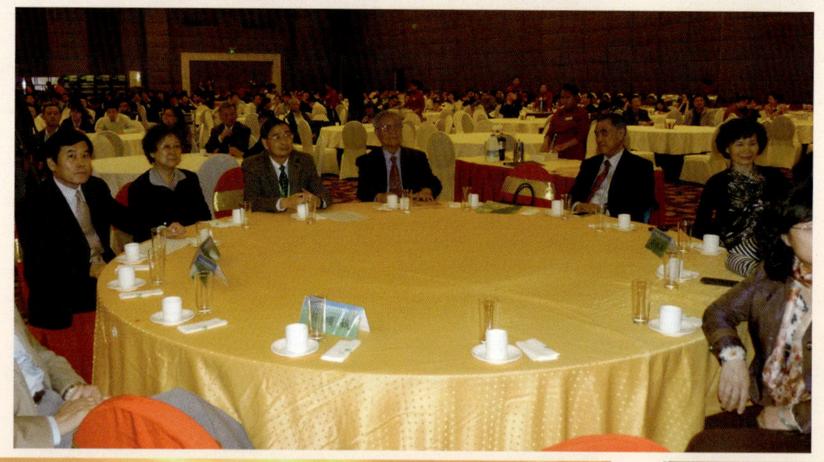

在大会开幕式上（左起：赫捷院士、彭玉理事长、储大同教授、孙燕院士、朴炳奎教授、董碧莎书记）

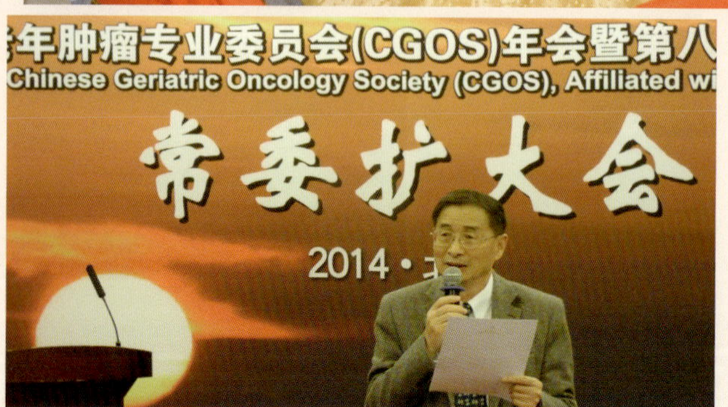

储大同教授有生之年最后一次在 CGOS 常委扩大会上讲话

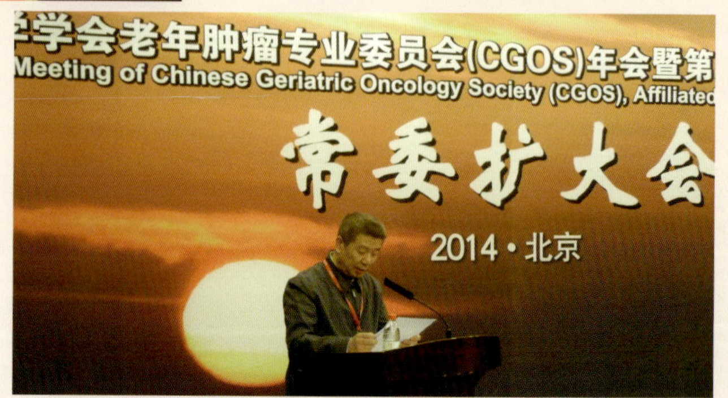

花宝金副院长代表常委会做工作报告

年会暨第八届中国老年肿瘤学大会

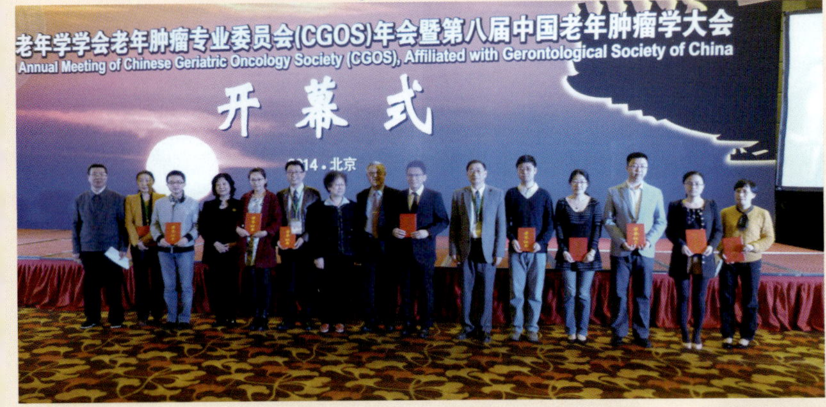

孙燕院士、彭玉理事长、储大同教授、花宝金副院长等为优秀论文作者颁发证书

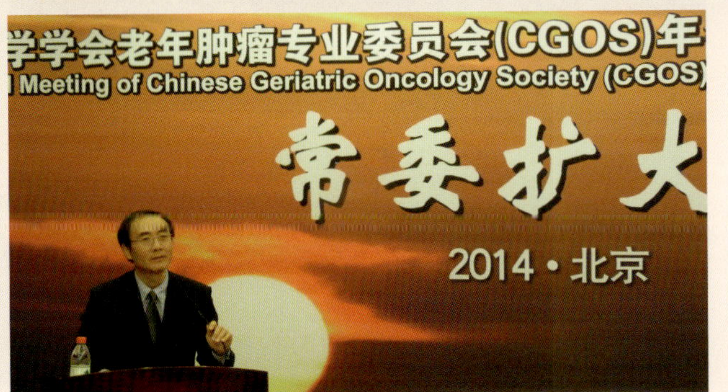

王子平教授在常委扩大会上发言

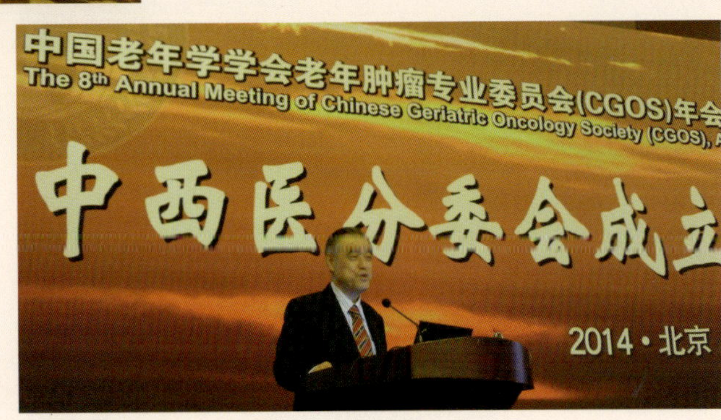

朴炳奎教授做学术报告

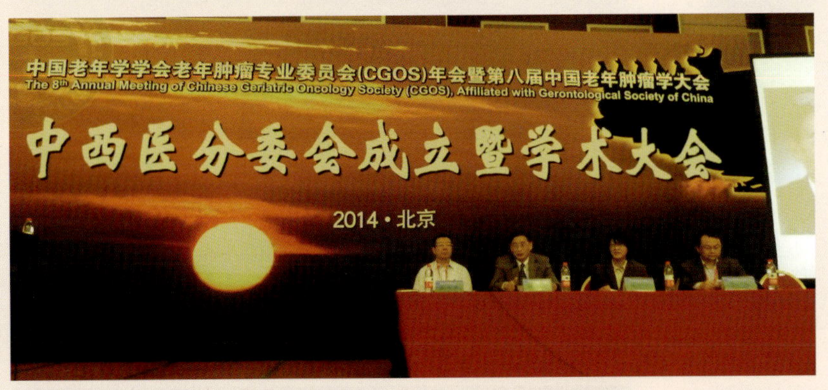

左起：花宝金教授、储大同教授、杨宇飞教授、李杰教授

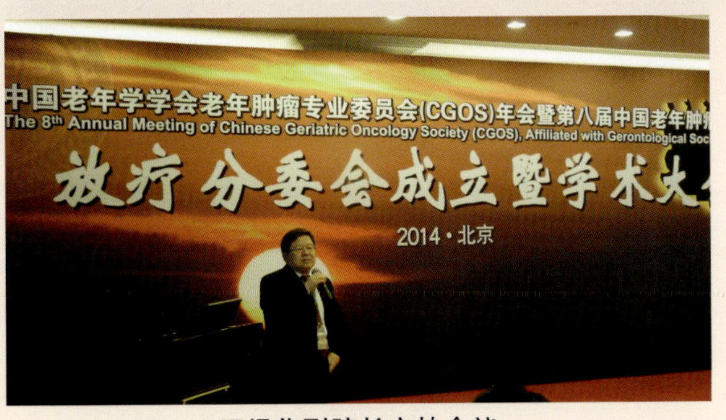

王绿化副院长主持会议

（本版图片摄影：张立峰，详细报道见437页）

中国老年学学会老年肿瘤专业委员会

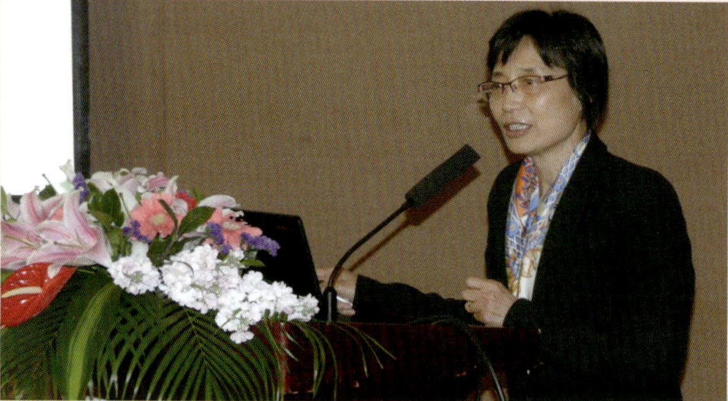
李萍萍教授

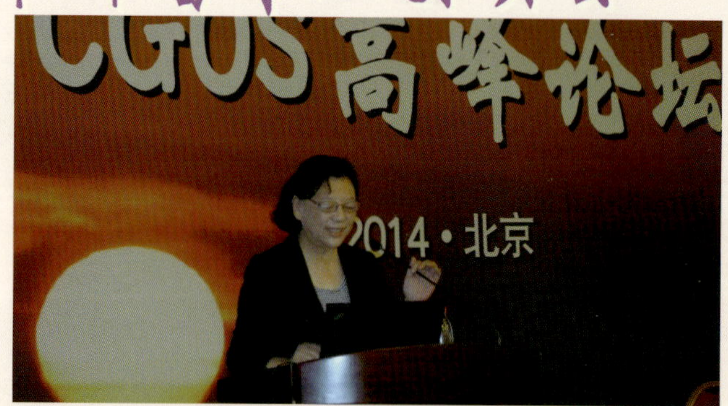

林洪生教授

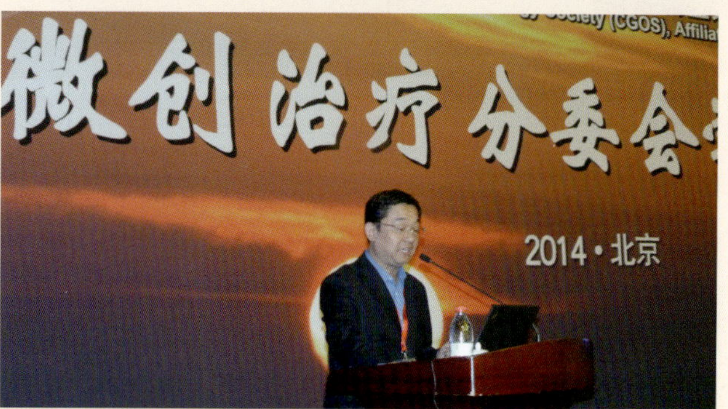

冯威健教授

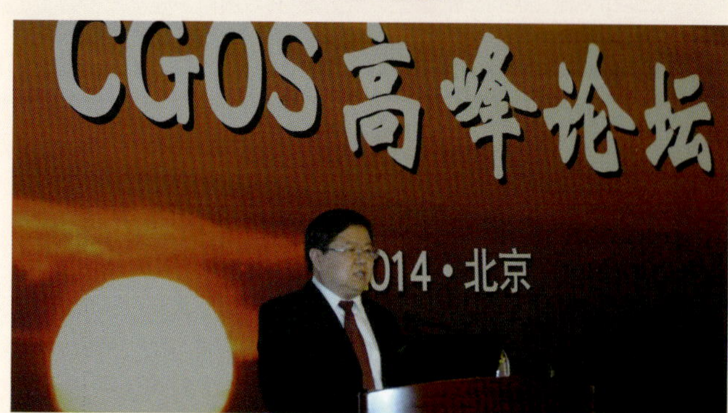

王绿化教授

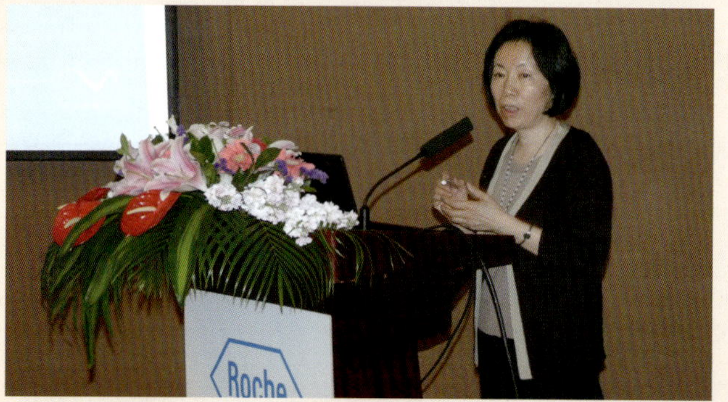
于世英教授

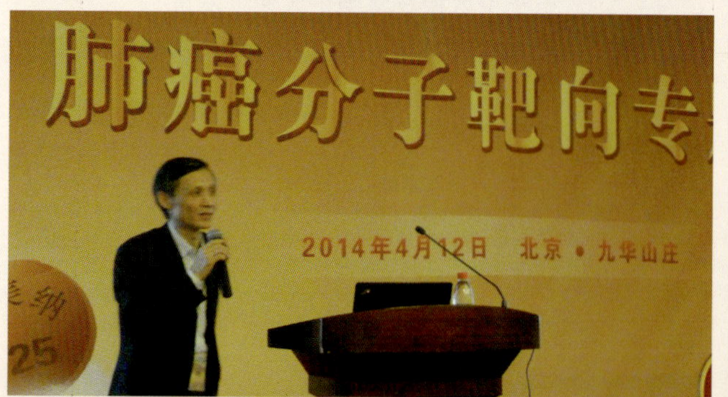

程刚教授

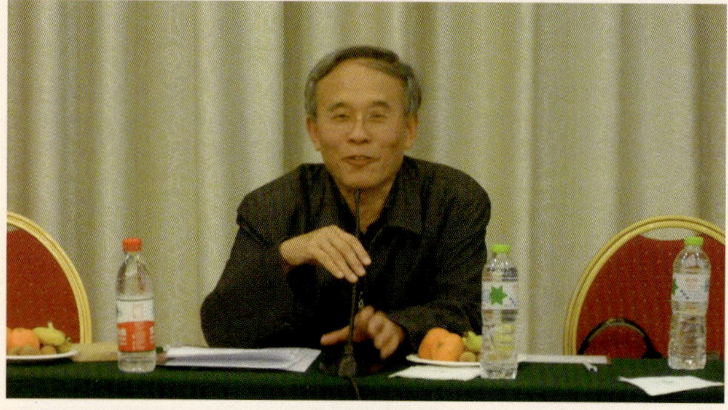
刘端祺教授

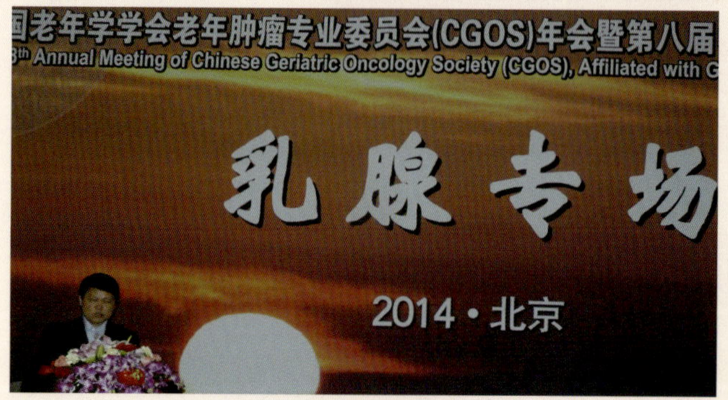

徐兵河教授

年会暨第八届中国老年肿瘤学大会

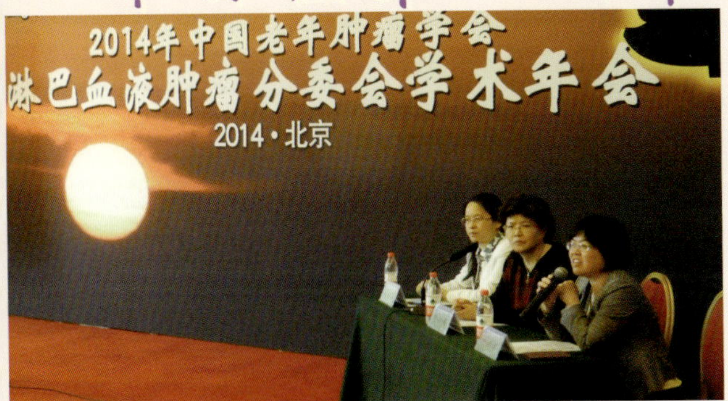

何小慧教授等主持学术会议

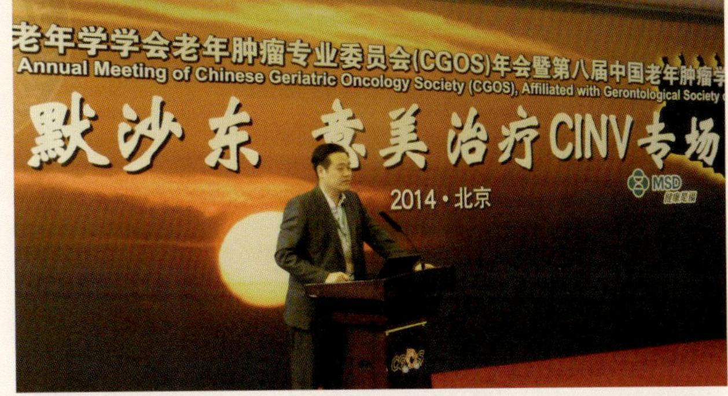

李方教授

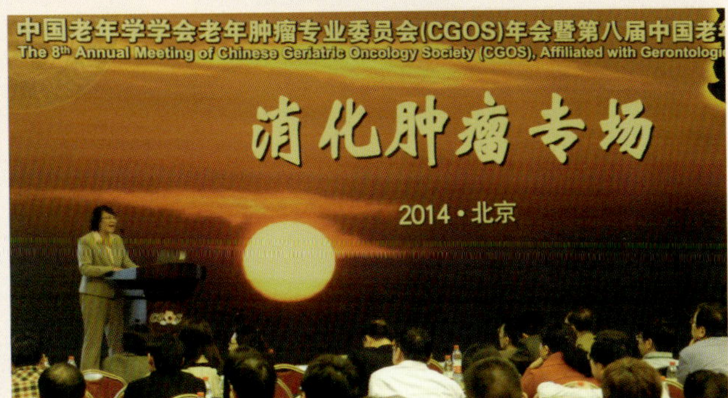

杨宇飞教授

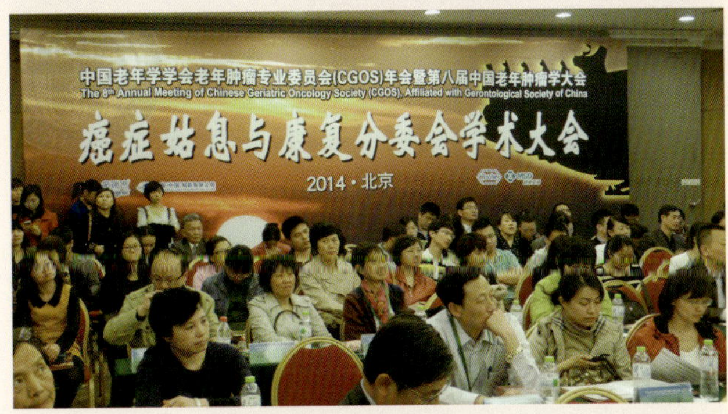

座无虚席的学术报告会

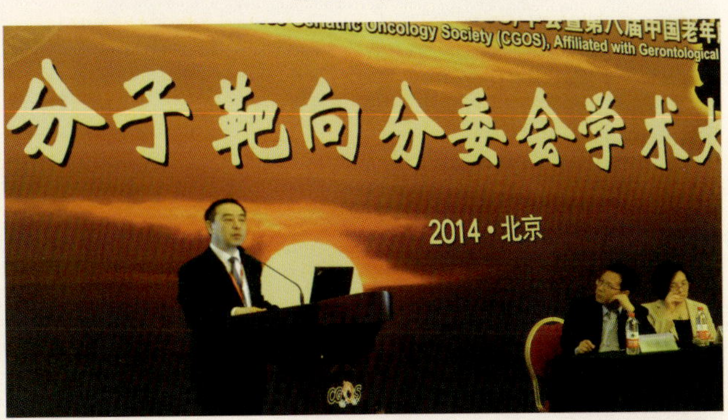

马建辉教授

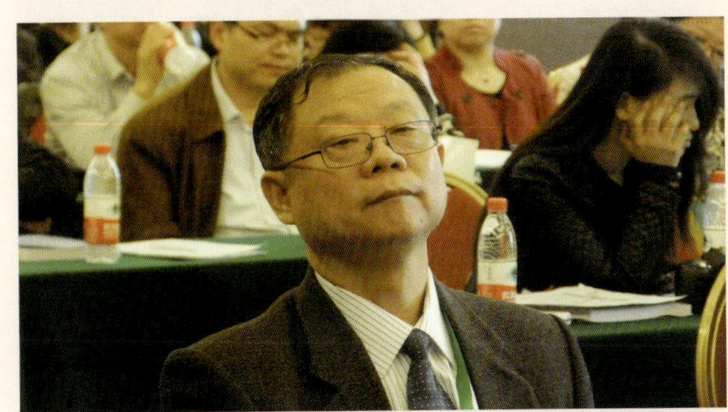

张伟京教授

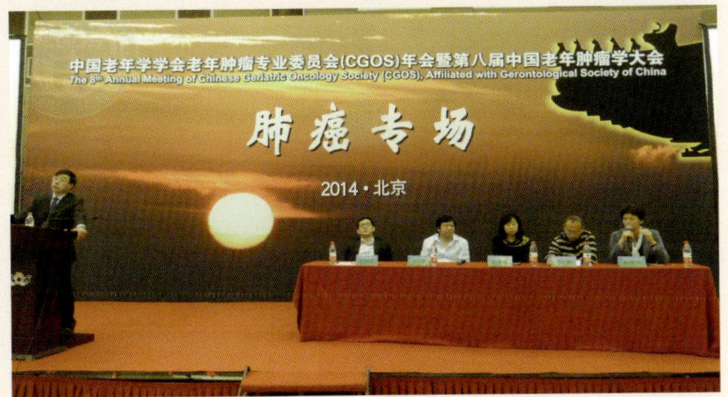

肺癌专场报告会

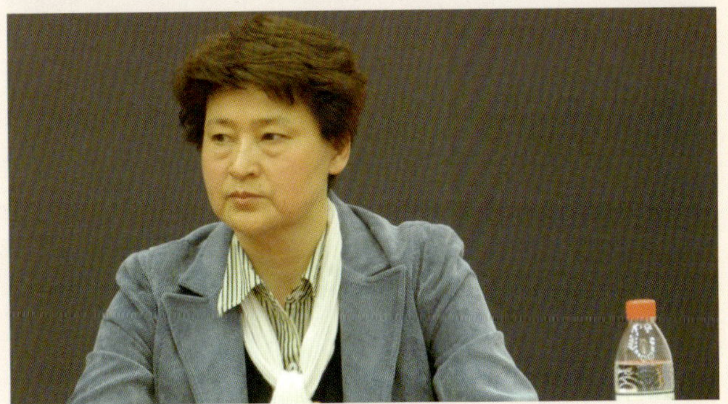

李宝兰教授

（本版图片摄影：张立峰，详细报道见437页）

第二届乳腺癌个体化治疗大会

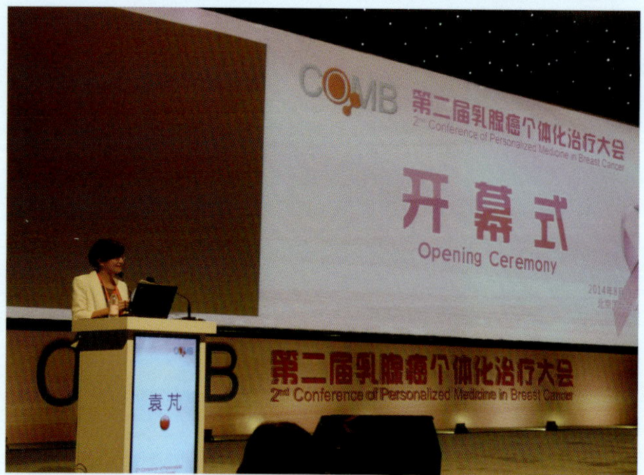

中国医学科学院肿瘤医院内科袁芃教授主持大会开幕式

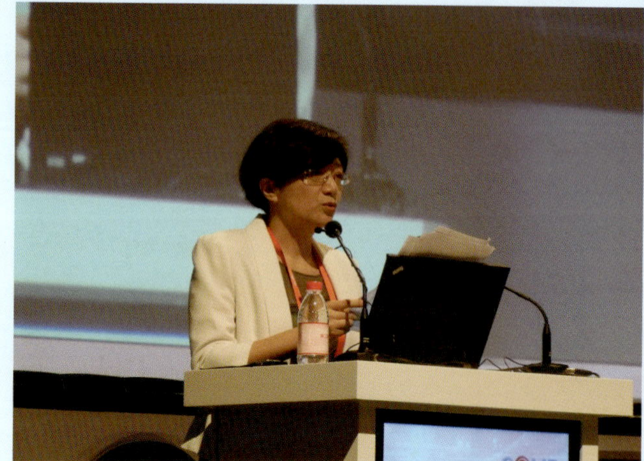

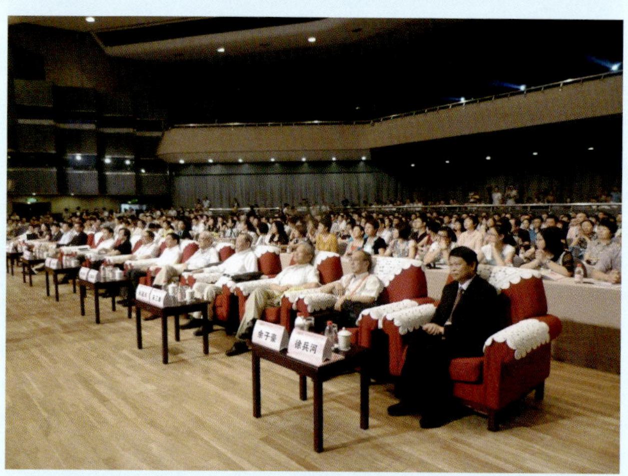

大会会场

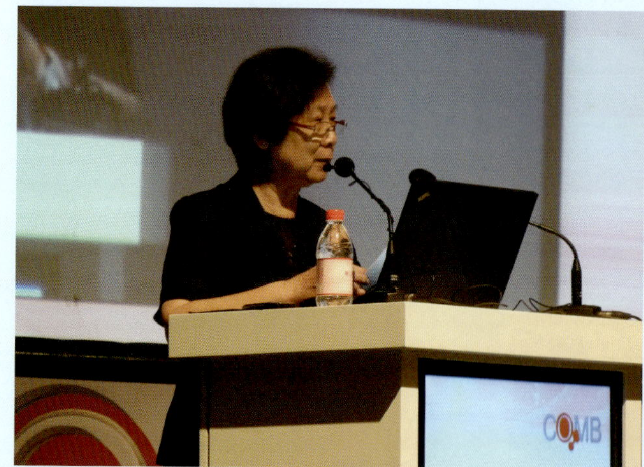

中国癌症基金会彭玉理事长在开幕式上致辞

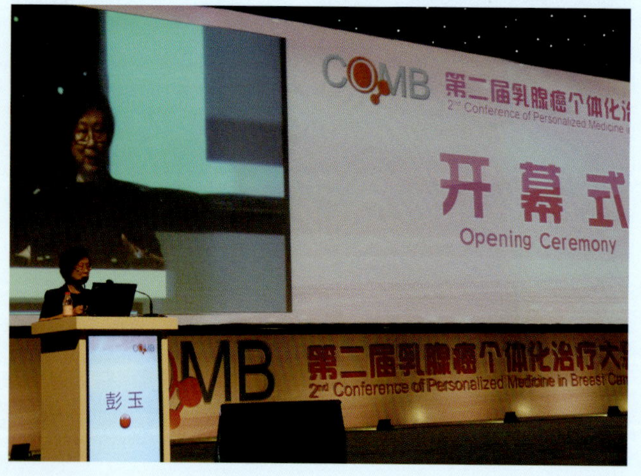

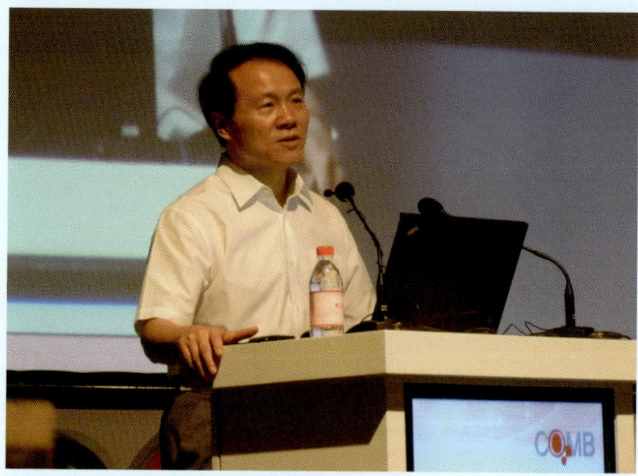

中国医学科学院副院长詹启敏院士致辞

第二届乳腺癌个体化治疗大会

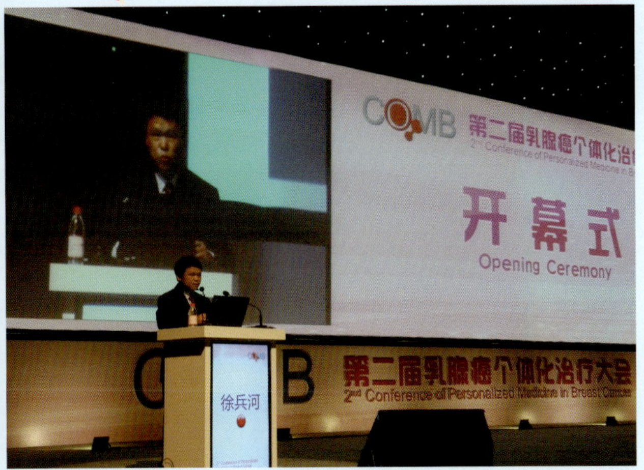

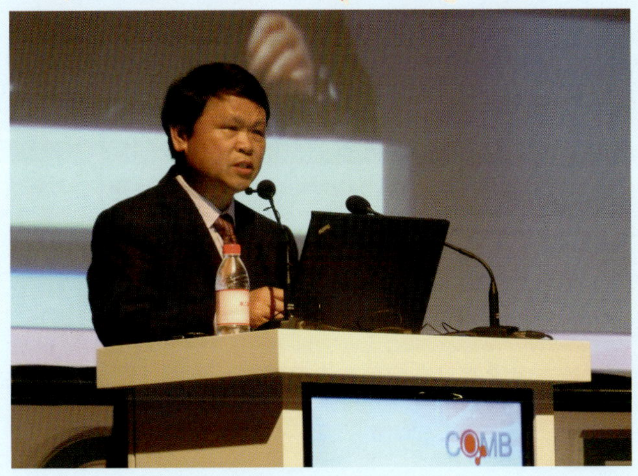

大会执行主席、中国医学科学院肿瘤医院内科主任徐兵河教授

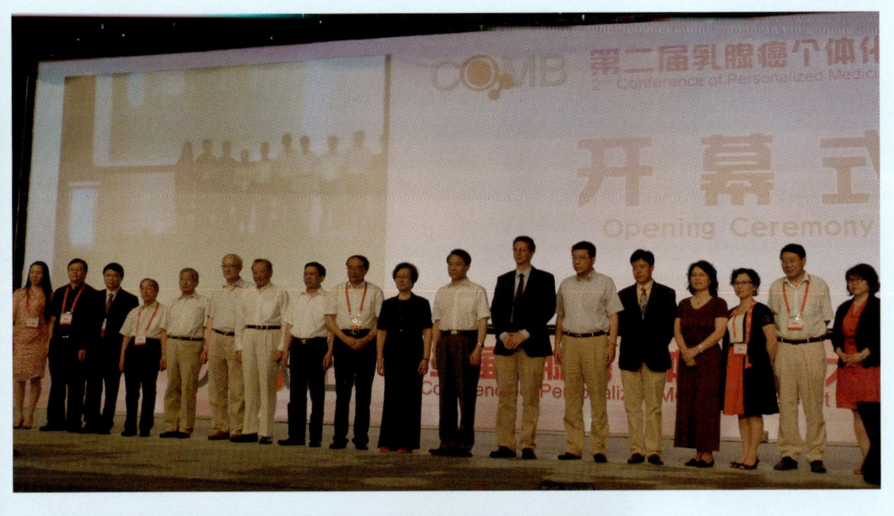

参会的领导与专家合影

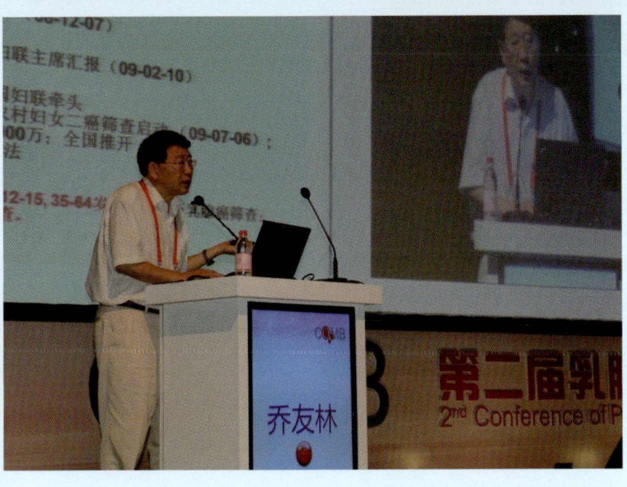

中国医学科学院肿瘤研究所流行病学研究室主任乔友林教授作学术报告

（本版图片摄影：张立峰，详细报道见491页）

第四届全国鲜药学术研讨会

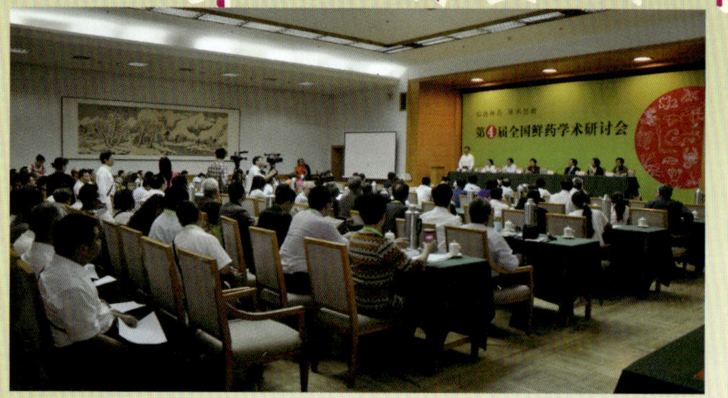

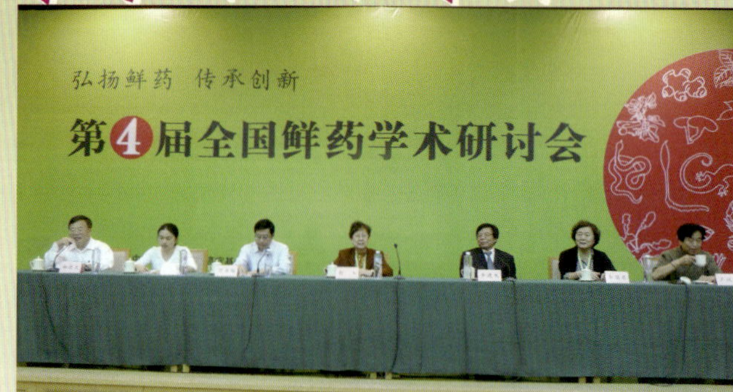

鲜药学术委员会副主任委员兼秘书长郝近大主持开幕式（张立峰摄）

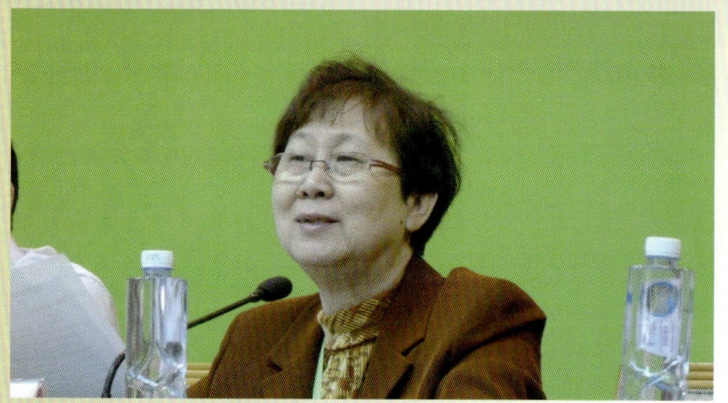

中国癌症基金会理事长彭玉致辞（张立峰摄）

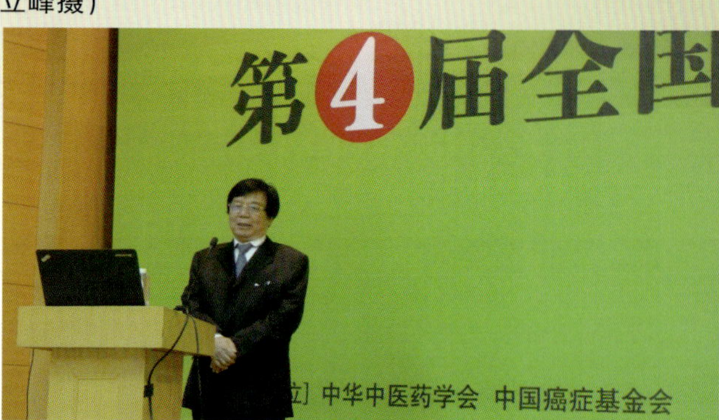

鲜药学术委员会主任委员李建生致开幕词（张立峰摄）

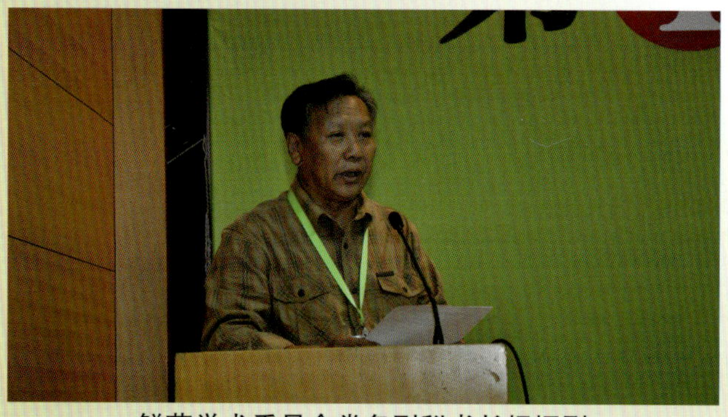

鲜药学术委员会常务副秘书长杨振刚

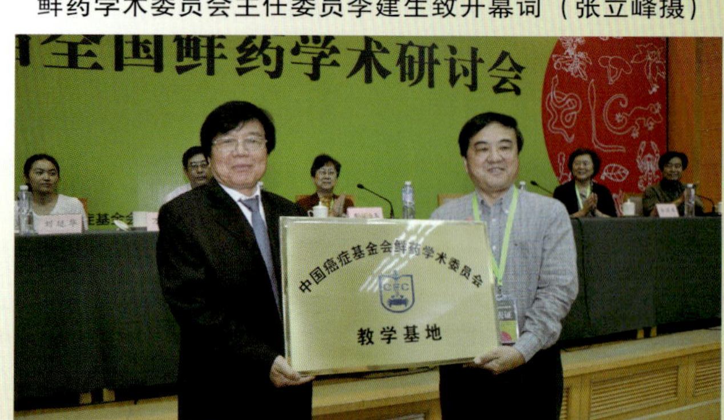

李建生主任委员向将山东中西医结合大学王力一董事长授予“教学基地”牌匾

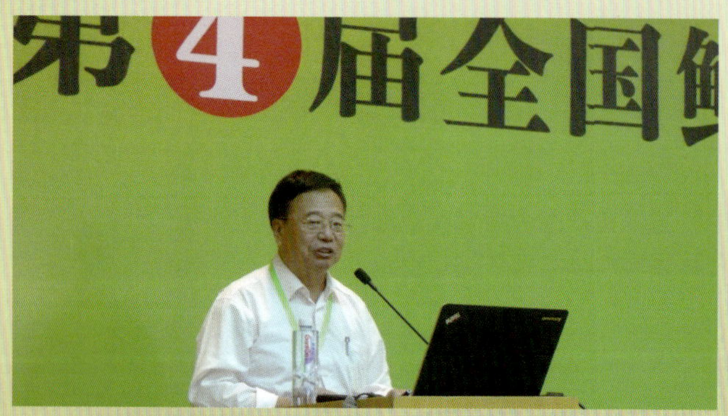

中国中医科学院中药研究所郝近大研究员做学术报告（张立峰摄）

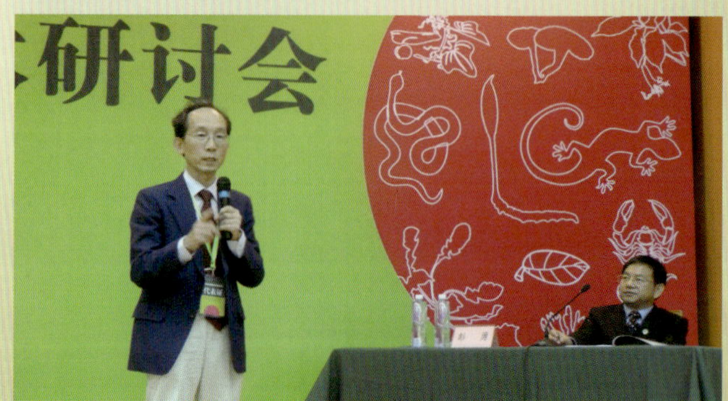

香港浸会大学中医药学院副院长赵中振教授做学术报告，主持人：中国医学科学院药用植物研究所彭勇教授（张立峰摄）

第四届全国鲜药学术研讨会

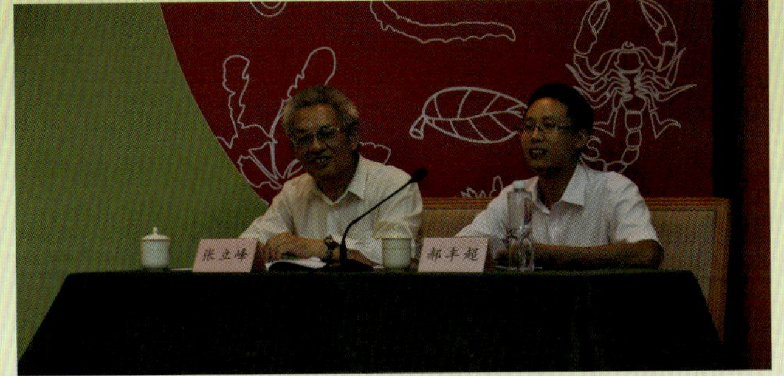

张立峰编审和国医网主编郝丰超共同主持学术交流会

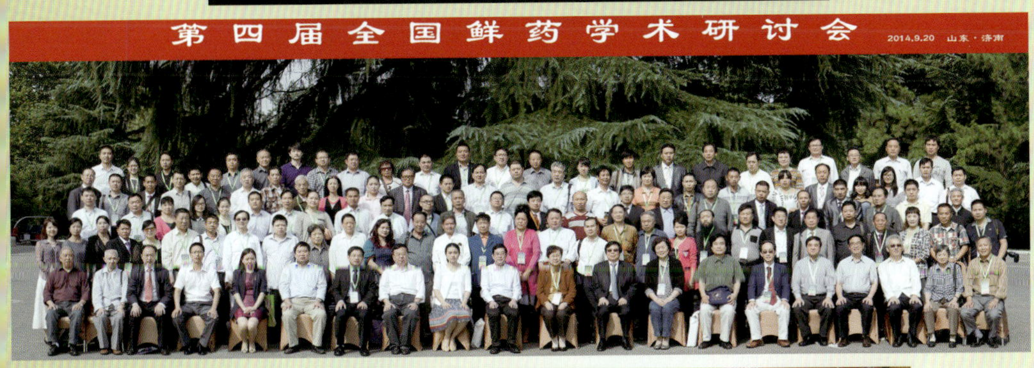

全体与会人员合影

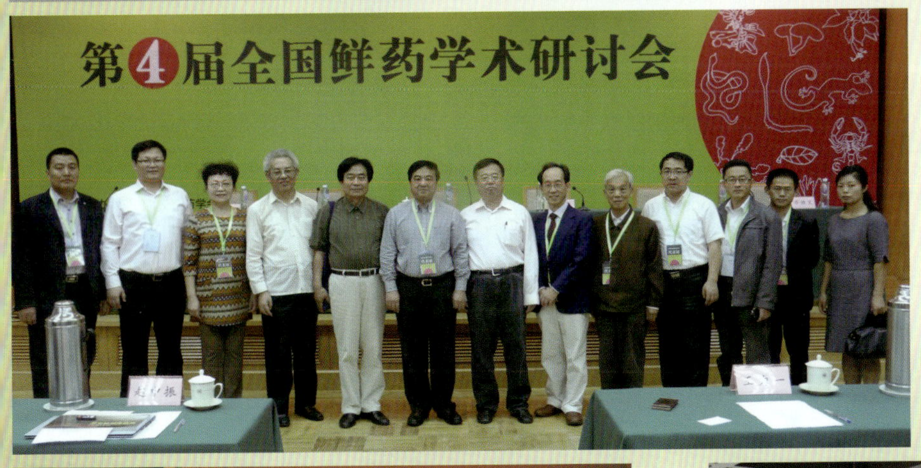

参会的部分专家合影

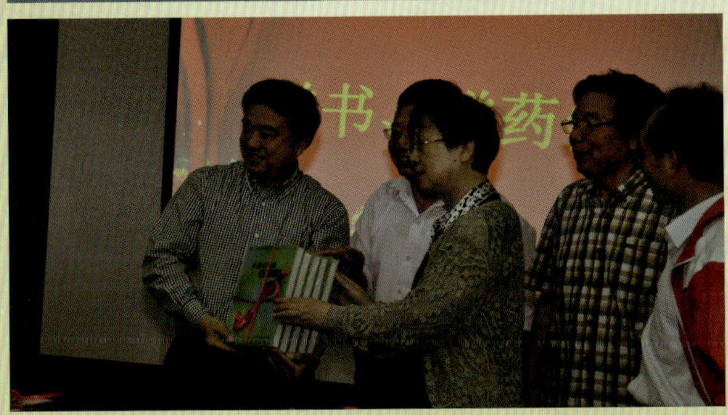

彭玉理事长、李建生主任委员向山东中西医结合大学赠送中医药书籍

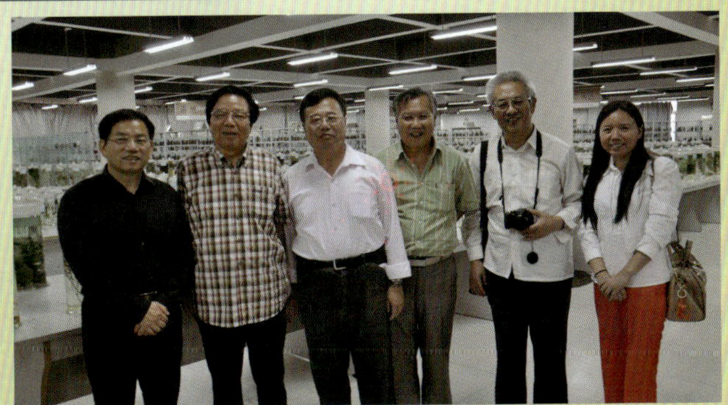

参观山东中西医结合大学中医药博物馆（左起：彭勇、李建生、郝近大、杨振刚、张立峰、李玉珍）

（本版图片除署名外，由北京建生药业有限公司供稿；详细报道见456页）

第一届中国大别山肿瘤高峰论坛

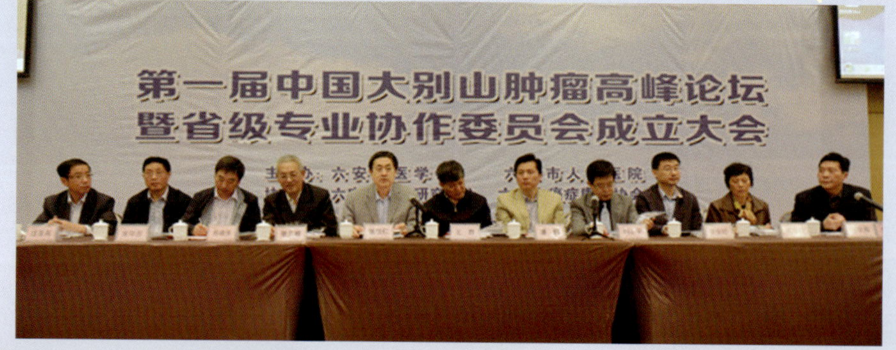

开幕式主席台

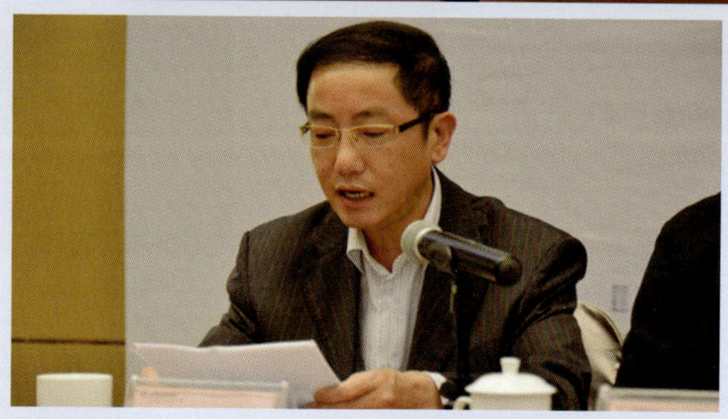

六安市人民医院党委书记、院长汪圣高在开幕式上致辞

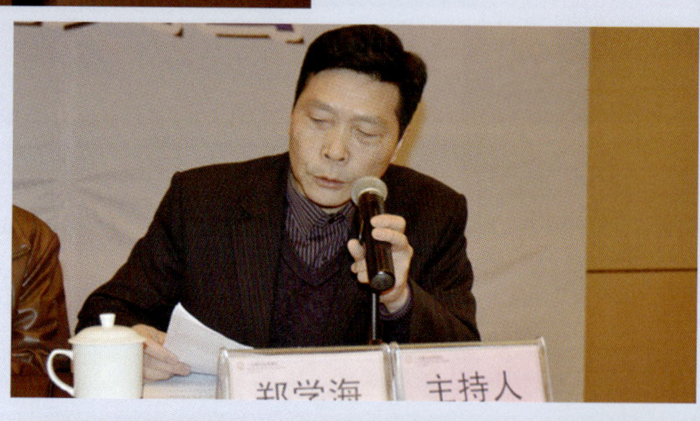

六安市医学会副会长、市人民医院副院长郑学海主持开幕式

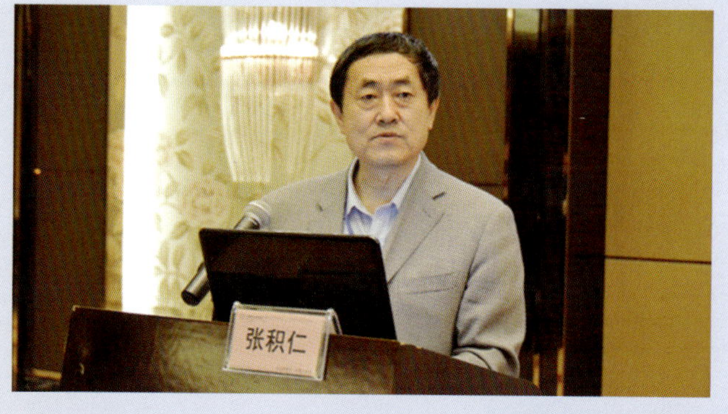

中国生物医学工程学会靶向治疗专业委员会主任委员、中华冷冻学会主任委员张积仁教授作学术报告

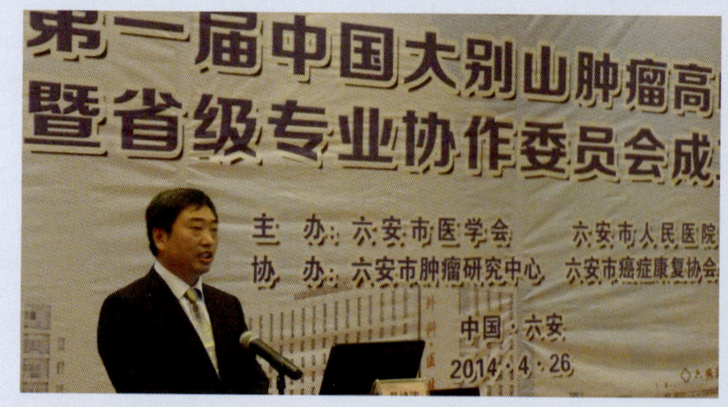

解放军广州军区武汉总医院易峰涛教授作学术报告

（摄影：张立峰）

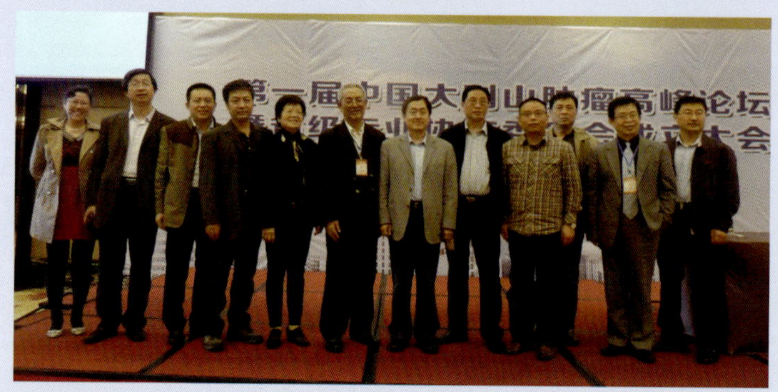

部分参会专家合影

（本版图片除署名外，由六安市人民医院供稿，摄影：奚业勤）

（详细报道见 458 页）

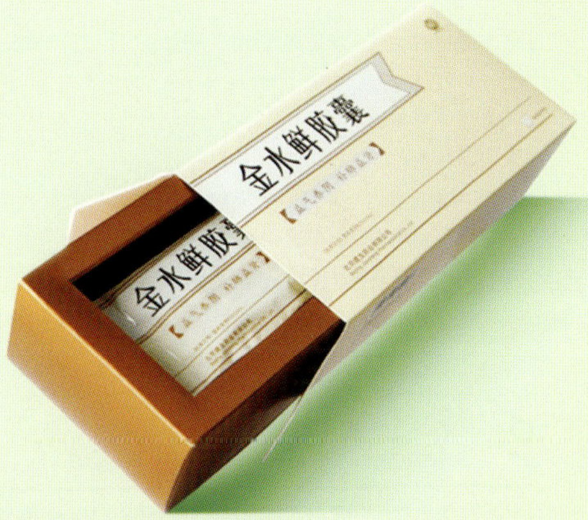

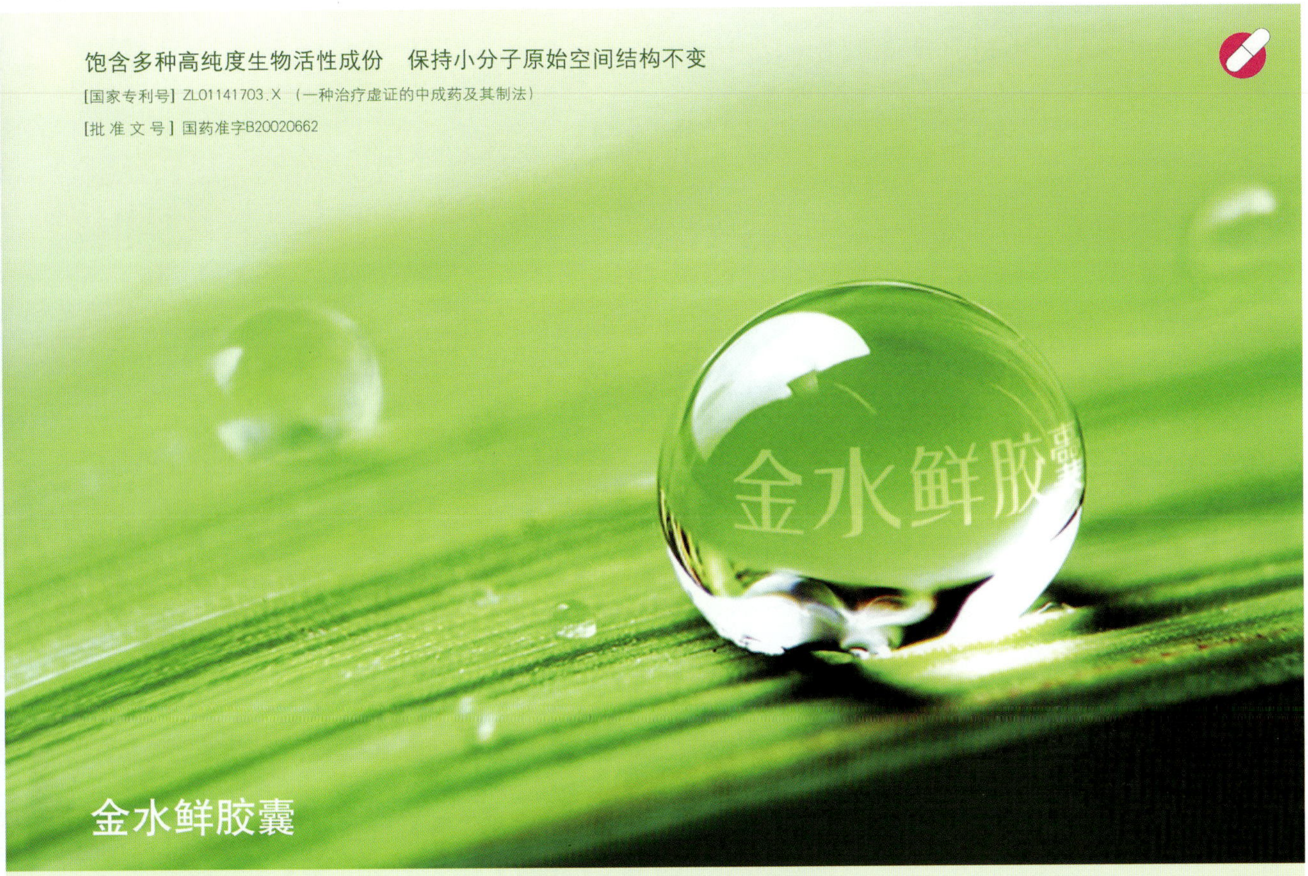

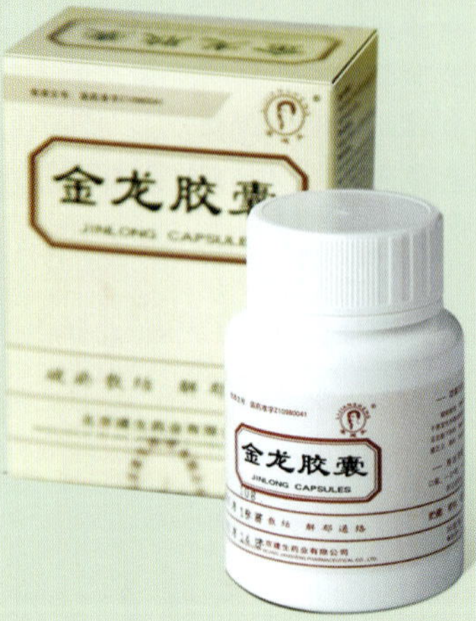

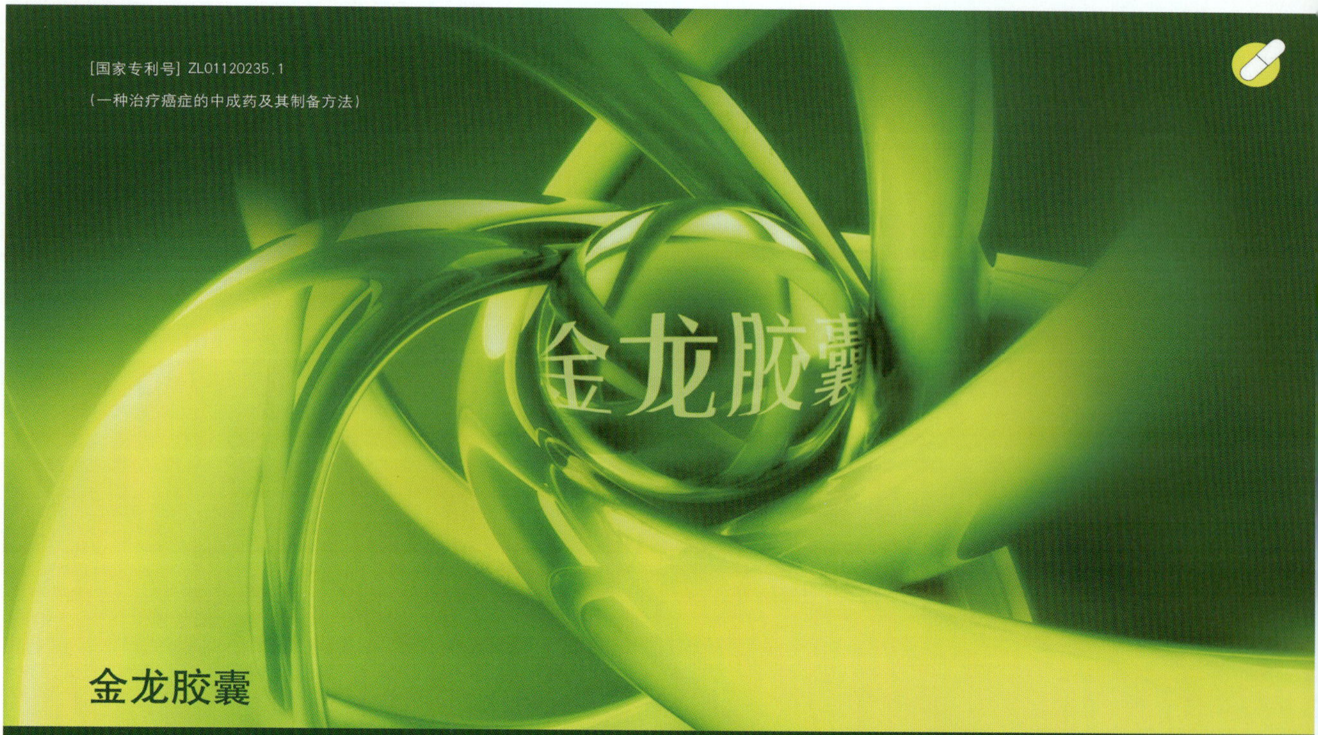

2014 CTCY

中国癌症基金会
《中国肿瘤临床年鉴》编辑委员会 编

中国肿瘤临床年鉴

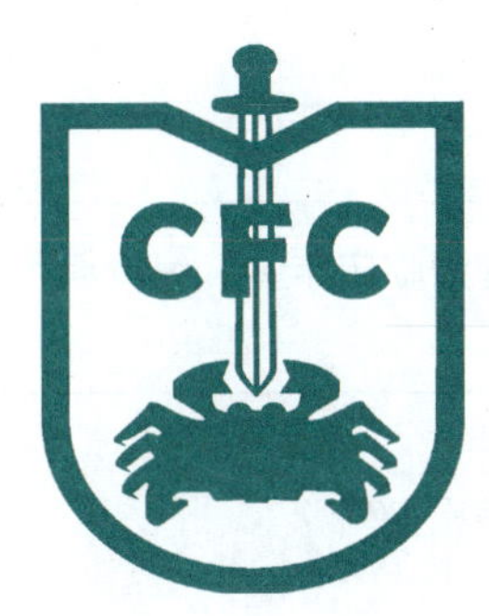

中国协和医科大学出版社

图书在版编目（CIP）数据

中国肿瘤临床年鉴. 2014 / 中国癌症基金会，《中国肿瘤临床年鉴》编辑委员会编. —北京：中国协和医科大学出版社，2015. 10

ISBN 978-7-5679-0394-4

Ⅰ. ①中… Ⅱ. ①中… ②中… Ⅲ. ①肿瘤学-中国-2014-年鉴 Ⅳ. ①R73-54

中国版本图书馆 CIP 数据核字（2015）第 176263 号

2014 中国肿瘤临床年鉴

编　　者：中国癌症基金会《中国肿瘤临床年鉴》编辑部
责任编辑：张立峰　韩　鹏

出版发行：**中国协和医科大学出版社**
（北京东单三条九号　邮编 100730　电话 65260378）
网　　址：www.pumcp.com
经　　销：新华书店总店北京发行所
印　　刷：北京佳艺恒彩印刷有限公司

开　　本：787×1092　1/16 开
印　　张：42. 25
彩　　图：32
字　　数：900 千字
版　　次：2015 年 8 月第 1 版　2015 年 8 月第 1 次印刷
印　　数：1—2000
定　　价：200. 00 元

ISBN 978-7-5679-0394-4

本卷《中国肿瘤临床年鉴》作者名录（以文章先后为序）

孙　燕　龚守良　龚平生　李　戈　方　芳　刘　扬
王志成　董丽华　黄　卉　曲育莹　岳贵娟　李　娜
李建生　康乐妮　张韶凯　赵方辉　乔友林　于金明
石硙岩　常建华　石远凯　程　颖　丁宇霜　柳菁菁
张　爽　陆　舜　周彩存　李嘉瑜　薛　冬　孙　红
韩淑燕　陈衍智　李元青　李占东　王　薇　冯　烨
王　珂　李萍萍　沈　琳　章　真　王志强　徐瑞华
马　军　朱　军　苏丽萍　马　莉　宋玉琴　邱　林
管立勋　高春记　张伯龙　赵　瑾　白　鸥　郭　晔
朱华渊　徐　卫　李建勇　樊建玲　侯　健　杨　波
蔡力力　汪海涛　朱宏丽　卢学春　徐兵河　王佳玉
胡夕春　寿建忠　马建辉　郭　军　王秋玲　刘鲁明
潘　岩　高　嵩　黄智芬　袁　颖　黎汉忠　桂海涛
张丽娜　卢旭全　许瑞琪　向立洋　郭秋均　李　杰
胡尚英　郑荣寿　张思维　陈万青　康乐妮　陈　凤
陈　汶　李　静　张　询　马俊飞　王新正　韩锦秀
李爱梅　潘秦镜　黄　蓉　王少明　刘佩芳　郝希山
文　雯　徐　瑶　王理伟　陈栋辉　徐　卫　易树华
陈苏宁　秦亚溱　江　倩　吴敏媛　李志刚　叶　予
蔡树模　汤　洁　黄　啸　黄晓炜　刘素萍　申学舟
吴秉炎　张晓丹　杨小明　张秀兰　闫　龑　王　丹
袁　月　谭　嘉　王海磬　佟　彤　刘　虹　贾春实
董雪娟　廖莉莉　杨振刚　郝丰超　荣　枫　罗　扬
袁　芃　茶世凯　徐海鹏　黄　诚　林　根　顾　晋
张立峰

中国癌症基金会
《中国肿瘤临床年鉴》编辑委员会

前　言

本卷《中国肿瘤临床年鉴》是创刊以来出版的第22卷。

2014年，中国癌症基金会迎来了成立30周年的喜庆日子。30年来，中国癌症基金会在党和政府的亲切关怀下、在中国医学科学院肿瘤医院及社会各界人士的鼎力支持下，积极探索发展之路，努力募集基金，支持中国癌症的防治事业。中国癌症基金会的不懈努力已经取得了丰硕的成果，30年来共募集资金和药品等，价值接近80亿元人民币，受惠人群达到150万人次。中国癌症基金会在“而立之年”，在中国基金会排行榜上，无论捐赠收入，还是公益支出都名列第二。中国癌症基金会已经成为不可忽视的社会团体。

中国癌症基金会认真承办《中国肿瘤临床年鉴》。努力把《年鉴》办成记录中国肿瘤界发展历程的“史册”性出版物，使之成为全国肿瘤界同道“开卷有益”的读物。我们感谢各位作者的大力支持，也感谢读者的认可与鼓励。我相信，这本《年鉴》一定会成为记载中国肿瘤界信息的权威刊物，服务于全国肿瘤工作者。让我们共同努力吧！

《中国肿瘤临床年鉴》主编

2015年6月

目　录

❖ 回顾与展望 ❖

❖ 基础研究 ❖

❖ 肿瘤放射治疗 ❖

❖ 肿瘤靶向治疗 ❖

❖ 肺部肿瘤 ❖

❖ 消化系统肿瘤 ❖

❖ 血液肿瘤 ❖

❖ 乳腺肿瘤 ❖

❖ 泌尿系统肿瘤 ❖

❖ 皮肤肿瘤 ❖

❖ 神经系统肿瘤 ❖

❖ 肿瘤中医治疗 ❖

❖ 肿瘤流行病学 ❖

❖ 肿瘤防控 ❖

❖ 恶性肿瘤诊疗规范与指南 ❖

❖ 肿瘤科研新动态 ❖

❖ 医者楷模 ❖

❖ 热点与争鸣 ❖

❖ 大事记、工作总结 ❖

❖ 肿瘤会议纪要、信息 ❖

❖ 他山之石 ❖

❖ 国际交流 ❖

附录

❖ 回顾与展望 ❖

我国内科肿瘤学发展55周年

孙 燕

中国医学科学院肿瘤医院 北京 100021

一、历史的机遇和历程

20世纪50年代，我国的卫生工作取得了长足的发展，并开始进入一个新的阶段，即建国初期最主要的急性传染病、新生儿死亡和营养不良等导致的疾病逐渐得到控制；政府注意到两类慢性疾病——心血管疾病和肿瘤在卫生工作中的地位越来越重要。就在这样的情况下，日坛医院（后更名中国医学科学院肿瘤医院）作为第一个卫生部直属的肿瘤专科医院于1958年诞生了。几位前辈在讨论我院的组织和前景时，制定了以综合治疗为模式的方向。为了开展多学科综合治疗的需要，1959年，扶持创建了我院内科治疗小组。他们已经明确看到内科治疗将成为在肿瘤综合治疗中不可或缺的学科。

在十分艰苦的条件下，在兄弟学科的扶持下，短短5年间，内科治疗发展迅速，并在常见肿瘤的治疗和新药临床试验中取得一些成绩。1965年，我们有了独立的病房，人员也有一定增加。但很快在“十年浩劫”中内科被拆散，工作中断，直到1972年才获得重建。只有在改革开放以后，才真正获得迅速发展。

1979年以后，我国陆续派出专业人员到欧美发达国家学习。不但获得学习和努力赶上当时国际先进水平，更重要的是得到与国外同行和学术组织的交流。从1982年以后，我们组织了很多在国内举办的国际会议和培训班，包括为WHO、UICC、ASCO举办的培训班和国际大会；也同时组织了全国内科肿瘤学培训班。促进了我国内科肿瘤学进入快速发展的轨道。1987年，CSCO的成立标志着我国临床肿瘤学的发展进入一个新阶段；2007年，中国内科肿瘤学会（CSMO）的成立，团结了国内同行进一步合作创新。通过全国同行的共同努力，我们的学术地位有了一定的提高。目前CSCO已经有13 000名个人会员，CSMO会员超过4000人。均已进入我国临床医学领域内最活跃的学会之列。

几十年来，尽管受到一定干扰，我们仍然在滋养细胞肿瘤、睾丸肿瘤、肝癌、白血病、淋巴瘤和药物治疗等方面做出了一定成绩；近几年，每年能拿到国际专业学术会议发表的论文超过20篇，我国自主研发的重组人血管内皮抑制素（恩度）、埃克替尼和阿帕替尼在国际会议上报道后均获得好评。说明我国内科肿瘤学已经获得全球主要学会的承认，无论人数或成绩均在发展中国家居于领先地位。

二、优秀的传统

（一）治学严谨和不断创新

在这点上我的体会很深。因为我国临

床肿瘤学发展较晚，治愈率不高，尤其是来找我们求治的患者病期相对较晚。保守是没有出路的，只有不断创新进步才能满足患者的需求。

我们的队伍一直保持科学严谨的态度，从不跟风浮夸。大家可能不知道，多年来，我院和北京的兄弟单位顶风和各类骗子或热心、但是无知的人的斗争或“划清界限”的经历。在那些特殊的年代，我们多年来是有名的“摇头派”，不愿意跟风说 Yes。这在很多时候是很难，甚至是要付出代价的。我来肿瘤医院初期时，“大跃进”还没有完全过去，当时最有名的就是“神农丸”。而且明确说是一位鼻咽癌患者在我院放射治疗后无效，回大连经过“神农丸”治疗获得痊愈的。我院曾经派余宏迢医师前去学习，但他回来后一言不发。后来，那位徐志医生带着 1959 年全国群英会代表的光环不断来京会诊，那时我作为老院长的助手和徐志有过不少接触。我们才了解他实际是将症状好转当成疗效，“病人说好就是好”，而不看客观结果。最后，这样的放疗后反应很重、到他那里的可以“治愈”的病人不多了，他因为作假也就“犯了错误”，无声无息了。现存可查的记录是 1959 年我国第一次全国肿瘤会议的《论文汇编》，大家可以看到两篇文章：一篇是旅大市第二医院“51 例神农丸治疗食管癌有效率 83%报告”；另一篇是天津第二中心医院“治疗 88 例各种肿瘤的报告有好转的 6.8%”。我问过编辑《汇编》的谷铣之教授，是他故意编在一起的，实际上是对当时“浮夸风”的抗争。

到了“十年浩劫”这样的情况就更多了。当时治疗肿瘤的药物“八匹马”，红极一时。但后来一无所得，连否定都显得资料不足，更不用说肯定了，是真正的浪费。还有当时的卫生部长刘湘萍命令我院成立“民间偏验方治疗癌症的调查组”。那时以吴爱如教授为组长，我和周际昌是组员，收集了 60 项，但调查到 28 项无一能够落实，也就不了了之了。后来，还有位“神医”王仙姑用白薯叶当成“神药”治疗癌症，崔月犁部长亲自要求我们和中医研究院广安门医院开展验证，后来我们都如实报告无效。李冰院长还亲自检查了王仙姑的腹部切口，实际是绝育的小切口，拆穿了她患过卵巢癌治愈的谎言。当时还传说北京站的温泉井水有治疗癌症的作用，医院派我和苗延浚教授调查了 1 个月，所有病人都是自觉良好实际无效而被否定。这些对青年同道无疑都是“天方夜谭”，但至今回想起来，仍然觉得苦涩和无奈。

尽管受到很多干扰，在改革开放初期召开的 1978 年全国科学大会上，我院有 18 项研究成果获奖。其中新药研究有争光霉素（博来霉素）、抗肿瘤药 N-甲酰溶肉瘤素的药理及临床研究、炔雌醇对急性放射损伤的防治和中医活血化瘀治则的研究四项。这是我们最早获得的国家奖，代表了我院前 30 年的成绩。当然以后我院很多研究工作陆续获奖，其中包括 1983 年卫生部甲级奖——新抗肿瘤药甘磷酰芥（M25.6202）的研究，1997 年国家科学技术进步三等奖——抗肿瘤新药紫杉醇的研究与开发，2000 年北京市科学技术进步奖二等奖——集落刺激因子在肿瘤治疗中的应用，2004 年国家科学技术进步二等奖——O6-甲基鸟嘌呤-DNA-甲基转移酶与肿瘤预见性化疗新策略，2008 年国家技术发明奖二等奖——血管抑制剂抗肿瘤新药的设计、千克级制备技术及临床应用，2009 年中国中西医结合学会科学技术一等奖——基于消癥化瘀扶正法研发系列抗肿瘤植物药榄香烯及产业化技术，2009 年教育部科学技术进步奖一等奖——金港榄香烯系列抗肿瘤药物榄香烯及其应用，2012 年国家科学技术进步奖二等奖——榄香烯乳脂质体系列靶向抗肿瘤天然药物产业化技术及其应用，2013 年度国家科学技术进步一等奖——食管癌规范化治疗关键技术的研究及应用推广，2013 年中华医学科技奖二等奖暨北京市科学技术奖——自体造血干细胞移植治疗恶性实体瘤的临床与实验研究等。

内科从来不争名利，甘当配角。我们把术后治疗称为辅助治疗，配合外科处理潜在的转移灶；我们把同时放、化疗称为增敏治疗，与放疗共同治疗局部肿瘤，并治疗远处转移灶。这是内科肿瘤学的美德。

内科的发展离不开创新。我们是一个幼稚的学科，当年可用的药物和疗效实在可怜。但我们从最早的新药研究 N-甲酰溶肉瘤素治疗睾丸精原细胞瘤和高剂量化疗治疗滋养叶细胞瘤看到了内科的发展前景。虽然，我们遭遇过“十年浩劫”，内科被拆散，但后来尤其是改革开放以来，发展迅速，已经可以和老大哥外科、放疗科并立成为综合治疗的主力军之一了。进入 21 世纪以来，肿瘤内科治疗是临床研究最活跃的学科之一。2013 年，我们的 GCP 中心每年完成 400 多项临床研究，其中半数以上是由内科完成的。前两天，石远凯教授告诉我，“十二五”创新药物中半数以上是由我院参加转化的。我们还需要继续努力、艰苦工作，保持我们在这一领域内的优势。也希望得到全院同志的支持和帮助。令我欣慰的是，我院的内科、外科、放疗科、妇瘤科、流行病室、病理室、免疫室和检验科等，都开展了临床试验。由于这种势头，我有信心，我们能继续在临床研究中保持国内领先的地位。

不断创新使我们更有活力，带动全国同道一同前进，才能使中国在临床肿瘤学领域内对世界做出我们民族的贡献。

（二）综合治疗

55 年前，几位前辈在共同讨论我院的组织和前景时，制定了以多学科综合治疗（MTD）为模式的方向。今天，综合应用现有的多学科方法防治肿瘤已经深入人心，为广大国际、国内学术界所接受，但在当时还是难能可贵和具有远见的。这就是他们常说的“不同学科的医生共同看一位病人”的 team work，也无疑是“以人为本”精神在肿瘤临床上的体现。大家知道吴桓兴是一位放射肿瘤学家，金显宅和李冰则是外科专家，但他们共同支持和创建了内科肿瘤学，为的是能够顺利开展综合治疗。当时，他们已经清楚地认识到内科治疗将成为肿瘤治疗中不可缺少的重要手段之一。

我仍然记得 1976 年唐山地震后，在研究所院子里总编《实用肿瘤学》时与吴桓兴、金显宅两位前辈讨论肿瘤综合治疗的情景。讨论后为综合治疗写下的定义是：

“根据病人的机体状况，肿瘤的病理类型、侵犯范围（病期）和发展趋向，有计划地、合理地应用现有的治疗手段，以期较大幅度地提高治愈率。”

这是重视病人机体和疾病两个方面，并且不排斥任何有效方法，目标明确就是“较大幅度提高治愈率”的全面定义。到今天对我们的临床实践仍有重要指导意义。当然，随着时代的发展还需要不断补充，我相信：如果他们两位仍然在世，一定会同意在综合治疗的目的中加入“不仅提高治愈率，而且应当改善病人的生活质量。”MDT 策略需要更新，从粗犷到精细，重点是规范化和个体化，做到有的放矢；认识和处理肿瘤干细胞，提高治愈率；提高免疫功能，包括固有免疫（非特异免疫）和适应性免疫（特异性免疫）。特异性生物免疫治疗已经取得一定成果，我们要刮目相看。

可以说，很多常见肿瘤治愈率的提高多数都是通过 MTD 实现的。其中最重要的有乳腺癌、大肠癌、胃癌、肺癌、卵巢癌、肾癌、淋巴瘤、骨及软组织肉瘤等。

在一些大医院，肿瘤多学科综合治疗已经初见成效。在以后的治疗中，肿瘤的综合治疗需要各学科的参与，以患者为中心，相关科室相互协作，通过集体讨论制订最佳治疗方案。其基本组成包括：肿瘤外科医生、肿瘤内科医生、肿瘤放射治疗医生、病理医生、影像诊断医生、肿瘤基础研究人员、普通内科医生、护士、社会工作者等。多数专科医院对待新患者可以集合外科医生、内科医生、介入科医生、放疗科医生以及病理科医生等，对患者病情进行讨论，最终获得适合的方案。而经过大家论证获得共识，形成的多学科综合诊疗方案就是我们说的“诊疗规范”。

常见肿瘤的诊疗规范是使广大临床肿瘤学工作者提高的依据。为此，从 2006 年我们引进了国际上比较成熟的美国 NCCN 规范，美国专家和我国专家共同讨论使之本土化，制定中国版并每年修订一次，影响比较深远。规范的定义是“向病人和家属提供最新最好的诊疗选择”。

2003 年 5 月，美国临床肿瘤学会（ASCO）通过讨论正式同意和中国临床肿瘤学会（CSCO）建立姊妹学会关系，承认我们互认互惠的对等地位，这是我国肿瘤学发展历程中的一件大事。以后我们相继和欧洲临床肿瘤协会（ESMO）及亚洲临床肿瘤学会（ACOS）建立了这种平等关系。

我越来越明白循证医学和规范化、个体化的关系。只有通过高水平的循证医学成果，才能实现规范化和个体化。所以转化医学就成了当前的现实课题。传承和创新也是如此，没有传承就没有根，实际上是乱碰，很难取得成果，传承是创新的基础；但我们不能满足现状，为了进一步提高临床诊疗效果、提高治愈率和患者的生活质量，我们必需创新。

转化医学的核心就是在从事基础科学发现的研究者和了解患者需求的医生之间建立起有效的联系。从临床实践中发现问题，将其凝练成基础医学研究的内容进行研究，再将研究成果应用到疾病诊断、治疗和预防过程中，使其真正发挥作用。关键在于基础与临床结合。

这首先需要培养转化医学研究专门人才，树立“团队科学”的理念。癌症相关研究需要不同技能和学科背景的专业人员紧密合作，只有多学科交叉的团队才有可能彻底揭示环境、生活方式、遗传因素、分子机制对癌症发生的相互作用。同时，政府需要加大投入力度，扶持一些医院以及研究所；卫生主管部门要做好组织、协调工作。

（三）使命感

我想大家经历考验仍能保持相互信任、相互理解，合作如此默契，最重要的原因是我们都有为发展我国肿瘤事业，特别是内科肿瘤学事业的共同责任和使命感。我常常想，今天我国临床肿瘤学进入快速发展的时期，与很多前辈早年的努力是分不开的。我们应当把这种精神当成宝贵的精神财富传承下去。

我想告诉大家，20 世纪 60 年代初期，滋养叶细胞肿瘤病死率高达 95%，宋鸿钊教授和他的团队，应用高剂量 6-巯基嘌呤（6-MP）治疗获得很好疗效，后来知道我们试用氟尿嘧啶（5-FU）治疗实体瘤，他很快采用纳入研究计划，对有颅内转移的病人还请我们协助。使这一肿瘤的病死率降低了 5%，并且适龄病人还能恢复正常生育。这样的创新挽救了多少生命！但在

“十年浩劫”中，宋教授受到很大冲击。改革开放以后，他已经高龄，多次不辞辛苦参加我们组织的内科肿瘤学培训班，传道解惑，使滋养叶细胞肿瘤的治疗方法得到推广，成为大家接受的规范。

此外，我国在药物治疗特别是白血病和中西医结合治疗方面的研究，已经取得世界级成果。我把近 50 多年来我国在内科治疗学领域内所取得的主要成果总结如下。

（1）高剂量化疗治疗绒癌；

（2）N-甲酰溶肉瘤素治疗睾丸精原细胞瘤；

（3）ATRT 治疗急性 M3 粒细胞白血病；

（4）As_2O_3 治疗 APL；

（5）AFP 用于和 HBV 相关肝癌的早期发现；

（6）平阳霉素治疗 NHL、头颈部和睾丸癌；

（7）扶正中药促进肿瘤患者细胞免疫功能；

（8）揽香烯治疗癌性胸腔积液和实体瘤；

（9）康莱特提高患者生活质量；

（10）参一胶囊抑制肿瘤新生血管；

（11）重组人血管内皮抑素（恩度）提高 NSCLC 化疗疗效；

（12）埃克替尼成为国际上第三个治疗 NSCLC 的 TKIs；

（13）阿法替尼治疗胃癌。

目前的研究重点是靶向药物开发。国际上要求药物的发展应当满足以下条件：

（1）更有效：靶点发现和基因数据分析技术的应用，可以更快地检出和确认靶点，发现先导物，应用代谢途径和基因差异，剔除不理想的候选化合物，使新药的研发更加具有准确性，更加有效。

（2）更安全：利用药物和基因配对技术发现最合适的治疗对象。

（3）更具预测性：生物标志物的发现大大提高了新药创制的预测性。例如，肺癌表皮生长因子受体（EGFR）基因突变可以预测 EGFR-酪氨酸激酶抑制剂（TKI）治疗的结果；雌/孕激素受体（ER/PR）和人表皮生长因子受体-2（HER-2）过度表达决定乳腺癌的治疗等。

（4）更快捷。

特别值得一提的是，靶向治疗体现了我国传统医学“同病异治，异病同治”的法则。当年我们看到伊马替尼对慢性粒细胞白血病（CML）和胃肠道间质瘤（GIST）治疗都有效的时候，就认为西医融入了中医的观点。所以，我特别热衷于应用现代科学阐明中医中药理论和作用的研究。中医理论是我国几千年来临床实践的积累，到了今天理应由我们这一代应用分子生物学和免疫学阐明其内涵。中药的开发最受国际关注，但外国专家对中医了解较少，没有理论指导很难取得突破。我常想，如果能像托马斯·林奇（Thomas Lynch）发现 EGFR 突变那样，解开中药的分子生物学受体或靶点，那一定会代表我们民族对世界医学做出贡献，也会使中国医学理论和实践融入现代医学，造福人类，当然也包括癌症的预防和治疗。美国生物学家、1962 年诺贝尔生理学或医学奖获得者詹姆斯·沃森（James Dewey Watson）教授也曾几次来我国寻求癌症研究方面的合作，所以大家要珍视、要把握好目前的好时机。

我目前的工作主要是新药开发。2013 年，我院共开展了 300 多项研究，其中新药 I 期研究 35 项。我们中心现在有几项很有前景的新药，包括从仙灵脾提取的有效成分阿克拉定，和新合成的靶向药物，以及继续和美国合作的康莱特临床研究等，都已经通过伦理委员会批准。正在进行的还有 3 项预防或治疗的疫苗，而替尼类和抗体类靶向新药最多。

（四）团结

中国医学科学院肿瘤医院建院初期，工作人员只有 200 人左右，内科只有两名青年医生，没有放射科和外科的帮助几乎无法存在，更谈不上发展。但正是由于这种使命感，大家总觉得势单力薄，需要互相帮助，所以非常团结。我们的几位元老金显宅、吴桓兴和李冰互相尊重、互相支持，可以说是我们大家学习的典范。他们为我国临床肿瘤学事业奠定了很好的基础，很多省市的肿瘤医院都是在他们的推动下成立的。大家知道，改革开放初期的 1984 年，为了团结全国同道共同前进，先后成立了中国癌症研究基金会（后更名中国癌症基金会）和中国抗癌协会，两个团体的首任主席都是吴桓兴，而李冰和金显宅分别担任首任理事长，《中国肿瘤杂志》编辑部虽然在我院，但首任总编辑是金显宅。CSCO 是在 1987 年成立的，会训就是“团结、务实、协作”。2007 年，中国内科肿瘤学会成立的目的也是团结全国同道共同前进。

我们应当认识到这一点，没有团结、没有综合治疗，我们会一事无成。我希望大家重视我们内部和与全国同行的团结。只有团结一致才能避免内耗，才能通过大型协作研究出成果，才能带来全国进步成为帅才。

三、展望

时光荏苒，我国内科肿瘤学从无到有已经走过 55 个年头。随着时代的发展，我们已经从幼年到了成年，但仍然是一个发展中的学科。只是进入 21 世纪以来，进入快速发展的时代，成了临床肿瘤学最活跃的领域。

我们期望的诊疗个体化已经成为临床肿瘤学研究的热点。应当看到，近十年在个体化治疗方面有了很多进展，不断有新的针对肿瘤受体、调控和生长关键基因的靶向药物问世，从分子、受体、信号传导等方面的研究把病因、预防和治疗很好地连贯了起来。分子靶向治疗虽然在现阶段还不能完全替代传统的手术和放、化疗，但其重大意义在于可使治疗更具靶向性，更好地实现治疗个体化。个体化的结局就是通过循证医学临床试验进入规范化，提高临床疗效，造福患者。根据肿瘤的分子靶点决定治疗方案的策略与我国传统医学理论中的“辨证论治”和“同病异治、异病同治”不谋而合。实际上，靶向治疗对我国传统医学“同病异治，异病同治”做了最好的诠释，这表明中西医融合的可能性。

此外，通过增强机体的抗病能力“扶正祛邪”本来是我们民族几千年的治病基本策略之一。如今，非特异性和特异性免疫治疗（生物治疗）在多种肿瘤，例如黑色素瘤、肾癌和淋巴瘤等获得明显疗效，值得我们注意和重视。

理性思考，尽管每年都有“突破性进展”，但解决癌症问题还需要更多投入和同行们不懈的努力。我们的美国同行 De Vita VT 的论点是正确的，“癌症问题只可渐进解决”。因为癌症太复杂，而且是多病因的，外因和内因相互作用，每一位病人都是一本新书，需要我们谨慎阅读、对待。基因组学的研究令人耳目一新。我们对通过全基因组测序阐明可能攻击或阻断的新靶点充满了期待。但同样应当理性对待，不可能找到一把“万能钥匙”打开所有癌症的门。我们还要以愚公移山的精神，通过每一年的突破积累，进一步改善临床肿瘤学的困境。

我坚信，作为肿瘤综合治疗越来越重要的一个组成部分，由于她不断与最前沿的生命科学，特别是分子生物学的发展紧密相关，通过转化医学研究也就是严格符合循证医学的高质量 GCP 研究，内科肿瘤学的前途是光明的。而正是由于她的这种特点和迅速发展，会吸引更多的具有进取心和研究头脑的精英们参加我们的队伍。无疑会加速发展的进程，给广大肿瘤患者带来裨益，在我国常见肿瘤治愈率的提高中做出我们的贡献。

（本文为孙燕院士在第八届中国肿瘤内科大会开幕式上的报告）

（稿源：《中国医学论坛报》2014-07-23，本书收录时略作了一些修改，并经孙燕院士审阅）

（上接第 31 页）

[44] Tabatabai G, Stupp R, van den Bent MJ, et al. Molecular diagnostics of gliomas: the clinical perspective. Acta Neuropathol, 2010, 120: 585-592.

[45] Hegde M, Bielamowicz KJ, Ahmed N. Novel approaches and mechanisms of immunotherapy for glioblastoma. Discovery Med, 2014, 17: 145-154.

[46] Murphy ME. The HSP70 family and cancer. Carcinogenesis, 2013, 34: 1181-1188.

[47] Gehrmann M, Specht HM, Bayer C, et al. Hsp70—a biomarker for tumor detection and monitoring of outcome of radiation therapy in patients with squamous cell carcinoma of the head and neck. Radiat Oncol, 2014, 9: 131.

[48] Langer CJ. Exploring biomarkers in head and neck cancer. Cancer, 2012, 118: 3882-3892.

[49] Weng D, Song B, Koido S, et al. Immunotherapy of radioresistant mammary tumors with early metastasis using molecular chaperone vaccines combined with ionizing radiation. J Immunol. 2013 July 15; 191 (2): 755-763.

[50] Fotin-Mleczek M, Duchardt KM, Lorenz C, et al. Messenger RNA-based vaccines with dual activity induce balanced TLR-7 dependent adaptive immune responses and provide antitumor activity. J Immunother, 2011, 34: 1-15.

[51] Fotin-Mleczek M, Zanzinger K, Heidenreich R, et al. mRNA-based vaccines synergize with radiation therapy to eradicate established tumors. Radiat Oncol, 2014, 9: 180-192.

[52] Aldrich JF, Lowe DB, Shearer MH, et al. Vaccines and immunotherapeutics for the treatment of malignant disease. Clinical Dev Immunol, 2010, 2010: 697158.

[53] Chakraborty M, Abrams SI, Camphausen K, et al. Irradiation of tumor cells up-regulates Fas and enhances CTL lytic activity and CTL adoptive immunotherapy. J Immunol, 2003, 170: 6338-6347.

[54] Gulley JL, Madan RA, Tsang KY, et al. Immune impact induced by PROSTVAC (PSA-TRICOM), a therapeutic vaccine for prostate cancer. Cancer Immunol Res, 2014, 2: 133-141.

❖ 基础研究 ❖

电离辐射诱导基因突变及细胞恶性转化

龚平生[1] 李 戈[2] 方 芳[3] 刘 扬[3]
王志成[3] 董丽华[4] 龚守良[3,4]

1. 吉林大学分子酶学工程教育部重点实验室 长春 130012
2. 长春市中医院 长春 130041
3. 吉林大学公共卫生学院卫生部放射生物学重点实验室 长春 130021
4. 吉林大学白求恩第一医院放疗科 长春 130021

【摘要】 电离辐射致癌的细胞学基础是诱发细胞突变和恶性转化，而细胞突变的分子基础则是基因结构的改变，特别是碱基顺序的改变。辐射能引起DNA结构的损伤，使基因发生突变，可能是辐射致癌的重要分子机制之一。细胞恶性转化是指细胞在致癌因子作用后，发生恒定的、可遗传的，并具有恶性细胞特征的一系列变化，其中包括表型和核型的变化；恶性转化细胞接种于同品系动物后，可诱发肿瘤。本文对电离辐射诱导基因突变及细胞恶性转化作一简要的综述，以期指导肿瘤放射治疗的临床应用。

【关键词】 电离辐射；基因突变；恶性转化

一、基因突变

19世纪下半叶，de Vries在植物月见草中发现了基因突变（gene mutation）现象。1909年，Morgan在红眼果蝇群体中发现了白眼果蝇，后来证明是由于X染色体上的红眼基因（W）发生突变（$W \rightarrow w$）引起的。随后，发现果蝇存在几百种突变。

基因突变是指基因结构的改变，包括碱基对的增添、缺失或改变，是由于细胞分裂时基因的复制发生错误，或受化学物质、辐射或病毒所致的突变。突变通常会导致细胞功能异常，甚至可引发癌症或死亡；但突变也被视为物种进化的“推动力”，不理想的突变会经天择过程被淘汰，而对物种有利的突变则会被累积下去。

（一）点突变和染色体突变

狭义的突变专指点突变（point mutation），广义的突变包括染色体畸变（chromosomal aberration）。实际上畸变和点突变的界限并不明确，特别是微细的畸变更是如此。对于染色体较大区域的改变，如重复（duplication）、丢失（deficiency）、倒位（inversion）和易位（translocation），也被认为是染色体突变，与染色体畸变分类法类似，但前者是从DNA结构和基因水平考虑，后者是从亚细胞结构考虑。这里的“倒位”是指染色体上的一段基因断裂后倒

通信作者：龚守良，吉林省长春市新民大街1163号，130021

转，在原来的位置上重接上去，结果造成这段染色体的基因顺序方向相反；“易位”是指染色体断裂的基因片段顺向或反向连接上另一染色体非原来的其他部位上。还有一种染色体错误配对不等交换（mispaired synapsis and unequal crossing-over），在减数分裂期间，同源染色体间的同源部分发生联会和交换，如果联会时配对不精确，会发生不等交换，造成一部分基因缺失和部分基因重复。这种突变常用解释大段多核苷酸的丢失和重复。

点突变是指一个基因内部结构的改变，通常可引起一定的表型变化。基因突变通常发生在 DNA 复制时期，即细胞分裂间期，包括有丝分裂间期和减数分裂间期；同时，基因突变和 DNA 的复制、DNA 损伤修复、癌变和衰老都有关系，基因突变也是生物进化的重要因素之一，所以研究基因突变除了本身的理论意义以外，还有广泛的生物学意义。

（二）诱发突变和自发突变

基因突变可以诱发，也可以自发，两者并没有本质上的区别。诱发突变（induced mutation）是由基因突变诱变剂（物理因素，如 X 射线等；化学因素，亚硝酸盐等）所致，只是提高了基因的突变率；自发突变（spontaneous mutation）是由于自然界中诱变剂的作用或由于偶然的复制、转录或修复时的碱基配对错误所产生的突变，人类单基因病大都为自发突变。自发突变频率（突变率）很低，平均每一核苷酸每世代 10 亿个核苷酸有一次突变[1]。

二、DNA 突变的电离辐射效应

大量的研究表明，基因组 DNA 损伤是辐射致癌效应的分子基础。DNA 损伤、DNA 修复异常、基因突变及肿瘤发生是贯穿辐射致癌效应的关键环节。辐射诱发 DNA 损伤，基因结构发生改变，特别是碱基顺序的改变，使 DNA 修复缺陷，引起致癌效应；同时，电离辐射所致的染色体畸变和重排，以及基因组不稳定性也是产生致癌效应的重要基础。在这些电离辐射致癌效应基础上，一些癌基因的激活和抑癌基因的灭活是产生致癌效应的两个重要方面。另外，还与 DNA 修复基因和细胞周期等相关基因的作用有关。因辐射致癌效应机制复杂，各类相关基因并非各自独立地发挥作用，而是相互配合、相互协调，构成复杂的调节网络，促成最终的致癌结果。

（一）电离辐射所致核 DNA 突变

用低能 N^+ 离子束注入转谷氨酰胺酶产生菌　弗氏链霉菌（Streptomyces fradiae）后，初步确定了注入的效应曲线，获得了一系列突变菌株。提取原始菌株和突变菌株的核 DNA，采用 PCR 反应分段扩增出转谷氨酰胺酶基因，进行单链构象多态性分析，并将特异性条带克隆测序进行基因突变型的鉴定，分析离子束注入引起链霉菌基因的基因突变类型及特点。结果显示，碱基变异的类型包括转换、颠换和缺失。在检测到的 24 个碱基突变中，主要是碱基的置换（87.5%），碱基缺失的比例比较小（12.5%）。在碱基置换中，转换的频率（58.3%）高于颠换的频率（29.2%）。转换主要以 C→T 和 A→G 为主，颠换以 G→T 和 C→G 为主。此外，构成 DNA 的 4 种碱基均可以被离子束辐照诱发变异，其中胞嘧啶发生突变的频率较高[2]。

（二）电离辐射所致线粒体 DNA 突变

1. 线粒体 DNA 突变体的辐射敏感性

线粒体 DNA（mitochondrial DNA, mtDNA）含有涉及 ATP 产生的氧化磷酸化复合物编码蛋白的 13 种基因。利伯视神经萎缩（Leber's optic atrophy）和利氏综合征（Leigh's syndrome）是由线粒体基因组点突变引起的疾病，并具有与能量丧失相关的表型。推测，由其细胞线粒体突变的能量缺乏，导致其辐射的超敏感性。Kulkarni等[3]对2种线粒体突变细胞，GM13740（利氏综合征）和GM10744（利伯视神经萎缩），及一种正常的人成淋巴样细胞（GM15036），给予0~4 Gy X射线照射，照后0~24 h比较线粒体蛋白编码的13种基因的表达，并对基因表达的变化与细胞辐射敏感性进行比较。实验结果发现，与辐射敏感性变化相应的所有照射剂量和照射后时间，在利氏综合征和正常细胞之间存在明显的统计学差异。资料提示，利氏综合征细胞具有对产生辐射超敏感性的修复辐射诱导DNA损伤的损坏能力。这可能归因于线粒体基因表达和ATP产生降低所致的线粒体功能障碍，因为利氏综合征细胞显示ATPase6基因的突变，这种基因是ATP合酶复合体V的重要成分。相反，利伯视神经萎缩细胞突变具有辐射敏感性，可能归因于线粒体基因组ND4基因突变。改变线粒体突变细胞对电离辐射的敏感性，可能导致DNA修复降低，并使带有mtDNA突变个体处于很高的癌症和其他疾病风险之中。

2. 电离辐射所致线粒体DNA突变体拷贝数降低

小鼠接受5 Gy X射线照射后，观察脑和脾组织mtDNA突变体拷贝数的变化。经照射小鼠的mtDNA（ND3基因和2个D环区）进行PCR扩增获得的杂交产物异型双链（heteroduplexes）在很大程度上高于对照。提示，照射小鼠mtDNA区域存在突变。用细胞核酸酶消化其组织mtDNA（ND3基因和2个D环区）的PCR扩增获得的杂交产物异型双链，照射后8 d比照射后14和28 d更有效。这些结果指出，照射后28 d，小鼠组织mtDNA突变体拷贝数降低，特别是在脾mtDNA突变体拷贝数降低更为明显。在照射后8~28 d，与对照比较，脑和脾组织总mtDNA突变体拷贝数下降到30%~50%，与核β-肌动蛋白基因相关。研究结果证实，电离辐射可清除mtDNA突变体拷贝，这是选择性降解或持续性死亡的结果[4]。

三、电离辐射所致T细胞受体突变

（一）T细胞受体及其突变

T细胞受体（T cell receptor，TCR）基因位于常染色体上，其蛋白质有4种α、β、γ和δ肽链，根据TCR异二聚体的不同组成，分为TCRαβ和TCRγδ两种类型；虽然其分布功能有所不同，但结构相似，均由2条异源二聚体肽链通过二硫键组成跨膜分子，每条肽链均含可变区（V区）和稳定区（C区），类似Ig结构。TCR是T细胞特有的表面标志，与CD3形成复合物，前者特异识别由MHC分子提呈的抗原肽，后者转导T细胞活化的第一信号。

TCR的4种肽链基因结构只分布在2对染色体上，因β链和γ链基因结构位于同一条染色体，但分别位于第7条染色体的长臂和短臂；α链和δ链基因结构都位于第14条染色体，而且δ链基因插在α基因结构内。

TCR中没有高频突变机制，其互补决定区1（complementarity determining region 1，CDR1）和CDR2的变化仍限于种系基因不同V基因片段的变化，但在其Vα和Vβ基因具有发生体细胞高频突变的可能。因此，发生在有活性TCR基因的单个突变有可能导致表现型TCR突变体的产生。

（二）T细胞受体突变与电离辐射效应关系

很早，人们就注意到TCR基因突变与

电离辐射的效应关系，发现辐射暴露居住人群的外周血 TCR 突变频率（mutation frequency，MF）增高的现象，并依其作为肿瘤高危的信息指标。因此，根据 TCR 基因突变的特点，探讨电离辐射致其突变和易发生突变位点，筛选可行性检测其基因突变技术，对揭示电离辐射诱发 TCR 基因突变及预防肿瘤的发生具有重要的理论意义和实际价值。

64 例从事原子能工业工人，接受非常低水平的电离辐射，在 21.4 ± 1.1 年累计 114.9 ± 10.8 mSv，66 例作为年龄匹配对照者。两组 TCR MF 分别是（6.1 ± 1.0）10^{-4}和（4.1 ± 0.2）10^{-4}，14%的原子能工业工人发生 TCR 突变，具有统计学差异；并发现，TCR MF 与细胞内一氧化氮（NO）水平相关[5]。

TCR 对电离辐射很敏感，其辐射敏感性是次黄嘌呤磷酸核糖转移酶（hypoxanthine phosphoribosyltransferase，HPRT）基因、人白细胞抗原 A（human leukocyte antigen，HLA-A）基因和红细胞血型糖蛋白 a（glycophorin a，GPA）基因位点的 10～100 倍。电离辐射的直接或间接作用，可导致 TCR 缺失、缺陷和活性异常，进一步影响到 TCRαβ/CD3 复合体的形成。体外培养的 T 细胞，有缺陷的 TCRαβ/CD3 复合体不能被正常转运到细胞表面[6,7]。

侯殿俊等[8]采用培养法研究 X 射线诱发 TCR MF，以不同剂量（0～10 Gy）照射新鲜分离的健康成人外周血淋巴细胞，经植物血凝素和 IL-2 协同刺激后 7 d，通过流式细胞术检测，发现 TCR 基因突变频率随着照射剂量的增加而增加，最佳拟合曲线为二次多项式模型。作者认为，TCR 基因突变可以作为辐射生物剂量计，用于急性电离辐射生物剂量的估算。

另外，通过建立的 TCR MF 与电离辐射剂量效应关系曲线证实，大剂量组（2～8 Gy）、小剂量组（0～1 Gy）及 0～8 Gy 剂量组拟合曲线均符合二次多项式模式，拟合方程分别为：

$$TCR\ MF = -32.8579 + 20.5436D + 0.6341D2$$

$$TCR\ MF = 1.796 + 0.017D + 5.155D2$$

$$TCR\ MF = -0.6229 + 6.305D + 0.6919D2$$

D 为辐射剂量（Gy），用实验建立的曲线估算肿瘤放疗患者的全身受照剂量，与用染色体双着丝粒和着丝粒环畸变率估算的剂量平均相对标准偏差为 16.8%。因此，应用 TCR 基因突变分析技术拟合的辐射剂量效应曲线，可应用于电离辐射事故受照者近期受照剂量的估算[9]。

雌性大鼠外周静脉血经 0～3 Gy 照射；或用同样剂量分别照射大鼠，照后取外周静脉血，检测其 TCR MF，发现整体和离体照射组大鼠 TCR 基因突变频率均呈剂量依赖性增高，两组间 MF 差异无统计学意义，说明整体和离体照射所致的大鼠 TCR 基因 MF 一致[10]。

3 Gy 照射后 2 d，观察到 EL-4 淋巴瘤细胞突变；照射后 4 和 8 d，其突变频率（MF）由 6.7×10^{-4}（0 Gy）增加到最高水平 39×10^{-4}，通过线性平方剂量反应模型得到最佳的拟合。在出现峰值后，TCR 突变分数随着约 3.2 d 的半衰期逐渐降低。同时，在照射后 7 d 的 HPRT 突变频率和照射后 20 h 的阻断胞质分裂微核率（cytokinesis-blocked micronucleus frequency）分别通过线性平方剂量反应模型和线性剂量反应模型得到最佳的拟合[11]。

四、电离辐射致突变效应与 p53 的关系

（一）p53 突变的辐射敏感性

在人类肿瘤中，p53 突变是最普通的遗

传改变，并引起其细胞辐射敏感性的变化。研究发现，携带不同 p53 突变的 Saos-2 细胞，其密码子（codon）175、244、245、273 和 282 具有辐射抗性，而 130、143、157、168、277、280 和 286 具有辐射敏感性。因此，Saos-2 细胞对电离辐射的敏感性与 p53 基因的突变点具有多重复合性[12]。

（二）电离辐射诱导延迟性 p53 突变

电离辐射以 p53 依赖的方式诱导延迟性基因的毒性效应。实验用 8 周龄 $p53^{+/+}$ 和 $p53^{+/-}$ 小鼠，接受 3 Gy 全身照射，发现照射后染色体 11 易位频率延迟性增加；p53 等位基因丢失及 p53 基因甲基化增加；2 只 $p53^{+/-}$ 小鼠，p53 核苷酸序列显示异型突变（heteromutation）；p53 和磷酸化 p53 蛋白表达降低。提示，电离辐射作用于青春期小鼠，可诱导延迟性 p53 突变及 p53 蛋白抑制[13]。

（三）电离辐射诱发突变细胞 p53 磷酸化降低

下颌端发育不良型 A（mandibuloacral dysplasia type A，MADA）是由 LMNA 基因纯合 R527H 突变引起的一种早熟衰老性疾病（premature ageing disease）。在细胞水平，MADA 特征是未经处理的前核纤蛋白 A（prelamin A）蓄积、核结构改变、染色质缺陷及细胞凋亡发生率增加。已证明，在一些早衰类核纤蛋白病（如 HGPS），其生化和形态学改变明显与基因组不稳定性（genomic instability）相关联。MADA 成纤维细胞受照后，p53 的 Ser15 磷酸化明显降低，p53 和 CDKN1A 蛋白也降低。此外，MADA 细胞显示检查点反应的部分缺陷，尤其是 G_1/S 期的转换。这些结果指出，核纤蛋白 A 前体（lamin A precursor）蛋白的蓄积决定 X 射线照射后 DNA 损伤反应（DNA damage response，DDR）的缺陷，核纤蛋白 A 在调节 DNA 修复过程和细胞周期调控具有关键的作用[14]。

（四）p53 在照射红细胞的持续 Pig 突变起到关键作用

Pig 突变分析正在成为用于评价基因毒性的主要实验方法之一。以往证实，X 射线照射增加小鼠红细胞（RBC）Pig 突变体频率，呈剂量依赖方式。在本研究中，持续 X 射线照射诱导 RBC 的 Pig 突变，并对照射的 C57BL/6J（$p53^{+/+}$）小鼠和照射的 p53 纯合子敲出（$p53^{-/-}$）小鼠进行比较。辐射诱导 Pig 突变频率高峰后，在照射的 $p53^{-/-}$ 小鼠突变频率逐渐降低，而照射的 $p53^{+/+}$ 小鼠迅速降低。提示，具有 Pig 突变的 RBC 在照射的 $p53^{+/+}$ 小鼠被正常清除，而照射的 $p53^{-/-}$ 小鼠不能，这是由于缺少 p53 功能所致。此外，发现 p53 功能影响老化小鼠 Pig 突变形成的调节。这些结果指出，p53 功能、突变的确切类型和 RBC 寿命在照射后 RBC 造血系统中持续 Pig 突变起到关键的作用[15]。

五、辐射致突变而诱发肿瘤的其他机制

（一）电离辐射诱发 T 细胞白血病归因于致瘤性突变

电离辐射与诱发恶性肿瘤明显相关，主要归因于致瘤性突变。电离辐射的随机突变和遗传毒性效应有可能改变祖细胞群（progenitor cell population）及其微环境，因此改变了致瘤突变的选择性效应。应用小鼠竞争性骨髓移植实验，证实电离辐射导致造血干细胞的数量和适应性永久减低，部分由于持续诱导活性氧（reactive oxygen species，ROS）所致。先前照射明显改变一些致瘤性突变的选择性效应，实质是通过 Bcr-Abl 或活化的 N-Ras 癌基因，抑制克隆扩张和白血病发生；但由活化的 Notch1 突变体 ICN 驱使克隆扩张和白血病发生的选

择增加。照射依赖 ICN 表达的选择，发生在造血干细胞富集池，在形成 T 淋巴细胞白血病干细胞关键的定型 T 淋巴祖细胞阶段，将会促进附加致瘤事件的蓄积。通过先前照射增加 ICN 驱使白血病发生的选择性，部分是无细胞自发的，正常血细胞生成的部分恢复可能逆转这些辐射效应。这些结果证实，电离辐射实质上改变造血祖细胞的适应性，提示在电离辐射和癌发生之间的因果联系可能涉及独有的致瘤性突变的选择性增加[16]。

（二）β 联蛋白所致突变可能是辐射诱导人乳腺癌的早期事件

β 联蛋白（β-catenin）作为信号转导途径的转录激活剂，在细胞与细胞粘连中起到关键的作用。实验结果显示，与 T 细胞因子 10F（T-cell factor 10F，TCF-10F）细胞株比较，β 联蛋白基因在照射的雌激素处理细胞株，其 mRNA 和外显子 3 突变表达增加；发现 β 联蛋白和糖元合酶激酶-3-β（glycogen synthase kinase-3-β，GSK-3-β）在致瘤细胞株（称为 Alpha5）和肿瘤细胞株（称为 Tumor2），其蛋白质表达增加明显高于对照 MCF-10F 和非恶性 Alpha3 细胞株。β 联蛋白/GSK-3-β 复合物通过免疫沉淀分析证实，存在于非恶性细胞株，如 MCF-10F、Estrogen、Alpha1、Alpha3 和 Alpha4 细胞株。然而，Alpha5 和 Tumor2 没有形成复合物。β 联蛋白/TCF-4 复合物仅在 Alpha5 和 Tumor2 细胞株发现。免疫荧光证实，β 联蛋白和 GSK-3-β 仅共定位于 MCF-10F 和 Alpha3，而 β 联蛋白/TCF-4 仅在 Alpha5 和 Tumor2 观察到。结论：β 联蛋白及其与其他相关蛋白质相互作用所致的突变可能是辐射和雌激素诱导的人乳腺癌发生进展的早期事件[17]。

（三）电离辐射相关肉瘤患者 BRCA1/2 突变频率高

电离辐射相关肉瘤（radiation-associated sarcoma，RAS）的发生率在照后 5 年为 0.03%～0.2%，大多数易感基因的癌症涉及 DNA 修复。乳腺癌治疗后，在乳腺癌易感基因 1（BRCA1）和 BRCA2 携带者中，发现血管肉瘤病例。来自癌症遗传临床咨询的患者，遗传评价 7 例疑似 RAS 病例。在 2885 例乳腺癌患者之中，7 例在照射野内发生肉瘤；其中，5 例在胸壁，2 例在其他部位。遗传评价证实，2 例 BRCA1 突变，其他患者 BRCA2 突变，1 例为 p53 突变携带者。应用 RAS 诊断的患者中，BRCA1/2 突变频率高，推测 BRCA1/2 携带者 RAS 危险接近 2 倍的增加。但是，BRCA 作为一般乳腺癌人群的携带者，RAS 是稀少的事件[18]。

（四）mTOR 抑制剂可辐射致敏 PTEN 缺失的非小细胞肺癌细胞

肺癌患者对吉非替尼的临床抵抗与获得激活 EGFR 或放大 MET 的 T790M 抵抗性突变相关联。吉非替尼是一种表皮生长因子受体（EGFR）酪氨酸激酶抑制剂（tyrosine kinase inhibitor，TKI）。近年来报道，磷酸酶和张力蛋白同源蛋白（phosphatase and tensin homolog，PTEN）缺失作为肺癌对吉非替尼抵抗的机制。同时，进一步评价由于 PTEN 缺乏引起获得性吉非替尼抵抗的非小细胞肺癌（NSCLC）的放疗效果，以便将放疗作为 EGFR TKIs 的替代物。通过 PTEN 敲除并带有表达短发夹 RNA 靶向 PTEN 的慢病毒 HCC827 细胞（一种 EGFR TKI 敏感的 NSCLC 细胞株），产生 PTEN 缺乏介导的吉非替尼抵抗性。在有或无 PTEN 下游信号抑制剂的情况下，观察 PTEN 敲除对辐射敏感性的影响。PTEN 敲除不仅对吉非替尼具有获得抵抗性，而且对照射的 HCC827 细胞也具有抵抗性。mTOR 抑制剂单独不能降低 HCC827 细胞活力，与 PTEN 表达无关，但是减轻 PTEN 敲除诱导的辐射抗性。PTEN 敲除介导的辐射抗性伴有抑制细胞毒自噬，并且用 mTOR 抑制剂处理释放抑制细胞毒自噬，以克服 PTEN 敲除诱导的 HCC827 细胞的辐射抗性。这些结果提示，抑制 mTOR 信号可能是有效的策略，使 NSCLC 辐射致敏，避免由于 PTEN 缺失或失活突变而获得对 TKIs 和放疗的抵抗而使 EGFR 活化突变[19]。

（五）严重紫外线损伤致黑色素瘤负载的突变率高

大量紫外线（UV）损伤致黑色素瘤负载的突变率高于其他肿瘤类型，因此探讨原发皮肤黑色素瘤的突变特征及与其相关的临床特点具有一定意义。34 例原发性皮肤黑色素瘤平均突变率是 12/Mb（megabase，兆碱基）；严重的日光损伤（SSD）皮肤的平均突变率是 21/Mb，而非 SSD 皮肤是 3.8/Mb（$P=0.001$）。BRAF/NRAS 野生型（WT）肿瘤的平均突变率高于 BRAF/NRAS 突变肿瘤（27 *vs* 5.6/Mb，$P=0.0001$）。串联的 CC>TT/GG>AA 突变包含 70%所有的二核苷酸替代物，在 SSD 皮肤肿瘤（$P=0.0008$）和 BRAF/NRAS WT 肿瘤（$P=0.0007$）中更普遍。在 WT 肿瘤中，可靶向和潜在靶向的突变，包括 NF1、KIT 和 NOTCH1，遍布许多信号通路。结论：引起 SSD 皮肤黑色素瘤负载的突变较高，包括连续的分子亚型，与 BRAF 和 NRAS 突变肿瘤比较，表明处理这些患者可能需要多基因筛查和联合治疗[20]。

六、细胞恶性转化

1958 年，Temin 利用体外培养技术，将 Rous 肉瘤病毒感染鸡成纤维细胞，发生恶性的形态变化。1960 年，Dulbecco 和 Vogt 将多瘤病毒感染肾细胞株 BHK/21，使其恶变。1962 年，美国冷泉会议开始应用细胞转化（cell transformation）这一名词。

肿瘤形成是一个复杂的过程，并因环境和生理两大因素的影响而发生变化。近年来，迅速发展起来的体外细胞转化系统，已经用于研究单个细胞内发生肿瘤的形成过程。这样的转化系统既不受宿主介入的诸如激素和免疫因素的影响，也不受环境因素的影响。而且，可在同一靶细胞群体中去衡量细胞转化的重要意义。应用培养的转化细胞，可检测癌基因和各种致癌物，进行相关领域的实验研究。体外细胞恶性转化研究的时间周期与动物实验相比要短得多。尽管用这种细胞转化系统来作为人体癌症发生的模型，不可避免地会带来一些缺点，但仍可作为一个模型系统，为研究体内辐射诱发肿瘤形成的早期阶段和剂量、剂量率效应等提供有关的证据。细胞恶性转化实验中最常用的是 NIH BALB/c 3T3 和 C3H10T1/2 这两种来自小鼠胚胎的成纤维细胞系。

细胞恶性转化是指体外培养的细胞在致癌因子作用后，发生恒定的、可遗传的，并具有恶性细胞特征的一系列变化，其中包括表型和核型的变化；转化细胞接种同品系动物后，可诱发肿瘤。

细胞恶性转化通常是通过体外培养中贴壁细胞形态和生长习性的变化来识别的。贴壁细胞转化涉及一系列细胞特性的变化，包括生长控制、形态学、细胞间的关系、膜特性、细胞骨架、蛋白分泌及基因表达等，但并非所有恶性转化细胞都显示转化诱导的改变[21]。

七、电离辐射诱导细胞恶性转化

（一）诱导细胞恶性转化的电离辐射效应

1. 低 LET 辐射所致细胞恶性转化的剂量效应

联合国原子辐射效应科学委员会（United Nations Scientific Committee on the Effect of Atomic Radiation, UNSCEAR）1986 年报告和 Barendsen 均对低传能线密度（lineal energy transfer，LET）辐射后细胞恶性转化的剂量-效应进行了全面评价。采用不同步生长的 C3H10T1/2 细胞，在指数生长期接受低 LET 辐射，结果以每个存活细胞的恶性转化率表示，剂量在 2 Gy 以内时，可以拟合为线性模型。Han 等报告，^{60}Co γ射线照射，剂量在 1.5 Gy 以内单次照射（1 Gy/min）及在 3 Gy 以内分次照射（0.5 Gy/min），C3H10T1/2 细胞恶性转化曲线均为线性，且呈现明显的剂量率效应。Blacer-Kubiczck 等报告，2 Gy 以内 X 射线急性照射（4 Gy/min），细胞恶性转化率与剂量呈线性关系。Little 对用 BALB/c 3T3 和 C3H10T1/2 细胞所做的有关研究结果进行了比较，发现 3 Gy 以内 X 射线照射 C3H10T1/2 细胞恶性转化曲线为线性，BALB/c 3T3 细胞的恶性转化曲线近于线性。有人曾用 X 射线照射接触抑制（坪期）的 C3H10T1/2 细胞，研究辐射诱发的细胞恶性转化，发现当剂量增大到约 0.5 Gy 时，恶性转化率陡然升高，随后在 1~4 Gy 时恶性转化率增高缓慢，当剂量>6 Gy 时呈现坪值。接触抑制性细胞可能更接近于体内实验的状况。

应当指出，上述实验所用辐射剂量多在 0.2 Gy 以上，且剂量率较高。已有报道，用 0.1、1 和 10 cGy 的低剂量率γ射线照射 C3H10T1/2 细胞，不仅未使恶性转化率升高，反而使其降低到对照水平以下。因此，有关辐射诱导体外细胞恶性转化的剂量-效应关系，还需要更深入的研究[21]。

2. 低剂量辐射诱导细胞恶性转化及其剂量反应曲线

低剂量辐射（LDR，<0.1 Gy）的致癌危险，长时间引起人们的注意。为了探讨长期 LDR 诱导恶性转化，采用人支气管上皮细胞 Beas-2B 进行 α 粒子分次照射，分 8 次照射。照后，进一步培养 1~2 个月。结果发现，不仅在多次照射后，细胞增殖、黏附和侵袭能力及蛋白质表达（p-ERK、p-Akt，尤其是 p-P38）增加；而且，在末次照射后 1~2 个月，子代细胞也增加。提示，细胞发生高潜能的恶性转化。相反，亚培养的照射细胞 p-JNK 和 p-P66 表达降低；因此，在癌变中可能起到负调节作用。当细胞用 p38 siRNA 转化，LDR 诱导细胞黏附和侵袭的增强而被明显降低。这些发现指出，长期低剂量 α 粒子照射，通过 MAPK/Akt 通路，可增强人支气管上皮细胞恶性转化率的潜能[22]。

对于低 LET 照射，流行病学分析被限定在有代表性剂量敏感性高于 50~100 mGy。实验室研究考虑到应用癌相关的终点指标检测较低的剂量，其中之一是体外致瘤性转化细胞。已知这一终点指标对适应性反应和旁效应发生反应。这些过程的相对平衡很可能在测定 LDR 照射细胞的剂量反应曲线形状非常重要。照射时，可能影响这一平衡的因素是细胞密度。已发现，在照射亚铺满培养（sub-confluent culture）之前给予 LDR 照射，出现细胞转化抑制效应，这种现象归因于适应性反应，但在照射铺满培养的转化抑制效应却降低。然而，甚至在完善旁效应作用设计的条件下，这些数据不适合线性无阈模型，仍与体外低 LET 辐射致瘤性转化的于剂量的观点一致[23]。

3. 电离辐射所致成纤维细胞的恶性转化

用人类二倍体成纤维细胞系所做的研究表明，此细胞系中缺乏发生恶性转化的明确证据。人类成纤维细胞系的永生化在向恶性转化时可能存在一种限速步骤。已经证明，一种辐射诱发的永生化人类成纤维细胞株，在引入激活的 H-ras 癌基因后，可完全转化为恶化表型。研究还表明，当γ射线体外照射 28 Gy，经 50 代传代后，可形成一种永生化的人类成纤维细胞，但直到第 547 代（2800 d 培养）才最终出现恶性转化。说明人类成纤维细胞体外恶性转化具有多阶段性。

小鼠成纤维细胞接受 γ 射线和 584 MeV 质子照射，其致癌性转化率基本一致；低于 1 Gy 照射，检测的一些参数迅速增加；大于 1 Gy 照射，其参数缓慢降低。在 1 和 5 Gy 剂量间隔，150 MeV 质子照射，其恶性转化率低于 γ 射线和 584 MeV 质子照射。推测，150 MeV 质子照射后出现的不同恶性转化率，与 γ 射线和 584 MeV 质子照射高 LET 有关[24]。

4. 质子在空间辐射对人细胞恶性转化的效应

由于空间辐射野包含比高原子序数（high atomic number）的高能粒子（high energy particle）许多倍的质子（proton）辐射，航天机组人员（astronaut crew）将经受一次高能粒子打击前的平均几次质子打击。因此，在高能粒子照射前，制定质子辐射程序，以模拟空间辐射；并检测非依赖贴壁生长的人原代细胞致瘤性转化，模拟诱导肿瘤发生的最初阶段。虽然细胞在高能粒子照射前，接受质子辐射，以协同增加其恶性转化量，但这些实验在分 2 次照射的效应和改变质子照射的效应之间没有差异。进一步实验，将质子或高能粒子分次照射细胞，检测克隆原细胞存活和致瘤性转化。结果显示，质子或高能粒子进行分次照射（20 cGy + 20 cGy）引起与 40 cGy 一次照射的同样效应，而混合质子和高能粒子照射，其效应明显不同。然而，在 20 cGy 高能粒子照射前 15 min 给予低于 20 cGy（包括 1 cGy）质子辐射，细胞恶性转化频率增加。这些结果指出，质子在影响空间辐射对人细胞恶性转化的效应中具有重要意义[25]。

（二）紫外线辐射诱导细胞恶性转化

波长 315～400 nm 的紫外线 A（ultraviolet A，UVA）占自然光的 95%，与人皮肤癌发生密切相关，但难以证明其致癌的直接作用。实验证实，在体外以环境相关 UVA 剂量的慢性照射，能够诱导人角化形成细胞恶性转化，与细胞获得凋亡抗性有关。24 J/cm^2 UVA 照射 HaCaT 细胞，1 次/周，共照射 18 周，发现其细胞发生致癌性转化，即基质金属蛋白酶 9（matrix metalloproteinase-9，MMP-9）分泌增加，角蛋白 13（keratin 13）过表达，细胞形态发生改变，细胞呈非依赖贴壁生长。HaCaT 细胞接种于裸小鼠后，通过产生攻击性鳞状上皮细胞癌（aggressive squamous cell carcinoma）而确立其恶性转化。HaCaT 细胞不仅由 UVA 照射诱导的凋亡具有抵抗性，而且对 UVA 联合亚砷酸盐（arsenite）作用也具有抵抗性。HaCaT 细胞对 UVA 诱导其凋亡的抗性，可通过抑制磷脂酰肌醇-3 激酶（phosphatidylinositol 3-kinase，PI-3K），或抑制腺病毒表达 10 号染色体缺失的磷酸酯酶活性和张力素同源基因（phosphatase and tensin homologue deleted on chromosome ten gene，PTEN），或增加蛋白激酶 B（protein kinase B，PKB）得到证实。这些结果指出，UVA 对人角质形成细胞具有致癌潜能，增加 PKB 信号及降低 PTEN 表达可能归因于这种恶性转化[26]。

波长 320～400 nm UVA 照射是引发人皮肤光老化和皮肤癌的主要原因。已有报道，角质形成细胞暴露于 UVA，可激活多种表皮生长因子受体（epidermal growth factor receptor，EGFR），包括 ErbB2，后者的激活涉及皮肤肿瘤的发生。研究显示，在无毛小鼠和 HaCaT 角质形成细胞的皮肤组织受到 300～3000 mJ/cm^2 照射，ErbB2 表达增加。UVA 的照射可使人 erbB2 基因 756 bp 侧翼区（flanking region）的荧光素酶报告基因（luciferase reporter-gene）活性增高，并选择性增加激活蛋白 2α（activator protein-2α，AP-2α）水平，而 AP-2β 和 AP-2γ 不增加。UVA 照射增高的 HaCaT 细胞报告基因活性，通过突变 erbB2 基因启动子区的 2 个 AP-2 结合位点而受抑。UVA 照射，抑制 cAMP 依赖蛋白激酶，完全阻滞 ErbB2 的诱导和 AP-2α 的激活。UVA 预先照射 HaCaT 细胞，使角质形成细胞成为 EGF 诱导的非依赖贴壁生长（anchorage-independent growth），通过 ErbB2 抑制而受抑。推测，UVA 可增高经 cAMP 蛋白激酶依赖 AP-2α 激活的 ErbB2 表达，可能是 UVA 照射引起角质形成细胞恶性转化的一个关键机制[27]。

体细胞突变理论通过遗传毒性因子和癌发生的关联性可以解释 DNA 损伤如何导致细胞的恶性转化。具有倾向于癌类型特征的突变谱，在肿瘤中频繁突变的，像 p53 那样的某些癌基因可以获得。因此，突变谱可能是恶性转化来源遗传毒性因子的信号。连接反应介导的 PCR（ligation-mediated PCR，LMPCR）是一种基因组测序方法，应用于核苷酸标记的 DNA 损伤，推测一种因子可能引起细胞突变为一种癌型细胞。LMPCR 已应用在不同 UV 波长照射的标记损伤的 DNA。UVB 照射后，频繁的损伤位点与皮肤癌 p53 突变谱相关[28]。

对细胞恶性转化所进行的研究，除了能使人们对癌症发生的始动机制有深入了解之外，还能提供在辐射防护方面具有实际应用价值的资料。目前，体外细胞恶性转化实验常用的细胞系为培养的胚胎细胞或小鼠成纤维细胞系，所得大多数定量资料均非来自涉及大多数人体癌的典型上皮细胞系统。因此，在试图向人体上皮组织癌的诱发进行外推时，必须考虑到这些检验系统在生物学上的局限性。此外，体外细胞恶性转化的研究很难标准化，因此在评价任何实验结果时，必须考虑到在技术上的某些不确定因素。

（三）电离辐射诱导细胞恶性转化的机制

细胞恶性转化是一个涉及多种遗传学改变的复杂过程。研究证实，诱发体外细胞恶性转化的主靶点是基因组 DNA。电离辐射主要是通过诱导多种细胞遗传学变化，包括基因点突变及基因放大、染色体易位、缺失及重排等，启动细胞恶性转化的过程。

细胞增殖受控于影响细胞分裂及分化的信号，包括正向和负向信号通路的调控。参与细胞增殖正、负向调控的重要基因包括癌基因和抑癌基因。细胞的恶性转化可能是由于癌基因突变使其功能激活（细胞恶性转化的阳性效应器），或者是由于抑癌基因突变使其蛋白产物的功能丢失（细胞生长的阴性调节器）所致。

细胞恶性转化并不等于癌症发生。免疫系统对恶性转化细胞有监视作用。被免疫细胞识别的新生恶性细胞可在其形成肿瘤之前被抑制或消灭。癌症发生的长潜伏期可能与免疫系统控制潜伏的恶性细胞有关。电离辐射达到一定剂量时，可抑制免疫功能，使免疫系统对肿瘤的监视作用减弱，促进癌症的发生。另外，在由恶性转化细胞向癌症发展的过程中，往往需要促进因子的作用。促进因子本身可以是致癌剂，也可不是。例如，促甲状腺激素（thyroid stimulating hormone，TSH）和催乳素（prolactin，PRL）都不是致癌剂，但两者分别在甲状腺和乳腺肿瘤的发生上起着重要的促进作用[21]。

肿瘤发生的一个重要阶段，是一个癌前细胞（precancerous cell）通过邻近细胞及其微环境强加其细胞逃避固有抗肿瘤信号的能力。实验建立了细胞间诱导的细胞凋亡系统，非恶性转化细胞经细胞因子和从活性氧/活性氮（eactive oxygen/nitrogen species，ROS/RNS）信号的培养中清除恶性转化细胞。以 LDR（高 LET α 粒子或低 LET γ 射线辐射）照射非恶性转化细胞，刺激细胞间诱导的细胞凋亡。应用去污剂和抑制剂证实，选择这种实验系统，涉及 ROS/RNS 信号和转化细胞还原型烟酰胺腺嘌呤二核苷酸磷酸（reduced form of nicotinamide-adenine dinucleotide phosphate，NADPH）氧化酶（oxidase）。2 mGy γ 射线和 0.29 mGy α 粒子的低剂量照射，足以产生可观察到恶性转化细胞凋亡增加。这种辐射刺激效应在很低剂量辐射（50 mGy γ 射线和 25 mGy α 粒子）达到饱和。应用 TGF-β 中和抗体，证实细胞因子在辐射诱导信号的作用。这个系统可能表示非常低的电离辐射刺激异种固有的抗肿瘤机制[29]。

在 DNA 损伤反应中，人腺病毒 5 型 E1A 癌基因（oncogene）在正常啮齿类动物细胞中的表达，导致 G_1/S 期阻滞。已证实，通过与 E1B-19 kD 基因互补的 E1Aad5 癌基因，获得辐射诱导的暂时 G_1/S 期阻滞，这依赖于选择性抑制 cyclin E-Cdk2 活性，尽管 $p21^{WAF1}$ 抑制剂功能失活。在 $p21^{WAF1}$ 抑制剂失活的情况下，照射 E1A + E1B-19 kD 转化细胞后，出现暂时的 G_1/S 期阻滞，依赖于通过抑制 Thr160 Cdk2 磷酸化而引起 Cycl-E-Cdk2 的抑制，但其发生涉及其他激酶，而不是 Cdk7 相关的激酶[30]。

参 考 文 献

[1] 陈竺，主编. 医学遗传学. 第 2 版. 北京：人民卫生出版社，2010.

[2] 刘晓秋，张国青，钱世钧. 氟氏链霉菌离子束注入突变谱的分析. 微生物学报，2007，47（2）：265-269.

[3] Kulkarni R，Marples B，Balasubramaniam M，et al. Mitochondrial gene expression changes in normal and mitochondrial mutant cells after exposure to ionizing radiation. Radiat Res，2010，173（5）：635-644.

[4] Guliaeva NA，Abdullaev SA，Malakhova LV，et al. Reduction of the number of mutant copies of mitochondrial DNA in tissues of irradiated mice in the postradiation period. Genetika，2009，45（7）：949-956.

[5] Zamulaieva IA，Orlova NV，Smirnova SG，et al. The correlation between intracellular level of nitric oxide and frequency of gene somatic mutations after low dose radiation exposure. Radiats Biol Radioecol，2007，47（1）：86-92.

[6] Taooka Y，Takeichi N，Noso Y，et al. Increased T-cell receptor mutation frequency in radiation-exposed residents living near the Semipalatinsk nuclear test site. J Radiat Res（Tokyo），2006，47（Suppl A）：A179-181.

[7] Kyoizumi S，Kusunoki Y，Hayashi T. Flow cytometric measurement of mutant T cells with altered expression of TCR：detecting somatic mutation in humans and mice. Methods Mol Biol，2005，291：197-204.

[8] 侯殿俊，马娅，刘伟，等. X 射线诱发外周血淋巴细胞 TCR 基因突变研究. 中华放射医学与防护杂志，2009，29（2）：151-154.

[9] 马娅，侯殿俊，刘伟，等. 电离辐射与 T 细胞突变频率的剂量效应关系曲线的建立与验证. 中华预防医学杂志，2011，45（12）：1090-1092.

[10] 石燕，刘伟，侯殿俊，等. 整体和离体照射致大鼠淋巴细胞 T 细胞受体基因突变的一致性研究. 中华放射医学与防护杂志，2010，30（5）：561-563.

[11] Kunugita N，Mei N，Goncharova T，et al. Measurement of mutant frequency in T-cell receptor（TCR）gene by flow cytometry after X-

irradiation on EL-4 mice lymphoma cells. J Toxicol Sci, 2007, 32 (4): 377-386.

[12] Okaichi K, Ide-Kanematsu M, Izumi N, et al. Variations in sensitivity to ionizing radiation in relation to p53 mutation point. Anticancer Res, 2008, 28 (5A): 2687-2690.

[13] Okazaki R, Ootsuyama A, Kakihara H, et al. Dynamics of delayed p53 mutations in mice given whole-body irradiation at 8 weeks. Int J Radiat Oncol Biol Phys, 2011, 79 (1): 247-254.

[14] di Masi A, D'Apice MR, Ricordy R, et al. The R527H mutation in LMNA gene causes an increased sensitivity to ionizing radiation. Cell Cycle, 2008, 7 (13): 2030-2037.

[15] Ohtani S, Ushiyama A, Ootsuyama A, et al. Persistence of red blood cells with Pig-a mutation in p53 knockout mice exposed to X-irradiation. J Toxicol Sci, 2014, 39 (1): 7-14.

[16] Marusyk A, Casás-Selves M, Henry CJ, et al. Irradiation alters selection for oncogenic mutations in hematopoietic progenitors. Cancer Res, 2009, 69 (18): 7262-7269.

[17] Roy D, Calaf GM. Mutation of β-catenin in a radiation and estrogen breast cancer model. Int J Oncol, 2015, 46 (1): 153-160.

[18] Kadouri L, Sagi M, Goldberg Y, et al. Genetic predisposition to radiation induced sarcoma: possible role for BRCA and p53 mutations. Breast Cancer Res Treat, 2013, 140 (1): 207-211.

[19] Kim EJ, Jeong JH, Bae S, et al. mTOR inhibitors radiosensitize PTEN-deficient non-small-cell lung cancer cells harboring an EGFR activating mutation by inducing autophagy. J Cell Biochem, 2013, 114 (6): 1248-1256.

[20] Mar VJ, Wong SQ, Li J, et al. BRAF/NRAS wild-type melanomas have a high mutation load correlating with histologic and molecular signatures of UV damage. Clin Cancer Res, 2013, 19 (17): 4589-4598.

[21] 刘树铮, 主编. 医学放射生物学. 第 3 版. 北京: 原子能出版社, 2006.

[22] Liu W, Xiao L, Dong C, et al. Long-term low-dose α-particle enhanced the potential of malignant transformation in human bronchial epithelialcells through MAPK/Akt pathway. Biochem Biophys Res Commun, 2014, 447 (3): 388-393.

[23] Ko M, Lao XY, Kapadia R, et al. Neoplastic transformation in vitro by low doses of ionizing radiation: role of adaptive response and bystander effects. Mutat Res, 2006, 597 (1~2): 11-17.

[24] Voskanian KSh. Neoplastic transformation of mouse fibroblasts under the influence of high-energy protons and gamma-rays. Aviakosm Ekolog Med, 2004, 38 (4): 61-63.

[25] Bennett PV, Cutter NC, Sutherland BM. Split-dose exposures versus dual ion exposure in human cell neoplastic transformation. Radiat Environ Biophys, 2007, 46 (2): 119-123.

[26] He YY, Pi J, Huang JL, et al. Chronic UVA irradiation of human HaCaT keratinocytes induces malignant transformation associated with acquired apoptotic resistance. Oncogene, 2006, 25 (26): 3680-3688.

[27] Han CY, Lim SC, Choi HS, et al. Induction of ErbB2 by ultraviolet A irradiation: potential role in malignant transformation of keratinocytes. Cancer Sci, 2008, 99 (3): 502-509.

[28] Lacoste S, Rochette PJ, Drouin R. Mapping DNA damage to understand somatic mutagenesis. Med Sci (Paris), 2010, 26 (2): 193-200.

[29] Portess DI, Bauer G, Hill MA, et al. Low-dose irradiation of nontransformed cells stimulates the selective removal of precancerous cells via intercellular induction of apoptosis. Cancer Res, 2007, 67 (3): 1246-1253.

[30] Brichkina AI, Aksenov ND, Pospelov VA, et al. Analysis of transient G_1/S arrest in E1A+E1B-19kDa transformed cells after ionizing radiation. Tsitologiia, 2003, 45 (12): 1203-1210.

肿瘤放射治疗与免疫反应

李 戈[1] 龚平生[2] 刘 扬[3] 方 芳[3]
王志成[3] 龚守良[3,4] 董丽华[4]

1. 长春市中医院 长春 130041
2. 吉林大学分子酶学工程教育部重点实验室 长春 130012
3. 吉林大学公共卫生学院卫生部放射生物学重点实验室 长春 130021
4. 吉林大学白求恩第一医院放疗科 长春 130021

【摘要】 自从放射治疗作为肿瘤治疗的重要手段之一，人们已认识到电离辐射具有引起细胞死亡和炎症反应的特性。然而，直到近些年免疫学者才注意到电离辐射对肿瘤免疫的反应，并试图探讨其诱导和改善抗肿瘤免疫效应。越来越多的证据表明，采用确切的放疗方案和有效的照射剂量，特别是与免疫治疗联合应用，能够诱导或调节全身免疫反应，有助于肿瘤的控制或炎性的发生。本文从4个方面简要综述，即电离辐射对肿瘤免疫的效应、放疗与免疫治疗联合应用效应、热休克蛋白70在肿瘤放疗中的作用和基于mRNA肿瘤疫苗的应用效果，以期指导肿瘤放疗与免疫治疗的临床联合应用。

【关键词】 肿瘤；放射治疗；免疫治疗；免疫反应

肿瘤的放射治疗（放疗）是治疗肿瘤的重要手段之一。肿瘤放疗的主要目的是控制局部肿瘤的生长。传统认为，通过诱导DNA损伤，使肿瘤细胞死亡，消除克隆细胞的存活[1]。然而，越来越多的证据表明，采用确切的放疗方案和有效的照射剂量，特别是与免疫治疗联合应用，能够诱导或调节全身免疫反应，有助于肿瘤的控制或炎性的发生。

Schreiber等[2]指出，肿瘤的生长及侵袭能力是由弱到强，而机体免疫功能由活跃到沉默的一种此消彼长的过程，肿瘤的发生、发展以及治疗、预后等环节，均与免疫功能密切相关。大量的研究发现，局部放疗能够激发全身的、远位的或照射野外效应；同时，能够引起DNA损伤反应和免疫事件，包括抗肿瘤免疫机制和炎性反应的相互联系。放疗的焦点是不同照射方案和照射剂量的免疫效应，与免疫治疗联合应用，即放疗和用自然杀伤细胞、免疫激活剂或基于mRNA疫苗的免疫治疗之间的协同效应，以及最后发生的正常免疫的组织反应[3]。

一、电离辐射对肿瘤免疫的效应

（一）放疗引起肿瘤免疫反应的新看法

自从放疗开始应用于肿瘤的治疗，人们已认识到电离辐射具有引起细胞死亡和

通信作者：董丽华，吉林省长春市新民大街71号，130021

炎症反应的特性。然而，仅仅是近些年免疫学者才注意到电离辐射对肿瘤免疫的反应，并试图探讨其诱导和改善抗肿瘤免疫效应。常规放疗常被认为起到免疫抑制的作用，因此阻碍其与前列腺癌和其他肿瘤免疫治疗的联合应用。然而，电离辐射与免疫反应之间的关系，现在认识的比以往更为复杂，并且在应用放疗和免疫治疗方面积累了许多资料。近年来的研究显示，对于高危型前列腺癌经过放疗的患者无明显的淋巴细胞减少。此外，实验结果提示，放疗具有免疫刺激作用，引起肿瘤细胞死亡，加之抗原有效性和炎性信号的有关变化，能够影响淋巴细胞和树突状细胞的活化[4]。

2001年，研究者开始应用生长因子作用于抗原提呈细胞，以改善由于电离辐射而释放肿瘤抗原的提呈作用，并诱导远位效应。在同基因乳腺癌小鼠模型用细胞因子FLT-3L和放疗获得的证据而转换用于患者，即在放疗期间应用粒细胞-巨噬细胞集落刺激因子（GM-CSF）对转移实体瘤患者的转移部位进行治疗。后来，临床应用疫苗和免疫检查点抑制剂，引发研究者进行与电离辐射联合应用的研究。对于大多这些实验研究，包括对患者详细地免疫监测，获得了放疗与多种免疫抑制剂联合治疗不同种疾病而产生促进免疫效应的重要资料。这些研究结果正在建立一种放疗作为辅助性免疫治疗的平台，促进放射肿瘤学这一新的领域的增长[5]。

癌症是灾难性影响人类生存的慢性疾病。为了更好地控制肿瘤，应刺激宿主免疫系统。但是，特异地刺激对抗的免疫系统很少获得成功，甚至在抗原性肿瘤也是如此。研究者推测，如果应用原位肿瘤消融性攻击，能够释放肿瘤抗原和危险的信号，将会增强抗肿瘤T细胞反应，破坏原发肿瘤残余的恶性细胞和远处转移。为此，研究者对实体肿瘤发展了两项有效的原位消融治疗方案，能够用于杀伤原发性肿瘤，刺激抗肿瘤免疫反应。第一项治疗方案：电化学消融，通过肿瘤内电极，传递单极脉冲电流；第二项治疗方案：应用α发射器放射治疗（diffusing alpha-emitters radiation therapy，DaRT），通过反冲子代原子释放肿瘤内负载金属线的^{224}Ra。这些短寿命α发射原子播散在肿瘤内，发射致死的α粒子。实验结果证实，这两种治疗方案可有效地杀伤各种动物和人类恶性原发性实体瘤。这种肿瘤消融的后果，肿瘤来源的抗原物质被释放，激活全身T细胞依赖的抗肿瘤免疫反应。这些反应对抗续发肿瘤的攻击，杀伤仍存留的原发肿瘤和远处转移的恶性细胞。这种抗肿瘤免疫反应可通过免疫辅佐剂CpG进一步放大。电化学消融或DaRT与免疫刺激剂联合应用能够作为实体转移瘤的治疗方案[6]。

（二）放疗改变肿瘤与免疫的相互作用

在肿瘤发生过程中，组织的稳态出现改变，包括致瘤性转化，而机体免疫系统的主要作用是使其恢复。现已认识到，在免疫介导的肿瘤排斥，作为肿瘤本身需要克服其增殖的外在肿瘤抑制机制。在肿瘤发生时，通过建立免疫抑制微环境，成功逃避免疫的调控。肿瘤局部应用电离辐射，可改变这些肿瘤和宿主的相互作用。许多研究的证据指出，应用电离辐射标准的治疗剂量，具有潜在的恢复肿瘤免疫原性，使肿瘤转变为原位针对个体的疫苗。放疗诱导免疫原性肿瘤细胞死亡，促进树突状细胞与T细胞交叉提呈肿瘤来源的抗原。此外，放疗刺激趋化因子介导的效应T细胞在肿瘤的募集；并且，通过上调主要组织相容抗原、NKG2D配体、黏附分子和死亡受体而促进T细胞的识别和杀伤[7]。

（三）肿瘤放疗引发的远位效应

电离辐射具有引起细胞（包括肿瘤细胞）的死亡和炎性反应的特性。然而，电离辐射也具有诱导和促进抗肿瘤免疫的特性。作为免疫检查点抑制剂正在成为癌症治疗的主流，放射肿瘤学家已经开始观察意想不到的在免疫治疗期间接受放射治疗患者出现的射野外反应，即远位效应。远位效应是指受电离辐射作用的细胞或组织，不仅对其本身产生效应，还可将辐射信号因子通过体液循环系统传递给远处的细胞或组织，引起新的效应，也称远位旁效应。这些射野外反应是通过临床前肿瘤模型的实验获得的，是有生物学基础的。有关电离辐射诱导免疫原性细胞死亡和促进肿瘤微环境T细胞募集和功能所累计的实验证据，支持电离辐射能够将肿瘤转变为原位的个性化疫苗。电离辐射的特性是关键，即与免疫检查点抑制剂和抗体靶向T细胞的抑制性受体（如细胞毒T淋巴细胞抗原4和程序化死亡1）具有协同作用。通过消除对抗肿瘤T细胞激活和功能的影响，这些因子有益于事先存在抗肿瘤免疫患者，但是在缺少这些自发反应的患者中无效。电离辐射诱导抗肿瘤T细胞，以补偿免疫检查点抑制剂活性[8]。

X射线照射从抗炎活性方面考虑，可引起明确的免疫效应。如果低剂量（<1 Gy）照射引起伤害性的炎性不良反应，那么较高剂量照射可引起辐射诱导的免疫调节或诱导抗肿瘤免疫反应。而且，实验和临床证据指出，这些效应不仅由直接的辐射损伤引起，而且包括非DNA靶机制，包括旁效应、照射野外的远位效应和基因组不稳定性[9]。

（四）肿瘤放疗引起免疫分子反应

除了直接的电离辐射（X射线）对癌细胞的靶效应，也就是诱导DNA损伤和细胞死亡；另外存在间接的非靶效应，其效应大部分通过免疫系统介导。通过X射线诱导肿瘤细胞死亡的免疫原形成，包括被提呈的热休克蛋白70（Hsp70）、三磷腺苷（ATP）和高迁移率族盒1（high-mobility group box 1）蛋白的免疫调节危险信号。这些效应通过固有免疫（自然杀伤细胞）和适应性免疫系统（通过树突状细胞激活的T细胞）的细胞发挥抗肿瘤效应。对于与X射线照射的分子治疗，应用肿瘤细胞死亡抑制分子，如存活素可作为适宜的靶[10]。

有证据表明，放疗可维持肿瘤特异免疫性。电离辐射可诱导新的蛋白质合成和增强抗原提呈。放疗后，促进肿瘤免疫识别，增强淋巴细胞侵润。在体外，20 Gy照射各种肿瘤细胞株和活检肿瘤后，诱导癌-睾丸（cancer-testis，CT）抗原和MHC-Ⅰ高表达，并呈时间和剂量的依赖性。重要的是，照射肿瘤细胞增强其肿瘤特异$CD8^+$ T细胞的识别[11]。电离辐射诱导或上调细胞表面分子，涉及细胞毒T细胞（CTL）的识别和（或）杀伤肿瘤细胞，包括MHC-Ⅰ、Fas/CD95、细胞间黏附分子1（ICAM-1）和NKG2D配体。单次10或20 Gy照射，至少上调91%的23种人肿瘤细胞株1种分子，说明肿瘤表型分子变化可能影响肿瘤免疫原性[12]。电离辐射也能上调其他的分子，如Fas、MHC-Ⅰ及其他分子，增强CTL杀伤肿瘤细胞的效果，使肿瘤退变[13,14]。

细胞受照后，发生程序性死亡，包括凋亡、坏死、自噬和有丝分裂灾难等。电离辐射可明显诱导免疫原性细胞死亡（immunogenic cell death，ICD），其特点是促进树突状细胞摄入死细胞、肿瘤衍生抗原交叉提呈到T细胞以及激活抗肿瘤T细胞的3个分子信号：钙网织蛋白（calreticulin）暴露于肿瘤细胞表面、释放高迁移率族蛋白B1（high-mobility group protein B1，HMGB-1）和ATP。在体外，单次大剂量照射后，钙网织蛋白出现在小鼠结肠癌细胞。然而，单次10 Gy照射后，HMGB-1释放在EL-4淋巴瘤细胞[15-17]。应用临床治疗剂量局部照射，激活一些固有免疫和适应性免疫系统。然而，经过ICD的肿瘤细胞比例是可变的。类似的，照射后可变的是重塑肿瘤微环境类型，如补充更多功能性树突状细胞，而不是免疫抑制髓样细胞和调节性T细胞[18]。

肿瘤和（或）正常组织受照后，诱导许多前炎性细胞因子和趋化因子的表达，反映炎症类型，作为辐射诱导组织损伤的急性反应或慢性反应。并且，电离辐射激活抗炎性通路，如单次5和10 Gy照射后，多效免疫抑制细胞因子TGF-β被激活。TGF-β可抑制树突状细胞和效应CD8 T细胞功能，而促进CD4 T细胞转为调节性（Treg）细胞。因此，肿瘤放疗后，可增强激活TGF-β，并可能阻止抗肿瘤T细胞的发生及其功能，抑制其活性是临床治疗肿瘤的策略[19]。

（五）放疗能够刺激不需要免疫细胞的有害效应

放疗除了调节预期的抗肿瘤诱导的免疫效应，还能够刺激不需要的免疫细胞而引发有害的效应。肺炎和肺纤维化是这种剂量限制不良反应的例子，在胸部放疗观察到，其潜在的机制还很少了解[20]。Wirsdörfer等[21]检查照射C57BL/6小鼠胸部后不同器官不同免疫细胞亚群的存在和（或）浸润。研究者报道，电离辐射诱导肺炎与T细胞部分局部和全身变化的特征性时程有关。当单次胸部15 Gy照射时观察到，外周淋巴器官系统$CD4^+$ T细胞计数暂时降低，而$CD8^+$ T细胞持久降低。此外，电离辐射诱导肺炎的早期与局部（肺部）和全身（脾、颈淋巴结）病变一致，但暂时累积CD4+$FoxP3^+$调节性T细胞（Treg）。这些Treg显示免疫抑制功能，可能由免疫抑制的CD73、CTLA-4和CD103表面表达。研究者推测，Treg在早期肺炎期间蓄积，与效应T细胞比较，是由于照射后存活率增加所致。Treg可能归因于调控辐射诱导肺炎，并限制炎症相关的肺损伤。因此，仍需要进一步阐明，如果Treg功能受损，是否加速辐射诱导肺炎。

放疗也能起到免疫抑制功能。尤其在低剂量照射范围内以及急性和慢性炎性疾病的治疗[22]。累计的证据提示，调节内皮细胞（EC）、淋巴细胞、巨噬细胞和粒细胞是低剂量放疗（LD-RT）抗炎效应的关键。有趣的是，观察到LD-RT免疫调节后果显示一种非线性剂量-反应关系，这是电离辐射诱导旁效应的重要特征，并且涉及不同阈值剂量引起的多分子机制。Large等[23]研究证实，LD-RT对内皮细胞的激活、活性氧（ROS）的产生和DNA损伤修复的衰减效应之间存在联系。研究者报道，在0.5 Gy照射TNF刺激的内皮细胞后1 d，既不是0.3 Gy，也不是0.7 Gy，检出残留的γH2AX位点数目的增加。不考虑TNF刺激，这种伴随增加的ROS水平而降低超氧化物歧化酶（SOD）表达和活性，再次仅在0.5 Gy照射后产生。研究者在前期研究证实，0.5 Gy照射内皮细胞后，激活转录因子NF-κB的局部剂量最大；作者推测，增加DNA双链断裂及增强NF-κB活性均产生于0.5 Gy照射后ROS水平的升高。概括地讲，这些结果提示放疗诱导DNA损伤反应和免疫调节是相互联系的，并呈非线性和不连续的剂量反应关系，至少在低剂量和中剂量范围内。

二、放疗与免疫治疗联合应用效应

（一）放疗联合免疫治疗促进抗肿瘤免疫反应

癌症治疗呈现了多模式的治疗策略。应用放疗局部作用的主要模式是诱导 DNA 损伤，最后导致肿瘤细胞阻滞和细胞死亡。除此之外，放疗改变肿瘤细胞表型及其微环境。两者之中任何一个，都有助于诱导特异的和全身的抗肿瘤免疫反应。在放疗期间确切的时间点附加免疫治疗，将会促进抗肿瘤免疫反应。由于损伤相关分子的释放，其治疗诱导的坏死性肿瘤细胞死亡是抗原性的。当树突状细胞免疫治疗与分次放疗联合应用时，免疫介导的放疗所致的远位效应诱导免疫原性肿瘤细胞死亡；同时证实，产生了以自身肿瘤细胞为基础的疫苗，而且细胞因子和免疫调节剂 AnnexinA5 对体外和体内产生或原位治疗诱导疫苗效果的影响。放疗将会认为是肿瘤转移性疾病的免疫辅助手段，并作为一种工具，即当应用确切的分次照射剂量或与免疫治疗产生对抗肿瘤的免疫记忆而诱发原位疫苗[24]。因此，当与靶向免疫治疗因子联合应用时，放疗可明显地引起抗肿瘤免疫反应[25]。

（二）合理的分次放疗联合免疫治疗作用

电离辐射是一种肿瘤微环境的复杂调节因素，然而在放疗中不足以诱导明显的抗肿瘤免疫反应，因电离辐射也激活免疫抑制通路。临床前的治疗模式，即几种局部照射和免疫治疗联合应用，明显诱导抗肿瘤免疫，但最佳的治疗策略仍未确定。在应用时，辐射效应依赖分次照射次数、每次照射剂量和总剂量。并且，这 3 个变量的相互影响因肿瘤情况而定，即临床前和临床期间的应用。为了能够修复肿瘤旁正常组织损伤，通常给予多次照射，每次 2 Gy。到目前为止，不同剂量和分次照射方案是否对抗肿瘤免疫反应具有特殊影响，了解得尚少。然而，一些证据表明，联合特异的免疫治疗，电离辐射促进抗肿瘤免疫依赖于照射剂量和分次照射[26]。

已证实，每次 2 Gy 分次照射的常规放疗，免疫受到抑制。17 例前列腺癌患者给予编码前列腺特异抗原（PSA）的痘病毒疫苗，外照射总剂量≥70 Gy，每次 1.8～2.0 Gy。放疗后，8 例患者对 PSA 免疫反应降低，6 例免疫反应稳定，2 例增强。因此，这种方案不能达到最佳的放疗效果[27]。

虽然常规分次放疗剂量通过耗竭淋巴细胞而抑制免疫反应，但是局部单次高剂量照射肿瘤能够增强免疫反应。研究者应用流式细胞术分析人单核细胞株证实，电离辐射诱导 NF-κB 家族成员磷酸化的改变，以维持和调节免疫功能。这些磷酸化改变是 p53 非依赖的，但是由于 DNA 损伤对 ATM 活化具有很强的依赖性。研究发现，电离辐射促进其活化，并通过 NF-κB 必需调节因子（NF-κB essential modulator，NEMO）的磷酸化而致抗原提呈细胞（APC）功能性成熟[28]。

Hennel 等[29]研究不同放疗方案的单核细胞和濒临死亡的乳腺癌细胞的相互作用。研究者通过分次和消融的放疗方案，以及对濒临死亡的乳腺癌细胞释放危险信号和单核细胞引诱因子而施加影响。实质上，重要的是照射方案及 p53 和激素受体状态，控制细胞死亡反应及其后的单核细胞募集。在单次 20 Gy 消融照射，鉴于快速增殖、p53 突变和激素受体阴性的乳腺癌细胞经受原初细胞坏死，p53 野生型乳腺癌细胞显示凋亡、原初/续发坏死和衰老的多方面反应。与每天 2 Gy 分次照射比较，通过消融照射可获得更加强烈的凋亡、坏死和衰老细胞反应。更重要的是，在坏死性死亡、p53 突变和激素受体阴性乳腺癌细胞，显示三磷腺苷磷酸酶敏感的核苷酸——一种熟知的危险信号，刺激单核细胞的化学增动效应（chemokinesis）。在 p53 野生型激素受体阳性细胞，通过上调表面核苷酸酶 CD39，阻断这种效应。假如肿瘤内募集单核细胞，并分化为抗原提呈细胞，捕获肿瘤抗原，其后输入肿瘤，排泄淋巴结，构成了启动适应性抗肿瘤免疫反应的最初和必要的步骤[30]。因此，研究者推断，尤其是对于快速增殖、激素受体阴性和 p53 突变的乳腺癌，消融放疗可能是有益的。进一步研究必须澄清靶向诱导细胞坏死、核苷酸释放及单核细胞募集是否确实能够激发起动消融放疗的适应性抗肿瘤免疫[31]。

（三）放疗与合理的免疫治疗联合作用

合理的联合治疗策略有利于肿瘤的治疗。近年来，在很高免疫原性肿瘤进行检查点阻滞获得了成功。调节性 T（Treg）细胞密集群聚于实体肿瘤，通过抑制抗肿瘤免疫反应可促进肿瘤治疗的发展。应用 Foxp3DTR 基因敲入小鼠，消除 Treg 细胞，使进展性原发和转移肿瘤得到明显的抑制。重要的是，短期消除进展的自发性肿瘤 Treg 细胞，将会导致大量的凋亡性肿瘤细胞死亡。这种抗肿瘤活性依赖于 IFN-γ 因子和 $CD4^+$ T 细胞，但不依赖于 NK 或 $CD8^+$ T 细胞。研究发现，Treg 细胞消除与溶细胞性 T 细胞相关抗原 4（CTLA-4）或 PD-1/PD-L1 阻断剂联合应用，不影响肿瘤生长或改善通过单独消除 Treg 细胞而获得的治疗效果。然而，Treg 细胞靶向肿瘤，并与电离辐射联合应用，明显降低肿瘤的逃避，提供总的存活率。总之，这些研究结果证实，Treg 细胞在肿瘤发生模型中的重要促进作用；并证明对不良的免疫原性进展的恶性肿瘤，通过短暂地消除 Treg 细胞与放疗联合应用的潜在治疗作用[32]。

Son 等阐述是否及如何放疗单独或与组蛋白脱乙酰酶（histone deacetylase，HDAC）抑制联合作用改变非小细胞肺癌（NSCLC）细胞株 NKG2D 配体的表达。NKG2D 是一种活化的 NK 细胞受体，在癌细胞诱导 NKG2D 配体，被认为是通过组蛋白乙酰化以及至少部分通过 ATM/ATR 通路进行调节，这里再一次强调 DNA 损伤应答和免疫反应的联系[33]。当 HDAC 抑制增加在 mRNA 和表面蛋白水平的几种 NKG2D 配体的表达，包括 MICA 和 ULBP3，单次 8、16 或 24 Gy 放疗仅限于表面蛋白水平。重要的是，放疗和 HDAC 抑制联合作用，刺激肿瘤细胞表面 NKG2D 配体的异常增高，通过高度增加敏感性而平行于 NK 细胞介导的溶解作用。通过 ATM/ATR 抑制不影响 HDAC 抑制剂依赖的诱导 NKG2D 配体 mRNA，但明显损伤放疗诱导的上调 NKG2D 表面表达。这些结果提示，NKG2D 配体在多个水平表达，通过放疗和 HDAC 抑制的联合作用协同上调，可以用于具有功能 ATM/ATR 信号的 NSCLC，以改善 NK 细胞为基础的治疗策略[34]。

体外和体内临床前研究证实，放疗能够引起肿瘤细胞的免疫原性增强，有效地与所选择的免疫治疗方法联合应用治疗成胶质细胞瘤、SCCHN、NSCLC、淋巴瘤和 LLC 模型系统。并接着，固有免疫系统细胞（像单核细胞、巨噬细胞和 NK 细胞）、相连的固有和适应性免疫系统细胞（像 DC 和 NKT 细胞）以及适应免疫细胞（像 $CD4^+$和 $CD8^+$ T 细胞）促成放疗和（或）放射免疫治疗的有效结果。有力的证据提示，DNA 损伤反应是与固有和适应性免疫机制相连的。除了以诱导肿瘤细胞死亡和激活抗肿瘤免疫观点所期望的效应，这种相互联系可能也影响不利的放疗不良反应的发生，包括辐射诱导的肺炎以及后来的消退。

放疗激活免疫作用的重要问题是剂量-反应关系，出现不连续的方式，尤其当低剂量照射减弱急性或慢性炎症。在很高剂量范围内，关于诱导肿瘤细胞死亡和刺激免疫细胞募集反应，分次放疗治疗方案明显不同于易损伤的单次剂量照射方案。此外，p53 状态、激素受体状态、功能性 ATM/ATR 信号以及更多的肿瘤细胞特性，影响照射肿瘤细胞的免疫性质，包括肿瘤细胞经受死亡的类型、诱导 NKG2D 配体及刺激单核细胞募集。

因此，未来主要的挑战是确定最佳的放疗剂量及最佳的分次照射方案，以及设计联合所选择的免疫治疗策略。我们可能促使放疗有助于达到最佳的局部肿瘤控制，伴随着长效刺激全身抗肿瘤免疫，同时避免不必要的不良反应发生。关于这方面，放疗对于免疫治疗是最佳的匹配，除了 DNA 损伤诱导的明显作用，应该考虑原位免疫原肿瘤细胞诱导剂[3]。

（三）放疗联合应用 IFN-γ 因子

IFN-γ 因子是一种炎性细胞因子，照射黑色素瘤后使其上调[35]，对抗肿瘤的生长[36]。这种因子的生物功能具有对肿瘤细胞的直接细胞毒和抗增殖效应，以及刺激免疫系统适应反应，以对抗肿瘤抗原[35]。然而，近年来报道，IFN-γ 因子似乎亦可促进肿瘤的发展[36]；依赖于其剂量，促进 B16 黑色素瘤转移到肺部以及刺激 NIH-3T3 的增殖[37]。此外，在某种情况下，IFN-γ 因子抑制 NK 细胞的抗肿瘤功能；通过产生 Treg 细胞和（或）骨髓衍生的抑制细胞（与产生抑制性分子样吲哚胺 2, 3-二氧酶一起）刺激免疫抑制[38]。

应用电离辐射治疗癌症，在分子水平上被认为主要通过损伤 DNA 而达到杀伤肿瘤细胞的目的。然而，近年来新的概念出现，免疫系统介导放疗的许多抗肿瘤效应。因此，有效的放射治疗需要免疫系统的参与。研究者证实，IFN-γ 因子对于放射治疗效果是必要的细胞因子。荷 Colon38 结肠腺癌小鼠，局部接受 15 Gy 照射，在野生型小鼠荷载的肿瘤减小。有趣的是，放射治疗对 IFN-γKO 小鼠荷载肿瘤无效。进一步发现，照射后 2 d，肿瘤内 IFN-γ 因子水平增加，这与 IFN-γ 因子对肿瘤没有直接产生细胞毒效应所荷载的肿瘤减小有直接的关系。在铬-51（^{51}Cr）释放的实验中，由放射治疗肿瘤所获得的 T 细胞显示很大的溶解肿瘤细胞的能力，这一过程依赖 IFN-γ 因子。研究证实，$CD8^+$ T 细胞是 IFN-γ 因子的主要制造者。通过抗体处理而清除 $CD8^+$ T 细胞使肿瘤内 IFN-γ 因子水平降低 90%以上。更重要的是，清除 $CD8^+$ T 细胞，可完全地消除电离辐射治疗的作用。这些结果提示，IFN-γ 因子在介导放疗的抗肿瘤效应中起到关键的作用[39]。

（四）α 粒子照射与疫苗的联合用药

α 粒子具有高传能线密度（约 100 keV/μm，能量在 5~9 MeV 之间）和在组织中短距离射程（50~90 μm）的特点，可杀伤孤立的或小的集簇肿瘤；与 γ 射线和 X 射线比较，其效应基本不依赖剂量率、组织氧合或细胞周期分布，可致更多的 DNA 双链断裂，以及更严重的 G_2 期阻滞[40]。因此，较少的 α 粒子照射细胞核，会导致细胞死亡。研究者观察铋-213（^{213}Bi，α 粒子发射体）照射并用疫苗处理小鼠腺癌 MC-38 细胞的免疫原性。实验结果证实，α 粒子能够刺激适应性反应，引起有效的抗肿瘤反应，是一种免疫原性细胞死亡诱导子，具有对免疫细胞的直接溶细胞作用[41]。

三、热休克蛋白 70 在肿瘤放疗中的作用

多形性成胶质细胞瘤（glioblastoma multiforme，GBM）是成人常见的原发性脑瘤，其特征是弥散、侵袭性生长，而其细胞和分子的异质性导致其患者的预后不良[42]。由于 GBM 的浸润性生长，难以进行完全的手术治疗，放疗大多与化疗联合应用而作为辅助治疗。对于 GBM 常规的放疗方案是总剂量 60 Gy，每周连续照射 5 次，2 Gy/次，共照射 6 周；联合烷基化合物（alkylate），包括咪唑四嗪酮（imidazole tetrazinone）衍生物替莫唑胺（temozolomide，TMZ）和组蛋白去乙酰基酶抑制剂丙戊酸（valproic acid，VPA），但其复发几乎不可避免。

应用体外模型进行分次放疗，每次 2 Gy，给予临床相关浓度化疗药物，观察放疗和（或）化疗［TMZ 和（或）VPA］对成胶质细胞瘤 T98G、U251MG 和 U87MG 细胞株克隆原潜能和细胞周期的影响，以及产生细胞死亡和释放危险信号，如热休克蛋白 70（Hsp70）和高迁移率族蛋白 B1（high-mobility group protein B1，HMGB1）。克隆原分析证实，与 U87MG 细胞株（具有野生型 p53）比较，T98G 和 U251MG 细胞株（具有肿瘤突变型 p53）对放疗和化疗具有更强的抵抗性。在所有的细胞株中，分次放疗诱导 G_2 期细胞阻滞；但仅 U87MG 细胞株，单独用 TMZ 和（或）VPA 处理产生细胞周期阻滞。进一步研究发现，分次放疗明显增加 3 种细胞株凋亡和坏死数。然而，仅在 U87MG 细胞株，单独用 TMZ 和（或）VPA 处理，或与分次放疗联合处理，与未处理或照射的对照组比较，明显诱导更多细胞死亡。当应用 VPA 后，出现坏死性成神经细胞胶质瘤细胞；尤其是 TMZ 导致放射敏感的 G_2 期 U87MG 细胞数增加。当化疗不影响 Hsp70 释放时，分次放疗在 p53 突变和野生型成神经细胞胶质瘤细胞产生明显的 Hsp70 浓度的增加，可激活树突状细胞，并使树突状细胞以 MHC Ⅰ类分子依赖方式交叉提呈肿瘤相关抗原（TAA），激活辅助性 T 细胞和细胞毒性 T 细胞。这些研究结果指出，分次照射主要激活免疫原潜能，诱导成神经细胞胶质瘤细胞死亡。发生的肿瘤细胞微环境可能对 GBM 的免疫治疗是有益的[43]。

另外，应用携带不同 p53 和 O6-甲基鸟嘌呤（O6-methyl guanine）DNA 甲基转移酶（DNA methyltransferase，MGMT）表达状态的成胶质瘤细胞株，研究者采用每天 2 Gy 分次单独放疗，或与临床相关浓度 TMZ 和（或）VPA 联合处理，检测诱导成胶质瘤细胞死亡。正像预期的那样，与 p53 野生型 MGMT 阴性细胞比较，p53 突变的 MGMT 表达的成胶质瘤细胞对分次照射+/− TMZ 或 VPA 处理更为抵抗，并显示克隆细胞存活率增加。推测，这是由于提高 MGMT 介导的 DNA 损伤修复以及 p53 依赖的细胞死亡和衰老所致[44]。同时，TMZ 诱导的 G_2 细胞阻滞，仅在 p53 野生型 MGMT 阴性细胞中观察到，而且放疗诱导的 G_2 细胞阻滞比 p53 突变的 MGMT 阳性细胞株更加明显得多。重要的是，分次放疗主要刺激和诱导 p53 突变的 MGMT 表达细胞凋亡和坏死，伴随 Hsp70 和 HMGB1 的释放。研究者推断，尤其在 p53 突变的 MGMT 阳性成胶质瘤细胞，分次放疗，未用 TMZ 或 VPA 化疗，可调节诱导细胞死亡和释放危险的信号。这两方面可能与需要诱导全身抗肿瘤免疫而实现免疫原性肿瘤微环境有关。进一步研究集中在放疗如何有助于对 GBM 建立多种方式的免疫治疗方法上[45]。

Hsp70 被认为是一种危险信号分子，能够激活树突状细胞及自然杀伤细胞，肿瘤细胞可上调这一信号分子；由于总的蛋白质合成增加及各种突变癌蛋白过表达，因此它们经受了一种构成性蛋白毒性应激[46]。Hsp70 也可能暴露在肿瘤细胞表面，因此，可能是一种有希望的生物标志物和潜在的肿瘤治疗靶点。除了通过分析肿瘤活检 Hsp70 而检测局部反应，全身效应可通过测定释放血清中的 Hsp70 浓度进行随访。在头颈部鳞状细胞癌（SCCHN）患者的辅助放疗方面，Gehrmann 等[47]探讨了 Hsp70 在肿瘤放疗的作用。在 23 例肿瘤尸检的单细胞悬液以外的 22 例，与正常组织细胞比较，Hsp70 膜表达增加。具有低和高 Hsp70 表达水平的肿瘤被鉴定；与健康的捐赠者比较，所有的患者在肿瘤切除前 Hsp70 血清浓度升高。在辅助放疗期间，Hsp70 水平直到肿瘤切除后 6 周仍增高，而后下降到相当于放疗前水平。随着时间的延迟，在患者血清中观察到抗 Hsp70 抗体滴度增加。重要的是，Hsp70 和抗 Hsp70 抗体血清水平与治疗前肿瘤体积相关。在整个检测期间，分析外周血 NK 细胞活化的标志物，证实 NKG2D 表达密度增加，但 CD56 和 CD94 不增加，NKp44 也不增加。总之，研究者提议，Hsp70 血清水平可作为 SCCHN 肿瘤检测和放疗监测的生物标志物，其应用性必须进一步研究，给予评价[48]。

Hsp70-多肽复合物（Hsp70. PC-F）是由树突状细胞和照射富集的肿瘤细胞融合而提取的，产生的伴侣疫苗用于治疗有肺转移瘤的小鼠。用 Hsp70. PC-F 疫苗产生 T 细胞介导的免疫反应，包括 CD4 和 CD8 T 细胞增殖的明显增加以及诱导效应性 T 细胞能够靶向辐射抵抗的肿瘤细胞。重要的是，通过伴侣疫苗联合放疗，抑制原发肿瘤的生长，肿瘤细胞转移到肺部的数量明显减少。这些结果指出，Hsp70. PC-F 疫苗能够诱导对辐射抵抗乳腺肿瘤细胞群的适应性免疫；因此，与放疗互补，协同杀伤肿瘤细胞[49]。

四、基于 mRNA 肿瘤疫苗的应用效果

研究者应用 mRNA 分子编码的肿瘤相关抗原疫苗，是一种新型的有希望的肿瘤免疫治疗手段。这种疫苗的主要优点是同一分子不仅提供适应性免疫的抗原来源，而且能够同时结合模式识别受体而激发固有免疫。然而，这两种优点仍然受到挑战，mRNA 的络合作用需要免疫刺激活性，以便可能抑制其转变能力。为此，Fotin-Mleczek 等提出一种新的更有效的疫苗设计，有两种组分的基于 mRNA 肿瘤疫苗，通过 Toll 样受体 7（TLR7）维持抗原表达和免疫刺激。这两种组分不包含和包含鱼精蛋白复合物的 mRNA，引起平衡的适应性免疫反应，提供体液和 T 细胞介导的免疫。这种平衡的免疫反应是根据诱导抗原特异的辅助性 $CD4^+$ T 细胞和细胞毒 $CD8^+$ T 细胞。一旦激活这两种 T 细胞，即可分泌多种细胞因子，驱使酪氨酸羟化酶 1（TH1）反应。用这两种组分疫苗免疫，通过抗原特异记忆 T 细胞诱导持久的免疫反应。而且，用这两种组分 mRNA 疫苗处理小鼠，介导一种很强的抗肿瘤反应，以对抗卵清蛋白（OVA）表达的肿瘤细胞，这不仅是预防剂，也是治疗剂。由于这两种组分 mRNA 疫苗具有自身辅佐活性，可诱导平衡的适应性免疫反应和介导持久的抗肿瘤活性[50]。

在上述基础上，由 Fotin-Mleczek 等提出肿瘤治疗在放疗和 mRNA 为基础的疫苗之间的协同作用，并在体内实验进行评

价[51]。由于已知的肿瘤获得许多免疫逃避机制，单独疫苗治疗方案不能根除大的肿瘤[52]。因此，对于联合治疗模式，放疗是最有希望的“伴侣”。因为局部杀伤肿瘤，能够诱导免疫刺激肿瘤微环境，不损伤全身性免疫系统（与化疗相反）。另外，电离辐射引起的反应随着时间的推移是不同的，其反应分为两类：即刻反应和延迟反应。即刻反应大多限制在迅速的蛋白质降解、产生新的多肽及上调 MHC Ⅰ类分子的表达；延迟反应包括蛋白质合成增加、Fas 信号的诱导、共刺激分子上调和黏附分子的诱导[53]。照射肿瘤部位的这些明显变化，能够明显影响免疫治疗后提呈作用或将要募集肿瘤部位的免疫细胞作用。由此看来，研究基于 mRNA 肿瘤疫苗联合照射的治疗方案，攻击肿瘤生长的动力学，可促进有效的肿瘤治疗。

Fotin-Mleczek 及其同事进行放疗联合 mRNA 疫苗的研究，即放疗+/-分别带有异位移植的高免疫 E. G7-OVA 的淋巴瘤或不良的免疫原性 Lewis 肺癌（LLC）的 OVA 或 EGFR mRNA 疫苗；也就是在一个很高的免疫原 E. G7-OVA 和一个低 LLC 同基因肿瘤模型，检测免疫原基于特异肿瘤 mRNA 疫苗联合照射效果。在联合放射-免疫治疗的两种模型系统中，证实具有很强的协同抗肿瘤作用，显示其延迟肿瘤生长，甚至完全根除肿瘤；而单一治疗，仅得到缓解，或无效。值得注意的是，完全响应携带 E. G7-OVA 的淋巴瘤小鼠甚至存活，其后与亲代的 OVA 阴性 EL-4 细胞重新发生作用，提示这种联合治疗具有诱导免疫记忆和表位播散的效应。E. G7-OVA 淋巴瘤模型的转录组分析证实，在放射-免疫治疗组中唯一基因特征涉及下调肿瘤相关基因和上调基因介导的肿瘤抑制。在 LLC 模型中，浸润免疫细胞的特征显示联合治疗尤其刺激肿瘤浸润 $CD4^+$ 和 $CD8^+$ T 细胞及 NKT 细胞的增加，在单一治疗组中无此效应。总之，两种肿瘤模型被证明，基于 mRNA 疫苗的免疫治疗联合照射，产生明显的抗肿瘤效应，表现为完全的肿瘤根除或延迟肿瘤生长。小鼠肿瘤基因表达分析证实，照射后肿瘤部位出现许多重要的变化，与抗原提呈、免疫细胞浸润、黏附和固有免疫系统的激活有关的基因上调，而肿瘤相关因子明显下调，肿瘤抑制因子上调；而且，明显增加小鼠肿瘤 CD4+、CD8+和 NKT 细胞浸润。这些结果提示，局部放疗能够塑造免疫原性肿瘤微环境，甚至补偿不佳的基于 mRNA 疫苗易感的免疫原性肿瘤，导致长期持续抗肿瘤免疫记忆，以至于抗原决定部位的播散。进一步机制分析需要阐明潜在的机制，但是一种可比较的抗原决定部位的漂移已在痘病毒疫苗编码的 PSA 与放疗联合治疗前列腺癌的临床Ⅱ/Ⅲ期试验中观察到[54]。

参 考 文 献

[1] Orth M, Lauber K, Niyazi M, et al. Current concepts in clinical radiation oncology. Radiat Environ Biophys, 2014, 53：1-29.

[2] Schreiber RD, Old LJ, Smyth MJ. Cancer immunoediting: integrating immunity's roles in cancer suppression and promotion. Science, 2011, 331 (6024)：1565-1570.

[3] Scheithauer H, Belka C, Lauber K, et al. Immunological aspects of radiotherapy. Radiat Oncol, 2014, 9：185-188.

[4] Finkelstein SE, Salenius S, Mantz CA, et al. Combining immunotherapy and radiation for prostate cancer. Clin Genitourin Cancer. 2015, 13 (1)：1-9.

[5] Crittenden M, Kohrt H, Levy R, et al. Current clinical trials testing combinations of immunotherapy and radiation. Semin Radiat Oncol, 2015, 25 (1)：54-64.

[6] Keisari Y, Hochman I, Confino H, et al. Activation of local and systemic anti-tumor immune responses by ablation of solid tumors with intratumoral electrochemical or alpha radiation treatments. Cancer Immunol Immunother, 2014, 63 (1) : 1-9.

[7] Demaria S, Pilones KA, Vanpouille-Box C, et al. The optimal partnership of radiation and immunotherapy: from preclinical studies to clinical translation. Radiat Res, 2014, 182 (2) : 170-181.

[8] Pilones KA, Vanpouille-Box C, Demaria S. Combination of radiotherapy and immune checkpoint inhibitors. Semin Radiat Oncol, 2015, 25 (1) : 28-33.

[9] Rödel F, Frey B, Multhoff G, et al. Contribution of the immune system to bystander and non-targeted effects of ionizing radiation. Cancer Lett, 2015, 356 (1) : 105-113.

[10] Gaipl US, Multhoff G, Scheithauer H, et al. Kill and spread the word: stimulation of anti-tumor immune responses in the context of radiotherapy. Immunotherapy, 2014, 6 (5) : 597-610.

[11] Sharma A, Bode B, Wenger RH, et al. γ-Radiation promotes immunological recognition of cancer cells through increased expression of cancer-testis antigens in vitro and in vivo. PLoS One, 2011, 6 (11) : e28217.

[12] Chang CC, Ferrone S. Immune selective pressure and HLA class I antigen defects in malignant lesions. Cancer Immunol Immunother, 2007, 56 : 227-236.

[13] Vesely MD, Kershaw MH, Schreiber RD, et al. Natural innate and adaptive immunity to cancer. Annu Rev Immunol, 2011, 29 : 235-271.

[14] Wang E, Uccellini L, Marincola FM. A genetic inference on cancer immune responsiveness. Oncoimmunology, 2012, 1 : 520-525.

[15] Ghiringhelli F, Apetoh L, Tesniere A, et al. Activation of the NLRP3 inflammasome in dendritic cells induces IL-1beta-dependent adaptive immunity against tumors. Nat Med, 2009, 15 : 1170-1178.

[16] Obeid M, Tesniere A, Ghiringhelli F, et al. Calreticulin exposure dictates the immunogenicity of cancer cell death. Nat Med, 2007, 13 : 54-61.

[17] Apetoh L, Ghiringhelli F, Tesniere A, et al. Toll-like receptor 4-dependent contribution of the immune system to anticancer chemotherapy and radiotherapy. Nat Med, 2007, 13 : 1050-1059.

[18] Formenti SC, Demaria S. Radiotherapy to convert the tumor into an in situ vaccine. Int J Radiat Oncol Biol Phys, 2012, 84 : 879-880.

[19] Wrzesinski SH, Wan YY, Flavell RA. Transforming growth factor-beta and the immune response: implications for anticancer therapy. Clin Cancer Res, 2007, 13 : 5262-5270.

[20] Ding J, Wu Z, Crider BP, et al. Identification and functional expression of four isoforms of ATPase II, the putative aminophospholipid translocase. Effect of isoform variation on the ATPase activity and phospholipid specificity. J Biol Chem, 2000, 275 : 23378-23386.

[21] Wirsdörfer F, Cappuccini F, Niazman M, et al. Thorax irradiation triggers a local and systemic accumulation of immunosuppressive CD4+ FoxP3 + regulatory T cells. Radiat Oncol, 2014, 9 : 98-108.

[22] Rodel F, Frey B, Gaipl U, et al. Modulation of inflammatory immune reactions by low-dose ionizing radiation: molecular mechanisms and clinical application. Curr Med Chem, 2012, 19 : 1741-1750.

[23] Large M, Reichert S, Hehlgans S, et al. A non-linear detection of phospho-histone H2AX in EA. hy926 endothelial cells following low-dose X-irradiation is modulated by reactive oxygen species. Radiat Oncol, 2014, 9 : 80-87.

[24] Frey B, Rubner Y, Kulzer L, et al. Antitumor immune responses induced by ionizing irradiation

and further immune stimulation. Cancer Immunol Immunother, 2014, 63 (1): 29–36.

[25] Demaria S, Pilones KA, Vanpouille-Box C, et al. The optimal partnership of radiation and immunotherapy: from preclinical studies to clinical translation. Radiat Res, 2014, 182 (2): 170–181.

[26] Demaria S, Formenti SC. Radiation as an immunological adjuvant: current evidence on dose and fractionation. Front Oncol, 2012, 2: 153–159.

[27] Lee Y, Auh SL, Wang Y, et al. Therapeutic effects of ablative radiation on local tumor require $CD8^+$ T cells: changing strategies for cancer treatment. Blood, 2009, 114: 589–595.

[28] Parkera JJ, Jonesb JC, Stroberc S, et al. Characterization of direct radiation-induced immune function and molecular signaling changes in an antigen presenting cell line. Clin Immunol, 2013, 148 (1): 44–55.

[29] Hennel R, Brix N, Seidl K, et al. Release of monocyte migration signals by breast cancer cell lines after ablative and fractionated gamma-irradiation. Radiat Oncol, 2014, 9: 85–98.

[30] Kroemer G, Galluzzi L, Kepp O, et al. Immunogenic cell death in cancer therapy. Annu Rev Immunol, 2013, 31: 51–72.

[31] Lauber K, Ernst A, Orth M, et al. Dying cell clearance and its impact on the outcome of tumor radiotherapy. Front Oncol, 2012, 2: 116–130.

[32] Bos PD, Plitas G, Rudra D, et al. Transient regulatory T cell ablation deters oncogene-driven breast cancer and enhances radiotherapy. J Exp Med, 2013, 210 (11): 2435–2446.

[33] Hoglund P. DNA damage and tumor surveillance: one trigger for two pathways. Sci STKE, 2006, 2006 (317): pe2.

[34] Rosental B, Appel MY, Yossef R, et al. The effect of chemotherapy/radiotherapy on cancerous pattern recognition by NK cells. Curr Med Chem, 2012, 19: 1780–1791.

[35] Lugade AA, Sorensen EW, Gerber SA, et al. Radiation-induced IFN-gamma production within the tumor microenvironment influences antitumor immunity. J Immunol, 2008, 180: 3132–3139.

[36] Zaidi MR, Merlino G. The two faces of interferon-gamma in cancer. Clin Cancer Res, 2011, 17: 6118–6124.

[37] Gorbacheva VY, Lindner D, Sen GC, et al. The interferon (IFN) -induced GTPase, mGBP-2. Role in IFN-gamma-induced murine fibroblast proliferation. J Biol Chem, 2002, 277: 6080–6087.

[38] Brody JR, Costantino CL, Berger AC, et al. Expression of indoleamine 2, 3-dioxygenase in metastatic malignant melanoma recruits regulatory T cells to avoid immune detection and affects survival. Cell Cycle, 2009, 8: 1930–1934.

[39] Scott A. Gerber, Abigail L, et al. IFN-γ mediates the antitumor effects of radiation therapy in a murine colon tumor. Am J Pathol, 2013, 182 (6): 2345–2354.

[40] Yong KJ, Milenic DE, Baidoo KE, et al. ^{212}Pb radioimmunotherapy induces G_2 cell-cycle arrest and delays DNA damage repair in tumor xenografts in a model for disseminated intraperitoneal disease. Mol Cancer Ther, 2012, 11: 639–648.

[41] Gorin JB, Ménager J, Gouard S, et al. Antitumor Immunity induced after α Irradiation. Neoplasia, 2014, 16 (4): 319–328.

[42] Bonavia R, Inda MM, Cavenee WK, et al. Heterogeneity maintenance in glioblastoma: a social network. Cancer Res, 2011, 71: 4055–4060.

[43] Rubner Y, Muth C, Strnad A, et al. Fractionated radiotherapy is the main stimulus for the induction of cell death and of Hsp70 release of p53 mutated glioblastoma cell lines. Radiat Oncol, 2014, 9: 89–103.

（下转第 7 页）

信息化技术在复方中药金龙胶囊耐药逆转药理机制研究中的应用

黄 卉　曲育莹　岳贵娟　李 娜　李建生*

北京建生药业有限公司 北京 100039

【摘要】 目的：观察金龙胶囊对肺腺癌 A549 耐紫杉醇耐药细胞（A549/Paclitaxel）的耐药逆转作用，并取得和分析金龙胶囊干预 A549/Paclitaxel 后的差异基因表达谱，探索金龙胶囊逆转化疗耐药的药效作用及药理机制。**方法：**建立肺腺癌 A549 耐紫杉醇耐药细胞系，并分别给予紫杉醇、紫杉醇+100 μg/ml 金龙胶囊、紫杉醇+200 μg/ml 金龙胶囊、紫杉醇+400 μg/ml 金龙胶囊干预，测定金龙胶囊作用下耐药细胞 A549/Paclitaxel 对紫杉醇获得性耐药的逆转活性。然后取亲本细胞 A549、耐药细胞 A549/Paclitaxel、高剂量金龙胶囊干预的耐药细胞 A549/Paclitaxel 3 种样品，利用 Affymetrix Human Plus U133 2.0 基因芯片进行各样品基因表达情况的检测。再利用系统生物学分析系统对芯片结果进行分析。首先，将耐药细胞 A549/Paclitaxel 基因表达信息与亲本细胞 A549 基因表达信息进行比对，将高剂量金龙胶囊干预后的耐药细胞 A549/Paclitaxel 基因表达信息与无药物干预的耐药细胞 A549/Paclitaxel 基因表达信息进行比对，获取 2 组差异基因表达谱；然后采用一步过联通测算和多步骤隐藏节点测算的方法来分析与这些差异基因相关联的隐藏节点，即远端调控基因（称为拓扑基因）；同时对差异基因和拓扑基因的各项生物功能（包括 GeneGo 范式通路、GeneGo 生物学过程网络、GeneGo 疾病表面标志物、GeneGo 毒理网络、Gene Ontology 生物学过程、Gene Ontology 分子功能、Gene Ontology 细胞定位）进行富集分析；然后构建金龙胶囊逆转 A549/Paclitaxel 耐药作用的分子机制网络图。另一方面，以现有金龙胶囊复方中各单味药物功能的研究结果为依据，构建金龙胶囊各单味药物功能的子网络映射图，并在此基础上构建金龙胶囊复方功能的总网络总映射图。最后，将以上金龙胶囊的分子机制网络和生物功能网络进行整合，绘制金龙胶囊-生物功能-分子机制的 3D 可视化网络图。**结果：**400 μg/ml 金龙胶囊对耐药细胞 A549/Paclitaxel 耐药作用的逆转倍数为 10.64，400 μg/ml 金龙胶囊干预的耐药细胞 A549/Paclitaxel 基因表达数据与 A549/Paclitaxel 基因表达数据的比对结果显示，共有 203 个差异倍数大于的 2 差异表达基因，其中 86 个表达上调，117 个表达下调。系统生物学分析结果提示，金龙胶囊逆转 A549/Paclitaxel 耐药作用的机制主要涉及对细胞周期相关基因的上调和免疫应答相关基因的下调，与其生物功能密切吻

* 通信作者：李建生，北京市海淀区复兴路甲 36 号百朗园 A2 段 201，电话：010-88204944
网址：www.jian-sheng.com；邮箱：jianshengyaoye@126.com

合。同时构建出了金龙胶囊功能的总网络映射图和金龙胶囊-生物功能-分子机制 3D 网络图。**结论：**金龙胶囊对耐药细胞 A549/Paclitaxel 耐紫杉醇的耐药性具有一定的逆转作用，其逆转机制主要涉及免疫调控和细胞周期调控两方面。同时，基因组学、系统生物学、计算机模型构建、网络整合技术、可视化技术等信息化技术应用于复方中药制剂金龙胶囊的耐药逆转机制研究中具有可行性，也为开展其他中药耐药逆转机制的研究提供重要参考和借鉴。

【关键词】 金龙胶囊；耐药逆转；紫杉醇；基因组学；系统生物学；计算机可视化技术

目前，恶性肿瘤的治疗以手术、放疗和化疗为主，其中放、化疗已成为当前治疗肿瘤，并防止肿瘤术后复发/转移的主要手段。然而，许多肿瘤常规化疗效果差，预后不良，成为困扰临床的重要难题。而肿瘤多药耐药性（MDR）则是肿瘤化疗失败的关键因素，残存的肿瘤细胞耐药性形成，常导致对某些药物治疗敏感性的降低，并引起肿瘤复发甚至转移，成为肿瘤治疗的一大障碍。MDR 是由一种药物诱发，但同时又对其他多种结构和作用机制迥异的抗癌药物产生交叉耐药。其耐药发生的机制主要有以下几种：①经典的P-糖蛋白途径；②拓扑异构酶Ⅱ数量和功能上的改变；③谷胱甘肽-S-转移酶活性增加；④蛋白激酶 C 功能异常；⑤多药耐药相关蛋白（MRP）异常；⑥肺耐药蛋白（LRP）异常；⑦乳腺癌耐药蛋白（BCRP）异常等。

针对以上耐药机制，发现了多种对肿瘤耐药逆转的药物，包括化学药物、中药单味制剂、中药复方制剂及生物制剂等[1,2]。

新一代抗癌鲜药制剂金龙胶囊由鲜守宫、鲜金钱白花蛇、鲜蕲蛇三种名贵动物药组成，是利用低温冷冻现代生化分离提取技术制备的鲜动物药复方制剂[3]，具有扶正荡邪、补益精血、破瘀散结、解郁通络之功效。临床试验结果表明，金龙胶囊配合化疗治疗非小细胞肺癌和胃癌，可以有效的增强化疗药物对肿瘤细胞的杀伤作用，改善机体的免疫功能，提高患者的生存质量。在肝癌、肺癌、胃癌、淋巴瘤、鼻咽癌、食管癌、大肠癌等多个癌种的放、化疗配合治疗中，均发现了明显的减毒增效作用[4]。本实验通过建立体外肺腺癌细胞耐药模型，给予金龙胶囊干预，考察不同浓度金龙胶囊对其耐药的逆转活性，同时，引入基因组学、系统生物学、计算机可视化技术等信息化技术来对金龙胶囊的化疗耐药的机制进行挖掘。

一、实验材料

金龙胶囊成品（批号 120527-087），细胞培养基溶解，0.22μM 滤膜过滤，现用现配；注射用硫酸长春新碱（VCR）（上海华联制药有限公司）；注射用盐酸多柔比星（阿霉素，DOX）（深圳万乐药业有限公司）；紫杉醇（Paclitaxel）（北京协和药厂馈赠）（白色粉末，纯度>99%）；维拉帕米（VRP）（Sigma）（白色粉末，纯度>99%）。人肺腺癌耐紫杉醇耐药细胞 A549/Paclitaxel 及其亲本细胞 A549；Affymetrix Human Plus U133 2.0 基因芯片（Affymetrix 公司）；RNA 提取试剂盒（Invitrogen 公司，美国）。

二、实验方法

（一）金龙胶囊对 A549/Paclitaxel 细胞耐药逆转活性的测定

人肺腺癌耐紫杉醇耐药细胞 A549/Paclitaxel 及其亲本细胞 A549 培养于含 10%新生牛血清的 DMEM 培养液（含青霉素 100U/ml，链霉素 100μg/ml）内，37℃、5% CO_2 湿培养箱中培养，0.25%胰酶和 0.02% EDTA 液消化传代。耐药株细胞 A549/Paclitaxel 在含 20nM Paclitaxel 的培养液中培养以维持其耐药性，实验进行前细胞脱药 1 周。

取对数生长期的耐药细胞 A549/Paclitaxel 胰酶消化，接种于 96 孔细胞培养板中。24h 后，分别加入紫杉醇、100μg/ml 金龙胶囊+紫杉醇、200μg/ml 金龙胶囊+紫杉醇、400μg/ml 金龙胶囊+紫杉醇，5μM VRP+紫杉醇（VRP 为阳性对照药），每个浓度设 3 个平行孔。培养 72h，弃原培养液，每孔加入 0.5mg/ml MTT 液 100μl。继续培养 4h，弃去 MTT 液，每孔加入 DMSO 150μl，混合振荡器振荡，于酶标仪 570nm 波长处测定吸光值。上述实验重复 3 次。利用 Graphpad Prism 6.0 软件计算 IC_{50} 值。逆转倍数（RF，reversal fold）= IC_{50}（抗肿瘤药物）/IC_{50}（抗肿瘤药物+逆转剂）。实验重复 3~5 次。

（二）基因芯片检测及数据分析

1. 基因芯片检测

取亲本细胞 A549、耐药细胞 A549/Paclitaxel、高剂量金龙胶囊干预后的耐药细胞 A549/Paclitaxel，分别提取总 RNA，使用 RT-PCR 方法反转录合成 cDNA（RT-PCR 试剂盒，Invitrogen），体外转录合成生物素标记的 cRNA，并进行 cRNA 的纯化。cRNA 经片段化处理后，与 Human Genome U133 Plus 2.0 基因芯片杂交。杂交 16h 后取出芯片，在 Affymetrix 公司的专用设备 Affymetrix Fluidids Station 450 中完成清洗和染色。使用 Affymetrix 公司的 GeneChip Scanner 3000 扫描仪对杂交信号进行扫描，获取基因表达的荧光信号强度。扫描图像采用 Affymetrix GenChip Command Console Software（AGCC）软件进行数字化处理，取得其基因表达的原始数据信息。

2. 系统生物学方法对基因芯片检测数据的分析

采用 GeneGo 数据库（汤森路透，美国）对以上基因芯片检测数据进行系统生物学分析。首先，运用 RMA 算法对上述取得的基因表达原始数据信息进行归一化处理[5]。并采用最新版本的探针注释系统，使每一个探针都能对应一个独立的基因[6]。通过这些前处理，将会获得一个非冗基因标准化信号表达的数据集（数据集中的信号表达均进行 log2 的转换），此数据集中分别包含了 3 个样本的基因表达信息。然后，将耐药细胞 A549/Paclitaxel 基因表达信息与亲本细胞 A549 基因表达信息进行比对，将高剂量金龙胶囊干预后的耐药细胞 A549/Paclitaxel 基因表达信息与没有药物干预的耐药细胞 A549/Paclitaxel 基因表达信息进行比对，取得两组差异基因表达谱，同时计算每个差异表达基因的差异倍数。

为了对这些差异基因进行筛选和更深入的解析，了解与这些差异基因相关联的远端调控因子、基因之间的相互关系、其所涉及的各种生物功能、信号通路等。首先，采用一步过联通测算[7,8]和多步骤隐藏节点测算[9,10]的方法来分析与这些差异基因相关联的隐藏节点，即远端调控基因（称为拓扑基因），每个拓扑基因的统计学显著性水平以 *P*-value 值来表示（显著性水平与 *P*-value 值成反比）。然后，采用富集分析的方法来探讨以上差异基因和拓扑基因在 GeneGo 数据库和公共数据库中所涉及的各项生物功能，其中 GeneGo 数据库中的功能分析项目有：①范式通路（GeneGo Canonical Pathway map）；②生物学过程网络（GeneGo Process Networks）；③疾病表面标志物（GeneGo Disease Biomarkers）；④毒理网络（Toxicity Networks）。公共数据库中的功能分析有：①生物学过程（Gene Ontology processes）；②分子功能（Gene Ontology molecular functions）；③细胞定位（Gene Ontology localizations）。每个功能项目的基因富集程度以 *P*-value 值来表示（富集水平与 *P*-value 值成反比）；最后，基于以上的分析来构建包含这些差异基因和拓扑基因在内的分子机制网络图。

（三）金龙胶囊复方中药-生物功能-分子机制网络的可视化模型构建

建立树型存储结构，该树型存储结构包括根结点、第一层子结点、第二层子结点和第三层子结点。第一层子结点用于存储与各种类型的疾病分类分别对应的疾病代码；第二层子结点用于存储与各种总药效名称分别对应的功能代码，即药物与机体相互作用产生的总反应名称；第三层子结点用于存储各种子药效名称，即药物与机体相互作用产生的子反应名称。

根据金龙胶囊复方中各单味药已有的药物功能数据信息，构建与该单味药相关的一个以上指定子药效名称；再以各个指定子药效名称为关键词，根据上述树型存储结构，获得各单味药的子网络映射图。然后，将各子网络映射图相互关联，处于同一层结点中的各个单味药对应的相同结点合并，得到总网络映射图，其中，同一层结点中合并后的结点称为共享结点。

接下来，利用计算机多维网络整合技术，将金龙胶囊-生物功能-分子机制三个网络进行叠加，建立可视化的 3D 网络图。

三、实验结果

（一）金龙胶囊对 A549/Paclitaxel 细胞耐药的逆转活性

金龙胶囊在 100μg/ml、200μg/ml、400μg/ml 无毒浓度对 A549/Paclitaxel 对紫杉醇的获得性耐药有一定的逆转活性，逆转倍数分别为 2.25、2.99 和 10.64，但活性弱于阳性对照药 VRP（VRP 为 P-gp 抑制剂）（表 1）。

表 1 金龙胶囊对 A549/Paclitaxel 细胞耐药的逆转作用（$n=3$）

compounds	A549/Paclitaxol IC50（μM） ±SD	RF
Paclitaxol	15.600±12.416	-
Paclitaxol+100μg/ml JL	6.92±3.975	2.25
Paclitaxol+200μg/ml JL	5.210±1.773	2.99
Paclitaxol+400μg/ml JL	1.467±1.161	10.64
Paclitaxol+5μM VRP	0.270±0.230	57.71

（二）基因芯片检测及分析结果

基因芯片检测的原始信号通过 RMA 算法进行前处理后，得到了一个包含 3 个样本基因表达信息的共 18 989 个非冗基因数据集，即亲本细胞 A549、耐药细胞 A549/Paclitaxel、高剂量金龙胶囊干预后的耐药细胞 A549/Paclitaxel 3 个样本的基因表达情况。将耐药细胞 A549/Paclitaxel 基因表达信息与亲本细胞 A549 基因表达信息进行比对分析，得到 421 个差异倍数大于 4 的差异表达基因，其中 252 个基因表达上调，169 个基因表达下调。将高剂量金龙胶囊干预后的耐药细胞 A549/Paclitaxel 基因表达信息与耐药细胞 A549/Paclitaxel 基因表达信息进行比对分析，获得203个差异倍数大于2的差异表达基因，其中86个基因表达上调，117个基因表达下调。对2个差异基因表达谱进行一步过联通测算和多步骤隐藏节点测算，分别得到了与两组差异基因谱相关的拓扑基因（具有统计学意义的拓扑基因分别有282个和416个）。接下来，将两组差异基因和拓扑基因进行7个生物功能单元的富集分析，以此了解差异基因和拓扑基因所涉及的信号通路，生物学过程、相关疾病等（表2～表5），同时基于这一项分析来构建耐药细胞A549/Paclitaxel耐药的分子机制网络图（彩图1，见661页）和金龙胶囊逆转耐药细胞A549/Paclitaxel耐药的分子机制网络图（彩图2，见662页）。2个机制网络图分析显示，耐药细胞A549/Paclitaxel的耐药发生机制主要涉及细胞周期相关基因的下调（如Survivin、MCM、Aurora等）和免疫应答相关基因的上调（如IFN、IL-8、IFI16等），其中下调细胞周期相关基因可导致细胞躲避紫杉醇引起的使微管聚合成团块和束状并使其稳定的效应[11]，从而产生耐药性。而这些细胞周期相关基因的下调很可能是由免疫应答引起的白介素等过表达所致。以上结果与一项较早的研究中所报道的某些蛋白通过对微管产生调控作用从而改变了细胞凋亡的调控及细胞有丝分裂监测点的蛋白表达相吻合[12]。而金龙胶囊对耐药细胞A549/Paclitaxel的作用靶点也主要集中在细胞周期和免疫应答两个方面，并且其对相关基因的调控方向恰好与上述耐药细胞A549/Paclitaxel的耐药机制相反，有力地证明了金龙胶囊可逆转A549/Paclitaxel细胞对紫杉醇的耐药性，并提示其逆转机制主要是对细胞周期相关基因的上调和免疫应答相关基因的下调。

表2 A549/Paclitaxel比A549差异基因及拓扑基因相关的前10位GeneGo范式通路

功　能	p-value
细胞周期-S早期DNA复制的启动	6.12E-13
细胞周期-纺锤体的形成和染色的分离	1.12E-05
细胞周期-Nek对细胞周期的调控作用	8.75E-06
细胞周期-前中期的染色体浓缩	1.17E-08
细胞周期-DNA复制的转换与终止	1.44E-08
蛋白质水解-Parkin在泛素-蛋白酶体通路中的作用	1.21E-04
免疫应答-alpha/beta干扰素信号通路	1.07E-05
免疫应答-RNA病毒感染的先天免疫应答	3.25E-05
氧化应激-氧化应激下ASK1的作用	5.55E-03
凋亡与存活-beta淋巴毒素受体信号通路	7.28E-05

表3 A549/Paclitaxel比A549差异基因及拓扑基因相关的前10位GeneGo生物学过程网络

功　能	p-value
细胞周期-核	2.40E-32
细胞周期-S期	2.76E-22
免疫-干扰素通路	1.80E-12
细胞骨架-纺锤体微管	5.22E-11
细胞周期-有丝分裂	3.93E-14
细胞周期-G2-M期	2.60E-18
免疫应答-RNA病毒感染的先天免疫应答	1.89E-05

表4 金龙胶囊干预后A549/Paclitaxel比A549/Paclitaxel差异基因及拓扑基因相关的前6位GeneGo范式通路

功　能	p-value
免疫应答-alpha/beta干扰素信号通路	1.77E-23
细胞周期-细胞分裂中期	2.18E-10
免疫应答-干扰素的抗病毒作用	2.67E-15
细胞周期-APC在细胞周期调控中的作用	2.83E-06
免疫应答-RNA病毒感染的先天免疫应答	9.25E-07
细胞周期-前中期的染色体浓缩	2.26-05

表5 金龙胶囊干预后A549/Paclitaxel比A549/Paclitaxel差异基因及拓扑基因相关的前7位GeneGo生物学过程网络

功 能	p-value
炎症-干扰素通路	4.43E-20
免疫应答-RNA病毒感染的先天免疫应答	1.30E-14
细胞周期-有丝分裂	1.42-06
生殖-FSH-beta信号通路	1.73E-07
炎症-炎症体	2.91E-07
细胞周期-核	5.31E-05
细胞周期-G2-M期	5.50E-10

（三）金龙胶囊功能网络的可视化模型构建

在构建金龙胶囊各单味药的药效于网络映射图基础上，得到金龙胶囊复方药效功能的总网络映射图（彩图3，见663页），其中碱性成纤维细胞因子、微血管密度、血管内皮生长因子等为共享结点。

采用计算机多维网络整合技术，将上述金龙胶囊-生物功能-分子机制三个网络进行叠加，建立可视化3D网络图（彩图4，见663页）。

四、讨论

中药作用机制研究，一直是研究者长期从事的热点之一。传统的研究手段是将药物对模型动物或细胞进行干预，观察动物或细胞行为学，然后取其样品进行常规基因蛋白质的检测，或是对某一常规信号通路进行检测。由于实验方法的限制，每项研究仅局限于几个基因或靶点的检测。而中药发挥药效作用往往是多环节、多基因、多通路综合作用的结果，很难运用单因素或几个因素简单“加和”的微观分析方法与手段加以阐明[13]。

组学（Omics）[14]是近年来出现的一种新的研究方法，包括基因组学、蛋白质组学、代谢组学等。作为一种高通量的分子生物学技术，组学技术可同时对大量样品进行平行检测和分析，具有整体性和系统性的特点。随着组学技术的发展，系统生物学也应运而生。系统生物学[15]是研究一个生物系统中所有组成成分的构成，以及在特定条件下这些组分间的相互关系，并通过计算生物学建立数学模型来定量描述和预测生物功能、表型和行为的学科，可对组学研究结果进行综合及预测性分析。GeneGo数据库是一个基于知识的药理学和毒理学平台，是进行系统生物学分析的重要工具，可以对庞杂的组学数据进行综合的横向和纵向分析。计算机网络整合及可视化模型构建技术可将抽象的分子机制与生物功能相关联，并以3D可视化网络图呈现出来。这些信息化技术手段十分符合中药成分多样、机制复杂的特点，它利用多种分析软件、数学模型和计算方法，对中药成分和靶点中的多因素进行综合测算、筛选、整合、分析，从而全面系统地阐明和表述中药复杂的作用模式。

本研究应用细胞生物学、基因组学、系统生物学、计算机可视化等信息化技术，将金龙胶囊逆转化疗耐药的分子机制研究从常规对于单个基因的研究，拓展到对大量差异基因的分析，同时采用系统生物学特殊的计算方法寻找关键性差异基因和与之相关的隐藏节点（拓扑基因），并对这些基因进行各项生物功能的分析，在此基础上构建金龙胶囊逆转化疗耐药的分子机制网络。同时，利用计算机可视化模型技术，构建金龙胶囊生物功能网络，并采用多维整合技术，将分子机制网络与生物功能网络进行整合，绘制出复方中药-生物功能-分子机制的3D可视化网络图。这一方法充分考虑中药多靶点、多途径、多环节的作用特点，解决了实验操作过程中只研究单个基因，而对其相互作用基因无法全面研究的技术瓶颈，同时也解决了中药分子机制抽象、无法与生物功能相对应的技术难题，显示了信息化技术在复方中药机制研究中的可行性和合理性。但同时，我们也意识到，对于中药复杂调控网络的分析仍有许多尚待深入的部分，比如对于数据的分析应该结合更多更有效的分析软件和计算方法；对于基础数据库的建设还需要进行更广更深的积累；对于药物干预后各个时间点的作用还应进行一些纵向时间点的比较；某些基因的功能仍需继续开展相关的生物学验证实验。相信随着工作的深入开展，我们将会对以金龙胶囊为代表的复方中药有更加全面和科学的认识，同时在信息化技术在中药机制研究中积累更多有效的经验，为探索一条真正符合中药特点的研究模式提供借鉴。

参 考 文 献

[1] 李睿，徐海帆. 多药耐药蛋白 P-糖蛋白的研究进展. 中国实用医药，2009，4（2）：240-242.

[2] 董会月，苏颖. 肿瘤多药耐药逆转药物的研究进展. 药物流行病学，2010，19（2）：95-98.

[3] 鲍世铨. 现代抗癌鲜中药制剂“金龙胶囊”的工艺特点及科学依据. 见：中国癌症研究基金会《中国肿瘤临床年鉴》编辑委员会编，2004 中国肿瘤临床年鉴. 北京：中国铁道出版社，2005：465-467.

[4] 李杰. 金龙胶囊上市后Ⅳ期临床试验 2660 例总结. 见：中国癌症研究基金会《中国肿瘤临床年鉴》编辑委员会编，2003 中国肿瘤临床年鉴. 北京：中国铁道出版社，2004：368-371.

[5] Bolstad BM，Lrizarry RA，Astrand M，et al. A comparison of normalization methods for high density oligonucleotide array data based on variance and bias. Bioinformatics，2003，19（2）：185-193.

[6] Dai M，Wang P，Boyd AD，et al. Evolving gene/transcript defintions significantly alter the interpretation of GeneChip data. Nucleic Acids Res，2005，33（20）：e175.

[7] Nikolsky Y，Kirillov E，Zuev R，et al. Functional analysis of OMICs data and small molecule compounds in an integrated “knowledge-based” platform. Methods Mol Biol，2009，563：177-196.

[8] Nikolsky Y，Sviridov E，Yao J，et al. Genome-wide functional synergy between amplified and mutated genes in human breast cancer. Cancer Res，2008，68（22）：9532-9540.

[9] Dezso Z，Nikolsky Y，Nikolskaya T，et al. Identifying disease-specific genes based on their topological significance in protein networks. BMC Syst Biol，2009，3：36.

[10] Vellaichamy A，Dezso Z，JeBailey L，et al. “Topological significance” analysis of gene expression and proteomic profiles from prostate cancer cells reveals key mechanisms of androgen response. PLoS One，2010，5（6）：e10936.

[11] 梁乃新，杨华夏，张雪芳，等. β-tublin 与紫杉醇类耐药在肺癌中的研究进展. 中华肿瘤防治杂志，2011，18（20）：1956-1660.

[12] Yusuf RZ，et al. Paclitaxel resistance：molecular mechanisms and pharmacologic manipulation. Curr Cancer Drug Targets，2003，3（1）：1-19.

[13] 李平，张文生，王飞. 中药研发国内外发展趋势的比较研究. 世界科学技术，2010，12（4）：623-625.

[14] 庞乐君，王松俊，刁天喜. 基因组学和蛋白质组学对新药研发的影响. 军事医学科学院院刊，2005，29（1）：77-79.

[15] 唐旭东，王维武. 现代中药研发中的文化碰撞现象与系统生物学思路分析. 世界科学技术，2007，9（1）：119-128.

逆概率权重法在诊断试验评价证实偏倚中的应用

康乐妮 张韶凯 赵方辉 乔友林[1]

中国医学科学院肿瘤医院流行病学研究室 北京 100021

【摘要】 **目的：**如何估计和校正筛查或诊断试验中存在的证实偏倚。**方法：**文中通过宫颈癌筛查实例，采用逆概率权重法 R 软件 Compare Tests 校正其灵敏度和特异度，利用随机抽样的处理方法生成新数据，将逆概率权重法计算的灵敏度和特异度，与传统计算方法以及最大似然估计方法计算得到的灵敏度和特异度进行比较。**结果：**HPV 自检法的真实灵敏度和特异度分别为 83.53%（95% CI：74.23～89.93）和 85.86%（95% CI：84.23～87.36）。随机抽样结果显示，传统方法计算的灵敏度和特异度分别为 90.48%（95% CI：80.74～95.56）和 71.96%（95% CI：68.71～75.00），采用逆概率权重法校正后的灵敏度和特异度分别为 82.25%（95% CI：63.11～92.62）和 85.80%（95% CI：85.09～86.47）；采用最大似然估计法校正后的灵敏度和特异度分别为 80.13%（95% CI：66.81～93.46）和 85.80%（95% CI：84.20～87.41）。**结论：**在复杂抽样的情况下，逆概率权重法能够有效校正存在证实偏倚的灵敏度和特异度。

【关键词】 逆概率权重法；证实偏倚；灵敏度；特异度；最大似然估计

疾病筛查或诊断过程中，常使用生物标志物[1,2]。而评价其检测效果，通常采用“金标准”验证，但由于价格昂贵，且一些方法具有创伤（如组织活检），存在一定风险，因此需要一定的抽样策略而非所有标本均进行“金标准”检测。一般而言，生物标志物检测阳性的个体采用“金标准”检测验证的比例要大于阴性个体。如果仅将经过“金标准”验证的个体用来评价生物标志物的效果，以此计算灵敏度和特异度，就会产生证实偏倚（verification bias），影响对生物标志物的效果评价[3-5]。

为此介绍一种对灵敏度和特异度计算过程中出现证实偏倚的校正方法——概率权重法，同时采用传统的校正证实偏倚方法——最大似然估计法进行灵敏度和特异度的校正，并将其结果与逆概率权重法的结果进行对比。

一、方法

假定诊断试验中，所有个体均进行 A 检测（待评价的检测方法）和 B 检测（“金标准”检测方法），且两检测方法均

通信作者：乔友林，电话：010-87788489，E-mail:qiaoy@ cicams.ac.cn

包含 I 个检测分类结果。根据一定的人群特征（例如 A 检测结果的信息），总人群可划分为 S 个抽样层。如果试验中每个个体均经过 A、B 两种检测，则每个可能出现的检测结果个数为 N_{ijs} ，i，$j = 1 \ldots I$ ，$S = 1 \ldots S$ ，其中 i 代表 A 的检测结果，j 代表 B 的检测结果。如果将 S 个抽样层的检测结果合并，高维列联表 $I \times I \times S$ 将转化为 $I \times I$ 表，表中每一个单元格的个数 $N_{ij} = N_{ij+}$ 。因此，诊断试验的灵敏度 $S_e = N_{22}/N_{2+}$ ，特异度 $S_p = N_{11}/N_{1+}$ 。

在二次抽样存在的条件下，假定列联表的每一个格子数为 n_{ijs} 。由于所有个体均经过 A 检测，所以经过 A 检测的个体数目可以表示为 N_{+js} 。然而，仅有一部分抽取到的个体做了 B 检测，因此 N_{i+s} 是难以观测。在特定抽样层 S 内，每列 j 均包含一个特定抽样率 π_{js} ，即 N_{js} 中被抽取到做 B 检测的比例。此时，N_{ijs} 的估计值 $\hat{N}_{ijs} = n_{ijs}w_{js}$ ，其中 $w_{js} = 1/\pi_{js}$ 。将 S 个抽样层合并后，可以得到每一个单元格 N_{js} 的估计值 $\hat{N}_{ij} = \sum_{S=1}^{S}\hat{N}_{ijs}$ ，而 B 检测的边际估计值 $\hat{N}_{i+} = \sum_{j=1}^{I}\hat{N}_{ij}$ 。

在列联表中，每个单元格 $\hat{N}_{ij}$ 的方差可以表示为：

$$Var(\hat{N}_{ij}) = \sum_{S=1}^{S} Var(\hat{N}_{ijs}) = \sum_{S=1}^{S} Var(n_{ijs})w_{js}^2$$

式中，n_{ijs} 服从多项式（n_{+js}，$p_{1s}, \cdots, p_{IS}$），其中 $\hat{p}_{is} = n_{ijs}/n_{+js}$ 。固：

$Var(n_{ijs}) = n_{+js}p_{is}(1 - p_{is})$ 。由于不同的列之间是独立的，因此协方差

$Cov(\hat{N}_{ij}, \hat{N}_{ij'}) = 0$。在同一抽样层的相同列之间，数值具有共变性，其协方差为：

$$Cov(\hat{N}_{ij}, \hat{N}_{i'j}) = Cov(\sum_{S=1}^{S}\hat{N}_{ijs}, \sum_{S=1}^{S}\hat{N}_{i'js}) = \sum_{S=1}^{S} Cov(\hat{N}_{ijs}, \hat{N}_{i'js}) = \sum_{S=1}^{S} - n_{+js}p_{is}p_{i's}w_{js}^2$$

据此推导可得出：

$$Cov(\hat{N}_{i+}, \hat{N}_{i'+}) = Cov(\sum_{j=1}^{I}\hat{N}_{ij}, \sum_{j'=1}^{I}\hat{N}_{i'j'}) = \sum_{j=1}^{I} Cov(\hat{N}_{ij}, \hat{N}_{i'j})$$

或

$$Var(\hat{N}_{i+}) = \sum_{j=1}^{I} Var(\hat{N}_{ij})$$

使用 delta 方法[6]，在结局标量为 2 分类的条件下，可以得到灵敏度和特异度的方差分别为：

$$Var(sen) = \frac{((1 - sen)^2 Var(\hat{N}_{22}) + (sen)^2 Var(\hat{N}_{21}))}{\hat{N}_{2+}^2}$$

$$Var(spe) = \frac{((1 - spe)^2 Var(\hat{N}_{11}) + (spe)^2 Var(\hat{N}_{12}))}{\hat{N}_{1+}^2}$$

由此，可以计算出逆概率权重法校正后的灵敏度、特异度及其 95% CI，计算过程可借助 R 软件 CompareTests 完成。

二、实例分析

采用 1999 年中国医学科学院肿瘤医院开展的一项多种方法联合筛查宫颈癌项目的数据[7]，即 1988 名研究对象均有“金标准”证实结果（表 1），故计算 HPV 自检结果完整人群的真实灵敏度和特异度分别为 83.53%（95% CI：74.23 ~ 89.93）和

85.86%（95% CI：84.23～87.36）。本文选择其中醋酸染色后肉眼观察（VIA）和HPV自检两种筛查方法举例说明，将两种方法并联（即任何一种筛查方法阳性者视为阳性人群，两种筛查方法均为阴性者视为阴性人群），按照阳性人群80%的回访比例，与阴性人群20%的抽样比例进行“金标准”验证，随机生成数据。表2为随机抽样下HPV自检法与疾病状态的关系。本文以下分析均基于此次抽样结果产生的数据。

表1 HPV自检结果与疾病状态（真实情况）

HPV自检	病理诊断		
	CIN2+	<CIN2	合计
HPV+	71	269	340
HPV-	14	1634	1648
合计	85	1903	1988

表2 HPV自检结果与疾病状态（随机抽样）

证实情况	疾病状态	诊断试验结果		
		HPV自检+	HPV自检-	合计
经“金标准”确认	CIN2+	57	6	63
	<CIN2	219	562	782
	合计	276	568	844
未经“金标准”确认		64	1080	1144
总计		340	1648	1988

（一）传统计算方法

根据传统计算方法灵敏度为90.48%（95% CI：80.74～95.56）。计算特异度采用了两种处理方式：（1）仅分析经“金标准”确认的个体，其特异度为71.96%（95% CI：68.71～75.00）；（2）将未经“金标准”确认的检测结果阴性的个体视为真阴性，由此计算得到的特异度为88.23%（95% CI：86.69～89.62）。

（二）逆概率权重法

应用R软件包CompareTests来进行灵敏度和特异度的计算[8]。该软件包是针对存在证实偏倚的诊断试验进行评价，得到基于逆概率权重法校正后的诊断试验准确性评价指标，如灵敏度和特异度等。CompareTests的使用语句：CompareTests（stdtest，sampledtest，strata = NA，goldstd = “sampledtest”）中，stdtest是指初筛时使用的检测方法，即待评价的方法；sampledtest是指对于二次抽样标本的检测，即“金标准”检测，如某个体未进行“金标准”检测，将其结果记录为NA；strata是指研究中所使用的抽样层（以此描述抽样方法，可根据实际需要设定不同的抽样比例），如无抽样层，则设置为NA；goldstd用于指定何种方法为金标准检测。因此整理数据库需要生成3个变量：待评价方法的检测结果、“金标准”检测结果和抽样层。

2种检测方法共有4种不同组合，每种组合的抽样比例和检出病例的情况不同，本实例计算中将数据划分为了4个抽样层，每层抽样比例和CIN2+例数见表3。

表 3 不同抽样层的比例和 CIN2+例数

VIA	HPV 自检	实际人数	抽样人数	抽样比例	CIN2+例数	
					观测时	校正后
-	-	1246	250	0. 20	2	10
-	+	193	155	0. 80	13	16
+	-	402	318	0. 79	4	5
+	+	147	121	0. 82	44	54
合计	1988	844	0. 42	63	85	

使用 R 程序计算：

```
a<-read. csv ( ‘hpv. csv’ )
library (" CompareTests" )
a. com <-CompareTests ( a $ stdtest, a $ sampledtest, a $ strata, goldstd = " sampledtest" )
```

根据计算结果可知校正后的灵敏度和特异度分别为82. 25%（95% CI：63. 11~ 92. 62）和85. 80%（95% CI：85. 09~86. 47）。R 给出经过校正后的列联表（见表4）。

表 4 经逆概率权重法校正后的列联表

HPV 自检	病理诊断		
	CIN2+	<CIN2	合计
HPV+	70	270	340
HPV-	15	1633	1648
合计	85	1903	1988

（三）最大似然估计法

国内外很多学者对存在证实偏倚条件下，采用最大似然估计对诊断试验准确性评价指标进行校正的方法进行研究。Litde 和 Rubin[9]提出的随机缺失（missing at random，MAR）概念，即二次验证检测（常为“金标准”检测）人群的选择仅依赖于初次诊断试验的结果。Zhou[10]给出了灵敏度和特异度最大似然估计值以及它们对应的方差。计算公式见文献[11~13]。根据最大似然估计的计算结果，实例数据校正后的灵敏度和特异度分别为 80. 13%（95% CI：66. 81 ~ 93. 46）和 85. 80%（95% CI：84. 20~87. 41）。

三、讨论

证实偏倚与二次抽样试验的人群选择有关，人群选择与初次诊断结果的关联性越大，证实偏倚就越大[14]。因此为避免证实偏倚，首先要确定合理的抽样层。设定抽样层应充分利用诊断试验中可能影响诊断试验效果的因素[15-17]。如某项诊断试验中研究对象年龄跨度较大，且某些特定年龄段的人数较少。在二次抽样时，除考虑初次诊断结果外，还应将研究对象按年龄划分为不同抽样层。其优点：提高研究对象中人数分布较多年龄段的抽样率，以保证占据信息优势的群体尽量多进行二次验证；人数分布较少年龄段也能保证进入二次验证，使样本更加具代表性。

逆概率权重法正是基于抽样层的考虑，为评价和校正证实偏倚提供的新方法。本文实例分析中真实的灵敏度和特异度分别为 83. 53%和 85. 86%。而存在随机缺失和抽样的情况下，采用传统方法计算的灵敏度和特异度为 90. 48%和 71. 96%；经过逆概率权重法校正以后，灵敏度为 82. 25%，特异度为 85. 80%，均更接近于真实值。说明存在证实偏倚时，采用传统计算方法对灵敏度和特异度的估计上存在一定的偏差，可能影响对检测方法的正确评价。而采用逆概率权重法校正后，灵敏度和特异度与真实值之前的偏差降低。本文还使用最大似然估计法校正实例数据中存在的证实偏倚，校正后的灵敏度和特异度分别为80.13%和85.80%，与逆概率权重法类似，与真实值的偏差也低于传统计算方法。因此这两种方法均可用于对证实偏倚进行校正，但由于最大似然估计法在校正时未考虑抽样层的因素，故逆概率权重法更适合用于评价多种方法联合检测研究的证实偏倚中。如本文实例中将实例中的逆概率权重法的分层变量仅按照 HPV 自检法的结果分层（即分为阳性和阴性两层，不考虑 VIA 的影响）重新计算，得到校正的灵敏度和特异度分别为 80.13%（95% CI：63.78～90.23）和 85.80%（95% CI：85.05~86.53)，均与最大似然估计法计算结果相似。有研究表明，最大似然估计的计算效率较高，而在权重变异范围太大时不宜采用逆概率权重法[8]。在抽样层比较复杂的条件下，最大似然估计法需要同时估计较多的参数值，而运用逆概率权重法相对适宜。但应注意，应用最大似然估计法需要满足随机缺失机制，反之计算结果可能是有偏[5]，而逆概率权重法主要基于抽样层进行估计，因此实际应用中需要选择合适的抽样层，且每层抽样比例不能过低，否则可能产生偏性影响结果。

总之，逆概率权重法能够有效的校正证实偏倚下的灵敏度和特异度，且简便以行，值得推广应用。

参考文献

[1] Pepe MS, Etzioni R, Feng Z, et al. Phases of biomarker development for early detection of cancer. J Natl Cancer Inst, 2001, 93 (14): 1054-1061.

[2] Baker SG. Improving the biomarker pipeline to develop and evaluate cancer screening tests. J Natl Cancer Inst, 2009, 101 (16): 1116-1119.

[3] Begg CB. Biases in the assessment of diagnostic tests. Stat Med, 1987, 6 (4): 411-423.

[4] Zhou XH. Effect of verification bias on positive and negative predictive values. Stat Med, 1994, 13 (17): 1737-1745.

[5] Alonzo TA. Verification bias-corrected estimators of the relative true and false positive rates of two binary screening tests. Stat Med, 2005, 24 (3): 403-417.

[6] Korn EL, Graubard BI. Analysis of Health Surveys. John Wiley & Sons, 1999.

[7] 乔友林，章文华，李凌，等. 子宫颈癌筛查方法的横断面比较研究. 中国医学科学院学报，2002，24（1）：50-53.

[8] Katki HA, Li Y, Edelstein DW, et al. Estimating the agreement and diagnostic accuracy of two diagnostic tests when one test is conducted on only a subsample of specimens. Stat Med, 2012, 31 (5): 436-438.

[9] Litde R, Rubin D. Statistical analysis with missing data. John Wiley and Sons. New York, 1987.

[10] Zhou XH. Maximum likelihood estimators of sensitivity and specificity corrected for verification bias. Communications in statistics-Theory and methods, 1993, 22: 3177-3198.

[11] 苏春娟，闵捷，刘沛，等. 诊断试验证实偏倚校正方法的比较研究. 中国卫生统计，2007，24（2）：143-145.

[12] 谢和宾，童瑶，彭翔，等. PET/CT 诊断肺癌的准确度及其证实偏倚校正的研究. 中国医学影像学杂志，2010，18（6）：529-531.

[13] Greenes RA, Begg CB. Assessment of diagnostic technologies. Methodology for unbiased estimation from samples of selectively verified patients. Invest Radiol, 1985, 20 (7): 751-756.

（下转第 47 页）

❖ 肿瘤放射治疗 ❖

个体化放疗是未来放疗发展的方向

于金明

山东省肿瘤医院 济南 250117

放疗模式的转化从经验放疗模式开始，经历了希望和失望的反复轮回，至今取得了革命性的变化。随着放疗发展到循证模式，循证医学已成为当今放疗之本，各类指南可使我们在短时间内快速应用我们无法阅读的大量信息。但循证模式以大量统计学数据为基础，主要针对整个患者群体，即群体化的信息指导个体患者的治疗是有缺陷的。个体化放疗是最理想的模式，根据是在大量个体的临床、病理和分子基因水平参数做到治疗的“量体裁衣”，这也是未来放疗发展的方向。

个体化放疗指在循证医学的综合治疗模式下，以患者个体生物学特性为指导，在患者个体肿瘤解剖靶区的基础上，考虑患者个体肿瘤内部代谢、乏氧、增殖、凋亡、基因突变及不同亚靶区放射敏感性等生物学特性，应用适形调强放疗（IMRT）技术，给予不同生物学特性的靶区或亚靶区不同剂量、分割模式的放射治疗。

目前解剖影像在形态上提供了高清晰图像，分子影像提供了功能影像的信息，检测个体肿瘤内部代谢、乏氧、增殖、凋亡、基因突变等生物学特性的分子示踪剂得以开发和越来越广泛的应用。此外影像技术与实验室诊断技术的密切结合及精确放疗软件和施照设备的快速研发与应用也为个体化放疗提供了良好的平台。

一、个体化放疗分类

按患者群体分类，个体化放疗可分为患者群体间的个体化放疗和患者个体间的个体化放疗，群体间的个体化放疗是指不同群体或个体之间，因为生物学特性不同而采用不同的放疗剂量或模式，而个体间的个体化放疗，是指个体患者，在放疗过程中因为个体生物学特性随时间变化如体重、肿瘤本身变化，如肿瘤缩小，肿瘤内乏氧、增殖、代谢等变化而应及时调整放疗靶区，修订剂量或模式。以图像引导方式分类，则可分为解剖影像引导的个体化放疗和生物影像引导的个体化放疗。其中解剖影像引导的个体化放疗又被称为物理个体化放疗，它考虑患者肿瘤靶区因呼吸、生理运动如肺运动、食管本身蠕动，同时考虑患者在放疗过程中因为体重变化、肿瘤缩小导致的变化。例如四维计算机断层扫描（4D-CT）构建个体化内靶区（ITV）和锥形束 CT 扫描（CBCT）引导的自适应放疗。功能影像引导的个体化放疗又被称为生物个体化放疗，其追求靶区因为肿瘤代谢、乏氧、增殖等导致的不匀质性，应用适形调强放疗技术，给予不同生物学特性的靶区或亚靶区不同剂量的剂量雕刻，以及应用患者个体生物学特性进行疗效的监测和预测。

二、解剖影像引导的物理个体化放疗

解剖影像引导的群体间个体化放疗经历了从二维放疗（2DRT）、三维适形放疗（3DCRT）到调强放疗（IMRT）的发展，在这一过程中靶区的照射剂量和适形指数增加，同时正常组织及危及器官的剂量减小。而个体间放疗采用的影像引导放疗（IGRT）（包括 4D-CT 和 CBCT 技术等），在分次治疗间减少了摆位误差和肿瘤及周围正常组织解剖结构的影响，在分次治疗中最大程度减少器官运动对靶区精度剂量学的影响。例如我们可采用 4D-CT 技术确定非小细胞肺癌（NSCLC）的个体化 ITV，以及放疗初程采集 CBCT 与定位 CT 图像配准数据，利用数学模型指导随后放疗。但是，当将食管癌容积调强放疗与常规调强放疗比较时，我们发现在双肺 V20 和脊髓最大剂量方面，IMRT 和双弧旋转调强（RA2）均优于单弧旋转调强（RA1），而 IMRT 与 RA2 无差异。就计划靶区（PTV）而言，RA1 和 RA2 均大于 IMRT，而三者在双肺 V10 上无差异，中山大学肿瘤防治中心的研究资料也得出了与此相似的结论。可见先进的放疗技术不一定都产生更优的结果，而患者的治疗费用却因此大幅增加。

对于患者群体间的个体化放疗，我们应当认识到东西方肿瘤患者在治疗上存在差异。以食管癌为例，中国的食管癌 90% 以上为鳞癌，发病部位以中上段为主，通常因为吸烟、饮酒导致，而西方则绝大多数为腺癌，发病部位以食管下段为主，通常因为 Barretts 食管反流导致。而对于肝癌，大多数中国的肝癌患者是从乙肝发展而来的，而西方患者则大多从酒精肝发展而来。因此，东西方患者群体间的个体化放疗存在差异，我们可以借鉴美国国立综合癌症网络（NCCN）的指南，但不能照搬，需要探讨适合我国的方案。

三、功能影像引导的生物个体化放疗

分子影像和分子病理是肿瘤生物个体化治疗的基石，其主要目的在于生物靶区勾画及生物剂量施照。解剖影像引导放疗对于不均质的靶区，剂量照射是均匀的；而当采用功能影像引导放疗时，对于不同生物学特征的亚靶区，我们可以采用不同的剂量梯度，达到剂量雕刻的目的。功能影像引导的生物个体化放疗临床上可体现在功能影像指导精确靶区勾画、生物学靶区及功能影像引导的剂量雕刻、监测和预测治疗反应等方面

（一）功能影像引导的精确靶区勾画

个体化靶区勾画的主要技术难点在于确定肿瘤边界、肿瘤镜下浸润范围、淋巴结转移规律、靶区内生物异质性等。我们的研究证实，当比较肿瘤的影像体积、手术体积和病理体积时，CT 图像上无论是纵隔窗还是肺窗提示的肿瘤大小，都不能反映真正的肿瘤大小，正电子发射体层摄影（PET）-CT 则在一定范围内能够反映真实的肿瘤大小。目前临床常用指导靶区勾画 PET 示踪剂包括：肿瘤代谢显像 18F-FDG，临床潜在示踪剂，包括肿瘤增殖显像 18F-3-脱氧-3-F-氟代胸苷（FLT）。

18F-FDG PET/CT 指导靶区勾画已成为非小细胞肺癌标准治疗模式之一，具体应用可参考 RTOG-0617、0618、1106 临床试验方案。15% ~ 20% 放疗患者应用 FDG-PET/CT 发现照射野外肿瘤、第二原发肿瘤或远处转移。18F-FDG PET/CT 可以改变 10%~100% 患者的放疗靶区，我们的研究表明：FDG PET/CT 诊断 NSCLC 区域淋巴结转移的敏感性、特异性、准确性、阳性

预测值、阴性预测值分别为 86%、85%、85%、64%、95%，使转移淋巴结靶区勾画更精确；FDG PET 参数标准摄取值（SUV）和肿瘤代谢体积（MTV）已证明有助于个体化靶区的勾画。

肿瘤增殖显像 18F-FLT 是临床潜在示踪剂，通过反映 TK-1 的活性而反映肿瘤细胞的增殖状况，是其作为 PET 细胞增殖示踪剂的基础。18F-FDG PET 不能准确鉴别放、化疗所引起的炎症和肿瘤残留。动物试验已证明 18F-FLT PET 较 18F-FDG PET，具有较高的肿瘤特异性，能鉴别肿瘤与炎症。我院前期通过非手术局部晚期食管鳞癌患者在接受同步放化疗后给予 18F-FDG PET 和 18F-FLT PET 检查，发现 18F-FLT PET 显示食管肿瘤增殖完全消失，而 18F-FDG PET 显像均示食管壁高代谢，食管镜活检病理提示均为炎症。

我院也进行了双示踪剂指导食管癌精确靶区勾画的研究，在治疗前和放疗 40～45 Gy 时分别行 FDG 和 FLT 双示踪剂检查，以研究同步放化疗后肿瘤回缩的方式，预测病理缓解程度，指导放、化疗缩野的价值，探讨 NCCN 推荐的 50.4 Gy 根治量的价值及是否适合中国的食管癌患者，如果治疗后肿瘤向心性回缩，则适合缩野，若呈网状回缩则不适合缩野。23 例用病理大切片检测术前放、化疗后病理反应的前瞻性研究结果显示，轻度反应者占 26%，中度反应者占 44%，重度则为 30%。而全部 45 例的术前放疗后病理切片显示，重度反应者为 22%，可见同步放化疗的病理学完全缓解（pCR）率仅为 22%～30%，因此 NCCN 推荐的 50.4 Gy 的根治量对肿瘤患者可能偏低。当用病理长度为“金标准”比较在 18F-FDG PET/CT 和 18F-FLT PET/CT 指导的放疗中预测病变长度与病理长度时，发现 18F-FDG PET/CT 用于放疗中缩野时容易导致靶区过大，18F-FLT PET/CT 可以更准确地预测放、化疗疗效和指导放疗中缩野。

（二）生物学靶区及功能影像引导的生物学靶区剂量雕刻

生物学靶区（BTV）指由一系列肿瘤生物学因素决定的靶区内放射敏感性不同的区域，这些因素包括：乏氧及血供、增殖、凋亡及细胞周期调控、癌基因和抑癌基因改变、浸润及转移特性等。它既包括肿瘤区内的敏感性差异，也应考虑正常组织的敏感性差异，而且均可通过分子影像学技术进行显示。生物学靶区剂量雕刻则是指利用先进的物理 IMRT 技术，给予代表着不同放射敏感性的生物学靶区不同剂量的照射。

目前剂量雕刻主要使用的功能影像示踪剂包括显示肿瘤负荷情况的 18F-FDG，显示肿瘤增殖情况的 18F-FLT，以及显示肿瘤乏氧情况的 18F-氟红硝基咪唑（FETNIM）、18F-氟米索硝唑（FMISO）等。

18F-FDG PET 已应用在头颈部肿瘤引导剂量雕刻放疗，并进行了 I 期临床试验，结果表明，剂量雕刻放疗可以实施，患者可以耐受。11C-蛋氨酸已用在颅脑胶质细胞瘤靶区勾画，研究表明，其能更好的区别肿瘤残留和假性进展。放射性核素标记的 DOTA-D Phe1-Tyr3-Octreotide 在脑膜瘤靶区勾画上也有相关研究。11C-胆碱可用于前列腺癌的生物学靶区勾画。

放疗剂量的大小也在困惑着我们，根治放疗剂量与最佳放疗剂量无法确定，提升放疗剂量是否提升疗效也尚未可知。RTOG 0617 研究显示，对于Ⅲ期 NSCLC 患者，高剂量放疗组（74 Gy）的总生存率较标准剂量放疗组（60 Gy）为低（$P=0.02$），导致该研究提前终止。肿瘤乏氧和再增殖是临床放射生物学的重要理论，与临床疗效密切相关，容易导致复发和转移，是放疗疗效不佳的根源之一。剂量的提高是否与放疗过程中肿瘤乏氧和再增殖相关呢？目前通过基础及临床研究，我们已成功实现了18F-FETNIM PET/CT肿瘤乏氧显像，并于2008年在美国临床肿瘤学会（ASCO）大会上首次报道了该技术，该技术通过观察放疗前后乏氧靶区的动态改变以预测放疗的敏感性和疗效。我们通过非手术局部晚期食管鳞癌患者进行一系列18F-FLT PET检查，发现18F-FLT PET能监测食管鳞癌放疗过程中肿瘤再增殖和正常组织的生物学变化。18F-FLT PET和18F-FETNIM PET能为放射治疗确定“再增殖”和“乏氧”生物学靶区，可通过剂量雕刻提高再增殖和乏氧区域放疗剂量，可能会提高肿瘤的局部控制率和远期生存。

（三）监测和预测治疗反应

我们通过研究发现，18F-FLT PET能监测食管鳞癌放疗过程中肿瘤和正常组织的生物学变化，其作为一种非创伤性的影像学技术，能在食管癌同步放化疗后一周预测治疗疗效，为肿瘤医生提供一个早期评价治疗反应和新辅助治疗疗效的手段。另外，我们过细胞-动物-临床系列研究，创建了PD153035 PET/CT EGFR显像技术，并将其应用于临床，指导肺癌分子靶向治疗、疗效预测。该研究获得美国核医学2011年三大临床贡献奖之一。

分子影像引导下的个体化放疗是今后放疗发展的方向，其要求个体化的靶区勾画与个体化剂量施照，可达到最大限度地提高疗效并减少损伤。个体化放疗可以甄别出对于放疗有效的患者亚群及明确患者个体化放疗的最佳剂量，并勾画出不同生物学行为的亚靶区。目前个体化放疗还面临个体化靶区精确勾画、个体化剂量施照等许多问题，尚缺乏系列动态变化研究。个体化放疗的发展需要多学科、多技术和多影像结合。这需要在解剖、病理和分子的循证引导下进行，还需要大量的工作，有更长的路要走。

（稿源：医学论坛网，2014-07-29）

（上接第43页）

[14] Zhou XH. Correcting for verification bias in studies of a diagnostic test's accuracy. Stat Methods Med Res, 1998, 7（4）：337-353.

[15] Pickles A, Dunn G, Vzquez-Barquero JL. Screening for stratification in two-phase（‘two-stage’）epidemiological surveys. Stat Methods Med Res, 1995, 4（1）：73-89.

[16] Irwig L, Glasziou PP, Berry G, et al. Efficient study designs to assess the accuracy of screening tests. Am J Epidemiol, 1994, 140（8）：759-769.

[17] McNamee R. Optimal designs of two-stage studies for estimation of sensitivity, specificity and positive predictive value. Stat Med, 2002, 21（23）：3609-3625.

肿瘤放射治疗的骨损伤效应

董丽华[1]　石硙岩[1]　李　戈[2]　龚守良[1,3]　龚平生[4]

1. 吉林大学白求恩第一医院放疗科 长春 130021
2. 长春市中医院 长春 130041
3. 吉林大学公共卫生学院卫生部放射生物学重点实验室 长春 130021
4. 吉林大学分子酶学工程教育部重点实验室 长春 130012

【摘要】 骨组织受到电离辐射后，常出现脱钙、细胞变性和坏死征象，造成骨质疏松；若继发细菌感染，易发生骨髓炎、病理性骨折或骨坏死。慢性放射损伤时，还可诱发骨肉瘤。电离辐射诱发骨损伤的原因多种，其机制复杂。然而，骨损伤在肿瘤放射治疗的早期，即可发生反应；并且，肿瘤放射治疗可对成骨细胞和破骨细胞发生双重影响，通过复杂的网络进行调控，包括细胞因子、细胞表面受体和各种信号通路。另外，值得注意的是，肿瘤放射治疗后的晚期反应，即发生骨折，给患者带来更为严重的痛苦。本文对肿瘤放射治疗的骨损伤效应进行综述，以期引起肿瘤放疗工作者及患者的足够注意。

【关键词】 肿瘤；放射治疗；骨；损伤效应

骨（bone）由骨组织、骨膜和骨髓构成。骨组织由大量钙化的细胞间质（也称骨基质）和细胞组成，骨细胞包括骨原细胞、成骨细胞、骨细胞和破骨细胞 4 种。骨髓中含有丰富的血管、淋巴管和神经，不断进行新陈代谢和生长发育，并有修复、再生和改建的能力。骨发生于中胚层的间充质，从胚胎第 8 周开始，间充质先分布成膜状，以后有的在膜的基础上骨化，称膜化骨；有的发育成软骨，以后再骨化，称软骨化骨。

电离辐射是一种特殊的物理因素，对生物物质产生电离和激发，可通过直接和间接作用诱发骨的损伤效应；特别是在肿瘤放射治疗（放疗）时，可诱发骨质疏松等并发症。因此，在临床放疗中应给予足够的重视。

一、骨的放射损伤

骨在急性和慢性放射病时，可较长时间不表现明显的变化，但远期常会发生病理性骨折，日本原子弹爆炸幸存者中就有 4%并发骨折。放射损伤时，骨的变化可概括为：骨质减少、生长障碍、骨变性、骨质疏松、骨折和骨肿瘤等病变。其中，骨质减少是可逆的，其严重程度呈剂量依赖性。放疗后引起的不完全骨折是通常的并发症，一般引起骨断裂，皮质骨小梁断裂

通信作者：龚平生，吉林省长春市前进大街 2699 号，130012

的比率最高[1]。

骨放射性损伤主要表现为：

（1）骨质疏松（osteoporosis）：轻者表现为骨小梁稀疏、粗糙，重者骨小梁网眼稀疏，有斑片状透光区，骨皮质显著增厚，呈层板状或皮质白线消失。

（2）骨髓炎（osteomyelitis）：骨皮质密度减低、变薄和表面不光滑，骨质有不规则破坏伴附近骨质疏松，并可见不规则的斑片状透光区，有的伴死骨形成。

（3）骨折（fracture）：两断端有骨质疏松或骨髓炎的改变，骨折线一般较整齐。

（4）骨坏死（osteonecrosis）：在骨质疏松区内或骨折断端附近，出现不规则的片状致密阴影，夹杂透光区。

（5）骨发育障碍（dysosteogenesis）：骨与软骨生长发育迟缓，甚至停滞，骨长度变短，骨干变细，骨皮质变薄[4]。

（6）骨肿瘤（bone tumor）：如诱发骨肉瘤（osteosarcoma）等[2]。

（一）电离辐射对骨结构的损伤效应

在分子水平方面，电离辐射通过靶分子电离和干扰细胞氧化还原，产生活性氧和活性氮（reactive oxygen/nitrogen species，ROS/RNS），可诱发骨质疏松症[3]。

ROS/RNS的产生，引起DNA、脂质和蛋白质氧化损伤，影响关键细胞功能，包括细胞的增殖、分化和凋亡。低传能线密度（linear energy transfer，LET）电离辐射（如γ射线和X射线），在累积剂量>200 cGy时，能够损伤血管分布，出现放射性骨坏死，导致皮质和网状骨质丢失和骨骼脆弱[4]；而100～200 cGy较低剂量照射的不良反应，主要限制在动物模型实验的网状骨质[3,5,6]。

Alwood等[7]实验用10周龄C57BL/6J小鼠，给予0、1、10和100 cGy ^{137}Cs全身照射，通过计算机X线断层扫描术（CT）定量观察照射后当天、1和4个月网状骨质微结构的变化。实验结果发现，100 cGy照射后1个月，与年龄匹配的对照组比较，可加重网状骨质微结构的变化，骨小梁数量和连接密度分别降低20%和36%，小梁间隙和纤维张量的最大固有值分别增加28%和21%。类似的现象发生在4月龄老化小鼠正常的网状骨质微结构的变化。

另外，发现100 cGy照射16周龄小鼠，小梁的厚度降低，引起胫骨丢失，但其数量未减少；照射后10 d，骨质减少[11]。对于9周龄雌性小鼠，照射后120 d，胫骨的骨量、小梁数量及其联接密度均持续减少[10]。这些结果指出，在照射剂量≥100 cGy时，可诱发骨结构的改变。

电离辐射还可稳定地诱发骨矿物质羟磷灰石晶格的缺陷。应用25或35 kGy γ射线和加速电子束（electron beam，EB）在常温下照射人股骨干骨环，可明显诱发而形成大量的CO_{2-}自由基离子，并呈剂量依赖性，但加速电子束照射明显低于γ射线照射。相反，在低温冰冻情况下，γ射线和加速电子束照射均无明显的剂量效应。γ射线照射引发的效应明显增高，可能由于照射时间较长[8]。

骨质疏松症（osteoporosis）是一种以低骨量和骨组织微结构破坏为特征，导致骨质脆性增加和易于骨折的代谢性骨病。在正常情况下，骨形成的成骨细胞和骨吸收的破骨细胞代谢活性，处于动态平衡的转换率。成年后，随着年龄的增加，这种骨代谢转换率逐年下降，骨矿密度（bone mineral density）和骨矿含量（bone mineral content）也逐年下降。然而，大剂量电离辐射可引起类似的变化[7]。

（二）电离辐射对骨髓的损伤效应

电离辐射可损伤骨髓。亚致死剂量照射引起骨髓微环境缺陷，包括造血细胞的降低；并且，这种缺陷以剂量依赖的方式发生。虽然某些细胞表型对电离辐射损伤更为敏感，但是间充质干细胞比造血干细胞易于恢复。总的骨髓造血细胞降低，伴有骨髓腔脂肪细胞的增加。因此，抑制血细胞生成，恢复骨髓微环境。不良的骨髓也与骨结构功能下降有关。维持骨髓微环境能力，将会阻止由电离辐射引起的许多骨小梁的丢失，最终降低一些受照患者并发症的发生[9]。

实验研究证实，电离辐射可诱导骨髓细胞死亡，并由于增加破骨细胞而致骨吸收的增加。6 Gy γ 射线照射后 1 d 内，骨髓细胞密度降低 67%；照射后 3 d，达最低值，降低 86%；照射后 14 d，部分恢复，降低 30%。但骨的周边衬细胞，即成骨细胞被激活，在照射后 1、3 和 14 d 分别增加 290%、1230%和 530%；破骨细胞也增加。并且，电离辐射诱导的骨髓细胞死亡与激活成骨细胞表型的表达明显相关。如果事先给予诱导剂量 0.5 mGy 照射，有很小的效应，不能防止大剂量照射所致骨结构的损伤变化[10]。

有趣的是，来源于骨髓的成骨祖细胞和破骨前体细胞不受低 LET 的低剂量和中剂量照射的影响。提示，存在于骨髓的干细胞和祖细胞仍将保持骨骼重建的能力。相反，大剂量（γ 射线）或高 LET（^{56}Fe）照射，可对骨祖细胞引起急性和持久的损伤效应[7]。

（三）电离辐射诱发骨肉瘤

慢性放射损伤时，骨病变发展甚慢，但病变性质与急性放射损伤相似。有的患者在受照后多年，仍可发生骨肉瘤。电离辐射诱发骨肉瘤与大剂量放射治疗和职业相关照射有关。然而，较低剂量辐射诱发骨肉瘤仍在推测中。根据寿命研究的队列分析（n=120 321），从 1958 年到 2001 年，评价日本广岛和长崎原子弹爆炸幸存者骨肉瘤的发生情况。在此分析中，满足选择标准的 80 181 例，19 例为骨肉瘤；其中，男 11 例，女 8 例；相应的发生率为 0.9/10 万人年。在原子弹爆炸时和诊断时的平均年龄分别是 32.4 岁和 61.6 岁。最常见的骨肉瘤发生部位是骨盆。全部未修正的 5 年存活率为 25%。剂量阈值为 0.85 Gy（95%CI：0.12~1.85），这种阈值具有线性剂量-反应关系。在超过 0.85 Gy，其线性斜率等于 7.5 超额相对危险度/Gy（95% CI：0.34~23.14/Gy）。根据这种最长和最大的前瞻性研究之一的电离辐射诱发骨肉瘤的评价，很低剂量电离辐射可能诱发骨肉瘤。这种新的见解可能潜在地改善骨肉瘤预防措施，拓宽由各种来源的电离辐射对发生恶性肿瘤作用的了解。这项研究强调，需要逐渐增加对可能更低水平电离辐射引发各种健康危险的认识[2]。

二、骨损伤是放射治疗的早期反应

（一）临床放射治疗观察的结果

一项综合性研究结果强调，大量的骨受损是放疗的早期反应。11 例子宫颈癌患者接受放疗，第 3 腰椎位于照射野内，接受一定的照射剂量。另外 12 例患者接受的治疗方案不包括放射治疗。CT 扫描分别在治疗前、放疗结束时（第 5 周）和治疗结束后的第 3、6 及 12 个月完成。在每个时间点应用定量 CT 分析来量化第 3 腰椎骨小梁骨矿物质含量（bone mineral content，BMC）。未接受放疗的患者的 BMC 在 1 年以上无变化。然而，在放疗组可观察到 BMC 显著丢失。与放疗前相比，这些患者在 5 周内 BMC 丢失 32%，3 个月内丢失 40%，6 个月内丢失 47%，12 个月内丢失 49%。放疗期间，骨小梁丢失特别快

(-6%/周)；持续6个月显著丢失，其后仍未恢复。1例患者在放疗后6个月内出现L2椎体压缩性骨折。研究者认为，辐射损伤成骨细胞及破骨细胞，辐射所引起的骨变化是低转化骨质疏松症的一种类型[4]。放疗后初期BMC大量丢失支持如下假说：破骨细胞骨吸收的早期激活与辐射诱导骨质疏松症存在因果关系。

近年来，骨质疏松症患病率不断增加，估计在世界范围内患病者达2亿例，其中75%的患者未得到明确诊断，因而得不到适宜的治疗。世界卫生组织（WHO）指出，骨质疏松症是一种全身性骨骼疾病，其特点是低骨质量和骨组织微结构破坏，其后果是骨脆性增加并易发生骨折[11]。因此，对于电离辐射诱发的骨质疏松症必须引起足够的重视。

（二）动物实验观察的结果

从动物模型中可以观测到，电离辐射后很快出现骨小梁结构急性损伤。文献报道，给予2 Gy照射，3 d后用微计算机X线断层扫描术（microcomputed tomography，μCT）即可观测到骨小梁丢失。给予小鼠2 Gy照射后1周，在胫骨近端、股骨远端及第5腰椎可观测到骨小梁微结构和质量受损[12]。骨小梁初期丢失转化为骨数量和质量受损。骨小梁丢失可持续到电离辐射和带电粒子辐射后数月之久[13]。

动物模型不仅对探究辐射诱导骨丢失的机制是必需的，而且对确定骨成分明显降低的原因、程度及时间点也是必需的。与密质骨相比，电离辐射对小梁网的损伤更大[13]。与皮质骨比较，电离辐射对骨小梁网络产生较大的损伤。但是，在相对低剂量时（如50 cGy），高LET的重离子能增加皮质骨孔隙度、皮质区和极性惯性矩[14]。到目前为止，辐射诱导骨强度减弱的最直接评定方法来源于啮齿类动物和兔模型。给予50 Gy照射后的第4和12个月，可观测到兔胫骨的皮质骨强度减弱[15]；5和12 Gy的X射线急性照射后12周，对小鼠股骨远端进行压缩实验，显示骨强度减弱[16]。压缩实验确定骨强度减弱后，通过有限元素分析而进行量化评估，不管是骨体积内短暂升高，还是皮质骨矿物质持续升高，骨变得更脆弱了。辐射后骨强度的变化也许是受骨结构和物质组成比例的影响。此外，2 Gy重离子照射会诱导椎体强度减弱，可通过压缩实验确定，并通过有限元素分析进行评估[17]。

骨组织即使接受放疗剂量照射，其再生愈合能力也受到损害。这种电离辐射所致骨再生愈合能力的下降，在临床上常导致骨折、延迟不愈或不愈合；并且，骨移植后，宿主骨与移植骨不能接合或易分离。一般认为，成骨细胞在骨折愈合过程中起关键性作用；另外，其他一些物质也起到重要的作用，如局部特殊细胞的产生和传递的特异性生理和生物力学信号，以及多种细胞介质的参与。骨形成蛋白（bone morphogenetic protein，BMP）具有诱导成骨愈合的生物学效应，但需要有其他因子的参与，协同进行骨损伤的再生愈合。这些因子主要为转化生长因子β（transforming growth factor β，TGF-β）[18]。张艳玲等[19]实验应用^{60}Co γ射线15 Gy单次照射兔，并致其右胫骨骨折，以半槽外固定器固定，发现其骨折愈合晚12～16周，且骨折端血流量明显降低，BMP和TGF-β_1也明显降低，电离辐射已严重影响骨的再生愈合能力。

三、放射治疗对骨的细胞损伤效应

（一）辐射对骨细胞的影响

尽管电离辐射对骨细胞存活能力的影

响尚不清楚，但实验证据表明，与成骨细胞相比，骨细胞的辐射敏感性较低。一些研究表明，小鼠和兔接受急性照射后，骨细胞可存活数月[15,21]。但其他研究证实，受照骨组织的骨细胞数量有所减少[20,22]。针对猴的下颌骨给予 45 Gy 照射，其皮质层和哈弗斯骨（Haversian bone）可证实骨细胞死亡[22]。有趣的是，骨小梁中的骨细胞数量并没有受影响。

（二）放射治疗对成骨细胞的影响

一直以来，认为电离辐射所致成骨细胞破坏的骨矿物质密度减低是其最主要的原因[20,23]。伴随着骨基质形成的减少，已证实辐射后成骨细胞数量和活性的整体下降[12,24]。体内或体外实验数据显示，辐射后成骨细胞的增殖和分化减低、细胞周期阻滞、胶原蛋白合成减少和细胞凋亡增多，继而出现损伤的骨结构[25]。王剑宁等[26]将成骨细胞给予 1~9 Gy γ 射线照射，证实 1 Gy 照射使其增殖受抑，4 Gy 照射骨钙素分泌减少，6 Gy 照射碱性磷酸酶（ALP）活性降低，说明在不同剂量照射后成骨细胞的增殖和分化功能受抑。

在电离辐射后，一些相关因子的 mRNA 和蛋白质发生变化，用骨形成发生蛋白 2（bone morphogenic protein 2，BMP-2）刺激培养的成骨细胞，出现低水平 runt（果蝇的体节形成基因）相关转录因子 2（runt-related transcription factor 2，Runx2）[25]。成骨细胞中核因子 κ B 受体活化因子配体（receptor activator of NF-κB ligand，RANKL）mRNA 水平在电离辐射后有升高的趋势[27]。

采用原代骨髓间充质干细胞诱导分化为成骨细胞，发现 4 Gy ^{137}Cs γ 射线照射导致 Notchl mRNA 和蛋白质表达上调；2 和 4 Gy 照射均能引起 Runx2 mRNA 和蛋白质表达水平上调，并导致 ALP mRNA 和蛋白质水平表达的下调。研究表明，中等剂量照射 Notchl 表达增高，导致 ALP 表达水平降低，对成骨细胞的分化产生了抑制作用，并且该抑制作用并没有受到 Runx2 表达水平上调的影响。在电离辐射影响下，Runx2 并不能对 Notch 信号通路发生抑制作用，从而解除其对成骨细胞分化的抑制作用[28]。

另外，采用原代骨髓间充质干细胞诱导分化为成骨细胞，2 和 4 Gy ^{137}Cs γ 射线照射均能引起其成骨细胞的巨噬细胞集落刺激因子（M-CSF）mRNA 和蛋白质表达水平上调；4 Gy 照射后导致成骨前体细胞 M-CSF mRNA 表达水平上调。提示，中等剂量 γ 射线照射后，成骨细胞 M-CSF 表达水平上调能增强 RANKL 对破骨细胞分化、成熟的促进作用，有助于增强破骨细胞的骨吸收能力[29]。

此外，照射后成骨细胞前体似乎会受到损伤[17]，这种损伤可能是因为氧化应激反应使间充质干细胞集落形成能力和总数量减低[4]。然而，也有其他实验显示，辐射后的骨组织内间充质干细胞并未丢失，他们认为骨损伤是作为一种放疗远期效应出现在晚期成骨细胞分化时[30]。

（三）放射治疗对破骨细胞的影响

作为骨的重建部分，破骨细胞结合到骨基质，形成一个肌动蛋白环介导的密封带，分泌酶和酸，以降解骨，然后转移到新的部位。这些每一种功能部分地通过位于破骨细胞膜表面的整联蛋白调节，与邻近细胞和细胞外基质相互作用[31]。在破骨细胞的主要整联蛋白是 αvβ3，其抗体抑制破骨细胞结合到骨基质和破骨细胞介导的骨再吸收[32]。β3 亚单位是 αⅡβ3 和 αvβ3 整联蛋白的组分，在早期骨折愈合期间起到重要的作用[33]。

在骨中，降钙素受体（calcitonin receptor，CTR）是破骨细胞一种特殊的标志[34]，尤其是破骨细胞分化时[35]，与正常的骨质溶解有关。降钙素与其受体结合，缓冲破骨细胞激活[36]。实验证实，成熟破骨细胞表达 CTR 低于破骨前体细胞。电离辐射可增强破骨前体细胞活性，但可损伤破骨细胞再吸收的能力。在小鼠模型中，破骨细胞的分化和激活、骨的再吸收及由促钙激素调节的钙稳态，需要造血前体细胞 RANK 的表达[37]。电离辐射可促进破骨前体细胞 RANK 的表达，但不促进破骨细胞的表达。

在过去几十年研究中，一些研究者强调了破骨细胞在辐射诱导骨质疏松症中发挥重要的作用[5,12]。在电离辐射后的几天内，破骨细胞的数量增加，活性提高[12]。全身 X 射线照射后 24 h 内，血清抗酒石酸磷酸酯酶（tartrate-resistant acid phosphatase，TRAP）升高。辐射后头 3 d 内，啮齿类动物骨骼的破骨细胞数量及其表面（骨表面正常）变化较显著[6]。放疗后 1 周内，破骨细胞数量和活性的变化早于后续发生的骨丢失事件[5,12]。大多数骨丢失的发生早于成骨细胞数量和骨形成的变化[12]。应用双膦酸盐抗重吸收剂［如利塞膦酸盐（risedronate）］能够抑制破骨细胞活性，可有效阻止电离辐射诱导所致的多处骨骼部位破骨细胞活性及骨丢失的增加[12]。初始阶段破骨细胞活性增加可能是由于破骨细胞活性降低的拖长所致[38]。骨形成和再吸收的持续减少能够充分抑制骨重建，导致骨组织的物质特性的损伤[39]。早期破骨细胞活性的急性增加而导致骨丢失发生，紧接着骨形成长期减弱，这两种作用危害骨结构的完整性，致使晚期反应发生。这种骨的变化是通过降低骨密度和（或）改变骨的机械或物质组成比例来实现的，从而导致骨折发生率增加[40]。

放射治疗可引起破骨前体细胞的损伤。RANKL 诱导的破骨细胞显示 TRAP 阳性、多核及独特的形态特点。与未用 RANKL 处理的 RAW264.7 细胞（能够表达破骨细胞标志基因的细胞）比较，RANKL 诱导的破骨前体细胞增加 TRAP 和 NF-κB 受体活化因子（RANK）表达，降低 CTR 的表达。当 2 Gy γ 射线照射 RAW264.7 细胞，上调整联蛋白 β3（integrin β3）和 RANK 的表达，下调 CTR 表达。电离辐射对 RANKL 诱导的破骨细胞分化作用是增强 CTR 的表达，抑制 RANK 和 TRAP 的表达。因此，2 Gy γ 射线照射的损伤效应能够促进破骨前体细胞的激活，但不能激活破骨细胞[41]。

（四）放射治疗对成骨细胞和破骨细胞的双重影响

骨代谢是一个动态的和连续的重建过程。其中，骨形成细胞（成骨细胞）和骨再吸收细胞（破骨细胞）通过复杂的网络协调调控，包括细胞因子、细胞表面受体和各种信号通路[42]。破骨细胞来源于单核细胞/巨噬细胞谱系和多核细胞的造血祖细胞，可降解矿化的骨基质[43]。近年来研究证实，活化的破骨细胞作为一种骨质减少和骨质疏松的病理特征[12]。破骨细胞前体合成 DNA，并进行增殖；因此，其前体较破骨细胞更易于受到电离辐射的损伤[43]。

成骨细胞和破骨细胞的功能和数量对于维持骨骼稳态极为重要[44]。OPG/RANKL/RANK 被认为是目前最重要的调控系统。成骨细胞表达 RANKL 与破骨细胞膜表面受体 RANK 相结合，促进破骨细胞生长、分化成熟和功能活化。同时，成骨细胞表达的骨保护素（osteoprotegerin，OPG）作为伪受体，竞争性拮抗 RANKL 与 RANK 的结合，抑制破骨细胞的形成及其功能的激活[45]。RANKL 和 OPG 表达水平的平衡对于破骨细胞的分化、成熟以及活性至关重要[46]。

采用 RAW264.7 细胞诱导分化为破骨细胞，经过 RANKL 诱导 7 d 后，RANK mRNA 和蛋白质的表达水平上调。2 Gy 电离辐射可以提高破骨细胞前体细胞中 RANK mRNA 和蛋白质表达水平，降低破骨细胞中 RANK 表达水平。说明破骨细胞分化成熟的过程中 RANK 表达水平升高，进而有利于与其对成骨细胞所表达的 RANKL 或 OPG 相结合，对破骨细胞进行调节。电离辐射可以促进破骨细胞前体细胞的增殖、成熟与活性，但是对破骨细胞却有一定的抑制作用[47]。

采用 MC3T3-E1 细胞诱导分化为成骨细胞，4 Gy 照射可致成骨细胞 RANKL mRNA 及其蛋白表达水平上调；2 和 4 Gy 照射可以导致成骨细胞 OPG mRNA 及其蛋白表达水平下调。这一结果说明，中等剂量电离辐射可以导致成骨细胞中 RANKL/RANK/OPG 通路发生改变，促进破骨细胞的分化和成熟，进而促进破骨细胞的骨吸收作用[48]。

四、骨折是肿瘤放射治疗后的晚期反应

电离辐射是有效治疗肿瘤的重要手段。近几十年，随着诊断技术、放疗计划和放疗效率的不断提高，大多数肿瘤的患者病死率有所减低。并且，随着肿瘤患者生存期的延长，放疗所引起的骨组织损伤也受到了更多的关注。在放疗中，骨盆部位肿瘤照射而引起的髋骨骨折等骨组织的并发症即为辐射的远期效应[49]。这种临近骨盆部位肿瘤的正常组织吸收剂量很高，正常骨组织的受照是很有意义的，因为接近肿瘤的正常组织吸收的剂量可能很重要。例如，妇科骨盆肿瘤的照射剂量通常单次为 1.8 Gy，6 周完成，共 30 次，肿瘤共接受 54 Gy 照射。根据肿瘤的大小及位置，每一侧正常髋骨组织每次接受高达一半的照射剂量。外科切除率的提高，同步化疗的加入和先进放疗技术的介入有效地减少了与肿瘤毗邻正常骨组织的受照剂量。然而，照射后出现在如髋骨和脊柱的骨组织骨折，仍是发病率的主要来源，并具有致命风险[50]。

骨盆外粒子束放疗（external beam radiotherapy，EBRT）可增加女性髋部骨折的危险，也增加男性前列腺癌 EBRT 的髋部骨折危险。研究者从美国国家老年人医疗保险数据库（Medicare database）的 Surveillance、Epidemiology 和 End Results（SEER）中获取的 1992~2004 年间≥66 岁的 45 662 例前列腺癌患者，经协变量统计后，证实 EBRT 增加 76%髋部骨折的危险，危害比（hazards ratio，HR）为 1.76，95%置信区间（confidence interval，CI）为 1.38 ~ 2.40，未增加远端前臂骨折的危险（HR = 0.80，95% CI：0.56~1.14）[51]。

骨折是电离辐射的一种晚期反应，是由于骨质量和数量衰减所致[49,52]。这种晚期反应受一些因素的影响，如总吸收剂量、辐射的能量、分割剂量以及患者的疾病分期，均会影响骨骼组织对辐射的反应[53]。肿瘤放疗后 1 年通常可观测到骨质减少[9]。文献已报道，电离辐射所致骨受损，包括去矿质作用、骨质变薄、硬化以及骨小梁丢失[23,52]。但是，文献中也报道，在受照患者[54]或动物模型[55]中可观察到异常增厚的骨小梁。

照射骨骼所致病理性骨折发生风险的升高很大程度上与骨折处或骨折处附近的受照射剂量有关[56]。接受乳腺癌放疗的患者，肋骨骨折发生率为 1.8%~19%[53]。类似的，各种盆腔恶性肿瘤患者，接受放疗后受照射的区域骨折发生风险更高，包括髋部（尤其股骨头、骶骨、髋臼

骨)[49,54,57,58]。在一项治疗前列腺癌的研究中，患者骨折发生率接近 6.8%，发生的中位时间是放疗后 20 个月[59]。

在妇科肿瘤治疗中，关于放疗诱导骨折发生概率和时间的研究很多。Kwon 及其同事[58]统计了 510 例宫颈癌患者放疗前后的盆腔磁共振图像：其中，100 例患者（19.6%）存在骨盆的不全骨折；而在这 100 例患者中，61%的患者为多发性骨折。放疗后 1～5 年的骨折发生率分别为 15%、27%、32%、35%和 45%。只有 0.4%的患者发展为股骨头无血管性坏死。另外 2 项研究应用 CT 检测到妇科肿瘤放疗后骨折发生率为 10%和 13%[57,60]。在这 3 项研究中，主要的不完全骨折是接近骶髂骨关节[57,58,60]。在 Kwon 等[58]的研究中，在放疗期间同时化疗的患者骨折发生率（17%）与未同步化疗的无明显差异（21%）。

局部照射引发的放射反应是增加骨折风险的主要因素。一项综合性研究，统计了近 6500 例年龄>65 岁的无恶性肛肠、结肠及直肠肿瘤的女性患者外伤性骨盆骨折发生的概率，应用比率危险率模型发现，与未接受盆腔外照射的患者对比，放射治疗分别增加了肛门癌、结肠癌和直肠癌患者 3.16、1、66 和 1.65 的危害比；放疗后 5 年，患者骨折发生率与未放疗患者对比，肛门癌为 7.5% *vs* 14%，结肠癌为 5.9% *vs* 8.2%，直肠癌为 8.7% *vs* 11.2%[49]。而在照射野外的上肢骨和椎骨，放疗后骨折的发生率并没有显著增高。肛门癌患者骨盆骨折的发生率是未放疗者的 3 倍，并且股骨头在靶病灶为腹股沟淋巴结时受到了更高的照射剂量，这再一次支持了局部放射反应是增加骨折风险的主要因素的假说。同时，由于有害的临床反应似乎是局限于受照射区域内，全身或非靶照射反应也不能忽略[61]。

电离辐射可诱发骨折，通过动物及细胞实验中发现了产生这种现象的新机制，即辐照后骨组织内脉管组织和骨生成的减少、破骨细胞激活可能是引起骨早期损失的原因[5,12]。放疗诱导骨质疏松、增加骨折发生概率的原因可能是由于骨重吸收周期快速且短暂，放疗后骨更新长期受抑制，最终阻碍了骨量的恢复，并且降低了骨的质量。80 例鼻咽癌患者接受标准剂量的根治性放疗和放化疗后，应用 CT 评价颅底骨的变化，发现 18 例（22.5%）患者颅底某些区域发生硬化，其中 5 例（27.8%）在 1～5 年内转为骨质疏松症；另外，17 例（21.3%）发生骨质溶解[62]。

临床放疗会危害正常骨组织的健康，导致骨折。有限的研究证实了辐射诱导骨丢失的机制。很少有研究来评价患者放疗后骨丢失的量级和程度。基于动物模型和细胞培养的研究，可得出如下结论：辐射通过提高破骨细胞的活性，引起骨重吸收早期升高，紧接着骨形成持续减少。通过降低整体骨密度及损伤由低转换的骨成分性质的共同作用，或与其他因子作用，可加剧损伤骨强度。进一步研究目标应是识别辐射诱导骨损伤的中介物，以便研究出针对辐射诱导骨折的有效治疗策略。

参 考 文 献

[1] Pacheco R, Stock H. Effects of radiation on bone. Curr Osteoporos Rep, 2013, 11 (4): 299-304.

[2] Samartzis D, Nishi N, Hayashi M, et al. Exposure to ionizing radiation and development of bone sarcoma: new insights based on atomic-bomb survivors of Hiroshima and Nagasaki. J Bone Joint Surg Am, 2011, 93 (11): 1008-1015.

[3] Kondo H, Yumoto K, Alwood JS, et al. Oxidative stress and gamma radiation-induced cancellous bone loss with masculoskeletal disuse. J Ap-

pl Physiol，2010，108（1）：152-161.

[4] Nishiyama K，Inaba F，Higashihara T，et al. Radiation osteoporosis—an assessment using single energy quantitative computed tomography. Eur Radiol，1992，2（4）：322-325.

[5] Kondo H，Searby ND，Mojarrab R，et al. Total-body irradiation of postpubertal mice with ^{137}Cs acutely compromises the microarchitecture of cancellous bone and increases osteoclasts. Radiat Res，2009，171（3）：283-289.

[6] Willey JS，Lloyd SAJ，Robbins ME，et al. Early increase in osteoclast number in mice after whole-body irradiation with 2 Gy X rays. Radiat Res，2008，170（3）：388-392.

[7] Alwood JS，Kumar A，Tran LH，et al. Low-dose，ionizing radiation and age-related changes in skeletal microarchitecture. J Aging Res，2012，2012：481983.

[8] Jastrzebska A，Kaminski A，Grazka E，et al. Effect of gamma radiation and accelerated electron beam on stable paramagnetic centers induction in bone mineral：influence of dose，irradiation temperature and bone defatting. Cell Tissue Bank，2014，15（3）：413-428.

[9] Green DE，Rubin CT. Consequences of irradiation on bone and marrow phenotypes，and its relation to disruption of hematopoietic precursors. Bone，2014，63：87-94.

[10] Turner RT，Iwaniec UT，Wong CP，et al. Acute exposure to high dose γ-radiation results in transient activation of bone lining cells. Bone，2013，57（1）：164-173.

[11] Kanis JA，Burlet N，Cooper C，et al. European Society for Clinical and Economic Aspects of Osteoporosis and Osteoarthritis（ESCEO）. European guidance for the diagnosis and management of osteoporosis in postmenopausal women. Osteoporos Int，2008，19：399-428.

[12] Willey JS，Livingston EW，Robbins ME，et al. Risedronate prevents early radiation-induced osteoporosis in mice at multiple skeletal locations. Bone，2010，46（1）：101-111.

[13] Bandstra ER，Pecaut MJ，Anderson ER，et al. Long-term dose response of trabecular bone in mice to proton radiation. Radiat Res，2008，169（6）：607-614.

[14] Bandstra ER，Thompson RW，Nelson GA，et al. Musculoskeletal changes in mice from 20～50 cGy of simulated galactic cosmic rats. Radiat Res，2009，172（1）：21-29.

[15] Sugimoto M，Takahashi S，Toguchida J，et al. Changes in bone after high-dose irradiation. Biomechanics and histomorphology. J Bone Joint Surg Br，1991，73（3）：492-497.

[16] Wernle JD，Damron TA，Allen MJ，et al. Local irradiation alters bone morphology and increases bone fragility in a mouse model. J Biomech，2010，43（14）：2738-2746.

[17] Alwood JS，Yumoto K，Mojarrab R，et al. Heavy ion irradiation and unloading effects on mouse lumbar vertebral microarchitecture，mechanical properties and tissue stresses. Bone，2010，47（2）：248-255.

[18] 李建福，程天民. 放射性骨损伤病理学改变的研究近况. 中华放射医学与防护杂志，2000，20（3）：218-221.

[19] 张艳玲，李建福，梁后杰. 放射性骨损伤愈合能力降低的机制的实验研究. 肿瘤防治研究，2002，29（5）：383-385.

[20] Ergun H，Howland WJ. Postradiation atrophy of mature bone. CRC Crit Rev Diagn Imaging. 1980，12（3）：225-243.

[21] Rabclo CD，Beletti ME，Dechichi P. Histological analysis of the alterations on cortical bone channels network after radiotherapy：A rabbit study. Microsc Res Tech，2010，73（11）：1015-1018.

[22] Rohrer MD，Kim Y，Fayos JV. The effect of cobalt-60 irradiation on monkey mandibles. Oral Surg Oral Med Oral Pathol，1979，48（5）：424-440.

[23] Hopewell JW. Radiation-therapy effects on bone density. Med Pediatr Oncol，2003，41（3）：208-211.

[24] Cao X, Wu X, Frassica D, et al. Irradiation induces bone injury by damaging bone marrow microenvironment for stem cells. Proc Natl Acad Sci USA, 2011, 108 (4): 1609-1614.

[25] Sakurai T, Sawada Y, Yoshimoto M, et al. Radiation-induced reduction of osteoblast differentiation in C2C12 cells. J Radiat Res (Tokyo), 2007, 48 (6): 515-521.

[26] 王剑宁，曾融生，杨国平．电离辐射对大鼠类成骨细胞的影响．中山医科大学学报，2002，23（2）：97-98，102.

[27] Sawajiri M, Nomura Y, Bhawal UK, et al. Different effects of carbon ion and gamma-irradiation on expression of receptor activator of NF-κB ligand in MC3T3-E1 osteoblast cells. Bull Exp Biol Med, 2006, 142 (5): 618-624.

[28] 杨冰，孙元明，唐泉，等．辐射对原代成骨细胞 NOTCH1 和 Runx2 的影响．辐射研究与辐射工艺学报，2013，31（2）：7-12.

[29] 韩英，杨冰，唐泉，等．电离辐射对原代成骨细胞 M-CSF 表达的影响．国际放射医学核医学杂志，2013，31（1）：5-8.

[30] Schonmeyr BH, Wong AK, Soares M, et al. Ionizing radiation of mesenchymal stem cells results in diminution of the precursor pool and limits potential for multilineage differentiation. Plast Reconstr Surg, 2008, 122 (1): 64-76.

[31] Teitelbaum SL, Ross FP. Genetic regulation of osteoclast development and function. Nat Rev Genet, 2003, 4: 638-649.

[32] Ross FP, Chappel J, Alvarez JI, et al. Interactions between the bone matrix proteins osteopontin and bone sialoprotein and the osteoclast integrin αvβ3 potentiate bone resorption. J Biol Chem, 1993, 268: 9901-9907.

[33] Hu D, Lu C, Sapozhnikova A, et al. The absence of β3 integrin accelerates early skeletal repair. J Orthop Res, 2010, 28: 32-37.

[34] Cornish J, Callon KE, Bava U, et al. Effects of calcitonin, amylin, and calcltonin gene-related peptide on osteoclast development. Bone, 2001, 29: 162-168.

[35] Lee SK, Goldring SR, Lorenzo JA. Expression of the calcitonin receptor in bone marrow cell cultures and in bone: a specific marker of the differentiated osteoclast that is regulated by calcitonin. Endocrinology, 1995, 136: 337-342.

[36] Boyle WJ, Simonet WS, Lacey DL. Osteoclast differenciation and activation. Nature, 2003, 423: 337-342.

[37] Li J, Sarosi I, Yan XQ, et al. PANK is the intrinsic hematopoietic cell surface receptor that controls osteoclastogenesis and regulation of bone mass and calcium metabolism. Proc Natl Acad Sci USA, 2000, 97: 1566-1571.

[38] Margulies B, Morgan H, Allen M, et al. Transiently increased bone density after irradiation and the radioprotectant drug amifostine in a rat model. Am J Clin Oncol, 2003, 26 (4): e104-114.

[39] Burr DB, Miller L, Grynpas M, et al. Tissue mineralization is increased following 1-year treatment with high doses of bisphosphonates in dogs. Bone, 2003, 33 (6): 960-969.

[40] Dhakal S, Chen J, McCance S, et al. Bone density changes after radiation for extremity sarcomas: exploring the etiology of pathologic fractures. Int J Radiat Oncol Phys, 2011, 80 (4): 1158-1163.

[41] Yang B, Zhou H, Zhang XD, et al. Effect of radiation on the expression of osteoclast marker genes in RAW264.7 cells. Mol Med Rep, 2012, 5 (4): 955-958.

[42] Haynes DR, Crotti TN, Zreiqat H. Regulation of osteoclast activity in peri-implant tissues. Biomaterials, 2004, 25: 4877-4885.

[43] Asagiri M, Takayanagi H. The molecular understanding of osteoclast differentiation. Bone, 2007, 40: 251-264.

[44] Sims SM, Panupinthu N, Lapierre DM, et al. Lysophosphatidic acid: A potential mediator of osteoblast-osteoclast signaling in bone. Biochim Biophys Acta, 2013, 1831 (1): 109-116.

[45] Pivonka P, Zimak J, Smith DW, et al. Theo-

retical investigation of the role of the RANK-RANKL-OPG system in bone remodeling. J Theor Biol, 2010, 262 (2): 306-316.

[46] Caetano-Lopes J, Canhão H, Fonseca JE. Osteoblasts and bone formation. Acta Reumatol Port, 2007, 32 (2): 103-110.

[47] 周慧，杨冰，唐泉，等. 电离辐射对破骨细胞分化过程中 RANK 表达的影响. 吉林大学学报（医学版），2013，39（6）：1127-1131.

[48] 周慧，杨冰，唐泉，等. 电离辐射对成骨细胞核因子 κB 受体活化因子配体和骨保护素 mRNA 及其蛋白表达的影响. 中华放射医学与防护杂志，2013，33（5）：468-471.

[49] Baxter NN, Habermann EB, Tepper JE, et al. Risk of pelvic fractures in older women foll0wing pelvic irradiation. JAMA, 2005, 294 (20): 2587-2593.

[50] Small W Jr, Kachnic L. Postradiotherapy pelvic fractures: Cause for concern or opportunity for future research? JAMA, 2005, 294 (29): 2635-2637.

[51] Elliott SP, Jarosek SL, Alanee SR, et al. Three-dimensional external beam radiotherapy for prostate cancer increases the risk of hip fracture. Cancer, 2011, 117 (19): 4557-4565.

[52] Howland W, Loeffler RK, Starchman DE, et al. Post-irradiation atrophic changes of bone and related complications. Radiology, 1975, 117: 677-685.

[53] Overgaard M. Spontaneous radiation-induced rib fractures in breast cancer patients treated with postmastectomy irradiation. A clinical radiobiological analysis of the influence of fraction size and dose-response relationships on late bone damage. Acta Oncol, 1988, 27 (2): 117-122.

[54] Williams HJ, Davies AM. The effect of X-rays on bone: A pictorial review. Eur Radiol, 2006, 16 (3): 619-633.

[55] Sawajiri M, Mizoe J. Changes in bone volume after irradiation with carbon ions. Radiat Environ Biophys, 2003, 42 (2): 101-106.

[56] Dickie CI, Parent AL, Griffin AM, et al. Bone fractures following external beam radiotherapy and limb-preservation surgery for lower extremity soft tissue sarcoma: Relationship to irradiated bone length, volume, tumor location and dose. Int J Radiat Oncol Biol Phys, 2009, 75 (4): 1119-1124.

[57] Schmeler KM, Jhingran A, Iyer RB, et al. Pelvic fractures after radiotherapy for cervical cancer: Implications for survivors. Cancer, 2010, 116 (3): 625-630.

[58] Kwon JW, Huh SJ, Yoon YC, et al. Pelvic bone complications after radiation therapy of uterine cervical cancer: Evaluation with MRI. AJR Am J Roentgenol, 2008, 191 (4): 987-994.

[59] Igdem S, Alco G, Ercan T, et al. Insufficiency fractures after pelvic radiotherapy in patients with prostate cancer. Int J Radiat Oncol Biol Phys, 2010, 77 (3): 818-823.

[60] Ikushima H, Osaki K, Furutani S, et al. Pelvic bone complications foloowing radiation therapy of gynecologic malignancies: Clinical evaluation of radiation-induced pelvic insufficiency fractures. Gynecol Oncol, 2006, 103 (3): 1100-1104.

[61] Jia D, Gaddy D, Suva LJ, et al. Rapid loss of bone mass and strength in mice after abdominal irradiation. Tadiat Res, 2011, 176 (5): 624-635.

[62] Xie CM, Liu XW, Li H, et al. Computed tomographic findings of skull base bony changes after radiotherapy for nasopharyngeal carcinoma: implications for local recurrence. J Otolaryngol Head Neck Surg, 2011, 40 (4): 300-310.

❖ 肿瘤靶向治疗 ❖

分子靶向药物毒性管理

常建华

上海复旦大学附属肿瘤医院 上海 200032

一、在我国上市的分子靶向抗肿瘤药物

近十余年来，已有多种分子靶向抗肿瘤药物在我国上市，并得到临床广泛应用。根据药物的作用靶点和性质，这些药物大体可以分为以下几类：

1. 表皮生长因子受体酪氨酸激酶抑制剂（EGFR-TKI），如吉非替尼（gefitinib，Iressa，易瑞沙）、厄洛替尼（erlotinib，Tarceva，特罗凯）、阿法替尼（afatinib）等。

2. 抗 EGFR 单抗，如西妥昔单抗（cetuximab，Erbitux，爱必妥）。

3. 血管内皮生长因子受体抑制剂，如贝伐单抗（bevacizumab，Avastin）。

4. 抗 HER-2 单抗，如曲妥珠单抗（trastuzumab，Herceptin，赫赛汀）。

5. ALK 酪氨酸激酶抑制剂，例如克唑替尼（crizotinib）。

6. 抗 CD20 单抗，如利妥昔单抗（rituximab，Mabthere，美罗华）。

7. 多靶点抑制剂，如索拉非尼（sorafenib，Nexevar，多吉美）、舒尼替尼（sunitinib，Sutent，索坦）等。

8. Bcr-Abl 酪氨酸激酶抑制剂，如伊马替尼（imatinib，Glivic，格列卫）。

9. mTOR 激酶抑制剂，如替西罗莫司（temsirolimus，CCI-779）。

10. 泛素-蛋白酶体抑制剂，如硼替佐米（bortezomib）。

11. 其他：Aurora 激酶抑制剂、组蛋白去乙酰化酶（HDACs）抑制剂等。

总体上，这些药物的不良反应是可预期和可控的，本文仅就广泛应用的几类靶向药物的不良反应及其临床处置原则加以介绍。

二、表皮生长因子受体酪氨酸激酶抑制剂抗 EGFR 单抗的不良反应及处理

临床上应用最为广泛的有吉非替尼和厄洛替尼，以及第二代药物阿法替尼，在伴有 EGFR 敏感突变的晚期或转移性非小细胞肺癌患者的治疗中发挥了重要作用，疗效明确，显著延长了患者的无进展生存期。该类药物通过阻断癌细胞内表皮生长因子受体（EGFR）酪氨酸激酶或磷酸化激活信号及下游 MAPK 和 AKT 信号通路，促进凋亡、遏制增殖、抗肿瘤血管生成等，达到抑制肿瘤的作用。阿法替尼是第二代非可逆性的 EGFR-TKI，具有与一代药物同样的高疗效，并对 T790M 耐药突变有一定疗效，但由于其推荐剂量接近其剂量限制性毒性（DLT），故相关毒性也比一代药物明显。

（一）皮肤毒性

EGFR-TKI 类药物一项最常见的不良反应是皮肤毒性（占 50%~85%），其具体表现形式包括：皮疹（60%~80%）、甲沟炎及甲裂（6%~12%）、毛发改变（5%~6%）、皮肤干燥（4%~35%）、超敏反应（2%~3%）、黏膜炎（2%~36%）等。

其中最突出的是类似痤疮的皮疹，一般在用药后 2 周内出现，多见于头皮、面部、颈部、胸背部等部位，皮疹发生机制尚不完全明确，可能与磷酸化 EGFR 信号被抑制后，胶质细胞生长和分化不成熟，p27、KRT1、STAT3 上调，炎性因子释放，最终导致角质细胞凋亡、血管膨胀等有关。有趣的是，并且根据既往研究显示：无论 EGFR 突变状态如何，皮疹是评价 EGFR-TKI 疗效的一项替代预测因子，而皮疹的程度也与西妥昔单抗的疗效有一定相关性。美国 Roman 等的研究显示，继发于厄洛替尼的皮疹大多出现在治疗后 2 周肉，峰值在 3~5 周，随后逐渐减退，如非必须，不必对药物进行减量。以美国纽约 MSKCC（Memorial Sloan-Kettering Cancer Center）牵头的 MASCC（MultinationalAssociation for Supportive Care in Cancer）皮肤毒性管理协作组推荐以 NCI-CTCAE4.0 为基础，结合患者健康相关生活质量（HQOL）、日常活动度（ADI）、患者报告预后（PROs）等相关指标对皮肤毒性进行描述和随访。根据当前诊疗共识，对于皮损局限、症状轻微、日常活动不受限、且无重复感染的轻度皮疹，可局部涂抹皮肤外用药，同时保持身体清洁及皮肤湿润，通常可明显缓解。

而对皮损广泛、中度症状、日常活动轻度受限、且无重复感染的中度皮疹而言，一般无需对 EGFR-TKI 进行剂量修正，严重者可适当减量；皮疹部位可使用氢化可的松、克林霉素局部治疗，中度皮疹可使用比美莫司联合多西环素或米诺环素等进行连续治疗，重度患者还可联合中等剂量甲泼尼龙进行治疗。皮疹治疗 2 周后需进行评估，对于皮损广泛、症状严重、日常活动明显受限、潜在重复感染的重度皮疹患者，如果疗效不佳建议剂量修正或需要终止治疗。

此外，在口服靶向药物之前，医师应先告知患者服药后可能出现的皮肤不良反应相关症状，并叮嘱患者养成良好的生活习惯、且避免日晒。同样，在使用西妥昔单抗前，给予苯海拉明或小剂量激素也能预防严重皮疹的发生。

（二）消化系统毒性

EGFR-TKI 类药物另一项常见的不良反应是消化系统毒性，其中最常见表现为腹泻。腹泻发生率约为 55%，其中 3/4 度毒性占 6%。轻度腹泻比较容易控制，对症治疗或短期的洛哌丁胺即可缓解，几乎不需要调整 TKIs 药物剂量。

同时应评估是否合并了其他危险因素，如有导泻作用的食物、胃肠动力药物、大便软化剂等，治疗中应首先去除上述诱因。去除诱因后，经过静脉补液、抗生素等治疗后仍持续存在的腹泻，需要进行 TKIs 剂量调整、中断或终止治疗。此外，恶心与呕吐发生率约为 30%，其中 3 度毒性占 7%。通常可以通过调节饮食减轻症状，如药物不与食物同服（进食前 1 小时或进食 2 小时后服药），建议进食较清淡的食物，少食多餐。轻中度症状可考虑甲氧氯普胺、地塞米松、苯海拉明联合应用以提高止吐效果，必要时每天一次氯丙嗪治疗也能有效控制恶心、呕吐症状，症状严重时需要应用 5-羟色胺受体拮抗剂类治疗，注意如有脱水需及时纠正水-电解质平衡。

对有口腔黏膜炎、口腔溃疡的患者，须保持口腔卫生、尽量吃软食、少食多餐，忌辛辣、硬、热食物等加以控制，还可使用氯己定（洗必泰）等口腔清洁剂治疗，疼痛严重者可以加用2%利多卡因、硫糖铝等局部用药。除此以外，轻度肝功能损伤，发生率约为30%，若总胆红素增加1倍和（或）转氨酶增高2倍，应减量或暂停服用EGFR-TKI并给予护肝治疗。在治疗期间应避免合用可导致肝损伤的药物和食物，如对乙酰氨基酚和乙醇等。

（三）间质性肺炎

间质性肺炎是EGFR-TKI少见、但极为严重的并发症，其发生率2%~3%，致死率接近0.3%。表现为新发作的或加重的呼吸困难、低氧血症、限制性通气障碍及弥散功能减低及无明显诱因下出现X线胸片新发渗出影。一旦肺纤维化形成，将出现不可逆性的肺功能减退，有肺部合并症的患者更容易出现。

间质性肺炎多发生于使用吉非替尼治疗的4周内，其发生机制尚不明确。有研究认为，EGFR抑制剂在抑制肿瘤组织EGFR的同时，也抑制气管上皮细胞的生长及其损伤的修复，使免疫炎症反应失控，导致发生间质性肺炎。因此，在服药期间应定期进行胸部X线和CT检查，出现原因不明的咳嗽、气急等呼吸道症状时要考虑间质性肺炎的可能，须立即停药并及时进行进一步的检查。一旦确诊为EGFR-TKI引起的间质性肺炎，应避免用药并积极应用高剂量糖皮质激素治疗，以避免造成肺部的不可逆病变。厄洛替尼引起间质性肺炎的发生率较低。

三、抗血管内皮生长因子（VEGF）单抗的不良反应及处理

贝伐单抗为重组人源化IgC1单克隆抗体，通过与血管内皮生长因子（VFGF）结合，阻断VEGF与其受体（VEGFR）作用，减少微血管生长并抑制肿瘤增殖。临床研究显示，贝伐单抗与化疗联合用于晚期大肠癌的一线治疗明显提高了有效率、中位无进展生存和总生存时间；在晚期非鳞癌非小细胞肺癌的治疗中，贝伐单抗联合紫杉醇/卡铂使患者的无进展生存和总生存时间得到了提高；在转移性乳腺癌的治疗中，贝伐单抗与化疗联合也同样得到了无进展生存时间延长的良好效果。

（一）高血压

高血压是血管内皮生长因子抑制剂常见的不良反应。各项临床研究中观察到的高血压发生率约为30%，这是由于贝伐单抗主要影响血管内皮细胞生存和增殖。对血压的影响具有剂量依赖性，小剂量（5或7.5mg/kg）贝伐单抗治疗时，高血压发生率为2.7%~32%，而在高剂量（10或15mg/kg）时，高血压发生率为17.6%~36%，故对有高血压病史者要慎用，且在治疗开始前以及治疗中应定期监测血压情况。

既往有高血压病史、且血压控制不稳定的患者不应接受抗血管生成药物的治疗。对应用抗血管生成药物后新发的高血压患者可以使用钙离子拮抗剂控制血压；血压控制稳定的患者如果在接受抗血管生成药物治疗后出现血压升高，应考虑原有降压药加量或加用另一种降压药物。如口服降压药无法控制高血压，则应终止抗血管生成药物的使用。

（二）出血与血栓

接受贝伐单抗治疗的患者中出血事件的发生率较高，以短暂的鼻衄最常见，发生率约为35%。这类不良反应一般都很轻，无需处理就可恢复。出血事件主要是肿瘤相关的出血和微量黏膜与皮肤出血；在治疗期间，应密切监测患者凝血功能、血压等。对严重中枢神经出血或其他部位3/4

度出血，应立即终止贝伐单抗治疗。在早期的研究中，非小细胞肺癌患者中出现的肺出血（约为2%）可能是致命的，且所有肺出血事件都发生在中央型鳞癌患者，因而贝伐单抗未被批准适用于肺鳞癌。

恶性肿瘤患者是血栓栓塞的高危人群，而主要影响血管内皮细胞生成和增殖的抗VEGF药物，可使基质下的促凝血磷脂暴露。血栓栓塞包括动脉血管栓塞（ATE）和静脉血管栓塞（VTE），使用贝伐单抗治疗时，ATE及VTE风险都会明显增加。ATE主要包括脑梗死、短暂脑缺血发作、心肌梗死等。在多种相关适应证的临床研究中，贝伐单抗联合化疗组与单纯化疗相比，发生3级以上ATE的风险明显增加，特别是用于结直肠癌和肾癌的治疗时。

VTE主要包括深静脉血栓、肺栓塞及血栓性静脉炎等。一项荟萃分析显示，贝伐单抗联合化疗组VTE总发生率为11.9%，3级以上栓塞发生率为6.3%。为防止血栓栓塞的发生，在治疗期间应鼓励患者多下床活动，定时对下肢进行局部按摩，并密切监测患者的血压及血栓栓塞相关症状的情况，特别是年龄>65岁的老年患者。如出现血栓发生的症状和体征，应给予正确的溶栓抗凝治疗。一旦发生ATE，则应永久停用抗VEGF药物。

（三）蛋白尿

蛋白尿是VEGF抑制剂共同的不良反应，肾小球足细胞表达的VEGF是维持肾小球内皮细胞正常结构和功能所必需的，抑制了VEGF可破坏肾小球滤过屏障，最终形成蛋白尿。临床研究中提示，使用贝伐单抗可增加蛋白尿发生的风险，其发生率约为9%。蛋白尿通常为可逆性，大多数无症状，对于接受VEGF抑制剂治疗的患者应密切检测肌酐、肾功能、血压和蛋白尿，对蛋白尿（++）~（+++）的患者应行24小时尿蛋白定量检测，尿蛋白>2g的患者应暂停使用贝伐单抗。一旦出现了肾损伤或肾病综合征，则必须永久停药并进行积极的对症治疗。

（四）胃肠道穿孔

胃肠道穿孔是少见却对患者生命具有潜在威胁的不良反应，其典型症状包括腹痛、恶心、呕吐、便秘、发热等。在贝伐单抗联合化疗药物的治疗中，2%~4%的患者可发生胃肠道穿孔。有相关荟萃分析指出，与低剂量组治疗相比，其风险在高剂量组治疗中表现得更为明显，而在结直肠癌和肾细胞癌的治疗中发生胃肠道穿孔的风险也明显增高。因此，患者在治疗前应进行风险评估，有慢性炎症性疾病、消化性溃疡病史及同时使用皮质类固醇、非甾体类抗炎药都预示着可能发生胃肠穿孔；在手术前后28天内及术后伤口裂开的患者，应避免使用VEGF抑制剂。因此，对出现胃肠穿孔的患者应永久停药，并请专科医生会诊。

四、抗HER-2单抗的不良反应及处理

曲妥珠单抗是一种重组DNA衍生的人源化单克隆抗体，特异性地作用于人表皮生长因子受体-2（HER-2）的细胞外部位。在原发性乳腺癌患者中有25%~30%的患者HER-2过度表达，其结果是这些肿瘤细胞表面HER-2蛋白表达增加，导致HER-2受体活化。曲妥珠单抗通过抑制HER-2过度表达，抑制肿瘤细胞的增殖。另外，曲妥珠单抗还通过抗体依赖的细胞介导的细胞毒反应（ADCC）达到杀伤肿瘤细胞的作用。

心脏毒性是曲妥珠单抗最主要的不良反应。高龄患者、既往心脏病史、胸部放疗史、蒽环类药物使用史都会增加曲妥珠

单抗的心脏毒性。心脏毒性事件主要包括：左心室功能不全、心律失常、高血压、症状性心力衰竭、心肌病和心源性死亡，也可引起有症状的左心室射血分数（LVEF）降低。因此，在首次使用曲妥珠单抗之前，应充分评估患者的心功能，包括病史、体格检查，以及通过超声心动图或放射性心血管造影扫描检查测定 LVEF 值。

治疗期间每 3 个月，以及治疗结束后进行 LVEF 复测。对 LVEF 相对治疗前绝对降低≥16%或 LVEF 低于正常值范围、且相对治疗前绝对降低≥10%时，应停止曲妥珠单抗治疗。若在曲妥珠单抗治疗期间发生有症状的心力衰竭，应给予利尿药、强心苷类药物和（或）血管紧张素转化酶抑制剂等标准治疗。对于有临床症状的心力衰竭患者，强烈建议停止曲妥珠单抗用药，除非患者个体获益大于风险。对于有充血性心力衰竭病史、高危未控制的心律失常、需要药物治疗的心绞痛、有临床意义的瓣膜疾病、心电图显示透壁心肌梗死、控制不佳的高血压等患者，不推荐使用曲妥珠单抗治疗。

除此以外，严重的输注反应和肺毒性在曲妥珠单抗的临床应用中也有个案报道，需要予以重视。

五、多靶点药物的不良反应及处理

目前应用较广泛的小分子酪氨酸激酶多靶点抑制剂包括索拉非尼、舒尼替尼等。以索拉非尼为例，能同时抑制 RAF 激酶、VEGFR-2、VEGFR-3、血小板衍生生长因子受体-β、KIT、RET 和 FLT-3 等激酶活性，而应用于晚期或转移性肝细胞癌、肾细胞癌和难治性甲状腺癌等恶性肿瘤的治疗。

（一）手足综合征

该类药物较典型的不良反应是手足综合征。有报道显示，索拉非尼和舒尼替尼引起手足综合征的发生率分别为 33.8%和 19%，其中索拉非尼引发 3～4 级手足综合征的发生率为 6%，表现为强烈疼痛感、皮肤功能丧失。传统化疗药物如氟尿嘧啶、多柔比星、卡培他滨引起的手足综合征的临床特征是疼痛、对称性红斑以及掌心、脚底红肿脱皮，而多激酶抑制剂所致的手足综合征呈现过度角质化的特征，而且此不良反应是剂量依赖性的，提示可能与此类药物的直接毒性有关。

当出现 3 级手足综合征时，应中断治疗使反应缓解至 1 级，重新治疗时适当减少药物剂量。若出现严重的不能耐受的反应，应终止治疗。对于轻度的手足综合征，可采取以下措施改善症状：避免长时间站立；着棉袜、垫软质的鞋垫，减轻足部压力；足部保湿护理等。

（二）高血压

在接受索拉非尼、舒尼替尼治疗的患者中，高血压的发生率分别约为 17%和 15%，可能与该类药物直接减少血管形成数目、破坏内皮细胞功能及改变一氧化氮代谢相关。因此应该密切监测患者血压变化，特别是在治疗的最初 6 周内，治疗期间血压升高的患者停药后血压会下降，一般不需处理，但对血压升高明显（≥160/100mmHg）和（或）出现相应症状的患者需要进行降压治疗。由于索拉非尼和舒尼替尼主要在肝内通过细胞色素氧化酶 CYP3A4 介导的氧化作用分解，不建议应用抑制 CYP3A4 代谢通路的钙离子拮抗剂（如地尔硫䓬、维拉帕米、尼群地平等）治疗该类药物引起的高血压，以防止药物在患者体内蓄积，增加不良反应发生率；而更倾向于选用血管紧张素转化酶抑制剂（如卡托普利、依那普利、贝那普利及西拉普利等）；部分对血管紧张素转化酶抑制剂过敏或不能耐受的患者可应用血管紧张素Ⅱ受体阻滞剂治疗（如氯沙坦钾、缬沙坦、伊贝沙坦及替术沙坦等）。对应用降压药物后仍严重或持续的高血压或出现高血压危象的患者，需请心内科医师指导治疗、并考虑永久停用索拉非尼或舒尼替尼。

（三）其他

在舒尼替尼的一项Ⅲ期临床试验中，85%的患者出现甲状腺功能减退现象。因此建议舒尼替尼治疗期间定期进行甲状腺激素监测，必要时可予左甲状腺素进行激素替代治疗。

此外，舒尼替尼的不良反应还包括具有与化疗药物类似的血液学毒性，主要表现为中性粒细胞减少及血小板减少。有研究指出，舒尼替尼在与其他靶向药物联用时，血液学毒性加剧，因此并不推荐舒尼替尼与贝伐单抗联合使用。在治疗期间应叮嘱患者注意休息、减少会客、减少感染机会，同时建议定期复查血象，以便根据患者情况对给药剂量进行调整。

六、ALK激酶抑制剂的不良反应及处理

近年来，NSCLC患者中ALK融合基因的发现是NSCLC治疗的又一大飞跃。NSCLC中ALK阳性病例占3%~5%，意味着全球估计每年有4万例患者被诊断为ALK阳性NSCLC。对于ALK阳性的NSCLC患者，小分子酪氨酸激酶抑制剂克唑替尼显示出了显著的治疗活性，并可延长患者的生存期。更近的研究显示，对于ROS1融合基因阳性及C-MET扩增的NSCLC，克唑替尼治疗也能获得较好疗效。

克唑替尼最常见的不良反应是视觉障碍（闪光、视力模糊、重影等），一般在服用克唑替尼不久就会出现（平均治疗不到2周即开始出现）。视觉障碍多数是1度的；既往临床研究中对患者进行视觉专项检测，其改变亦不明显；而绝大多数患者也都不需要因此进行药物剂量调整。这种视觉障碍常常在早晨或晚间出现，往往持续不到1分钟，对患者的生活影响并不明显。在国外的临床经验中，并不需要对患者进行视觉的基线评估或常规评估；但如果视觉障碍显著加剧，则应接受进一步的专科检查和处理。注意在治疗前应告知患者可能的视觉问题，在治疗过程中如果患者视觉障碍较明显，需要叮嘱患者在症状改善前不要驾驶机动车。

克唑替尼治疗过程中，肝酶升高也较常见（多数出现在治疗2个月之内）。肝酶的升高通常是可逆的，约有5.3%的患者需要临时停药或减量，约有1.3%的患者可能就此需要永久终止治疗。

克唑替尼治疗的胃肠道反应包括恶心、呕吐、腹泻以及便秘等，多数为1~2度。通常，吃饭的同时服用克唑替尼将可能帮助患者改善恶心症状。镇吐药物可以考虑茶苯醇胺或甲氧氯普胺（胃复安，灭吐灵）；注意不要使用丙氯拉嗪或昂丹司琼等5-羟色胺3（5-HT3）受体拮抗剂，因为这将可能引起QT间期延长；阿瑞吡坦是CYP3A4的底物和抑制剂，可能导致克唑替尼毒性增加，也不推荐使用。

此外，接受克唑替尼治疗的患者外周水肿也较常见，其具体机制尚不明确，但多数为1~2度，可以通过抬腿、弹力袜、限盐等加以控制，必要时可考虑给予利尿剂治疗。

七、其他药物的不良反应及处理

Bcr-Abl酪氨酸激酶抑制剂伊马替尼主要用于治疗胃肠间质瘤及慢性粒细胞白血病，服药期间可能引起水肿和水钠潴留（发生率约为50%，以眼睑水肿最常见），

通常轻微水肿可不做任何处理，严重水肿则考虑给予利尿剂对症处理或减停药。

其他常见与药物治疗相关的不良事件有轻度恶心（50%～60%）、呕吐、腹泻、腹痛、乏力、肌痛、肌痉挛及红斑等，这些不良事件均容易处理。

伊马替尼治疗引起的肌肉痛性痉挛常发于手、脚、小腿腓肠肌和大腿，往往随着时间的推移，呈现模式性、反复剧烈发作，并可能出现类似于破伤风的强直性收缩；若此类症状持续未缓解，可考虑给予奎尼丁、补充钙/镁离子，或考虑使用非甾体类抗炎药治疗。伊马替尼治疗所引起的骨痛及关节痛可能与白细胞从骨髓中清除有关，往往出现在治疗的第 1 个月，并具有自限性，往往累及股骨、胫骨、髋关节和膝关节，可以考虑给予非甾体类抗炎药治疗。

除上述分子靶向药物的常见毒性事件及其一般处置原则外，还需注意一些特殊情况：抗 CD20 单抗利妥昔单抗联合化疗是治疗 B 细胞淋巴瘤的标准方案，不良反应很轻，但近年报道，联合化疗后曾出现急性重型乙型肝炎的病例增多，而我国乙型肝炎病毒（HBV）感染率较高，在使用利妥昔单抗治疗前，建议进行 HBV 两对半及 DNA 拷贝数的检测，并在治疗期间密切监测病毒数量。化疗前可预防应用拉米夫定、恩替卡韦等抗乙肝病毒药物，进而降低 HBV 再激活和急性肝炎的发生率。

八、小结

我们已经迎来了抗肿瘤治疗的个体化靶向治疗时代。大量分子靶向抗肿瘤药物的成功应用和不断推陈出新既为患者带来新的希望，也为临床用药安全不断提出新的考验。虽然大多数分子靶向药物的毒性事件是可预期、可控制的，但严重甚至危及生命的不良反应仍是临床上需要防范的重要问题，临床医师应当充分意识到靶向抗肿瘤药物不良反应的多样性和严重性，用好手中的“利器”，给予患者低毒高效的抗肿瘤治疗。

（来源：丁香园，2014-09-24）

（上接第 66 页）

三、肺鳞癌治疗靶点

2012 年 ASCO 年会上报道了肺鳞癌潜在的治疗靶点，目前已确定了 63% 的肺鳞癌中可能存在的治疗靶点，由高到低依次为 FGFR1 扩增（25%）、PTEN 突变（17%）、PTEN 缺失（8%）、K-ras 突变（2%）等。针对 FGFR1 扩增（AZD4547、NVP-BGJ398）、DDR2 突变（达沙替尼）、PIK3CA 突变（BKM120）的研究正在进行中，这些靶点的作用需要进一步临床研究验证。

目前 NSCLC 的治疗已经进入到分子靶向治疗的个体化治疗时代，针对 EGFR 及 EML4-ALK 融合基因的靶向治疗已使 NSCLC 的治疗有了跨时代的进步。针对多种驱动基因的大量新型靶向药物均处于临床研究阶段，期待这些研究能够取得令人鼓舞的结果。靶向治疗与传统治疗方法的有效结合和合理应用，将为肺癌患者带来更多的治疗选择，不断延长患者的生存时间、改善生活质量。

（稿源：中国抗癌协会学术部，中国抗癌协会网站，2014-07-29）

❖ 肺部肿瘤 ❖

非小细胞肺癌靶向治疗的发展趋势

石远凯

中国医学科学院肿瘤医院 北京 100021

近年来，以与肿瘤发生、发展相关的驱动基因为靶点研发新药，进行针对性的个体化靶向治疗，成为晚期 NSCLC 的研究热点。肺腺癌驱动基因的研究发现，80%以上的中国晚期肺腺癌患者具有明确的肿瘤驱动基因，并且 97%的驱动基因具有排他性，即大部分患者仅存在一种驱动基因。针对这些基因的靶向治疗药物的研究正在进行中，基于分子分型的个体化治疗已经成为晚期 NSCLC 治疗的新趋势。临床上，表皮生长因子受体（epithelial growth factor receptor，EGFR）和棘皮动物微管相关蛋白 4（echinoderm microtubule-associated protein-like4，EML4）与间变淋巴瘤激酶（anaplastic lymphoma kinase，ALK）融合基因是目前最成熟的治疗靶点。2013 年，中国医师协会肿瘤医师分会和中国抗癌协会肿瘤临床化疗专业委员会共同制定了《中国表皮生长因子受体基因突变和间变淋巴瘤激酶融合基因阳性非小细胞肺癌诊断治疗指南》，2014 年进行了更新。

一、EGFR 基因敏感突变

在晚期肺腺癌驱动基因的研究中，EGFR 基因敏感性突变是最早发现的治疗晚期 NSCLC 的基因靶点，也是目前研究最多、证据最充分、了解最深入的一个分子靶点。与高加索人群相比，会有更多的东亚患者可以从针对 EGFR 基因突变的靶向治疗中获益。PIONEER 研究的结果显示，51.4%没有经过选择的亚裔晚期肺腺癌患者具有 EGFR 基因的敏感突变。而在西方人群中，仅有 17%的晚期肺腺癌患者具有 EGFR 基因的敏感突变。所以对于晚期肺腺癌患者，应该在治疗之前常规进行 EGFR 基因突变状态检测，为决定治疗选择提供依据。

二、ALK 融合基因

2007 年，首次报道了第 2 号染色体短臂倒位，造成棘皮动物微管相关蛋白 4（EML4）编码蛋白 N-末端部分融合至间变淋巴瘤激酶（ALK）的细胞内酪氨酸激酶结构域，重排为 EML4-ALK 融合基因，导致异常酪氨酸激酶表达，从而引起细胞的恶性转化。

克唑替尼是全球第一个小分子 ALK 和 c-MET 双靶点口服抑制剂，通过抑制 EML4-ALK 融合蛋白，阻止 ALK 激酶区异常激活，达到抗肿瘤效应。PROFILE 1005 研究是一项全球多中心、单臂、开放性Ⅱ期临床试验，入组既往接受过化疗的 ALK 阳性晚期 NSCLC 患者。在 259 例可评价疗效的患者中，客观缓解率（objective response rate，ORR）为 60%，中位 PFS 为 8.1 个月，且安全性良好。

（下转第 65 页）

非小细胞肺癌非手术治疗新进展

中国抗癌协会

一、化疗：必要性及影响因素

研究至今，仍有49%的肺癌患者不存在任何一种我们已知的驱动基因，这类患者通常无法从靶向治疗中获益，有研究表明，化疗是“无驱动基因突变”（这里所谓的无驱动基因突变是指患者体内不存在任何一种目前为止我们已知的驱动基因，未来的研究有可能发现新的驱动基因，今天所提的无基因突变未来可能转变为存在其他驱动基因突变）晚期非小细胞肺癌（NSCLC）患者的一线最有效治疗。存在驱动基因突变患者首选靶向治疗已经得到学者的广泛认可，OPTIMAL研究结果表明：EGFR-TKI与化疗均接受的患者总生存期（OS）最长，可达30.39个月，单用EGFR-TKI治疗患者的OS为20.67个月，单用化疗患者的OS最短为11.7个月。该研究结果有力的证明了：化疗可以提高EGFR-TKI对存在EGFR基因突变患者的疗效。

EGFR基因敏感突变是EGFR-TKI治疗的预测因子，但不同的EGFR基因状态对化疗疗效有无影响目前尚不明确，国内学者张晶等进行了同期非随机对照研究，对入组67例初治晚期NSCLC EGFR野生型患者及51例初治晚期NSCLC EGFR敏感突变型患者分别观察客观有效率（RR）、疾病控制率（DCR）及无疾病进展时间（PFS）。研究提示，EGFR野生型与EGFR敏感突变型的晚期NSCLC一线化疗的近期有效率分别为16.4%和28.6%，差异无统计学意义（$P>0.05$），疾病控制率分别为61.2%和81.6%，差异有统计学意义（$P<0.05$）。PFS分别为3个月与5个月，差异有统计学意义（$P<0.05$）。可以认为，化疗仍然是EGFR敏感突变型的晚期NSCLC一线治疗的重要选择，在DCR及PFS方面，明显优于EGFR野生型晚期NSCLC。

因此，即使存在驱动基因突变的患者，化疗仍然不可抛弃。

二、放疗：地位变化及适用范围

近年来，放疗在晚期NSCLC治疗中地位受到进一步重视，可能来自于以下几方面的原因：

（1）Ⅳ期NSCLC存在异质性。例如Ⅳ期的寡转移（转移灶数目≤5）的患者有较好的生存，甚至优于某些Ⅲ期患者，除予一线治疗外，早期的针对原发灶和转移灶的局部根治性治疗，如手术或放疗能改善OS。

（2）放射治疗至少可使部分患者获得生存期延长。

（3）技术的改进为放疗参与晚期患者治疗带来机会。随着放疗技术的发展如三维适形放疗（CRT）、调强放疗（IMRT）、立体定向放疗（SBRT）等，有利于形成较好的剂量梯度，适行性提高，不良反应减少，局部剂量可达到根治性的剂量范围。从过去经验看，晚期患者中放疗参与价值可能在药物治疗作用好、不良反应轻时会得到更多的好处。

在 NSCLC 的治疗中，放疗在以下几个方面都占有非常重要的地位：

（1）由于身体原因或患者拒绝手术治疗的早期可切除 NSCLC 的根治性放疗。

（2）NSCLC 患者的术后放疗。

（3）晚期患者的姑息放疗。

（4）局部晚期 NSCLC 的放、化疗综合治疗。

对于不适合手术或拒绝手术治疗的早期 NSCLC 患者，应该考虑首选根治性放疗。体部立体定向放疗（stereotactic body radiotherapy，SBRT）是近年来逐渐兴起的一种治疗 T1～T2N0 期 NSCLC 的放射治疗新技术，该技术的应用取得了非常令人鼓舞的疗效，并且治疗不良反应轻微。现在立体定向放疗治疗早期肺癌的应用越来越广泛，但是理想的剂量分割模式还没有达成共识，为了探索 SBRT 治疗早期中央型 NSCLC 的理想放疗剂量，RTOG 已经启动了一个剂量学研究（RTOG0813），希望该研究的完成能为我们治疗位于肺门及纵隔周围的早期 NSCLC 提供依据。

Onishi 等于 2011 年发表文章报道了可手术治疗的早期 NSCLC 的疗效，共 87 例Ⅰ期患者入组，T1 期患者 65 例，T2 期患者 22 例，所有患者都是可耐受手术但是患者拒绝手术，SBRT 剂量等中心点 45～72.5 Gy/3～10 次，中位生物等效剂量 116 Gy（范围：100～141 Gy），结果 T1 和 T2 患者的 5 年肿瘤局部控制率分别为 92%和 73%，5 年生存率分别为 72%和 62%，治疗效果不劣于同期手术治疗的结果。另有一些临床研究对早期肺癌的 SBRT 治疗与手术治疗进行了比较，多数也得出了类似结果。

对于 NSCLC 术后放疗，目前的共识是对Ⅰ/Ⅱ期 NSCLC，完全切除术后加用放疗可能对远期存活有不利影响；ⅢB 期手术难以切除彻底，应该应用术后放疗；任何期别 NSCLC 术后患者，术后切缘不净或切缘过近也应加用术后放疗。但是，对ⅢA 期患者，完全切除术后是否放疗仍存争议。相信随着放疗技术的进一步进展，人们对 NSCLC 术后复发/转移模式的进一步研究，特别是结合分子生物学方面的进步，以及人们对放射损伤的重视，肺癌术后放疗会给患者带来更大收益。

在二放疗技术年代，在绝大部分晚期 NSCLC 患者中，放疗起到姑息性治疗的目的，主要是缓解患者的症状，从而改善生活质量。局部晚期不可切除 NSCLC 的标准治疗是放、化疗综合治疗，单纯放疗的疗效很差，5 年生存率仅 5%～7%，因而单纯放疗仅应用于不能耐受化疗或抗拒化疗的患者，而新的放疗技术如 CRT、IMRT、SBRT 不仅起到姑息治疗的作用，而且可以控制原发灶和远处转移灶，从而起到根治性治疗的作用。台湾 Chih-Chia Chang 等回顾性分析了在 EGFR 基因突变状态未明的情况下，在对 TKI 药物有治疗反应的人群中放疗早期参与能提高ⅢB 或Ⅳ期患者生存期，提示对 TKI 治疗有效人群早期应用放疗来控制可见肿瘤病灶是有价值的。

三、靶向治疗

（一）驱动基因突变研究进展

随着肿瘤分子生物学不断深入研究，针对肺癌一些重要信号通路和关键分子的靶向治疗药物取得了进一步进展。基于分子靶点的 NSCLC 个体化治疗在临床治疗方案及药物选择中扮演着越来越重要的角色。

目前发现，肺腺癌的主要驱动基因有 K-ras、EGFR、BRAF、MEK1 突变，EML4-ALK 融合基因和，KIF5B-RET 融合基因等。肺鳞癌的驱动基因的靶向治疗相对较少，以往对肺鳞癌的分子研究多限于 FGFR1、DDR2、PIK3CA 等分子的个别基因，而 2012 年有多个研究小组对肺鳞癌进行了全面的分子分型分析，并且发现了多个新的潜在药物靶向作用位点。近来有研究发现，包括 CDKN2A、EGFR、PGDFRα、CCND1、DDR2、PIK3CA、PTEN、FGFR1、BRAF、ERBB2、FGFR2 等可靶向作用的分子变异在 75% 的鳞癌样本中检测到，由此可见 75%的肺鳞癌可能存在靶向的分子靶点。

NSCLC 靶向治疗主要包括表皮生长因子受体酪氨酸激酶抑制剂（EGFR-TKI）治疗、EML4-ALK 融合基因抑制剂治疗、ROS1 重排晚期 NSCLC 治疗、MEK1/2 抑制剂治疗以及 RET 融合基因治疗等。以下主要介绍前三种。

1. EGFR-TKI 是目前 NSCLC 中研究最多，证据最充分，应用最广泛的分子靶向治疗药物。BR. 21 研究、ISEL 研究及 INTERES 研究确立了其在晚期 NSCLC 二、三线治疗中的地位，IPASS、NEJ002、WJTOG3405、EURTAC、OPTIMAL 和 LUX-LUNG3 研究确立了其在晚期 NSCLC 患者一线治疗中的地位，EGFR-TKI 在晚期 NSCLC 一线传统化疗后维持治疗研究比较有代表性的是 SATURN 和 INFORM 研究。

2. 人类棘皮动物微管相关蛋白样 4 和人类间变性淋巴瘤激酶重排的融合基因即 EML4-ALK 融合基因多见于不吸烟或少量吸烟的肺腺癌患者。2013 年，美国国家综合癌症网络（NCCN）NSCLC 临床指南推荐，晚期肺腺癌患者在治疗前应进行 EML4-ALK 检测，阳性患者应首先接受克唑替尼（crizotinib）治疗。

3. ROS1 重排是 NSCLC 一种特殊亚型，多见于年轻、不吸烟的腺癌患者。克唑替尼作为 c-MET、ALK 及 ROS 小分子酪氨酸激酶抑制剂，已获准用于治疗局部进展期和转移性 ALK 阳性 NSCLC 患者，并且已显示出抗 ROS1 驱动肿瘤细胞的活性。

（二）抗血管生成靶向治疗

肿瘤初期生长不伴有新血管生成，但到肿瘤生长至 1～2 mm 后，若要继续增长就必须靠新血管生成来维持。不同方式的肿瘤血管化最终形成新的血管，为肿瘤的生长提供营养。

血管生成的开关平衡假说认为，血管形成是自身存在的肿瘤血管生长抑制因子与促肿瘤血管生长因子，如血管内皮生长因子（VEGF）、血小板衍生生长因子（PDGF）等共同调控的结果。目前，针对血管生成调节靶点的治疗研究，特别是针对 VEGF 的靶向治疗，已成为抗肿瘤治疗研究的一个热点。竞争性抑制 VEGF 与 VEGFR 结合是抗血管生成的重要原则之一，其主要的方法有反义 VEGF、抗 VEGF 抗体、抗 VEGFR 抗体以及抗体介导的免疫毒素等。

抗 VEGF 治疗主要通过三种方式来发挥作用，包括使现存肿瘤血管退化、使存活肿瘤血管正常化以及抑制肿瘤血管再生。

贝伐单抗（bevacizumab，阿瓦斯汀，Avastin）是重组的人源化单克隆抗体。2004 年获得 FDA 批准联合化疗用于治疗晚期非鳞状细胞的 NSCLC 患者，是美国第一个获得批准上市的抑制肿瘤血管生成的药物。重组人血管内皮抑制素注射液（Recombinant Human Endostatin，恩度，Endostar）是一种内源性糖蛋白，通过特异性作用于新生血管的内皮细胞并抑制内皮细胞迁移，同时诱导其凋亡，达到抗血管生成的作用。2005 年，恩度被中国 SFDA 批准联合化疗方案用于治疗初治或复治的Ⅲ/Ⅳ期 NSCLC 患者。

血管生成抑制剂只是通过抑制肿瘤血管生成，扼制肿瘤的生长、转移，并不直接杀死肿瘤细胞，单纯应用并不能治愈肿瘤，需结合手术、放疗、化疗。化疗和血管生成抑制剂联合应用可以在肿瘤细胞受损的基础上，进一步遏制肿瘤微血管形成，从而抑制肿瘤生长与转移，并有效杀死肿瘤细胞。

四、靶向治疗、化疗及放疗的联合治疗

化疗与靶向治疗的联合理论上存在 2 种方法，即同步或序贯。现在研究已经证明，EGFR-TKI 与化疗同步是失败的，而序贯是有效的。较早进行的 INTACT-1、INTACT-2、TALENT 和 TRIBUTE 四项研究探讨了 EGFR-TKI 基础上同步联合标准化疗的疗效，但患者 PFS 和 OS 均无显著改善。但研究表明，序贯治疗是一种有效的治疗方法。FAST-ACT 研究比较了吉西他滨+顺铂方案序贯或不序贯厄洛替尼治疗的疗效与安全性。虽然序贯厄洛替尼组 8 周和 16 周无进展率与对照组无显著差异，但 PFS 显著延长 31%，达 7.2 周，且疾病进展风险显著下降 43%。

有学者通过回顾性分析表明，在对 TKI 治疗有效的进展期 NSCLC 患者中，TKI 作为一线治疗联合早期的多目标断层放疗，PFS、OS 明显延长。结合上文提到的内容，放疗与靶向的联合治疗对于 NSCLC 患者仍然具有相当的治疗价值。放、化疗结合治疗的内容同样前文已述及，在此不再赘述。

（据《中国肿瘤内科进展　中国肿瘤医师教育（2013 年）》和《第 13 届全国肺癌学术大会论文汇编》整理）

（稿源：中国抗癌协会网站，2014-06-10）

（上接第 79 页）

目前来说，在 ALK 阳性的 NSCLC 中的研究数据大部分来自于克唑替尼，它的 PROFILE 1001、1005、1007 三个研究，从药代动力学、药物安全性、有效性及生活质量各方面做了详尽的评估，在 ORR、PFS、QoL 这些关键数据上都取得了不俗的表现，PROFILE 1014 和 1029 的数据在未来的相继推出，将使其循证学证据更加完善。

因此，NCCN 推荐其作为晚期 ALK 阳性非小细胞肺癌的一线用药。此外，未来耐药机制的阐明及二线 TKI 的研究进展继续将这一领域推动下去。相信随着靶点诊断的日臻完善及临床用药的合理化使用，彻底攻克晚期 ALK 阳性非小细胞肺癌的日子将不再遥远。

（来源：丁香园，2014-09-24）

循环细胞在小细胞肺癌临床研究中的进展

程　颖　丁宇霜　柳菁菁　张　爽

吉林省肿瘤医院 长春　130012

循环肿瘤细胞（Circulating tumor cells，CTCs）作为一种可替代原发肿瘤的"液体活检标本"，已在转移性乳腺癌、前列腺癌和结直肠癌中用于预后评价。小细胞肺癌（Small celllung cancer，SCLC）肿瘤组织标本来源不足，且缺乏有效的监测复发、转移和预测预后的生物标志物。近年来，研究者对CTCs在SCLC中的临床应用进行了探索性研究，发现CTCs对SCLC的诊断、分期，监测复发、转移，评估疗效、预后以及建立个体化治疗方案等具有重要意义，本文就CTCs在SCLC临床应用中的研究进展予以综述。

一、SCLC患者CTCs的检测方法

CTCs的检测方法主要有流式细胞检测技术（fluocytometry，FCM）、逆转录-聚合酶链反应（reverse-transcriptionPCR，RT-PCR）、CellSearch系统、CTC芯片（CTC-chip）技术和膜滤过分离肿瘤细胞技术（isolation by size of epithelial tumor cells，ISET）等，其中CellSearch系统因其半自动化的操作平台，较高的特异性、敏感性和可重复性，成为最常应用的CTCs检测方法。

2004年，Allard等率先应用CellSearch法检测了99例肺癌（未列举SCLC例数）患者的CTCs，随后Nagrath等采用CTC-chip法检测了55例肺癌患者外周血CTCs。2009年以后的研究多采用CellSearch法检测SCLC患者外周血CTCs，然而该方法由于对缺乏上皮细胞特征的肿瘤细胞会出现漏检可能，且与免疫磁珠及抗体结合的CTCs无法行某些后续的检测，临床应用受到局限。

近年来，随着纳米科技的发展，靶向CTCs表面标志物的特异性识别分子修饰的纳米材料结合微流控技术的CTCs检测平台的研究受到广泛关注。2013年，《自然》（Nature）杂志将CTCs纳米检测选为最具创新性和转化潜力的肿瘤诊断新方法，成果令人瞩目。但就目前来看，现有的CTCs检测方法各有利弊，未有研究证实哪种方法对SCLC的CTCs检测更有优势。着眼未来，亟需开发特异性、敏感性更高的CTCs检测技术，为SCLC的基础和临床研究带来突破。

二、CTCs在SCLC临床应用中的研究现状

（一）CTCs计数与SCLC的诊断、分期

近年来，多项研究显示，CTCs计数水平与SCLC的诊断、分期有密切关系。

2009年，Tanaka等应用CellSearch法检测了150例7.5ml外周血CTCs，其中肺癌125例、非恶性肿瘤25例，肺癌患者包括116例非小细胞肺癌（non-small cell lung cancer，NSCLC）和9例SCLC。研究结果显示，SCLC患者CTCs阳性率为66.7%（6/9），明显高于

NSCLC 患者的 CTCs 阳性率（腺癌 25.9%，鳞癌 40.9%；腺癌对比 SCLC，$P<0.05$），提示 SCLC 患者 CTCs 水平高于 NSCLC 患者。Wu 等应用免疫荧光染色法检测了 47 例肺癌患者 7.5ml 外周血的 CTCs 水平，其中包括 34 例 NSCLC 患者和 13 例 SCLC 患者。结果显示，Ⅲ期 SCLC 患者 CTCs≥2 的检出率为 60%（3/5），而Ⅳ期 SCLC 患者 CTCs≥2 的检出率为 71.4%（5/7），提示 CTCs 计数水平与 SCLC 患者的分期有关。

同年，Hou 等应用 CellSearch 法检测了 50 例初治的 SCLC 患者外周血 CTCs，包括 20 例局限期 SCLC（limited disease，LD-SCLC）患者和 30 例广泛期 SCLC（extensive disease，ED-SCLC）患者，基线期 ED-SCLC 及 LD-SCLC 患者的中位 CTCs 计数分别为 237 和 2 个/7.5ml 血，7 例未检出 CTCs 的患者均为 LD-SCLC，证明 CTCs 计数水平与 SCLC 分期相关。

相似的结论在 2012 年被日本学者 Naito 等证实，研究者在 51 例 SCLC 患者中用 CellSearch 法检测基线期 CTCs 水平，结果显示，ED-SCLC 患者的中位 CTCs 计数为 9.5 个/7.5ml 血，而 LD-SCLC 仅为 1 个/7.5ml 血，进一步证明 ED-SCLC 患者的 CTCs 水平高于 LD-SCLC 患者。

（二）CTCs 评估 SCLC 的疗效及预后

CTCs 是否可作为评估 SCLC 疗效和预后的有效指标，是研究者们一直在探讨的问题。Houi 等在 2009 年通过 CellSearch 法检测了 50 例 SCLC 患者（LD-SCLC 20 例，ED-SCLC 30 例）的 CTCs，发现 CTCs>300 个/7.5ml 血的患者及 CTCs<2 个/7.5ml 血的患者中位生存期分别为 134 和 443 天（$P<0.005$），提示 CTCs 水平与患者的预后相关，CTCs 水平高的患者预后差，经过 1 周期的化疗后，患者 CTCs 水平降低，提示 CTCs 可作为潜在的能反应化疗疗效的生物标志物。随后在 2012 年，研究者扩大了患者例数，通过检测 97 例 SCLC 患者的 CTCs，经统计学分析确定了 50 个/7.5ml 血的 CTCs 计数水平为 SCLC 患者的预后界定值（cutoff value）。

基线期 CTCs≥50 和<50 个/7.5ml 血的两组 SCLC 患者中位生存期（medianprogression-free survial，mPFS）分别为 4.6 和 11.5 个月、1 年生存率分别为 4.9% 和 21.4%，差异均具有统计学意义，证实基线期 CTCs 水平是 SCLC 独立预后因子；进一步分析显示，1 周期化疗后 CTSs 计数不能降低至 50 个/7.5ml 血以下的患者预后不良，mOS 仅为 4.1 个月。

而 Naito 等的研究结果不同于 Hou 等确定的预后界定值。在该研究中 SCLC 患者的预后界定值设定在 8 个/7.5ml 血，以此将患者分为 CTCs≥8 及<8 个/7.5ml 血，结果显示，基线期两组 mOS 分别为 8.5 和 17.2 个月（$P=0.0014$），治疗结束后两组中位生存期分别为 4.1 和 13.9 个月（$P=0.0096$），复发后两组中位生存期分别为 4.0 和 11.8 个月（$P<0.0001$）。

Hiltermann 等在 2012 年同样应用 CellSearch 法检测 59 例 SCLC 患者在基线期、1 周期化疗后及 4 周期化疗结束后外周血 CTCs 水平，其中 ED-SCLC 患者 38 例，LD-SCLC 患者 21 例。基线期有 43 例患者（73%）CTCs≥2 个/7.5ml 血，CTCs>215 个/7.5ml 血和 CTCs<2 个/7.5ml 血的患者 mOS 分别为 157 和 729 天（$P<0.001$）；经过 1 周期化疗后患者 CTCs 水平明显降低，且 1 周期化疗后 CTCs<2 与≥2 个/7.5ml 血的患者，两组 PFS 分别为 10.7 和 2.9 个月（$P<0.001$），OS 分别为 12.3 和 8.1 个月（$P<0.001$）；4 周期化疗后两组的 PFS 为 7.9 和 3.9 个月（$P=0.007$）、OS 为 12.3 和 8.1 个月（$P=0.05$）。

研究者推断 CTCs 水平是 SCLC 预后的独立影响因子，其中 1 周期化疗后 CTCs 水平是 SCLC 疗效和预后最强的预测因子。

2013 年 ASCO 发表的 ECOG1508 研究中，研究者尝试在 155 例 ED-SCLC 中加入靶向治疗，并对其中 123 例患者基线期 CTCs 进行检测，结果显示，靶向治疗未能延长 ED-SCLC 患者的 PFS 和 OS，但发现基线期 CTCs≤100 和 CTCs>100 个/7.5ml 血的患者 mPFS 分别为 4.4 和 4.3 个月（$P=0.07$），OS 分别为 10.7 和 7.2 个月（$P=0.01$）。研究者认为，虽然靶向治疗没能提高 ED-SCLC 患者的 PFS 和 OS，但却发现了 CTCs 可能是 SCLC 患者的预后标志物。

最近，Igawa 等尝试应用 OBP-401 试验检测 SCLC 患者外周血 CTCs。应用 OBP-401 试验检测乳腺癌和胃癌患者 CTCs 的相关研究已有前期报道。研究纳入 30 例初治的 SCLC 患者，29 例患者（96.7%）外周血 CTCs 阳性。在基线期，21 例患者 CTCs<2 个/7.5ml 血，其余 8 例患者 CTCs≥2 个/7.5ml 血，两组 mOS 分别为 14.8 *vs* 3.9 个月（$P=0.007$），提示基线期 CTCs 水平是 SCLC 独立的预后影响因子。经 2 周期化疗或放化疗后，对治疗呈部分缓解（PR）的 19 例患者中，CTCs<2 和 CTCs≥2 个/7.5ml 血患者的 mPFS 分别为 8.3 *vs* 3.8 个月（$P=0.007$）。该研究首次应用 OBP-401 试验的方法检测 SCLC 患者，进一步证实 CTCs 为 SCLC 独立的预后因子。

（三）CTCs 监测 SCLC 的复发和转移

现有的研究表明，通过检测 CTCs 的出现来监测 SCLC 的复发和转移具有重要的临床意义。Tanaka 等研究发现，CTCs 水平与 125 例肺癌患者（包括 9 例 SCLC 患者）进展明显相关，特别是与远处转移关系密切（$P<0.001$）。发生远处转移的肺癌患者 CTCs 计数显著高于无远处转移者，因此对那些 CTCs 阳性的可疑患者和已确诊为肺癌的患者，研究者已经推荐行 PRT-CT 或头胸部 CT 等检查，以排除是否发生了远处转移。

基于这些数据，作者认为，CTCs 可作为监测肺癌远处转移的生物标志物。Natio 等研究发现，SCLC 在基线期、治疗结束后及复发后 CTCs 的阳性率分别为 68.6%、26.5%和 67.6%，提示 SCLC 复发后外周血 CTCs 水平升高，发生远处转移脏器的数目为 0、1 和≥2 的患者，中位 CTCs 计数分别为 2.0、7.5 和 21 个/7.5ml 血，提示 CTCs 水平与远处转移脏器的数目有关，远处转移越多，CTCs 计数越高（$P<0.00001$）。发生肝转移的患者 CTCs 水平明显高于未发生肝转移者（$P=0.0007$）。

三、CTCs 在 SCLC 临床应用中的探索方向

复发和转移是导致肿瘤患者治疗失败和死亡的主要原因，及时发现肿瘤的复发和转移并采取积极有效的治疗措施，可显著提高患者生存率。然而，由于 SCLC 缺乏能够监测肿瘤复发和转移的生物标志物，且常规影像学检查无法发现肿瘤微转移灶及微小残留病灶，导致发生复发和转移的 SCLC 患者不能及时诊断和接受治疗。

临床中部分 LD-SCLC 患者的预后差异较大，提示有些局限期的患者在诊断时可能已发生了影像学不能发现的微转移而成为潜在的广泛期患者。通过检测外周血 CTCs 的出现及数目变化，从而对 SCLC 患者体内肿瘤状态进行实时、动态地跟踪监测和评价，及时发现肿瘤的复发、转移，将有助于临床医生对治疗时机的把握和治疗策略的选择，但究竟 CTCs 的数目或变化值为多少时能够精确反映 SCLC 的复发或转移尚不明确，需要更多的循证医学证据予以支持。

CTCs 在评估 SCLC 患者治疗疗效方面

的应用尚处于探索阶段，治疗过程中 CTCs 数目的变化与 SCLC 患者化疗疗效的相关性及其与 SCLC 患者放疗时机的选择等问题在未来需大量的临床研究。近 5 年，对 CTCs 是否可作为 SCLC 患者预后指标的研究逐渐增多，但 SCLC 最佳的预后 CTCs 界定值尚无定论，争议颇多。其中 3 项来自 Hou、Naito、Hiltermann 的研究将 SCLC 的预后 CTCs 界定值分别设定为 50、8 和 2 个/7.5ml 血，差异很大，这可能与研究采用的统计学方法不尽相同以及入组样本量较少有关。近期意大利学者 Normanno 等主张，将 ED-SCLC 和 LD-SCLC 患者分开研究，对基线期、1 周期化疗后 CTCs 以及治疗前后 CTCs 的变化值分别设定预后界定值，为未来的研究提供了新的思路。笔者所在的科研团队也正致力于我国 SCLC 患者预后最佳 CTCs 界定值的研究，结果令人期待。

肿瘤的个体化治疗是肿瘤治疗模式的发展方向。SCLC 患者对化疗药物的反应存在明显的个体差异，其主要原因可能与复杂的肿瘤异质性、基因表达差异及多态性有关。所以，逐步明晰 SCLC 的基因组学特征对实现真正意义上的 SCLC 个体化治疗尤为重要。近期，我国学者王洁等研究人员通过应用单细胞基因测序手段对肿瘤患者单个 CTC 进行全基因组、外显子基因组测序。在此项研究中，谢晓亮教授发明的多重退火和环化循环的扩增技术（MAI-BAC），成功实现了对肿瘤患者外周血单个 CTC 的全基因组扩增和深度测序，在单个细胞水平探测全基因组基因拷贝数变异（CNVs）和单核苷酸变异（SNVs）。单细胞水平 CTCs 基因组测序技术可及时提供如耐药基因突变等个体化治疗所需的重要信息，同时也为未来 SCLC 靶向药物的开发提供技术支持。

SCLC 肿瘤组织标本难以获取，限制了后续各项检查和研究的开展，而利用 CTCs 构建的 SCLC 循环肿瘤细胞移植瘤（CTC-derived explants，CDXs）模型，有望解决这一棘手难题。最近，Hodgkinson 等尝试将 6 例 ED-SCLC 患者 10ml 外周血中的 CTCs 提取后注射到免疫缺陷小鼠皮下，结果在 4 只小鼠身上形成了 CDXs，证明 SCLC 患者的 CTCs 具有致瘤性。

同时应用 CellSearch 法检测这 6 例 SCLC 患者的 CTCs，结果显示，成功形成 CDXs 的 4 例患者的 CTCs 计数均>400 个/7.5ml 血，而另外 2 例未形成 CDXs 的患者其 CTCs 计数分别为 222 和 20 个/7.5ml 血，提示 SCLC 的 CTCs 致瘤性与外周血 CTCs 数量有关。进一步分析发现，相较于化疗敏感性 SCLC，化疗耐药性 SCLC 患者的 CDXs 倍增时间短、生长更迅速。对 3 例 CDXs 给予顺铂和依托泊苷化疗药物，其敏感性顺序为 CDX3>CDX2>CDX4，相应患者的 OS 分别为 9.7、3.5、0.9 个月，提示对 CDXs 进行体外药敏试验可以间接反应患者生存时间。

该研究显示，部分 SCLC 的外周血 CTCs 具有干细胞特性，可进行体外培养、形成与原发肿瘤高度相似的 CDXs，为 SCLC 患者的体外药敏试验、耐药机制分析等一系列检查和研究提供了足量的肿瘤组织，解决了 SCLC 患者肿瘤标本来源不足的问题。

四、结论

从现行的研究可以看出，虽然 CTCs 在 SCLC 中的临床应用仍处于探索阶段，但前景广阔。目前，诸多转化性研究正在进行中，相信随着研究的不断深入，CTCs 有望成为 SCLC 的突破口，期待 CTCs 在 SCLC 的领域中为我们带来惊喜。

（来源：丁香园，2014-09-24）

ALK 阳性 NSCLC 临床研究纵览

陆 舜

上海交通大学附属胸科医院 上海 200030

一、克唑替尼与 ALK 阳性 NSCLC

ALK 抑制剂克唑替尼在 ALK 阳性 NSCLC 中的相关临床研究主要包括 PROFILE 1001 和 PROFILE 1005 两项非对照的Ⅰ/Ⅱ期和Ⅱ期研究，一项随机对照克唑替尼与单药培美曲塞或多西他赛二线治疗 ALK 阳性 NSCLC 的Ⅲ期研究 PROFILE 1007 和正在进行的两项 ALK 阳性 NSCLC 一线治疗中克唑替尼与以铂类为基础的化疗对比的Ⅲ期研究：全球多中心 PROFILE1014 研究，亚太多中心 PROFILE 1029 研究。

（一）PROFILE 1001：克唑替尼首次人体试验

PROFILE 1001 旨在探索克唑替尼的疗效及耐受性。研究分为两个阶段，第一阶段采用剂量递增法测定最大耐受剂量（MTD）（$n=37$），从最低剂量 50mg qd 开始，将 MTD 确定为 250mg qd。重点是第二阶段，于 2008 年增加了 ALK-阳性 NSCLC 队列，共纳入 149 例患者（以腺癌和不吸烟的患者为主，平均年龄 52 岁），其中 125 例患者接受过 1 个以上方案的治疗。

143 例可评估的 ALK 阳性患者的客观缓解率（ORR）为 60.80%（与年龄、性别、功能状态或治疗线数无关），临床获益率（CR+PR+SD）为 82.5%（8 周）和 70.6%（16 周），疾病缓解迅速，中位至缓解时间为 7.9 周（范围 2.1~39.6 周）。疗效持久中位缓解持续时间可达 49 周，中位无进展生存期（mPFS）达到 9.7 个月。初步估计 6 个月的生存率为 87.9%，12 个月生存率为 74.8%，但中位总生存期（mOS）没有达到。

克唑替尼具有良好的耐受性，该研究中最常见（发生率>20%）的不良事件多为 1~2 级，主要包括视觉异常（即视力障碍、复视、闪光幻觉、视力模糊和玻璃体漂浮物），胃肠道紊乱（恶心、腹泻、呕吐、水肿和便秘）和疲劳。36 例患者出现了治疗相关 3/4 级不良事件，主要是中性粒细胞减少和 ALT 升高，3 例患者由于治疗相关不良事件而停止治疗（4 级肺炎、2 级肺炎和 3 级 ALT 升高）。

PROFILE 1001 还就亚洲患者（$n=30$）和非亚洲患者（$n=63$）进行分类分析了克唑替尼的药代动力学。结果表明，克唑替尼治疗在两类人群中都获得显著的缓解，在校正体重和体表面积后，亚洲患者的稳态平均的药时曲线下面积（AUC）仍高出非亚洲患者。而亚洲患者发生的低级别不良事件更多，严重不良事件较少。PROFILE 1001 的研究结果表明，克唑替尼的耐受性良好，并且获得快速且持久的缓解，初步确定了药物的疗效和安全性，并表明疾病进展后继续服用可能受益，但需进一步的研究验证。

（二）PROFILE 1005：Ⅱ期单臂多中心研究

PROFILE 1005 的目的是进一步确认克唑替尼的安全性和有效性，同时对疾病进展后服用的效果做一评估。患者入选的主要标准是：FISH 法测定的 ALK（+）NSCLC 患者，接受过≥1 种既往化疗，并且允许病情稳定/已控制的脑转移患者入组。给予克唑替尼 250mg bid po 每天连续给药，主要终点是 ORR 和安全性/耐受性。

入选患者的特征与 PROFILE1001 相似，中位年龄 50 岁，多为不吸烟患者，组织学类型主要为腺癌。

PROFILE 1005 中超过 1/3 的受试者是亚洲人，故此也对亚洲人群做了亚组分析：客观缓解率，缓解持续时间，无进展生存期在亚洲及非亚洲患者中相当，治疗相关不良事件方面也仅有轻微差别。

最后研究得出结论：从初期克唑替尼治疗或疾病进展时间算起，疾病进展后继续克唑替尼治疗的患者较之不继续使用者的总体生存率显著增长，大部分患者都通过初次疾病进展后继续使用克唑替尼抑制 ALK 而获益。

不但如此，研究还将 PROFILE 1001（扩展队列）入组患者和 PROFILE 1005 入组患者合并，共 194 例服用克唑替尼后疾病进展患者进行分析，未纳入最初服用克唑替尼即 PD 的患者，其中 120 例进展后继续服用克唑替尼 250mg bid >3 周，简称为 CBPD 患者（疾病进展后继续克唑替尼治疗），74 例进展后不继续服用。

研究结果显示：CBPD 患者的 ORR 为 74%，未 CBPD 者为 55%，尽管没有达到显著性水平，但是数值上还是有很大差距的。前者的 PD 后 mOS 为 16. 4 个月，远高于后者的 3. 9 个月（HR = 0. 27，95% CI：0. 17~0. 42，P<0. 0001），COPD 组患者从初始克唑替尼治疗后算起的 mOS 也显著延长（29. 6 个月 *vs* 10. 8 个月，HR = 0. 30，95%CI：0. 19~0. 46，P<0. 0001）。不良事件方面与前一个研究相似。

汇总 4 个临床试验共 1600 例接受克唑替尼治疗的 ALK+NSCLC 患者中报告了 17 例肾囊肿（截至 2012 年 12 月 31 日）。克唑替尼可能促进了已存在的小或亚临床肾囊肿，但没有患者出现肾损伤或肾恶性肿瘤的证据。经常观察到肝酶升高，并且一般在治疗早期出现（2 个月内），ALT 升高的发生与基线时的种族（亚洲人与非亚洲人）、年龄（≥65 岁）、性别和肝转移没有明显关系。据此，应考虑定期的肾影像学检查和肝酶监测，特别是在既往已存在相关问题的患者。

正是由于以上研究的肯定结果，美国 FDA 批准了克唑替尼用于 FISH 检测 ALK 重排阳性的局部晚期或转移性 NSCLC 患者。

（三）PROFILE 1007：克唑替尼与培美曲塞或多西他赛的比较

PROFILE 1007 随机对照研究比较了克唑替尼（250 mg bid，po，21d）疾病进展后的总体生存期和化疗（培美曲塞 500mg/m^2 或多西他赛 75 mg/m^2 iv，d1，d21），在 318 例中 FISH 检测 ALK（+）的ⅢB/Ⅳ期 NSCLC 患者的疗效，这些患者既往接受过 1 种化疗（以铂类为基础），ECOG PS 0~2 分，并允许治疗过的脑转移患者入组。

化疗组患者疾病进展后经研究者判定可继续治疗，或换用克唑替尼，作为正在进行的 PROFILE 1005 研究的一部分。主要终点是 PFS，次要终点包括 ORR，疾病控制率 DCR、DR、OS、安全性以及患者生活质量报告。ITT 大多数患者为肺腺癌，年龄<65 岁，无吸烟史，与前两个研究一致。

研究表明，克唑替尼组（$n=173$）的mPFS达到7.7个月，显著高于化疗组（$n=174$）的3个月（$P<0.0001$），疾病进展或死亡的HRs为0.49（95%CI：0.37～0.64）。同样的，在客观缓解率ORR方面，克唑替尼治疗为标准化疗的3倍多（65.3% *vs* 19.5%，$P=0.0001$）。

在中位随访期约为25个月时，OS中期分析显示，克唑替尼组和化疗组的中位OS无显著差异（20.3个月 *vs* 22.8个月），克唑替尼组的死亡风险比HR为1.02（95%CI：0.68～1.54）。但是中期分析数据尚不成熟，并且可能由于治疗组间交叉导致混淆（原来分配到化疗组的174例患者中，有111名患者随后在研究外接受克唑替尼治疗，即属于PROFILE 1005研究）。尽管有这些限制，从二线治疗开始的中位总体生存显著升高至20个月以上。

PROFILE 1007中发生频率≥3%的任何原因导致的3/4级不良事件，包括克唑替尼组出现较多的是转氨酶升高27例（16%）和中性粒细胞减少23例（13%）；而化疗组则有33例（19%）中性粒细胞减少。

克唑替尼组（$n=172$）死亡总人数25例（15%），其中大部分为疾病进展导致（14例，8%），研究治疗相关的1例心律失常和2例ILD/肺炎。虽然发生频率≥5%的最常见的不良事件（视觉障碍、腹泻、恶心、呕吐、便秘、肝酶升高、水肿、上呼吸道感染、味觉障碍和头晕）在克唑替尼组要高于化疗组，但是克唑替尼组的中位治疗持续时间（31.0周）是化疗组的2.5倍（12.3周），大部分不良事件发生率都随着治疗持续时间的延长而升高，治疗暴露经校正后，只有视觉障碍、腹泻、呕吐、味觉障碍和晕厥的发生频率在克唑替尼组中是显著升高的。

总之，与单一药物化疗相比，克唑替尼具有不同的不良反应，多数是可耐受和可管理的，而且，克唑替尼的安全性在老年人和非老年人中相似。

有效性和安全性方面，PROFILE 1007又进一步进行了亚洲人和日本人的亚组分析。亚洲人亚组分析表明，具有与总体患者人群相仿的有效性（无进展生存期、客观缓解率、患者报告肺癌症状、总体生活质量），亚洲人的不良事件发生较总体人群更频繁；但是两组人群中的3级和4级不良事件发生率相似。而日本人亚组分析也表现为与总体人群相似的有效性趋势。这些数据都支持克唑替尼在既往治疗过的晚期ALK阳性非小细胞肺癌中的安全性和有效性。

根据PROFILE 1007患者报告的症状和生活质量的结果，克唑替尼治疗组咳嗽、呼吸困难、疲劳、脱发、失眠和疼痛相对于基线均有显著改善（$P<0.0001$）。患者的总体生活质量相对于基线有显著改善，同时，肺癌相关症状（胸痛、咳嗽和呼吸困难的复合终点）加重的中位时间在克唑替尼组明显优于化疗组（5.6个月 *vs* 1.4个月），HR为0.54（0.40～0.71）。

在生活质量的亚组分析中，与化疗组相比，克唑替尼治疗组早期即观察到整体健康状态评分（VAS）的显著统计学改善（$P<0.05$），并得以保持；到恶化的中位时间，克唑替尼组显著高于培美曲塞组或多西他赛组（5.6个月 *vs* 1.9∶0.9个月）。克唑替尼的使用和胸痛、咳嗽及呼吸困难恶化的显著延迟相关，同样在疲劳、疼痛、失眠以及食欲下降方面有显著改善（QLQ-C30）。

综合以上这些结果，可以确定将克唑替尼作为既往治疗过的晚期ALK阳性非小细胞肺癌患者的标准治疗。

（四）PROFILE 1005 和 PROFILE 1007 关于脑转移的相关研究

研究者汇总了 PROFILE 1005（数据截至 2012 年 2 月 15 日）和 PROFILE 1007（数据截至 2012 年 3 月 30 日）888 例口服克唑替尼 250mg bid 的患者的数据，对基线水平有或无脑转移的 ALK 阳性非小细胞肺癌患者进行分析。其中未治疗脑转移 109 例，既往治疗过的脑转移 166 例，未发现脑转移 613 例，3 个组的患者基线特征相似，除了存在脑转移的患者中亚洲人占更高比例，3 个组的克唑替尼治疗的中位时间也相似（22.0~29.3 周）。

在伴有无症状脑转移的 ALK 重排非小细胞肺癌患者队列中（$n=275$），经过 12 周治疗，克唑替尼在中枢神经系统的疾病控制率（DCR）达 56%~62%，在脑转移靶病灶经治/未治患者中，克唑替尼在中枢神经系统的总体缓解率（ORR）为 18%~33%。

对于基线水平不论有或没有脑转移的患者，中枢神经系统仍然是治疗获得性耐药的主要部位，71%基线有脑转移的 PD 患者及 27%基线无脑转移的 PD 患者中报告了颅内非靶病灶或新靶病灶。未来的研究可以帮助进一步确定与其他系统性治疗相比，克唑替尼是否能延缓或防止晚期 ALK 阳性非小细胞肺癌患者脑转移的发生或进展。

（五）PROFILE 1014 和 PROFILE 1029：克唑替尼一线临床试验

PROFILE 1014 试验是一项对比克唑替尼与含铂方案化疗一线治疗 ALK 阳性非小细胞肺癌一线治疗的Ⅲ期研究。入组标准是 ALK 阳性局部晚期/转移性的、无既往治疗的非鳞非小细胞肺癌患者。截至 2013 年 7 月，343 名患者被随机分组至克唑替尼组（250 mg bid 连续用药，$n=172$）和化疗组（培美曲塞/顺铂或培美曲塞/卡铂，d1，q21d）（$n=171$），其中化疗组疾病进展后交叉至克唑替尼组。主要终点为 PFS，次要终点包括 OS、ORR、DR、安全性、QoL 及肺癌特定症状。

2014 年 ASCO 年会上初次报道该研究达到了主要研究终点，克唑替尼组与化疗组相比 mPFS 显著延长（10.9 个月 *vs* 7.0 个月，HR=0.454，95%CI：0.346~0.596，$P<0.0001$），ORR 也得到了明显的提高（74% *vs* 45%，$P<0.0001$）。在还有 68%患者仍在随访情况下，没有观察到显著的 OS 改善，到截止数据日，共有 109 名化疗组患者转向克唑替尼组。不良反应与之前的研究没有大的区别，主要仍是视觉障碍和胃肠道不适。PROFILE 1014 是继 PROFILE 1007 的第二个随机对照的临床研究，奠定了克唑替尼在 ALK 阳性 NSCLC 中重要的治疗地位。

PROFILE 1029 与 PROFILE 1014 不同的是患者来源主要是中国等亚洲国家，计划入组 200 例患者，其中 150 例来自中国大陆，50 例来自中国香港、中国台湾、泰国、马来西亚和新加坡，研究的结果将进一步揭示克唑替尼在亚洲人群中一线治疗的效果和安全性。

二、其他二线 TKI 在 ALK 阳性的非小细胞肺癌耐药后的研究

大多数经克唑替尼治疗的晚期 ALK 阳性的非小细胞肺癌患者不免要耐药。有数种机制与克唑替尼的耐药有关，其中包括继发突变、ALK 融合基因拷贝数增加、其他信号转导途径的激活，如 EGFR 或 KIT。其中，EMIA-ALK 基因继发突变最为重要。正如 EGFR 基因中产生的 T790M 替代突变一样，ALK 也在某些看家部位产生了重要的对克唑替尼耐药的突变，如 L1196M 及

C1156Y，而且最初还被发现于同一患者。

此外，更加多的突变被相继报道，如G1202R、G1269A、L1152R、F1174L、G1206Y及115ITins等。由于EMIA-ALK基因全长达4860个碱基，编码1620个氨基酸，因此，可以预见，会有更多的耐药突变被发现。不过，因为二次活检率较低，这一系列过程可能会较为缓慢。不过，二次活检对具体诠释克唑替尼的耐药机制，及指导后续TKI的选择会有很大的帮助，目前，虽然在某些新研发的ALK TKI中发现对克唑替尼的某些耐药突变有所敏感，但是具体在不同TKI之间是否有差异还尚不清楚，需要更多的临床研究。

ALK靶点的发现及突破性的疗效点燃了各大药企的研发热情，短时间内有多个TKI已经进入临床研究阶段，包括色瑞替尼（Ceritinib，LDK378）、Alectinib（RO5424802）、AP26113、AZD3463、PF-06463922、TSR 011、X396等。其中，Ceritinib于2014年4月30日获得FDA加速批准，用于克唑替尼耐药后的治疗，这进一步加速了对ALK阳性的非小细胞肺癌的研究进程。

Ceritinib是一种口服的小分子ALI酪氨酸酶抑制剂。与克唑替尼相比，Ceritinib不抑制MET激酶的活性，但可抑制IGF-1受体。前期临床中，Certinib对克唑替尼敏感和耐药的NSCLC患者都有效。Ceritinib较克唑替尼抗肿瘤效力更强。在一项Ⅰ期研究中，研究人员给有ALK基因改变的晚期癌症患者口服Ceritinib，每次50~750 mg，qd。在研究的扩大阶段，患者接受最大耐受剂量的Ceritinib。

该研究主要评价Ceritinib的安全性，药代动力学特点以及抗肿瘤效力。在接受Ceritinib治疗前，研究人员对NSCLC患者进行了肿瘤活检，以确定是否存在ALK耐药突变。值得注意的是，这些患者在用克唑替尼治疗期间已有疾病进展。该研究分为剂量递增期和剂量扩充期。

在剂量递增期（考察Ceritinib的安全性）共59例患者纳入研究，Ceritinib每天的最大耐受剂量为750 mg，剂量限制性毒性事件包括：腹泻、呕吐、脱水，转氨酶水平升高和低磷血症。剂量递增期后是剂量扩充期（考察Ceritinib的活性作用阶段），共71例患者纳入该期研究；总共130例患者纳入该研究。114例NSCLC患者每天至少接受400 mg Ceritinib治疗，总体有效率为58%。

NEJM报道，既往接受过克唑替尼治疗的80例患者中，总体有效率为56%。研究人员还观察到，无论是否有ALK耐药突变，Ceritinib都有效。在每日至少接受400mg Ceritinib治疗的NSCLC患者中，中位无进展生存期为7个月。在晚期ALK重排的NSCLC患者中，包括接受克唑替尼治疗后已有疾病进展的患者，无论是否出现ALK耐药突变，Ceritinib均高度有效。

但是在经Ceritinib治疗的患者中，有59%的患者因不良反应需要调整治疗剂量，常见的不良反应有恶心、呕吐、腹泻及转氨酶升高，此外高血糖也是Ceritinib值得注意的比较特殊的不良反应，其作用机制不明。

三、尾声

2007年，在非小细胞肺癌中发现EMIA-ALK的融合是肺癌靶向治疗的又一个重大进步，特别是随之而来克唑替尼对ALK阳性的非小细胞肺癌的快速持久的疗效，为特定罹患人群带来了希望。

（下转第70页）

非小细胞肺癌治疗新靶点及靶向治疗研究进展

周彩存　李嘉瑜

同济大学附属上海市肺科医院 上海 200433

肺癌是患病率和死亡率均较高的恶性肿瘤之一，主要由非小细胞肺癌（NSCLC）和小细胞肺癌（SCLC）组成，其中 NSCLC 占肺癌的 80%以上。

在过去的几十年里，随着基因测序技术的不断发展和肿瘤相关信号通路研究的不断深入，越来越多的 NSCLC 已经被证实在分子水平存在驱动基因突变，从而导致肿瘤的发生，包括 AKT1、ALK、BRAF、EGFR、HER-2、K-ras、MEK1、MET、NRAS、PIK3CA、RET、ROS1 等。这些驱动基因突变会激活相关信号蛋白质，从而导致肿瘤的发生、发展。这种驱动基因突变几乎可以在所有组织学类型的 NSCLC 中找到（包括腺癌、鳞癌、大细胞癌），但很少同时发生于同一肿瘤。

不吸烟腺癌患者发生 EGFR、HER-2、ALK、RET 和 ROS1 突变的概率相对较高。根据大量临床试验及 NCCN 指南推荐：吉非替尼（gefitnib）、厄洛替尼（erlotinib）和阿法替尼（afatinib）等表皮生长因子受体（Epidermal growth factorreceptor，EGFR）的酪氨酸激酶抑制剂（Tyrosine kinaseinhibitors，TKI）作为 EGFR 突变 NSCLC 患者的一线治疗，克唑替尼（crizotinib）作为 ALK 重排患者的一线治疗已毋庸置疑。更为重要的是，很多针对其他少见基因突变的小分子靶向药物已被研发进入临床或临床前研究，这对于一部分肺癌患者来说无疑是令人鼓舞的消息。

尽管近几年来针对肺腺癌的驱动基因的探索及相应靶向药物的研发和临床应用研究进展很大，但对于肺鳞癌的驱动基因，我们知道得少之又少。肺腺癌的驱动基因如 EGFR、ALK、ROS1、RET 等，很少或者还未在鳞癌中检测到，针对这些靶点的药物因而也无法应用于鳞癌患者，而鳞癌却在 NSCLC 中占 25%左右。

为了能找到肺鳞癌更好的治疗策略，研究者们一直没有放弃对肺鳞癌驱动基因的探索和验证。随着测序技术的发展，近期研究发现肺鳞癌中存在着与肺腺癌不同的驱动基因，这些基因包括 FGFR1、DDR2 和 PIK3CA 等。本文将对除 EGFR 和 ALK 以外较少见的 NSCLC 驱动基因，携带这些驱动基因患者的临床特征及其可能的靶向治疗研究进展作一综述。

一、肺腺癌的驱动基因

EGFR 突变是 NSCLC 最常见的驱动基因，约 10%的高加索 NSCLC 患者和 30%～40%的东亚 NSCLC 患者存在 EGFR 突变，EGFR 突变在不吸烟肺腺癌患者中发生率较高。大量临床研究已经证实，EGFR-TKI 一线治疗 EGFR 突变的晚期 NSCLC 患者的疗效优于化疗，NCCN 指南推荐 EGFR 突变患者一线使用 EGFR-TKI。

另一驱动基因——ALK 重排从 2007 年第一次发现它的第一个酪氨酸激酶抑制剂克唑替尼批准进入临床仅用了不到 5 年时间，目前，克唑替尼已被 NCCN 指南推荐作为 ALK 重排患者的一线治疗。靶向药物在肺腺癌中的迅猛发展令人鼓舞，许多除 EGFR 和 ALK 以外的驱动基因也不断地被发现并有可能成为下一个有效治疗靶点。

（一）K-ras 和 NRAS

K-ras 突变存在于 15%～20%的 NSCLC 患者。K-ras 是 RAS GTP 酶家族的成员之一，可以通过 Ras/Raf 信号通路促进细胞的生长分化。这些酶通过与 GTP 结合，发挥 RAS 家族的 GTP 酶活性，使 GTP 转化为 GDP，从而使下游信号瀑布中的蛋白质发生磷酸化。当 K-ras 发生突变时（主要发生于外显子 12、13 和 61）降低了 K-ras 作为 GTP 酶的活性，使其具有致瘤的特性。到目前为止，K-ras 被认为是预示化疗和靶向治疗疗效不佳的预测因子、而非一个有效的药用靶点。与结直肠癌不同的是，在 NSCLC 中 K-ras 突变与抗 EGFR 单克隆抗体耐药的相关性并不明确。突变的 K-ras 与 GTP 的高亲和性限制了直接抑制 K-ras 的药物的研发和应用。

直到 2013 年，一种能与 K-ras 突变异构体结合的 K-ras G12C 抑制剂被报道，但这种药物的临床应用还有很长的路要走。目前对于 K-ras 突变 NSCLC 患者的治疗策略主要集中于干扰其下游信号通路，如 PI3K、MEK 和 FAK，都还处于临床研究阶段。最具有临床应用前景的治疗策略是细胞毒性化疗药物与 MEK 抑制剂的联合应用。多西他赛与口服 MEK 抑制剂司美替尼（selumetinib）联合治疗 K-ras 突变的 NSCLC 被证实在临床前模型中有效，并且在一项Ⅱ期临床研究中显示多西他赛联合司美替尼疗效优于多西他赛单药，患者的有效率提高，PFS 延长。这种联合治疗目前正在处于注册临床研究的评估阶段（SELECT-1，NCT01933932）。

其他 RAS 家族成员包括 HRAS 和 NRAS。约 1%的 NSCLC 患者存在 NRAS 体细胞突变。NRAS 突变在腺癌及有吸烟史的肺癌患者中发生率较高，并在临床前模型中 NRAS 突变的 NSCLC 显示出对 MEK 抑制剂敏感。

（二）ROS1

ROS1 是胰岛素受体家族的一种受体酪氨酸激酶。ROS1 重排最早在胶质母细胞瘤中被发现，位于 6 号染色体上。近年来，ROS1 融合基因被认为是 NSCLC 的驱动基因，在 1%～2%的 NSCLC 中检测到 ROS1 重排。

ROS1 包含了完整的酪氨酸激酶域，49%的激酶域和 77%的 ATP 结合位点与 ALK 存在高度的氨基酸同源性，ROS1 发生基因融合后可以导致下游细胞生长和增殖相关信号通路活化，ROS1 融合基因阳性的 NSCLC 患者通常有年轻的不吸烟腺癌的临床特征。ALK/MET/ROS1 多靶点抑制剂克唑替尼被证实对 ROS1 融合基因阳性的患者有效。在 PROFILE 1001 显示，口服克唑替尼 250 mg bid 治疗 ROS1 融合基因阳性患者，有效率和疾病控制率分别达到 57%和 79%。

（三）BRAF

BRAF 属于 MAPK 信号通路的丝氨酸苏氨酸蛋白激酶家族。有 1%～3%的 NSCLC 患者存在 BRAF 突变。这些携带 BRAF 突变的 NSCLC 患者通常为吸烟/曾吸烟的人群，并且与其他突变相互排斥，通常不同时存在。与黑色素瘤不同的是，在肺癌中研究者检测到了 BRAF 的多种突变位点，如 V600E（50%）、G469A（40%）、

D594G（11%），而不是像黑色素瘤一样以V600E为主。许多BRAF抑制剂，包括索拉非尼（sorafenib）、威罗非尼（vemurafenib）和达拉非尼（dabrafenib）正在临床研究阶段。

一项BRAF V600E特异性抑制剂威罗非尼治疗BRAF V600F突变的晚期实体肿瘤的Ⅱ期临床实验已经开始。对于非V600E类型的BRAF突变，使用V600E特异性抑制剂治疗是无效的，但针对下游的靶向药物如MEK抑制剂是否有效正处于探索阶段。

（四）HER-2（ERBB2）

人表皮生长因子受体-2（HER-2）是ERBB家族的一员，虽然HER-2没有已知的配体与之结合，但其可以与ERBB家族的其他任一成员结合成为二聚体。有2%～4%的NSCLC患者存在HER-2突变，多数患者具有不吸烟腺癌的临床特征，最常见的突变类型是发生于20外显子的插入突变A775_G776ins YVMA，而在EGFR/K-ras/ALK均阴性的NSCLC穿刺标本中，HER-2突变的发生率为6%。

20外显子插入突变导致HER-2激酶活性增加，从而激活下游信号通路，促进细胞增殖转移及致瘤性。相对于乳腺癌和胃瘤，HER-2扩增并没有在肺癌中显示出具有提示较好预后的作用。

HER-2突变患者用HER抑制剂可能获得较好的疾病控制率，在细胞实验中也证实HER-2 20外显子突变的细胞对EGFR/HER-2双靶点药物，如来那替尼（neratinib）、达克替尼（dacomitinib）和阿法替尼（afatinib）敏感。在一项Ⅰ期临床试验中，6例携带HER-2 20外显子插入突变的NSCLC患者使用HER-2抑制剂来那替尼联合mTOR抑制剂坦西莫司（temsirolimus）进行治疗，其中2例患者部分缓解。

另一项小规模的Ⅱ期临床试验中，3例HER-2 20外显子插入突变的晚期NSCLC患者经阿法替尼治疗均获得部分缓解。在一项回顾性分析中，4例服用阿法替尼单药治疗的HER2 20外显子插入突变的NSCLC患者的疾病控制率达到100%，然而另外2例服用拉帕替尼（lapatinib）单药的HER-2插入突变患者均疾病进展。在这项回顾性研究中，还发现15例HER-2 20外显子突变的NSCLC患者用曲妥珠单抗（trastuzumab）联合化疗的疾病控制率达96%。而这些HER-2抑制剂治疗HER-2突变NSCLC的诸多临床试验也正在如火如荼地进行中。

（五）RET

RET基因编码RET受体酪氨酸激酶，约1%的NSCLC患者存在RET基因重排。CCDC6-RET、KIF5B-RET和TR1M33-RET是已被发现的3种RET融合基因型。RET重排目前只在腺癌中检测到，并且不与EGFR突变、ALK重排、K-ras突变等同时存在。

许多已上市的多靶点酪氨酸激酶抑制剂有抑制RET的活性，在体外实验证实重排的肿瘤细胞对凡德他尼（vandetanib）、索拉非尼（sorafenib）、舒尼替尼（sunitinib）、卡博替尼（cabozantinib）敏感，但这些药物对有RET重排肺癌患者的疗效还不能完全肯定。虽然到目前为止，针对RET融合基因阳性患者对何种治疗效果较好的回顾性和前瞻性目前还非常有限，但有一项用卡博替尼治疗RET重排NSCLC患者的单臂Ⅱ期临床实验正在进行，其结果非常值得期待。

（六）NTRK1

NTRK1是编码高亲和性神经生长因子（TRKA蛋白）的基因，就目前的研究发现，约3%的肺癌存在NTRK的重排，且不与EGFR突变、K-ras突变、ALK和ROS1

融合基因同时存在。目前发现的 NTRK 融合基因型为 MPRIP-NTRK1 和 CD74-NTRK1，这两种基因型在体外实验中被证实可以使 TRKA 蛋白发生自磷酸化从而激活其致瘤作用。

在体外模型中，具有抗 TKRA 活性的酪氨酸激酶抑制剂 ARRY-470、来他替尼（lestaurtinib，CEP-701）和克唑替尼可以使细胞周期停滞，抑制细胞增殖。在 Vaishnavi 的研究中，携带 MPRIP-NTRK1 的 NSCLC 患者接受了克唑替尼的治疗，该患者在接受治疗后肿瘤缩小，CA125 下降，但在 3 个月后疾病进展。虽然目前还没有专门针对肺癌 NTRK1 融合基因阳性患者的临床试验，但 TSR-011、PLX7486 等具有 TRK 抑制剂作用的药物在 NRTK 重排的实体瘤中的临床试验已经开始。

（七）MEK1

MEKI 是 BRAF 下游增殖信号通路的丝氨酸苏氨酸激酶，约 1% 的 NSCLC 存在 MEK1 突变，这种突变在肺腺癌中较肺鳞癌多见，主要突变位点为 K57N、Q56P 和 D67N。在体外模型中，MEK1 突变可以导致信号通路持续激活并对 MEK 抑制剂敏感。但 MEK 抑制剂在临床中应用的疗效目前还未知晓，一项 MEK 抑制剂 MEK162 的Ⅱ期临床试验已在 RAF、RAS、VF1 或 MEK 突变的实体瘤患者中展开。

（八）MET

MET 是一种受体酪氨酸激酶，与其配体肝细胞生长因子结合而激活。约 25% 的 NSCLC 存在 MET 蛋白的过表达，并与不良预后相关。MET 扩增存在于 2%～4% 的肺腺癌和肺鳞癌患者，MET 扩增也与 NSCLC 的不良预后相关。在 EGFR 突变的 EGFR-TKI 获得性耐药 NSCLC 患者中，约 20% 的患者存在 MET 扩增。MET 扩增的 NSCLC 患者可能对 MET 抑制剂敏感，许多 MET 的酪氨酸激酶抑制剂（如克唑替尼、Tivantinib 等），以及 MET 的单克隆抗体（如 Onartuzumab 等）的临床试验正在 MET 扩增或 MET 蛋白过表达的肿瘤患者中展开。

二、肺鳞癌的驱动基因

尽管研究者在寻找肺鳞癌驱动基因上做了很多努力，但肺鳞癌分子标志物的研究步伐远落后于肺腺癌，肺腺癌的驱动基因很少在肺鳞癌中被检测到。并且一些较新的药物例如贝伐单抗和培美曲塞也不支持用于肺癌或被证实疗效不理想。因此，存在晚期肺鳞癌患者较非肺鳞癌患者的治疗选择要少得多。然而，最近越来越多的研究发现，驱动基因突变也存在于肺鳞癌，并且可能与肺鳞癌的靶向治疗疗效相关，这些基因包括 FGFR1、DDR2 和 PIK3CA 等。

（一）FGFR1

成纤维细胞生长因子受体（fibroblast growth factorreceptor，FGFR）包括 4 种受体酪氨酸激酶（FGFRl、FGFR2、FGFR3 和 FGFR4）。FGFR1 扩增约占肺鳞癌的 20%，但在肺腺癌中仅约 2%的患者检测到 FGFR1 扩增。另外，5%～10% 的肺鳞癌患者存在 FGFR2/3/4 扩增或突变，这些基因的改变通过激活 MAPK 和 PI3K 信号通路促进细胞增殖。有关 FGFR 抑制剂（例如 AZD4547、JNJ-42756493、BGJ398、Dovitinib、Ponatinib 等）的Ⅰ～Ⅱ期临床研究已经在肺鳞癌患者中展开。

（二）DDR2

盘状死亡受体（Discoidin death receptor 2，DDR2）是一种只能被胶原激活而非肽类生长因子激活的酪氨酸激酶受体，它可以激活 SRC 和 STAT 信号通路促进细胞增殖。DDR2 突变可在约 4%的肺鳞癌中被检测到，而在非鳞肺癌中发生的比例不到

1%。

多靶点酪氨酸激酶抑制剂达沙替尼（Dasatinib）可以抑制 DDR2，并已在裸鼠荷瘤模型中证实达沙替尼能够抑制 DDR2 突变的 NSCLC，同时在 1 例使用厄洛替尼和达沙替尼联合治疗使肿瘤明显缩小的肺鳞癌患者中，研究者检测到该患者肿瘤组织存在 DDR2 激酶域 S768R 突变。在一则病例报道中，1 例患有慢性髓细胞性白血病和 DDR2 S768R 突变的肺鳞癌患者对达沙替尼治疗有效。一项使用达沙替尼治疗 DDR2 突变晚期肿瘤的Ⅱ期临床研究正在进行。

（三）PIK3CA

磷脂酰肌醇 3 激酶催化 α 多肽（phosphoinositide-3-kinase，catalytic，α polypeptide，PIK3CA）基因编码 PI3K 的催化单元，是一种通过 AKT/mTOR 信号通路调节细胞生长与增殖的脂类激酶。PIK3CA 突变通常发生在外显子 9 和外显子 20，有 1%～3%的 NSCLC 存在 PIK3CA 突变。在肺鳞癌和肺腺癌中的突变率相似，多数具有 PIK3CA 突变的患者有吸烟史。

与其他类型的突变相比，PIK3CA 突变与 EGFR 突变同时存在的概率相对较高，约 5%的 EGFR 突变患者对 EGFR-TKI 发生获得性耐药时出现了 PIK3CA 突变。PI3K、AKT 和 mTOR 抑制剂在 PIK3CA 突变 NSCLC 中的临床效果如何还未知晓，仍在临床试验进行过程。另有一项 PI3K 抑制剂 Buparlisib 与多西他赛联合治疗晚期肺鳞癌的Ⅱ期临床研究正在进行。

三、结语和展望

通过以上的阐述可见，抗肿瘤药物朝着针对基因改变及肿瘤相关信号通路的小分子靶向药物方向发展已是大势所趋。把肺腺癌分成 EGFR 突变和 ALK 重排的亚型并给予相应口服靶向药物治疗能很好地改善患者的生存。EGFR-TKI 和 ALK-TKI 的发展，耐药机制的探究及这两种药物单药治疗的局限性是目前国际上研究热点的一部分。而随着 NSCLC 其他驱动基因的发现及相应酪氨酸激酶抑制剂的不断研发，将使肺癌的治疗引领至更广阔更精确的靶向治疗时代。

在临床中，只有一小部分肿瘤能够找到驱动基因并给予相应的靶向药物进行有效治疗。在肺鳞癌和肺腺癌中都存在非 EGFR 突变、非 ALK 重排的少见突变，但携带这些突变的 NSCLC 患者人数稀少，每种突变几乎都仅占 NSCLC 的 1%～3%，虽然部分少见突变肺癌可能对某些小分子激酶抑制剂有效，但尚需大规模随机双盲临床研究进行验证。

由于人数较少，从 NSCLC 患者中筛选携带某种少见突变的 NSCLC 患者到将其纳入临床试验需要较长的时间。全世界的医学研究者也在不断地设计新的临床试验来评估这些新兴药物的疗效。国际肿瘤组织联合国际肿瘤组织临床研究协作组将于 2014 年发起两个有关肺癌的临床试验来证实这些新的靶点，以指导后续临床试验的设计。

一项名为 ALCHEMIST（Adjuvant Lung Cancer Enrichment Marker Identification and Sequencing Trial）的临床研究将入组 6000～8000 名手术完全切除的肺腺癌患者，在这项研究中，数以千计患者的肿瘤标本将被用来检测两个特定的基因，一个是 EGFR，另一个是 ALK，只要患者存在一种基因改变就进入该试验的临床治疗组，获得相应的治疗。

（下转第 92 页）

老年晚期肺癌患者进行老年综合评估、中医干预与生存获益的临床研究

薛　冬　孙　红　韩淑燕　陈衍智　李元青
李占东　王　薇　冯　烨　王　珂　李萍萍

北京大学肿瘤医院 北京 100142

【摘要】 **目的：**通过前瞻性临床研究，根据老年综合评估 CGA（comprehensive geriatric assessment）结果对老年晚期肺癌患者进行分层中西医结合治疗，观察其症状改善及生存获益情况。**方法：**以日常活动能力、生活工具依赖能力和营养状况等全面评估老年晚期肺癌患者综合情况，根据评估结果，分为功能状态正常、轻度受损和重度受损三层，分别给予标准化治疗、个体化治疗以及姑息治疗。标准化治疗和个体化治疗的患者随机分为配合中药对症治疗组和对照组，姑息治疗的患者，给予中药对症治疗。以 QLQ-C30 量表、LC13 肺癌量表和 MDASI-TCM 症状量表等观察患者治疗前后的症状改善情况。**结果：**老年晚期肺癌患者共入组 24 例，平均年龄 73.0±5.3（65~83）岁。经 CGA 评估后，功能状态正常 10 例，轻度受损 6 例，重度受损 8 例，按照 NCCN 成人非小细胞肺癌治疗指南进行治疗。QLQ-C30 量表、LC13 肺癌量表中，治疗前，功能子量表和总体健康状况子量表在功能状态正常和轻度受损的老年肺癌患者没有显著性差别，但重度受损患者与之相比，在躯体功能、社会功能及总体健康状况子量表方面有所下降，且差异具有显著性（$P<0.05$），在认知功能以及社会功能方面，非老年组明显优于老年组，且差异具有显著性（$P<0.05$）。在症状子量表中，老年患者疲乏、咳嗽、呼吸困难、食欲丧失、失眠等症状明显。治疗后，功能状态正常及轻度受损老年患者功能子量表各项得分变化不明显，而重度受损患者，其躯体功能、角色功能、总体健康状况子量表等较治疗前有所改善，且差异具有显著性（$P<0.05$）。非老年组患者功能子量表中情绪功能、社会功能得分较治疗前降低，表明以上功能降低。重度受损老年患者疲乏、咳嗽症状得分降低，表明疲乏、咳嗽症状较前显著改善。**结论：**根据功能情况、营养状况等老年综合评估 CGA 可以对老年晚期肺癌患者进行分层。分层结果与传统 PS 评分结果略有差异。中药对症治疗可以改善功能重度受损的老年晚期肺癌患者的部分症状，如疲乏、咳嗽等。

【关键词】 肺癌-老年晚期；老年综合评估；中医干预；生存获益

责任作者：李萍萍，Email:lppma123@ sina.com

一、前言

根据WHO及我国第六次全国人口普查的最新资料，全球及我国已经逐步进入老龄化社会，北京市人口老龄化的发展水平高于我国和世界的总体水平。而伴随着年龄的增加，肿瘤的发病率和死亡率有了明显攀升，根据有关研究，平均年龄每增加1岁，恶性肿瘤发病率上升约11.44/10万。根据流行病学调查资料，恶性肿瘤已经取代心脑血管疾病及传染病居于我国居民死亡原因的首位。

超过70%的肿瘤死亡人口发生在中低收入国家，据估计，到2030年，全球因肿瘤死亡将达到1100万人，而肺癌又居于肿瘤发病率和死亡率的首位，所以，如何对老年肿瘤患者的生理及病理特点进行客观、规范的评估，选择适于老年肺癌患者的治疗方案是目前国际肿瘤学界关注的问题。老年肺癌患者的发病率和死亡率均较其他年龄段要高，如2008年《中国卫生统计年鉴》资料显示：65岁以上城市居民肺癌死亡率为170.17/10万。目前，许多国家已经成立了老年肿瘤专业学会，并且由美国国立综合癌症网络（National Comprehensive Cancer Network，NCCN）出版了《老年肿瘤治疗指南（Senior Adult Oncology）》，对老年肿瘤的治疗提供指导和规范。我国也已经成立了中国老年学学会老年肿瘤专业委员会（Chinese Geriatric Oncology Society，CGOS），整合中国老年肿瘤治疗的资源，并对其进行规范。但是，如何对老年肿瘤患者进行评估，并根据评估结果制订能让老年患者最终生存获益的方案，让中国的老年患者能够从中医中药的治疗中获益，这一系列的课题则刚刚起步，尚无可以参加国际交流的研究数据问世。

老年肿瘤患者由于具有不同的生理和病理特点、内科慢性疾病、脏器功能减退等，如何选择恰当的综合治疗方案才能使老年肿瘤患者获益，对于提高老年肿瘤患者的生活质量、减少公共医疗费用的支出非常重要。目前国际肿瘤学界也认识到，单纯以传统的体力状况（performance state，PS）分级作为判断老年肿瘤患者是否能够接受手术、放疗、化疗等抗肿瘤治疗的标准不能够全面反映老年肿瘤患者的综合状况，从而在后续的抗肿瘤治疗中，部分老年肿瘤患者不能由治疗获益，且生活质量受到影响。

老年综合评估CGA（comprehensive geriatric assessment）包括评估功能、合并病、营养、复方用药、认知、情感评价和社会支持等内容，老年评估可以发现那些可能会干预肿瘤治疗的可纠正的问题，诸如不充分的社会支持、营养不良和可治愈的合并病。评估患者是否有认知损害也同样重要。研究显示，有认知损害的老年肿瘤患者的一般情况较差，发生抑郁的比例较高，死亡的风险较大。另外，一些认知损害的患者丧失了决定与其治疗方案相关事情的能力。除年龄因素外，完全可以自理、没有严重合并病的患者应该是多数肿瘤治疗方案的合适候选人。然而，工具性日常生活功能依赖（instrumental activities of daily living，IADL）的患者，不论伴或不伴严重的合并病，都有较高的发生治疗并发症的风险。这种中度功能受损、需要依赖的患者需要特别的防范。对于有重要疾病的患者，如日常生活活动（activities of daily living，ADL）中有一项或多项（除大小便失禁之外）需要依赖他人，表现为老年症候群（如重度痴呆、抑郁、谵妄、忽视和虐待、生长落后、多次跌倒、自发性骨折、持续性眩晕）和（或）伴有严重合并病，细胞毒性化疗药通常不能使用足量。

仅以体力状况 PS 评分结果作为老年肿瘤患者治疗方案制订的依据，不能全面体现老年肿瘤患者的综合情况，尤其不能反映老年肿瘤患者内科基础病、合并用药及功能状态等方面的综合情况，从而导致治疗不能按计划进行；是否合并内科基础病是影响老年肿瘤患者治疗方案改变的一项重要因素。NCCN《老年肿瘤治疗指南》推荐使用的老年综合评估 CGA 能够全面反映老年肿瘤患者的综合状况，值得在临床研究中进一步关注，从而制订兼顾其功能状态、治疗意愿、内科基础病等综合因素的治疗方案，使患者最终治疗获益。

根据文献报道情况以及我们的回顾性研究结果发现，以体现老年肿瘤患者综合情况、反映其功能状态的老年综合评估 CGA 对老年肿瘤患者进行筛查，并制订分层治疗的策略、开展前瞻性研究，具有重要的意义。

二、临床资料

自 2012 年 8 月～2013 年 3 月，北京大学肿瘤医院中西医结合暨老年肿瘤科共入组老年晚期非小细胞肺癌患者 24 例，平均年龄 73.0±5.3（65～83）岁。其中，男性 13 例（54.2%），女性 11 例（45.8%）。皆患有经病理或组织学证实的非小细胞肺癌，其中，腺癌 13 例（54.2%），鳞癌 9 例（37.5%），其他 2 例（8.3%）。根据美国肿瘤研究联合会（American Joint Committee on Cancer，AJCC）非小细胞肺癌临床分期标准，入组时ⅢB 期 8 例（33.3%），Ⅳ期 16 例（66.7%）。既往共接受化疗 65 周期，平均 2.7 周期；化疗方案以紫杉醇、培美曲塞、长春瑞滨、吉西他滨等联合或不联合铂类为主。

同期入组非老年晚期非小细胞肺癌患者 9 例，具体情况如下：平均年龄 56.2±4.8（46～62）岁。其中，男性 6 例（66.7%），女性 3 例（33.3%）。皆患有经病理或组织学证实的非小细胞肺癌，其中，腺癌 5 例（55.6%），鳞癌 4 例（44.4%）。根据 AJCC 非小细胞肺癌临床分期标准，入组时ⅢB 期 4 例（44.4%），Ⅳ期 5 例（55.6%）。既往共接受化疗 38 周期，平均 4.2 周期，化疗方案以紫杉醇、培美曲塞、长春瑞滨、吉西他滨等联合铂类为主。

三、诊疗标准

（一）入组标准

1. 经病理或组织学证实的非小细胞肺癌患者。

2. 临床分期为局部晚期或晚期（ⅢB～Ⅳ期），初治或复治皆可。经 CGA 评估，功能状态良好、轻度受损、重度受损，需要标准化治疗、个体化治疗或最佳支持治疗的患者。如为复治患者，距上次治疗 1 个月以上。

（二）分层标准

1. 功能状态良好：无 IADL 依赖，无 ADL 依赖；营养状态良好。

2. 功能状态轻度受损：存在 1 项或以上的 IADL 依赖，但无 ADL 依赖；营养不良风险。

3. 功能状态重度受损：年龄≥80 岁；存在 1 项或以上 ADL 依赖；营养不良。

（三）技术路线

根据老年综合评估 CGA（comprehensive geriatric assessment）分层标准将入组患者分为三层：

A 层：功能良好；标准化治疗联合/不联合中药对症治疗。

B 层：中度功能损伤；个体化治疗或靶向治疗联合/不联合中药对症治疗。

C 层：重度功能损伤；不再随机分组，直接给予最佳支持治疗（best supportive

care，BSC）联合中药对症治疗。

（四）终点指标

1. 主要终点指标：生活质量（trial outcome index，TOI）。

2. 次要指标：OS（overall survival），MST（median survival time）；老年评估：CGA；肿瘤疗效：WHO 或 RECIST；相关因子：白介素-2（IL-2）、去甲肾上腺素、P16INK4α。

（五）随机方法

1. 入组患者，经 CGA 评估后分层，功能状态正常及良好的患者进行随机分组，向随机中心联系，取得随机号，从而确定分组。

2. 由不参与试验的专业医学统计人员利用 SAS 统计软件生成随机数字表，从而生成随机号码。

（六）统计方法

本项研究以生活质量作为研究终点，EORTC C30、LC13 的统计按照 EORTC 的统计手册进行。统计学方法采用 SPSS 19.0 统计软件进行数据分析。计量资料进行正态性检验，符合正态分布的进行方差分析，方差分析前进行方差齐性检验；不符合正态分布的进行秩和检验。多组间两两比较符合正态分布、方差齐者采用方差分析（one-way ANOVA），不符合正态分布或方差不齐者采用 Wilcoxon 秩和检验。组内治疗前后自身比较符合正态分布的采用配对 t 检验，不符合正态分布的采用配对秩和检验（Wilcoxon 法）。

四、结果

1. 根据老年综合评估情况进行分层，24 例患者分为功能状态正常、轻度受损以及功能状态重度受损三层，其中功能状态正常、轻度受损两层分别给予标准治疗以及个体化治疗（化疗减量、靶向治疗等），在每层中随机分成两组，分别配合或不配合中药对症治疗。其中，功能状态正常层 10 例，均不存在 ADL 依赖及 IADL 依赖，营养评分≥24 分；功能状态轻度受损 6 例，均无 ADL 依赖，其中，3 例存在 IADL 依赖，营养评分<23 分，但>17 分；功能状态重度受损 8 例，其中 4 例存在 ADL 依赖，7 例存在 IADL 依赖，营养评分<17 分。

2. 24 例患者根据 ECOG 体力状况评分标准进行 PS 评分情况如下：功能状态正常 10 例患者，PS＝0～1 分 7 例，2 分 3 例；功能状态轻度受损 6 例患者，PS＝0～1 分 3 例，2 分 1 例，3 分 1 例；功能状态重度受损 8 例患者，PS＝0～1 分 1 例，2 分 4 例，>2 分 3 例。对于功能状态轻度受损老年患者，依据 NCCN 老年肿瘤指南的建议，应该给予个体化治疗（减量化疗、靶向治疗等），但依据 NCCN 成人非小细胞肺癌治疗指南的建议，PS≤2 的患者，老年与非老年患者的治疗原则相似。对于功能状态重度受损老年患者，依据 NCCN 老年肿瘤指南的建议，应该直接给予姑息治疗，但其中 5 例患者，依照传统 ECOG 体力状况评分标准，PS≤2，可以考虑与非老年患者相似的治疗原则。

3. 老年各层患者与非老年患者入组时 QLQ-C30+LC13 量表得分情况，经 EORTC 项目组同意，选择 QLQ-C30+LC13 量表调查入组患者的生活质量情况。这两个量表由 43 个问题组成，内容分为以下几个方面：

（1）功能子量表：包含评估躯体功能、角色功能、认知功能、情绪功能、社会功能。

（2）症状子量表及单项测评：包括评估疲乏、疼痛、恶心与呕吐、呼吸困难、失眠、食欲丧失、便秘、腹泻、经济困难情况。

（3）总体健康状况子量表。

问卷指标的评分采用分类评分法，总体健康状况子量表评分分7类，从1分到7分，其他指标的评分分4类，从1分到4分。每一部分结果都经过统计学上的标准化处理（线性变换），使得分在0~100之间。

功能子量表及总体健康状况子量表的得分越高，表示生活质量状况越好；症状子量表及单项测评得分越高，表示生活质量状况越差。功能子量表和总体健康状况子量表在功能状态正常和轻度受损的老年患者没有显著性差别，但重度受损患者与之相比，在躯体功能、社会功能及总体健康状况子量表方面有所下降，且有显著性差别（$P<0.05$），与非老年组相比，在认知功能以及社会功能方面非老年组明显优于老年组，且有显著性差别。老年患者疲乏、咳嗽、呼吸困难、食欲丧失、失眠等症状明显。

4. 患者经治疗3周后，再次评估其QLQ-C30+LC13得分情况，其中，功能状态正常及轻度受损老年患者功能子量表各项得分变化不明显，而重度受损患者，其躯体功能、角色功能、总体健康状况子量表等较治疗前有所改善。非老年组患者功能子量表中情绪功能、社会功能得分较治疗前降低，表明以上功能降低。症状子量表中，功能状态正常及轻度受损老年患者各项症状得分变化不明显，因病例数量有限，未进行每层之间随机分组病例的组间比较。重度受损老年患者疲乏、咳嗽症状得分降低，表明疲乏、咳嗽症状较前显著改善。非老年患者疲乏、便秘症状较前得分增高，表明以上症状加重。

5. MDASI-TCM量表治疗开始时评估情况

（1）MDASI症状调查量表由美国M. D. Anderson癌症中心的症状控制研究所研制，用于评估肿瘤患者的常见症状，该量表包括13项肿瘤常见症状：疼痛、疲劳（乏力）、恶心、睡眠不安、苦恼、气短、健忘、胃口差、昏昏欲睡、口干、悲伤、呕吐和麻木。后经国内专家临床研究，结合国内肿瘤患者就诊特点，增加了10项中医常见症状，包括：口苦、心慌、出汗、烦躁、手足心热、咳嗽、咳痰、口腔溃疡、腹泻和便秘，形成了MDASI-TCM量表。在MDASI-TCM的23项症状中，整个表格进行Cronbach's α检验，Cronbach's α为0.9，说明信度非常好。

该问卷包括2部分：第一部分是23种常见症状的评估，评分结果是以0分（无症状）到10分（症状最重）的数字刻度表形式表现的。第二部分是评估上述症状对患者生活6个方面的干扰程度，评分结果是以0分（无干扰）到10分（完全干扰）的数字刻度表形式表现的。得分越高，表示症状越重、生活质量状况越差。

（2）治疗开始时，以MDASI-TCM量表对老年肿瘤患者及非老年患者进行症状评估。在所有患者中，得分最高的症状是疲乏、咳嗽、咳痰、出汗、烦躁，其中，功能重度受损老年患者以上症状明显高于功能状态正常及轻度受损老年患者。妨碍生活程度最明显的是情绪，老年患者的不同功能状态之间没有显著性差异，但非老年组明显评分增高。

6. MDASI-TCM量表治疗3周后得分情况

治疗3周后，在所有患者中，得分最高的症状是疲乏、咳嗽、咳痰、出汗、胃口差。其中，功能重度受损老年患者疲乏、咳嗽、咳痰症状得分降低，表明疲乏、咳嗽、咳痰等症状改善。对于功能状态正常及轻度受损老年患者，症状变化不明显，但由于病例数量较少，未进行每层患者随机分组之间的组间比较。非老年患者疲乏、睡眠不安、胃口差、便秘等症状得分较前增高。

五、讨论

1. 根据本研究的相关结果，不同功能状态的老年肺癌患者与非老年肺癌患者，疲乏为其最常见的症状。经过治疗后，其相关症状发生变化，功能状态重度受损的老年肺癌患者，其疲乏、咳嗽、咳痰等常见症状较治疗前明显改善，在 QLQ-C30、LC13 和 MDASI-TCM 等量表中得到了共同体现，非老年肺癌患者接受了标准化治疗，其疲乏、便秘等症状较治疗前加重。由于功能状态正常及轻度受损患者进行了随机分组，病例数量较少，未进行统计学分析。功能状态重度受损的老年肺癌患者接受了姑息治疗，包括针对症状的中药治疗，其多数症状得到改善，患者的总体健康状况也得到了改善，而非老年肺癌患者接受符合 NCCN 相关指南的标准化治疗，其疲乏、便秘、食欲差等症状较治疗前加重，考虑与化疗、放疗等标准治疗相关。

2. 针对ⅢB、Ⅳ期的老年肺癌患者，如何能够从治疗中“临床获益”是一项重要的内容。在胰腺癌的临床研究中，首次提出了涵盖疼痛程度、疼痛药物剂量、KPS 评分、体重变化等内容的“临床获益”概念。而在肿瘤的治疗中，讨论临床获益的内容除了传统的生存时间的获益，越来越多的关注在包括疼痛、疲乏等肿瘤常见症状的改善上。在本项研究中，功能重度受损的老年肺癌患者接受了包括中药对症治疗在内的姑息治疗，虽然尚未得出关于生存时间的相关指标，但患者的部分症状已经得到了明显改善，属于“临床获益”的范畴。

3. 对老年肿瘤患者治疗前的综合评估应该体现出“综合”的概念。关注老年肿瘤患者异于其他年龄阶段肿瘤患者的独特生理、病理特点已经引起了国内肿瘤学界的关注。老年肿瘤患者有许多不同于年轻肿瘤患者的特性。老年人群有很大的异质性，老年肿瘤发展相对缓慢，具有临床症状轻、隐形癌比例高、合并症多等临床特点。循证医学研究表明，年龄本身并不是肿瘤化疗的禁忌证和预后的独立相关因素，高龄不能作为估计生命预期、功能储备或是治疗合并症发生率的惟一依据。治疗的限制因素在于患者的功能状态、合并症及疾病分期等。由于老年人实际年龄与生理年龄之间存在明显的个体差异性，其个人的功能状况、合并症、营养、复合用药、认知能力、情绪及社会经济状况等，都直接影响患者临床治疗方案的决策。因此，如果在治疗前对老年肿瘤患者的健康状况进行综合性评估，能够帮助患者制订更优化的治疗方案，减少与治疗相关的毒副作用，并且对于其潜在的功能缺陷提供更为早期的医疗帮助，提高老年肿瘤患者的生活质量。目前对于老年肿瘤患者的评估工作已经逐渐开展，主要集中在功能状态评估、合并症评估、心理、精神状态评估等，这些部分的评估往往是分开进行，在某项临床研究中，主要关注于某领域的老年评估，而老年评估强调的是“综合评估”，即希望对于老年肿瘤患者所有异于年轻人的生理、病理特点进行关注、评估，从而能指导老年肿瘤患者的下一步治疗。本项临床研究以老年综合评估问卷来关注老年肿瘤患者的情况，以日常生活活动能力 ADL、工具依赖日常生活活动能力 IADL 以及微型营养评估量表 MNA 的结果作为对老年肿瘤患者进行评估后分层的主要依据，其主要来源是 NCCN 的老年肿瘤临床指南，但本项综合评估依然不能涵盖老年肿瘤患者的合并症情况、心理、精神状况等，在老年综合评估中，所涉及的功能区域越多，每部分在评估后进行分层治疗时所占有的权重更加复杂，国外的相关前瞻性研究表明，需进行复杂的统计学设计和庞大的样本量。经检索相关文献，本项研究为国内针对老年肿瘤患者进行综合评估后分层治疗的首创性临床研究，故所设计的综合评估内容力求涵盖核心内容，即功能状态。而对于合并症、合并用药、心理、精神状况等领域需进行详细的设计后再纳入评估内容。

4. 生活质量观察所涉及的问卷力求精简、避免重复。对于老年肿瘤患者进行功能评估，生活质量的观察，目前主要以相应的生活质量问卷进行。本项研究中涉及日常生活活动能力量表、工具依赖日常生活活动能力量表、EORTC QLQ-C30 核心量表、LC13 肺癌量表、MDASI-TCM 症状量表等，以上量表目前在国际肿瘤学界广泛应用于肺癌生活质量的观察，且大多具有经过信度、效度、内部一致性检验的中文版本，可以在国内使用。但不同的量表所涉及的内容有重复和相似的内容，在临床实践中，向患者进行相关量表的调查，内容重复、耗时较长，一定程度上会降低患者的依从性，从而影响问卷结果的真实性，故在相应的临床研究中，针对生活质量的内容应该加以精简和合并。

5. 经过评估分层的老年肿瘤患者所接受的治疗不同。老年肿瘤患者经评估后，进行分层，分别为功能状态正常、轻度受损、重度受损三层，按照 NCCN 老年肿瘤治疗指南的建议，应该分别给予标准化治疗、个体化治疗、姑息治疗。功能正常（ADL、IADL 非依赖性），无治疗禁忌证且能耐受治疗的患者，可接受常规治疗，如手术、放疗、化疗等。与年轻患者不同的是，对治疗要有特殊考虑，如手术患者应使用标准手术评估工具评估老年患者生理状态；放疗患者应谨慎放、化疗同步治疗等。中等功能损伤的老年患者（IADL 部分依赖），无论是否存在严重合并症均有增加治疗并发症的风险，应实施个体化的治疗，并予特殊的预防措施。重度功能损伤的患者，不论是否有合并症都应进行症状控制并按 NCCN 支持治疗指南进行支持治疗。但标准化治疗、个体化治疗的概念略显模糊，不便于临床操作，如目前非小细胞肺癌治疗领域出现的靶向药物，对于功能状态良好的老年患者，在相关临床资料支持的前提下，选择口服酪氨酸激酶抑制剂（tyrosine kinase inhibitors，TKIs）类药物进行治疗属于标准化治疗亦或个体化治疗对于功能重度受损的老年肺癌患者，直接进行支持治疗。

6. 选择中医药进行症状控制。对于老年肿瘤患者进行评估后，依据功能状态分为三层，在功能状态正常及轻度受损的老年肿瘤患者给予标准治疗或个体化治疗，同时，根据其在相关生活质量问卷调查中体现出的不适症状进行配合或不配合使用中药进行症状控制，而对于重度功能损伤的老年肿瘤患者，症状控制是最佳支持治疗的主要内容，而中医药在症状控制方面具备明显的优势，故考虑到伦理方面的要求，针对功能重度受损的老年肺癌患者，直接给予配合中药进行症状控制。中医药进行肿瘤相关症状控制具备明确的优势，已在国内多项临床研究中加以证实，开展符合循证医学要求的 RCT 研究，所涉及的中药干预措施需要相对固定，我们根据生活质量量表的结果，选取主要症状进行干预，具体的干预措施按照中医内科学中相关症状或疾病的辨证论治要点进行，力求突出主症，兼顾舌脉。在研究中，我们也发现中药干预措施对于改善老年肿瘤患者的相关症状具有明显的作用，尤其是对于功能状态重度受损的老年肺癌患者，其肺癌相关症状如疲乏明显改善，但咳嗽、咳痰等症状加重，考虑到与肺癌的进展等相关。对于功能状态良好或轻度受损的老年肺癌患者虽然进行了随机分组，配合或不配合中药进行症状控制，但本项研究目前样本量偏少，不具备统计学意义，故对于以上两种功能状态的老年肺癌患者，中药改善症状的相关意义尚需进一步研究。

参　考　文　献（略）

（本文被评为第八届中国老年肿瘤学大会优秀论文）

（上接第 84 页）

每位进入 ALCHEMIST 临床试验的患者，包括两种基因检测均为阴性的患者都将进行肿瘤危险性评估，他们的基线肿瘤组织将被送到国际肿瘤组织的肿瘤基因组中心进行分析检测，这些患者都将持续随访 5 年，若肿瘤复发，则会被再次取肿瘤标本进行深度测序及全基因组外显子测序并与基线基因状态进行比较。

另一项临床研究——晚期肺鳞状细胞癌主要协议（Advanced Squamous Cell Carcinoma Lung Master Protocol）每年将对近千名晚期肺腺癌患者的组织进行测序，以获得鳞癌的多种基因改变。这一协议将使许多针对肺鳞癌的新靶向药物的随机Ⅱ期临床研究在这个临床研究的框架内同时进行。在这个框架的基础上，这些新药也将快速地在后续的Ⅲ期临床研究中得以验证或在Ⅱ期临床中惨遭淘汰而被其他药物取代，避免了临床试验的重复注册和进行。

与以往的临床研究相比，这两个临床研究的设计将使更多的患者纳入试验，并获得与他们肿瘤基因改变相对应的靶向治疗，且使其他临床研究更有效快速地展开，这是全世界医务工作者与肺癌患者的共同期望。同时，这两项临床研究也可能发现更多未知的肺癌潜驱动基因，为肿瘤药物研发提供新的靶点，我们期待这些研究给人们带来令人鼓舞的结果。

（来源：丁香园，2014-09-24）

（上接第 98 页）

rilotumumab 的失败表现，对安进肿瘤学管线可谓是一个沉重的打击。此前，安进曾计划在 2015 年获得Ⅲ期临床数据后，向 FDA 提交 rilotumumab 的监管申请。随着该计划受挫，安进肿瘤学部门目前正在等待 FDA 关于免疫疗法 blinatumomab 治疗肺癌、癌症疫苗 T-vec 治疗黑色素瘤的审查决定。除上述药物，另一种卵巢癌药物 trebananib 在本月的表现也令人失望，在Ⅲ期 TRINOVA-1 研究中尽管改善了复发性卵巢癌患者的无进展生存期（PFS），但却未能显著改善总生存期（OS）。

（作者：tomato，来源：生物谷 Bioon. com）

❖ 消化系统肿瘤 ❖

胃癌非 HER-2 靶点药物研究进展

沈 琳

北京大学肿瘤医院 北京 100142

胃癌是消化系统最常见的恶性肿瘤之一，也是我国目前第二高发的肿瘤。目前晚期胃癌治疗选择依然非常有限，治疗需求远未被满足，局部晚期及转移性患者的中位生存期一般仅为 9～12 个月。化疗仍然是转移性胃癌的主要治疗手段，靶向治疗可能在传统化疗基础上进一步提高晚期胃癌的疗效，目前国际上唯一批准用于晚期胃癌靶向治疗的是作用于 HFR-2 靶点的曲妥珠单抗。

随着蛋白质组学和基因组学的发展，肿瘤治疗正朝着个体化、精准化治疗方向快速发展。同样，针对胃癌发生、发展中的重要信号通路及其作用进行了广泛研究，除 HER-2 外，目前胃癌领域最关注的治疗靶点包括 HGF/MET 通路、PARP 靶点和 PD-1/PD-LI 靶点免疫治疗，本文将针对相关研究及进展进行综述。

一、MET 靶点

MET 属于酪氨酸激酶受体，对于许多实体肿瘤的生长、侵袭及转移都发挥着关键的作用，当配体 HGF 与 MET 结合后，HGF/MET 信号通路即被活化，发生自身磷酸化，募集下游的 Gab-1、Grb-2、Shc 和 c-Cbl 等衔接蛋白，接着通过一系列的磷酸化反应活化 PI3K、ERK l/2、PLC-y、STAT 和 FAK 等重要的信号分子及相应的信号通路，从而调节肿瘤细胞的增殖、迁移和侵袭能力（图 1）。

MET 的过度表达可以在大多数实体肿瘤中观察到，并与预后较差具有相关性。研究表明，胃癌中 26%～74% 的病例伴有 MET 过表达，2%～23%的病例有基因扩增。同样地，胃癌患者诊断时血清 HGF 水平升高与疾病分期相关，且 HGF 水平在肿瘤切除后降低。在对 MET 表达和扩增与胃癌预后相关性的荟萃分析中，显示 MET 高表达和扩增患者死亡风险比分别为 2. 42（95% CI：1. 66～3. 54）和 2. 82（95%CI：1. 86～4. 27），提示 MET 高表达和扩增是胃癌预后的不良因素。

由于 MET 是导致肿瘤形成及转移的许多通路的交叉点，以 MET 为靶标可相对较容易地实现对许多通路的同时干扰，一旦肿瘤细胞中异常活化的 HGF/MET 信号通路被阻断，肿瘤细胞就会出现细胞形态改变、增殖减缓、成瘤性降低、侵袭能力下降等一系列的变化。因而 MET 已成为抗肿瘤转移治疗的一个极有希望的新靶点，是目前胃癌治疗最有潜力的靶点之一。

HGF/MET 信号传导通路抑制药物主要有两类（图 1），针对 MET 受体或配体 HGF 的大分子单抗，如 onartuzumab（MetMab）和 rilotumumab；小分子酪氨酸激酶抑制剂，如 AMG 337、INC280 和沃利替尼（Volitinib）

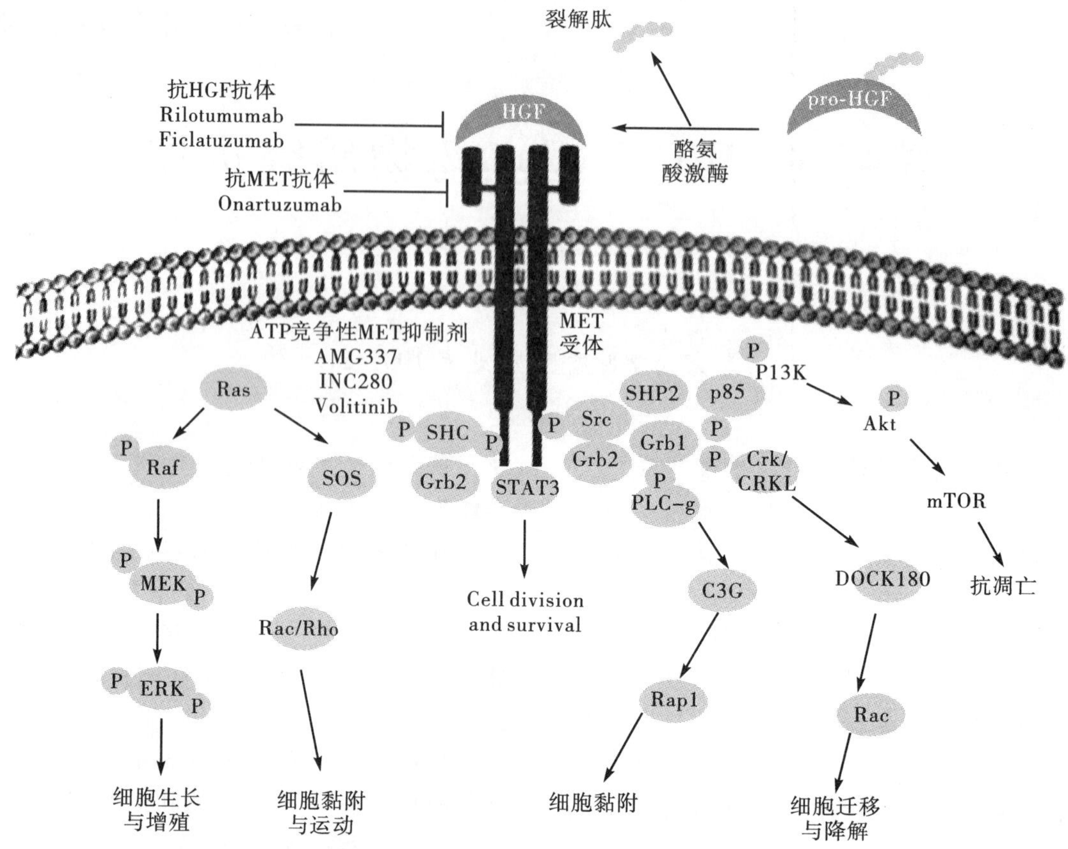

图 1　HGF/MET 通路和相关抑制剂

等。MetMab 是作用于 MET 的单臂抗体，其最初进行的Ⅱ期研究（OAM4558g）亚组分析显示了对于 MET 阳性肺癌的初步疗效。2014 年，ASCO 公布了评估 MetMab 联合厄洛替尼对比厄洛替尼用于 MET 阳性晚期 NSCLC 患者的Ⅲ期研究 MetTlung 中期分析结果，结果不尽如人意；罗氏公司也于 3 月 3 日在其官网宣布，因缺乏临床意义的有效性，终止了 MetMab 的进一步研发。但是，由于 MET 阳性筛查方法的差异、瘤种差异以及研究设计本身的因素，人们并未丧失对于 MET 通路抑制剂在其他肿瘤中研究的信心。

目前 MET 抑制剂在胃癌中的研究数据主要来自 rilotumumab 和 AMG 337。Rilotumumab 是一种全人源的抗 HGF 单克隆抗体，可以通过阻止 HGF 与其受体 MET 结合，从而抑制 MET 通路的活化。Rilotumumab 20060317 研究是一项在晚期或转移性胃或胃食管结合部腺癌患者中进行的一线治疗Ⅰb/Ⅱ期临床研究，受试者被随机分组接受 ECX 化疗或 ECX 联合 rilotumumab 治疗。

尽管总体人群中，rilotumumab 联合治疗组相对于单用化疗 OS 时间有所延长（10.6 个月 *vs* 8.9 个月），但是差异并不显著。在对肿瘤组织 MET 状态进行免疫组化（IHC）检测后发现，MET 阳性患者，rilotumumab 治疗组中位总生存期（OS）为 10.6 个月（80% CI：9.2～12.0），而安慰剂组的中位 OS 仅为 5.7 个月（80% CI：

4.7~10.2)，中位 OS 相差 4.9 个月。预示 MET 表达阳性可能是 rilotumumab 重要的疗效预测标志物。但样本量太小，所以基于这个Ⅱ期研究结果、且关注东西方标准治疗不同，分别在东、西方人群中后续开展了随机对照Ⅲ期研究，针对 MET 过表达的晚期胃癌患者，rilotumumab 联合各自标准化疗一线治疗作用。

AMG 337 是一个高选择性、强效的 MET 小分子抑制剂，除外某些结合位点的突变可以导致 MET 激活所有已知机制起作用。AMG 337 能在体外抑制细胞增殖，在体内阻断 MET 依赖通路从而抑制移植瘤的生长。AMG 337 是按照个体化治疗策略开发的 MET 小分子抑制剂，2014 年 ASCO 年会作为口头报告公布了 AMG 337 首次人体研究结果，其中包括胃癌患者数据。

在反复多次治疗失败的 10 例 MET 扩增晚期胃或胃食管结合部癌患者中，有 5 例达到客观缓解，缓解率为 50%，其中 1 例患者缓解持续时间达到 2 年以上，提示了 MET 小分子抑制剂在 MET 扩增胃癌人群中良好的应用前景。AMG 337 针对标准治疗失败的 MET 扩增胃癌的Ⅱ期单臂研究也分别在东西方人群正在进行中。其他 MET 小分子抑制剂如沃利替尼（Volitinib)，目前也已经完成Ⅰ期剂量递增试验，并在其他实体瘤中看到了很好的针对 MET 高扩增人群的疗效，胃癌人群的试验也在积极准备之中。

当前 MET 靶向治疗研究中，还有很多待回答的重要问题。其中最关键的是怎样选择生物标志物，依照个性化治疗的原则来挑选最合适接受 MET 靶向治疗的患者，同时又要区分大分子单抗和小分子抑制剂。

前期进行的大分子单抗 MetMab 肺癌研究和目前进行的 rilotumumab 胃癌研究均采用 IHC 作为筛选患者的重要方法来选择 MET 过表达的肿瘤患者；而 AMG 337 和 INC280、沃利替尼等 MET 小分子抑制剂进行的Ⅰ/Ⅱ期研究则采用 FISH 或 FISH 联合 IHC 的方法来选择 MET 阳性的患者，相信在更多研究结果公布后，这个问题将有明确答案，其中包括采用什么合适的临界值来确定的 IHC 过表达和 FISH 扩增。

二、PAPR 靶点

聚 ADP 核糖聚合酶（polyADP-ribose polymerase，PAPR）具有保持染色体结构完整性、参与 DNA 的复制和转录、维持基因组稳定性等重要作用。因此 PARP 抑制剂能够抑制肿瘤细胞 DNA 损伤修复、增强肿瘤细胞 DNA 对损伤因素的敏感性。近年来，PARP 抑制剂治疗肿瘤的研究受到了越来越多的关注。

目前 PARP 抑制剂的研究主要包括：PARP 抑制剂单药在网源重组修复缺陷（包括 BRCA 1.2 突变）肿瘤中的合成致死作用；作为化疗及放疗增敏剂增强化疗及放疗效果。因为 BRCA 突变在乳腺癌和卵巢癌中比较常见，PARP 抑制剂已经在乳腺癌和卵巢癌中进行了大量研究。尽管已经结束的一项 PAPR 抑制剂在进展期三阴乳腺癌的Ⅲ期临床研究并未取得理想结果，但 PARP 抑制剂的研究并未因此停止，也许随着分子生物学技术的发展，将会筛选出 PARP 抑制剂更适宜的人群，实现肿瘤的个体化治疗。

PARP 抑制剂也开始在胃癌患者中进行了探索。2013 年，ASCO 报道了口服的 PARP 抑制剂 olaparib（奥拉帕尼）一项Ⅱ期研究，采用 olaparib 联合紫杉醇对比紫杉醇单药二线治疗胃癌患者（结果见表 1)。由于之前的基础研究提示，ATM 蛋白低表达的胃癌细胞株对 olaparib 治疗更敏感，因此该研究对于 IHC 检测 ATM 低表达患者进行了亚组分析。联合治疗组 OS 更长，但 PFS 无统计学差异。联合治疗组更多中性粒细胞减少（56% *vs* 39%）。

表 1　Olaparib 联合紫杉醇对比紫杉醇单药二线治疗胃癌结果

	O/P	P	
所有患者	*n*=62	*n*=62	
PFS（月）	3.9	3.6	HR=0.80 95% CI：0.54~1.18 *P*=0.261
OS（月）	13.1	8.3	HR=0.56 95% CI：0.35~0.87 *P*=0.010
疗效可评价患者	*n*=53	*n*=47	
ORR（%）	26.4	19.1	OR=1.65 95% CI：0.61~4.68 *P*=0.323
PD（%）	26.4	44.7	
ATM-人群	*n*=31	*n*=32	
PFS（月）	5.3	3.7	HR=0.74 95% CI：0.42~1.32 *P*=0.315
OS（月）	NC	8.2	HR=0.35 95% CI：0.17~0.71 *P*=0.003
疗效可评价患者	*n*=26	*n*=23	
ORR（%）	34.6	26.1	OR=1.76 95% CI：0.49~6.89 *P*=0.390
PD（%）	15.4	34.8	

基于 olaparib Ⅱ期研究所得到的鼓舞人心的结果，Bang 教授领衔的Ⅲ期研究正在进行中，将明确 olaparib 联合紫杉醇对比紫杉醇在晚期胃癌二线治疗中的作用。

三、PD-1/PD-L1 信号通路抑制剂

肿瘤免疫治疗是通过激活体内的免疫细胞，特异性地清除癌变的细胞。这种治疗方法具有特异性强、作用期长和不良反应少等优点，一直以来被认为是治愈肿瘤的终极手段。然而，直到最近几年，随着针对免疫检验点的抗体和表达嵌合抗原受体（chimeric antigen receptors，CARs）的自体 T 细胞疗法的涌现，这个梦想可能才开始被实现。《科学》杂志把肿瘤免疫治疗列为 2013 年的重大科学突破。

其中，近来最引人关注的就是针对免疫检查点（lmmune Checkpoint）程序性死亡-1（programmed death-1，PD-1）及其配体（PD-L1）的抗体。研究表明，在人类多种肿瘤组织中都可检测到 PD-1 相应配体的表达，PD-1 作为新近发现的 B7/CD28 免疫球蛋白超基因家族重要成员，已被证实通过抑制 T 细胞的活化和增殖来负调控免疫应答，并在调节免疫耐受、微生物感染及肿瘤免疫逃逸中发挥重要作用。

T 细胞的激活依靠“双信号”途径进行精细调控。一个激活信号是 MHc（主要组织相容性复合体）和 TcR（T 细胞受体）的结合，另一个来自共刺激分子（OX40，4-1BB）和共抑制分子 PD-L1/PD-1 等信号传递（图 2）。因此，针对 PD-1/PD-L1 的单抗可以阻断 PD-l/PD-L1 对 T 细胞的负性作用，T 细胞得以摆脱肿瘤细胞的压制，重新被激活来识别杀伤肿瘤细胞，从而发挥抗肿瘤作用。

针对 PD-1 和 PD-L1 的单抗目前有多家公司开发，竞争十分激烈（表 2）。目前，处于Ⅲ期临床试验阶段的有针对 PD-1 的 Nivolumah 和 Pembrolizumab，以及针对 PD-L1 的 MPDL3280A 和 MEDI-47360。与此同时，CTLA-4 和 PD-1 单抗的联合治疗试验也在进行中，并取得阶段性成果。过去 3 年的 ASCO 年会上，免疫检验点抑制剂单抗临床试验数据发布都是令人瞩目的亮点。

预计今后几年内会有多个免疫检验点抗体上市，适应证也会扩充到其他肿瘤类型。

尽管 PD-1/PD-LI 抗体主要集中在黑色素瘤和非小细胞肺癌，而且也取得了鼓舞人心的结果，但是 2014 年 ASCO 年会上公布的 MEDI-47361 期扩展研究结果让人看到 PD-1/PD-L1 抗体用于胃癌治疗的曙光。MEDI-4736 是作用于 PD-L1 的抗体，在Ⅰ期研究剂量爬坡完成后，对包括胃癌在内的 8 个瘤种中进行了扩展研究，入组的患者绝大部分（92%）都是接受过一次以上系统治疗的晚期肿瘤患者，胃或食管癌患者有 16 例可以评估肿瘤治疗反应，其中 4 例达到客观缓解，缓解率为 25%。

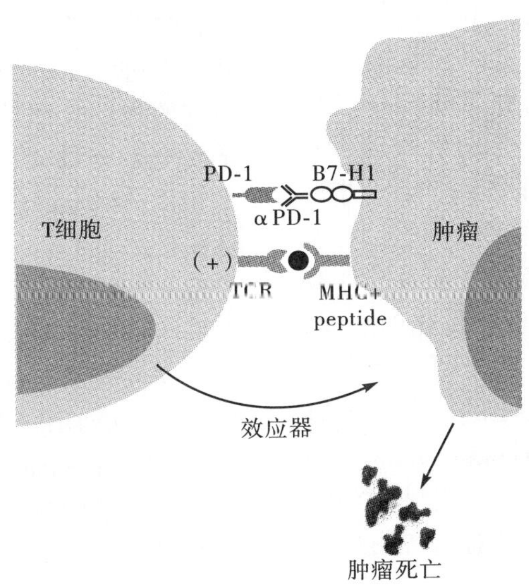

图 2 PD-1/PD-L1 信号通路与肿瘤治疗示意图

表 2 针对 PD-1 和 PD-L1 的单抗

药物（公司）	靶点	主要适应证以及目前研究阶段	胃癌适应证研究情况
Nivolumab（BMS）	PD-1	黑色素瘤，Ⅲ期 非小细胞肺癌，Ⅲ期	进行中的 Nivolumab 联合 Ipilimumab 的Ⅰ/Ⅱ期研究，入组包括胃癌在内的 4 个主要瘤种
Pembrolizumab（默克）	PD-1	黑色素瘤，Ⅲ期 非小细胞肺癌，Ⅱ/Ⅲ期	进行中的Ⅰ期研究，包括胃癌在内的 4 个主要瘤种，计划入组 224 例
MPDL3280A（基因泰克/罗氏）	PD-L1	非小细胞肺癌，Ⅲ期	2013 年 ASCO 公布的Ⅰ期结果，其中包括 1 例胃癌患者数据，该患者达到 PR
MEDI-4736（阿斯利康）	PD-L1	黑色素瘤，Ⅰ/Ⅱ期 非小细胞肺癌，Ⅲ期	Ⅰ期研究剂量扩展阶段，入组包括胃癌在内的 8 个主要瘤种
MSB0010718C（默克雪莱诺）	PD-L1	实体瘤，Ⅰ期	Ⅰ期研究剂量扩展阶段，将入组 150 例胃或胃食管结合部癌

目前多个 PD-1/PD-L1 抗体均在其Ⅰ期研究中有入组胃癌的计划，其中入组胃癌患者最多的是 MSB0010718C，计划在Ⅰ期研究剂量扩展阶段，将入组 150 例胃或胃食管结合部癌。因此，接下来几年中，将有更多胃癌数据公布。

肿瘤免疫治疗作为全新的治疗理念，对该类新药临床试验方案设计与安全性评估都带来新的思考。首先，就是实体瘤的疗效评估问题，在免疫检验点单抗的临床试验中，有一部分患者的肿瘤体积在前几个月会变大，药物的疗效要几个月后才能逐渐显现，然后肿瘤体积逐渐变小，并得到较长期控制。

所以该类新药的临床试验方案设计需要考虑到这些新的变化，以最优化的疗程、临床评估终点与统计学方法来测试新药的疗效。其次就是一个很关键的、悬而未解的问题，是怎样运用生物标志物依照个性化治疗的原理来挑选最合适接受肿瘤免疫治疗的患者，因为在免疫检验点单抗的临床试验中，总体患者人群的缓解率不高。最后，肿瘤免疫治疗虽然避免了一些传统肿瘤药物的毒性，但带来新的安全性的挑战，免疫检验点单抗可引起自身免疫系统相关的严重不良反应（例如大肠炎和垂体炎等），甚至死亡。

总的来说，胃癌靶向治疗也在曲折中前进，针对 HGF/MET 通路、PARP 靶点和 PD-1/PD-L1 信号通路以及其他靶点的靶向药物开发，以及不断完善生物标志物检测手段，将为胃癌个体化治疗在 HER-2 以外带来新的突破。

（来源：丁香园，2014-09-19）

后续报道

安进宣布终止所有 rilotumumab 治疗晚期胃癌的临床研究

【2014 年 11 月 26 日讯/生物谷 BIOON】安进（Amgen）近日宣布，终止单抗药物 rilotumumab 晚期胃癌Ⅲ期临床项目，包括Ⅲ期 RILOMET-1 和 RILOMET-2 研究。安进表示，该决定是基于 RILOMET-1 研究的独立数据监测委员会开展的一项既定安全审查结果，审查发现，与单独化疗组相比，rilotumumab+化疗联合治疗组死亡病例数增加。这意味着，组合疗法实际上使患者病情更糟。RILOMET-1 研究的详细数据，将提交至未来的科学会议。

安进表示，这一结果与公司的期望背道而驰。而终止胃癌Ⅲ期项目的决定，可能会改写 rilotumumab 的开发前景。安进已披露，除了胃癌，rilotumumab 尚无其他的潜在适应证。rilotumumab 是一种实验性完全人源化单克隆抗体，旨在抑制肝细胞生长因子/分散因子（HGF/SF）：MET 信号通路，有望减少癌细胞增殖、削弱存活信号，并阻止肿瘤细胞的迁移和浸润的能力。

“虽然这一结果令人失望，但安进公司会继续与研究人员进一步分析已经取得的数据，为相关研究和疾病治疗提供参考意见。”美国安进公司全球研发执行副总裁、医学博士肖恩·哈珀表示，“胃癌是目前世界上死亡率最高的癌症之一，在晚期胃癌治疗领域依然有巨大的未被满足的需求。”

安进研发执行副总裁 Sean E. Harper 医师表示，对这些结果表示失望，同时将联手研究人员开展进一步的数据分析，为该领域未来的研究及治疗提供有用的信息。

（下转第 92 页）

直肠癌新辅助治疗中的热点及相关问题

章　真

上海复旦大学附属肿瘤医院 上海 200032

一、直肠癌新辅助放化疗中适宜人群的选择

新辅助放化疗人群选择的争议主要在T3N0的患者。已有不同的学者对相关的临床特征进行分析研究，包括肿瘤的位置、神经侵犯等对直肠癌复发的意义。对于没有神经侵犯这种高危因素的pT3N0患者，Peng等的研究表明，其5年局部复发率仅为7.9%，低于存在神经侵犯患者的22.7%（$P=0.017$），提示对于这部分无复发高危因素的T3N0患者，新辅助放化疗的作用可能有限。

肿瘤位于直肠不同的部位，局部复发的概率也有所不同，距肛缘>10cm的高位直肠癌单纯手术后的复发风险较中低位明显降低，新辅助放化疗对这部分患者的作用同样可能受到限制，但目前尚无大规模随机临床研究的证实，这些研究的注重点均在与T3肿瘤相关的临床特征，而另一关注点是对T3肿瘤本身，存在有不同的亚组，也就是肿瘤在肠壁中侵犯深度的差异对治疗选择而产生的影响。

（一）T3亚组的研究现状

研究表明，随着肿瘤浸润深度的增加，患者预后明显变差，T3肿瘤定义为侵犯超过直肠固有肌层，但其在肠壁中侵犯的距离差异很大。Merkel等的研究表明，不论淋巴结有无转移，T3肿瘤浸润深度<5mm的患者5年肿瘤相关生存率为85%，显著高于T3肿瘤浸润深度≥5mm患者的54%。

Shin等分析了291例T3直肠癌患者，按侵犯深度将T3分为4个亚组：T3a：<1mm；T3b：1～5mm；T3c：5～15mm；T3d：>15mm，5年DFS在4个亚组患者中分别为86.5%、74.2%、58.3%和29%（$P<0.001$）；对T3亚组的分类，目前在直肠癌术前MRI评估中已开展应用，但在术后的病理评估中尚未正式纳入TNM分期标准。已经用于直肠癌术前MRI浸润深度的评估有两个分类系统：ESMO标准和RSNA标准。

ESMO标准（T3a：<1mm；T3b：1～5mm；T3c：5～15mm；T3d：>15mm），较RSNA标准（T3a：<5mm；T3b：5～10mm；T3c：>15mm）更为精确，但增加了测量的难度，可重复性低，目前浸润深度为5mm是较为通用的截断值，而且RSNA标准在临床应用中更具临床应用价值。MERCURY研究显示，对于直肠系膜间隙无侵犯、脉管内无癌栓，并且浸润深度<5mm的患者，MRI评价为无高危因素的患者，单纯手术后局部复发率仅为1.7%。

（二）依据复发风险分组的治疗推荐

2013年ESMO指南首次推荐对直肠癌应根据复发风险进行治疗方式分层，分层的指标主要依据治疗前MRI评估，包括肿瘤浸润深度（T分期）、淋巴结转移数目

(N 分期)、距肛门距离、直肠系膜筋膜(mesorectal fascia, MRF)和肠壁外脉管(extramural vascular invasion, EMVI)侵犯情况等，然后根据复发风险分为极低危组、低危组、中危组和高危组，分层后的治疗模式与传统的单一模式有所区别，更为细化。在这 4 组中，极低危组可以不接受新辅助放化疗而直接手术，其他 3 组的治疗方式分别为：

(1) 低危组：包括 T1～2 直肠癌；早期的 T3N0 患者，MRI 评估肿瘤浸润深度 <5mm、MRF 和 EMVI 未受侵犯，并且肿瘤位于肛提肌以上，可直接进行手术，若术后病理报告有不良预后因素，如存在淋巴结转移或环切缘阳性等，再补充行放、化疗或化疗。

(2) 中危组：包括低位的 T2，T3 肿瘤浸润深度≥5mm 并且 MRF 未受侵犯，存在淋巴结转移，或是部分 T4a（如仅侵犯部分腹膜）患者，新辅助放化疗对该类患者能有效降低局部复发率，放、化疗具体选择长疗程或是短疗程仍有争议，但长疗程放、化疗能带来更高的 pCR 率，是目前多数放疗中心的首选。

(3) 高危组：包括 MRF 受侵犯的 T3 直肠癌，以及 T4a、T4b 后髂血管旁淋巴结转移的患者，长疗程的放、化疗后间隔 6～8 周手术是治疗的首选模式，也是目前公认的治疗方式，对于高龄或不能耐受长疗程放、化疗的患者可考虑 5×5Gy 短疗程放疗。

因此，对于直肠癌，尤其是 T3 肿瘤，进行复发高危因素的评估对分层治疗是非常必要的，这也依赖于高分辨 MRI 技术的发展，对于低危的 T3 肿瘤患者，直接手术能否达到和新辅助放化疗同样的效果，同时避免了放、化疗带来的毒副反应，值得未来前瞻性研究的证实。

二、直肠癌新辅助放化疗后的疗效评价

新辅助放化疗后，有部分患者可获得肿瘤的完全消退，对这部分患者是否可以根据肿瘤的治疗效应而改变后续的手术治疗，对此，有学者提出了局部切除的“小手术”或“等待观察”（wait-and-see）等治疗策略以保留直肠，提高生活质量；手术后病理结果是评价放、化疗疗效的“金标准”，然而，由于对局部切除、“等待观察”等减小手术范围或非手术手段在直肠癌新辅助治疗后的探索开展，对新辅助治疗后的临床疗效评估与术后病理的符合程度，尤其是对治疗后完全缓解的评判至关重要。

新辅助治疗后的评估包括肛门指诊、影像学及肠镜检查等，传统的影像学检查如超声内镜、CT 或常规 MRI 等多为形态学评估疗效，预测的准确率在 30%～60%之间，因此，探讨新的成像技术或检测方法对于直肠癌新辅助放化疗后的疗效评价正是目前研究的热点。

（一）MRI

MRI 在术前新辅助放化疗的分期诊断中起着重要作用，因此将其应用于放、化疗后的疗效评估也有多家报道。以评估其与放、化疗后病理结果的符合性，尤其是临床判断完全缓解的价值。

然而，各家报道对其在放、化疗疗效的评估价值差异较大，常规序列的 MRI 对疗效判断价值较小。Harly 报道了 5 个中心，采用放、化疗前后 MRI 再评估的方法，检验其预测价值，但发现作用较局限。随着 MRI 技术的进步，目前多采用弥散加权，高分辨成像技术应用于直肠癌新辅助放化疗的疗效评价，采用多个 MRI 相关参数来预测放、化疗疗效，提高其预测准确性。

一项多中心的研究表明，将 DWI 联合常规 MRI 有助于提高不同评估者对 pCR 诊断的准确性和一致性。但也有学者提出，治疗后瘤床出现的水肿、坏死、纤维化可能使 ADC 值下降，从而影响评估的准确性。

高分辨成像序列的 T2WI 可清楚显示直肠壁的各层结构，MERCURY 的研究中，放、化疗后在高分辨成像序列进行磁共振的肿瘤退缩分级（mr Tumor regression grade，mrTRC）及环切缘的判断，可对患者的远期生存做出较准确预测；而且与病理 TRG 的符合率较高。Shihab 等的研究表明，好的 mrTRC 评分往往与更低的局部复发率相关。因此，在放、化疗后应用高分辨 MRI 对肿瘤再次进行 TN 降期的评估和 TRG 评分，对于指导下一步治疗及预后有很好的临床价值。

（二）PET/CT 功能影像

采用新技术的 MRI 在评价肿瘤放、化疗疗效方面有优势，但在区别 pCR 及显微镜下微病灶残留的有效性仍较低，但需要结合其他信息共同评估。18F-FDG PET/CT 在预测 pCR 敏感性上较有其优势。直肠癌在放疗后 2 周出现肿瘤体积缩小即可表现为糖代谢摄取的降低，提示代谢变化可早期预测放、化疗疗效。

van Stiphout 等用肿瘤长度和放、化疗前后肿瘤细胞对 18F-FDG 最大摄取值及其变化几项指标建立了一个预测局部进展期直肠癌放、化疗后 pCR 的模型，取得了较好的准确度（AUC = 0. 86）。此外，Sun 的研究显示，在新辅助放化疗反应较好的一组患者当中，18F-FDG PET/CT 测量的肿瘤代谢体积（metabolic tumorvolume，MV）及总病变糖酵解（total lesion glycolysis，TLG）在放、化疗前后有更为显著的差别，提示这些参数也可能作为疗效预测指标。

而对于新辅助放化疗后 18F-FDGPET/CT 检测为阴性的患者分析，发现 5 年总生存率和无瘤生存率分别为 91% 和 81%，与临床报道 pCR 患者的生存率接近，分别为 83% 和 73%。提示 PET/CT 功能影像的 SUV 最大值的大小及变化不仅可以作为放、化疗反应的预测因子，也可能有提示预后的价值。

然而，PET/CT 作为放、化疗疗效评估的手段，也有其不确定性，表现在放、化疗后复查 PET/CT 的时间点在不同研究中的选择不尽相同，何为疗效评估的最佳时间、评估的频度等均无共识。在 PET/CT 功能影像的研究中采用最多的是最大摄取值 SUV 的变化，但对于如何标准化摄取值尚无统一规定，同时与其他参数如摄取范围体积变化的联合评估价值均值得进一步研究。

但总体而言，SUV 最大值随着放、化疗结束至手术间隔时间的增加而逐渐减小，但需要注意肠道炎症对葡萄糖摄取的影响，包括放疗诱导的炎性反应、炎症性肠病及偶然的肠道穿孔等。MRI 与 PET/CT 两者结合将会对评价直肠癌放、化疗后的疗效更有帮助，也是指导下一步治疗策略的关键所在。

三、新辅助放化疗疗效对后续治疗的影响

（一）对手术方式的影响

新辅助放化疗后肿瘤退缩程度与预后相关。肿瘤达到完全退缩的较退缩差的有明显的生存获益。Maas 等报道一项荟萃分析，纳入了 3105 例接受新辅助放化疗及根治性手术的局部进展期直肠癌患者，其中 484 例获得 pCR，5 年无疾病进展生存（DFS）率在 pCR 组和非 pCR 组分别为 83. 3%和 65. 6%（P<0. 0001），5 年总生存

(OS) 率在两组分别为 87.6%和 76.4% (P<0.0001)。pCR 的患者显示了较好的预后，因此有学者探索对于完全缓解的患者是否可以降低后续的治疗强度，在手术方面，提出局部切除和非手术治疗模式，在术后辅助化疗方面，提出根据不同的肿瘤退缩程度给予不同的治疗。

Habr-Cama 等的研究表明，放、化疗后获得临床完全缓解（clinical complete regression，cCR）的患者采用观察的手段，其 5 年 OS 率及 DFS 率分别能达到 83%和 92%，与 pCR 组的 88%和 100%并没有明显差异，她在 2014 年的最新报道中显示，在临床完全缓解后，采用“等待观察”方式的患者中，局部复发率为 31%，因此对放、化疗后肿瘤临床完全缓解，采用“等待观察”非手术治疗的方式，还需要谨慎。

Belluco 等回顾性分析了 139 例接受新辅助放化疗的 T3N0~1 期直肠癌患者，在获得 pCR 的患者中，接受 TME 根治术或局部切除术的患者，二者间的生存无差异，这些证据提示，如果放、化疗后能达到临床完全缓解，有降低后续的治疗强度的可能，但必须注意应用的适应人群，并且对新辅助放化疗的疗效评估要多方面，尽可能提高疗效评估的准确性。

（二）对辅助化疗方案的影响

EORTC22921 研究提示，对新辅助放化疗后，术后病理显示肿瘤退缩较好的 ypT 0~2的患者，术后辅助化疗有获益，而对退缩较差的 ypT3~4 的患者，未能从术后辅助化疗中获益。Betts 在 2011 年 ASCO 报道的荟萃分析中显示，对手术后病理报告为完全消退的患者，术后的辅助化疗获益不大，从而提出对 pCR 的患者，术后辅助化疗可能为过度治疗。

这些研究分析的是 5-FU 为辅助化疗的方案，而 FOLFOX 方案化疗对退缩较差的患者是否可以有提高，2014 年 ASCO 会议上，韩国学者报道的随机Ⅱ期研究，对新辅助放化疗后，退缩较差的术后病理为 yp Ⅱ/Ⅲ期的患者，比较 XELOX 与卡培他滨单药辅助化疗的差异，二者 3 年的 DFS 率分别为 71.6%和 62.9% (P=0.047)。

因此，基于新辅助放化疗后肿瘤退缩的不同情况，术后的辅助化疗方案可有分层，以减低治疗毒性。提示 pCR 的患者，可能无需辅助放疗，未到完全缓解但退缩较好的患者可采用单药，而对退缩较差的患者，联合化疗可提高无病生存期。

四、新辅助化疗

在探索性的小样本报道中，采用新辅助 FOLFOX 联合贝伐单抗治疗直肠上段肿瘤获得了 30%pCR，对直肠癌新辅助治疗，尤其是病灶位于直肠上段，临床特征提示为预后相对较好的。有较多的治疗中心在探索应用新辅助化疗的应用，但目前尚无结果报道。研究的方案较多，包括新辅助化疗、新辅助化疗联合放化疗、新辅助化疗联合短程放疗等，值得探索。

直肠癌的新辅助治疗，在个体化治疗的时代，需要我们积累更多肿瘤临床信息和放疗及生物学信息，以建立可以对肿瘤患者的治疗起指导意义的预测模型，而达到个体化治疗。

（来源：丁香园，2014-09-24）

胰腺癌治疗领域最新进展汇总

王志强 徐瑞华

中山大学附属肿瘤医院内科 广州 510060

胰腺癌是恶性程度最高的肿瘤之一，手术切除是唯一可能根治胰腺癌的治疗手段。但是，接受手术切除的早期胰腺癌患者的5年生存率仅为15%~20%。而且，超过80%的胰腺癌患者确诊时已出现转移或处于局部进展期，无法接受手术治疗，这部分患者的1年生存率<5%，5年生存率<2%。

可喜的是，在2013年，胰腺癌治疗领域取得的一些新进展为进一步改善患者生存、生活质量带来曙光。

一、可手术切除胰腺癌：替吉奥或为辅助化疗新选择

对于可手术切除的胰腺癌，目前美国国立综合癌症网络（NCCN）指南推荐进行辅助治疗。辅助化疗可考虑使用吉西他滨、氟尿嘧啶（5-FU）/亚叶酸钙、5-FU或卡培他滨。

2013年美国临床肿瘤学会（ASCO）会议报道了JASPAC-01研究的中期结果。该项非劣效性研究对比了吉西他滨与替吉奥作为胰腺癌术后辅助化疗的疗效。结果显示，吉西他滨组与替吉奥组2年生存率分别为53%和70%（P<0.0001），治疗完成率分别为58%和72%，不良反应均较轻微。

研究结果表明，替吉奥可能成为胰腺癌术后辅助治疗的另一选择。然而，目前该项研究的结果仅为中期分析结果，最终结果的公布值得期待。

二、转移性胰腺癌：一线化疗增添方案

自20世纪90年代以来，吉西他滨一直是转移性胰腺癌的标准一线化疗药物，以吉西他滨为基础的联合方案疗效相比吉西他滨单药在总生存（OS）方面并无明显优势。2011年，FOLFIRINOX方案（奥沙利铂、伊立替康、亚叶酸钙、5-FU）成为首个在OS方面优于吉西他滨单药的联合化疗方案，但该方案所致严重不良反应限制了临床应用。2013年，关于转移性胰腺癌一线治疗的研究也取得一些喜人成果，为临床医生又增添了新的治疗选择。

三、相关资讯：FOLFIRINOX方案：胰腺癌治疗新标准?

（一）纳米白蛋白紫杉醇联合吉西他滨已成标准方案

纳米白蛋白紫杉醉联合吉西他滨方案成为美国食品和药品管理局8年来首次批准用于转移性胰腺癌一线治疗的化疗方案。

2013年1月举行的美国临床肿瘤学会胃肠肿瘤研讨会（ASCO-GI）首次报道了MPACT研究，即纳米白蛋白紫杉醉联合吉西他滨对比吉西他滨单药一线治疗转移性胰腺癌的Ⅲ期临床研究，结果已发表于

《新英格兰医学杂志》（相关文献：N Engl J Med，2013 Oct 31）。

结果显示，①主要终点：联合治疗组的 OS 较单药组显著延长，分别为 8.5 个月与 6.7 个月（HR=0.72，$P<0.001$）。在体力状态差、年龄>65 岁、多发肝转移、基线 CA19-9 水平高等具有不良预后因素的人群中，OS 仍有获益甚至更高。②次要终点：联合治疗组、单药组的无进展生存（PFS）分别为 5.5 个月和 3.7 个月（HR=0.69，$P<0.001$），总缓解率分别是 23%和 7%（$P<0.001$）。联合治疗组的安全性结果与既往两药联合化疗的特点相似，耐受性可能优于 FOLFIRINOX 方案。

（二）NEJM：白蛋白结合型紫杉醇联合治疗胰腺癌可获益

因此，白蛋白结合型紫杉醉联合吉西他滨成为转移性胰腺癌的新标准一线化疗方案。MPACT 研究各个亚组的进一步分析结果也将会在未来陆续公布，值得期待。

四、替吉奥或为亚洲人群的又一治疗选择

2013 年 5 月，《临床肿瘤学杂志》发表 GEST 研究的最终结果（相关文献：J Clin Oncol，2013 May 1）。该项在日本和中国台湾开展的Ⅲ期临床研究对吉西他滨单药、替吉奥单药、吉西他滨联合替吉奥一线治疗局部进展期胰腺癌和转移性胰腺癌的疗效进行了比较。

结果显示，替吉奥组 OS 不劣于吉西他滨组（9.7 个月 *vs* 8.8 个月，$P<0.001$）；吉西他滨联合替吉奥组 OS 并不优于吉西他滨组（10.1 个月 *vs* 8.8 个月，$P=0.15$）。研究结果提示，在亚洲人群，替吉奥可以成为转移性胰腺癌的一线治疗药物。

五、局部进展期胰腺癌：需选择合适患者、探索更有效治疗

对于一般状况良好的局部进展期胰腺癌患者的治疗，业界一直存在较大争议。NCCN 指南推荐，可按照转移性胰腺癌的化疗方案治疗，也可在充足化疗的基础上进行放疗。

2013 年 ASCO 会议报道了 LAP-07 研究结果。该研究将局部进展期胰腺癌患者随机分成两组，分别接受吉西他滨单药或吉西他滨联合厄洛替尼治疗。治疗 4 个月后，两组疾病稳定的患者再次随机分为继续化疗组和卡培他滨同步放疗组。最终的结果显示，化疗序贯同步放化疗并不优于单纯化疗，OS 分别为 15.3 个月和 16.5 个月（$P=0.83$）。而这项研究的设计受到一些学者的质疑，主要在未能应用最先进的放疗技术、未优化放疗分割模式、同步化疗药物的选择等问题存在争议。

因此，如何选择合适的患者、寻找更有效的放疗增敏药物、优化放疗技术应是局部进展期胰腺癌治疗研究下一步探索的方向。

六、胰腺癌免疫治疗：前景初现端倪

近年来，胰腺癌免疫治疗方面的临床研究层出不穷。

2013 年 ASCO 会议中有关胰腺癌免疫治疗的临床研究就有 5 项。其中一项Ⅲ期临床试验探索了端粒酶疫苗 GV1001 联合化疗（吉西他滨/卡培他滨）对比单用化疗一线治疗转移性胰腺癌的疗效。虽然该研究未取得阳性结果，但这是胰腺癌治疗新靶点、新药的探索性临床研究，更应受到人们的重视。

（下转第 106 页）

❖ 血液肿瘤 ❖

2014~2015年恶性淋巴瘤的治疗展望及点评

马 军

哈尔滨血液病肿瘤研究所 哈尔滨 150010

2014年~2015年上半年，治疗恶性淋巴瘤的新药辈出。2014年12月，在美国血液学会议（ASH）和2015年国际T细胞淋巴瘤大会（ATS）上，恶性淋巴瘤研究及临床治疗已成为了这两次大会的新亮点，特别是B-NHL及双打击NHL、套细胞淋巴瘤、慢性淋巴细胞白血病、T细胞淋巴瘤治疗的新药越来越多，疗效越来越好。其中靶向治疗药物、小分子抑制剂、mTo抑制剂、BTK抑制剂、PD1δ抗体、CAR-T免疫治疗已成为治疗淋巴系统恶性肿瘤的新起点，越来越受到血液学及肿瘤学者的重视。在2015年国际T细胞淋巴瘤大会上出现了大量新药，其中以组蛋白去乙酰酶抑制剂（HDACi）为主，从一代HDACi抑制剂到二代罗咪酯肽、西达本胺及三代泊力诺斯肽。用单药治疗外周T细胞淋巴瘤，CR+PR为25%~32%，如联合化疗及单克隆抗体可获得40%~80%的ORR的较好疗效。程序性细胞死亡PD1抑制剂也显示了治疗复发难治霍奇金淋巴瘤（HD）的较好疗效，应用PD1（Pembrolizuma b）治疗27例复发难治HD，疗程为2年，6例CR，CR率为22.2%；13例PR，PR率为48.1%，ORR达70%，且毒副作用较小，未见到死亡病例。另一组PD1抑制剂Nirolumab治疗复发难治DLBCL 29例，CR+PR率为36%。另外，PI3K抑制剂Copanlisio治疗复发难治晚期滤泡型淋巴瘤，共入组16例患者，CR+PR率高达71.6%。靶向药物与化疗药物联合已成为部分恶性淋巴瘤的一线治疗方案，硼替佐米（Bortezomib）加入R-CAP（VR-CAP）治疗487例初治套细胞淋巴瘤（MCL）患者，应用VR-CAP组，PFS为30.7个月，而单用R-CAP组仅为16.1个月（$P<0.001$），两组的不良反应基本一样。目前已成为MCL的一线治疗方案。

慢性淋巴细胞白血病（CLL）治疗进展最快，以新的CD20单克隆抗体为代表的奥法木单抗（Ofatumumab）、GA101（Obinutuzumab）及BTK抑制剂依鲁替尼（Ibrutininb）、PI13Kδ抑制剂Idelalisib和Bcl-2抑制剂ABT-199应用于临床，这些药物先后于2014年1月~2015年3月被批准应用于CLL，开创了非化疗治疗CLL的先河。

弥漫大B细胞淋巴瘤（DLBCL）已开始有了分子生物标志物与分型，GCB型DLBCL应用R-CHOP疗效较好，而ABC亚型的DLBCL应用蛋白酶体抑制剂硼替佐米治疗可获较好疗效，应用Ibrutinib BCR信号传导抑制剂对复发的ABC亚型DLBCL可获得较好疗效。另外，MYC阳性双打击DLBCL，预后不良应采用强化疗和单抗+BTK抑制剂治疗可获得48%的CR和PR率。

嵌合抗原受体修饰的T细胞治疗技术（CAR-T）已趋向正规标准化。已经有宾夕法尼亚大学、纽约纪念斯隆-凯特琳癌症中心、贝勒大学、M. D. 安德森癌症中心、美国NIH中心等9个癌中心进行了临床应用，其中诺华、朱诺、辉瑞等6家公司进行了巨额投资，CAR-T靶点采用4-1BB、CD28、MyD88和CD40为靶单位，治疗复发难治B-ALL、R/R CLL、R/R/NHL，CR率为52%~89%。

总之，在恶性淋巴瘤治疗方面已经有了突飞猛进的进展，在不久将来，恶性淋巴瘤将成为临床可治愈的疾病之一。

（上接第104页）

目前胰腺癌免疫治疗领域中，颇具前景的两个药物GVAX和Algenpantucel-L均正在进行Ⅲ期的临床研究。

七、结语

在2013年，胰腺癌治疗领域取得了一定的进展，但是距离人们所期待的疗效仍遥不可及。随着分子生物学的发展，人们对胰腺癌发生、发展分子机制的了解逐步加深，使临床医学与基础医学联系更加紧密。未来胰腺癌诊治的发展方向是研究胰腺癌的新诊治靶点，实行在多学科综合诊治基础上的个体化治疗策略，最终达到征服胰腺癌的目的。

（来源：《医师报》，2014-02-12）

淋巴瘤治疗进展及趋势

朱 军

北京大学肿瘤医院暨北京市肿瘤防治研究所淋巴肿瘤科 北京 100142

在2014年，淋巴瘤治疗领域内新型靶向药物的研发、新的联合方案、新的治疗理念不断推出，展现了淋巴瘤治疗的广阔发展前景，也体现了今后的发展趋势与方向。由于篇幅所限，主要就以下五方面与同道们分享。

一、新靶向药物的研发仍为主流，而含新药的联合方案则更具前景和临床价值

对慢性淋巴细胞白血病（CLL）患者而言，2014年，最大的喜讯莫过于美国FDA批准了BTK抑制剂依鲁替尼（ibrutinib，Imbruvica©）和PI3K抑制剂idelalisib（Zydelig©）用于治疗复发难治性CLL。这是目前CLL领域最先获得批准的两个口服靶向药物，前期研究数据有力地证明了这两种新型靶向药物在复发难治性CLL中有明显缓解率，并显著延长了患者的无进展生存时间（PFS）[1,2]。其中来自俄亥俄州立大学的研究[1]显示，ibrutinib单药治疗85例复发难治CLL或小淋巴细胞淋巴瘤（SLL）患者总有效率可达71%，并且疗效与患者是否为晚期、之前接受过化疗的周期数，以及是否存在17p-无关，预计26个月的PFS率为75%，总生存（OS）率为83%。接受治疗的患者不良反应多为1～2级，耐受性良好。BTK抑制剂和PI3K抑制剂具有令人瞩目的高效性、良好的耐受性及便捷的给药方式等共同特点，它们的问世改变了CLL的治疗现状，正在进行的临床研究初步结果显示，它们进入一线治疗选择指日可待。此外，BTK抑制剂ibrutinib在治疗复发难治滤泡性淋巴瘤（FL）患者及复发难治套细胞淋巴瘤（MCL）患者中也显示出了良好的应用前景。在2014年第56届ASH会议上报道了采用ibrutinib单药治疗可使复发难治MCL患者获显著疗效，其中约1/3患者PFS可达24个月[3]。

针对CLL患者，FDA还批准了新型CD20单抗ofatumumab（Arzerra©）、obinutuzumab（Gazyva©）联合苯丁酸氮芥用于初治患者的治疗。新型的Bcl-2抑制剂ABT-199（AbbVie）单药用于治疗多线治疗失败患者的Ⅰ期临床研究也显示出良好应用前景，总有效率（ORR）可高达80%[4]，有关其单药或与CD20单抗联合用药的Ⅱ/Ⅲ期临床研究也在进行中[5-7]。

程序性细胞死亡1（PD-1）抑制剂既往相关报道仅限于黑色素瘤、非小细胞肺癌以及其他实体瘤。2014年ASH会议报道显示，PD-1抑制剂在治疗霍奇金淋巴瘤（HL）患者中所取得的疗效引人注目。Ⅰ期临床研究将PD-1抑制剂Nivolumab（Opdivo）用于23例复发难治性HL患者的治疗[8]，大多数患者经历过至少三线治疗方案的失败，其中还包括接受过自体干细胞移植（ASCT）及CD30单克隆抗体耦合制

剂 brentuximab vedotin（Adcetris）治疗者。所有患者接受每 2 周一次的 Nivolumab 治疗，直至病情进展或毒性反应不可耐受，中位随访时间 40 周，ORR 为 87%，其中 17%的患者达到完全缓解（CR），2 年 PFS 率达 86%，且患者耐受性良好。基于上述结果，FDA 授予 PD-1 抑制剂 Nivolumab“治疗复发难治性 HL 患者突破成就”称号，相关Ⅱ期临床研究目前正在进行中。另外一个 PD-1 抑制剂 pembrolizumab（Keytruda）也在复发难治 HL 患者中取得了相似疗效，并且未见严重不良反应。这项Ⅰ期临床研究于 2014 年 ASH 会议上报道，并成为关注热点问题，该研究纳入了 29 例既往接受过多线治疗失败的 HL 患者，所有患者均接受过 brentuximab vedotin 的治疗，其中绝大多数患者接受过干细胞移植，29 例患者均接受每 2 周一次的 pembrolizumab 治疗至病情进展、毒副反应不可耐受或完成 2 年的治疗，ORR 为 66%，其中获 CR 和 PR 者比例分别为 21%、45%，且患者耐受性良好，无严重不良事件发生。PD-1 抑制剂与它药联合用药或作为移植后的维持治疗也将是今后的研究热点问题。PD-1 抑制剂还在接受过自体造血干细胞移植后复发的弥漫大 B 细胞淋巴瘤（DLBCL）患者[9]以及滤泡性淋巴瘤（FL）患者的治疗中显示出优势，也给这部分患者带来了新的希望。

由于在临床前模型中已证实来那度胺（lenalidomide）与利妥昔单抗联合有协同作用，目前Ⅱ期临床研究纳入初治 FL、边缘带淋巴瘤（MZL）、小淋巴细胞淋巴瘤（SLL）患者共 110 例，所有患者接受来那度胺与利妥昔单抗联合治疗（R2 方案），ORR 可达 90%，其中 63% 的患者获 CR，27%患者获 PR[10]。就病理亚型进一步进行亚组分析发现，FL 患者 87%获 CR，11%获 PR；MZL 患者 67% 获 CR，22% 获 PR；SLL 患者 23% 获 CR，57% 获 PR。常见的 3~4 级不良反应为中性粒细胞减少、肌肉疼、皮疹等，总体耐受性良好。另外一项纳入了 69 例初治 CLL 患者的研究[11]按年龄将患者分为 A、B 两组，A、B 两组患者的中位年龄分别为 56 和 70 岁。A 组 ORR 为 95%，其中 20% 患者达 CR；B 组 ORR 为 78%，其中 11% 患者达 CR。两组中位 PFS 分别为 19、20 个月。此研究证实了 R2 方案的安全性和有效性。还有回顾性研究分析了 R2 方案用于 17 例复发难治性 DLBCL 患者的治疗[12]，ORR 可达 41.2%，其中 35.3%患者达 CR，中位随访 24.9 个月，患者中位有效持续时间为 26.5 个月，预计 2 年 OS 率为 45%，2 年 PFS 率为 38%。患者毒副反应可耐受，主要为血小板减少和中性粒细胞减少。由此可见，R2 方案在初治 CLL 和复发难治性 DLBCL 患者中使用安全有效，今后可做进一步尝试。

在多发性骨髓瘤（MM）领域中，2014 年有数个新靶向药物在Ⅰ/Ⅱ期临床研究中均显示出较好疗效和应用前景，但最引人注目的是 carfilzomib（Kyprolis）+来那度胺+地塞米松的三联方案。Carfilzomib 系第二代蛋白酶体抑制剂，已获美国 FDA 审批，用于复发难治性 MM 患者的治疗。在一项Ⅲ期随机对照临床研究中[13]，共有来自 20 个国家、792 例患者分别随机接受了 carfilzomib 联合来那度胺+地塞米松（三联方案）治疗，或者来那度胺+地塞米松（二联方案）的治疗，其中三联方案取得了令人意想不到的结果。据 2014 年 ASH 会议上报道的最新数据显示，三联方案治疗复发难治性 MM 的中位 PFS 为 26.3 个月，而二联方案组则为 17.6 个月（$P=0.0001$）；三联组和二联组的 ORR 分别为 87.4% 和 66.9%，CR 率分别为 31.8%和 9.4%。尽管两组的中位 OS 均尚未达到，但是三联组和二联组的 2 年 OS 率分别为 73.3% 和 65%，OS 有获益的趋势。更重要的是，三联方案的毒性并未明显增加，患者的生活质量反而有所提高。近几年来，MM 领域的新药研发非常活跃，不断推陈出新，但是如何评估性价比、优化选择顺序和组合药物联合方案是困扰临床的重要问题。该研究的重要意义在于这种大规模、多中心参与的临床研究，用有力的数据为临床抉择提供了可靠依据，该三联方案有望成为复发难治性 MM 患者新标准治疗的选择。同样在本次 ASH 会议中报道的靶向 CD38 的 daratumumab（Genmab）联合来那度胺+地塞米松三联方案用于治疗复发难治性 MM 患者的Ⅱ期临床研究结果也相当令人振奋，此三联方案的总有效率可超过 80%[14]。此外，由于有之前Ⅱ期临床研究的数据支持，Ⅲ期临床研究口服方案蛋白酶体抑制剂 ixazomib（Takeda）联合来那度胺+地塞米松用于治疗初治 MM 患者也在进行当中[15,16]。

二、靶向药物与经典传统化疗药物联合，并逐渐推向一线治疗选择，提高患者治愈率

硼替佐米（Bortezomib，Velcade）在套细胞淋巴瘤（MCL）患者的治疗中取得了令人满意的效果。来自 2014 年 ASCO 会议上报道的一项Ⅲ期临床研究（LYM-3002）[17]，共纳入 487 例初治、并且不适合行骨髓移植的 MCL 患者，患者被随机分至 R-CHOP 组、硼替佐米联合 R-CAP 组即 VR-CAP 组，治疗后两组患者 PFS 有显著差异，分别为 16.1 个月、30.7 个月（$P<0.001$），可见硼替佐米的加入改善了患者的 PFS，而因此带来毒副反应的增加是可控的，两组患者发生严重不良反应的比例分别为 30%、38%，因毒副反应而终止治疗的比例在两组分别是 7%、9%，治疗相关病死率分别是 2%、3%。基于此，含有硼替佐米的 VR-CAP 方案有望成为不适合行骨髓移植的初治患者的新标准一线治疗选择。

同样，依鲁替尼（ibrutinib）联合 R-CHOP 方案治疗患者耐受性良好，有望改善的疗效[18]。这是一项来自于美国、法国的多中心开放性非随机Ⅰb 期临床研究，共纳入 32 例初治的 CD20（+）的 B 细胞淋巴瘤患者接受 ibrutinib 联合 R-CHOP 方案治疗，94%患者接受一周期及以上联合用药即可见有效。亚组分析：非生发中心来源 DLBCL（2 例）全部获 CR，生发中心来源 DLBCL 71%（5/7）获 CR。常见的 3 级以上不良反应主要为中性粒细胞减少、血小板减少以及贫血。此联合方案作为初治患者的一线治疗选择的Ⅲ期临床研究正在进行中，我们也期待阳性结果的出现。

三、新靶向药物如何更好地应用到临床也是需要我们思考的问题

由于常规化疗方案疗效显著、治愈率远优于其他恶性肿瘤，因此 HL 领域的新药研发曾经沉寂了长达 30 年之久，直至抗体-药物耦合制剂（ADC）brentuximab vedotin（Adcetris）的问世。鉴于该药在高度复发难治性 HL 和间变大 T 细胞淋巴瘤（ALCL）中取得的意想不到的疗效，很快获得美国 FDA 审批，成为首个治疗 HL 的靶向药物。该药物联合 AVD 方案治疗预后不良 HL 的研究正在进行中，结果即将揭晓；AETHERA Ⅲ期临床研究将该药用于 HL 患者自体造血干细胞移植（ASCT）术后的维持治疗[19]，最终数据在 2014 年 ASH 会议上被首次公开即引起强烈反响，首次证实了 ASCT 术后的维持治疗可改善患者生存。该研究共入组 327 例复发难治性

HL 患者，在 ASCT 前处于病情缓解或疾病稳定状态，但均系高复发风险的患者，如对一线化疗方案原发耐药、一线方案化疗后 12 个月内复发，或有结外病灶。全部患者在 ASCT 术后随机接受 brentuximab vedotin 维持治疗或安慰剂治疗。中位随访时间 2 年，brentuximab vedotin 组和对照组的 PFS 率分别为 65%和 45%，具有显著差异。

在长达 20～30 年的时间里，大剂量化疗联合 ASCT 一直是复发难治性 HL 的标准治疗方法，但是无论怎样优化挽救治疗方案或加强支持治疗，也仅有不足半数的患者能够通过这种方式获得治愈，而接受一个以上挽救治疗方案的患者的长期生存率甚至低于 20%～30%。ASCT 治疗复发难治性 HL 的疗效一直处于平台期，无法突破。该研究的重要意义在于，首次证明了 ASCT 后给予 brentuximab vedotin 维持治疗是改善高复发风险 HL 患者长期生存率的有效措施，并有望成为复发难治性 HL 患者 ASCT 后的新标准治疗方案，这也是新的靶向药物较好地应用到临床的典范，值得我们借鉴。

四、CAR-T 细胞治疗前景乐观

所谓 CAR-T 细胞，系嵌合型抗原受体基因修饰的 T 细胞（Chimeric Antigen Receptor-Modified T Cells，CAR-T），是通过基因修饰的手段，使能特异性识别靶抗原的单克隆抗体的单链可变区（scFv）表达在 T 细胞表面，同时 scFv 通过跨膜区与人工设计的 T 细胞胞内的活化增殖信号域相耦连。如此，单克隆抗体对靶抗原的特异性识别与 T 细胞的功能相结合，就能产生特异性的杀伤作用。CAR-T 细胞治疗并非 2014 年的新生事物，早在 2012 年和 2013 年，美国国立癌症研究所（NCI）和宾夕法尼亚大学就分别报道了 CAR-T 细胞治疗 CD19+B 细胞非霍奇金淋巴瘤（B-NHL）的研究结果，并引起轰动。但 2014 年美国 FDA 批准诺华公司的 CD19-CAR-T 细胞治疗应用于临床，以及本届 ASH 会议更多病例的数据报道，才让临床医生真切感受到这种开拓性的细胞免疫治疗并不遥远。目前 CD19-CAR-T 细胞治疗已经用于弥漫大 B 细胞淋巴瘤、滤泡性淋巴瘤和 CLL/ALL 等表达 CD19 抗原的 B 淋巴细胞恶性肿瘤，并积累了一定数量的病例和经验。在本届 ASH 会议上，Maude SL 教授等[20] 报道了 CD19-CAR-T 细胞用于治疗 30 例复发难治性儿童及成人 ALL，90%的患者接受治疗后获得了 CR，其中包括 15 例既往接受过干细胞移植者，在治疗有效患者的外周血、骨髓及脑脊液中均可检测到 CD19-CAR-T 细胞，6 个月的无事件生存（EFS）及 OS 率分别为 67%和 78%，并且发现患者治疗疗效与肿瘤负荷无关。该中心甚至提出，这种新型细胞免疫治疗有望替代传统的造血干细胞移植。

尽管在 NHL 中取得的疗效不如 CLL/ALL 满意，但是前景依然令人乐观，受到热捧。Kochenderfer JN 教授等报道[21] 了 CD19-CAR-T 细胞治疗用于 15 例 B 细胞淋巴瘤，其中 9 例弥漫大 B 细胞淋巴瘤，2 例惰性 B 淋巴瘤，4 例 CLL。所有患者在接受 CD19-CAR-T 细胞输注前均接受氟达拉滨联合环磷酰胺（FC）方案化疗，接受治疗后 8 例患者达 CR，4 例达 PR，1 例病情稳定，2 例患者治疗无效，获 CR 的患者有效维持时间在 9～22 个月不等。主要输注后不良反应为发热、低血压、谵妄，以及其他一些神经毒性。而针对 CD30、CD20、CD138 等表面抗原的各型 CAR-T 细胞治疗也相继在临床中开展。我们有理由相信这项新型细胞免疫治疗不仅能够有效治疗复发难治的血液系统肿瘤患者，也将为其他实体瘤患者提供更好的治疗选择。

五、新的 Lugano 淋巴瘤临床分期、疗效评效及随访共识

随着更有效的淋巴瘤治疗手段的问世，以及敏感性和特异性不断提高的疾病评估技术的出现，为更新疾病的评估、分期和疗效评价标准提供了理论基础。2011 年 6 月，在瑞士卢加诺（Lugano）举行的第 11 届恶性淋巴瘤国际大会上成立了由来自北美、欧洲、日本和澳大利亚代表国际上主要淋巴瘤临床研究团体和中心的著名肿瘤学家、血液学家、放射肿瘤学家、病理学家、影像科和核医学专家组成的旨在更新 HL 和 NHL 的分期和疗效评价标准的工作组，在随后的第 12 届恶性淋巴瘤国际会议上，工作组临床和影像学专家委员会提交了他们的研究结果，对淋巴瘤的分期标准和 2007 年版国际疗效评价指南进行修订达成共识[22]：

（1）PET-CT 被正式纳入 FDG 摄取敏感的淋巴瘤亚型的分期标准中；对 Ann Arbor 分期系统中关于肿瘤解剖学分布的描述性术语进行了修订，而 A、B 症状仅作为 HL 分期的一部分；骨髓活检不再作为 HL 和绝大多数弥漫性大 B 细胞淋巴瘤的常规分期方法。

（2）在日常临床实践中，一般不考虑具体分期，而是根据患者疾病系早期局限性（临床分期为Ⅰ和Ⅱ期，无大肿块）还是晚期（临床分期为Ⅲ和Ⅳ期）来进行治疗；Ⅱ期伴有大肿块的患者，则根据组织病理学和预后因素判定为早期局限性或晚期疾病。

（3）对于 FDG 摄取敏感的淋巴瘤类型，建议采用 PET-CT 评效，并推荐 5 分法作为疗效评价标准；可以根据单个结节垂直直径的乘积结果来判断疾病是否进展；对随访患者不推荐常规影像学检查。我们有理由相信，随着新分期、评效系统的应用，最终能使患者从中获益。

总之，对淋巴瘤领域而言，2014 年依然是充满活力、收获颇丰的一年：新靶向药物研发仍旧是主流，与众不同的新型靶向药物开创了新的治疗思路，并且可能革命性地影响其他肿瘤的治疗；新靶向药物如何更“聪明”的应用到临床是重要的课题，时机与抉择考验着临床医生的智慧；已被广泛使用的“旧”靶向药物，或者更为合理的组合、或者与新靶向药物联合、或者联合经典传统化疗药物，基于强有力的研究数据而重新焕发光彩，并逐渐推向一线，成为标准治疗选择，前景广阔；CAR-T 细胞令细胞免疫治疗不再沉寂，再次成为肿瘤治疗的亮丽风景，未来数年细胞免疫治疗有望在淋巴瘤领域获得更大的突破；结合 PET-CT 这种新的诊断技术而推出的“淋巴瘤分期、评效及随访共识”集中了全球肿瘤学、血液学、影像学及核医学专家的智慧，为临床研究的实施和数据阐释提供必要的标准，也为淋巴瘤领域的交流合作提供了统一的语言，从而为提高对淋巴瘤患者的整体治疗水平奠定了基石。

参考文献

[1] Byrd JC，Furman RR，Coutre SE，et al. Targeting BTK with ibrutinib in relapsed chronic lymphocytic leukemia. N Engl J Med，2013 Jul，369（1）：32-42.

[2] Brown JR，Byrd JC，Coutre SE，et al. Idelalisib，an inhibitor of phosphatidylinositol 3-kinase p110δ，for relapsed/refractory chronic lymphocytic leukemia. Blood，2014 May，123（22）：3390 3397.

[3] Wang M，Rule S，Martin P，et al. Single-agent ibrutinib demonstrates safety and durability of response at 2 years follow-up in patients with relapsed or refractory mantle cell lymphoma：Upda-

ted results of an in international, multicenter, open-label phase 2 study. Program and abstracts of the 56th American Society of Hematology Annual Meeting and Exposition; December 6 ~ 9, 2014; San Francisco, California. Abstract 4453.

[4] Seymour J, Davids MS, Pagel JM, et al. ABT-199: Novel Bcl-2 specific inhibitor updated results confirm substantial activity and durable responses in high-risk CLL. Program and Abstracts of the 19th Congress of the European Hematology Association; June 12 ~ 15, 2014; Milan, Italy. Abstract S702.

[5] Roberts A, Ma S, Brander D, et al. Determination of recommended phase 2 dose of ABT-199 (GDC-0199) combined with rituximab in patients with relapsed/refractory chronic lymphocytic leukemia. Program and abstracts of the 56th American Society of Hematology Annual Meeting and Exposition; December 6 ~ 9, 2014; San Francisco, California. Abstract 325.

[6] Flinn I, Brunvand M, Dyer MJ, et al. Preliminary results of a phase 1b study (GP28331) combining GDC-0199 (ABT-199) and obinutuzumab in patients with relapsed/refractory or previously untreated chronic lymphocytic leukemia. Program and abstracts of the 56th American Society of Hematology Annual Meeting and Exposition; December 6 ~ 9, 2014; San Francisco, California. Abstract 4687.

[7] Portell C, Axelrod M, Brett LK, et al. Synergistic cytotoxicity of ibrutinib and the BCL2 antagonist ABT-199 (GDC-0199) in mantle cell lymphoma and chronic lymphocytic leukemia: molecular analysis reveals mechanisms of target interactions. Program and abstracts of the 56th American Society of Hematology Annual Meeting and Exposition; December 6 ~ 9, 2014; San Francisco, California. Abstract 509.

[8] Ansell SM, Lesokhin AM, Borrello I, et al. PD-1 blockade with nivolumab in relapsed or refractory Hodgkin's lymphoma. N Engl J Med, 2015 Jan 22, 372 (4): 311-319.

[9] Bryan LJ, Gordon LI. Pidilizumab in the treatment of diffuse large B-cell lymphoma. Expert Opin Biol Ther, 2014 Sep, 14 (9): 1361-1368.

[10] Fowler NH, Davis RE, Rawal S, et al. Safety and activity of lenalidomide and rituximab in untreated indolent lymphoma: an open-label, phase 2 trial. Lancet Oncol, 2014 Nov, 15 (12): 1311-1318.

[11] James DF, Werner L, Brown JR, et al. Lenalidomide and rituximab for the initial treatment of patients with chronic lymphocytic leukemia: a multicenter clinical-translational study from the chronic lymphocytic leukemia research consortium. J Clin Oncol, 2014 Jul 1, 32 (19): 2067-2073.

[12] Ivanov V, Coso D, Chetaille B, et al. Efficacy and safety of lenalidomide combined with rituximab in patients with relapsed/refractory diffuse large B-cell lymphoma. Leuk Lymphoma, 2014 Nov, 55 (11): 2508-2513.

[13] Stewart AK, Rajkumar SV, Dimopoulos MA, et al. Carfilzomib, lenalidomide, and dexamethasone versus lenalidomide and dexamethasone in patients with relapsed multiple myeloma: Interim results from ASPIRE, a randomized, open-label, multicenter phase 3 study. Program and abstracts of the 56th American Society of Hematology Annual Meeting and Exposition; December 6 ~ 9, 2014; San Francisco, California. Abstract 79.

[14] Plesner T, Arkenau H, Henk L, et al. Safety and efficacy of daratumumab with lenalidomide and dexamethasone in relapsed or relapsed, refractory multiple myeloma. Program and abstracts of the 56th American Society of Hematology Annual Meeting and Exposition; December 6 ~ 9, 2014; San Francisco, California. Abstract 84.

[15] Kumar SK, Berdeja JG, Niesvizky R, et al. Safety and tolerability of ixazomib, an oral proteasome inhibitor, in combination with lenalidomide

and dexamethasone in patients with previously untreated multiple myeloma: an open-label phase 1/2 study. Lancet Oncol. 2014; 15 : 1503-1512.

[16] Kumar SK, Berdeja JG, Niesvizky R, et al. Long-term ixazomib maintenance is tolerable and improves depth of response following ixazomib-lenalidomide-dexamethasone induction in patients with previously untreated multiple myeloma: phase 2 study results. Program and abstracts of the 56th American Society of Hematology Annual Meeting and Exposition; December 6~9, 2014; San Francisco, California. Abstract 82.

[17] Robak T, Huang H, Jin J, et al. Bortezomib-based therapy for newly diagnosed mantle-cell lymphoma. N Engl J Med, 2015 Mar 5, 372 (10) : 944-953.

[18] Younes A, Thieblemont C, Morschhauser F, et al. Combination of ibrutinib with rituximab, cyclophosphamide, doxorubicin, vincristine, and prednisone (R-CHOP) for treatment-naïve patients with CD20-positive B-cell non-Hodgkin lymphoma: a non-randomised, phase 1b study. Lancet Oncol. 2014, 15 : 1019-1026.

[19] Moskowitz CH, Nademanee A, Masszi T, et al. Brentuximab vedotin as consolidation therapy after autologous stem-cell transplantation in patients with Hodgkin's lymphoma at risk of relapse or progression (AETHERA): a randomised, double-blind, placebo-controlled, phase 3 trial. Lancet. 2015 Mar 18. pii: S0140-6736 (15) 60165-9.

[20] Maude SL, Frey N, Grupp SA, et al. Chimeric antigen receptor T cells for sustained remissions in leukemia. N Engl J Med, 2014 Oct, 371 (16) : 1507-1517.

[21] Kochenderfer JN, Dudley ME, Kassim SH, et al. Chemotherapy-refractory diffuse large B-cell lymphoma and indolent B-cell malignancies can be effectively treated with autologous T cells expressing an anti-CD19 chimeric antigen receptor. J Clin Oncol, 2015 Feb 20, 33 (6) : 540-549.

[22] Barrington SF, Mikhaeel NG, Kostakoglu L, et al. Role of imaging in the staging and response assessment of lymphoma: consensus of the International Conference on Malignant Lymphomas Imaging Working Group. J Clin Oncol, 2014 Sep 20, 32 (27) : 3048-3058.

2014 年有关双重打击恶性淋巴瘤的新信息

苏丽萍[1] 马 莉[1] 马 军[2]

1. 山西医科大学附属肿瘤医院血液科 太原 030013
2. 哈尔滨血液病肿瘤研究所 哈尔滨 150010

"Double-hit"淋巴瘤（DH lymphoma，DHL）是一种具有高度侵袭性的大 B 细胞淋巴瘤，其特征是具有 MYC/8q24 基因断裂重排，同时伴有 BCL2/18q21 或 BCL6/3q27 基因断裂重排。通过 Medline 检索 2014 年 DHL 相关文献共 30 余篇，所研究的内容主要集中在 DHL 的诊断、分子生物学特点以及治疗方面，现择其具有代表性、创新性以及对临床工作有一定指导意义的文献分类总结如下：

一、诊断

（一）定义

根据 MYC、BCL2 和 BCL6 基因断裂重排发生的情况，将 DHL 分为 BCL2 DHL（MYC 和 BCL2 基因受累）、BCL6 DHL（MYC 和 BCL6 基因受累）和 THL（Triple-hit lymphoma，MYC、BCL2 和 BCL6 都受累）。DHL 中多数患者属于 BCL2 DHL，只有约 30%患者为 BCL6 DHL。

目前，DHL 仍被限定为发生 MYC 伴 BCL2 或 BCL6 基因重排的大 B 细胞淋巴瘤。因此，检出 MYC 和 CCND1 易位的套细胞淋巴瘤（mantle cell lymphoma，MCL）仍被诊断为 MCL；检出 MYC 和 BCL2 基因重排的滤泡淋巴瘤（follicular lymphoma，FL）和 B 淋母细胞淋巴瘤（B lymphoblastic lymphoma，B-LBL）仍被诊断为 FL 和 B-LBL。由 FL 转化成的 DHL 是否需要单独分类仍有争论[1]。

除基因重排外，其他机制也能够促进 MYC 和 BCL2 蛋白表达，因此 MYC 和 BCL2 蛋白双表达（double-expresser lymphoma，DEL）的患者远远多于 MYC 和 BCL2 基因双打击的患者。DEL 与 DHL/THL 并不等同，尽管 80%～90%的 DHL/THL 也同时属于 DEL，但多数 BCL6 DHL 中 BCL2 表达阴性，从而不属于 DEL。19%～34%的 DLBCL 以及 20%的 DLBCL/BCLU 为 DEL。DHL 多为 GC 表型，而 2/3 的 DEL DLBCL 为 non-GC 表型。

（二）检测

检测 DHL 采用细胞遗传学技术，包括传统的染色体核型分析以及 FISH；传统的染色体核型分析采用新鲜的组织，费时费力，因此，在很多淋巴瘤病例的初筛检查中并不能得到常规应用。目前多采用 FISH 对特定基因位点检测。FISH 可以广泛应用于所有甲醛溶液（福尔马林）固定石蜡包埋组织切片，且重复性高。初步遴选 DHL 患者的检测方法尚不成熟。

Landsburg 等[2]报道了 53 例 B 细胞淋巴瘤，采用传统的染色体核型分析或 FISH 检测 MYC 基因重排，共诊断 17 例 DHL。一些基线因素包括年龄、血清乳酸脱氢酶、疾病分期、IPI 以及组织学分类均无提示意义；DHL 与 non-DHL 的中位生存期有明显差异（8.2 *vs* 56.8 个月，$P<0.001$）；建议常规应用 FISH 检测 B 细胞淋巴瘤基因重排，更有效地鉴别 DHL 患者，以指导治疗。

IHC 是检测 MYC 和 BCL2 蛋白表达的常用方法，在 DHL 诊断中起着重要作用，但同时存在一些问题尚待解决。IHC 快速、经济，大大削减了检测 DHL/THL 的费用。但由于不同实验室，采用不同的组织固定方法以及细胞活性的不同，导致检测结果差异。

（三）分类

DHL 不属于 2008 年 WHO 分类中的独立亚型，对它的归属有几种意见：归为 DLBCL 非特指型（DLBCL，NOS），标明 DHL；归为介于 BL 与 DLBCL 之间的交界性淋巴瘤（BCLU）；依据细胞形态学，分别归为 DLBCL 和 BCLU；或建立一个新的亚型。目前对于 DHL 的归属尚未达成统一。

DHL 与 BCLU 的关系更为密切。虽然在 2008 年 WHO 分类中 BCLU 作为独立亚型，但它实际上包括特征介于 DLBCL 和 BL 之间的一组异质性的、未分类的大 B 细胞淋巴瘤。BCLU 被认为是一种侵袭性高的淋巴瘤，有研究报道，其中位生存期仅 9 个月。

二、DHL 分子生物学特点及预后意义

对于 MYC、Bcl-2 以及 Bcl-6 的预后意义近年来受到越来越多的关注。2014 年的几项研究均进行了相关报道。

Fiskvik 等[3]对 67 例高危弥漫大 B 细胞淋巴瘤（DLBCL）患者进行异常基因检测，同时检测异常基因表达产物；应用 FISH 检测 BCL2、MYC 及 del17p13，同时用免疫组化（IHC）检测这三种基因的蛋白质表达。6 例同时具有 BCL2 和 MYC 易位，其 OS 及 PFS 均明显降低（$P=0.009$，$P=0.009$）。6 例 MYC 和 BCL2 蛋白共同高表达者，其 OS 及 PFS 亦明显降低（$P=0.004$，$P=0.002$）。16 例患者具有基因双打击或蛋白质双表达，和（或）del17p13 和（或）TP53 高表达。这种联合作用使 OS 及 PFS 明显减低（$P=0.008$，$P=0.036$），病死率高达 70%。

Perry 等[4]研究了 106 例 DLBCL 患者，给予 R-CHOP 或 CHOP 样方案治疗；结果提示，BCL2（≤30%）及 MYC（≤50%）低表达者预后较好，BCL2（>30%）及 MYC（>50%）高表达者预后最差。多变量分析提示，BCL2 和 MYC 共表达为独立预后因素，其死亡风险为低表达者的 9 倍；在 GCB 来源 B 细胞淋巴瘤中，Bcl-2 和 MYC 共表达为强有力的预后因素，而在 non-GCB 淋巴瘤中并无预后意义。因而对于 DLBCL、Bcl-2 和 MYC 共同高表达有助于进行分层治疗。

目前比较关注 MYC 伙伴基因的预后价值。携带 IG MYC 伙伴基因的患者预后更差。MYC 重排中一半是 IG 伙伴基因，其中 IGH 占 58%，其余是 κ 或 λ。Aukema 等[5]研究了 80 例 MYC（+）病例，其中包括 31 例“single-hit”、46 例“double-hit”以及 3 例 MYC（+）伴 BCL6 不确定病例。结果提示，“single-hit”和“double-hit”组 MYC 伙伴基因（IG/non-IG）、基因组复杂性以及 MYC 基因表达谱并无差异；DHL 更多为 GCB 细胞样基因表达谱，更多为 IGH 且 MYC 基因突变频率更高。除 BL 及儿童患者外，MYC（+）淋巴瘤几乎等同于“single-hit”和“double-hit”淋巴瘤，IG-MYC 和 non-IG-MYC（+）具有不同的分子学特性。

Pedersen 等[6] 对大 B 细胞淋巴瘤（LBCL）患者的 MYC 伙伴基因进行研究；共纳入 237 例患者，采用 FISH 检测 BCL2、MYC 及其伙伴基因。28/225 例患者检测到 MYC 基因易位，12/24 例患者检测到 IG-MYC 基因，DHL 患者 23/228 例；9/19 例 DHL 患者检测到 IG-MYC；无论是 MYC 基因易位还是 DH 易位均与生存无关；然而 MYC 基因易位同时伴有 IG-MYC 基因易位者 OS 较差；结果提示，IG-MYC 基因与不良预后相关，而 non IG-MYC 与预后无关；建议将 MYC 伙伴基因纳入到分层体系中。

三、治疗

DHL 对传统化疗不敏感，无论是 CHOP 方案还是 R-CHOP 方案均未获得满意的效果，目前尚无标准治疗方案。2014 年多数研究集中于尝试联合利妥昔单抗的综合化疗方案、造血干细胞移植以及新药。

M. D. Anderson[7] 癌症中心报道了治疗 129 例 DHL 的结果；中位年龄 62 岁（18~85 岁），84%的患者处于晚期，87%的患者 IPI≥2，14 例患者（11%）由 FL 转化而来；81%的患者检测到 MYC 基因易位；84%的患者检测到 IGH-BCL2 基因易位；三种方案 R-CHOP、R-EPOCH、R-HyperCVAD/MA 的 2 年 EFS 率分别为 33%、25%、67%、32%；初始治疗达 CR 者 71 例，接受（23 例）及未接受（48 例）造血干细胞移植的患者 2 年 EFS 率分别为 68%和 53%（$P=0.155$）。中枢神经系统侵犯的 3 年累积发生率为 13%；ECOG≥2 以及骨髓累犯为独立预后因素。

Cohen 等[8] 复习了 49 例 MYC（+）B 细胞非霍奇金淋巴瘤患者资料，其中 29 例为 DHL，所有患者于 CR1 均未接受造血干细胞移植；所有患者中位 PFS 为 16.6 个月，中位 OS 为 37.7 个月；而 DHL 患者中位 PFS 为 8 个月，中位 OS 为 12.5 个月；达 CR 以及年龄>60 岁与 OS 相关；未达 CR 者中位 PFS 为 3.3 个月，中位 OS 为 7.0 个月；研究认为一线治疗获 CR 与 PFS 及 OS 相关。

另外，2014 年报道了一些特殊部位 DHL 的治疗结果。Marković等[9] 治疗 1 例原发肾上腺 DHL，患者接受患侧肾上腺切除术，随后给予 6 周期 R-CHOP 方案治疗，随访 20 个月仍处于 CR。Sekiguchi 等[10] 报道 1 例原发甲状腺 DHL 治疗结果，3 疗程 R-CHOP 方案全身化疗后给予甲状腺局部放疗，达 CR。随后疾病复发，给予第 4 疗程 R-CHOP 方案治疗后获 CR2，随后给予 R-ESHAP 方案治疗 1 疗程；之后患者接受自体造血干细胞移植（APBSCT）。Chris Or 等[11] 报道 1 例原发玻璃体视网膜 DHL，采用玻璃体内注射甲氨蝶呤、利妥昔单抗，以及静脉给予甲氨蝶呤等方案治疗，取得了满意的效果。

目前研究焦点集中于针对 Bcl-2 或 MYC 基因的靶向治疗[12]。PI3K 抑制剂、小分子抑制剂 BET（bromodomain、extraterminal）结构域蛋白 JQ1 和 I-BET 151 以及极光激酶抑制剂受到关注。应进一步研究基于生物学基础上的诱导剂巩固治疗方案，如联合新的靶向药物以及 CAR-T 细胞疗法。

参考文献

[1] Steven H. Diagnosis of “double hit” diffuse large B-cell lymphoma and B-cell lymphoma, unclassifiable, with features intermediate between DLBCL and Burkitt lymphoma: when and how, FISH versus IHC. Hematology Am Soc Hematol Educ Program, 2014 Dec 5, 2014 (1): 90-99.

[2] Landsburg DJ, Nasta SD, Svoboda J. “Double-Hit” cytogenetic status may not be predicted by

baseline clinicopathological characteristics and is highly associated with overall survival in B cell lymphoma patients. Br J Haematol, 2014 Aug, 166 (3) : 369-374.

[3] Fiskvik I, Beiske K, Delabie J, et al. Combining MYC, BCL2 and TP53 gene and protein expression alterations improves risk stratification in diffuse large B-cell lymphoma. Leuk Lymphoma, 2014 Nov, 19 : 1-8.

[4] Perry AM, Alvarado-Bernal Y, Laurini JA, et al. MYC and BCL2 protein expression predicts survival in patients with diffuse large B-cell lymphoma treated with rituximab. Br J Haematol, 2014 May, 165 (3) : 382-391.

[5] Aukema SM, Kreuz M, Kohler CW, et al. Biological characterization of adult MYC-translocation-positive mature B-cell lymphomas other than molecular Burkitt lymphoma. Haematologica, 2014 Apr, 99 (4) : 726-735.

[6] Pedersen MØ, Gang AO, Poulsen TS, et al. MYC translocation partner gene determines survival of patients with large B-cell lymphoma with MYC-or double-hit MYC/BCL2 translocations. Eur J Haematol, 2014 Jan, 92 (1) : 42-48.

[7] Oki Y, Noorani M, Lin P, et al. Double hit lymphoma: the MD Anderson Cancer Center clinical experience. Br J Haematol, 2014 Sep, 166 (6) : 891-901.

[8] Cohen JB, Geyer SM, Lozanski G, et al. Complete response to induction therapy in patients with Myc-positive and double-hit non-Hodgkin lymphoma is associated with prolonged progression-free survival. Cancer, 2014 Jun 1, 120 (11) : 1677-1685.

[9] Marković O, Marisavljević D, Jelić S, et al. Double-hit primary unilateral adrenal lymphoma with good outcome. Vojnosanit Pregl, 2014 Jul, 71 (7) : 689-692.

[10] Sekiguchi Y, Shimada A, Imai H, et al. A Case of Advanced Primary Thyroid Double-Hit B Cell Lymphoma in Which Complete Remission has been Maintained After High-Dose Chemotherapy and Autologous Peripheral Blood Stem Cell Transplantation Performed During the Second Remission, with a Review of the Literature. Indian J Hematol Blood Transfus, 2014 Sep, 30 (Suppl 1) : 166-173.

[11] Or C, Kirker AW, Rasmussen S, et al. Double-hit vitreoretinal lymphoma. Can J Ophthalmol, 2014 Jun, 49 (3) : e73-76.

[12] Dunleavy K. Double-hit lymphomas: current paradigms and novel treatment approaches. Hematology Am Soc Hematol Educ Program, 2014 Dec 5, 2014 (1) : 107-112.

(上接第 131 页)

[66] Alvarez-Larrán A, Martínez-Avilés L, Hernández-Boluda JC, et al. Busulfan in patients with polycythemia vera or essential thrombocythemia refractory or intolerant to hydroxyurea. Ann Hematol, 2014, 93 (12) : 2037-2043.

[67] Elliott MA, Mesa RA, Li CY, et al. Thalidomide treatment in myelofibrosis with myeloid metaplasia. Br J Haematol, 2002, 117 (2) : 288-296.

[68] Tefferi A, Cortes J, Verstovsek S, et al. Lenalidomide therapy in myelofibrosis with myeloid metaplasia. Blood, 2006, 108 (4) : 1158-1164.

[69] Gangat N, Caramazza D, Vaidya R, et al. DIPSS plus: a refined Dynamic International Prognostic Scoring System for primary myelofibrosis that incorporates prognostic information from karyotype, platelet count, and transfusion status. J Clin Oncol, 2011, 29 (4) : 392-397.

套细胞淋巴瘤诊断及治疗进展

宋玉琴　朱　军

北京大学肿瘤医院暨北京市肿瘤防治研究所淋巴瘤科 北京 100142

套细胞淋巴瘤（MCL）是临床相对少见的一种侵袭性B细胞淋巴瘤，约占非霍奇金淋巴瘤（NHL）的6%，多见于老年男性，是预后最差的淋巴瘤类型之一。

一、分子机制研究进展

MCL的特征性分子生物学表现是t（11；14）（q13；q32），并导致CCND1过表达，是MCL的诊断性标志。MCL最常见的亚型是经典型MCL，其肿瘤细胞起源于尚未进入滤泡生发中心的成熟B细胞，不携带IGHV突变，表达转录因子SOX11。该亚型MCL遗传学不稳定，细胞周期调节基因、DNA损伤修复基因等异常不断累积，加重其侵袭性和恶性程度；惰性MCL少见，肿瘤细胞经过滤泡生发中心，携带IGHV突变，不表达或低表达SOX11。该亚型虽然临床表现为广泛侵及骨髓、脾和淋巴结，但是其遗传学特征稳定，临床进程缓慢，甚至持续多年无症状[1,2]。

近年的基因组研究结果显示，MCL最常见的基因突变是与DNA损伤修复相关的ATM；其次是NOTCH1/2，与疾病侵袭性相关；参与调节NF-κB、BCR、PI3K/AKT/mTOR信号传导通路的多种基因的异常，已经成为当前治疗MCL的重要靶点[3,4]。

尽管在基础研究方面取得了许多进展，但是迄今这些分子生物学异常，与其他临床指标如国际预后指数（IPI）、MCL预后指数（MIPI）等类似，有助于临床了解和判定预后，但是尚不能对临床治疗决策有显著影响。

二、目前的标准治疗

少数惰性MCL患者可以在密切随访下采取“观察与等待”，其他绝大多数患者由于病程侵袭、预后差，需要积极治疗。但是治疗方案需根据患者年龄和耐受性分层治疗，具体情况具体分析。

1. 年轻、耐受性好的患者

首选以阿糖胞苷为基础的联合化疗方案，并一线行自体干细胞移植进行巩固治疗。但是目前对一线化疗方案尚未达成共识，HyperCVAD/MA联合利妥昔单抗的CR高达87%，但是该结果来自于单中心的治疗经验，且治疗毒副作用大，多中心研究未能获得类似的结果[5]；来自Nordic的多中心研究数据显示，DHAP/CHOP方案联合利妥昔单抗交替治疗，有效患者行高剂量阿糖胞苷为主的大剂量化疗联合自体干细胞移植支持治疗，6年无进展生存（PFS）率70%，与HyperCVAD/MA方案疗效类似，但是毒性更低，耐受性更好[6]。

2. 老年、体弱患者

标准化疗方案尚未达成共识。CHOP、CVP、FC（氟达拉滨+环磷酰胺）、苯达莫司汀均可选择。Nordic研究、两项德国研究和一项全球性研究分别对 R-CHOP/R-FC、R-B/R-CHOP、R-B/R-FC、R-B/R-CHOP/R-CVP 方案进行了比较研究，各研究入组数量不等，结果不一，但是综合而论，R-B 方案的缓解率和 PFS 更优，但是并未显示有总生存的获益。因此，目前仍以 CHOP 方案更常用，该方案也是唯一有缓解后维持治疗证据的一线治疗方案[7-9]。

3. 对于极端老年、体弱患者

上述化疗方案仍然无法耐受，则可以考虑强度更低的方案，如利妥昔单抗单药治疗，或联合 miniCHOP、CVP、苯丁酸氮芥、克拉屈滨、沙利度胺[10]。

三、如何进一步提高目前标准治疗方案的疗效?

由于 MCL 仍然属于不可治愈性淋巴瘤类型，因此，进一步提高缓解率、延长缓解持续时间、降低治疗相关不良反应（尤其是老年患者）、提高生活质量是改善当前治疗现状的主要目标。

1. 对老年、体弱患者，改良目前化疗方案

既然在年轻患者中多项研究已经证明阿糖胞苷是改善 MCL 疗效的关键性药物，那么在适当减低剂量、降低毒副作用的情况下能否改善老年体弱患者的疗效呢？在一项以老年患者为对象的临床研究中，阿糖胞苷 800 mg/m^2×3 天，联合苯达莫司汀及利妥昔单抗，CR 达到 95%。该方案的毒性仍然较高，还可以适当降低剂量[11]。另一项研究采用阿糖胞苷 1 g/m^2×4 剂+利妥昔单抗与 R-CHOP 交替、并序贯 2 周期阿糖胞苷+氟达拉滨的方案，治疗 60 岁以上老年患者，CR/CRu 达到 87%[12]。

2. 对一线治疗后缓解的患者采用巩固治疗和维持治疗

由于 MCL 系不可治愈、且预后差的侵袭性淋巴瘤，因此在诱导治疗后首次获得缓解时接受自体造血干细胞移植（ASCT）巩固治疗就成为合理的选择。Dreyling 等的一项研究证实，CHOP 方案诱导化疗联合 ASCT，较干扰素维持治疗患者的 2 年 PFS 率显著提高（分别为 73%和 43%）。而 Nebraska 医学中心和 Johns Hopkin 的研究均证实，化疗后首次缓解就进行 ASCT 的获益最大，明显优于复发或原发耐药患者的疗效[13,14]。

移植前及 HyperCVAD/MA 方案治疗后给予放射免疫治疗的所有研究，均未显示出有任何实际获益。但是 Nordic 的一项研究显示，老年 MCL 患者在 R-CHOP 一线治疗后，继续接受利妥昔单抗或干扰素维持治疗 2 年，均有获益，前者可令 PFS 延长 1 倍。一线自体干细胞移植巩固治疗后进行利妥昔单抗维持治疗的研究尚在进行中，结果拭目以待；另外，新型靶向药物，如依鲁替尼（ibrutinib），由于疗效好、毒副作用小，也有望成为维持治疗的选择[15]。

3. 以新型 CD20 抗体替代利妥昔单抗

利妥昔单抗单药治疗 MCL 的有效率为 35%，如果以新型 CD20 抗体替代之，理论上有望进一步提高现有方案的疗效。目前有多种新型 CD20 抗体药物正在研发中，其中 ofatumumab 及 obinutuzumab（GA101）已经进入临床应用阶段。但是有限数据显示，obinutuzumab（GA101）和 ofatumumab 在复治 MCL 中的有效率仅 27%和 8.3%，并未显示更好的疗效，或许与绝大多数入组患者曾经接受过利妥昔单抗治疗有关，ofatumumab 及 obinutuzumab 联合化疗治疗初治 MCL 的临床研究正在进行中[16,17]。

四、应用新药物提高套细胞淋巴瘤的疗效

目前已有 4 个新型小分子靶向药物获

批用于治疗 MCL：硼替佐米（bortezomib）、替西罗莫司（temsirolimus）、来那度胺（lenalidomide）和依鲁替尼（ibrutinib），4种新药治疗复发难治 MCL 的有效率分别为33%、22%、28%和68%，中位有效持续时间分别为 9.2、7.1、16.6 和 17.5 个月。尽管这几项研究中入组患者的基础条件不同，不完全具有可比性，但是 ibrutinib 还是略胜一筹，而且有望作为单药治疗 MCL，尤其是对于高龄、极其体弱的患者[18-21]。

在现有标准治疗方案的基础上，联合上述4种新药，有望提高一线治疗的疗效，或者在不降低疗效的情况下减低化疗强度、降低治疗相关不良反应。而一线治疗后达到有效缓解的患者，新药物还可以作为维持治疗手段，延长复发时间，甚至减少对造血干细胞移植巩固治疗的选择，尤其是老年、体弱、合并症多的患者。

新型化疗药物应用于 MCL 也取得了较好的临床效果。匹杉琼（Pixantrone）是一种新型蒽醌类药物，较米托蒽醌和多柔比星具有更强的抗淋巴瘤作用和更低的心脏毒性。新近有研究显示，拓扑异构酶Ⅱα（topoⅡα）与 MCL 的 OS 明显相关，是 MCL 最重要的预后因子之一（$P<0.001$），而 Pixantrone 正是通过诱导 DNA 双链断裂和抑制拓扑异构酶Ⅱ而产生细胞毒作用，因此，该药在 MCL 中可能具有较好前景[22]。

五、复发难治套细胞淋巴瘤的治疗

对于复发难治 MCL 患者缺乏标准治疗方案，可以选择与既往治疗不同的方案，但是治疗方案的选择应该高度个体化，需要充分考虑患者的年龄、体能状况、合并症、既往治疗情况、既往治疗效果、疾病状态等。一方面可以选择与既往化疗药物无交叉耐药的细胞毒药物，另一方面可以选择上文提及的多个新型药物，二者联合有望获得更好的疗效。

挽救治疗有效的年轻患者，建议考虑异基因干细胞移植。尽管毒副作用较大，但是自体移植后复发患者的2年 OS 率仍然能够达到46%，自体移植1年后复发的患者，疗效更佳，而且异基因干细胞移植也是目前唯一有可能治愈 MCL 的手段。由于年龄或合并症等原因无法接受异基因移植的患者，依鲁替尼维持治疗尽管无法治愈，但是可有效延长缓解持续时间[23]。

六、小结

虽然对 MCL 的认知时间并不长，发病率也并不高，但是对其独特的疾病表现和分子生物学特征的研究却取得了快速进展，伴随而来的是有效靶向药物的不断突破，而且与其他淋巴瘤类型相比，新药物被纳入 MCL 一线治疗方案的节奏也更快。正是这种基础研究和转化医学研究紧密结合临床，大大推动了 MCL 领域的诊治进步，成为近两年来淋巴瘤领域不多的热点之一。为此，欧洲肿瘤内科学会（ESMO）和欧洲骨髓移植学会（EBMT）相继推出了“套细胞淋巴瘤诊治指南”和“套细胞淋巴瘤自体及异基因造血干细胞移植共识”，而这些共识的推出也将进一步规范 MCL 的诊治，提高诊疗水平[24,25]。

参考文献

[1] Navarro A, Clot G, Royo C, et al. Molecular subsets of mantle cell lymphoma defined by the IGHV mutational status and SOX11 expression have distinct biologic and clinical features. Cancer Res, 2012, 72 (20): 5307-5316.

[2] Vegliante MC, Palomero J, Pérez-Galán P, et al. SOX11 regulates PAX5 expression and blocks terminal B-cell differentiation in aggres-

sive mantle cell lymphoma. Blood, 2013, 121 (12): 2175-2185.

[3] Rahal R, Frick M, Romero R, et al. Pharmacological and genomic profiling identifies NF-kB-targeted treatment strategies for mantle cell lymphoma. Nat Med, 2014, 20 (1): 87-92.

[4] Colomer D, Campo E. Unlocking new therapeutic targets and resistance mechanisms in mantle cell lymphoma. Cancer Cell, 2014, 25 (1): 7-9.

[5] Romaguera JE, Fayad LE, Feng L, et al. Ten-year follow-up after intense chemoimmunotherapy with Rituximab-HyperCVAD alternating with Rituximab-high dose methotrexate/cytarabine (R-MA) and without stem cell transplantation in patients with untreated aggressive mantle cell lymphoma. Br J Haematol, 2010, 150 (2): 200-208.

[6] Geisler CH, Kolstad A, Laurell A, et al. Nordic Lymphoma Group. Nordic MCL2 trial update: six-year follow-up after intensive immunochemotherapy for untreated mantle cell lymphoma followed by BEAM or BEAC 1 autologous stem-cell support: still very long survival but late relapses do occur. Br J Haematol, 2012, 158 (3): 355-362.

[7] Lenz G, Dreyling M, Hoster E, et al. Immunochemotherapy with rituximab and cyclophosphamide, doxorubicin, vincristine, and prednisone significantly improves response and time to treatment failure, but not long-term outcome in patients with previously untreated mantle cell lymphoma: results of a prospective randomized trial of the German Low Grade Lymphoma Study Group (GLSG). J Clin Oncol, 2005, 23 (9): 1984-1992.

[8] Cohen BJ, Moskowitz C, Straus D, et al. Cyclophosphamide/fludarabine (CF) is active in the treatment of mantle cell lymphoma. Leuk Lymphoma, 2001, 42 (5): 1015-1022.

[9] Flinn IW, van der Jagt R, Kahl BS, et al. Open-label, randomized, noninferiority study of bendamustine-rituximab or R-CHOP/R-CVP in first-line treatment of advanced indolent NHL or MCL: the BRIGHT study. Blood, 2014, 123 (19): 2944-2952.

[10] Inwards DJ, Fishkin PA, Hillman DW, et al. Long-term results of the treatment of patients with mantle cell lymphoma with cladribine (2-CDA) alone (95-80-53) or 2-CDA and rituximab (N0189) in the North Central Cancer Treatment Group. Cancer, 2008, 113 (1): 108-116.

[11] Visco C, Finotto S, Zambello R, et al. Combination of rituximab, bendamustine, and cytarabine for patients with mantle-cell non-Hodgkin lymphoma ineligible for intensive regimens or autologous transplantation. J Clin Oncol, 2013, 31 (11): 1442-1449.

[12] Räty R, Honkanen T, Jantunen E, et al. Prolonged immunochemotherapy with rituximab, cytarabine and fludarabine added to cyclophosphamide, doxorubicin, vincristine and prednisolone and followed by rituximab maintenance in untreated elderly patients with mantle cell lymphoma: a prospective study by the Finnish Lymphoma Group. Leuk Lymphoma, 2012, 53 (10): 1920-1928.

[13] Dietrich S, Boumendil A, Finel H, et al. Outcome and prognostic factors in patients with mantle-cell lymphoma relapsing after autologous stem-cell transplantation: a retrospective study of the European Group for Blood and Marrow Transplantation (EBMT). Ann Oncol, 2014, 25 (5): 1053-1058.

[14] Chang JE, Li H, Smith MR, et al. Phase 2 study of VcR-CVAD with maintenance rituximab for untreated mantle cell lymphoma: an Eastern Cooperative Oncology Group study (E1405). Blood, 2014, 123 (11): 1665-1673.

[15] Kluin-Nelemans HC, Hoster E, Hermine O, et al. Treatment of older patients with mantle-cell lymphoma. N Engl J Med, 2012, 367 (6): 520-531.

[16] Morschhauser FA, Cartron G, Thieblemont C, et al. Obinutuzumab (GA101) monotherapy in

relapsed/refractory diffuse large b-cell lymphoma or mantle-cell lymphoma: results from the phase II GAUGUIN study. J Clin Oncol, 2013, 31 (23): 2912-2919.

[17] Furtado M, Dyer MJS, Johnson R, et al. Ofatumumab monotherapy in relapsed/refractory mantle cell lymphoma—a phase II trial. Br J Haematol, 2014, 165 (4): 575-578.

[18] Robak T, Huang H, Jin J, et al. Bortezomib-based therapy for newly diagnosed mantle-cell lymphoma. N Engl J Med, 2015, 372 (10): 944-953.

[19] Burger JA. Bruton's tyrosine kinase (BTK) inhibitors in clinical trials. Curr Hematol Malig Rep, 2014, 9 (1): 44-49.

[20] Goy A, Sinha R, Williams ME, et al. Single-agent lenalidomide in patients with mantle-cell lymphoma who relapsed or progressed after or were refractory to bortezomib: phase II MCL-001 (EMERGE) study. J Clin Oncol, 2013, 31 (29): 3688-3695.

[21] Ansell SM, Tang H, Kurtin PJ, et al. Temsirolimus and rituximab in patients with relapsed or refractory mantle cell lymphoma: a phase 2 study. Lancet Oncol, 2011, 12 (4): 361-368.

[22] Landells LJ, Prescott C, Hay N, et al. NICE guidance on pixantrone monotherapy for multiply relapsed or refractory aggressive non-Hodgkinlymphoma. Lancet Oncol. 2014, 15 (4): 381-382.

[23] Dietrich S, Boumendil A, Finel H, et al. Outcome and prognostic factors in patients with mantle-cell lymphoma relapsing after autologous stem-cell transplantation: a retrospective study of the European Group for Blood and Marrow Transplantation (EBMT). Ann Oncol, 2014, 25 (5): 1053-1058.

[24] Dreyling M, Geisler C, Hermine O, et al. Newly diagnosed and relapsed mantle cell lymphoma: ESMO Clinical Practice Guidelines for diagnosis, treatment and follow-up. Ann Oncology, 2014, 25 (Supplement 3): iii83-iii92.

[25] Robinson S, Dreger P, Caballero D, et al. The EBMT/EMCL consensus project on the role of autologous and allogeneic stem cell transplantation in mantle cell lymphoma. Leukemia, 2015, (29): 464-473.

(上接第 145 页)

[16] Song KW, Barnett MJ, Gascoyne RD, et al. Haematopoietic stem cell transplantation as primary therapy of sporadic adult Burkitt lymphoma. Br J Haematol, 2006, 133 (6): 634-637.

[17] van Imhoff GW, van der Holt B, MacKenzie MA, et al. Dutch-Belgian Hemato-Oncology Cooperative Group (HOVON). Short intensive sequential therapy followed by autologous stem cell transplantation in adult Burkitt, Burkitt-like and lymphoblastic lymphoma. Leukemia, 2005, 19 (6): 945-952.

[18] Sweetenham JW, Pearce R, Taghipour G, et al. Adult Burkitt's and Burkitt-like non-Hodgkin's lymphoma—outcome for patients treated with high-dose therapy and autologous stem-cell transplantation in first remission or at relapse: results from the European Group for Blood and Marrow Transplantation. J Clin Oncol, 1996, 14 (9): 2465-2472.

[19] Ribera JM, Garc'ıa O, Grande C, et al. Doseintensive chemotherapy including rituximab in Burkitt's leukemia or lymphoma regardless of human immunodeficiency virus infection status: final results of a phase 2 study (Burkimab). Cancer, 2013, 119 (9): 1660-1668.

[20] Basavaraj A, Shinde A, Kulkarni R, et al. HIV associated Burkitt's lymphoma. J Assoc Physicians India, 2014, 62 (8): 723-727.

骨髓增殖性疾病临床实践中面临的新挑战

邱 林

哈尔滨血液病肿瘤研究所 哈尔滨 150010

一、JAK2-V617F 发病机制的研究引领 MPN 靶向治疗

(一) JAK2-V617F 在 MPN 中的发病机制

骨髓增殖性疾病（MPN）是一系列以髓系终末分化细胞过多为特征的克隆性疾病，主要包括真性红细胞增多症（PV）、原发性血小板增多症（ET）和骨髓纤维化（MF）。JAK2-V617F 突变是 MPN 的共同遗传特征，该突变常见于 95% 的 PV 患者、50%～60% 的 ET 和 MF 患者[1-4]。JAK2-V617F 突变导致 MPN 发病的分子机制主要包括突变导致细胞因子通路的高度活化、激活 JAK2 下游分子通路和调控造血干细胞的功能。

1. JAK2-V617F 突变导致细胞因子通路高度活化

早在 1951 年，研究者就发现 MPN 患者的造血前体细胞对 EPO、IGF-1、IL-3 和 GM-CSF 等细胞因子高度敏感，在低水平细胞因子或没有细胞因子的情况下，能形成红系、巨核系集落[5]。后来，研究者又发现大多数 MPN 患者的 JAK2 激酶活化突变，进一步支持了细胞因子通路高度活化在 MPN 发病中的根本地位。

JAK2 属于非受体酪氨酸激酶 Janus 家族的成员，在造血发生过程中起基本的作用。正常情况下，JAK2 分子包含 JH1 和 JH2 激酶域，V617 位于 JAK2 的 JH2 假激酶域，JH2 对邻近的 JH1 激酶域有抑制作用，使 JAK2 的构象处于非活化状态[6]。V617F 突变通过空间位阻效应导致 JH1/JH2 相互作用丧失，使激酶域失活，并且使假激酶域的低水平双特异激酶活性丧失，活性丧失导致 S523、Y570 残基不能发生自磷酸化，最终使假激酶域 JH2 对 JH1 激酶活性的影响降低，JAK2 分子活化，并也活化了受体相关的 JAK 分子，同源受体胞内结构域的特定酪氨酸被磷酸化[7]。这些被磷酸化的酪氨酸残基被下游具有 SH-2 或磷酸化酪氨酸结合域的信号蛋白结合。这些信号蛋白一旦结合至细胞因子受体，即被 JAK 激酶磷酸化并活化。通过这种方式，胞外信号经由受体邻近的分子活化下游多个信号通路，包括 STAT 转录因子、Ras/MAPK 通路和 PI3K/AKT 通路等，这些信号通路的改变使造血干细胞的造血功能发生改变。

2. JAK2-V617F 的下游效应

JAK2-V617F 及其导致的下游分子效应共同导致了 MPN 的发生，在许多下游分子效应中 STAT5 转录因子起关键作用，已报道的 STAT5 转录因子作用靶点包括促进细胞增殖和抑制凋亡的 PIM-1 和 PIM-2 激酶[8]、对生长刺激信号产生即刻促增殖反应的 c-MYC 和 JUNB[9,10]、可提高髓系细胞分化能力的 PU. 1 和 ID1 转录因子和促进

DNA 修复并维持基因组稳定性的 RAD51[11-13]。除 STAT 蛋白外，还有一些下游靶分子可与 JAK2-V617F 共同导致 MPN 发病。这些靶分子包括能被突变的 JAK2 磷酸化的 PRMT5[14]，可导致 p53 活性受抑制并对细胞因子高度敏感的 La 自体抗原上调[15]和 FOXO3a 信号轴下游催化酶的表达下调导致细胞内活性氧水平增高[16]。此外，JAK2 还可使 H3 组蛋白 Y41 氨基酸磷酸化进而导致 HP1 从染色质分离并促进原癌基因的转录[17,18]。

虽然 JAK2-V617F 突变是 MPN 的共同特征，但由于突变基因所占比例不同，以及 JAK2-V617F 突变引起的不同下游信号通路改变，该突变还可导致不同类型的 MPN 及其不同的临床表型。如粒系细胞 JAK2-V617F 纯合状态在 PV 中比在 ET 中更为常见，PV 患者中 JAK2-V617F 纯合状态与高血红蛋白、高白细胞计数、低血小板计数和脾肿大相关，也更有必要采用降细胞治疗。而 JAK2 基因 12 号外显子突变只发生于 PV 和原发性红细胞增多患者，并不见于 ET 患者，并且 12 号外显子突变活化下游 STATs 的作用更强[19]。

由于许多 PV 患者只有较低的 V617F 等位基因比例，所以 JAK2 信号异常不可能是引起 MPN 的全部原因。许多研究表明，不同类型 MPN 患者 JAK2-V617F 激活的下游信号有质的差异。比较具有 JAK2-V617F 杂合突变的标本和正常标本的基因表达谱发现，两者虽都有 STAT5 活化，但 STAT1 活化在 ET 患者的突变细胞中更为明显[20]。STAT1 可促进巨核细胞增生，抑制脐带血来源的 $CD34^+$ 细胞向红系分化[21]，抑制 STAT1 的活性能促进 JAK2-V617F 阳性前体细胞表达红系表型[20]。流式细胞术的研究发现，MF 患者的 $CD34^+$ 细胞中，STAT3 和 STAT5 磷酸化水平比 PV 和 ET 患者更高，但 ERK 并非如此[22]。对超过 100 例的 MPN 患者骨髓活检标本的免疫组化研究发现，PV 患者比 ET 患者的 STAT3/5 染色阳性率更高[23]。

不同类型 MPN 的表型差异还可能与不同的先天遗传背景相关。对 179 例患者的 32 种单核苷酸多态性（SNP）进行研究发现，JAK2 和 EPOR 存在疾病特异性的 SNP[24]。JAK2-V617F 等位基因比例在女性比男性更低，表明性别影响了突变杂合性或克隆扩增程度[25]。而且，男性 PV 和女性 ET 患者有大量的纯合克隆，表明性别影响了纯合克隆的表型差异[26]。总之，遗传导致的细胞因子变化、信号通路的差异和突变均导致了 MPN 的不同表型及临床表现，但三者并非孤立存在，很可能存在相互作用。

3. JAK2-V617F 对造血干细胞（HSC）功能的影响

JAK2-V617F 突变被发现后，研究者在 $CD34^+$ $CD38^-$的 HSC 原代 HSC 细胞中也检测到了该突变，在各成熟细胞系别中也检出了该突变[27,28]。针对 41 例 JAK2 突变的 MPN 患者的研究发现，PV 和 ET 患者的 HSC 细胞并无扩增。但由于 PV 和 ET 患者 HSC 中 JAK2-V617F 突变克隆的比例较低，所以 JAK2-V617F 突变并不一定是驱动 HSC 克隆性扩增的有力因素。小鼠模型的研究表明，突变的 JAK2 等位基因同时表达所有的造血干细胞，而不是像人体内那样只是造血干细胞群中的一个克隆。所有的 JAK2-V617F 小鼠模型都发生了 MPN，但在这些模型中造血都是多克隆的。

（二）JAK2 抑制剂的研发及应用

自从发现 JAK2-V617F 可引起 MPN 发病以来，研究者就一直致力于以 JAK2-V617F 为靶点治疗 MPN 的研究。主要包括抑制 JAK2 激酶活性、促进 JAK2 蛋白降解和清除 JAK2-V617F 突变的 HSC。

目前已在欧洲和加拿大获批的鲁索替尼（ruxolitinib）是一种应用于 MF 患者的口服 JAK1/JAK2 抑制剂。两项（COMFORT-Ⅰ和 COMFORT-Ⅱ）Ⅲ期 RCT 临床试验结果表明，与安慰剂和目前能获得的最佳治疗疗效相比，鲁索替尼可明显减少脾肿大，缓解全身症状[29,30]。中位随访 2 年后发现，该药能提高总生存率，风险比为 0.58[31]。但 COMFORT-Ⅱ随访 3 年的结果发现，JAK2-V617F 等位基因比例变化的中位数为-8%，表明该药并不能选择性显著杀伤 JAK2-V617F 突变克隆。鲁索替尼的疗效有可能是由于患者全身状态改善、脾减小和食物摄入量增加，而最终促进了生存率的提高[32]。但鲁索替尼治疗贫血和血小板减少的同时也可导致药源性贫血。

SAR302503 是另一种选择性的 JAK2 抑制剂，Ⅰ/Ⅱ期临床试验观察了该药对 PMF 或 PV/ET 后期 MF 的作用[33]。经过 6 或 12 个月的治疗，39%及 47%的患者脾大显著降低，分别减少了 50%或更多。此外，大多数患者初期的饱腹感、疲倦、盗汗、咳嗽或瘙痒等症状得到了长时间的缓解。几乎所有血小板增多的患者及大多数白细胞增多的患者血细胞计数恢复了正常。在 JAK2-V617F 负荷超出 20%的患者中，39%的患者基因负荷降低了 50%或更多。但该药对骨髓病理的作用有限，研究 JAK2-V617F 突变是否影响该药疗效的关于 SAR302503 的Ⅲ期临床试验正在进行中。

2012 年发表的一项关于 JAK2 激酶抑制剂饱和突变筛选实验中发现，JAK2-V617F 突变细胞在长期 JAK2 抑制状态下仍然依赖于 JAK2 蛋白表达[34]。基于这一发现，研究者尝试用 HSP90 抑制剂来促进 JAK2 蛋白降解。在小鼠 MPN 模型中，HSP90 抑制剂单用或与 JAK2 激酶抑制剂联用是有效的[35]，目前 HSP90 抑制剂 AUY922 对 MF 患者的疗效正在临床试验阶段。

临床试验结果表明，干扰素治疗 PV 和 ET 时，不但能获得血液学缓解，还能清除 JAK2-V617F 突变，而且停药后分子学缓解仍然持续存在[36,37]。小鼠实验表明，干扰素对 JAK2-V617F 突变的 HSC 有选择性杀伤作用，表明 MPN 患者可通过活化 HSC 细胞周期获得分子学缓解，JAK2-V617F 突变的 HSC 被选择性清除[38]。因此，选择性靶向突变的 JAK2 将成为实现 MPN 治愈的靶点。但 JAK2-V617F 突变型 HSC 是如何压倒正常 HSC 而成为优势克隆的机制，JAK2-V617F 突变的造血细胞克隆是如何驱使骨髓间充质细胞的纤维转化及白血病转化，可能成为未来研究的重点。

二、新的遗传学标志物对 MPN 预后分析的影响

（一）传统的 MPN 预后分类

确诊 PV 或 ET 后，治疗目的是减少血栓形成的风险，控制疾病相关症状，尽可能减少疾病进展。由于不同患者危险程度不同，导致治疗和预后有很大不同，因此除了常见的血管危险因素外，应对患者进行评估和危险分层。传统的危险分层一直是评估血栓形成风险，PV 和 ET 的传统危险分层及国际研究分层评分如下：

1. PV 传统的危险分层

高危患者包括以下任一条：年龄 > 60 岁；以前患有血栓症、红斑肢痛症（阿司匹林治疗顽固不缓解）；血小板 > 1000×10^9/L；需要药物治疗的糖尿病或高血压；明显（触诊：肋下 > 5cm）或是有症状（疼痛、早饱感）的脾肿大。

低危患者包括不含上述任何危险因素。

2. PV 国际研究分层评分

危险因素（分值）：年龄≥67岁（5分）；年龄57～66岁（2分）；白细胞数目≥15×10⁹/L（1分）；静脉血栓形成（1分）；异常核型（明确但没有分值）。

危险类别：低危（总分0分）；中危（总分=1或2分）；高危（总分≥3分）。

3. ET传统的危险分层

高危患者包括以下任一条：年龄>60岁；血小板>1500×10⁹/L；以前患有血栓症、红斑肢痛症（阿司匹林治疗顽固不缓解）；以前有原发性血小板增多症相关出血；需要药物治疗的糖尿病或高血压。

低危患者包括：年龄<40岁不含上述任何危险因素。

中危患者包括：年龄40～60岁不含上述任何危险因素。

4. ET国际预后评分-IPSET

危险因素：年龄≥60岁（2分）；白细胞数目≥11×10⁹/L（1分）；以前有血栓症（1分）。

危险类别：低危（总分0分）；中危（总分=1或2分）；高危（总分=3或4分）。

（二）新的遗传学分子标志物对预后的影响

目前越来越多的证据显示，JAK2突变与铁储备、促红细胞生成素、性别、遗传修饰因子、JAK2纯合子水平和等位基因负荷共同构成了PV和ET患者的不同临床表现[39-41]。除了JAK2-V617F外，MPN患者中最常见的突变是MPL515，该突变以及MPL突变的纯合子与增加的骨髓纤维化相关[42]。临床上，MPL突变的MPN患者平均比MPL未突变的对照组年龄更大，而且血红蛋白水平更低[43,44]。与JAK2突变的患者相比，MPL突变的ET患者往往血小板数更高而骨髓造血细胞减少，且骨髓红系造血细胞减少[45]。

除了JAK2和MPL基因突变外，目前研究较多的、并且对MPN患者的辅助诊断和预后分层有重要意义的突变还有CALR突变、表观遗传调节子和涉及mRNA剪接的基因突变，如TET2、DNMT3A、SF3B1等基因。

2013年，两个独立的研究小组均发现JAK2/MPL未突变的ET和MF患者中高频出现CLAR基因突变，CALR突变主要是第9外显子的DNA序列插入或缺失性改变，两种最常见的突变主要是1型（占病例的44%～53%）和2型（占病例的30%～42%），这两种突变均是移码突变影响了蛋白质氨基酸序列[46]。CALR突变被证实出现在造血干细胞水平，MPN样本的克隆特性显示了该突变存在于最早的克隆，与恶性肿瘤的始发事件是一致的，且大部分仅在初发患者骨髓巨核细胞中高表达[47,48]。临床上，与JAK2突变的ET患者比较，CALR突变的ET患者有更高的血小板计数、更低的血红蛋白水平及更低的白细胞计数，同时CALR突变的患者相对更年轻，且男性的发生概率相对较高。校正年龄后的评估表明，CALR突变患者血栓形成的概率较低，但生存率无明显优势。在MF中，1型CALR突变比2型CALR突变更常见，也与更短的生存率相关[47-49]。

与DNA甲基化相关的TET2基因上功能缺失性突变见于5%～17%的MPN患者，该基因突变会导致5-羟甲基化水平的减少，目前发现该基因突变的MPN患者易向白血病转化，并且生存率降低[50,51]。另一个与DNA甲基化相关的基因DNMT3A主要发生R882H突变，该突变可发生在JAK2突变获得之前或之后，2014年的一项小鼠实验显示，该突变可导致骨髓增生伴血小板增多[52,53]。与组蛋白修饰相关的ASXL1基因突变见于2%～10%的PV/ET和约1/4的

MF 病例，该基因突变独立于 DIPSS-Plus 评分，与更严重的贫血和较差的生存率相关[54,55]。此外，催化异柠檬酸转变为 α-酮戊二酸的基因 IDH1 和 IDH2 突变存在于约 20%急变期、1%～4%慢性期的 MPN 患者中。由于 IDH1 和 IDH2 突变阻止了组蛋白去甲基化和造血细胞的分化，突变患者总体生存率较差[56,57]。与 mRNA 剪接相关的基因 SRSF2 突变见于约 5%的 MPN 患者，在 CMML 中多见，该基因突变患者预后较差，并且总体生存率和无病生存率均降低[55]。

三、2014 年 MPN 治疗的新选择

（一）传统的 MPN 治疗

由于 PV 具有终身伴血栓、出血并发症的特点，因此放血是治疗 PV 的重要方法，是唯一改善患者生存的治疗方式，全部 PV 患者的放血后红细胞计数水平应一直保持在 45%或以下[56]。除放血疗法外，年龄<60 岁或有既往血栓史的 PV 患者应接受骨髓抑制治疗，羟基脲仍然是 PV 患者治疗骨髓抑制的选择，干扰素可作为替换药物。

大多数 ET 患者没有明显症状，或有微血管紊乱的症状（头痛、视觉症状、头晕、不典型胸痛、肢端感觉迟钝、红斑性肢痛病），但不危及生命，不是所有的 ET 患者都需要接受特异性治疗。年龄<60 岁、无血栓史、且无临床症状的患者仅观察即可；对于低危或低危伴血小板增多、且年龄<60 岁的患者，低剂量阿司匹林便可有效缓解症状[57]；高危患者可采用低剂量阿司匹林和羟基脲联用。对于血栓风险增加的患者可采用细胞减少性治疗，此情况下可将血小板计数降低到 400×10^9/L 或更低[58]。

在 BCR-ABL1 阴性的典型 MPN 中，PMF 预后最差，平均生存期约为 5 年[59]。2011 年修订的 PMF 预后评分系统为“DIPSS-Plus”（动态国际预后评分系统加强版），适用于疾病任何时期，8 项独立的生存较差指标为：年龄超过 65 岁，血红蛋白<100g/L，白细胞>25×10^9/L，循环幼稚细胞≥1%，全身症状，依赖红细胞输注，血小板计数<100×10^9/L 及不良核型（复杂核型或单独或两个异常如+8，-7/7q-等）。不符合，符合 1 项、2 项或 3 项、≥4 项指标分别定义为低危、中危-1、中危-2 和高危[60]。对于低危患者可采用观察或常规药物治疗，中危-1 患者采用观察或常规药物或试验性药物治疗，中危-2 和高危患者采用异基因造血干细胞移植或试验性药物治疗。

（二）目前 MPN 新的治疗手段

在 PV 患者的临床试验中，欧洲研究小组的结果表明，与应用^{32}P 的患者相比，口服白消安的患者第一次持续缓解时间（平均时间：4 年 *vs* 2 年）及总生存率（10 年生存率：70% *vs* 55%；P=0.02）更佳，但两者间向白血病转化率、血管并发症及后期骨髓纤维化率无明显差异[61]。近来认为，α-干扰素（IFN-α）能够控制红细胞增多，约 76%的患者从每周接受 45 万～2700 万单位皮下注射受益（常用剂量为皮下注射 300 万单位，一周 3 次）[62,63]。IFN-α 也可减低脾体积或减轻难治性瘙痒。IFN-α 治疗能够在一定程度降低 JAK2V617F 等位基因负荷，但与疾病整体预后的相关性不明确[64]。阿那格雷是一种咪唑并噻唑磷衍生物，能够控制血小板增多，在高于治疗剂量时能够抑制血小板聚集，但在治疗剂量时具有人种特异性降低血小板的作用。但是目前不推荐该药物治疗 PV，因为与羟基脲治疗 ET 患者比较，它能增加动脉血栓及 ET 后期骨髓纤维化的风险[65]。

对所有患者来讲，PV 的主要治疗方法仍为放血疗法，应维持血细胞计数水平在

45%，对于男性白人、女性或其他种族水平应保持在45%以下。如用其他药物治疗，则应根据患者的血栓、出血并发症的风险而进行个体化治疗。总体来讲，有证据认为，对于高危患者，应用细胞减低性药物是有效的。根据前述的研究结果，笔者认为，目前化疗药物可选择羟基脲（初始剂量为500 mg，一日2次），如果对羟基脲不耐受可选白消安（初始剂量4 mg/日）[66]。

ET患者由于其临床症状轻微，一般都选择低剂量的阿司匹林治疗，细胞减少性治疗能够降低ET患者的血栓风险，但要将血小板计数降低到400×10^9/L或更低[58]。

在PMF的研究性治疗中，单独应用沙利度胺（200 mg/日）可改善贫血、脾大及血小板减少等临床症状。低剂量沙利度胺（50 mg/日）联合少量的泼尼松（0.5 mg/kg · d）对贫血（62%）和相关的血小板减少（75%）有效率很高，毒性更低[67]。与沙利度胺结构相似的来那度胺治疗PV/ET后期的骨髓纤维化患者贫血和脾大的有效率为20%~30%，对5q异常的骨髓纤维化患者，来那度胺的有效率更高，缓解质量更佳[68]。

目前所有的PMF高危患者（根据DIPSS-Plus诊断系统）[69]如果符合移植条件，可考虑异基因造血干细胞移植。另一方面，对于低危或无症状的中危-1患者，仅需观察而不需要特异性的干预治疗。通常根据年龄及具体临床状态对中危-2或有症状的中危-1患者进行个体化治疗。此类患者也可考虑包括JAK抑制剂在内的试验性治疗。

参考文献

[1] Baxter EJ, Scott LM, Campbell PJ, et al. Acquired mutation of the tyrosine kinase JAK2 in human myeloproliferative disorders. Lancet, 2005, 365 (9464): 1054-1061.

[2] James C, Ugo V, Le Couédic JP, et al. A unique clonal JAK2 mutation leading to constitutive signalling causes polycythaemia vera. Nature, 2005, 434 (7037): 1144-1148.

[3] Kralovics R, Passamonti F, Buser AS, et al. A gain-of-function mutation of JAK2 in myeloproliferative disorders. N Engl J Med, 2005, 352 (17): 1779-1790.

[4] Levine RL, Wadleigh M, Cools J, et al. Activating mutation in the tyrosine kinase JAK2 in polycythemia vera, essential thrombocythemia, and myeloid metaplasia with myelofibrosis. Cancer Cell, 2005, 7 (4): 387-397.

[5] Prchal JF, Axelrad AA. Letter: Bone-marrow responses in polycythemia vera. N Engl J Med, 1974, 290 (24): 1382.

[6] Bandaranayake RM, Ungureanu D, Shan Y, et al. Crystal structures of the JAK2 pseudokinase domain and the pathogenic mutant V617F. Nat Struct Mol Biol, 2012, 19 (8): 754-759.

[7] Ungureanu D, Wu J, Pekkala T, et al. The pseudokinase domain of JAK2 is a dual-specificity protein kinase that negatively regulates cytokine signaling. Nat Struct Mol Biol, 2011, 18 (9): 971-976.

[8] Wernig G, Gonneville JR, Crowley BJ, et al. The Jak2V617F oncogene associated with myeloproliferative diseases requires a functional FERM domain for transformation and for expression of the Myc and Pim proto-oncogenes. Blood, 2008, 111 (7): 3751-3759.

[9] da Costa Reis Monte-Mór B, Plo I, da Cunha AF, et al. Constitutive JunB expression, associated with the JAK2 V617F mutation, stimulates proliferation of the erythroid lineage. Leukemia, 2009, 23 (1): 144-152.

[10] Funakoshi-Tago M, Sumi K, Kasahara T, et al. Critical roles of Myc-ODC axis in the cellular transformation induced by myeloproliferative neoplasm-associated JAK2 V617F mutant. PLoS One, 2013, 8 (1): e52844.

[11] Wood AD, Chen E, Donaldson IJ, et al. ID1

promotes expansion and survival of primary erythroid cells and is a target of JAK2V617F-STAT5 signaling. Blood, 2009, 114 (9): 1820-1830.

[12] Irino T, Uemura M, Yamane H, et al. JAK2 V617F-dependent upregulation of PU.1 expression in the peripheral blood of myeloproliferative neoplasm patients. PLoS One, 2011, 6 (7): e22148.

[13] Plo I, Nakatake M, Malivert L, et al. JAK2 stimulates homologous recombination and genetic instability: potential implication in the heterogeneity of myeloproliferative disorders. Blood, 2008, 112 (4): 1402-1412.

[14] Liu F, Zhao X, Perna F, et al. JAK2V617F-mediated phosphorylation of PRMT5 downregulates its methyltransferase activity and promotes myeloproliferation. Cancer Cell, 2011, 19 (2): 283-294.

[15] Nakatake M, Monte-Mor B, Debili N, et al. JAK2 (V617F) negatively regulates p53 stabilization by enhancing MDM2 via La expression in myeloproliferative neoplasms. Oncogene, 2012, 31 (10): 1323-1333.

[16] Marty C, Lacout C, Droin N, et al. A role for reactive oxygen species in JAK2 V617F myeloproliferative neoplasm progression. Leukemia, 2013, 27 (11): 2187-2195.

[17] Rui L, Emre NC, Kruhlak MJ, et al. Cooperative epigenetic modulation by cancer amplicon genes. Cancer Cell, 2010, 18 (6): 590-605.

[18] Dawson MA, Bannister AJ, Göttgens B, et al. JAK2 phosphorylates histone H3Y41 and excludes HP1alpha from chromatin. Nature, 2009, 461 (7265): 819-822.

[19] Scott LM, Tong W, Levine RL, et al. JAK2 exon 12 mutations in polycythemia vera and idiopathic erythrocytosis. N Engl J Med, 2007, 56 (5): 459-468.

[20] Chen E, Beer PA, Godfrey AL, et al. Distinct clinical phenotypes associated with JAK2V617F reflect differential STAT1 signaling. Cancer Cell, 2010, 18 (5): 524-535.

[21] Huang Z, Richmond TD, Muntean AG, et al. STAT1 promotes megakaryopoiesis downstream of GATA-1 in mice. J Clin Invest, 2007, 117 (12): 3890-3899.

[22] Anand S, Stedham F, Gudgin E, et al. Increased basal intracellular signaling patterns do not correlate with JAK2 genotype in human myeloproliferative neoplasms. Blood, 2011, 118 (6): 1610-1621.

[23] Teofili L, Martini M, Cenci T, et al. Different STAT-3 and STAT-5 phosphorylation discriminates among Ph-negative chronic myeloproliferative diseases and is independent of the V617F JAK-2 mutation. Blood, 2007, 110 (1): 354-359.

[24] Pardanani A, Fridley BL, Lasho TL, et al. Host genetic variation contributes to phenotypic diversity in myeloproliferative disorders. Blood, 2008, 111 (5): 2785-2789.

[25] Stein BL, Williams DM, Wang NY, et al. Sex differences in the JAK2 V617F allele burden in chronic myeloproliferative disorders. Haematologica, 2010, 95 (7): 1090-1097.

[26] Godfrey AL, Chen E, Pagano F, et al. Clonal analyses reveal associations of JAK2V617F homozygosity with hematologic features, age and gender in polycythemia vera and essential thrombocythemia. Haematologica, 2013, 98 (5): 718-721.

[27] Ishii T, Bruno E, Hoffman R, et al. Involvement of various hematopoietic-cell lineages by the JAK2V617F mutation in polycythemia vera. Blood, 2006, 108 (9): 3128-3134.

[28] Delhommeau F, Dupont S, Tonetti C, et al. Evidence that the JAK2 G1849T (V617F) mutation occurs in a lymphomyeloid progenitor in polycythemia vera and idiopathic myelofibrosis. Blood, 2007, 109 (1): 71-77.

[29] Harrison C, Kiladjian JJ, Al-Ali HK, et al. JAK inhibition with ruxolitinib versus best available therapy for myelofibrosis. N Engl J Med,

2012, 366 (9): 787-798.

[30] Verstovsek S, Mesa RA, Gotlib J, et al. A double-blind, placebo-controlled trial of ruxolitinib for myelofibrosis. N Engl J Med, 2012, 366 (9): 799-807.

[31] Verstovsek S, Mesa RA, Gotlib J, et al. Efficacy, safety and survival with ruxolitinib in patients with myelofibrosis: results of a median 2-year follow-up of COMFORT-I. Haematologica, 2013, 98 (12): 1865-1871.

[32] Cervantes F, Vannucchi AM, Kiladjian JJ, et al. Three-year efficacy, safety, and survival findings from COMFORT-II, a phase 3 study comparing ruxolitinib with best available therapy for myelofibrosis. Blood, 2013, 122 (25): 4047-4053.

[33] Pardanani A, Gotlib JR, Jamieson C, et al. Safety and efficacy of TG101348, a selective JAK2 inhibitor, in myelofibrosis. J Clin Oncol, 2011, 29 (7): 789-796.

[34] Koppikar P, Bhagwat N, Kilpivaara O, et al. Heterodimeric JAK-STAT activation as a mechanism of persistence to JAK2 inhibitor therapy. Nature, 2012, 489 (7414): 155-159.

[35] Bhagwat N, Koppikar P, Keller M, et al. Improved targeting of JAK2 leads to increased therapeutic efficacy in myeloproliferative neoplasms. Blood, 2014, 123 (13): 2075-2083.

[36] Bellucci S, Harousseau JL, Brice P, et al. Treatment of essential thrombocythaemia by alpha 2a interferon. Lancet, 1988, 2 (8617): 960-961.

[37] Silver RT. Recombinant interferon-alpha for treatment of polycythaemia vera. Lancet, 1988, 2 (8607): 403.

[38] Mullally A, Bruedigam C, Poveromo L, et al. Depletion of Jak2V617F myeloproliferative neoplasm-propagating stem cells by interferon-α in a murine model of polycythemia vera. Blood, 2013, 121 (18): 3692-3702.

[39] Campbell PJ, Scott LM, Buck G, et al. Definition of subtypes of essential thrombocythaemia and relation to polycythaemia vera based on JAK2 V617F mutation status: a prospective study. Lancet, 2005, 366 (9501): 1945-1953.

[40] Vainchenker W, Constantinescu SN. JAK/STAT signaling in hematological malignancies. Oncogene, 2013, 32 (21): 2601-2613.

[41] Rumi E, Pietra D, Ferretti V, et al. JAK2 or CALR mutation status defines subtypes of essential thrombocythemia with substantially different clinical course and outcomes. Blood, 2014, 123 (10): 1544-1551.

[42] Rumi E, Pietra D, Guglielmelli P, et al. Acquired copy-neutral loss of heterozygosity of chromosome 1p as a molecular event associated with marrow fibrosis in MPL-mutated myeloproliferative neoplasms. Blood, 2013, 121 (21): 4388-4395.

[43] Vannucchi AM, Antonioli E, Guglielmelli P, et al. Characteristics and clinical correlates of MPL 515W>L/K mutation in essential thrombocythemia. Blood, 2008, 112 (3): 844-847.

[44] Guglielmelli P, Pancrazzi A, Bergamaschi G, et al. Anaemia characterises patients with myelofibrosis harbouring Mpl mutation. Br J Haematol, 2007, 137 (3): 244-247.

[45] Beer PA, Campbell PJ, Scott LM, et al. MPL mutations in myeloproliferative disorders: analysis of the PT-1 cohort. Blood, 2008, 112 (1): 141-149.

[46] Guglielmelli P, Nangalia J, Green AR, et al. CALR mutations in myeloproliferative neoplasms: hidden behind the reticulum. Am J Hematol, 2014, 89 (5): 453-456.

[47] Nangalia J, Massie CE, Baxter EJ, et al. Somatic CALR mutations in myeloproliferative neoplasms with nonmutated JAK2. N Engl J Med, 2013, 369 (25): 2391-2405.

[48] Klampfl T, Gisslinger H, Harutyunyan AS, et al. Somatic mutations of calreticulin in myeloproliferative neoplasms. N Engl J Med, 2013, 369 (25): 2379-2390.

[49] Tefferi A, Wassie EA, Guglielmelli P, et al.

Type 1 versus Type 2 calreticulin mutations in essential thrombocythemia: a collaborative study of 1027 patients. Am J Hematol, 2014, 89 (8): E121-124.

[50] Brecqueville M, Rey J, Bertucci F, et al. Mutation analysis of ASXL1, CBL, DNMT3A, IDH1, IDH2, JAK2, MPL, NF1, SF3B1, SUZ12, and TET2 in myeloproliferative neoplasms. Genes Chromosomes Cancer, 2012, 51 (8): 743-755.

[51] Hou Y, Song L, Zhu P, et al. Single-cell exome sequencing and monoclonal evolution of a JAK2-negative myeloproliferative neoplasm. Cell, 2012, 148 (5): 873-885.

[52] Xu J, Wang YY, Dai YJ, et al. DNMT3A Arg882 mutation drives chronic myelomonocytic leukemia through disturbing gene expression/DNA methylation in hematopoietic cells. Proc Natl Acad Sci USA, 2014, 111 (7): 2620-2625.

[53] Russler-Germain DA, Spencer DH, Young MA, et al. The R882H DNMT3A mutation associated with AML dominantly inhibits wild-type DNMT3A by blocking its ability to form active tetramers. Cancer Cell, 2014, 25 (4): 442-454.

[54] Tefferi A, Guglielmelli P, Lasho TL, et al. CALR and ASXL1 mutations-based molecular prognostication in primary myelofibrosis: an international study of 570 patients. Leukemia, 2014, 28 (7): 1494-1500.

[55] Vannucchi AM, Lasho TL, Guglielmelli P, et al. Mutations and prognosis in primary myelofibrosis. Leukemia, 2013, 27 (9): 1861-1869.

[56] Tefferi A, Lasho TL, Abdel-Wahab O, et al. IDH1 and IDH2 mutation studies in 1473 patients with chronic-, fibrotic-or blast-phase essential thrombocythemia, polycythemia vera or myelofibrosis. Leukemia, 2010, 24 (7): 1302-1309.

[57] Dang L, White DW, Gross S, et al. Cancer-associated IDH1 mutations produce 2-hydroxyglutarate. Nature, 2009, 462 (7274): 739-744.

[58] Storen EC, Tefferi A. Long-term use of anagrelide in young patients with essential thrombocythemia. Blood, 2001, 97 (4): 863-866.

[59] Tefferi A, Jimma T, Gangat N, et al. Predictors of greater than 80% 2-year mortality in primary myelofibrosis: a Mayo Clinic study of 884 karyotypically annotated patients. Blood, 2011, 118 (17): 4595-4598.

[60] Kiladjian JJ, Chevret S, Dosquet C, et al. Treatment of polycythemia vera with hydroxyurea and pipobroman: final results of a randomized trial initiated in 1980. J Clin Oncol, 2011, 29 (29): 3907-3913.

[61] Kuriakose ET, Gjoni S, Wang YL, et al. JAK2V617F allele burden is reduced by busulfan therapy: a new observation using an old drug. Haematologica, 2013, 98 (11): e135-137.

[62] Hasselbalch HC. A new era for IFN-α in the treatment of Philadelphia-negative chronic myeloproliferative neoplasms. Expert Rev Hematol, 2011, 4 (6): 637-655.

[63] Passamonti F. How I treat polycythemia vera. Blood, 2012, 120 (2): 275-284.

[64] Huang BT, Zeng QC, Zhao WH, et al. Interferon α-2b gains high sustained response therapy for advanced essential thrombocythemia and polycythemia vera with JAK2V617F positive mutation. Leuk Res, 2014, 38 (10): 1177-1183.

[65] Pescatore SL, Lindley C. Anagrelide: a novel agent for the treatment of myeloproliferative disorders. Expert Opin Pharmacother, 2000, 1 (3): 537-546.

（下转第 117 页）

2014 年有关自体造血干细胞移植治疗恶性肿瘤的新信息

管立勋[1] 高春记[1] 张伯龙[2]

1. 解放军总医院 北京 100853
2. 哈尔滨血液病肿瘤研究所哈尔滨 150010

通过 Medline 检索 2014 年自体造血干细胞移植（Auto-HSCT）治疗恶性肿瘤的相关文献不到 300 篇，与前几年发表的文章数稍减少[1-4]。所研究的内容主要集中在移植相关技术、移植并发症、移植适应证及移植疗效方面，现择其具有代表性、创新性，以及对临床工作有一定指导意义的文献分类总结如下：

一、造血干细胞移植技术

（一）外周血造血干细胞（APBSC）动员

普乐沙福（plerixafor）已被美国食品和药物管理局（FDA）批准用于多发性骨髓瘤及非霍奇金淋巴瘤外周血干细胞动员，但其在霍奇金淋巴瘤使用方面的信息较少。Yuan 等[5]回顾了普乐沙福在动员效果差的霍奇金淋巴瘤患者中作为即刻挽救动员剂方面的资料。11 例患者在干细胞采集前外周血 CD34$^+$细胞未达到 10 ×10^6/L，16 例患者初次采集细胞数少（CD34$^+$ 中位数值 0. 33×10^6/kg）。在加用普乐沙福后，20 例患者采集到 2. 0×10^6/kg 以上 CD34$^+$ 细胞，3 例患者采用普乐沙福再次动员全部达到此目标。提示普乐沙福可用于霍奇金淋巴瘤中动员效果差的患者。

恶性淋巴瘤自体造血干细胞移植前的最佳动员方案目前尚不确定，Ozkan 等[6]发现大剂量依托泊苷+粒细胞刺激因子行移植前造血干细胞动员安全有效且不良反应较少。

非霍奇金淋巴瘤自体造血干细胞移植术中较高数量的干细胞输入可获得较快的造血重建及更少的输血、感染和住院天数。Zhang 等[7]采用大剂量甲氨蝶呤+粒细胞刺激因子动员较单用粒细胞刺激因子可采集更多的 CD34$^+$细胞，且造血重建时间缩短。

Peled 等[8]发现，CXCR4 拮抗剂 BKT140A 为强劲的造血干细胞动员剂，单次给药 0. 9 mg/kg 即可一次采集出（20. 6± 6. 9）×10^6/kg CD34$^+$ 细胞数，中位粒细胞和血小板植入时间为 12 和 14 天。

（二）APBSC 采集技术

迅速判定脐血是否符合入脐血库的标准，在造血干细胞移植程序中非常重要，其中 CD34$^+$细胞的数量决定此份脐血是否可以用于无关受者、同胞受者或行自体移植。Mazzocchetti 等[9]研究发现，如果 CD34$^+$细胞数目标值为 1×10^6，则最好的预测指标为有核细胞总数>6. 63×10^8，其次为体积>68. 1ml。如果 CD34$^+$细胞数目标值为 2×10^6 或 3×10^6，有核细胞总数至少需要> 7. 55×10^8 和 8. 98×10^8。其他指标如：母亲年龄、分娩方式、婴儿体重等指标预测效果较差。

（三）AHSCT 体内、体外净化

自体造血干细胞移植主要缺点为疾病复发率高，体外干细胞净化能否降低疾病复发率。Yahng 等[10]研究了 56 例部分缓解或完全缓解的非霍奇金淋巴瘤患者，其中 24 例接受 CD34$^+$阳性单选造血干细胞。接受体外净化组 3 年总体存活率和无进展生存率高于对照组，两组中性粒细胞重建时间相似，体外净化组血小板植入稍晚，且巨细胞病毒激活率高。但因入组总体数目较少故仍需进一步临床实验验证。

（四）移植物处理与保存

二甲基亚砜（DMSO）为干细胞行液氮冻存的必需品，但对移植受者有一定的毒性，目前标准剂量的二甲基亚砜能否进一步减量呢？Morris 等[11]对此进行了前瞻非干预性研究，绝大部分研究中心采用 10%二甲基亚砜，一部分研究中心采用 5%或 7.5%，或干细胞输入前给予洗涤。二甲基亚砜中位使用量为 20ml，远低于该机构设定的上限 70ml。其中使用量最高组（ml 和 ml/kg 体重）较其他组有更大的毒副作用，将恶性淋巴瘤和多发性骨髓瘤患者分组后依然可观察到此现象（但须除外年轻多发性骨髓瘤患者，可能与其接受较大剂量美法仑相关）。故 Morris 建议进一步减少二甲基亚砜使用浓度，以降低其毒性及移植相关并发症发生。

二、造血干细胞移植并发症的防治

（一）口腔黏膜炎（OM）

Vitale 等[12]观察了帕利夫明（palifermin）对行自体造血干细胞移植儿童的黏膜炎及支持治疗的影响。他们随访了 55 例 TBI 预处理后行自体造血干细胞移植的儿童，其中 25 例接受帕利夫明治疗，33 例未接受帕利夫明治疗（对照组）。帕利夫明组与对照组Ⅲ~Ⅳ口腔黏膜炎发生率分别为 20%和 42.4%（$P=0.072$）。帕利夫明组与对照组中，自控镇痛泵及肠外营养的使用天数分别为 8.80±8.39 *vs* 8.30±8.54（$P=0.826$）和 13.52±11.32 *vs* 11.55±9.63（$P=0.484$）。帕利夫明组与对照组患者住院天数为 31.44±7.42 *vs* 28.61±10.38（$P=0.252$）。此研究未发现帕利夫明对口腔黏膜炎发生率、支持治疗、住院天数有显著影响。

（二）真菌、细菌、病毒感染

严重感染在自体造血干细胞移植中发生率较高，通常与免疫抑制作用相关。先天免疫系统在抗感染中发挥重要作用。Moreto 等[13]观察了先天免疫的核心分子甘露聚糖凝集素与感染的关系。甘露聚糖凝集素基因突变导致甘露聚糖凝集素明显减少，与野生型相比，患者的真菌感染率增高（21.1% *vs* 1.9%，$P=0.016$）、感染相关死亡率增高。甘露聚糖凝集素基因突变组亦有较高的阳性菌感染率，但与野生型相比无统计学差异。故露聚糖凝集素基因突变患者自体造血干细胞移植中更容易因感染死亡。

接受造血干细胞移植的患者水痘-带状疱疹病毒（VZV）激活的风险较大。接受疫苗治疗可能重建机体对 VZV 的免疫功能。但免疫功能不全患者禁忌使用减毒活疫苗。Issa 等[14]对 110 例自体造血干细胞移植和异基因造血干细胞移植患者给予单剂量 VZV 疫苗进行了观察。98.2%的患者在随访 9.5 个月期间未见明显不良反应。2 例患者皮疹，但无法排除为疫苗或野生型 VZV 所致，给予抗病毒治疗后好转。在后续随访中，未见其他 VZV 感染。提示减毒活疫苗似乎在移植后患者中使用是安全的，但仍需评估其风险利弊。

Piñana 等[15]在对自体造血干细胞移植中感染情况作了总结。凝固酶阴性葡萄球

菌为最常见的革兰氏阳性菌，大肠埃希菌为最常见的革兰氏阴性菌。粒细胞少于 1×10^9/L（>9 天）为菌血症的唯一危险因素。粒细胞少于 1×10^9/L（>9 天）和应用氟喹诺酮类预防感染是发生革兰氏阴性菌菌血症的危险因素。粒细胞少于 1×10^9/L（>5 天）和肠外营养为革兰氏阳性菌感染的危险因素。菌血症并未增加死亡率和感染相关死亡率。

（三）植入失败

植入失败是自体造血干细胞移植中严重的并发症。Xiong 等[16]比较了单用间充质干细胞和间充质干细胞+脐血治疗植入失败的有效性和安全性。发现两者均可有效治疗植入失败，且未导致移植物抗宿主病或增加疾病复发的风险。间充质干细胞+脐血组粒细胞植入更早。

（四）第二肿瘤

Bilmon 等[17]观察了自体造血干细胞移植后第二肿瘤发生情况，危险因素包括男性、年轻时行干细胞移植、在移植早期年代行移植、原发病为淋巴瘤或睾丸癌。霍奇金淋巴瘤及高龄患者易发肺癌。男性、年龄>45 岁、有疾病复发病史者易发黑色素瘤。

（五）营养支持

Kiss 等[18]观察了自体造血干细胞移植早期给予营养支持的效果，除能维持患者体重外，未见其影响疗效。

三、自体造血干细胞移植治疗恶性肿瘤

（一）白血病

1. 急性淋巴细胞白血病

Helbig 等[19]评估了自体造血干细胞移植在高危急性淋巴细胞白血病的疗效和毒性。共有 128 名患者，中位年龄为 26 岁，125 例患者的预处理方案为环磷酰胺+阿糖胞苷+依托泊苷，3 例为阿糖胞苷+全身放疗。中位随访时间为 1.6 年，10 年及 20 年无病生存率分别为 27%和 23%。B 系和 T 系白血病、移植时患者处于第一次缓解或第二次缓解状态，对无病生存率未见影响。Ph（+）、Ph（-）、Ph 染色体丢失患者的无病生存率分别为 20%、26%、28%。提示高危急性淋巴细胞白血病行自体干细胞移植，无病生存率较低，疗效欠佳。

2. 慢性淋巴细胞白血病

Giebel 等[20]分析发现，自体造血干细胞移植可延长慢性淋巴细胞白血病的无复发生存期，但并不提高患者生活质量。

（二）恶性淋巴瘤

Crump 等[21]发现，对难治复发的侵袭性淋巴瘤患者自体移植前，采用含有吉西他滨的 GDP 方案（吉西他滨、地塞米松、顺铂）较标准 DHAP 方案（地塞米松、阿糖胞苷、顺铂）化疗，具有相似的总体反应率（45.2% *vs* 44.0%）、无事件生存率（$P=0.95$）、总体存活率（$P=0.78$），但具有较低的毒性（$P<0.001$）、较低的住院率（$P<0.001$）和较高的生活质量（$P=0.04$）。

1. 滤泡淋巴瘤（FL）

自体干细胞移植在滤泡淋巴瘤治疗中的角色和应用时机仍然有争议。Kothari 等[22]总结了 1988～2009 年共 70 例滤泡淋巴瘤资料。患者预处理方案为 BEAM（卡莫司汀、阿糖孢苷、依托泊苷、美法仑）。发现患者在第 1 次或第 2 次完全缓解时行自体干细胞移植，总体存活率明显优于后续完全缓解时移植总体存活率（$P=0.02$）。在无进展生存率曲线上，第 1 次完全缓解时或第 2 次完全缓解时行自体干细胞移植可获得 9.3 年和 6.4 年平台期，提示此部分患者可能不会再次复发。移植前是否接受利妥昔单抗治疗不影响总体存活率及无进展生存率。

2. 弥漫大 B 细胞淋巴瘤（DLBCL）

弥漫大 B 细胞淋巴瘤为最常见的淋巴瘤，其高危组预后较差，通过强烈的挽救治疗依然不能获得理想的预后结果。Mondello 等[23]观察了自体干细胞移植后钇 90 标记的 CD20 单抗（^{90}Y-IT 替伊莫单抗）治疗一线治疗反应差、中高危组弥漫大 B 细胞淋巴瘤的疗效。3 年复发率替伊莫单抗组为 50%，对照组为 82.3%，实验组无进展生存期及无病生存期较对照组明显延长，未发现毒性明显增加。

经过 R-CHOP 方案化疗并行自体移植的弥漫大 B 细胞淋巴瘤，其影响预后的因素有哪些？Lee 等[24]对此做了研究，51 例患者中，Ⅰ/Ⅱ期巨块型占 5.9%，Ⅲ/Ⅳ期占 94.1%，中位年龄 47 岁，中高危及高危患者比例为 53.3%和 26.7%，行自体移植前，72.5%的患者达到完全缓解，27.5%为部分缓解。5 年总体存活率及无进展生存率为 77.3%、72.4%。根据年龄调整的国际预后指数（aaIPI）、PET/CT 结果并未影响 5 年总体存活率及无进展生存率。更重要的是，患者移植前完全缓解状态及部分缓解状态亦不影响 5 年总体存活率及无进展生存率，提示 R-CHOP 方案后行自体移植可能克服这些不良预后对生存的影响。

老年弥漫大 B 细胞淋巴瘤患者人数逐渐增多，但自体移植方面的数据依旧较少。Chihara 等[25]统计了 484 例年龄>60 岁的难治复发弥漫大 B 细胞淋巴瘤患者接受自体移植情况。这些患者分为 3 组，60~64 岁组、65~69 岁组、70 岁以上组。非复发病死率在 100 天、1 年、2 年分别为 4.1%、5.9%和 7.7%，三组患者的非复发病死率统计学未见明显差异。2 年无进展生存率及总体生存率为 48%和 58%。60~64 岁组的 2 年无进展生存率及总体生存率明显较其他两组延长。70 岁以上组 2 年总体存活率为 46%，总体存活率尚可。经过挑选的合适患者依然可行自体造血干细胞移植，年龄不是自体造血干细胞移植的绝对禁忌证。

3. 霍奇金淋巴瘤（HD）

Gentzler 等[26]对全淋巴结照射+大剂量化疗+自体造血干细胞移植治疗难治复发霍奇金淋巴瘤进行了研究。51 例患者接受全淋巴结照射及自体干细胞移植，59%为原发耐药病例，63%移植时仍处于疾病活动期。研究发现，10 年无进展生存率及总生存率为 56%和 54%。移植前完全缓解状态患者 5 年无进展生存率及总生存率分别为 85%和 100%，未达到完全缓解状态患者为 52%和 48%。Gentzler 认为，全淋巴结照射+自体干细胞移植可获得对疾病比较理想和长期的控制，挽救治疗后获得完全缓解为预后良好的预测指标。

Bains 等[27]观察到采用白消安（马利兰）+美法仑（马法兰）+噻替派作为难治复发霍奇金淋巴瘤的预处理方案，较其他预处理方案可获得更好的总体存活率和无进展生存率。

4. 外周 T 细胞淋巴瘤（PTCL）

外周 T 淋巴瘤发病率低且预后差，既往多为回顾性研究，Ellin 等[28]对 755 例患者行了前瞻随机研究，根据意向性治疗原则（intention-to-treat），252 例外周 T 细胞淋巴瘤、肠道相关 T 细胞淋巴瘤（除外 ALK+间变大细胞淋巴瘤）接受了自体干细胞移植。研究发现：（1）预后不良因素包括国际预后指数及性别；（2）自体干细胞移植巩固治疗可改善总体存活率和无进展生存率；（3）年龄<60 岁的患者 CHOP 加用依托泊苷可改善无进展生存率。

外周 T 细胞淋巴瘤经传统化疗预后很差，Corradini 等[29]探索了化学免疫治疗在初治外周 T 细胞淋巴瘤中的作用。A 组患者为年轻患者（<60 岁），B 组患者为老龄

患者（>60 岁且≤75 岁）。A 组接受 2 疗程 CHOP（环磷酰胺、多柔比星、长春新碱、泼尼松）21 天方案+30 mg 阿伦单抗治疗，如有合适供者且对化疗有反应的患者给予自体造血干细胞移植或异基因造血干细胞移植。B 组接受 6 疗程 CHOP+10 mg 阿伦单抗化疗。A 组反应率为 62%（38/61），23 例接受异基因移植，14 例接受自体移植，1 例完全缓解的患者未行干细胞移植。中位随访时间为 40 个月，4 年总体存活率、无进展生存率、无病生存率分别为 49%、44%和 65%。B 组总体反应率为 72%，中位随访时间为 48 个月，4 年总体存活率、无进展生存率、无病生存率分别为 31%、26%和 44%。故异基因造血干细胞移植或自体造血干细胞移植可有效延长年轻患者无病生存率。老年组患者未在阿伦单抗治疗中获益。

5. 套细胞淋巴瘤

2014 年，套细胞淋巴瘤自体造血干细胞移植方面研究较既往明显增多。

William 等[30]研究了硼替佐米+BEAM（卡莫司汀、依托泊苷、阿糖胞苷、美法仑）+自体造血干细胞的安全性和有效性。研究对象为复发难治的惰性或转换的非霍奇金淋巴瘤或套细胞淋巴瘤。患者在-11、-8、-5 和-2 天接受硼替佐米治疗，起始剂量为 1.5 mg/m^2，但因胃肠毒性大，剂量减至 1 mg/m^2。3 级以上的毒性反应包括粒细胞缺乏发热（59%）、厌食（21%）、外周神经痛（19%）、直立性低血压/血管迷走神经晕厥（16%）、1 例未植入。硼替佐米+BEAM+自体造血干细胞组 1 年、5 年无进展生存率分别为 87%、57%，1 年、5 年总体存活率分别为 96%、72%。BEAM+自体干细胞组 1 年、5 年无进展生存率分别为 85%、43%，1 年、5 年总体存活率分别为 88%、50%。两组在预后方面差异无统计学意义。此研究提示，硼替佐米+BEAM 作为预处理方案可行、毒性可控，但与 BEAM 方案对比有无优势，仍需后续的随机对照试验进行验证。

Magnusson 等[31]发现自体造血干细胞移植和异基因造血干细胞移植都可使套细胞淋巴瘤患者生存获益。移植前疾病微小残留病变阳性可导致较高的复发率和 5 年无进展生存率，可通过异基因造血干细胞移植获得较好长期生存。

Fenske 等[32]发现对化疗敏感的套细胞淋巴瘤患者，疾病早期为最佳移植时间，其中第 1 次完全缓解后行自体造血干细胞移植预后最佳。对 2 线方案化疗后、疾病复发患者，自体造血干细胞移植和减低剂量异基因造血干细胞移植可能也有效，但长期缓解率和生存率较低。

Abrahamsson 等[33]在对套细胞淋巴瘤预后因素分析中发现，男性为预后不佳因素。接受系统治疗的患者中使用利妥昔单抗（美罗华）、接受自体造血干细胞移植者可改善总体存活率。

Kolstad 等[34]对移植前未达到完全缓解的套细胞淋巴瘤患者加用替伊莫单抗，未观察到改善的无进展生存期、总体生存率，可能与使用时机较晚有关。

Chang 等[35]评估了利妥昔单抗、硼替佐米及改良的 CVAD 方案（环磷酰胺、多柔比星、长春新碱、地塞米松）及利妥昔单抗维持治疗在套细胞淋巴瘤治疗中的有效性和安全性。中位随访时间 4.5 年，3 年无进展生存率及总体存活率为 72%和 88%，与自体造血干细胞移植疗效类似，且缓解时间延长，然而仍需随机对照实验进行深入的研究。

（三）浆细胞肿瘤

1. 多发性骨髓瘤（MM）

自体造血干细胞移植治疗 MM 继续保

持为研究的热点，发表的文章仍较多。

Chang 等[36]对沙利度胺和环磷酰胺能否用于自体造血干细胞移植前诱导治疗进行可行性研究，36 例初治多发性骨髓瘤患者（中位年龄 54 岁），给予 TCD 方案（沙利度胺 100 mg/d，共 28d；口服环磷酰胺 150 mg/m²·d；地塞米松 40 mg/d，d1～d4）（中位疗程为 4 个疗程）。化疗后给予粒细胞刺激因子及环磷酰胺动员造血干细胞。自体造血干细胞移植后总反应率为 94.4%（34/36），其中 9 例患者为严格的完全缓解，17 例患者自体造血干细胞移植后进展（中位无进展时间为 19.6 个月），4 例患者因疾病进展死亡。Chang WJ 认为，TCD 方案可作为移植前有效可行的诱导方案。

多发性骨髓瘤患者自体造血干细胞移植过程中会有乏力、疼痛、睡眠差、饮食差等症状，Wang 等[37]研究发现，炎症因子表达高低与症状严重程度相关。在自体移植前 30 天，血清白介素-6、可溶性白介素-6 受体、白介素-10、C 反应蛋白、巨噬细胞炎症蛋白-1α、可溶性白介素-1R2、可溶性白介素-1RA、可溶性肿瘤坏死因子 1 的表达量高低与症状严重程度密切相关，但作用机制仍需进一步研究，希望将来在不影响疗效前提下，可以减轻炎症反应来缓解患者症状。

Martino 等[38]观察了旧药时代多发性骨髓瘤的预后，173 例患者给予 VAD（长春新碱+多柔比星+地塞米松）、美法仑预处理后给予自体造血干细胞移植。完全缓解（CR）患者 10 年无进展生存率及总体生存率为 58%和 70%，接近完全缓解（nCR）+非常好的部分缓解（VGPR）+部分缓解（PR）患者 10 年无进展生存率及总体生存率为 15%和 18%。疾病稳定（SD）患者 10 年无进展生存率及总体生存率均为 0。急性缓解状态及持续时间为预后最重要的因素。

Palumbo 等[39]对比了大剂量美法仑+自体造血干细胞移植较 MPR 方案（美法仑+泼尼松+来那度胺）可明显延长多发性骨髓瘤患者无进展生存期。同时来那度胺维持较无维持方案同样延长无进展生存期。

自体造血干细胞移植后复发的多发性骨髓瘤治疗目前尚无标准方案，Cook 等[40]比较了大剂量美法仑+补救干细胞移植较环磷酰胺更加有效，为此类患者临床决策提供信息。

Terpos 等[41]发现，在自体造血干细胞移植后给予 VTD（硼替佐米、沙利度胺、地塞米松）巩固治疗可减少骨相关事件的发生。即便不使用双磷酸盐，VTD 方案依然可减少骨的吸收。

2. 其他类型浆细胞肿瘤

硼替佐米和（或）激素对轻链型淀粉样变性治疗有效，但联合自体造血干细胞移植后效果如何目前尚不明确。Huang 等[42]进行了前瞻、随机对照研究，硼替佐米+大剂量美法仑+自体造血干细胞移植组（BD+HDM/SCT）和大剂量美法仑+自体造血干细胞移植组（HDM/SCT）在 3 个月、6 个月、12 个月的总体反应率分别为 78.5% *vs* 50%、82.1% *vs* 53.5%和 85.7% *vs* 53.5%。中位随访周期为 28 个月，BD+HDM/SCT 组和 HDM/SCT 组 24 个月时总体存活率为 95.0%和 69.4%。提示加用硼替佐米组预后优于单纯移植组。

自体造血干细胞移植广泛用于治疗轻链型淀粉样变性，但移植相关死亡率较高。近期部分研究显示，非移植治疗方案有类似的疗效，且毒性较小，故如何选择合适的移植患者十分重要。Jimenez-Zepeda 等[43]研究发现，高脑利钠肽和肌钙蛋白-Ⅰ为最重要的预测指标。脑利钠肽<300 pg/ml 和肌钙蛋白-Ⅰ正常患者为合适的移植受者，可在自体造血干细胞移植中获益。

参 考 文 献

[1] 张伯龙，高春记. 2004 年有关自体造血干细胞移植治疗恶性肿瘤的新信息. 见：中国癌症研究基金会《中国肿瘤临床年鉴》编辑委员会编，2004 中国肿瘤临床年鉴. 北京：中国铁道出版社，2005：210–228.

[2] 张伯龙，高春记. 2005 年有关自体造血干细胞移植治疗恶性肿瘤的新信息. 见：中国癌症基金会《中国肿瘤临床年鉴》编辑委员会编，2005 中国肿瘤临床年鉴. 北京：中国协和医科大学出版社，2006：18–40.

[3] 张伯龙，高春记. 2006 年有关自体造血干细胞移植治疗恶性肿瘤的新信息. 见：中国癌症基金会《中国肿瘤临床年鉴》编辑委员会编，2006 中国肿瘤临床年鉴. 北京：中国协和医科大学出版社，2007：50–75.

[4] 张伯龙，高春记. 2007 年有关自体造血干细胞移植治疗恶性肿瘤的新信息. 见：中国癌症基金会《中国肿瘤临床年鉴》编辑委员会编，2007 中国肿瘤临床年鉴. 北京：中国协和医科大学出版社，2008：65–94.

[5] Yuan S, Nademanee A, Kaniewski, et al. Efficacy of just-in-time plerixafor rescue for Hodgkin's lymphoma patients with poor peripheral blood stem cell mobilization. Transfusion, 2014 Aug, 54 (8): 2015–2021.

[6] Ozkan HA, Bal C, Gulbas Z. Chemomobilization with high-dose etoposide and G-CSF results in effective and safe stem cell collection in heavily pretreated lymphoma patients: report from a single institution study and review. Eur J Haematol, 2014, 92 (5): 390–397.

[7] Zhang C, Chen XH, Gao L, et al. High-dose methotrexate in the mobilization of hematopoietic stem cells forpatients with non-Hodgkin's lymphoma: a twelve-year study in a single center. Transfusion, 2014 May, 54 (5): 1251–1255.

[8] Peled A, Abraham M, Avivi I, et al. The high-affinity CXCR4 antagonist BKT140 is safe and induces a robust mobilization of human CD34+ cells in patients with multiple myeloma. Clin Cancer Res, 2014 Jan 15, 20 (2): 469–479.

[9] Mazzocchetti D, Berti AM, Sartini R, et al. Total nucleated cells as a sole predictor of distinct targets of hematopoietic potential (CD34+ cells) in cord blood units: the results of a large series analysis in autologous cord blood units. Transfusion, 2014 May, 54 (5): 1256–1262.

[10] Yahng SA, Yoon JH, Shin SHBr, et al. Influence of ex vivo purging with CliniMACS CD34 (+) selection on outcome after autologous stem cell transplantation in non-Hodgkin lymphoma. J Haematol, 2014 Feb, 164 (4): 555–564.

[11] Morris C, de Wreede L, Scholten M, et al. Should the standard dimethyl sulfoxide concentration be reduced? Results of a European Group for Blood and Marrow Transplantation prospective noninterventional study on usage and side effects of dimethyl sulfoxide. Transfusion, 2014 Oct, 54 (10): 2514–2522.

[12] Vitale KM, Violago L, Cofnas P, et al. Impact of palifermin on incidence of oral mucositis and healthcare utilization in children undergoing autologous hematopoietic stem cell transplantation for malignant diseases. Pediatr Transplant, 2014 Mar, 18 (2): 211–216.

[13] Moreto A, Fariñas-Alvarez C, Puente M, et al. Mannose-binding lectin gene variants and infections in patients receivingnautologous stem cell transplantation. BMC Immunol, 2014 May 3, 15: 17.

[14] Issa NC, Marty FM, Leblebjian H, et al. Live attenuated varicella-zoster vaccine in hematopoietic stem cell transplantation recipients. Biol Blood Marrow Transplant, 2014 Feb, 20 (2): 285–287.

[15] Piñana JL, Montesinos P, Martino R, et al. Incidence, risk factors, and outcome of bacteremia following autologoushematopoietic stem cell transplantation in 720 adult patients. Ann Hematol, 2014 Feb, 93 (2): 299–307.

[16] Xiong YY, Fan Q, Huang F, et al. Mesenchymal stem cells versus mesenchymal stem cells

combined with cord blood for engraftment failure after autologous hematopoietic stem cell transplantation: a pilot prospective, open-label, randomized trial. Biol Blood Marrow Transplant, 2014 Feb, 20 (2): 236-242.

[17] Bilmon IA, Ashton LJ, Le Marsney RE, et al. Second cancer risk in adults receiving autologous haematopoietic SCT for cancer: a population-based cohort study. Bone Marrow Transplant, 2014 May, 49 (5): 691-698.

[18] Kiss N, Seymour JF, Prince HM, et al. Challenges and outcomes of a randomized study of early nutrition support during autologous stem-cell transplantation. Curr Oncol, 2014 Apr, 21 (2): e334-339.

[19] Helbig G, Krawczyk-Kulis M, Kopera M, et al. Autologous Hematopoietic Stem Cell Transplantation for High-risk Acute Lymphoblastic Leukemia: non-Randomized Study with a maximum Follow-up of more than 22 Years. Mediterr J Hematol Infect Dis, 2014 Jul 1, 6 (1): e2014047.

[20] Giebel S, Labopin M, Gorin, et al. Improving results of autologous stem cell transplantation for Philadelphia-positive acute lymphoblastic leukaemia in the era of tyrosine kinase inhibitors: a report from the Acute Leukaemia Working Party of the European Group for Blood and Marrow Transplantation. Eur J Cancer, 2014 Jan, 50 (2): 411-417.

[21] Crump M, Kuruvilla J, Couban S, et al. Randomized comparison of gemcitabine, dexamethasone, and cisplatin versus dexamethasone, cytarabine, and cisplatin chemotherapy before autologous stem-cell transplantation for relapsed and refractory aggressive lymphomas: NCIC-CTG LY. 12. J Clin Oncol, 2014 Nov 1, 32 (31): 3490 3496.

[22] Kothari J, Peggs KS, Bird A, et al. Autologous stem cell transplantation for follicular lymphoma is of most benefit early in the disease course and can result in durable remissions, irrespective of prior rituximab exposure. Br J Haematol, 2014 May, 165 (3): 334-340.

[23] Mondello P, Ptini V, Arrigo C, et al. 90Y-Ibritumomab Tiuxetan consolidation after autologous stem cell transplantationimproves survival of patients with intermediate-/high-risk diffuse large B-cell lymphoma not responding adequately to first-line treatment. Anticancer Res, 2014 Sep, 34 (9): 5121-5125.

[24] Lee HG, Choi Y, Kim SY, et al. R-CHOP chemoimmunotherapy followed by autologous transplantation for the treatment of diffuse large B-cell lymphoma. Blood Res, 2014 Jun, 49 (2): 107-114.

[25] Chihara D, Izutsu, Kondo E, et al. High-dose chemotherapy with autologous stem cell transplantation for elderly patients with relapsed/refractory diffuse large B cell lymphoma: a nationwide retrospective study. Biol Blood Marrow Transplant, 2014 May, 20 (5): 684-689.

[26] Gentzler RD, Evens AM, Rademaker AW, et al. F-18 FDG-PET predicts outcomes for patients receiving total lymphoid irradiation and autologous blood stem-cell transplantation for relapsed and refractory Hodgkin lymphoma. Br J Haematol, 2014 Jun, 165 (6): 793-800.

[27] Bains T, Chen AI, Lemieux A, et al. Improved outcome with busulfan, melphalan and thiotepa conditioning in autologoushematopoietic stem cell transplant for relapsed/refractory Hodgkin lymphoma. Leuk Lymphoma, 2014 Mar, 55 (3): 583-587.

[28] Ellin F, Landström J, Jerkeman M, et al. Real-world data on prognostic factors and treatment in peripheral T-cell lymphomas: a study from the Swedish Lymphoma Registry. Blood, 2014 Sep 4, 124 (10): 1570-1577.

[29] Corradini P, Vitolo U, Rambaldi A. Intensified chemo-immunotherapy with or without stem cell transplantation in newly diagnosed patients with peripheral T-cell lymphoma. Leukemia, 2014 Sep, 28 (9): 1885-1891.

[30] William BM, Allen MS, Loberiza FR Jr. Phase I/II study of bortezomib-BEAM and autologous hematopoietic stem cell transplantation for relapsed indolent non-Hodgkin lymphoma, transformed, or mantle cell lymphoma. Biol Blood Marrow Transplant, 2014 Apr, 20 (4) : 536-542.

[31] Magnusson E, Cao Q, Linden MA, et al. Hematopoietic cell transplantation for mantle cell lymphoma: predictive value of pretransplant positron emission tomography/computed tomography and bone marrow evaluations for outcomes. Clin Lymphoma Myeloma Leuk, 2014 Apr, 14 (2) : 114-121.

[32] Fenske TS, Zhang MJ, Carreras J, et al. Autologous or reduced-intensity conditioning allogeneic hematopoietic cell transplantation for chemotherapy-sensitive mantle-cell lymphoma: analysis of transplantation timing and modality. J Clin Oncol, 2014 Feb 1, 32 (4) : 273-281.

[33] Abrahamsson A, Albertsson-Lindblad A, Brown PN, et al. Real world data on primary treatment for mantle cell lymphoma: a Nordic Lymphoma Group observational study. Blood, 2014 Aug 21, 124 (8) : 1288-1295.

[34] Kolstad A, Laurell A, Jerkeman M, et al. Nordic MCL3 study: 90Y-ibritumomab-tiuxetan added to BEAM/C in non-CR patients before transplant in mantle cell lymphoma. Blood, 2014 May 8, 123 (19) : 2953-2959.

[35] Chang JE, Li H, Smith MR, et al. Phase 2 study of VcR-CVAD with maintenance rituximab for untreated mantle cell lymphoma: an Eastern Cooperative Oncology Group study (E1405). Blood, 2014 Mar 13, 123 (11) : 1665-1673.

[36] Chang WJ, Kang ES, Lee ST, et al. Thalidomide, cyclophosphamide and dexamethasone induction therapy: feasibility for myeloma patients destined for autologous stem cell transplantation. Acta Haematol, 2014, 132 (2) : 226-232.

[37] Wang XS, Shi Q, Shah ND, et al. Inflammatory markers and development of symptom burden in patients with multiple myeloma during autologous stem cell transplantation. Clin Cancer Res, 2014 Mar 1, 20 (5) : 1366-1374.

[38] Martino M, Postorino M, Gallo GA, et al. Long-term results in multiple myeloma after high-dose melphalan and autologous transplantation according to response categories in the era of old drugs. Clin Lymphoma Myeloma Leuk, 2014 Apr, 14 (2) : 148-154.

[39] Palumbo A, Cavallo F, Gay F, et al. Autologous transplantation and maintenance therapy in multiple myeloma. N Engl J Med, 2014 Sep 4, 371 (10) : 895-905.

[40] Cook G, Williams C, Brown JM, et al. High-dose chemotherapy plus autologous stem-cell transplantation as consolidation therapy in patients with relapsed multiple myeloma after previous autologous stem-cell transplantation (NCRI Myeloma X Relapse [Intensive trial]): a randomised, open-label, phase 3 trial. Lancet Oncol, 2014 Jul, 15 (8) : 874-885.

[41] Terpos E, Christoulas D, Kastritis E, et al. VTD consolidation, without bisphosphonates, reduces bone resorption and is associated with a very low incidence of skeletal-related events in myeloma patients post ASCT. Leukemia, 2014 Apr, 28 (4) : 928-934.

[42] Huang X, Wang Q, Chen W, et al. Induction therapy with bortezomib and dexamethasone followed by autologous stem cell transplantation versus autologous stem cell transplantation alone in the treatment of renal AL amyloidosis: a randomized controlled trial. BMC Med, 2014 Jan 6, 12 : 2.

[43] Jimenez-Zepeda VH, Franke N, Reece DE, et al. Autologous stem cell transplant is an effective therapy for carefully selected patients with AL amyloidosis: experience of a single institution. Br J Haematol, 2014 Mar, 164 (5) : 722-728.

2014年有关Burkitt淋巴瘤的新信息

苏丽萍[1] 赵 瑾[1] 马 军[2]

1. 山西医科大学附属肿瘤医院血液科 太原 030013
2. 哈尔滨血液病肿瘤研究所 哈尔滨 150010

Burkitt淋巴瘤（BL）是滤泡生发中心细胞来源的一种高度侵袭性的非霍奇金淋巴瘤，主要来源于B淋巴细胞，常有第8号染色体MYC基因的易位，倍增时间极短，常以结外部位或急性白血病起病。BL主要有3种亚型，其流行病学、临床表现各有不同，但在基因学相似[1]。对于大多数BL患者，早期高强度多药联合化疗效果较好。老年患者生存率较低，原因可能与化疗可导致相关毒性，从而降低药物剂量有关。对于骨髓抑制较强的化疗方案，中枢预防、肿瘤溶解预防和治疗以及感染相关并发症的治疗都很重要。复发难治的BL患者预后较差，如果可能，推荐参与临床试验。

本文综述了2014年Burkitt淋巴瘤的最新诊疗进展，目前进行的BL新药临床试验，患者预后都较好，平均3年OS率可到75%～90%[2,3]。但SEER数据库的一份调查却令人失望：BL患者5年OS率只有56%，而年轻患者（0～19岁）和低危患者5年OS率分别为87%和71%[4]。年龄对患者预后的影响是多因素的。利妥昔单抗联合多药大剂量化疗方案可取得较好疗效。大剂量化疗可导致骨髓抑制，有时甚至会出现危及生命的并发症。针对BL的靶向药物目前正在研究，有望给BL患者带来希望。

一、流行病学及临床症状

1. 地方型BL

主要发生在中非一带，是该地区儿童最常见的恶性肿瘤，发病率每年在3/10万～6/10万。其发病与EBV感染高度相关。地方性BL也是巴布亚新几内亚的一种地方病。其进展迅速，以结外浸润为主要临床表现，可累及全身各器官组织，上下颌骨是最常受累的部位，婴幼儿可有眼眶受累，可侵犯颌面部导致面部畸形，但骨髓受累并不常见。

2. 免疫缺陷相关BL

如AIDS患者BL风险增加，但该型患者EBV阴性。多与HIV感染有关，也见于器官移植服用免疫抑制剂的患者，少见于先天性免疫缺陷的患者。主要累及淋巴结、骨髓和中枢神经系统，有时外周血也可受累。

3. 散发型BL

相当罕见，约占儿童淋巴瘤的30%，占西欧和美国所有淋巴瘤的1%～2%。该型的主要发病人群是年轻人，儿童的发病高峰是11岁，成人30岁。常以腹部肿块、B组症状，以及肿瘤溶解综合征的形式起病，患者骨髓受累常见（>25%）。相对于欧美患者，亚洲患者起病时常为早期，较少骨髓及中枢神经系统受累。

二、遗传学

BL存在Ig重链、轻链重排，具有Ig基因自体突变。所有病例都有MYC异位t（8；14）（q24；q32），少见的异位还有t（2；8）（2q11）或t（8；22）（22q11）。

MYC基因持续表达影响到14号、2号或22号染色体上Ig基因的起动子（这些基因分别编码Ig重链或Lambda、Kappa轻链）。MYC功能失调，促使细胞进入细胞增殖周期，这在淋巴瘤的发生中起了重要作用。

MYC还能激活靶基因，特别是与凋亡有关的基因。MYC基因中的突变进一步增加了它的致瘤性。其他遗传学改变包括TP53失活及继发突变，这些情况可见于30%的地方性和散发性BL。

值得注意的是，MYC基因异位并非完全是BL所特有。例如有报道显示，MYC异位见于继发于滤泡性淋巴瘤的前驱B淋巴母细胞白血病/淋巴瘤。

三、组织病理学

瘤细胞表达膜IgM、单一轻链、B细胞相关抗原（如CD19、CD20、CD22）、CD10和bcl-6，但CD5、CD23和TdT呈阴性。不表达bcl-2。表达CD10和bcl-6说明肿瘤细胞起源于生发中心。

地方性BL表达CD21（一种C3d的受体），但散发性BL瘤通常不表达。浆样分化的BL可出现单一型胞质内Ig。核增殖指数非常高，近100%的细胞呈Ki-67（+），与DLBCL相比，浸润的T细胞较少见。

四、治疗

（一）化疗

BL目前还没有标准的治疗方案，早期用单药治疗BL，缓解后难以避免疾病复发，中枢神经系统浸润的发生率高达30%。之后采用类似于ALL的治疗方案，即高强度诱导、巩固和长期维持的治疗方案，但由于BL生长快速（倍增时间仅25 h），残存的恶性细胞在化疗周期之间再进入细胞周期，快速生长并产生耐药，这种治疗对大多数BL患者一般无效或治愈率低。目前研究结果表明，短期高强度化疗方案中包含多柔比星（阿霉素）、烷化剂、长春新碱和依托泊苷这四种化疗药物疗效较好。

（1）20世纪80年代，Magrath及其同事首次用CODOX-M/IVAC方案（环磷酰胺、多柔比星、长春新碱、甲氨蝶呤、异环磷酰胺、阿糖胞苷和依托泊苷）治疗BL[5]。在此之前，治疗BL的常用方案是CHOP+甲氨蝶呤，但超过一半患者复发。Magrath及其同事对低危患者（单个肿块<10cm或腹部肿块完全切除、LDH正常）用3个疗程的CODOX-M方案化疗，其他所有患者接受2个疗程的CODOX-M和IVAC方案化疗。主要毒性为严重的骨髓抑制和感染，包括败血症。41例患者（21例成人，中位年龄25岁）的2年EFS率为92%。

虽然成人BL患者用CODOX-M/IVAC方案治疗效果没有儿童和年轻患者好，但也取得了预期结果。在该研究中纳入的非典型BL患者OS都很低，因为有证据表明，这部分患者有些是double-hit淋巴瘤。另外一项纳入52例BL患者（中位年龄35岁）的研究，患者接受CODOX-M/IVAC方案化疗，低危和高危患者2年的OS率分别为82%、70%。大部分患者出现了骨髓抑制，20%未能完成所有化疗。随后的研究中，研究人员改变了化疗剂量，共53例患者纳入研究，中位年龄37岁。对于年龄<65岁的患者，甲氨蝶呤的剂量为3 g/m^2，对于年龄>65岁的患者，甲氨蝶呤减量为1 g/m^2，阿糖胞苷减量为1 g/m^2。所有患者2

年的 PFS 率为 55%，低危和高危患者的 PFS 率分别为 85%、49%[6,7]。

（2）CALGB 协作组用 CALGB 9251/10002 方案治疗 BL，化疗前用环磷酰胺和泼尼松降低肿瘤负荷，然后交替给予异环磷酰胺、甲氨蝶呤、长春新碱、阿糖胞苷、依托泊苷、地塞米松方案和环磷酰胺、甲氨蝶呤、长春新碱、多柔比星、地塞米松方案，各 3 个疗程。治疗开始时，患者接受 2400 cGy 的头颅放疗和 12 个疗程鞘内化疗。由于出现严重的神经系统毒性，研究人员改变了试验设计，只有骨髓侵犯的患者接受放疗，且将 IT 化疗方案减少为 7 个疗程。92 例患者 5 年的 OS 率为 52%。随后的研究中，105 例患者另外接受了 2~7 个疗程单药利妥昔单抗，2 年的 EFS 率和 OS 率分别为 74%、78%[8]。7 例患者因严重的毒副反应死亡。该方案强度大，治疗时间相对较短，缓解期长，但骨髓抑制及神经系统毒性明显，在临床应用过程中应适当调整用药的剂量，以避免严重并发症。

（3）M. D. Anderson 癌症中心的研究人员用 Hyper CVAD 方案治疗急性淋巴细胞白血病和 BL。Hyper-CVAD 方案由 A、B 方案组成，A 方案化疗药物包括：环磷酰胺、多柔比星、长春新碱、地塞米松；B 方案化疗药物包括：甲氨蝶呤、阿糖胞苷。两种方案交替使用，均为 4 个疗程。刚开始的研究共纳入 26 例患者，5 例患者在诱导治疗时死亡。3 年总的 OS 率为 49%，年龄 <60 岁和年龄 >60 岁患者的 OS 率分别为 77%、17%。随后的前瞻性研究共纳入 31 例患者，在 Hyper CVAD 方案基础上加上利妥昔单抗，患者 3 年的 OS 率显著提高，达 89%[9,10]。

（4）欧洲其他协作组把治疗 ALL 的方案引入到 BL 中[11]。法国 LMB 协作组根据患者的危险程度选择不同的化疗方案治疗 ALL（L3）和 BL。Ⅰ期和Ⅱ期 BL 患者接受 3 个疗程长春新碱、环磷酰胺和多柔比星化疗。高危患者接受 8 个疗程的化疗，化疗方案中的药物包括：大剂量甲氨蝶呤、阿糖胞苷、依托泊苷和鞘内甲氨蝶呤化疗。其他患者接受 5 个疗程类似高危患者的化疗方案。2 年的 EFS 率和 OS 率分别为 65%、70%。

（5）Dunleavy 等[12]选取了 23 例新诊断为 BL 的患者，接受 6 个疗程 EPOCH+R 方案化疗，如中性粒细胞绝对值 $>0.5\times10^9/L$，化疗剂量增加 20%；任何两个周期中性粒细胞绝对值 $<0.5\times10^9/L$，剂量不变；当 3 个或以上周期中性粒细胞绝对值 $<0.5\times10^9/L$ 或当血小板绝对值 $<25\times10^9/L$，剂量均比上一周期减少 20%；利妥昔单抗在每个疗程第 1 天使用，剂量为 375 mg/m^2。结果：完全缓解率为 100%。27 个月的 OS 率及 PFS 率均为 100%，EFS 率为 95%。1 例患者发生了肿瘤溶解综合征，16%的患者出现发热或粒细胞缺乏，无治疗相关的死亡。最近的一项前瞻性研究在初治 BL 患者（$n=29$）中对剂量调整的 EPOCH+R 方案进行评估，在中位随访时间为 57 个月时，该方案的 EFS 率和 OS 率分别为 97% 和 100%。

（6）利妥昔单抗在 BL 中的作用：与其他类型的 B 细胞 NHL 相比，利妥昔单抗在 BL 治疗中的作用还不清楚。一项纳入 257 例 BL 患者的大型研究初步结果表明，加入利妥昔单抗可显著提高患者的 3 年 PFS 率和 OS 率[13-15]。HyperCAVD 方案联合利妥昔单抗也显示出较好的疗效，年龄和支持治疗影响治疗效果。同样的研究比较了 CODOX-M/IVAC 方案联合利妥昔单抗和 CODOX-M/IVAC 方案的疗效，结果显示，联合利妥昔单抗可延长患者的 PFS 和 OS。

（二）局部放疗

20 世纪 80 年代初，人们认为对 BL 进行局部放疗可以减少其复发。但研究表明，局部复发病例仅占全部复发病例的 1/3，而另 2/3 的复发病例表现为中枢神经系统和其他脏器的浸润，这是局部放疗所不能控制的。在联合化疗的前提下，对高危患者进行颅脑照射以预防中枢神经系统复发，结果接受照射的患者均无复发，但也存在严重的神经系统并发症。因此目前多数人主张，在有效化疗的治疗方案基础上，可以使用局部放疗以减少残存肿瘤或减轻巨大肿瘤的局部压迫作用，但很少用来预防肿瘤复发。

（三）造血干细胞移植

有几个研究[16,17]评价了 BL 患者第一次缓解后行造血干细胞移植的疗效。纳入的患者共 45 例，造血干细胞移植前的诱导方案较弱。由于部分患者对治疗不敏感，最后仅有 27 例患者行造血干细胞移植。3 年的 EFS 率和 OS 率分别为 42%、45%。该研究结果强调了快速大剂量多药化疗的重要性。

HOVON 协作组评价了 2 个疗程大剂量化疗，随后行造血干细胞移植治疗 BL 的疗效。化疗药物包括：环磷酰胺、多柔比星、依托泊苷、米托蒽醌；预处理方案为 BEAM。27 例患者 5 年 EFS 率和 OS 率分别为 73%、81%。

一项对 117 例 BL 患者回顾性研究发现，第一次完全缓解后行造血干细胞移植患者的 3 年 OS 率达 53%。移植时患者的疾病状态可影响预后，第一次完全缓解患者的 3 年 OS 率为 72%，37%的患者对化疗敏感，只有 7%的患者对化疗不敏感。

BL 对于化疗十分敏感，化疗方案的改进使 CR 率及 OS 提高，3 年 OS 率>70%，低危组疗效更佳，故自体造血干细胞移植并不作为低危组首选的治疗，对于高危组及复发的淋巴瘤患者，存在争议。对 EBMT 注册的 71 例进行异基因干细胞移植的患者进行分析，发现其预后与接受自体干细胞移植的患者并无统计学差异。而且与其他淋巴瘤不同的是，异基因造血干细胞移植在 Burkitt 淋巴瘤中并无明显移植物抗肿瘤作用，其复发率也不比自体造血干细胞移植低。这可能与残存肿瘤的生长速率过快，移植物抗肿瘤作用还没来得及发挥有关。因此，目前并不推荐行异基因造血干细胞移植。

（四）手术

手术已不作为 BL 的常规治疗手段。但在深部肿块难以诊断、腹腔巨大肿块引起急腹症、经多次化疗残存肿块难以消除时，仍需考虑手术治疗。

（五）复发难治性 BL

对于初始治疗失败的 BL 患者，疾病会很快进展。目前很少有研究比较挽救治疗方案对这部分患者的疗效，因为大部分患者已经接受了很强的化疗。对于初始治疗获得明显缓解的患者可考虑 DA-EPOCH-R、IVAC 联合利妥昔单抗、R-GDP、R-ICE 及大剂量阿糖胞苷等方案，或进入临床试验，接受研究性治疗[18]。

（六）HIV 阳性的 BL

近两年的研究[19,20]结果表明，HIV 阳性 BL 患者的治疗效果与 HIV 阴性患者类似。除 REPOCH 方案外，HIV 阳性 BL 患者接受化疗的同时须抗病毒治疗。118 例（80 例 HIV 阳性、38 例 HIV 阴性）患者接受利妥昔单抗联合高强度化疗方案治疗，Ⅰ～Ⅱ期患者接受 4 个疗程化疗，其他患者接受 6 个疗程，>55 岁患者需减量。结果表明，HIV 阳性和阴性患者 DFS 无明显差异。

参 考 文 献

[1] Swerdlow SH, Campo E, Harris NL, et al. World Health Organization classification of tumours. WHO Classification of tumours of haematopoietic and lymphoid tissues. Lyon: International Agency for Research on Cancer Press, 2008.

[2] Jacobson C, LaCasce A. How I treat Burkitt lymphoma in adults. Blood, 2014, 124 (19): 2913-2920.

[3] Hoelzer D, Walewski J, Dohner H, et al. Improved outcome of adult Burkitt lymphoma/leukemia with rituximab and chemotherapy: report of a large prospective multicenter trial. Blood, 2014, 124 (26): 3870-3839.

[4] Costa LJ, Xavier AC, Wahlquist AE, et al. Trends in survival of patients with Burkitt lymphoma/leukemia in the USA: an analysis of 3691 cases. Blood, 2013, 121 (24): 4861-4866.

[5] Smeland S, Blystad AK, kvaloy SO, et al. Treatment of Burkitt's/Burkitt-like lymphoma in adolescents and adults: a 20-year experience from the Norwegian Radium Hospital with the use of three successive regimens. Ann Oncol, 2004, 15 (7): 1072-1078.

[6] Mead GM, Sydes MR, Walewski J, et al. An international evaluation of CODOX-M and CODOX-M alternating with IVAC in adult Burkitt's lymphoma: results of United Kingdom Lymphoma Group LY06 study. Ann Oncol, 2002, 13 (8): 1264-1274.

[7] Mead GM, Barrans SL, Qian W, et al. UK National Cancer Research Institute Lymphoma Clinical Studies Group; Australasian Leukaemia and Lymphoma Group. A prospective clinicopathologic study of dose-modified CODOX-M/IVAC in patients with sporadic Burkitt lymphoma defined using cytogenetic and immunophenotypic criteria (MRC/NCRI LY10 trial). Blood, 2008, 112 (6): 2248-2260.

[8] Rizzieri DA, Johnson JL, Byrd JC, et al. Alliance for Clinical Trials In Oncology (ACTION). Improved efficacy using rituximab and brief duration, high intensity chemotherapy with filgrastim support for Burkitt or aggressive lymphomas: cancer and Leukemia Group B study 10002. Br J Haematol, 2014, 165 (1): 102-111.

[9] Thomas DA, Faderl S, O' Brien S, et al. Chemoimmunotherapy with hyper-CVAD plus rituximab for the treatment of adult Burkitt and Burkitt-type lymphoma or acute lymphoblastic leukemia. Cancer, 2006, 106 (7): 1569-1580.

[10] Thomas DA, Cortes J, O' Brien S, et al. Hyper-CVAD program in Burkitt's-type adult acute lymphoblastic leukemia. J Clin Oncol, 1999, 17 (8): 2461-2470.

[11] Divine M, Casassus P, Koscielny S, et al. Burkitt lymphoma in adults: a prospective study of 72 patients treated with an adapted pediatric LMB protocol. Ann Oncol, 2005, 16 (12): 1928-1935.

[12] Dunleavy K, Pittaluga S, Shovlin M, et al. Low-intensity therapy in adults with Burkitt's lymphoma. N Engl J Med, 2013, 369 (20): 1915-1925.

[13] Ribrag V, Koscielny S, Bouabdallah K, et al. Addition of rituximab improves outcome of HIV negative patients with Burkitt lymphom treated with the LMBA protocol: results of the randomized intergroup (GRAALL-Lysa) LMBA02 protocol [abstract]. Blood, 2012, 120 (21): Abstract 685.

[14] Barnes JA, Lacasce AS, Feng Y, et al. Evaluation of the addition of rituximab to CODOX-M/IVAC for Burkitt's lymphoma: a retrospective analysis. Ann Oncol, 2011, 22 (8): 1859-1864.

[15] Thomas DA, Faderl S, O' Brien S, et al. Chemoimmunotherapy with hyper-CVAD plus rituximab for the treatment of adult Burkitt and Burkitt-type lymphoma or acute lymphoblastic leukemia. Cancer, 2006, 106 (7): 1569-1580.

(下转第 122 页)

弥漫大 B 细胞淋巴瘤的分子特征与分层治疗进展

白　鸥

吉林大学第一院肿瘤中心淋巴瘤专业组 长春 130021

【摘要】 弥漫大 B 细胞淋巴瘤（Diffuse Large B Cell Lymphoma，DLBCL），是 NHL 最常见亚型。尽管标准的 R-CHOP 方案，使 DLBCL 的 10 年 OS 率提高了 20%，但仍有 30% 的患者初始治疗失败。不同的分子亚型、特殊的分子表达、相关的信号通路激活，均与 DLBCL 的异质性预后相关。目前，依据分子分层，超越 R-CHOP 方案的其他靶向联合治疗，已在 DLBCL 的治疗中获得了较好的疗效。显示：（1）GCB 型 DLBCL、MYC 阳性 DLBCL，选择 DA-EPOCH-R 方案；（2）ABC 型 DLBCL，联合硼替佐米、来那度胺、依鲁替尼（ibrutinib）治疗；（3）针对 Bcl-6 的小分子抑制剂 70-6、阻断 NF-κB 的 IRAK4 小分子复合物、JAK 通路抑制剂 Pacritinib，以及 Bcl-2 拮抗剂 navitoclax 或 ABT-199 的临床研究均在进行中。

弥漫大 B 细胞淋巴瘤（DLBCL）是 NHL 最常见亚型，占新诊断 NHL 的 30%~40%，我国的发病率更高一些。发病年龄广泛，从儿童至老年人均可患病，但以 60~70 岁患者居多，男性略多于女性。临床表现为淋巴结迅速肿大，约 40%患者初始发病为结外病变；半数以上就诊时为临床Ⅲ/Ⅳ期。采用标准的 R-CHOP 方案，大部分 DLBCL 可治愈。但 IPI 评分为高危险组的部分患者初始治疗不能获得治愈。主要由于 DLBCL 异质性，存在与预后相关的分子表达。提示提高 DLBCL 的治愈率应通过分子分层选择方案。

2008 年 WHO 分型，主要依据病理形态学、免疫表型和临床特征，将 DLBCL 分为 3 大类：非特指型（NOS）、特殊亚型、独立疾病[1]。不能归入后两者的均为非特指型，包括绝大多数的 DLBCL 患者。目前依据基因表达谱（GEP），DLBCL 至少分为 3 个分子亚型，起源于 B 细胞发育的不同阶段[2]。

（1）GCB 亚型：表达 CD10、Bcl-6 基因，细胞起源于生发中心。

（2）ABC 亚型：表达与 NF-κB 信号通路激活相关的基因 IRF4（MUM1），细胞起源于浆细胞分化期间被阻断的生发中心后细胞。

（3）PMBL 亚型：基因表达谱不同于 DLBCL，与结节硬化型霍奇金淋巴瘤相似，细胞起源于胸腺 B 细胞。

不同分子亚型的 DLBCL，预后不同，GCB 亚型明显优于 ABC 亚型。R-CHOP 方案治疗后，3 年 OS 率为 84% *vs* 56%（$P=0.001$）；5 年 OS 率，GCB 型为 75%，ABC 低于 30%[3]。提示临床需要超越 R-CHOP 方案的其他靶向联合治疗。

与发病机制相关的染色体异常；信号传导通路激活；基因表达增多均参与DLBCL的异质性，可作为靶向治疗的标志。目前研究认为，除GCB、ABC分子亚型外，Bcl-2、Bcl-6、MYC等基因与DLBCL预后关系明确。针对相关靶点的靶向治疗也获得了超越R-CHOP方案的有效结果。

一、依据WHO分型的DLBCL的治疗

20世纪70年代，蒽环类药物表柔比星（表阿霉素）加入CVP形成的CHOP方案，成为第一个能治愈DLBCL的化疗方案。在此基础上，人们试图增加CHOP方案的强度，形成二代、三代方案。1993年，一项Ⅲ期临床试验发现，CHOP方案与二代、三代方案的疗效相当，但毒副作用小，被肯定成为DLBCL的标准化疗方案[4]。之后，德国的DSHNHL进行一项4臂对比研究，比较CHOP-14、CHOP-21、CHOPE-14、CHOPE-21的疗效，提出CHOPE-21和CHOP-14分别在年轻或老年患者中具有优势。但联合CD20单克隆抗体利妥昔单抗（Rituximab，美罗华）后，优势消失。GELA98.5研究比较R-CHOP与CHOP，在年龄>60岁患者的疗效，2年EFS（无事件生存）率为57% *vs* 39%（$P=0.001$）[5]，10年OS率为43.5% *vs* 27.6%（$P=0.005$）[6]。后续经过MinT、RICOVER-60等经典临床试验[7,8]，确定R-CHOP-21为DLBCL一线标准治疗方案。尽管R-CHOP使DLBCL的10年OS率提高了20%，但仍有30%的患者初始治疗失败，最终死于该疾病。GELA一项随机对照临床研究，针对<60岁的低危IPI患者，对比R-CHOP、R-ACVBP，获得3年的EFS率81% *vs* 67%（$P=0.0035$），OS率92% *vs* 84%（$P=0.007$）。提示R-CHOP方案仍有被提升的空间，但由于毒性限制（42% *vs* 15%），R-ACVBP目前仅限于应用于年轻患者。另一项多中心（CALGB）研究，应用DA-EPOCH-R方案，获得5年TTP（至疾病进展时间）率81%、OS率88%的疗效[9]，与R-CHOP比较，在所有的IPI组和年龄组均有优势，而毒性与R-CHOP相似。DA-EPOCH-R方案的优势为：（1）依据药代动力学模式，采用持续静脉输注；（2）联合拓扑异构酶抑制剂。

二、依据分子亚型的DLBCL的治疗

伴随分子生物学的进步，对DLBCL的异质性的认识不断提高，针对不同分子靶点，形成了超越R-CHOP方案的临床疗效。

（一）GCB亚型DLBCL的治疗

GCB型DLBCL是DLBCL的常见亚型，多见于儿童、青壮年。虽然GCB型DLBCL比ABC型有更好的预后，但仍然有>30%的患者不能经R-CHOP方案治愈[10]。Bcl-6表达在GCB型DLBCL的细胞生长与凋亡调节中起重要作用[11]，是GCB型DLBCL治疗的关键靶点[12]。

（1）小分子复合物70-6通过蛋白质协同抑制Bcl-6的表达[13]。

（2）组蛋白去乙酰化抑制剂[14,15]通过抑制P53而降低Bcl-6的表达，相关的临床研究目前正在进行中。

（3）拓扑异构酶抑制剂：依托泊苷（足叶乙苷）通过泛素介导蛋白质降解下调Bcl-6表达。

与老年DLBCL患者相比，年轻患者可以从CHOP+依托泊苷的治疗中获益[16,17]。尽管后续的MinT结果显示，联合利妥昔单抗的R-CHOPE中，依托泊苷优势消失，但早期的结果仍提示GCB型对拓扑异构酶抑制剂依托泊苷敏感[18]。进一步的CALGBⅡ

临床研究发现，针对 GCB 与 non-GCB 不同分子亚型，DA-EPOCH-R 的 62 个月随访结果，TTP 在 GCB 为 100%；non-GCB 为 67%[19]。

（二）ABC 亚型 DLBCL 的治疗

与 GCB 型 DLBCL 不同，ABC 型很少见于儿童和青年，并有随年龄增加发病率增高的趋势。很多研究表明，ABC 型 DLBCL 对标准治疗反应差。NF-κB 信号通路持续激活是 ABC 型 DLBCL 的关键[20,21]，也是靶点治疗的重要选择。

1. 蛋白酶体抑制剂硼替佐米

通过阻断 IKBa 磷酸化降解[22]，抑制 ABC 型 DLBCL 细胞系 NF-κB 的活性。联合硼替佐米的 DA-EPOCH 治疗复发难治 ABC 型 DLBCL 患者，与 GCB 亚型相比，获得明显反应率（83% *vs* 13%；P=0.004）和中位生存时间（10.8 *vs* 3.4 个月；P=0.003）[23]。基于这个结果，一项 R-CHOP ±硼替佐米在初治 DLBCL 患者中的研究已在进行，并获得 2 年的 PFS，GCB 与 non-GCB 型相似[24]。进一步针对 non-GCB 型 DLBCL，比较 R-CHOP±硼替佐米的Ⅱ期随机对照试验，于美国正在进行中。

2. Bruton 酪氨酸激酶（Btk）抑制剂依鲁替尼（ibrutinib）

慢性 BCR 信号，以及 CARD11 和 MYD88 的突变均可以激活 NF-κB。Ibrutinib 在 70 例复发难治 DLBCL 中（29 例 ABC 型、20 例 GCB 型、21 例不能分类），获得总体反应率 23%，特别针对 ABC 型 DLBCL 为 41%，显著高于 GCB 型 DLBCL 的 5%（P=0.007），而且 ABC 型显示更高的生存趋势：9.76 *vs* 3.35 个月（P=0.099）[25]。一个国际多中心Ⅲ期临床试验，观察 R-CHOP±ibrutinib 在新诊断的 non-GCB 型 DLBCL 的疗效，已开始入组。

3. MYD88 旁路激活 NF-κB 信号

MYD88 突变见于 30% 的 ABC 型 DLBCL 中，MYD88 通过 IRAK4 激活 NF-κB，小分子的 IRAK4 抑制剂已被证明，具有选择性 ABC 型 DLBCL 细胞毒性作用，可作为另一个潜在的治疗 ABC 型 DLBCL 的靶点[26]。

4. MYD88 靶向激活 JAK/STAT 信号传导途径

STAT3 在 ABC 型 DLBCL 细胞中表达高于 GCB 型，在 ABC 中通过分泌 IL-6、IL-10 活化 JAK 激酶，促进细胞生存。Pacritinib 是口服 JAK 抑制剂，在一个Ⅰ期试验中，34 例复发难治淋巴瘤患者，其中包括 DLBCL，显示具有安全性[27]。

5. 来那度胺

免疫调节剂也在 ABC 型 DLBCL 显示疗效，单药治疗反应率：ABC 型 52.9%、GCB 型 8.7%（P=0.004）[28]。作用机制与 IRF4 选择性抑制进一步阻断 NF-κB 通路有关。目前 2 个Ⅰ期临床试验，应用来那度胺联合 R-CHOP 治疗 DLBCL 患者，包括年龄>70 岁者，均可耐受[29,30]。

（三）MYC 阳性 DLBCL 的治疗

约 10%的 DLBCL 伴有 MYC 基因重排，而且对 R-CHOP 方案治疗反应差[31,32]。哥伦比亚癌症研究中心所做的回顾性分析显示，伴有 MYC 阳性的 DLBCL 患者，5 年 OS 率为 35%，而 MYC 阴性者为 72%。基于 DA-EPOCH-R 对伴有 MYC 易位的 Burkitt 淋巴瘤的显著疗效。NCI（美国国家癌症中心）和 CALGB 的临床研究结果显示，DA-EPOCH-R 治疗 MYC 阳性与 MYC 阴性的 DLBCL，4 年随访结果，EFS 率分别为 83% *vs* 76%（P=0.47），无显著差别，提示 DA-EPOCH-R 可以纠正 MYC 阳性 DLBCL 的不良预后，获得与 MYC 阴性 DLBCL 相同的无事件生存[33,34]。为进一步证明，一项针对新诊断的 MYC 阳性 DLBCL 的Ⅱ期临床试验正在进行中。

（四）Bcl-2 阳性 DLBCL 的治疗

Bcl-2 在 GCB 和 ABC 亚型 DLBCL 中均表达，可作为治疗的重要靶点。但二者表达机制不同，与预后的关系也不同。在 GCB 型 DLBCL 中，Bcl-2 表达与 t（14；18）相关，且仅见于 GCB 型 DLBCL。ABC 型 DLBCL 中，Bcl-2 过表达与基因扩增或 NF-κB 的转录激活相关。Bcl-2 的表达与预后关系较复杂，尽管较早研究认为，Bcl-2 表达伴有预后差的倾向，但近期研究并不认同。也有研究认为，Bcl-2 高表达只在没有 t（14；18）的患者中与预后差相关，提示可能与 ABC 型 DLBCL 预后更相关。Bcl-2 抑制剂 Navitoclax 或 ABT-199 可用于 ABC 型 DLBCL 的靶向治疗[35]。

尽管已明确，DLBCL 的异质性与不同的分子亚型、特殊的分子表达密切相关，但目前 DLBCL 的分子分型，由于受到 GEP 技术的限制，尚不能在临床广泛应用，而通过免疫组化检测蛋白质表达间接推测 DLBCL 的分子亚型，如 hans、choie 等模型，还不能 100%符合基因表达谱的检测结果。同时应用 FISH 检测 MYC、Bcl-2 基因表达，和免疫组化检测蛋白质表达也不能完全等同。因此，依据分子分层的 DLBCL 靶向治疗需要，也为淋巴瘤的分子病理带来挑战。

总之，DLBCL 由于异质性，对标准 R-CHOP 方案的反应不同，与分子亚型、特殊基因表达、信息通路激活密切相关。进一步提高 DLBCL 的疗效与治愈率，应通过分子特征的分层诊断选择靶向治疗。

参考文献

[1] 周晓鸽. WHO（2008）造血与淋巴组织肿瘤分类. 诊断病理学杂志，2008，15（6）：510-512.

[2] Lenz G，Staudt LM. Aggressive lymphomas. New England Journal of Medicine，2010，362（15）：1417-1429.

[3] Dunleavy K，Roschewski M，Wilson WH. Precision treatment of distinct molecular subtypes of diffuse large B-cell lymphoma：ascribing treatment based on the molecular phenotype. Clinical Cancer Research，2014，20（20）：5182-5193.

[4] Fisher RI，Gaynor ER，Dahlberg S，et al. Comparison of a standard regimen（CHOP）with three intensive chemotherapy regimens for advanced non-Hodgkin's lymphoma. New England Journal of Medicine，1993，328（14）：1002-1006.

[5] Coiffier B，Lepage E，Briere J，et al. CHOP chemotherapy plus rituximab compared with CHOP alone in elderly patients with diffuse large-B-cell lymphoma. New England Journal of Medicine，2002，346（4）：235-242.

[6] Coiffier B，Thieblemont C，van Den Neste E，et al. Long-term outcome of patients in the LNH-98.5 trial，the first randomized study comparing rituximab-CHOP to standard CHOP chemotherapy in DLBCL patients：a study by the Groupe d'Etudes des Lymphomes de l'Adulte. Blood，2010，116（12）：2040-2045.

[7] Pfreundschuh M，Trümper L，Österborg A，et al. CHOP-like chemotherapy plus rituximab versus CHOP-like chemotherapy alone in young patients with good-prognosis diffuse large-B-cell lymphoma：a randomised controlled trial by the MabThera International Trial（MInT）Group. The lancet oncology，2006，7（5）：379-391.

[8] Pfreundschuh M，Kuhnt E，Trümper L，et al. CHOP-like chemotherapy with or without rituximab in young patients with good-prognosis diffuse large-B-cell lymphoma：6-year results of an open-label randomised study of the MabThera International Trial（MInT）Group. The lancet oncology，2011，12（11）：1013-1022.

[9] Wilson WH，Jung SH，Porcu P，et al. A Cancer and Leukemia Group B multi-center study of DA-EPOCH-rituximab in untreated diffuse large B-cell

lymphoma with analysis of outcome by molecular subtype. Haematologica, 2012, 97 (5): 758-765.

[10] Lenz G, Wright G, Dave SS, et al. Stromal gene signatures in large-B-cell lymphomas. New England Journal of Medicine, 2008, 359 (22): 2313-2323.

[11] Basso K, Dalla-Favera R. Roles of BCL6 in normal and transformed germinal center B cells. Immunological reviews, 2012, 247 (1): 172-183.

[12] Cerchietti L, Melnick A. Targeting BCL6 in diffuse large B-cell lymphoma: what does this mean for the future treatment? Expert Rev. Hematol, 2013, 6 (4): 343-345.

[13] Cerchietti LC, Ghetu AF, Zhu X, et al. A small-molecule inhibitor of BCL6 kills DLBCL cells in vitro and in vivo. Cancer cell, 2010, 17 (4): 400-411.

[14] Pasqualucci L, Dominguez-Sola D, Chiarenza A, et al. Inactivating mutations of acetyltransferase genes in B-cell lymphoma. Nature, 2011, 471 (7337): 189-195.

[15] Amengual JE, Clark-Garvey S, Kalac M, et al. Sirtuin and pan-class I/II deacetylase (DAC) inhibition is synergistic in preclinical models and clinical studies of lymphoma. Blood, 2013, 122 (12): 2104-2113.

[16] Pfreundschuh M, Trümper L, Kloess M, et al. Two-weekly or 3-weekly CHOP chemotherapy with or without etoposide for the treatment of elderly patients with aggressive lymphomas: results of the NHL-B2 trial of the DSHNHL. Blood, 2004, 104 (3): 634-641.

[17] Pfreundschuh M, Trümper L, Kloess M, et al. Two-weekly or 3-weekly CHOP chemotherapy with or without etoposide for the treatment of young patients with good-prognosis (normal LDH) aggressive lymphomas: results of the NHL-B1 trial of the DSHNHL. Blood, 2004, 104 (3): 626-633.

[18] Pfreundschuh M, Trümper L, Österborg A, et al. CHOP-like chemotherapy plus rituximab versus CHOP-like chemotherapy alone in young patients with good-prognosis diffuse large-B-cell lymphoma: a randomised controlled trial by the MabThera International Trial (MInT) Group. The lancet oncology, 2006, 7 (5): 379-391.

[19] Wilson WH, Jung SH, Porcu P, et al. A Cancer and Leukemia Group B multi-center study of DA-EPOCH-rituximab in untreated diffuse large B-cell lymphoma with analysis of outcome by molecular subtype. Haematologica, 2012, 97 (5): 758-765.

[20] Davis RE, Brown KD, Siebenlist U, et al. Constitutive nuclear factor κB activity is required for survival of activated B cell-like diffuse large B cell lymphoma cells. The Journal of experimental medicine, 2001, 194 (12): 1861-1874.

[21] Compagno M, Lim WK, Grunn A, et al. Mutations of multiple genes cause deregulation of NF-kappaB in diffuse large B-cell lymphoma. Nature, 2009, 459 (7247): 717-721.

[22] Strauss SJ, Higginbottom K, Jüliger S, et al. The proteasome inhibitor bortezomib acts independently of p53 and induces cell death via apoptosis and mitotic catastrophe in B-cell lymphoma cell lines. Cancer research, 2007, 67 (6): 2783-2790.

[23] Dunleavy K, Wilson WH. Appropriate management of molecular subtypes of diffuse large B-cell lymphoma. Oncology (Williston Park, NY), 2014, 28 (4): 326-334.

[24] Ruan J, Martin P, Furman RR, et al. Bortezomib plus CHOP-rituximab for previously untreated diffuse large B-cell lymphoma and mantle cell lymphoma. Journal of Clinical Oncology, 2011, 29 (6): 690-697.

[25] Wilson WH, Gerecitano JF, Goy A, et al. The Bruton's tyrosine kinase (BTK) inhibitor, ibrutinib (PCI-32765), has preferential activity in the ABC subtype of relapsed/refractory de novo diffuse large B-cell lymphoma (DLBCL): interim results of a multicenter, open-label, phase 2 study//ASH Annual Meeting Abstracts.

2012, 120 (21): 686.

[26] Ngo VN, Young RM, Schmitz R, et al. Oncogenically active MYD88 mutations in human lymphoma. Nature, 2011, 470 (7332): 115-119.

[27] Younes A, Romaguera J, Fanale M, et al. Phase I study of a novel oral Janus kinase 2 inhibitor, SB1518, in patients with relapsed lymphoma: evidence of clinical and biologic activity in multiple lymphoma subtypes. Journal of Clinical Oncology, 2012, 30 (33): 4161-4167.

[28] Hernandez-Ilizaliturri FJ, Deeb G, Zinzani PL, et al. Higher response to lenalidomide in relapsed/refractory diffuse large B-cell lymphoma in nongerminal center B-cell-like than in germinal center B-cell-like phenotype. Cancer, 2011, 117 (22): 5058-5066.

[29] Nowakowski GS, LaPlant B, Habermann TM, et al. Lenalidomide can be safely combined with R-CHOP (R2CHOP) in the initial chemotherapy for aggressive B-cell lymphomas: phase I study. Leukemia, 2011, 25 (12): 1877-1881.

[30] Vitolo U, Chiappella A, Franceschetti S, et al. Lenalidomide plus R-CHOP21 in elderly patients with untreated diffuse large B-cell lymphoma: results of the REAL07 open-label, multicentre, phase 2 trial. The Lancet Oncology, 2014, 15 (7): 730-737.

[31] Klapper W, Stoecklein H, Zeynalova S, et al. Structural aberrations affecting the MYC locus indicate a poor prognosis independent of clinical risk factors in diffuse large B-cell lymphomas treated within randomized trials of the German High-Grade Non-Hodgkin's Lymphoma Study Group (DSHNHL). Leukemia, 2008, 22 (12): 2226-2229.

[32] Savage KJ, Johnson NA, Ben-Neriah S, et al. MYC gene rearrangements are associated with a poor prognosis in diffuse large B-cell lymphoma patients treated with R-CHOP chemotherapy. Blood, 2009, 114 (17): 3533-3537.

[33] Dunleavy K, Pittaluga S, Wayne AS, et al. MYC + aggressive-B-cell lymphomas: novel therapy of untreated burkitt lymphoma (BL) and MYC+ diffuse large B-cell lymphoma (DLBCL) with DA-EPOCH-R//Annals of Oncology. GREAT CLARENDON ST, OXFORD OX2 6DP, ENGLAND: OXFORD UNIV PRESS, 2011, 22: 106.

[34] Hu S, Xu-Monette ZY, Tzankov A, et al. MYC/BCL2 protein coexpression contributes to the inferior survival of activated B-cell subtype of diffuse large B-cell lymphoma and demonstrates high-risk gene expression signatures: a report from The International DLBCL Rituximab-CHOP Consortium Program. Blood, 2013, 121 (20): 4021-4031.

[35] Wilson WH, O'Connor OA, Czuczman MS, et al. Navitoclax, a targeted high-affinity inhibitor of Bcl-2, in lymphoid malignancies: a phase 1 dose-escalation study of safety, pharmacokinetics, pharmacodynamics, and antitumour activity. Lancet Oncol, 2010, 11 (12): 1149-1159.

结外淋巴瘤治疗进展

郭　晔

复旦大学附属肿瘤医院 上海 200032

结外淋巴瘤是指发生于淋巴结以外器官的特殊类型，其病理诊断、治疗模式乃至肿瘤生物学行为与结内淋巴瘤相比均有特别之处。本文将综述结外淋巴瘤近年来的治疗进展，因篇幅所限，重点介绍原发中枢神经系统淋巴瘤（primary central nervous system lymphoma，PCNSL）、原发乳腺淋巴瘤（primary breast lymphoma，PBL）和原发睾丸淋巴瘤（primary testicular lymphoma，PTL）。

一、原发中枢神经系统淋巴瘤（PCNSL）

在过去的 20 年间，PCNSL 的发病率呈逐年上升的趋势，特别是年龄位于 50～70 岁的中老年人群[1]。弥漫大 B 细胞淋巴瘤（diffuse large B-cell lymphoma，DLBCL）占所有 PCNSL 的 90%以上，并且绝大部分表现为非生发中心（non-germinal canter B cell，non-GCB）起源的分子分型。一直以来，大剂量甲氨蝶呤（methotrexate，MTX）联合放疗是治疗 PCNSL 的主要手段。近年来的研究方向在于如何增强诱导化疗方案的疗效，以及后续采取个体化的巩固治疗方案。

多项研究表明，诱导化疗后的全颅放疗与患者远期的神经毒性相关，特别是针对年龄>60 岁的老年患者。为了降低神经毒性，美国的 RTOG 开展了一项前瞻性Ⅱ期研究，探索低剂量放疗的可行性[2]。该研究采用了 R-MPV（利妥昔单抗、甲氨蝶呤、甲基苄肼和长春新碱）诱导化疗方案，对于获得完全缓解的患者给予 50%的常规剂量放疗（23.4 Gy），后续给予单药阿糖胞苷巩固治疗。结果显示，60%的患者在诱导化疗后获得完全缓解，这些患者的中位无进展生存期（progression-free survival，PFS）高达 7.7 年。即便针对全体患者，中位 PFS 和中位总生存期（overall survival，OS）分别为 3.3 和 6.6 年。相关分析表明，通过降低放疗剂量能够显著降低严重神经毒性的发生率。该项研究的意义在于通过改良诱导化疗的方案，从而使后续个体化放疗的实施成为可能。

同样为了避免放疗相关的神经毒性，美国的 CALGB 开展了另一项前瞻性研究，试图采用巩固化疗来代替以往常规的巩固放疗[3]。该研究采用了 MT-R（甲氨蝶呤、替莫唑胺和利妥昔单抗）诱导化疗方案，对于获得完全缓解的患者给予依托泊苷联合阿糖胞苷（EA 方案）巩固治疗。结果显示，66%的入组患者在诱导化疗后获得了完全缓解，总体患者的中位 PFS 为 2.4 年。该项研究的意义在于针对诱导化疗缓解的患者，采用非交叉耐药方案的巩固治疗似乎足以代替以往巩固放疗的作用。

此外，有研究提示，大剂量化疗联合自体干细胞移植作为诱导化疗后的巩固也具有良好的疗效，目前有多项在研的Ⅲ期试验比较放疗、化疗和自体移植的巩固治疗模式，有关PCNSL的标准治疗将由此诞生。

二、原发乳腺淋巴瘤（PBL）

PBL仅占所有结外淋巴瘤的2%~3%，其中超过50%的病理类型为DLBCL。一直以来，PBL的定义与淋巴瘤乳腺继发累及容易产生混淆，这严重影响了不同研究治疗结果的比较。经典的Wiseman-Liao标准需要同时满足以下4个条件：①乳腺组织和淋巴瘤病变的解剖位置需要相邻；②先前无乳腺以外淋巴瘤的诊断；③除了同侧的腋下淋巴结，无其他远处病变；④具有足够诊断的组织病理学标本[4]。因此，绝大部分的PBL为ⅠE/ⅡE期，而双侧乳腺病例根据最新的Lugano分期应该定义为Ⅳ期[5]。

近年来，原发乳腺间变性大细胞淋巴瘤（anaplastic large cell lymphoma，ALCL）与乳腺植入物的相关性及其可能机制得到了深入研究。一项来自荷兰的个体配对病例对照研究显示，在具有乳腺植入物的人群中，患ALCL的风险是患其他类型淋巴瘤的18.2倍[6]。总体而言，原发乳腺ALCL的肿瘤生物学行为是比较惰性的，大部分仅有囊腔积液的患者只需要接受去除植入物和周围囊壁切除术即可，而具有肿块的高危患者可能需要联合化疗[7]。

对于病理类型最常见的乳腺DLBCL，最常用的方案仍然是R-CHOP。一项来自美国的多中心回顾性分析显示，在所有入组的76例患者中，72%接受CHOP方案，62%接受了联合利妥昔单抗的治疗[8]。中位PFS和OS分别为10.4和14.6年，而5年的PFS率和OS率分别为66%和75%。关于乳腺DLBCL的一个争议问题在于是否需要常规进行CNS的预防治疗，无论是NCCN还是ESMO的相关指南均没有给出肯定的推荐。根据来自以往IESLG的大样本回顾性分析，CNS复发只占5%，远低于乳腺或其他结外部位的复发，由此提示，并不需要常规进行CNS预防[9]。而在前述的美国多中心分析中，16%的患者出现了CNS复发，但其中仅有33%的患者的CNS复发局限于脑膜，其余患者均有脑实质的累及，而接受鞘内注射MTX并没有降低CNS的复发率。因此，有关乳腺DLBCL最佳的CNS预防方案仍然有待于进一步研究。

三、原发睾丸淋巴瘤（PTL）

PTL是一种好发于老年男性的结外淋巴瘤类型，中位发病年龄为66~68岁。在病理类型方面，DLBCL的比例超过80%，大部分表现为活化B细胞（activated B-cell-like，ABC）来源的分子分型。

在治疗方面，由于PTL患者具有很高的CNS复发率，因此除了全身化疗以外，进行CNS的预防必不可缺。在IESLG组织的一项前瞻性Ⅱ期研究中，53例DLBCL患者接受R-CHOP方案（利妥昔单抗、环磷酰胺、多柔比星、长春新碱和泼尼松）联合MTX鞘内注射（每周1次，连续4次）的治疗，所有患者后续接受健侧睾丸的预防性放疗[10]。生存数据显示，5年的PFS率和OS率分别为74%和85%，而CNS的复发率仅为6%，并且没有患者出现健侧睾丸的肿瘤复发。虽然该研究的MTX鞘内预防性治疗是成功的，但很多回顾性研究分析发现，事实上很多CNS复发的部位是脑实质而不是脑膜，因此似乎仅给予鞘内注射是不够的，目前IESLG正在开展一项前瞻性研究，探索使用大剂量MTX（1.5 g/m^2）联合鞘内注射脂质体阿糖胞苷的效果。

几乎所有的淋巴结外器官均有患淋巴

瘤的可能，并且由于发病部位的不同导致临床特点和治疗方法各异。由于其发病率相对结内淋巴瘤而言较低，迫切需要开展多中心临床研究来确定各种结外淋巴瘤类型的标准治疗。

参考文献

[1] Villano JL, Koshy M, Shaikh H, et al. Age, gender, and racial differences in incidence and survival in primary CNS lymphoma. Br J Cancer, 2011, 105：1414–1418.

[2] Morris PG, Correa DD, Yahalom J, et al. Rituximab, methotrexate, procarbazine, and vincristine followed by consolidation reduced-dose whole-brain radiotherapy and cytarabine in newly diagnosed primary CNS lymphoma: final results and long-term outcome. J Clin Oncol, 2013, 31：3971–3979.

[3] Rubenstein JL, Hsi ED, Johnson JL, et al. Intensive chemotherapy and immunotherapy in patients with newly diagnosed primary CNS lymphoma: CALGB 50202 (Alliance 50202). J Clin Oncol, 2013, 31：3061–3068.

[4] Wiseman C, Liao KT. Primary lymphoma of the breast. Cancer, 1972, 29：1705–1712.

[5] Cheson BD, Fisher RI, Barrington SF, et al. Recommendations for initial evaluation, staging, and response assessment of Hodgkin and non-Hodgkin lymphoma: the Lugano classification. J Clin Oncol, 2014, 32：3059–3068.

[6] de Jong D, Vasmel WL, de Boer JP, et al. Anaplastic large-cell lymphoma in women with breast implants. JAMA, 2008, 300：2030–2035.

[7] Miranda RN, Aladily TN, Prince HM, et al. Breast implant-associated anaplastic large-cell lymphoma: long-term follow-up of 60 patients. J Clin Oncol, 2014, 32：114–120.

[8] Hosein PJ, Maragulia JC, Salzberg MP, et al. A multicentre study of primary breast diffuse large B-cell lymphoma in the rituximab era. Br J Haematol, 2014, 165：358–363.

[9] Ryan G, Martinelli G, Kuper-Hommel M, et al. Primary diffuse large B-cell lymphoma of the breast: prognostic factors and outcomes of a study by the International Extranodal Lymphoma Study Group. Ann Oncol, 2008, 19：233–241.

[10] Vitolo U, Chiappella A, Ferreri AJ, et al. First-line treatment for primary testicular diffuse large B-cell lymphoma with rituximab-CHOP, CNS prophylaxis, and contralateral testis irradiation: final results of an international phase II trial. J Clin Oncol, 2011, 29：2766–2772.

慢性淋巴细胞白血病治疗进展

朱华渊 徐 卫 李建勇

南京医科大学第一附属医院/江苏省人民医院 南京 210029

慢性淋巴细胞白血病（CLL）是一种以成熟样小淋巴细胞在外周血、骨髓和淋巴组织蓄积，并产生相应临床症状的一种B细胞慢性淋巴增殖性疾病，在我国的发病率呈增加趋势。近年来，新CD20单克隆抗体Ofatumumab（奥法木单抗）、Obinutuzumab、BTK（Bruton酪氨酸激酶）抑制剂Ibrutininb（依鲁替尼）、PI3K δ(磷脂酰肌醇3-激酶δ）抑制剂Idelalisib（艾代拉里斯）和Bcl-2抑制剂ABT-199等新型药物和CAR-T细胞（嵌合抗原受体修饰的T细胞）治疗技术的问世，CLL的治疗模式从经典的化学免疫治疗向疗效更好、毒副作用更小、使用更方便的脱离化疗治疗（chemotherapy-free therapy）。2014年是CLL标志性的一年，美国临床肿瘤学会（ASCO）在其年度肿瘤临床进展回顾中更是将CLL治疗上的转化加冕2014年度进展。现主要就CLL治疗进展做一概述。

一、化学免疫治疗

（一）氟达拉滨、环磷酰胺联合利妥昔单抗（FCR）方案

德国的CLL8试验在761例初治CLL患者中比较FCR方案及FC方案的疗效，FCR方案在总反应率（ORR）（95.1% *vs* 88.4%）、完全缓解（CR）率（44.1% *vs* 21.8%）、中位无进展生存（PFS）（51.8个月 *vs* 32.8个月）及总生存（OS）率（87% *vs* 83%）均优于FC方案，因此FCR方案可作为年轻、无合并症CLL患者的标准一线治疗方案[1]。免疫球蛋白重链可变区（IGHV）基因突变、且无del（17p）和del（11q）的患者可获得10年以上的持续缓解。但FCR治疗del（17p）患者的PFS仅为12个月；另外，有一部分患者远期出现治疗相关的骨髓增生异常综合征或急性髓系白血病。最近，Mato等报道了减低剂量FCR方案联合来那度胺治疗25例初治CLL，6周期来那度胺治疗后的患者CR率为75%、PR率为25%，中位随访17个月，各有1例疾病进展及死亡。表明来那度胺可作为初治CLL的治疗选择[2]。

（二）苯达莫司汀联合利妥昔单抗（BR）方案

2014年ASH会议报道了CLL10研究的最终结果，在688例无del（17p）的CLL患者中比较FCR方案及BR方案的疗效，两者的ORR率（97.8% *vs* 97.8%）无差别；但FCR方案的CR率（40.7% *vs* 31.5%）、PFS（53.7个月 *vs* 43.2个月）均优于BR方案，且FCR方案的微小残留病灶（MRD）阴性率高于BR方案（74.1% *vs* 62.9%）；BR方案的安全性优于FCR方案。基于上述结果，目前仍推荐FCR方案作为年轻CLL患者的一线标准治疗，而BR方案可作为不合并del（17p）的老年CLL的一线治疗[3]。

二、新型 CD20 单克隆抗体

（一）Ofatumumab

Ofatumumab 为二代全人源化靶向 CD20 单抗，2009 年，FDA 批准用于治疗氟达拉滨及阿伦单抗耐药的 CLL 患者。在Ⅲ期 COMPLEMENT 1 研究中，Ofatumumab 联合苯丁酸氮芥（CLB）相比 CLB 单药在 ORR（82% *vs* 69%）、CR 率（12% *vs* 1%）、PFS（22.4 个月 *vs* 13.1 个月）均有明显提高[4]。Ⅳ期 ERIC 研究则评估了 Ofatumumab 在 103 例 CLL 患者的疗效和安全性，患者既往均接受含利妥昔单抗、氟达拉滨、阿伦单抗在内的多线治疗，13 例曾接受异基因造血干细胞移植。Ofatumumab 的 ORR 为 22%、CR 率为 3%，中位 PFS 和 OS 分别为 5 个月及 11 个月。该研究验证了 Ofatumumab 在上述高危预后患者中的疗效[5]。Österborg 等[6] 2015 年 3 月报道了 Ofatumumab 单药在 223 例氟达拉滨难治的 CLL 患者中的最终结果，Ofatumumab 单药在氟达拉滨/阿伦单抗难治组（FA-ref）和氟达拉滨难治合并巨块淋巴结病组（BF-ref）中的 ORR 分别为 49% 及 43%，PFS 分别为 4.6 个月、5.5 个月，OS 分别为 13.9 个月、17.4 个月；两组中有反应者的 OS 较无反应者均明显延长（FA-ref：24.9 个月 *vs* 9.9 个月，BF-ref：28.9 个月 *vs* 15.5 个月）；值得注意的是，Ofatumumab 单药合并 del（17p）的患者 ORR 低于无 del（17p）者。

（二）Obinutuzumab

Obinutuzumab（GA101）为Ⅱ型糖基化人 CD20 单抗。2013 年 11 月，FDA 批准 Obinutuzumab 用于 CLL 一线治疗。德国 CLL11 在年龄≥70 岁的老年 CLL 中研究 Obinutuzumab 或利妥昔单抗联合 CLB 与 CLB 单药作为 CLL 一线治疗的疗效。Obinutuzumab 联合 CLB（G-CLB）在 ORR、CR 率及 PFS 上均明显优于单药 CLB，两组的 ORR 分别为 77.3%、31.4%，CR 率分别为 22.1%、0，中位 PFS 为 26.7 个月、11.7 个月。G-CLB 同样优于利妥昔单抗联合 CLB（R-CLB），两组的 ORR 分别为 78.6%、65.1%，CR 率分别为 20.7%、7%，中位 PFS 为 29.2 个月、15.4 个月，且 G-CLB 组患者骨髓 MRD 阴性率高于 R-CLB 组（19.5% *vs* 2.6%）。最新的随访结果显示，G-CLB 较 R-CLB 在 OS 上并未获益，两组的 OS 分别是为 42.7 个月、32.7 个月；而 G-CLB 及 R-CLB 较单药 CLB 在 OS 上均有获益。值得注意的是，合并 del（17p）的患者并未受益于 Obinutuzumab[7,8]。2015 年发表的Ⅰb 期 GALON 研究报道了 Obinutuzumab 联合 FC（G-FC）或苯达莫斯汀（G-B）在初治 CLL 中的疗效，G-B 组的 ORR 为 90%，其中 CR 及伴骨髓未完全恢复的 CR（CRi）分别为 20% 及 25%；G-FC 的 ORR 为 62%，CR 率及 Cri 率分别为 10%及 14%；G-B 组及 G-FC 组分别随访 23.5 个月及 20.7 个月，均未有患者复发或死亡，G-FC 及 G-B 方案的疗效令人鼓舞[9]。

三、BTK 抑制剂依鲁替尼

依鲁替尼（Ibrutinib）为 B 细胞受体（BCR）信号通路中 BTK 激酶的小分子抑制剂，共价结合特异的活性位点（BTK 酶的半胱氨酸-481 氨基酸，C481）使 BTK 不可逆性失活。2014 年 2 月，FDA 批准 Ibrutinib 用于治疗至少接受过一次治疗的 CLL 患者。

Ibrutinib 在 85 例复发/难治 CLL 患者中开展的Ⅰb/Ⅱ期 PCYC-1102 临床研究中的 ORR 为 71%，其中 2 例 CR，另有 18% 的患者达到伴淋巴细胞增多的部分缓解

(PRL)，ORR在包括del（17p）的各预后亚群中相当。随访26个月时患者PFS率和OS率分别为75%和83%；del（17p）患者的PFS率和OS率分别为57%和70%[10]。2015年，Byrd等[11]公布了上述PCYC-1102研究及后续开展的PCYC-1103研究的3年随访结果，31例初治CLL患者的ORR为84%，其中CR率为23%，PR率为55%，另有6%的PRL；85例复发/难治患者的ORR为90%，CR率为7%，PR率为80%，另有3%的PRL。初治组及复发/难治组30个月时的预计PFS率分别为96%及69%，OS率分别为97%及70%，合并del（17p）的患者30个月时的PFS率及OS率分别为48%及65%，低于合并del（11q）及正常组。

RESONATE Ⅲ期研究在391例复发/难治CLL患者中随机比较Ibrutinib和Ofatumumab的疗效，Ibrutinib的ORR、6个月PFS率及12个月OS率均优于Ofatumumab。Ibrutinib的ORR为42.6%，而Ofatumumab仅为4.1%；6个月时Ibrutinib的PFS率为88%，Ofatumumab为65%；12个月时Ibrutinib的OS率为90%，而Ofatumumab为81%[12]。

一项Ⅱ期单臂研究报道了在51例合并TP53异常的初治及复发/难治CLL患者中单药Ibrutinib的疗效。初治患者及复发/难治患者的ORR分别为97%及80%，PR率分别为55%及40%，PRL率分别为42%及40%[13]。2014年ASH会议进一步报道了Ibrutinib在144例合并del（17p）的CLL中的Ⅱ期RESONATE™-17研究结果，ORR为82.6%，包括17.4%的PRL，12个月时PFS率为79.3%；11例Richter综合征的患者中有7例在24周内出现治疗反应[14]。MDACC回顾性分析了100例接受含Ibrutinib治疗的CLL患者的疗效，发现复杂染色体核型（CKT）为影响Ibrutinib疗效的主要因素，而Ibrutinib在合并del（17p）且无CKT的患者中和无del（17p）的患者中疗效相当[15]。上述研究证实Ibrutinib为del（17p）的CLL患者的有效治疗手段。值得注意的是，一部分CLL及Richter综合征患者中仍出现Ibrutinib耐药，C481残基部位的BTK基因突变及下游PLCG γ2基因的突变为Ibrutinib产生耐药的主要机制[16]。

Ibrutinib联合化学免疫治疗（CIT）也在各项临床研究中陆续开展，MDADCC公布了Ibrutinib联合利妥昔单抗在40例高危CLL中的单臂Ⅱ期临床研究结果，ORR为95%，其中CR率为8%，18个月PFS率为78%；20例合并del（17p）或TP53异常者中2例达到CR，16例获得PR，该部分患者18个月PFS率为72.4%[17]。2015年3月公布的PCYC-1108研究将Ibrutinib联合FCR方案或BR方案用于治疗33例复发/难治CLL患者，30例接受BR-Ibrutinib的患者ORR为93.3%，其中包括16.7%的CR，ORR较BR方案高40%，12个月及36个月的PFS率为86.3%、70.3%；3例接受FCR-Ibrutinib的患者均获得CR，而患者的不良事件并未明显增加[18]。该研究证实Ibrutinib联合CIT在复发/难治CLL的疗效优于单独CIT。

四、PI3K δ抑制剂Idelalisib

Idelalisib（CAL-101、GS-1101）为口服PI3K δ抑制剂。2014年7月，FDA批准Idelalisib治疗复发/难治CLL。在54例复发/难治CLL患者中开展的Ⅰ期临床研究中，Idelalisib的ORR为39%，另有33%的患者达到PRL。患者到达反应的中位时间为1个月，PFS为15.8个月；但值得注意的是，del（17p）或TP53突变患者的PFS仅为5个月，显著低于不伴有del（17p）

或 TP53 突变患者（41 个月）[19]。一项Ⅲ期多中心临床研究（study116）在 220 例复发 CLL 患者中随机比较利妥昔单抗联合 Idelalisib（IDELA+R）或安慰剂（PBO+R）的疗效，IDELA+R 组的 ORR 为 81%，而 PBO+R 组仅为 13%；同时，IDELA+R 组较利妥昔单抗单药相比，OS 和 PFS 分别延长了 72%和 82%[20]。2014 年 ASH 会议报道了该研究的进一步结果，在合并 del（17p）、IGHV 无突变、高 β_2-微球蛋白的高危预后亚群中，IDELA+R 的 PFS 均显著优于 PBO+R[21]。此外，在一项 Idelalisib 联合利妥昔单抗治疗 64 例初发 CLL 的Ⅱ期研究中，ORR 和 CR 率分别为 97%及 19%，24 个月时的 PFS 率为 93%；该研究中 9 例伴有 del（17p）的患者均出现治疗反应，其中 3 例 CR[22]。

五、Syk 抑制剂 Entospletinib

Entospletinib（GS-9973）为选择性 Syk 抑制剂，一项Ⅱ期单臂研究（NCT 01799889）报道了 Entospletinib 在 41 例复发/难治 CLL 中的疗效及安全性。ORR 为 61%，24 周 PFS 率为 70.1%，中位 PFS 为 13.8 个月，严重不良事件发生率为 29%，该药进一步的临床研究尚在开展中[23]。

六、Bcl-2 抑制剂

抗凋亡蛋白 Bcl-2 在 CLL 中广泛高表达，为 CLL 治疗提供了一个理想靶点。ABT-263 为第一代非选择性 Bcl-2 家族蛋白抑制剂，ABT-263 在 29 例复发/难治 CLL 中的 ORR 为 35%，且在氟达拉滨难治、巨块淋巴结肿大及合并 del（17p）的患者中均有效，但其应用前景受限于 BCL-XL 蛋白被抑制后所致的血小板减少[24]。ABT-199 是二代高选择型 Bcl-2 抑制剂，ABT-199 在一项 56 例 CLL 患者的Ⅰ期研究中获得了 85%的 ORR，其中 CR 率和 PR 率分别为 13%及 72%；在 16 例 del（17p）及 18 例氟达拉滨难治的 CLL 患者中，ABT-199 的 ORR 分别为 88%和 75%[25]。2014 年 ASH 会议报道了 ABT-199 联合利妥昔单抗在复发/难治 CLL 患者中的Ⅱ期临床研究结果，49 例患者，ORR 为 86%，其中 CR 率 31%、PR 率 55%，且该方案在各亚群患者中均有效[26]。因此，高选择性 Bcl-2 抑制剂的临床应用前景令人鼓舞。

七、嵌合抗原受体修饰的 T 细胞（CAR-T）治疗技术

嵌合抗原受体表达工程化 T 淋巴细胞（chimeric antigen receptor-expressing engineered T lymphocytes，CAR-T）是一种新的免疫-基因治疗策略。CAR 是胞外靶抗原特异性单链抗体片段与 T 细胞的活化性跨膜受体 CD3 形成嵌合的抗原受体，二代及三代 CAR-T 技术的 CARs 还包含一个或两个针对共刺激信号片段（如 CD28、41BB）的位点。CAR-T 这种工程化 T 细胞不依赖 HLA 直接识别和杀伤肿瘤细胞。

Porter 等[27]将针对 CD19 的 CAR 修饰的自体 T 细胞（CTL019 细胞）用于治疗 14 例复发/难治 CLL 患者，患者平均输注的总细胞数为 7.5×10^8（$1.7\times10^8\sim50\times10^8$），其中修饰细胞为 1.4×10^8（$0.14\times10^8\sim5.9\times10^8$）。CTL019 细胞能在患者体内出现 10^3 以上级别的扩增并长期发挥抗肿瘤效应。治疗的 ORR 为 57%，各有 4 例（29%）患者获得 CR 及 PR。输注结束 3 年后流式细胞术仍能检测到 CAR-T 细胞，而相应的该部分患者获得了 3 年以上的持续缓解。而另一项Ⅱ期临床研究则表明，CTL019 细胞输注剂量与疗效及毒性无明显相关性，而与其在体内的扩增有关[28]，这与传统化疗有很大不同。Park 等[29]则报道

了将 CAR-T 细胞治疗用于 CLL 巩固治疗的Ⅰ期研究结果。入组的 7 例患者接受 PCR（喷司他汀+环磷酰胺+利妥昔单抗）方案后均获得 PR，患者在环磷酰胺预处理后接受3 次 CAR-T 细胞输注，其中 1 例获得CR，2 例骨髓达 CR 标准但淋巴结出现疾病进展，3 例患者达 PR，该研究提示，相较于淋巴结而言，CAR-T 对清除骨髓中肿瘤细胞更有效。

抗 CD19 的 CAR-T 细胞治疗的主要不良反应有细胞因子释放综合征（CRS）、肿瘤溶解综合征（TLS）、B 细胞减少及低丙种球蛋白血症等。其中 CRS 与 T 细胞快速扩增有关，常表现为高热、疲劳、腹泻、低血压、毛细血管渗漏及低氧血症等。CRS 对激素的反应较差，而 IL-6 受体阻滞剂能快速缓解 CRS 临床症状。

随着对 CAR-T 细胞治疗认识的深入，今后其在 CLL 的应用将会集中在疾病早期或在 MRD 阶段，同时 CAR-T 细胞技术将联合其他新药及免疫调节剂等被应用于治疗 CLL。

八、总结和展望

目前对 CLL 的治疗提倡分层治疗，一是根据一般状态及伴发疾病的分层治疗，二是根据细胞遗传学及分子生物学的分层治疗。对于身体虚弱，存在明显伴发疾病的 CLL 患者，推荐靶向药物联合口服化疗药物，具体方案为：Obinutuzumab、Ofatumumab 或利妥昔单抗联合口服 CLB，也可考虑 Obinutuzumab、利妥昔单抗单药。在无 del（17p）的 CLL 中，对于年龄≥70 岁或存在伴发疾病者，推荐靶向药物联合低强度化疗药物，或者单药治疗，具体方案为：Obinutuzumab、Ofatumumab 或利妥昔单抗联合口服 CLB；低剂量 BR、氟达拉滨±利妥昔单抗（FR）；或者 Obinutuzumab、利妥昔单抗、克拉屈滨或 CLB 单药治疗。对于年龄<70 岁或≥70 岁、没有严重伴随疾病的患者推荐使用化学免疫治疗，主要方案为 FCR、FR、PCR、BR。合并 del（17p）的患者仍为 CLL 治疗的难点，目前在该类患者中无标准方案而推荐参加临床研究，推荐方案为：Ibrutinib、FCR、FR、大剂量甲泼尼龙（HDMP）+利妥昔单抗±新鲜冰冻血浆或 Obinutuzumab 联合口服 CLB 等方案；此外，Idelalisib 及 ABT-199 等新药在该部分患者中的应用前景令人鼓舞。复发/难治 CLL 中，FDA 已批准 Ibrutinib、Idelalisib 用于治疗，来那度胺单药或联合利妥昔单抗、Bcl-2 制剂、CDK 抑制剂等均为该类患者的治疗选择。

此外，CD19/CD3 双特异性抗体 blinatumomab 已在体外实验中被证实可逆转 CLL 的 T 细胞功能障碍，下一步有望进入临床研究阶段[30]；异基因造血干细胞移植后短期内输注自体肿瘤细胞以诱导移植物抗白血病效应（GVL）的治疗方式已在小样本 CLL 患者证实可获得长期的疾病控制，下一步需在大样本患者中进行随机研究来验证[31]；CAR-T 细胞技术的出现，对传统化疗提出了挑战；而通过免疫质粒或配体来修复 NK 细胞活性从而发挥消灭 CLL 作用，也为 CLL 治疗提供了新的研究方向。

参考文献

[1] Hallek M, Fischer K, Fingerle-Rowson G, et al. Addition of rituximab to fludarabine and cyclophosphamide in patients with chronic lymphocytic leukaemia: A randomised, open-label, phase 3 trial. Lancet, 2010, 376 (9747): 1164-1174.

[2] Mato AR, Foon KA, Feldman T, et al. Reduced-dose fludarabine, cyclophosphamide and rituximab (FCR-Lite) plus lenalidomide, followed by lenalidomide consolidation/mainte-

nance, in previously untreated chronic lymphocytic leukemia. Am J Hematol, 2015 Feb 18. [Epub ahead of print]

[3] Eichhorst B, Fink AM, Busch R, et al. Frontline Chemoimmunotherapy with Fludarabine (F), Cyclophosphamide (C), and Rituximab (R) (FCR) shows superior efficacy in comparison to Bendamustine (B) and Rituximab (BR) in previously untreated and physically fit patients (pts) with advanced chronic lymphocytic leukemia (CLL): Final analysis of an International, randomized study of the German CLL Study Group (GCLLSG) (CLL10 Study). Blood, 2014, 124: 19.

[4] Hillmen PR, Janssens A, Govindbabu K, et al. Ofatumumab _ chlorambucil versus chlorambucil alone in patients with untreated chronic lymphocytic leukemia (CLL): Results of the phase III study Complement 1. Blood, 2013, 122: 528.

[5] Moreno C, Montillo M, Panayiotidis P, et al. Ofatumumab in poor-prognosis chronic lymphocytic leukemia: a Phase 4, non-interventional, observational study from the European Research Initiative on Chronic Lymphocytic Leukemia. Haematologica, 2015, 100 (4): 511-516.

[6] Österborg A, Jewell RC, Padmanabhan-Iyer S, et al. Ofatumumab monotherapy in fludarabine-refractory chronic lymphocytic leukemia: final results from a pivotal study. Haematologica, 2015 Mar 13. [Epub ahead of print]

[7] Goede V, Fischer K, Busch R, et al. Obinutuzumab plus chlorambucil in patients with CLL and coexisting conditions. N Engl J Med, 2014, 370 (12): 1101-1110.

[8] Goede V, Fischer K, Engelke A, et al. Obinutuzumab as frontline treatment of chronic lymphocytic leukemia: updated results of the CLL11 study. Leukemia, 2015 Jan 30. [Epub ahead of print]

[9] Brown JR, O'Brien S, Kingsley CD, et al. Obinutuzumab (G) plus fludarabine/cyclophosphamide (G-FC) or bendamustine (G-B) in the initial therapy of CLL patients: the phase 1b GALTON trial. Blood, 2015, 125 (18): 2779-2785.

[10] Byrd JC, Furman RR, Coutre SE, et al. Targeting BTK with ibrutinib in relapsed chronic lymphocytic leukemia. N Engl J Med, 2013, 369 (1): 32-42.

[11] Byrd JC, Furman RR, Coutre SE, et al. Three-year follow-up of treatment-naïve and previously treated patients with CLL and SLL receiving single-agent ibrutinib. Blood, 2015, 125 (16): 2497-2506.

[12] Farooqui M, Aue G, Valdez J, et al. Single agent ibrutinib (PCI-32765) achieves equally good and durable responses in chronic lymphocytic leukemia (CLL) patients with and without deletion 17p. Blood, 2013, 122: 673.

[13] Farooqui MZ, Valdez J, Martyr S, et al. Ibrutinib for previously untreated and relapsed or refractory chronic lymphocytic leukaemia with TP53 aberrations: a phase 2, single-arm trial. Lancet Oncol, 2015, 16 (2): 169-176.

[14] O'Brien S, Jeffrey A, Coutre S, et al. Efficacy and safety of Ibrutinib in patients with relapsed or refractory chronic lymphocytic leukemia or small lymphocytic leukemia with 17p deletion: results from the Phase II RESONATE™-17 Trial. Blood, 2014, 124: 327.

[15] Thompson PA, Wierda W, Ferrajoli A, et al. Complex karyotype, rather than del (17p), is associated with inferior outcomes in relapsed or refractory CLL patients treated with Ibrutinib-based regimens. Blood, 2014, 124: 22.

[16] Woyach JA, Furman RR, Liu TM, et al. Resistance mechanisms for the Bruton's tyrosine kinase inhibitor ibrutinib. N Engl J Med, 2014, 370 (24): 2286-2294.

[17] Burger JA, Keating MJ, Wierda WG, et al. Safety and activity of ibrutinib plus rituximab for patients with high-risk chronic lymphocytic leukaemia: a single-arm, phase 2 study. Lancet Oncol, 2014, 15 (10): 1090-1099.

[18] Brown JR, Barrientos JC, Barr PM, et al. The Bruton's tyrosine kinase (BTK) inhibitor, ibrutinib, with chemoimmunotherapy in patients with chronic lymphocytic leukemia. Blood, 2015 Mar 9. [Epub ahead of print]

[19] Gopal AK, Kahl BS, de Vos S, et al. PI3Kdelta inhibition by idelalisib in patients with relapsed indolent lymphoma. N Engl J Med, 2014, 370 (11): 1008-1018.

[20] Furman RR, Sharman JP, Coutre SE, et al. Idelalisib and rituximab in relapsed chronic lymphocytic leukemia. N Engl J Med, 2014, 370 (11): 997-1007.

[21] Sharman JP, Coutre SE, Furman RR, et al. Second interim analysis of a phase 3 Study of Idelalisib (ZYDELIG©) plus Rituximab (R) for relapsed chronic lymphocytic leukemia (CLL): efficacy analysis in patient subpopulations with del (17p) and other adverse prognostic factors. Blood, 2014, 124: 330.

[22] O' Brien SM, Lamanna N, Kipps TJ, et al. A phase II study of the selective phosphatidylinositol 3-kinase delta (PI3Kδ) inhibitor idelalisib (GS-1101) in combination with rituximab (R) in treatment-naive patients (pts) _ 65 years with chronic lymphocytic leukemia (CLL) or small lymphocytic lymphoma (SLL). J Clin Oncol, 2013, 31: 7005.

[23] Sharman J, Hawkins M, Kolibaba K, et al. An open-label phase 2 trial of entospletinib (GS-9973), a selective Syk inhibitor, in chronic lymphocytic leukemia. Blood, 2015, 125 (15): 2336-2343.

[24] Roberts AW, Seymour JF, Brown JR, et al. Substantial susceptibility of chronic lymphocytic leukemia to BCL2 inhibition: results of a phase I study of navitoclax in patients with relapsed or refractory disease. J Clin Oncol, 2012, 30 (5): 488-496.

[25] Seymour JF, Davids M, Pagel JM, et al. Updated results of a phase I first-in-human study of the Bcl-2 inhibitor ABT-199 (GDC-0199) in patients with relapsed/refractory (RR) chronic lymphocytic leukemia (CLL). Hematol Oncol, 2013, 31: 115.

[26] Roberts AW, Shuo Ma, Brander DM, et al. Determination of recommended phase 2 dose of ABT-199 (GDC-0199) combined with Rituximab (R) in patients with relapsed/refractory (R/R) chronic lymphocytic leukemia (CLL). Blood, 2014, 124: 325.

[27] Porter D, Kalos M, Frey NV, et al. Chimeric antigen receptor modified T cells directed against CD19 (CTL019 cells) have long-term persistence and induce durable responses in relapsed, refractory CLL. Blood, 2013, 122: 4162.

[28] Porter D, Kalos M, Frey NV, et al. Randomized, phase II dose optimization study of chimeric antigen receptor modified T cells directed against CD19 (CTL019) in patients with relapsed, refractory CLL. Blood, 2013, 122: 873.

[29] Park JH, Riviere I, Wang X, et al. Phase I trial of autologous CD19-targeted CAR-modified t cells as consolidation after purine analog-based first-line therapy in patients with previously untreated CLL. J Clin Oncol, 2014, 32: 7020.

[30] Wong R, Pepper C, Brennan P et al. Blinatumomab induces autologous T-cell killing of chronic lymphocytic leukemia cells. Haematologica, 2013, 98 (12): 1930-1938.

[31] Burkhardt UE, Hainz U, Stevenson K, et al. Autologous CLL cell vaccination early after transplant induces leukemia-specific T cells. J Clin Invest, 2013, 123 (9): 3756-3765.

微小残留病灶导向的多发性骨髓瘤治疗选择

樊建玲　侯　健

上海长征医院血液科/全军骨髓瘤与淋巴瘤疾病中心 上海 200003

【摘要】 多发性骨髓瘤（MM）至今无法治愈，延长患者的生存时间和改善生活质量成为治疗的目标。研究已证实，骨髓瘤治疗的各个阶段的缓解质量与预后密切相关。高质量缓解的追求已从免疫固定电泳阴性的完全缓解（CR）、严格意义的完全缓解（sCR）逐渐到目前更敏感的方法检测的微小残留病灶（MRD）转阴。因此为改善患者预后，争取各阶段 MRD 转阴是今后 MM 治疗的目标。

【关键词】 多发性骨髓瘤；疗效；微小残留病灶；治疗；预后

多发性骨髓瘤（multiple myeloma，MM）目前成为血液系统第二常见的恶性肿瘤，并且随着人口老龄化，发病率有逐渐增高的趋势。与其他恶性肿瘤一样，绝大多数 MM 患者至今仍无法治愈。虽然异基因造血干细胞移植（allo-SCT）是潜在的治愈方法，但是 MM 好发于中老年人，而且移植风险大，费用高，大部分患者无法行 allo-SCT。因此大部分 MM 患者最终会复发、进展导致死亡。如何改善患者长期生存，包括延长无病生存时间（PFS）和总生存时间（OS）就成为目前 MM 的治疗目标。

临床试验发现 MM 有许多相关的预后因素，如 ISS 分期、β_2 微球蛋白、白蛋白、C 反应蛋白（CRP）、乳酸脱氢酶（LDH）、肾功能损害、细胞遗传学、浆细胞标记指数（PCLI）等。鉴于上述一系列预后因素以及 MM 的高度异质性，决定了预测 MM 长期生存的复杂性。与 MM 患者 PFS 和 OS 密切相关的是缓解的质量，持续完全缓解（complete response，CR）是获得长 PFS 和 OS 的重要因素。既往使用传统化疗药物如 MP（美法仑联合泼尼松）[1]或 VAD（长春新碱、多柔比星联合地塞米松）[2]等，MM 患者 CR/nCR（near CR，接近完全缓解）率仅约 5%。随着大剂量美法仑（马法兰）联合自体造血干细胞移植（HDT-ASCT）的应用，使 MM 患者的 CR/nCR 率提高至 10%～20%[3]，同时也显著改善了患者的预后，包括无事件生存时间（EFS）、PFS 和 OS。近年来随着新药硼替佐米、沙利度胺和来那度胺等在 MM 中的应用，在初发患者中 CR/nCR 率可达 30%～40%[4]，在复发/难治患者中 CR/nCR 率也可达到 10%～20%[5]，同样这些药物的应用显著改善了

基金项目：国家自然科学基金（81172248；81101790）；长三角科技攻关课题（12495810500）

通信作者：侯健，Tel：021-81885421，13122432022；Fax：021-63583688；Email：houjian@medmail.com.cn 上海市凤阳路 415 号，邮编 200003

MM患者的OS，延迟了患者的复发。因此，争取CR成为MM治疗的目标之一。但是研究发现，在CR的患者之间预后也有所差别，有些患者虽然达到CR，但在短期内就复发、进展。所以即使在CR患者中可能也存在缓解程度的差别，而其他血液系统恶性肿瘤，如慢性粒细胞白血病（CML），除血液学完全缓解外，还有细胞遗传学缓解、分子遗传学缓解，缓解的程度越深，越不容易复发，预后越好。

根据欧洲骨髓移植协作组（European Group for Blood and Marrow Transplant，EBMT）的标准[6]，CR指的是血清、尿免疫固定电泳阴性，骨髓中浆细胞≤5%，没有浆细胞瘤，没有高钙血症。随着HDT/ASCT和新药的应用，对疾病监测手段的敏感性也不断提高。因此在国际骨髓瘤工作组（International Myeloma Working Group，IMWG）的疗效判断标准[7]中出现了严格意义的CR（sCR），即在CR标准的基础上，骨髓免疫组化或免疫荧光检测阴性，血清游离轻链检测正常。用MRI评估病灶局部是否存在肿瘤活性也能提高CR预后的意义。此外，研究显示，有其他更敏感的检测手段来检测是否存在微小残留病灶（minimal residual disease，MRD）。MRD检测在许多血液系统恶性疾病中作为常规的方法，但是在MM中还处于研究阶段。目前已有比较多的研究采用多参数流式（multiparametric flow cytometry，MFC）[8-13]或PCR[14,15]来检测MM患者的MRD。两种方法相比较，MFC的敏感性比ASO-PCR差，但是可行性更好，操作更快捷、价格更便宜，因此更适合常规检测[9]。

一、诱导后MRD检测对预后的意义

研究显示，不管适合或不适合行ASCT的患者，MM诱导化疗后的高质量缓解与患者长期生存有关。高质量的缓解包括nCR、CR、sCR和MRD转阴等。多项前瞻性研究结果显示，诱导后患者缓解程度越深，总体预后越好[16]。因此，MRD转阴是诱导治疗追求的目标。

Korthals等[14]研究显示，在ASCT之前用PCR方法检测MRD阳性是EFS和OS独立的不良预后因素。但这是一项小样本回顾性研究，用伊达比星和干扰素治疗，这些药物在新药上市后很少使用。Paiva等[11]用MFC评估许多不同诱导治疗后516例MM的MRD情况。这些病例来自西班牙的3个PETHEMA/GEM临床试验：GEM 2000（$n=157$）、GEM2005试验<65岁方案（$n=206$）和>65岁方案（$n=153$）。GEM 2000中VBMCP（长春新碱、卡莫司汀、环磷酰胺、美法仑联合泼尼松）/VBAD（长春新碱、卡莫司汀、多柔比星联合地塞米松）交替治疗6个疗程后行HDT/ASCT，GEM2005<65岁患者试验中，TD（沙利度胺联合地塞米松）、VTD（硼替佐米、沙利度胺联合地塞米松）或VBMCP/VBAD/B（VBMCP/VBAD，后2个疗程联合硼替佐米）诱导6个疗程后行HDT/ASCT；GEM2005>65岁患者试验中VMP（硼替佐米、美法仑联合泼尼松）或VTP（硼替佐米、沙利度胺联合泼尼松）诱导6个疗程。6个疗程诱导结束后均行MRD检测。前两个试验中，HDT/ASCT后100天也进行MRD检测。结果，在VBMCP/VBAD和TD方案中，MRD阴性的比例最低分别仅5%和6%，而含硼替佐米的方案中VTP 12%，VBMCP/VBAD/B 15%，VMP 16%，VTD 17%。提示以硼替佐米为主的方案作为诱导治疗能显著提高MRD阴性的比例。进一步研究显示，诱导结束后MRD的状态与预后相关，MRD阴性患者在GEM2000、

GEM2005<65 岁和 GEM2005>65 岁患者中，3 年 PFS 率分别为 100%、100% 和 90%，；而 MRD 阳性患者分别为 61%、59% 和 35%，差异具有显著性（$P<0.001$）。同样上述 3 个试验中，3 年 OS 率在 MRD 阴性患者中分别为 100%、100% 和 94%，而 MRD 阳性患者分别为 84%、90% 和 76%，也具有显著性差异（$P=0.01$）。因此能提高 MRD 阴性比例的诱导化疗方案能提高整体预后。

在医学研究委员会（Medical Research Council，MRC）Ⅸ临床试验中[12]，根据患者的体能状况、临床表现及患者意愿，分为强化治疗组和非强化治疗组，强化治疗组随机分为 CTD（环磷酰胺、沙利度胺联合地塞米松）治疗组和 CVAD（环磷酰胺、长春新碱、多柔比星联合地塞米松）治疗组，均治疗 4～6 个疗程，直至达最佳疗效后行 HDT-ASCT。非强化治疗组随机分为 MP（美法仑联合泼尼松）组和减低剂量的 CTD 组（CTDa），均给予 6～9 个疗程。而后所有患者随机分为沙利度胺维持（50～100 mg/d）治疗组和没有任何药物维持治疗组。用 6 色 MFC 检测 MRD，结果在强化治疗组至诱导化疗结束，378 例患者进行 MRD 检测，其中 190 例接受 CVAD 治疗，188 例接受 CTD 治疗。结果 72 例（19%）患者 MRD 检测阴性，CTD 组 25%，而 CVAD 组仅 13%，具有显著性差异（$P=0.0039$），这个优势一直持续到 ASCT 结束以后。在非强化治疗组诱导结束后 245 例可行 MRD 检测，其中 MP 组 119 例，CTDa 组 126 例，结果总共 36 例（14.7%）患者 MRD 阴性，两组具有显著性差异，CTDa 组有 26%，而 MP 组仅 3%患者达 MRD 阴性（$P<0.001$）。提示含沙利度胺化疗的方案优于传统化疗方案。进一步分析显示，在强化治疗组诱导治疗结束，MRD 阴性患者 PFS 显著优于 MRD 阳性患者（$P<0.001$），但是对于 OS，在诱导治疗结束达 MRD 阴性和 ASCT 后达 MRD 阴性患者之间没有显著差异（$P=0.16$）。因此诱导治疗后达 MRD 阴性的患者是否仍需要行 ASCT 是值得思考的问题。在这项研究中，非强化治疗组中，未发现诱导结束后 MRD 的状态与 PFS 显著相关（$P=0.1$）。

2012 年报道的 MRC Ⅺ临床试验[17]根据患者对一线治疗的反应情况进行分组治疗。一线治疗用 CTD（环磷酰胺、沙利度胺联合地塞米松）或 CRD（环磷酰胺、来那度胺联合地塞米松）进行诱导治疗，如果治疗无效（NC）或疾病进展（PD）换用 CVD（环磷酰胺、硼替佐米联合地塞米松）方案治疗。而对于一线治疗后最佳疗效仅达 MR 或 PR 的患者随机分为 CVD 和没有进一步治疗两组。适合的患者还可以行 HDT/ASCT。初步结果显示，CVD 方案能使 NC 或 PD 或原本仅 MR 或 PR 的患者的缓解治疗显著提高，并有很有希望转化为长的 OS 或 PFS。

因此如何在 ASCT 前的诱导治疗阶段达到最深层次的缓解也是我们治疗的目标。

二、MRD 导向的 ASCT 的应用

在 MM 传统化疗时代，ASCT 的应用使 MM 的缓解质量及生存时间得到显著提高。而在新药治疗时代，新药诱导治疗后（如 RVD 方案）的 CR 率也能达到较高的比例，那么 ASCT 在 MM 整体治疗策略中是否还需要？如前所述，CR 并不是最深层次的缓解，清除 MRD 才是目前治疗的方向。既往试验显示，来那度胺、硼替佐米、地塞米松（RVD）三药联合在临床上显示出很好的疗效。法国骨髓瘤协作组（IFM）将 RVD 作为诱导和巩固治疗用于适合行 ASCT 的初发患者。在 RVD Ⅱ期临床试验中[13]，

法国 10 个研究中心，31 例<65 岁的症状性骨髓瘤患者，接受 3 个疗程 RVD 诱导治疗后行 HDT-ASCT。移植后 2 个月接受 2 个疗程 RVD 作为巩固治疗，口服来那度胺维持治疗 1 年。在诱导治疗结束、移植结束、巩固治疗结束和所有治疗结束时留取骨髓标本，用 7 色流式检测 MRD。结果诱导治疗结束、移植结束和巩固治疗结束时指示 VGPR 以上患者的比例分别为 58%、70%和 87%。维持治疗时 27%的患者缓解水平得到进一步提高。至所有治疗结束，58%的患者达 CR，68%（21/31 例）的患者 MRD 阴性。中位随访 39 个月，估计 3 年的 PFS 率和 OS 率分别为 77%和 100%。MRD 阴性患者没有一例复发，MRD 阴性患者估计 3 年 PFS 率为 100%，而另 10 例未达 MRD 阴性的患者 70%进展，估计 3 年 PFS 率仅为 23%。

在 MRC Ⅸ临床试验中[12]显示，CTD 或 CVAD 诱导治疗后行 ASCT，ASCT 后 100 天，397 例患者可行 MRD 检测，208 例接受 CVAD 治疗，189 例接受 CTD 治疗，MRD 阴性的比例达到 62.2%（247 例），CTD 治疗组 MRD 阴性比例增加 2.8 倍，CVAD 治疗组 MRD 阴性比例增加 4.2 倍。因此 ASCT 仍然是骨髓瘤重要的治疗手段。CTD 组移植后 MRD 阴性比例达 71%，而 CVAD 组 54%，两组具有显著性差异（$P<0.001$），提示与传统化疗相比，含沙利度胺为主的化疗优势在 ASCT 后仍然存在。生存分析显示，ASCT 后 MRD 阳性患者 PFS 为 15.5 个月，而 MRD 阴性患者为 28.6 个月，两者具有显著性差异（$P<0.001$）。MRD 阳性患者 OS 为 59 个月，相比 MRD 阴性患者长达 80.6 个月，也具有统计学差异（$P=0.0183$）。因此，ASCT 后 MRD 的状态与预后密切相关。

Paiva 等[8]前瞻性研究 MFC 方法检测 MRD 对 295 例新诊断 MM 患者预后的影响。患者统一用 GEM2000 的治疗方法（VBMCP/VBAD 交替诱导 6 个疗程后行 HDT-ASCT）。在 ASCT 后 100 天检测 MRD 状态，结果显示，170 例患者 MRD 阳性，125 例 MRD 阴性。而按照既往疗效标准，147 例（50%）达 CR，40 例（14%）达 nCR，108 例（36%）达 PR。生存分析显示，MRD 阴性和 MRD 阳性患者的中位 PFS 分别为 71 个月和 37 个月，具有显著差异（$P<0.001$），OS 分别为未达到和 89 个月，也具有显著差异（$P=0.002$）。在 147 例患者 ASCT 后达 CR 的患者中，MRD 阴性患者 5 年 PFS 和 OS 也显著优于 MRD 阳性患者。MRD 阴性/IFx（免疫固定电泳）阴性和 MRD 阴性/IFx 阳性患者的 PFS 显著优于 MRD 阳性/IFx 阴性患者。多因素分析显示，ASCT 后 100 天用 MFC 方法检测 MRD 的状态是最重要的独立预后因素。这与 Rawstron 等[14]报道的结果类似，作者用敏感流式方法来监测 45 例行 HDT-ASCT 患者的异常浆细胞，结果 ASCT 后 3 个月 42%可以检测到异常浆细胞，而且一旦检测到，这些恶性细胞就逐渐增殖直至临床进展，这些患者的 PFS 显著缩短（$P=0.003$）。在 33 例 CR 患者中有 9 例（27%）检测到异常浆细胞，这些患者的 PFS 也比未检测到异常浆细胞的患者显著缩短（$P=0.04$）。

Paiva 等[11]还报道，在 GEM2000（$n=157$）和 GEM2005<65 岁（$n=206$）临床试验中，所有组别的患者行 HDT/ASCT 后 MRD 阴性比例比诱导结束后进一步提高（$P<0.001$），在 GEM2000 中从 5%提高至 14%，在 GEM2005<65 岁中，TD 组从 6%提高至 18%，VBMCP/VBAD/B 组从 15%提高至 30%，VTD 组从 17%提高至 34%，因此 HDT/ASCT 后至少提高了 2 倍。GEM2005<65 岁试验中，3 组 MRD 的比例

均显著高于 GEM2000（$P=0.008$）。提示新药诱导治疗能改善移植后 MRD 阴性的比例。硼替佐米为基础的方案与 TD 方案相比，MRD 阴性比例显著提高。进一步研究显示，在上述两个试验中，HDT/ASCT 后 100 天，MRD 阴性患者的 3 年 PFS（$P<0.001$）和 OS（$P=0.007$）比例均显著提高。因此，即使在新药时代，HDT/ASCT 也能显著增加 MRD 阴性的比例，从而进一步改善 MM 患者的预后。

三、MRD 导向的巩固治疗的选择

Ladetto 等[15]研究巩固治疗方案 VTD（硼替佐米、沙利度胺联合地塞米松）对 MRD 的影响。该报道将用 IgH 重排 PCR 获得肿瘤标志物、并且 HDT-ASCT 后至少达到 VGPR 的 39 例患者纳入研究。4 个疗程 VTD 后用肿瘤克隆特异性引物行巢式 PCR 或 RQ-PCR（实时定量 PCR）检测 MRD。结果 31 例患者完成 4 个疗程 VTD，CR 率比例从巩固前的 15%提高到 49%。分子缓解（MRs）从 3%提高到 18%。中位随访 42 个月，获得 MR 的患者没有一例复发。RQ-PCR 检测值低于中位值的患者 PFS 显著优于高于中位值的患者（$P<0.001$）。结果提示，新药作为巩固治疗有助于进一步增加 ASCT 后 MM 患者缓解的深度。

四、MRD 导向的维持治疗的作用

在 Myeloma Ⅸ临床试验中[12]，为评估沙利度胺维持治疗的作用，292 例患者 ASCT 后随机分为沙利度胺维持治疗组和没有维持治疗组。结果显示，ASCT 后 MRD 阴性并且接受沙利度胺维持，而结果最差的 MRD 阳性却没有药物维持治疗组（PFS，$P<0.001$）。研究沙利度胺对 MRD 的状态的影响时发现，沙利度胺改善了维持治疗前 MRD 阳性的患者的 PFS（$P=0.036$），但是对 MRD 阴性患者的 PFS 没有显著影响（$P=0.1$）。类似的，研究 MRD 状态对维持治疗作用的影响时显示，MRD 的状态对没有进行维持治疗的患者影响最大。进一步研究显示，可以评估的 8/29 例（27.6%）MRD 阳性患者接受沙利度胺维持后 MRD 转阴，而没有维持的患者只有 1/29 例（3.4%）患者转阴，两者具有显著差异（$P=0.025$）。同样，24/25 例（96%）MRD 阴性患者至维持治疗结束仍为阴性，而没有接受维持治疗组仅 11/16（68.8%）的患者维持 MRD 阴性。结果提示，移植后 MRD 的状态对是否行维持治疗具有重要的指导意义，对未来维持治疗相关的临床试验的设计也具有重要的指导作用。

五、MRD 与其他指标结合指导分层治疗

MM 是一种异质性很强的恶性疾病，因此分层治疗或个体化治疗是目前公认的治疗模式。2012 年报道的 MRC Ⅺ临床试验[17]就是根据患者对一线治疗的反应情况进行分组治疗，这也是个体化治疗的体现。Paiva 等[13]报道，在传统化疗联合 ASCT 后达 CR 的患者中有 36%MRD 阳性。CR 患者中 MRD 阳性与 MRD 阴性而未达 CR 的患者相当，提示 MRD 阴性的非 CR 患者可能是一组异质性患者，一些可能随着时间的推移最后达 CR，还有一些可能是 MRD 假阴性的患者[19]。2011 年的研究显示，在非 ASCT 患者中，达 sCR 和 MRD 阴性的患者预后最好[18]。以上结果提示，MRD 与传统的疗效评估标准相结合对预后的判断更准确。Paiva 等[20]将 241 例［GEM2000（$n=140$）和 GEM2005＜65 岁（$n=101$）］HDT/ASCT 后 100 天达 CR 的患者纳入研

究。研究结果显示，如果在基线时 FISH 显示高危细胞遗传学和 HDT/ASCT 后 100 天后持续存在 MFC 检测的 MRD 阳性，是预测非持续性 CR 仅有的独立危险因素，提示这两个参数有助于预测 HDT/ASC 后 CR 患者是否会早期进展。因此 MRD 与其他指标结合可能更好地指导分层治疗。

六、展望

MM 至今不能治愈，延长患者的生存时间和改善生活质量是治疗的目标。生存时间的长短受诸多因素的影响，其中之一就是缓解质量。多项临床试验均已证实，高质量的缓解与长期生存密切相关，因此如何达到最高质量的缓解成为目前指导个体化治疗的方向。国际骨髓瘤基金会（International Myeloma Foundation，IMF）就制定了零残留病灶（MRD-Zero）的目标，期望通过临床实验筛选最有效的抗 MRD 的药物组合，从而有望早日接近“治愈”的目标，这也是我国广大血液肿瘤工作者努力的目标。

参 考 文 献

[1] Palumbo A, Bringhen S, Caravita T, et al. Oral melphalan and prednisone chemotherapy plus thalidomide compared with melphalan and prednisone alone in elderly patients with multiple myeloma: randomised controlled trial. Lancet, 2006, 367 (9513): 825-831.

[2] Rifkin RM, Gregory SA, Mohrbacher A, et al. Pegylated liposomal doxorubicin, vincristine, and dexamethasone provide significant reduction in toxicity compared with doxorubicin, vincristine, and dexamethasone in patients with newly diagnosed multiple myeloma: a Phase III multicenter randomized trial. Cancer, 2006, 106 (4): 848-858.

[3] Barlogie B, Kyle RA, Anderson KC, et al. Standard chemotherapy compared with high-dose chemoradiotherapy for multiple myeloma: final results of phase III US Intergroup Trial S9321. J Clin Oncol, 2006, 24 (6): 929-936.

[4] Mateos MV, Hernandez JM, Hernandez MT et al. Bortezomib plus melphalan and prednisone in elderly untreated patients with multiple myeloma: Results of a multicenter phase 1/2 study. Blood, 2006, 108: 2165-2172.

[5] Reece DE, Piza GR, Trudel S, et al. A phase Ⅰ-Ⅱ trial of bortezomib (Velcade) (Vc) and oral cyclophosphamide (CY) plus prednisone (P) for relapsed/refractory multiple myeloma (MM). Blood, 2005, 106: 718a.

[6] Blade J, Samson D, Reece D, et al. Criteria for evaluating disease response and progression in patients with multiple myeloma treated by high dose therapy and haemopoietic stem cell transplantation: Myeloma Subcommittee of the EBMT. European Group for Blood and Marrow Transplant. Br J Haematol, 1998, 102 (5): 1115-1123.

[7] Durie BG, Harousseau JL, Miguel JS, et al. International uniform response criteria for multiple myeloma. Leukemia, 2006, 20 (9): 1467-1473.

[8] Paiva B, Vidriales MB, Cervero J, et al. Multiparameter flow cytometry remission is the most relevant prognostic factor for multiple myeloma patients who undergo autologous stem cell transplantation. Blood, 2008, 112 (10): 4017-4023.

[9] Sarasquete ME, Garcia-Sanz R, Gonzalez D, et al. Minimal residual disease monitoring in multiple myeloma: A comparison between allelic-specific oligonucleotide real-time quantitative polymerase chain reaction and flow cytometry. Haematologica, 2005, 90 (10): 1365-1372.

[10] Martinez-Lopez J, Lahuerta JJ, Pepin F, et al. Prognostic value of deep sequencing method for minimal residual disease detection in multiple myeloma. Blood, 2014, 123 (20): 3073-3079.

[11] Paiva B, Vidriales MB, Montalban MA, et al.

Analysis of immunophenotypic response (IR) by multiparameter flow cytometry in 516 myeloma patients included in three consecutive Spanish trials. Blood, 2010, 116 (Abstr 1910).

[12] Rawstron AC, Child JA, de Tute RM, et al. Minimal Residual Disease Assessed by Multiparameter Flow Cytometry in Multiple Myeloma: Impact on Outcome in the Medical Research Council Myeloma IX Study. J Clin Oncol, 2013, 31 (20): 2540-2547.

[13] Roussel M, Lauwers-Cances V, Robillard N, et al. Front-Line Transplantation Program With Lenalidomide, Bortezomib, and Dexamethasone Combination As Induction and Consolidation Followed by Lenalidomide Maintenance in Patients With Multiple Myeloma: A Phase II Study by the Intergroupe Francophone du Myélome. J Clin Oncol, 2014, pii: JCO. 2013. 54. 8164.

[14] Korthals M, Sehnke N, Kronenwett R, et al. The level of minimal residual disease in the bone marrow of patients with multiple myeloma before high-dose therapy and autologous blood stem cell transplantation is an independent predictive parameter. Biol Blood Marrow Transplant, 2012, 18 (3): 423-431.

[15] Ladetto M, Pagliano G, Ferrero S, et al. Major tumor shrinking and persistent molecular remissions after consolidation with bortezomib, thalidomide, and dexamethasone in patients with autografted myeloma. J Clin Oncol, 2010, 28 (12): 2077-2084.

[16] Lahuerta JJ, Mateos MV, Martinez-Lopez J, et al. Influence of pre-and post-transplantation responses on outcome of patients with multiple myeloma: Sequential improvement of response and achievement of complete response are associated with longer survival. J Clin Oncol, 2008, 26 (35): 5775-5782.

[17] Pawlyn C, Davies FE, et al. Sequential immunomodulatory drug (IMiD) and proteosome inhibitor therapy improves response rates in newly diagnosed multiple myeloma: preliminary results from the Myeloma XI trial. Blood, 2012, 120 (Abstr 335).

[18] Paiva B, Martinez-Lopez J, Vidriales MB, et al. Comparison of immunofixation, serum free light chain, and immunophenotyping for response evaluation and prognostication in multiple myeloma. J Clin Oncol, 2011, 29 (12): 1627-1633.

[19] Davies FE, Forsyth PD, Rawstron AC, et al. The impact of attaining a minimal disease state after high-dose melphalan and autologous transplantation for multiple myeloma. Br J Haematol, 2001, 112 (3): 814-819.

[20] Paiva B, Gutiérrez NC, Rosiñol L, et al. High-risk cytogenetics and persistent minimal residual disease by multiparameter flow cytometry predict unsustained complete response after autologous stem cell transplantation in multiple myeloma. Blood, 2012, 119 (3): 687-691.

高龄老年弥漫大B细胞淋巴瘤的临床病理特征及疗效与预后分析

杨　波[1]　蔡力力[2]　汪海涛[1]　朱宏丽＊　卢学春＊

中国人民解放军总医院 北京 100853

[1]南楼血液科，[2]南楼临检科

【摘要】　目的：探讨老年弥漫大B细胞淋巴瘤（DLBCL）的临床病理学特征和疗效。**方法：**对2003年1月~2012年12月我院收治的15例老年DLBCL患者的临床资料进行回顾性分析，包括患者的一般临床特征、病理特点、化疗方案选择及疗效，并结合电话随访收集患者生存资料。**结果：**15例中位年龄84岁；所有患者合并至少2种其他疾病，其中以高血压病和冠状动脉粥样硬化性心脏病最常见，有4例合并第二肿瘤；出现B组症状（发热、盗汗及体重下降）的有13例；病理亚型中以非生发中心细胞型（non-GCB）居多（10/15）；Ann-Arbor分期Ⅱ期1例，Ⅲ/Ⅳ期14例；国际预后指数（IPI）评分3~5分14例；初诊时有10例血清乳酸脱氢酶（LDH）高于正常。全组病例均采用R-CHOP（利妥昔单抗联合CHOP）为基础的个体化方案化疗，4个疗程后CR 4例，PR 8例，SD 1例，PD 2例，治疗总反应12例；全组病例半年总生存10例，1年总生存8例；半年、1年无进展生存分别为7例、6例。**结论：**老年DLBCL初诊时合并基础疾病多、分期较晚、病理分型以non-GCB亚型为主，预后很差；应在强化支持治疗的基础上，根据不同预后，采用个体化R-CHOP方案化疗。

【关键词】　淋巴瘤，弥漫大B细胞；病理学；疗效；预后

老年人是非霍奇金淋巴瘤（non-Hodgkin's lymphoma，NHL）的主要累及对象，而弥漫大B细胞淋巴瘤（diffuse large B-cell lymphoma，DLBCL）是最常见的亚型，约占所有NHL的1/3；据统计，在80岁以上人群中，DLBCL约占B细胞淋巴瘤的一半[1-9]。国内针对老年人DLBCL的报道甚少，本研究主要探讨老年DLBCL患者的临床病理学特征及疗效。

基金项目：国家自然科学基金（81273597，81302801）；解放军总医院科技创新苗圃基金（11KMM24）解放军总医院临床科研扶持基金（2012FC-TSYS-4010）

＊共同通信作者：卢学春，主任医师，E-mail:luxuechun@126.com；朱宏丽，主任医师。

联系人：杨波（13701203446）、卢学春（13241892863）

地址：北京市复兴路28号，解放军总医院南楼血液科；邮编：100853

邮箱：yangsongru312@163.com

一、资料和方法

（一）对象

15 例老年 DLBCL 患者来自我院老年血液科 2003 年 1 月～2012 年 12 月的住院患者。全组病例均经组织病理学及免疫组化确诊，分型根据 WHO 造血组织与淋巴组织肿瘤分类标准（2008）。

（二）资料收集

应用医院 Pride 病案管理系统收集数据，包括患者的年龄、性别、基础疾病，淋巴瘤发病部位、临床分期、国际预后指数（IPI）评分、治疗方案和疗效。实验室检查主要统计患者入院时骨髓象及血清乳酸脱氢酶（LDH，参考值 40～250 U/L）水平。结合电话随访（终止时间 2012 年 12 月 31 日），获取死亡及疾病进展时间。

（三）免疫表型分析

采用链霉素抗生物素蛋白-过氧化物酶（SP）法检测免疫表型，标记以下抗体：CD20、CD10、Bcl-6、MUM-1、Ki-67，阳性细胞相应部位出现棕褐色或棕黄色颗粒，并根据 CD10、Bcl-6、MUM-1 的表达情况将 DLBCL 分为生发中心细胞型（germinal center B-cell-like，GCB）和非生发中心细胞型（non-germinal center B-cell-like，non-GCB）；CD10 阳性者为 GCB 组，CD10 和 Bcl-6 均为阴性时，由 MUM-1 决定，阳性者为 non-GCB 组，阴性者为 GCB 组。

（四）治疗及疗效评价

在支持治疗基础上，采用 R-CHOP 为基础的个体化化疗，具体用药：利妥昔单抗 600 mg d1，环磷酰胺 600～1200 mg d2，多柔比星脂质体 20～40 mg d2～3，长春地辛 4mg d2，地塞米松 10 mg d1～6；可根据患者年龄、淋巴瘤病理类型和分期、各脏器基础条件调整药物剂量。完成 4 个周期化疗后，采用 PET-CT 评估疗效，按照国际淋巴瘤工作组标准（即 Cheson 标准）[10] 分为完全缓解（CR）、部分缓解（PR）、疾病稳定（SD）、疾病进展（PD）。如果患者达到 PR 或 CR，原方案巩固化疗，如果患者疾病进展，更换化疗方案。

（五）统计学分析

数据经 SPSS 17.0 软件分析，计量资料以 $\bar{x}\pm S$ 表示。生存率分析采用 Kaplan-Meier 生存曲线法，并进行 log-rank 检验。

二、结果

（一）一般资料

15 例中男 14 例，女 1 例。平均年龄（80.8±8.7）岁，中位年龄 84 岁（56～89 岁），其中 80 岁以上 11 例。就诊时有 B 组症状（发热、盗汗及体重下降）表现的 13 例（表 1）。15 例均合并有其他系统疾病，以高血压病和冠状动脉粥样硬化性心脏病最常见，4 例合并第二肿瘤（表 2）。肿瘤原发部位在淋巴结的 4 例，胃肠道 5 例，扁桃体、腮腺、眼眶、睾丸、纵隔、脾各 1 例；根据 Ann-Arbor 分期，Ⅱ期 1 例，Ⅲ期 2 例，Ⅳ期 12 例。依据国际预后指数（international prognostic index，IPI）评分，2 分 1 例，3 分 2 例，4～5 分 12 例。15 例中有 12 例行骨髓穿刺检查，3 例出现骨髓受累。初诊时血清 LDH 检测发现，10 例超过正常值高限（250 U/L）（见表 1）。

（二）免疫表型分析

所有患者 CD20 均为阳性；根据 CD10、Bcl-6、MUM-1 的表达情况，15 例中 GCB 型 5 例，non-GCB 型 10 例；Ki-67 阳性率在 45%～80%之间。

（三）治疗反应及随访

15 例均接受化疗，4 个疗程后 CR 4 例，PR 8 例，SD 1 例，PD 2 例。随访终止时，13 例死于非霍奇金淋巴瘤进展，2 例无病生存，分别为病例 5 和 8（见表 1）。

表 1　15 例老年 DLBCL 患者临床资料

Tab 1. Clinical data of 15 elderly patients with DLBCL

Case	Gender	Age (year)	IPI	Stage	Primary site	Comorbidity (n)	Efficacy	OS (month)	PFS (month)	Subtype (GCB or N-GCB)	Ki-67 (%)	LDH
1	M	75	5	ⅣB	lymph nodes	6	PR	4.2	1	GCB	80	H
2	M	70	3	ⅢB	colon	2	CR	10	3.9	GCB	75	N
3	F	84	4	ⅣB	parotid gland	6	PR	9.4	3.7	N-GCB	75	H
4	M	56	2	ⅢA	spleen	2	CR	10.3	6.7	N-GCB	65	H
5	M	85	5	ⅣB	lymph nodes	7	PD	0.5	-	N-GCB	80	H
6	M	86	4	ⅣB	gastric and colon	7	PR	12.4	0.7	GCB	70	N
7	M	88	5	ⅣB	stomach	5	CR	42.5	38.7	N-GCB	45	H
8	M	89	4	ⅣA	orbital	6	PR	23.5	19.1	N-GCB	50	N
9	M	80	3	ⅡB	tonsil	5	PR	12.9	0.7	N-GCB	50	N
10	M	87	5	ⅣB	gastric antrum	5	PR	2.9	1	N-GCB	70	H
11	M	82	4	ⅣB	lymph nodes	8	PR	14.7	7.9	GCB	75	N
12	M	88	5	ⅣB	lymph nodes	4	PR	43	40.8	N-GCB	55	H
13	M	85	4	ⅣB	mediastinum	6	PD	2.9	-	N-GCB	80	H
14	M	76	4	ⅣB	left testis	5	CR	21.6	14.2	GCB	60	H
15	M	81	5	ⅣB	left testis	4	SD	2.3	-	N-GCB	75	H

OS: overall survival; PFS: progression-Free survival; CR: complete remission; PR: partial remission; SD: stable disease; PD: progressive disease; GCB: germinal center B-cell-like; N-GCB: non-germinal center B-cell-like; LDH: lactate dehydrogenase; H: high; N: normal.

表 2　15 例老年 DLBCL 患者合并基础疾病情况

Tab 2. Pre-existing diseases in 15 elderly patients with DLBCL

Pre-existing diseases	Number
Circulatory system	
Hypertension	11
Coronary heart disease	11
Arrhythmia (paroxysmal atrial fibrillation, atrial premature beat, ventricular premature beat)	3
Myocardial infarction	2
Chronic heart failure	2
Respiratory system	
Chronic obstructive pulmonary disease	3
Pneumonia (Tuberculosis, Interstitial pneumonia, Bacterial pneumonia)	7
Digestive system	
Chronic gastritis (superficial, atrophic)	4
Chronic hepatitis C	1
Fatty liver	2
Colorectal cancer	2

续 表

Pre-existing diseases	Number
Urinary system	
Kidney Cancer	1
Renal cysts	2
Endocrine system	
Diabetes mellitus	8
Impaired glucose tolerance	2
Central nervous system	
Cerebral infarction	4
Alzheimer's disease	1

（四）Kaplan-Meier 法生存分析

总生存期（OS）的计算从明确诊断到淋巴瘤引起死亡或随访终止，与本病不相关的死亡或存活病例计为截尾数据。无进展生存期（PFS）的计算从明确诊断到肿瘤复发、转移或病情恶化。Kaplan-Meier 法测得全组病例半年、1 年、2 年总生存率分别为 66.7%、53.3%、1%；半年、1 年、2 年无进展生存率分别为 50%、40%、0。中位总生存期为 12.4 个月，中位无进展生存期为 3.9 个月（见图 1）。

三、讨论

分析本组病例的临床病理学特点发现，

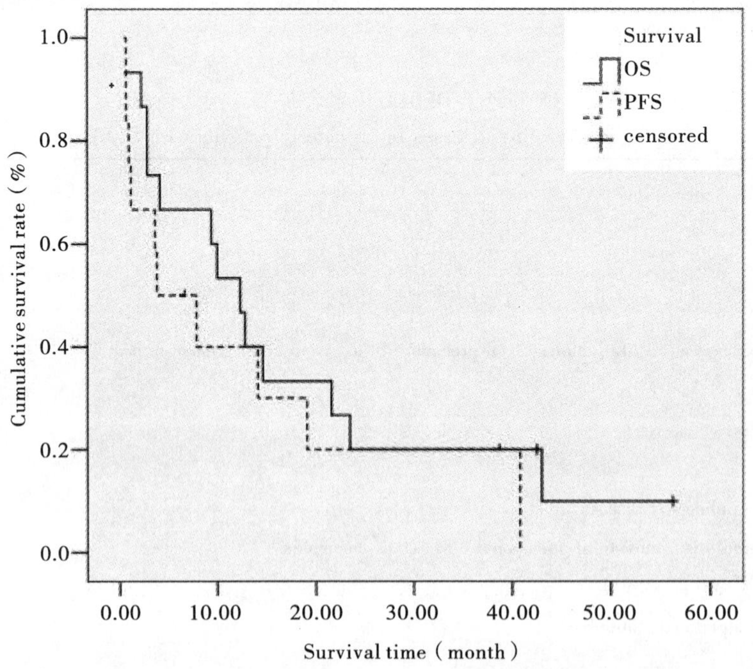

图 1 15 例老年 DLBCL 总生存曲线和无进展生存曲线

Fig1. Overall survival and Progression-Free survival curves of 15 elderly patients with DLBCL

老年 DLBCL 患者具有合并基础疾病多、肿瘤分期晚、预期生存非常差等特点。本组患者均合并至少 2 种基础疾病，最常见合并症依次为高血压、冠心病、糖尿病；值得一提的是，有 4 例合并第二肿瘤，这在年轻患者并不多见。初诊时有 13 例主诉 B 组症状，但大多因为体检发现影像学异常就诊，可能由基础疾病掩盖 B 组症状引起；本组 15 例老年 DLBCL 患者原发部位在淋巴结外的有 11 例，以胃肠道为主。根据 Ann-Arbor 分期，Ⅲ ~ Ⅳ期占 14 例。这些特点和老年 DLBCL 预后的关系尚需要扩大病例数进一步研究。生存分析发现，生存期超过 2 年的仅有 2 例，说明老年 DLBCL 的预后极差。

自 20 世纪 70 年代，CHOP 方案被认为是治疗 NHL 标准方案，此方案可以使 40%~ 50% 的老年 DLBCL 患者达到 CR[11,12]。1997 年，美国 FDA 批准利妥昔单抗应用于临床。研究表明[13,14]，利妥昔单抗联合 CHOP 方案（即 R-CHOP 方案）使老年 DLBCL 的 CR 率提高至 76%，治疗总反应率可达 90%，无事件生存也得到改善，同时不良反应并没有增加，R-CHOP 方案已成为国际上公认的治疗 DLBCL 的一线标准方案。但由于老年人脏器功能退化、合并多种基础疾病，不能给予标准剂量的 R-CHOP 方案化疗[15]。本组病例采取个体化的 R-CHOP 方案，根据患者年龄、疾病分期、各脏器基础条件调整药物剂量，并以多柔比星脂质体代替 CHOP 方案中的多柔比星（阿霉素），期望达到降低其心脏毒性的目的。4 疗程治疗后 CR 4 例，PR 8 例，最长生存期达 43 个月。治疗效果稍差于国外报道[16,17]，可能与本组病例平均年龄较大，肿瘤Ⅲ ~ Ⅳ期及预后较差的 non-GCB 亚型比例高有关。

Mizadeh 等[18]首先将 cDNA 微阵列技术应用于 DLBCL 基因表达谱的研究，并将 DLBCL 分为生发中心细胞型（GC-like）和非生发中心细胞型（non-GC like）。研究发现，GCB 型 DLBCL 的总生存期明显好于 non-GCB 型，并且发现 Bcl-2、Bcl-6、MUM-1 等分子可作为预后的独立因素[19-21]。本研究对 15 例老年 DLBCL 患者的免疫表型分析发现，GCB 型 5 例，non-GCB 型 10 例，二者比例符合国人 DLBCL 中 non-GCB 亚型偏高的报道[19]。但由于病例数偏少，两者的总生存及无进展生存无法进行比较。

总之，老年 DLBCL 具有独特的生物学及临床病理特征，主要包括合并基础病多、分期较晚、预期生存差等。治疗应根据患者各脏器基础情况合理选择，最终以改善生活质量和延长生存时间为目标。

参 考 文 献

[1] Jemal A, Siegel R, Ward E, et al. Cancer statistics, 2009. CA Cancer J Clin, 2009, 59 (4): 225-249.

[2] Morton LM, Wang SS, Devesa SS, et al. Lymphoma incidence patterns by WHO subtype in the United States, 1992 ~ 2001. Blood, 2006, 107 (1): 265-276.

[3] Groves FD, Linet MS, Travis LB, et al. Cancer surveillance series: non-Hodgkin's lymphoma incidence by histologic subtype in the United States from 1978 through 1995. J Natl Cancer Inst, 2000, 92 (15): 1240-1251.

[4] Nabhan C, Smith SM, Helenowski I, et al. Analysis of very elderly (≥80 years) non-hodgkin lymphoma: impact of functional status and comorbidities on outcome. Br J Haematol, 2012, 156 (2): 196-204.

[5] 杨波，卢学春，朱宏丽，等. 自体 CIK 细胞联合 IL-2 治疗老年人 B 细胞性恶性淋巴瘤的临床研究. 中国实验血液学杂志，2010，18 (5): 1244-1249.

[6] Yang B, Lu XC, Yu RL, et al. Repeated transfusions of autologous cytokine-induced killer cells for treatment of haematological malignancies in elderly patients: a pilot clinical trial. Hematol Oncol, 2012, 30 (3): 115-122.

[7] Lu XC, Yang B, Yu RL, et al. Clinical study of autologous cytokine-induced killer cells for the treatment of elderly patients with diffuse large B-cell lymphoma. Cell Biochem Biophys, 2012, 62 (1): 257-265.

[8] 杨洋，杨波，脱帅，等. 含胸腺肽免疫增强的自体 CIK 细胞联合 IL-2 方案治疗高龄弥漫大 B 细胞淋巴瘤. 军医进修学院学报，2012，33 (5)：441-443，459.

[9] 刘梅林. 老年医学高级教程. 北京：人民军医出版社，2012：434-443.

[10] Cheson BD, Horning SJ, Coiffier B, et al. Report of an international workshop to standardize response criteria for non-Hodgkin's lymphomas. NCI Sponsored International Working Group. J Clin Oncol, 1999, 17 (4): 1244.

[11] Fisher RI, Gaynor ER, Dahlberg S, et al. Comparison of a standard regimen (CHOP) with three intensive chemotherapy regimens for advanced non-Hodgkin's lymphoma. N Engl J Med, 1993, 328 (14): 1002-1006.

[12] Sonneveld P, de Ridder M, van der Lelie H, et al. Comparison of doxorubicin and mitoxantrone in the treatment of elderly patients with advanced diffuse non-Hodgkin's lymphoma using CHOP versus CNOP chemotherapy. J Clin Oncol, 1995, 13 (10): 2530-2539.

[13] Coiffier B, Lepage E, Briere J, et al. CHOP chemotherapy plus rituximab compared with CHOP alone in elderly patients with diffuse large-B-cell lymphoma. N Engl J Med, 2002, 346 (4): 235-242.

[14] 徐卫，李建勇，张智弘，等. R-CHOP 方案与 CHOP 方案治疗初治弥漫性大 B 细胞淋巴瘤的临床研究. 中国实验血液学杂志，2008，16 (4)：933-937.

[15] Armitage JO, Potter JF. Aggressive chemotherapy for diffuse histiocytic lymphoma in the elderly: increased complications with advancing age. J Am Geriatr Soc, 1984, 32 (4): 269-273.

[16] Moreno M, Sancho JM, Gardella S, et al. Non-pegylated liposomal doxorubicin in combination with cyclophosphamide, vincristine, prednisone and rituximab for the treatment of non-Hodgkin's lymphoma: study of 26 patients. Med Clin (Barc), 2010, 134 (2): 72-75.

[17] Peyrade F, Jardin F, Thieblemont C, et al. Attenuated immunochemotherapy regimen (R-miniCHOP) in elderly patients older than 80 years with diffuse large B-cell lymphoma: a multicentre, single-arm, phase 2 trial. Lancet Oncol, 2011, 12 (5): 460-468.

[18] Alizadeh AA, Eisen MB, Davis RE, et al. Distinct types of diffuse large B-cell lymphoma identified by gene expression profiling. Nature, 2000, 403 (6769): 503-511.

[19] 叶子茵，曹亚兵，林桐榆，等. 弥漫大 B 细胞淋巴瘤免疫表型分型与预后的关系. 中华病理学杂志，2007，36 (10)：654-659.

[20] Obermann EC, Csato M, Dirnhofer S, et al. BCL2 gene aberration as an IPI-independent marker for poor outcome in non-germinal-centre diffuse large B cell lymphoma. J Clin Pathol, 2009, 62 (10): 903-907.

[21] Ohno H. Pathogenetic and clinical implications of non-immunoglobulin; BCL6 translocations in B-cell non-Hodgkin's lymphoma. J Clin Exp Hematol, 2006, 46 (2): 43-53.

❖ 乳腺肿瘤 ❖

2014年ASCO乳腺癌治疗主要研究进展

徐兵河 王佳玉

中国医学科学院肿瘤医院 北京 100021

2014年美国临床肿瘤学会（ASCO）年会上，乳腺癌的临床研究再次成为亮点之一，许多临床研究结果都在这次会议上进行了报道，本文对其中几项最重要的临床治疗研究进展介绍如下。

一、绝经前受体阳性早期乳腺癌的辅助内分泌治疗

（一）比较依西美坦/他莫昔芬联合卵巢功能抑制治疗绝经前HR（+）早期乳腺癌的随机Ⅲ期研究：IBCSG TEXT & SOFT联合分析

目前认为，对绝经前受体阳性早期乳腺癌术后辅助内分泌治疗作用最为肯定的药物是他莫昔芬（TAM），卵巢去势推荐用于有高危复发风险，且化疗后未导致闭经的患者，或不愿意接受辅助化疗的中危复发风险患者，可单用或与他莫昔芬联合应用。

2014年美国临床肿瘤学会（ASCO）年会上报道了两项试验的合并分析结果。TEXT和SOFT试验是Ⅲ期随机试验，比较依西美坦（E）+卵巢功能抑制（OFS）和TAM（T）+OFS辅助治疗绝经前ER阳性早期乳腺癌疗效。

两个试验共入组5738例绝经前期ER阳性的早期乳腺癌患者，其中TEXT研究2672例，SOFT研究3066例。TEXT将术后12周内的患者随机分配到依西美坦+卵巢功能抑制组或TAM+卵巢功能抑制组，治疗5年（可以同时联合化疗）。SOFT试验将术后12周内（如果不打算化疗）或完成（新）辅助化疗8个月内的患者随机分配到依西美坦+卵巢功能抑制组、TAM+卵巢功能抑制组或TAM单药治疗组，同样也治疗5年。

主要研究终点是无病生存（DFS）率。因为事件发生率低，于2011年对TEXT和SOFT试验进行联合分析。截至2013年，中位随访5.7年时，两组患者的人群意向分析中共报道了514例无病生存事件。依西美坦+卵巢功能抑制组患者的5年DFS率为91.1%，TAM+卵巢功能抑制组患者的5年DFS率为87.3%，依西美坦+卵巢功能抑制组可降低复发风险28%。两组次要终点目标——无乳腺癌复发时间（BCFI）和无远处复发时间（DRFI）依西美坦+卵巢抑制组均优于对照组。两组总生存期（OS）结果相似。两组3~4级不良事件的发生率几乎相同，并且与以往报道的芳香化酶抑制剂（AI）类药物相似。

该试验的主要研究者（PI）Olivia Pagani教授指出：多年来，5年的TAM是绝经前ER阳性早期乳腺癌辅助治疗的“金标准”。TEXT和SOFT研究结果表明，依西美坦+卵巢功能抑制可以代替TAM成为

此类患者另一治疗选择。但我们仍须较长时间随访，以便更好地评估年轻患者的生存期、长期治疗的不良反应和对生育能力的影响。

（二）肥胖对绝经前 HR（+）早期乳腺癌患者预后的影响

以往的研究发现，肥胖与早期乳腺癌不良预后相关，然而，这种相关性多见于 ER 阳性或卵巢功能活跃的乳腺癌患者中。早期乳腺癌试验协作组（EBCTCG）分析了来自 70 个临床试验的 8 万名早期乳腺癌患者的各项与预后相关的因素，中位随诊 8 年。根据 WHO 的定义，肥胖的标准为体质指数（BMI）≥30。

研究发现，肥胖对乳腺癌死亡率的明确、独立不良作用仅存在于绝经前 ER 阳性患者，对 4 万例绝经后 ER 阳性患者的作用轻微，对 2 万例绝经前/绝经后 ER 阴性患者乳腺癌死亡率无影响。

该研究的 PI，牛津大学的 Hongchao Pan 博士指出：肥胖一般只会增加绝经后妇女血液中的雌激素水平，所以肥胖只影响绝经前患者预后的研究结果令我们非常吃惊，这意味着我们对肥胖影响预后的主要生物学机制尚不十分清楚。

二、HER-2 阳性早期乳腺癌的靶向治疗

ALTTO 是 2014 年 ASCO 公布的重要的临床试验的结果之一，由主要研究者之一 Edith A. Perez 教授在大会上报告。这是一项针对 HER-2 阳性早期乳腺癌的国际多中心、随机开放的Ⅲ期临床研究。该研究比较了拉帕替尼单药治疗、曲妥珠单抗单药治疗、曲妥珠单抗序贯拉帕替尼和曲妥珠单抗联合拉帕替尼联合辅助治疗（1 年）HER-2 阳性早期乳腺癌的疗效。主要试验终点是 DFS。

自 2007 年 1 月至 2011 年 7 月间，来自 44 个国家、946 个研究中心的 8381 位患者在辅助化疗后或化疗中被随机分配到曲妥珠单抗单药治疗组（$n=2097$）、拉帕替尼单药治疗组（$n=2100$）、曲妥珠单抗→拉帕替尼序贯治疗组（$n=2091$）或曲妥珠单抗+拉帕替尼治疗组（$n=2093$）。第一次中期分析显示，拉帕替尼单药治疗的效果不如曲妥珠单抗单药治疗，根据独立数据监控委员会的推荐，拉帕替尼单药治疗组于 2011 年 8 月 18 日终止，该组患者随即推荐给予 1 年曲妥珠单抗治疗。

在中位随访 4.5 年，即 2013 年 12 月进行的中期分析结果显示：与曲妥珠单抗单药治疗相比，拉帕替尼+曲妥珠单抗序贯或同时辅助治疗 HER-2 阳性早期乳腺癌没有明显的生存优势，3 组患者的 4 年 DFS 率相似：曲妥珠单抗组 86%，拉帕替尼+曲妥珠单抗同时治疗组 88%，序贯治疗组 87%。与曲妥珠单抗单药治疗相比，联合治疗的某些不良反应的发生率更高，例如腹泻、皮疹和肝病。该试验的另一个主要发现是，严重的心脏相关不良反应的发生率极低。ALTTO 试验组中，充血性心力衰竭的发生率低于 1%，即使 95%的患者应用蒽环类辅助化疗。

研究者 Edith A. Perez 教授以及 ASCO 主席 Clifford A. Hudis 教授评论：虽然之前 NeoALTTO 研究显示，术前应用拉帕替尼和曲妥珠单抗联合治疗时患者的病理完全缓解率（pCR）是曲妥珠单抗单药治疗的 2 倍。我们常假设，新辅助治疗 pCR 率的提高能有效预测 DFS 及 OS 的改善，因此从术前新辅助化疗+靶向治疗的临床研究的阳性结果来代替辅助治疗研究。

然而，ALTTO 试验并没有证明联合抗 HER-2 双靶向药物在辅助治疗中的生存优势。药物研发的捷径受到挑战，临床研究

替代终点的认识也受到挑战：美国FDA已经基于pCR加速批准了几种新药，但现在看来，pCR与患者长期预后并不能画等号。对于HER-2阳性早期乳腺癌辅助治疗的标准方案仍是辅助化疗+曲妥珠单抗治疗1年。

三、贝伐单抗在早期乳腺癌辅助治疗中的作用

2014年ASCO大会报告了E5103试验的结果。该试验选择HER-2阴性乳腺癌，按照1∶2∶2将4994例HER-2阴性伴淋巴结阳性或淋巴结阴性合并其他高危因素的早期乳腺癌患者随机分配到3个治疗组中。除了多柔比星和环磷酰胺以及每周使用紫杉醇，患者或接受安慰剂（A组：AC>T），或在化疗期间接受贝伐单抗（B组：BvAC>BVT），或先在化疗期间接受贝伐单抗治疗之后再接受贝伐单抗单药治疗10个周期（C组：BvAC>BVT>BV）。主要终点是无浸润性乳腺癌生存期（IDFS）。

结果显示，化疗相关不良事件（AE）包括骨髓抑制和周围神经病变在3组中相似。>3级的高血压、血栓、蛋白尿、出血事件在3组报道的比率分别是2%、8%、11%。15个月时临床充血性心力衰竭的累计发生率为1.0%、1.9%、3.0%。B组约24%的患者，C组55%的患者在试验计划完成前中止贝伐单抗治疗。

中位随访时间为47.5个月，在A、B、C 3组共有430例IDFS事件，3组5年的IDFS相似，分别为77%、76%和80%。研究表明，在蒽环类药物和紫杉醇的辅助治疗中添加贝伐单抗并不能改善高危的HER-2阴性乳腺癌患者的IDFS或OS。应用贝伐单抗确实增加了不良事件，导致贝伐单抗的早期停药事件发生率增高。

无论在HER-2阳性乳腺癌（BETH研究，3509例患者，辅助化疗/曲妥珠单抗+/-贝伐单抗），还是在TNBC（BEATRICE研究，2591例患者，辅助化疗+/-贝伐单抗），以及HER-2阴性伴高危因素的乳腺癌（E5103研究），辅助治疗化疗基础上增加贝伐单抗均未增加DFS或OS获益。并且，上述研究均发现，贝伐单抗组3～4度毒性反应发生率明显增高，因毒性中断治疗的比例也较高。到目前为止的证据显示，贝伐单抗不适合乳腺癌辅助治疗。

（来源：丁香园，2014-09-24）

乳腺癌的全程管理策略及晚期乳腺癌的用药策略

胡夕春

上海复旦大学附属肿瘤医院 上海 200032

一、乳腺癌的全程管理策略

(一) 早期乳腺癌的治疗

理念更新，全身治疗地位凸显——目前，指南、共识和多项临床研究均表明，早期乳腺癌药物治疗的地位日益凸显，强调在系统性治疗的框架下，适度应用手术治疗。ACOSOGZ0011 研究纳入临床分期为 T1~2N0M0 患者，行保乳手术（BCT）+前哨淋巴结活检（SLNB）后发现 1~2 个 SLN 阳性的患者随机分为两组，一组行腋窝淋巴结清扫（ALND），一组不再手术，后续行全身治疗和全乳放疗。中位随访时间 6.3 年后发现，两组的淋巴结复发率无显著差别（0.5% *vs* 0.9%，$P=0.45$），无病生存（DFS）率和 OS 也无显著差异。因此，随着临床证据的积累，在早期乳腺癌的治疗中，外科手术干预更加趋向理性化，而全身治疗的地位日益提高。

辅助化疗策略——化疗是药物治疗的主要方法，如何优化治疗策略？2011 年圣加仑（St. Gallen）国际乳腺癌会议专家共识将乳腺癌分为 Luminal A 型、Luminal B 型、HER-2 阳性型、三阴性型（TNBC）和其他特殊类型，因各型乳腺癌具有不同的分子生物学特性，因此，对于早期乳腺癌的辅助化疗，应基于肿瘤的分子分型来优化治疗选择。

Luminal 型乳腺癌——是所有类型乳腺癌中发病率最高的类型，因其激素受体表达阳性，内科治疗是主要治疗方法。对于其化疗方案选择，包括 EBCTCG 荟萃分析在内的多项研究显示，以表柔比星为代表的蒽环类方案是 Luminal 型乳腺癌患者辅助化疗的核心方案。

HER-2 阳性乳腺癌——是最凶险的乳腺癌之一，占所有乳腺癌的 20%~30%，此型患者预后差、复发和死亡风险高。乳腺癌患者必须尽早进行准确的 HER-2 检测，明确 HER-2 状态，是确定乳腺癌治疗方案的前提。对于 HER-2 阳性乳腺癌患者，抗 HER-2 治疗是基础。对于 HER-2 阳性早期乳腺癌，HERA、NSABP B-31、NCCTGN 9831、BCIRG 006 等 4 大临床研究长期随访结果均显示：化疗联合抗 HER-2 靶向药物曲妥珠单抗治疗能带来无病生存（DFS）和 OS 的显著获益，复发和死亡风险最多下降 40% 和 37%，奠定了曲妥珠单抗作为 HER-2 阳性早期乳腺癌辅助治疗的标准。

三阴性乳腺癌（TNBC）——占所有乳腺癌的 12%~20%。目前，TNBC 无明确治疗靶点，化疗是主要治疗方法。FinXX 研究亚组分析结果显示，在辅助化疗方案中加用卡培他滨可显著提高 TNBC 患者的无复发生存（RFS）率。我国学者针对 FinXX 和 USO 研究的荟萃分析也表明，标准辅助治疗方案中加用卡培他滨可明显改善 TNBC 患者的无病生存。目前，我国有多项关于卡培他滨治疗 TNBC 的临床研究正在开展，结果值得期待。

（二）新辅助化疗策略

新辅助化疗可降低乳腺癌临床分期，改善患者生存，已成为乳腺癌多学科综合治疗的重要部分。研究表明，新辅助化疗的病理完全缓解（pCR）率是良好的早期疗效预测指标，因此，新辅助化疗方案的选择应基于病理完全缓解（pCR）率的提高。对于乳腺癌患者新辅助化疗方案，应包括蒽环类和紫杉类药物，标准辅助化疗方案也可用于进行新辅助化疗。ABCSC 24 研究表明，在表柔比星+多西他赛（ET）方案基础上加用卡培他滨可显著提高浸润性乳腺癌患者的 pCR 率。

此外，与辅助化疗相似，新辅助化疗方案的选择也应基于肿瘤的分子分型。对于 HER-2 阳性乳腺癌患者的新辅助化疗方案中应包含抗 HER-2 治疗，而对于 TNBC 患者，多项研究显示，新辅助化疗方案中加用铂类可提高 TNBC 患者的 pCR 率。

（三）晚期乳腺癌的治疗

晚期及转移性乳腺癌患者较难治愈，因此，临床实践中应选择合理的治疗策略。关于化疗方案的制订，蒽环类药物在早期乳腺癌中广泛应用累积的心脏毒性使其在晚期乳腺癌一线方案选择中受限制。晚期乳腺癌一线治疗的优选联合化疗方案有紫杉类药物（含紫杉醇和多西他赛）联合卡培他滨或吉西他滨方案。当然，也可以选择单药序贯治疗。

晚期乳腺癌全程管理提倡在一线联合治疗有效后，继续维持治疗。维持化疗的理想选择应是单药治疗有效、相对低毒、便于长期使用，如口服的化疗药物卡培他滨等。乳腺癌全程管理理念应该深入贯彻到乳腺癌诊治的每个环节，从诊断到治疗，从早期乳腺癌到晚期乳腺癌。

二、全程管理模式下：浅谈晚期乳腺癌的用药策略

近年来，随着乳腺癌诊疗技术的发展，乳腺癌患者的 5 年生存率明显提高，即使是晚期患者，5 年生存率也可以达到 20% 以上，特别是激素受体阳性的乳腺癌患者，因而临床上已经逐渐接受将乳腺癌作为“慢性病”管理的理念，并且基于这一理念，提出了与“慢性病”治疗目标更为一致的“晚期乳腺癌全程管理治疗模式”。

那么在这样的治疗模式下如何制订用药策略？首先，能用内分泌治疗，就不用化疗，强调尽量推迟开始使用化疗的时间。化疗可根据情况，选择联合化疗或单药序贯化疗，不仅要考虑一线化疗方案，还应考虑一线治疗有效后的维持化疗。本文就这一问题进行探讨。

（一）一线化疗方案的选择

根据中国抗癌协会乳腺癌专业委员会 2011 年发表在《中华医学杂志》上的《复发转移乳腺癌化学治疗基本原则》，对于辅助治疗仅用过内分泌治疗或其他未用过化疗的患者，可以选择 CMF 方案或蒽环类为主的 AC（EC）或 FAC（FEC）方案；而对于蒽环类药物失败的转移性乳腺癌，首选卡培他滨联合多西他赛的 XT 方案，或者吉西他滨联合紫杉醇的 CT 方案。

事实上，蒽环类药物已经普遍用于乳腺癌的辅助治疗，并且由于其特有的累积性心脏毒性，以蒽环类为主的方案在晚期疾病的治疗中机会并不多。

目前，对于含紫杉类的联合方案，仅有 XT 和 GT 方案有明显生存获益证据。在包括 511 例接受过蒽环类治疗的晚期乳腺癌患者的Ⅲ期研究中，XT 联合方案相比单

独多西他赛不仅有更高的缓解率和更长的疾病进展时间（TTP），而且显著延长了患者的总生存期。XT 方案的安全性也很好，主要毒副反应为胃肠道反应及手足综合征。GT 方案经研究表明也有生存获益，该方案的主要不良反应为血液学毒性，如血小板减少和贫血。

总体上，联合化疗比单药化疗有更高的客观缓解率和更长的 TTP，但毒性也相对较大，而单药化疗毒性低，利于长期用药，在适合的患者可以有好的生存获益。卡培他滨与脂质体多柔比星（PLD）、紫杉类一样都是复发或转移性乳腺癌一线治疗的首选单药，对于疾病进展缓慢、肿瘤负荷小、一般情况差、老年患者，可以考虑应用。

（二）维持化疗的用药选择

在晚期乳腺癌的全程管理治疗模式中，维持治疗占重要地位。经过最佳一线治疗获得缓解的患者应该考虑合理的维持治疗。一线选用单药的，可以继续该药治疗至疾病进展；一线选用联合化疗的，如果因为不良反应不能继续联合化疗，可以考虑原联合方案中其中一种单药进行维持治疗，以尽量延长疾病控制时间。维持化疗的理想药物，应该是单药治疗有效、相对低毒，并且便于长期使用。

GEICAM2001-01 研究在 A→T 方案一线治疗后采用 PLD 维持治疗，确实延长了患者的 TTP。而评估紫杉醇用于 AT/ET 方案后维持治疗的 MANTAI 研究则未能证实该药有生存获益。经 GT 方案一线治疗后疾病没有进展的患者，后续继续用联合化疗来进行维持治疗可延长 PFS 和 OS，但是不良反应也有所增加。因此，建议对联合化疗后肿瘤负荷仍较大且化疗耐受性好的患者，可选择联合化疗来维持；对其他患者，卡培他滨是的一种理想的维持化疗选择。

（来源：丁香园，2014-09-19）

（上接第 185 页）

三、小结与展望

综上所述，CRPC 的治疗手段越来越丰富，包括新颖的内分泌药物、免疫治疗手段、放射性核素和化疗等。新的内分泌药物已成为其主要治疗手段，其次免疫治疗手段、核素治疗在延长前列腺癌患者生存的同时，具有更加良好的耐受性，而多西他赛和卡巴他赛在 CRPC 的药物治疗中仍占有重要的历史地位，因此这促使我们思考如何合理序贯应用这些新的治疗手段，如何优化 CRPC 的治疗策略，可望为 CRPC 患者带来更大的生存获益。

（来源：丁香园，2014-09-24）

❖ 泌尿系统肿瘤 ❖

晚期前列腺癌药物治疗进展

寿建忠　马建辉

中国医学科学院肿瘤医院 北京 100021

一、初治晚期前列腺癌的标准治疗方式受到冲击

一线内分泌治疗是目前初治晚期前列腺癌的标准治疗方式，不管是骨转移或内脏器官转移的患者。但 2014 年 ASCO 年会上报告了内分泌治疗联合化疗治疗晚期前列腺癌是否优于单纯内分泌治疗的Ⅲ期临床研究结果，引起了广泛的关注。该研究共入组了 790 例前列腺癌患者，分为两组：转移高瘤负荷组（内脏及具有 4 个骨转移病灶以上）540 例，转移低瘤负荷组 250 例，按 1∶1 入组，一组接受单纯内分泌治疗，一组内分泌联合化疗，化疗药物为多西他赛 75 mg/m^2，3 周方案连用 6 周期；结果显示：两组间总生存期分别为 42.3 个月和 52.7 个月（$P=0.0006$），内分泌联合化疗组明显好于单纯内分泌治疗；其中在高瘤负荷组中，单纯内分泌治疗与内分泌联合化疗组的中位生存期分别为 32.2 个月和 49.2 个月（$P=0.0012$），而低瘤负荷组 OS 尚未达到，有待于进一步随访观察。该研究首次揭示了化疗在敏感性晚期前列腺癌中的临床价值，其有可能改变晚期前列腺癌的治疗模式。

二、CRPC 的药物治疗进展

（一）CRPC 的治疗模式强势回归于内分泌，新药成为主导

虽然多西他赛被美国 FDA 在 2004 年批准用于去势治疗无效的前列腺癌（Castration resistant prostate cancer，CRPC，又称：雄激素抵抗性前列腺癌）的化疗，取得了一定的疗效，但治疗手段单一以及多西他赛失败后缺乏有效的后续治疗手段，一直是 CRPC 患者治疗上面临的困难。

但近年来随着人们对 CRPC 的发生机制的进一步认识和深入了解，开发了新颖的内分泌药物阿比特龙（abiraterone）和恩杂鲁胺（enzalutamide，MDV3100），治疗局面得到了全面的改观，更为重要的是，数据表明这些新颖强效的内分泌药物可以推迟细胞毒化疗药物的应用，CRPC 的治疗模式和理念正在悄然发生改变，已成为 CRPC 的主要治疗手段。

1. 醋酸阿比特龙

醋酸阿比特龙（AA）是一种强效的口服雄激素抑制剂，通过抑制雄激素合成中的关键酶——CYP17 而降低血及前列腺癌组织中的睾酮水平，可以使 CRPC 患者体内的睾酮水平进一步下降至不可检测的水平（去势水平）。

2010 年发布的一项Ⅲ期临床研究（COU-AA-301）中，在 1195 例既往接受过多西他赛治疗、且病情进展的 CRPC 患者按 2∶1 随机分为阿比特龙（1000 mg/d）+泼尼松组和安慰剂+泼尼松组；结果显示，阿比特龙联合泼尼松的 PSA 进展时间和总生存时间分别为 8.5 个月和 15.8 个月，显著优于安慰剂组的 6.6 个月和 11.2 个月，且耐受性良好。这一研究结果首次揭示了二线内分泌治疗可延长 CRPC 患者总生存的价值，因此美国 FDA 快速批准了阿比特龙作为 CRPC 在多西他赛化疗失败后的二线治疗。

鉴于 CRPC 在本质上仍然依赖雄激素信号传导通路以及阿比特龙对雄激素的强效抑制，推测阿比特龙也可能在 CRPC 患者的一线治疗中发挥疗效。COU-AA-302 研究基于以上设想，展开了研究，共入组了 1088 例无症状或症状轻微、既往未接受过化疗的 CRPC 患者，随机分组接受口服阿比特龙联合泼尼松（n=546）或安慰剂+泼尼松的治疗（n=542）。

结果在中位随访 22.2 个月时进行了第二次中期分析显示，治疗组与对照组 PSA 进展时间分别为 11.1 个月和 5.6 个月，无进展生存时间分别为 16.5 个月和 18.3 个月（P<0.001），安慰剂组中位生存时间 27.2 个月，阿比特龙组尚未达到（P=0.01），有生存获益的优势。同时研究中的各项次要观察指标，包括延缓了化疗开始的时间、疼痛强度的缓解等，阿比特龙治疗组均明显占优。鉴于这一结果，2012 年，美国 FDA 批准阿比特龙用于未经化疗的 CRPC 的一线治疗。2013 年，NCCN 前列腺癌指南中推荐阿比特龙可用于 CRPC 的一线或作为多西他赛失败后的二线内分泌治疗。

2. 恩杂鲁胺

恩杂鲁胺是一种新型强效的雄激素受体阻滞剂，通过阻断雄激素与受体结合、抑制雄激素受体核转位及抑制雄激素受体的共刺激因子来阻断雄激素受体的信号通路，从而能非常有效地阻断雄激素受体信号的作用。在Ⅰ～Ⅱ期临床研究中，恩杂鲁胺不论对既往是否采用过化疗的 CRPC 患者都显示出良好的疗效和耐受性。

在一项名为 AFFIRM 的随机、双盲、安慰剂对照的Ⅲ期临床试验中，共入组了 1199 例多西他赛治疗失败的 CRPC 患者，随机分组接受恩杂鲁胺 160 mg 或安慰剂治疗。结果：恩杂鲁胺组的 OS（18.4 个月 *vs* 13.6 个月，P<0.001）、PSA 进展时间（8.3 个月 *vs* 3.0 个月，P<0.001）、PSA 缓解率（54% *vs* 2%，P<0.001）和 ORR（29% *vs* 4%，P<0.001）均显著优于安慰剂组。恩杂鲁胺在延缓第一次骨相关事件的发生时间方面也具有明显的优势，其常见不良反应有疲劳、腹泻和潮热。0.6%的患者出现了癫痫发作。2012 年 8 月，美国 FDA 批准其用于治疗多西他赛失败的 CRPC 治疗。

那么恩杂鲁胺在化疗以前应用是否能改善 CRPC 患者的生存呢？2014 年发表在《新英格兰医学杂志》上的一项名为 PREVAIL 的随机、双盲、安慰剂对照的Ⅲ期临床试验中，共入组了 1717 例多西他赛治疗失败的 CRPC 患者，随机分组接受恩杂鲁胺 160mg（n=872）或安慰剂（n=845）治疗。结果：12 个月时的恩杂鲁胺治疗组的 PFS 率（65% *vs* 14%，P<0.001）、估计总生存（32.4 个月 *vs* 30.2 个月，P<0.001）优于安慰剂组；其他次要观察指标，包括 PSA 缓解率（78% *vs* 30%，P<0.001）、ORR（59% *vs* 9%，P<0.001）和延迟化疗启动时间、骨不良事件发生上，PSA 的进展时间上，恩杂鲁胺组均显著优于安慰剂组。2014 年 NCCN 前列腺癌指南

中推荐恩杂鲁胺可用于 CRPC 的一线或作为多西他赛失败后的二线内分泌治疗。

3. 其他内分泌药物

随着醋酸阿比特龙治疗 CRPC 的成功，关键酶 CYP17A 的抑制剂（TAK-700，Orteronel）、同时抑制 CYP17 和小分子激素受体的拮抗剂（TOK-001）以及与恩杂鲁胺相似的小分子雄激素受体的拮抗剂（ARN-509）在 CRPC 中的研究也获得成功，早期的Ⅰ～Ⅱ期研究中显示出了良好的应用前景，其Ⅲ期研究正在进行之中，其结果拭目以待。

（二）重新审视化疗在 CRPC 中的地位，仍具有重要价值

化疗作为 CRPC 治疗中的一线治疗模式越来越受到了巨大的挑战，临床上多采用新型内分泌药物如阿比特龙、恩杂鲁胺等，提高了患者生存期，但该类新药并不能治愈 CRPC，其缓解期仍然有限，主要贡献之一是推迟了细胞毒化疗药物的应用，因此化疗在 CRPC 中仍具有重要的治疗价值。就化疗药物而言，多西他赛仍然是首选。

在 TAX327 研究中，多西他赛 3 周方案（75 mg/m^2）在治疗 CRPC 上获益最为明显，但这样的剂量和用药方法对 CRPC 患者来说毒性反应较重，3/4 度中性粒细胞减少的发生率达到 32%，腹泻、外周神经毒性发生率分别为 32%和 30%，特别是老年患者，该化疗方案在临床上受到了明显的限制。因此，优化多西他赛的用药方案，在保持疗效的前提下，提高老年患者的耐受性一直备受期望。一项Ⅲ期研究评估了多西他赛 3 周方案（75 mg/m^2，3 周重复）和 2 周方案（50 mg/m^2，2 周重复）治疗 CRPC 的疗效和安全性的比较。

结果表明，2 周方案与 3 周方案相比：TTF 时间分别为 5.6 个月和 4.9 个月（$P=0.014$），疗效 2 周方案优于 3 周方案；3/4 级不良事件的发生率上，尤其是在骨髓抑制方面，白细胞减少的发生率分别为 29%和 13%，中性粒细胞减少伴感染的发生率分别为 24%和 6%（$P=0.002$），不良事件 2 周方案显著低于 3 周方案，耐受性更好。因此对于 CRPC 患者，采用化疗药物，多西他赛 50 mg/m^2 每 2 周方案，是个可供选择的治疗方案。

卡巴他赛（Cabazitaxel，Jevtana）是新一代半合成的紫杉烷类药物，对多西他赛化疗失败的 CRPC 有效，其疗效优于米托蒽醌，于 2010 年 6 月获得美国 FDA 的批准用于多西他赛后疾病进展的 mCRPC 患者。一项随机、多中心的Ⅲ期研究（TROPIC 研究）中，755 例多西他赛治疗后出现疾病进展的 mCRPC 患者按 1∶1 的比例分为卡巴他赛+泼尼松组（378 例）或米托蒽醌+泼尼松组（377 例），经中位 12.8 个月随访。

结果显示：PSA 缓解率：卡巴他赛组为 39.2%，米托蒽醌组为 17.8%；中位 PFS：卡巴他赛组为 2.8 个月，米托蒽醌组为 1.4 月；中位 OS：卡巴他赛组为 15.1 个月，米托蒽醌组为 12.7 个月，卡巴他赛治疗组与米托蒽醌治疗组相比，患者的死亡风险降低了 30%（HR=0.70，$P<0.0001$）；主要不良反应有：骨髓抑制：≥3 级的毒副反应是中性粒细胞减少，卡巴他赛组常见（82% *vs* 58%），发热性中性粒细胞减少也多见于卡巴他赛组（6% *vs* 1%），以及腹泻、恶心、呕吐、水钠潴留、疲乏和关节疼痛等。

（三）CRPC 患者早期使用免疫治疗，生存获益可能更明显

1. 前列腺癌疫苗（sipuleucel-T）：首个肿瘤治疗性疫苗

Sipuleucel-T（Provenge）是一种针对前列腺癌的自身肿瘤疫苗，是将提取的前列腺癌患者自身的抗原呈递细胞（APC）与前列腺特异抗原（前列腺酸性磷酸酶，PAP）和粒细胞-巨噬细胞集落刺激因子（GM-CSF）组成的融合蛋白（PA2024）在体外共同培养，再经过浓缩提炼而成为可用于临床应用的商品，即前列腺癌疫苗sipuleucel-T，可以说sipuleucel-T主要是被人工修饰的抗原呈递细胞的集合。体外培养获得的每支50 ml产品，其内至少含有5000万个活化的$CD54^+$的外周血单核细胞。

与以往预防疾病的疫苗不同，该疫苗绝对个体化，应用于特定的个人；疫苗抗原非外来物质，而是人体自身产生的物质；产生的免疫反应是非抵抗外源微生物入侵，而是杀死自身的前列腺癌细胞，因此与人体预防性疫苗有着根本的区别。它是第一个被美国FDA批准的治疗性疫苗，在肿瘤治疗领域具有重要的里程碑意义。

一项与安慰剂对照的随机Ⅲ期多中心研究（IMPACT研究），共入组症状轻微或无症状的去势治疗失败的转移性前列腺癌患者512例。结果与对照组相比，sipuleucel-T组虽然只有1例患者获得了病灶的部分缓解，在疾病进展时间（3.7 *vs* 3.6个月）和PSA缓解率（2.6% *vs* 1.3%）上与安慰剂组无差别，但sipuleucel-T治疗组与安慰剂组中位生存期分别为25.8个月与21.7个月，生存期延长了4.1个月（$P=0.017$），患者的死亡危险相对下降了22%。

Sipuleuce1-T组的3年生存率为32%，而对照组为23%。免疫学监测在治疗第6周时，治疗组73%的患者产生了T细胞增殖反应，而安慰剂组只有12.1%；而且证实了对于不同亚组的前列腺癌患者（Gleason分级、骨转移等），sipuleucel-T延长CRPC患者生存期的效果是一致的。从Ⅲ期临床试验不良反应看，注射sipuleucel-T的不良反应主要表现为轻度的寒战、发热、头痛等。这些不良反应多能忍受或是通过注射前的药物预防而减轻。

基于上述Ⅲ期临床研究结果，2010年4月，美国FDA批准了将sipuleucel-T用于治疗CRPC，而且推荐在化疗之前应用，为CRPC的治疗又增添了一种新的耐受性良好的手段。

2. PROSTVAC疫苗

PROSTVAC是一种痘病毒的疫苗，病毒载体内含有前列腺癌特异性抗原的编码序列和3种共刺激因子，分别为B7.1、ICAM-1和LFA-3，能够提高机体的免疫反应。该疫苗用法简单，通过皮下注射。Ⅱ期临床研究的结果显示出PROSTVAC对CRPC高度的抗肿瘤活性，虽然对PSA的缓解率和PFS与安慰剂比较无明显差别，但生存时间延长了8.5个月（25.1个月 *vs* 16.6个月，$P=0.0061$），而不良反应较少，引起了广泛的关注。因此在英国已经启动了一项Ⅲ期研究，以评价PROSTVAC在CRPC的临床价值。

（四）针对骨转移灶的药物，进一步降低CRPC骨不良事件的发生和提高生存率

骨转移是晚期CRPC面临的一个必然问题，超过90%的CRPC患者伴有骨转移，严重者可引起患者骨痛、骨折等严重骨不良事件。虽然放射性核素锶89和钐153被批准用于治疗晚期前列腺癌骨转移，主要作用为减轻骨痛等症状，但尚无研究证实对延长骨转移CRPC患者的生存期有益。目前在治疗CRPC伴骨转移灶的药物主要有常规应用的双膦酸盐、新颖药物地诺单抗（Denosumab）和镭223。

1. 放射性核素镭223

镭223是一种半衰期为11.4天的放射性核素，释放的α粒子可导致DNA的损伤，镭与钙离子具有类似的骨骼沉积特点。2008年，英国开展的一项随机对照Ⅲ期临床试验 ALSYMPCA（Alpharadin in Symptomatic Prostate Cancer），921 例患者按 2：1 的比例随机分为氯化镭-223 组和安慰剂组，结果显示：氯化镭-223 组的中位生存期为 14.9 个月，而安慰剂组为 11.3 个月，接受氯化镭-223 组的死亡风险减少了 30%（$P<0.001$）。

两组首次出现骨相关事件的中位时间分别为 15.6 和 9.8 个月（$P<0.001$）。氯化镭-223 组除了腹泻的发生率高于安慰剂组（25% *vs* 15%）外，其他所有的不良反应均未增加，包括骨髓抑制，因此氯化镭-223 耐受性较好。美国 FDA 于 2013 年 5 月批准氯化镭-223 治疗无内脏转移的骨转移性 CRPC，这是首个能延长 CRPC 伴骨转移总生存时间的核素药物。

2. 地诺单抗

地诺单抗是抑制 RANKL 的人源化单克隆抗体，具有高选择性，能抑制破骨细胞的形成、功能及存活，从而抑制破骨细胞介导的骨破坏。在一项随机、双盲、安慰剂对照的Ⅲ期研究中，1432 例无转移但有较高骨转移风险的 CRPC 患者按 1：1 比例分为地诺单抗组（120 mg，每 4 周一次，皮下注射）或安慰剂组，结果发现：与安慰剂组相比，接受地诺单抗治疗的患者开始骨转移的时间延迟了 4.3 个月（29.5 个月 *vs* 25.2 个月），但患者 OS 无改善。

在去势抵抗的前列腺癌骨转移 1904 例患者中，地诺单抗与唑来膦酸治疗骨转移的疗效及安全性的随机、对照Ⅲ期研究中，在延迟或阻止首次骨相关事件发生的时间上，地诺单抗相比唑来膦酸显示出明显优势，首次发生骨相关事件的中位时间分别 20.7 个月与 17.1 个月（$P=0.0002$），但在生存和肿瘤进展时间两者上无差异。因此在 NCCN 指南中，地诺单抗与唑来膦酸均被推荐用于 CRPC 伴有骨转移的治疗。

（五）CRPC 的靶向治疗期待突破

在 CRPC 的治疗中，靶向治疗一直是临床研究的重点，但至今未能取得突破，多个药物如贝伐单抗、舒尼替尼、阿曲生坦（atrasentan）、来那度胺（lenalidomide）、阿柏西普（aflibercept）、达沙替尼（dasatinib）、前列腺癌疫苗 GVAX、DN101 和 Zibotentan 在Ⅲ期研究中均未能显著延长 CRPC 患者的生存。2012 年，美国密歇根大学报告了卡博替尼（cabozantinib）治疗 CRPC 的Ⅱ期临床试验的结果，显示出对 CRPC 高度的抗肿瘤活性，引起了广泛的关注。卡博替尼是针对 MET 和 VEGFR 2 的口服多靶点酪氨酸激酶抑制剂。该项试验共入组 CRPC 患者 171 例。在第 12 周时评价软组织病灶有不同程度缩小的患者占 72%，客观有效率 5%，稳定 75%，进展 11%。对骨转移灶的疗效显著，149 例有骨转移的患者中，68%治疗后患者骨扫描上的病灶缩小，其中 12%的骨病灶完全消失。67%的患者骨痛减轻，56%减少或停用止痛药。卡博替尼最常见的 3 级不良反应有疲劳（16%）、高血压（12%）和手足综合征（8%）。

而另一药物 Tasquinimod（他喹莫德），具有抑制血管生长和免疫调节的双重作用，化疗前的 CRPC 患者接受 Tasquinimod 后的Ⅱ期结果，与安慰剂相比，其 PFS 延长了 4.3 个月（7.6 个月 *vs* 3.3 个月，$P=0.0042$），OS 延长了 4 个月（34.2 个月 *vs* 30.2 个月）。卡博替尼和 Tasquinimod 在 CRPC 中显示出了良好的应用前景，其Ⅲ期研究正在进行之中，结果拭目以待。

（下转第 180 页）

❖ 皮肤肿瘤 ❖

2014 年黑色素瘤治疗最新进展与未来趋势

郭　军

北京大学肿瘤医院 北京 100142

2014 年 6 月，ASCO 大会在芝加哥如期而至。这次大会正值 ASCO 50 周年华诞，全球肿瘤学者共聚一堂，集中展示了人类在征服癌症的道路上所取得的辉煌进步。在所有的恶性肿瘤治疗中，黑色素瘤治疗的进步尤为令人瞩目，特别是抗 PD-l 抗体在黑色素瘤治疗中所取得的成功，很可能会在未来的几年中彻底影响并改变其他多种恶性肿瘤的治疗模式。

因此，黑色素瘤的会场总是座无虚席。黑色素瘤这种十年前似乎还“无药可治”的恶性肿瘤，在免疫靶向治疗和个体化靶向治疗日新月异的今天，似乎我们已经依稀看到扼住这条恶龙喉咙的一天即将到来。

一、免疫靶向治疗前景光明

（一）抗 PD-1 单抗再续神话

2011 年，美国 FDA 批准了易普利姆玛（Ipilimumab，Ipi，抗 CTLA4 单抗）上市，这是近 30 年来第一个被证明能延长晚期黑色素瘤患者生存期的药物，也初步奠定了免疫靶向治疗在晚期黑色素瘤中的地位。抗 PD1 单抗和 Ipi 的作用机制类似、但有所差别，T 细胞表面 CTLA-4 与抗原提呈细胞（树突细胞）的 B7 配体结合，在抗原递呈阶段抑制 T 细胞的活化。而 T 细胞表面 PDI 与肿瘤细胞的 PD-L1 结合，则会导致 T 细胞失能而不能完成杀伤肿瘤细胞的任务。抗 PD-1 单克隆抗体竞争性结合 PD-1，从而解除了肿瘤细胞对 T 细胞的抑制，使 T 细胞能够杀伤肿瘤细胞。

Antoni Ribas 教授报道了 MK-3475（Pembrolizumab，人源化抗 PD-1 单克隆单抗 IgG4 型）治疗晚期黑色素瘤的一项大型Ⅱ期临床研究，这是黑色素瘤治疗史上最大宗的一项Ⅱ期临床研究。该研究共入组 411 例患者，包含 190 例既往未接受过 Ipi（IPI-N）和 221 例既往接受过 Ipi（IPI-T）的患者，全组 23%为初治患者。结果显示，IPI-N 组患者的 ORR 为 40%（包括 8%的完全缓解），IPI-T 组患者 ORR 为 28%。中位 PFS 时间分别为 24 周及 23 周，有效患者的中位疗效持续时间未达到（6～76 个月），有望超过 2 年。目前中位 OS 时间未达到，1 年 OS 率为 71%。毒副作用耐受性良好，12%患者出现 3/4 级毒副作用，仅有 4%患者因毒副作用停药。

F. Stephen Hodi 教授报道了 BMS-936558（Nivolumab，人源化抗 PD-1 单克隆抗体 IgG4 型）的Ⅰ期临床研究。这是目前抗 PDI 抗体治疗随访时间最长的一项研究。该研究共入组复发难治的黑色素瘤患者 107 例，分别接受 0. 1、0. 3、1、3 和 10 mg/kg，每 2 周重复治疗，无初治患者。全组有效率为 32%，中位有效时间为 22. 9 个月，3 mg/kg 组的 OR 率达 41%，全组患者 2 年及 3 年的 OS 率分别为 48%及 41%。46%的有效患者在停止治疗后仍持续有效。

结果还发现肿瘤表面 PD-L1（+）与（-）的患者 PFS 时间分别为 9.1 个月及 1.9 个月，说明肿瘤表面 PD-L1（+）有可能作为使用抗 PD-I 抗体的疗效预测指标之一。

（二）联合免疫靶向治疗有可能更获益

Mario Sznol 教授对抗 PD-I（Nivolumab）单抗和抗 CTLA-4 单抗（Ipi）的联合治疗做了详尽报道。该研究为Ⅰ期临床研究，分为 5 个剂量组。共入组患者 53 例，其中初治患者 55%。结果显示，总体有效率为 42%，完全缓解 17%，接近半数患者（42%）肿瘤缩小≥80%，1 年及 2 年的 OS 率为 82%及 75%；其中 Niv 1 mg/kg 和 Ipi 3 mg/kg 剂量组的有效率高达 53%，完全缓解 18%，2 年的 OS 率为 88%；亚组分析显示，BRAF 突变状态和肿瘤组织 PD-L1 表达与否与疗效不相关。联合组虽然疗效显著，但 3～4 级的不良反应明显升高（62%），23%的患者因为治疗不良反应停药，1 例患者出现治疗相关性死亡（结肠炎导致的多器官衰竭）。如何解决免疫靶向药物联合后毒副作用，仍需进一步探索。

（三）疫苗研究终于有所突破

2013 年，ASCO 曾报道了肿瘤疫苗 T-VEC（OPTiM）的初步疗效。今年更新了该项Ⅲ期研究的生存数据。T-VEC 为溶瘤免疫治疗，以单纯疱疹病毒Ⅰ型为载体，重组后的病毒属于缺陷病毒，对人体无害，同时还能够分泌 GM-CSF 而增强免疫功能。

研究共入组进展期黑色素瘤患者 436 例，按 2∶1 随机分为 T-VEC 组及 GM-CSF 治疗组，初治患者 27%。T-VEC 的客观有效率为 26%，其中 11%获得 CR，而单纯 GM-CSF 组客观有效率仅有 6%。在 ITT 人群中，与 GM-CSF 相比，T-VEC 延长 OS 时间 4.4 个月，且耐受良好，无 3 级及以上不良反应。这项研究使得 T-VEC 成为第一个在Ⅲ期随机对照临床研究中可延长 OS 时间的黑色素瘤疫苗。

（四）国外同道也开始关注肢端与黏膜等黑色素瘤特殊亚型

既往免疫靶向治疗的研究多集中于白种人最常见的皮肤黑色素瘤，而对黏膜、肢端及脉络膜等亚型的疗效的报道几乎没有。本次 ASCO 大会分别报道了 Ipi 在肢端及脉络膜黑色素瘤中的疗效，显示 Ipilimumab 在该亚型中的疗效与皮肤黑色素瘤相当，虽然例数很少，但这为免疫靶向治疗在黏膜和肢端黑色素瘤中的应用提供一定的参考，更大宗的临床研究尚等待亚洲同道共同努力去完成。

二、靶向治疗仍为热点

（一）NRAS 突变的治疗有突破

NRAS 突变的黑色素瘤患者在白种人发生率约 20%，国人发生率约 8%，预后不佳，目前无针对性的靶向药物。既往曾报道 MEK 抑制剂治疗 NRAS 突变患者的疗效不佳。基础研究发现 NRAS 突变常伴发 MAPK 通路的活化及细胞周期检测点的失调，这为 MEK 及 CDK4/6 抑制剂联合治疗 NRAS 突变患者提供了理论基础。

Jeffrey Alan Sosman 教授报道了一项ⅠB/Ⅱ期临床研究，观察 LEE011（CDK4/6 抑制剂）联合 Binimetinib（MEK 抑制剂）在 NRAS 突变进展期黑色素瘤患者中的疗效。14 例患者入组该临床研究，其中 6 例患者获得 PR，6 例患者 SD，至报告时仍有 8 例患者接受治疗（治疗时间 2～8 月）。该研究是目前报道 NRAS 突变患者疗效最佳的一项研究，相关的Ⅱ期临床正在进行中。

（二）BRAFi 联合 MEKi 疗效更为确切

既往已报道 BRAFi 联合 MEKi 治疗 BRAF-V600 突变患者的疗效优于 DTIC 化

疗单药，基础研究表明，BRAFi 联合 MEKi 能延长 BRAFi 耐药时间，提高治疗有效率。今年 Georgina V. Long 教授报道了 Combi-d 试验的最新数据，该研究为一项国际的Ⅲ期随机对照临床研究，共入组初治患者 423 例，分别接受 Dabrafenib（BRAFi）+Trametinib（MEKi）和 Dabrafenib（BRAFi）+安慰剂，结果显示，D+T 的 PFS 时间明显优于单药组（9.3 *vs* 8.8 个月，P=0.023），ORR 也显著增高（67% *vs* 51%，P = 0.023），联合组的死亡风险下降了 37%。

（三）BRAFi 耐药机制的深入研究

BRAF 抑制剂耐药作用机制是本次 ASCO 大会的研究重点之一。其机制复杂，与分子通路 MAPK、PI3K 及肿瘤微环境等均相关，还有可能与肿瘤内 BRAF 突变的异质性相关。Celeste Lebbe 等分析了肿瘤 BRAF V600 突变水平与 BRAF 抑制剂威罗非尼（vemurafenib）疗效的相关性。44 例接受威罗非尼治疗患者的分析中，发现 BRAF V600 突变水平与疗效明显相关，BRAF V600 突变高水平者，治疗反应率更佳，随访至 10 个月前的 PFS 显著优于低水平者，但这优势未持续到 10 个月后。该研究提示了 BRAF 等位突变的定量化可能是 BRAF 抑制剂疗效预测的因子。

Matteo S. Carlino 等亦对 BRAF 抑制剂的耐药机制进行了进一步的探讨。MEKl 突变为 BRAF 抑制剂可能的耐药机制，通过对 3 个研究数据的 123 例患者的回顾，他们发现治疗前存在 MEKP124 突变的患者接受 BRAF 抑制剂的治疗有效率及 PFS 时间均明显劣于野生型患者，分别为 33% *vs* 71%，3.1 个月 *vs* 4.8 个月。通过对 BRAF 突变细胞系的研究亦发现，与 MEK 野生型细胞系相比，存在 MEKP124 突变的细胞系对 BRAF 抑制剂达拉非尼（dabrafenib）敏感性差，但对 ERK 抑制剂则敏感性相当。这为 BRAF 抑制剂耐药患者的进一步治疗提供了方向。

三、化疗药物的进展

随着 PD-1 单抗、CTLA-4 单抗、BRAFi 和 MEKi 这些新药的问世，化疗药有可能逐渐退出历史舞台。但这些药物在中国均未上市，且费用不菲。因此在现阶段，化疗对于中国黑色素瘤患者来说还是一项重要的治疗手段。

本次 ASCO 会议更新了白蛋白紫杉醇与达卡巴嗪对照的Ⅲ期随机对照研究的生存结果，共入组 529 例患者，随机接受白蛋白紫杉醇 150 mg/m^2，d1、d8、d15 使用，每 28 天重复和 DTIC 1000 mg/m^2，d1，每 21 天重复。结果显示，白蛋白紫杉醇的 PFS 为 4.8 个月，优于 DTIC 组的 2.5 个月（P=0.044），总生存时间分别为 12.6 个月和 10.5 个月（P = 0.27）；但亚组分析显示，>65 岁、MIC 期和 LDH 升高的白蛋白紫杉醇治疗患者在 OS 方面更获益。

另有一项Ⅱ期临床试验报道了帕唑帕尼（pazopanib）联合紫杉醇在进展期黑色素瘤的疗效，ORR 达 40%，疾病控制率为 89%，6 个月的 PFS 率为 70%，1 年 OS 率 43%，不良反应耐受良好。显示了帕唑帕尼联合紫杉醇较好的临床应用前景。

四、术后辅助治疗的新契机

大剂量干扰素是目前被证明唯一能延长高危皮肤黑色素瘤患者 RFS 的辅助治疗模式，而 Ipi 是近 30 年中唯一被证实能延长晚期黑色素瘤患者生存的药物，在辅助治疗方面 Ipi 是否也能延长术后患者 RFS 和总生存？本次 ASCO 大会报道的 E18071 研究对此做出了解答。

Alexander M. Eggermont 教授报道了这项Ⅲ期随机对照临床研究的结果。该研究共入组了951例Ⅲ期术后患者，按1∶1分别接受治疗组（$n=475$）Ipi 10 mg/kg 3w×4周期，后转为每个3个月一次的维持治疗至3年，或复发、毒性无法耐受，或者对照组（$n=476$）接受安慰剂治疗。Ipi组的RFS时间为26.1个月，优于安慰剂组的17.1个月（$P=0.0013$），目前尚未获得OS时间。但Ipilimumab治疗组的不良反应显著，52%的患者因不良反应停药，5例患者死于药物毒性。

虽然该项研究在RFS方面得到了阳性结果，但是该研究未和现行的标准治疗干扰素作为对照，且与既往的E1684、E1690和E1694试验中高剂量干扰素的RFS时间相仿，因此目前还不能完全肯定Ipi的辅助治疗作用，需等待Ipi或抗PD-I单抗与干扰素对照的Ⅲ期研究结果。

总之，今年有关黑色素瘤治疗领域的研究进展主要体现在以下方面：

首先，免疫靶向治疗已成为目前黑色素瘤治疗中的翘楚，特别是抗PD-1单克隆抗体MK-3475和BMS-936558，平均有效率40%左右，而且有17%左右的完全缓解率，有效患者的PFS将近2年，把晚期黑色素瘤的治疗推到了一个新的高度，肿瘤组织是否表达PD-LI和疗效的关系存在争议，如何甄别那些可能获益的患者是下一步研究重点。

其次，免疫靶向治疗在辅助治疗方面初露头角，但这些新兴药物在辅助治疗方面的作用还有待确证。正如一位黑色素瘤学者所说“the best is yet to come”，我们相信未来黑色素瘤的治疗将会好戏连连。

（来源：丁香园，2014-09-24）

（上接第222页）

[5] National Cancer Institute. Cancer of the cervix Uteri-SEER Stat fact sheets [EB/OL] [2013-12-29]. http://seer. cancer. gov/statfacts/html/cervix.html.

[6] Public Health England, NHS cervical screening programme. profile of cervical Cancer in England: incidence, mortality and survival [EB/OL] [2013-12-29]. http://www.cancerscreening.nhs.uk/cervical/cervical-cancer-profile.html.

[7] Department of Health. The government of the Hong Kong special administrative region. cervical screening Programme-Statistics & Reports-Statistics [EB/OL] [2013-12-29]. http://www.cervicalscreening. gov. hk/english/sr/sr_statistics_cc.html.

[8] Zhao FH, Lewkowitz AK, Hu SY, et al. Prevalence of human papillomavirus and cervical intraepithelial neoplasia in China: a pooled analysis of 17 population-based studies. Int J Cancer, 2012, 131 (12): 2929-2938.

[9] Zhao FH, Tiggelaar SM, Hu SY, et al. A multi-center survey of age of sexual debut and sexual behavior in Chinese women: suggestions for optimal age of human papillomavirus vaccination in China. Cancer Epidemiol, 2012, 36 (4): 384-390.

[10] 赵方辉，胡尚英，张思维，等. 2004～2005年中国居民子宫颈癌死亡情况及30年变化趋势. 中华预防医学杂志，2010，44（5）：408-412.

[11] Lei T, Mao WM, Lei TH, et al. Incidence and mortality trend of cervical Cancer in 11 Cancer registries of China. Chin J Cancer Res, 2011, 23 (1): 10-14.

[12] Qiao YL, Sellors JW, Eder PS, et al. A new HPV-DNA test for cervical-cancer screening in developing regions: a cross-sectional study of clinical accuracy in rural China. Lancet Oncol, 2008, 9 (10): 929-936.

❖ 神经系统肿瘤 ❖

金龙胶囊抗脑肿瘤的系统生物学研究

黄 卉 曲育莹 王秋玲 岳贵娟 李 娜 李建生

北京建生药业有限公司/北京鲜动物药研制中心 北京 100039

【摘要】 目的：利用系统生物学技术分析复方中成药金龙胶囊抗脑肿瘤的分子机制。**方法**：取金龙胶囊组及空白对照组小鼠的原位脑肿瘤组织样本进行基因芯片检测，通过比对获取差异基因；使用一步过连通测算和多步骤隐藏节点测算获得拓扑基因；采用富集分析法分析其生物功能；借助 MetaCore 平台构建分子机制网络图。**结果**：与对照组相比，金龙胶囊组共有 37 个差异基因（倍数>2），106 个拓扑基因。金龙胶囊的靶点主要集中在细胞黏附和凋亡、免疫应答、神经组织发育等。**结论**：金龙胶囊通过诱导神经细胞特有基因表达和抑制干扰素信号转导发挥抗脑肿瘤作用。

【关键词】 金龙胶囊；基因芯片；系统生物学；脑肿瘤

中药成分复杂，作用整体性强，具有多靶点、多环节、多通路的特点，其药效发生机制一直是研究者长期从事的热点课题之一。

金龙胶囊由鲜守宫、鲜金钱白花蛇和鲜蕲蛇组成，用于血瘀郁结型肿瘤的治疗，也可用于晚期癌症的姑息治疗。动物实验结果表明，金龙胶囊具有较好的抑制原位脑肿瘤动物模型中颅内肿瘤生长的作用[1]，但其药理机制尚不清楚。本研究选取金龙胶囊干预后颅内肿瘤组织，实验组为金龙胶囊给药组，对照组为给予溶媒的空白组，进行基因芯片检测，采用系统生物学方法[2]对基因组学结果进行分析，最终获取金龙胶囊抗脑肿瘤的分子作用机制，为中药药理机制研究方法提供新的途径和借鉴。

一、材料与方法

（一）材料

金龙胶囊（北京建生药业有限公司），批号为 100945；5～6 周龄雌性裸鼠，合格证号：SCXK 京 2009～0004（北京华阜康生物技术股份有限公司）；Human Genome U133 Plus 2.0 基因芯片（美国 Affymetrix 公司）；MetaCore 系统生物学分析平台（汤森路透科技集团）。

（二）方法

1. 基因芯片检测

应用外科原位移植方法[3]，建立裸鼠原位脑肿瘤动物模型。将裸鼠随机分为金龙胶囊组和对照组（给予溶媒），连续灌胃给药 28 天后处死动物，取颅内肿瘤组织，

通信作者：李建生，E-mail：lyz988@gmail.com

提取总 RNA，使用 RT-PCR 方法反转录合成 cDNA，体外转录合成生物素标记的 cRNA，并进行 cRNA 的纯化。cRNA 经片段化处理后，与 Human Genome U133 Plus 2.0 基因芯片杂交。杂交 16h 后取出芯片，在 Affymetrix 公司的专用设备 Affymetrix Fluidids Station 450 中完成清洗和染色。使用 Affymetrix 公司的 GeneChip Scanner 3000 扫描仪对杂交信号进行扫描，获取基因表达的荧光信号强度。扫描图像采用 Affymetrix GenChip Command Console Software（AGCC）软件进行数字化处理，取得金龙胶囊药物干预后的差异基因表达谱。

2. 数据前处理

运用多阵列对数健壮算法（RMA）对上述取得的基因表达原始数据信息进行归一化处理[4]，并采用最新版本的探针注释系统，使每 1 个探针都能对应 1 个独立的基因。通过这些前处理，将会获得 1 个非冗基因标准化信号表达的数据集，此数据集中分别包含了 2 个样本的基因表达信息。将金龙胶囊药物干预组样品基因表达信息与空白对照组样品基因表达信息进行比对，取得差异基因表达谱，同时计算每个差异表达基因的差异倍数。

3. 拓扑基因的获取

为了将在分析差异基因的过程中被忽视、但实际上有可能是药物发挥调控作用的靶点基因挖掘出来，采用了 2 种网络拓扑评分算法（一步过连通测算和多步骤的隐藏节点测算），从而挖掘对差异基因直接发挥调控作用的因子和间接发挥调控作用的重要远端因子，“拓扑重要基因”（topologically significant genes）。

（1）一步过连通测算[5,6]，采用以下公式：

$$P = \frac{R!n!(N-R)!(N-n)!}{N!} \sum_{i=max(r,R+n-N)}^{min(n.R)} \frac{1}{i!(R-i)!(n-i)!(N-R-n+i)i}$$

其中 N 为 GeneGo 数据库（GeneGo Global Network™）中的蛋白质总数；R 为输入文件中的基因总数；n 为与输入文件中某特定基因连通的连通总数；r 为与输入文件中某特定基因有一步连通性的化合物的总数。对差异基因与数据库中的各化合物连通水平的高低进行分析，并评价其统计学显著性水平，旨在寻找与差异基因有一步连通性的重要调控因子。

（2）多步骤隐藏节点分析：采用了拓扑评分测算方法[7,8]，将差异基因整合入一个网络，来构建这些基因之间通过最短路径互相连通的网络图，同时计算出在这个最短路径网络图中穿过某基因的路径数量以及在 GeneGo 数据库中穿过此基因的路径数量。根据这些路径数目以及与之相对应的原始数据，评估某基因通过多步骤与输入文件中特定基因相连通的统计学显著性。统计学显著性高的节点被认为是拓扑重要节点。

4. 通路及生物学功能分析

采用富集分析的方法来探讨差异基因和拓扑基因的各项生物功能。

其中 GeneGo 数据库中的功能分析项目为：（1）范式通路；（2）生物学过程网络；（3）疾病表面标志物；（4）毒理网络。

公共数据库中的功能分析为：（1）生物学过程；（2）分子功能；（3）细胞定位，每个项目的富集程度用以下公式进行计算：

$$P = \frac{R!n!(N-R)!(N-n)!}{N!} \sum_{i=max(r,R+n-N)}^{min(n.R)} \frac{1}{i!(R-i)!(n-i)!(N-R-n+i)i}$$

其中 N 为检测所用的基因芯片上的基

因总数；R 为差异基因和拓扑基因总数；n 为某方面中具体某一个条目中所包含的基因总数；r 为某方面中具体某一个条目中所包含的差异基因和拓扑基因总数。

5. 机制网络图构建

以细胞或组织的特定响应为依据，将以上对差异基因、拓扑基因、通路和生物学功能的分析内容进行整合，借助使用 MetaCore 平台上的人工注释系统（蛋白质-蛋白质间相互作用关系、通路）、运算工具包和滤器构建一个涵盖疾病、毒理、药物响应、分子过程等信息的可视化模型，即药物机制网络图。机制网络图的构建主要涉及以下两个方面：

（1）对多个信号通路综合进行构建，来揭示组织或细胞对药物的特定响应是如何产生的；

（2）将与产生这种特定响应相关的关键条目整合入通路中，来构建一个系统的机制模型图。

二、结果

（二）差异基因

利用 GeneGo 数据库对芯片检测得到的原始数据进行分析，获得金龙胶囊作用后的差异基因表达谱。结果显示，0.75g/kg 金龙胶囊组与模型组相比，差异倍数上调 2 倍以上的差异表达基因前 10 个（表 1），差异倍数下调 2 倍以上的差异表达基因前 15 个（表 2）。

表 1　差异 2 倍以上的上调基因列表

Table 1　Genes upregulated for more than twofold

Gene Symbol	Description	Difference ratio	Entrez Gene ID
KCNB1	Potassium voltage-gated channel, Shab-related subfamily, member 1	6.62	3 745
DEFB1	Defensin, beta 1	4.19	1 672
VNN1	Vanin 1	3.93	8 876
DRAXIN	Dorsal inhibitory axon guidance protein	3.43	374 946
DHRS9	Dehydrogenase/reductase (SDR family) member 9	3.09	10 170
GPR133	G protein-coupled receptor 133	3.01	283 383
GABRR1	Gamma-aminobutyric acid (GABA) A receptor, rho 1	2.94	2 569
NGFR	Nerve growth factor receptor	2.89	4 804
ST6GALNAC5	ST6 (alpha-N-acetyl-neuraminyl-2, 3-beta-galactosyl-1, 3) - N-acetylgalactosaminide alpha-2, 6-sialyltransferase 5	2.77	81 849
NID1	Nidogen 1	2.54	4 811

表 2　差异 2 倍以上的下调基因列表

Table 2　Genes downregulated for more than twofold

Gene Symbol	Description	Difference ratio	Entrez Gene ID
TRBC2	T cell receptor beta constant 2	0.13	28 638
CA9	Carbonic anhydrase IX	0.32	768

续 表

Gene Symbol	Description	Difference ratio	Entrez Gene ID
FOXS1	Forkhead box S1	0. 32	2 307
PXDN	Peroxidasin homolog (Drosophila)	0. 34	7 837
SPARCL1	SPARC-like 1 (hevin)	0. 35	8 404
APOH	Apolipoprotein H (beta-2-glycoprotein I)	0. 36	350
SH3RF3	SH3 domain containing ring finger 3	0. 37	344 558
CXCL12	Chemokine (C-X-C motif) ligand 12	0. 39	6 387
SERPINA3	Serpin peptidase inhibitor, clade A (alpha-1 antiproteinase, antitrypsin), member 3	0. 39	12
CRIP2	Cysteine-rich protein 2	0. 40	1 397
IFITM2	Interferon induced transmembrane protein 2	0. 42	10 581
AFAP1L2	Actin filament associated protein 1-like 2	0. 42	84 632
LOC100505592	Uncharacterized LOC100505592	0. 44	100 505 592
HILPDA	Hypoxia inducible lipid droplet associated	0. 45	29 923
IFITM	Interferon induced transmembrane protein 1	0. 46	8 519

(二) 拓扑基因

1. 一步过连通拓扑基因

通过一步过连通测算，共获得 9 个一步过连通拓扑基因（表 3），其中基质金属蛋白酶家族成员（MMP-2、Stromelysin-2、MMP-25、Stromelysin-1）对生理、病理过程，以及肿瘤发生、发展过程中的细胞外基质降解即发挥重要作用[9]，另外还包括与肿瘤相关的基因 GlyT1、Sno-N、TX-NDC5、AP-1 和 Plasmin。

2. 多步骤拓扑基因

拓扑评分测算分析得到作为细胞黏附分子家族的成员之一整合素（alpha-2/beta-1 integrin、ITGA2、ITGB1）扮演着介导细胞与细胞、细胞与细胞外基质之间的相互黏附的角色，对肿瘤的发生、发展和转移起关键调控作用[10]；得到了对神经元存活、生长和功能有重要影响并与肺癌细胞的增殖活动相关的脑源性神经营养因子(BDNF)[11]；以及正黏蛋白 MUC1 和与肿瘤的浸润转移相关的基因 Stromelysin1 等 97 个多步骤拓扑基因。

表 3 关键范式通路图（6 个）和关键生物学网络（4 个）列表

Table 3 Key pathways and process networks

Vital function	*P*
Cell adhesion ECM remodeling	3. 12E-13
Cell adhesion chemokines and adhesion	8. 74E-09
Development-MAG-dependent inhibition of neurite outgrowth	5. 25E-07
Development-Neurotrophin family signaling	1. 85E-05
Cell adhesion-Endothelial cell contacts by non-junctional mechanisms	9. 91E-04
Apoptosis and survival-Role of CDK5 in neuronal death and survival	2. 76E-03
Proteolysis-ECM remodeling	1. 11E-11
Cell adhesion-Cell-matrix interactions	3. 19E-07
Proteolysis-Connective tissue degradation	1. 72E-16
Reproduction-GnRH signaling pathwa	9. 85E-03

（三）通路及生物学功能分析

将差异基因在 7 个项目中分别进行富集分析，选取显著性高的条目（$P<0.05$）；将拓扑基因在 7 个项目中分别进行富集分析，选取显著性高的条目（$P<0.05$）；选取上述结果中对差异基因和拓扑基因显著性都高的条目（$P<0.05$）；将差异基因和拓扑基因整合在一起对 7 个项目的每项分别进行富集分析，选取显著性高的条目（$P<0.05$），最终得到 6 条范式通路和 4 个关键生物学网络（表 3）。

（四）机制网路图的构建

金龙胶囊组与对照组比对分析构建机制网络图（彩图 1，见 664 页），对这一网络图进行简化处理（彩图 2，见 665 页）可见，金龙胶囊能诱导神经细胞特有基因的表达，抑制干扰素信号传导。IFI17（IFIM1）、IFITM2、SERPINA3（ACT）与免疫和炎症应答相关，而免疫应答在肿瘤的发生、发展过程中扮演重要角色，其中 IFI17 可通过抑制细胞外信号调节激酶（ERK）的激活以及将细胞周期阻滞在 G1 期而在 IFN-γ 抗细胞增殖过程中起到关键作用[12]。

三、讨论

系统生物学在医药领域的应用较为广泛，为多环节药物作用机制的研究提供了有力手段。目前抗肿瘤药物的研究已从传统的细胞毒性向多环节作用机制的新型药物方向发展。中药的作用机制较为复杂，因此如何利用新型技术发掘抗肿瘤药物的分子作用机制成为焦点。应用系统生物学技术分析复方中成药金龙胶囊作用前后 mRNA 表达水平的改变，从分子水平了解中药的多作用靶点、方式及代谢途径，并进一步了解其作用机制。

机制网络图的构建是整个机制分析中非常重要的一环。在生物医学领域，构建机制网络图的方法差别较大[13]，但大体上均是以细胞或组织的特定响应为依据，将之前的分析内容进行整合，构建一个网络图[14,15]。本研究借助 MetaCore 平台上的人工注释系统（蛋白质-蛋白质间相互作用关系、通路），同时也基于真核生物的信号通路来完成。为了探究核心的信号通路，本研究也纳入了一部分不在关键通路里、但是功能明确的效应基因群，使核心通路发挥功能效应的来龙去脉更加明晰，也使得整个功能模型更加完整。因此，整个构建机制网络图的分析过程是以关键通路图为基础，作为搭建的主要框架。由于 GeneGo 范式通路图是以实验验证为基础而搭建的一个数据库平台，因此为机制网络图的构建提供了更高的可信度。

本研究肯定了金龙胶囊对小鼠脑肿瘤的治疗作用，通过使用基因组学及系统生物学分析方法，获得了金龙胶囊干预后脑肿瘤组织的差异基因表达谱，并通过分析测算得到了与之相关联的发挥调控作用的隐藏节点（即拓扑基因），通过对其生物功能的分析发现，这些基因的生物功能主要集中在细胞黏附和凋亡、免疫应答、神经组织的发育等方面。基于对差异基因、拓扑基因以及其生物功能的富集分析，本研究构建出金龙胶囊发挥抗脑肿瘤作用的机制网络图，将金龙胶囊的作用靶点、通路以及这些靶点通路之间的关系以网络图的形式展现出来，充分体现了网络药理学的研究理念，也显示出系统生物学分析该网络图显示，金龙胶囊可以刺激神经递质的释放及相关信号，促进神经元的分化，调节神经细胞骨架的重构。这种行为提示，受金龙胶囊抗脑肿瘤作用的影响，一部分脑肿瘤细胞可能会分化为神经细胞。金龙胶囊的另一个重要作用机制是下调干扰素相关信号，这些与免疫应答和抗炎反应关系密切。由于炎症在癌症的发生发展中扮演重要角色，金龙胶囊对干扰素相关信号的下调作用应当是其发挥抗肿瘤作用的重要方面。当然，这种预测性的分析结果还需要一系列实验来进行验证，但其对后续实验的设计和开展具有极其重要的指导意义，为机制的深入阐释奠定了基础。

参考文献

[1] 黄卉，崔向微，岳贵娟，等. 金龙胶囊治疗脑肿瘤药理机制研究. 中成药，2013，35（9）：39.

[2] 李升伟. 癌症研究中的系统生物学应用. 生命科学，2011，10：41-46.

[3] Wei SZ，Sun Y，Yang ZJ，et al. Establishment of orthotopic lung cancer model expressing enhanced green fluorescent protein. Chin J Lung Cancer，2010，13（7）：670-675.

[4] Lee WH. Interferon-alpha induces the growth inhibition of human T-cell leukaemia line Jurkat through p38alpha and p38beta. J Biochem，2010，147（5）：645-650.

[5] Chang J. Differential response of canner cells to HDAC inhibitors trochostatin A and depsipetide. Br J Cancer，2012，106（1）：116-125.

[6] Dimopoulos MA. Tanespimycin as antitumor therapy. Clin Lymphoma Leuk，2011，11（1）：17-22.

[7] Kim H. Gene expression changes in patient-matched in patient-matched gastric normal mucosa，adenomas，and carcinomas. Exp Mol Pathol，2011，90（2）：201-209.

[8] Blalock EM. Gene expression analysis of urine sediment：evaluation for potential noninvasive markers of interstitial cystitis/bladder pain syndrome. J Urol，2012，187（2）：725-732.

[9] Kam SH. Perpheral blood gene expression changes during allergen inhalation challenge in atopic asthmatic individuals. J Asthma，2012，49（3）：219-226.

[10] Ricci A. Neurotrophin and neurotrophin receptor protein expression in the human lung. Am J Respir Cell Mol Biol，2004，30（1）：12-19.

[11] Palermo AT. Transcriptional response to GAA deficiency（Pompe disease）in infantile-onset patients. Mol Genet Metab，2012，106（3）：287-300.

[12] Tam CS. An early inflammatory gene profile in visceral adipose tissue in children. Int J Pediatr Obes，2011，6（2-2）：e360-363.

[13] Zhang QC. Histone deacetylase inhibitor trichostatin A and depsipeptide. Br J Cancer，2012，106（1）：116-125.

[14] Deker TJ，Hood L. Boosting signal-to-noise in complex biology：prior knowledge is power. Cell，2011，144（6）：860-863.

[15] Gialeli C，Theocharis AD，Karamanos NK. Roles of matrix metalloproteinases in cancer progression and their pharmacological targeting. FEBS J，2011，278（1）：16-27.

[原载：中华肿瘤临床，2014，41（13）：856-860]

❖ 肿瘤中医治疗 ❖

2014 中医药靶向调控肿瘤干细胞研究进展

刘鲁明　潘　岩　高　嵩

复旦大学附属肿瘤医院中西医结合科，复旦大学上海医学院肿瘤学系
上海 200032

【摘要】 肿瘤干细胞是存在于肿瘤组织内数量较少的具有自我更新能力和分化潜能的一群细胞，在肿瘤发生、发展、复发/转移等过程中发挥着极其重要的作用。随着研究的深入，已经发现许多天然药物活性成分对肿瘤干细胞有作用，具有良好的应用前景。本文归纳了近年靶向肿瘤干细胞的天然药物及其潜在机制，为肿瘤治疗和新药研发提供新的思路。

【关键词】 肿瘤干细胞；天然药物；生物活性成分

越来越多的研究表明，肿瘤组织中存在肿瘤干细胞，肿瘤干细胞是肿瘤生长、侵袭、复发和转移的根源。因此，诸多研究者将抗癌治疗及其新药筛选和研发的焦点转向肿瘤干细胞，以尽早发现针对肿瘤干细胞特异性的药物。近年来，众多研究提示，天然药物包括中草药和食物中的生物学活性成分具有调控肿瘤干细胞自我更新的作用，例如肝组织中的维生素 A，茶叶中的表没食子儿茶素没食子酸酯（EGCG）和茶氨酸，十字花科蔬菜中的 1-异硫氰基-4R-甲基亚硫酰基丁烷，鱼中的维生素 D，咖喱香料中的姜黄素，大豆中的染料木黄酮和鸡蛋中的胆碱等。天然药物因其独特的调控作用、取材便利和低毒副作用而备受关注和青睐。本文综述了近 10 年天然药物靶向调控肿瘤干细胞的研究进展。

一、中草药

（一）姜黄素

胰腺癌起始细胞常表现出耐药性和高转移潜能，且 Shh 表达高于正常水平的 40 倍[1]。25 mg/kg 姜黄素联合吉西他滨能完全抑制胰腺癌远处转移，而单用吉西他滨仍可见远处转移灶[2]。纳米颗粒封装的姜黄素能通过 Hh 信号通路抑制大脑肿瘤干细胞生长、自我更新和克隆形成能力[3]。浓度为 5 μmol/L 姜黄素可抑制 50% ALDH 阳性乳腺癌干细胞成球，10 μmol/L 抑制所有乳腺癌干细胞成球，与 Wnt 信号通路活性一致，对细胞分化无影响[4]。在结肠癌中，单用姜黄素或联合化疗均能通过消除肿瘤干细胞而有效防止结肠癌耐药细胞的出

基金项目：国家自然科学基金资助（2010 年 No：81072942；2011 年 No：81173461；2014 年 No：81373894）
通信作者：刘鲁明，Email：llm1010@163.com

现[5]。姜黄素在不同组织中的作用机制有待进一步研究。

（二）人参皂苷 Rg3

人参皂苷 Rg3 对神经胶质瘤干细胞自我更新有抑制作用，无论暴露或非暴露于 20 ng/ml 血管内皮生长因子（VEGF），Rg3（1～103 μmol/L）均能剂量依赖性抑制人脐静脉内皮细胞毛细管形成。Rg3（150 和 600 nmol/L）可显著性消除碱性成纤维生长因子诱导的血管生成[6]。

（三）银胶菊内酯（PTL）

PTL 属于一类倍半萜内酯，是白菊花中的主要活性成分，对众多肿瘤有抗癌作用。PTL 含 α-亚甲基-γ-内酯环和环氧结构，是与重要生物调控分子的结合位点。其具有抑制 DNA 甲基化、降低天门冬氨酸甲基转移酶 1（DNMT2）活性和诱导 DNA 低甲基化等多靶向作用，恢复抑癌基因的表达，从而发挥体内外的治疗作用。PTL 靶向影响白血病干细胞特性[7]，体外诱导白血病干细胞死亡，但不影响正常造血干细胞功能。PTL 类似物二甲氨基-小白菊内酯（DMAPT）不仅能诱发骨髓性和淋巴细胞白血病干细胞死亡，对普通白血病细胞也有毒性作用。其作用机制主要包括诱导氧化应激反应、抑制 NF-κB 活性和激活 p53[8]。

（四）小檗胺

小檗胺来源于黄芦木，可选择性诱导白血病细胞 K562 中的伊马替尼耐药 Bcr/Abl 阳性细胞的凋亡。细胞周期检测提示 G0/G1 期细胞明显减少。NF-κB 对白血病细胞存活有重要作用，小檗胺可抑制 NF-κB p65 胞质转移至胞核发挥诱导细胞凋亡作用[9]。此外，小檗胺可通过调控 Akt 和 NF-κB 信号通路而抑制高转移性乳腺癌细胞的生长、侵袭和转移能力[10]。

（五）厚朴酚

厚朴酚可提高结肠癌干细胞对放疗的敏感性。联合治疗后，细胞的自我更新、克隆形成、成球能力均受到抑制，肿瘤干细胞标志物 DCLK1 阳性的细胞比例明显下降，瘤体生长减慢。这些作用是通过显著下调 Notch 信号通路成员 Notch-1 和 Jagged-1 蛋白的表达而产生的，引起下游靶基因 Hes-1 转录受抑，肿瘤干细胞特性改变[11]。

（六）复方苦参注射液

Xu 等[12]体外研究提示，70 μl/ml 浓度的 CKI 干预 48h 后，乳腺癌侧群细胞比例由基础水平的 2.7%降至 0.2%，抑制作用显著。体内结果与体外基本一致，CKI 组肿瘤形成率仅为 33%，同时伴有 Wnt 信号通路成员表达下调。紫杉醇组肿瘤形成率为 50%，Wnt 信号通路被激活。

（七）清热化湿中药

复旦大学附属肿瘤医院[27]发现：清热化湿中药可明显抑制胰腺癌干细胞多向分化，体内结果与体外基本一致。其机制与下调胰腺癌干细胞表面标志物表达（干性），核转录因子 SOX-2、Nanog 表达，抑制 Sonic Hedgehog 信号通路相关。

二、食物中的生物学活性成分

（一）染料木黄酮

染料木黄酮是大豆异黄酮中的一种主要活性因子，具有多种生理功能。其对肿瘤干细胞的抑制作用首先报道于白血病。研究组对慢性髓细胞白血病肿瘤干细胞的酪氨酸激酶蛋白进行筛选检测，结果发现其功能异常。将白血病肿瘤干细胞分离后经浓度为 200 μmol/L 的染料木黄酮处理 18h，可观察到肿瘤干细胞的自我更新能力下降至原来的 50%，但正常造血干细胞未受其影响[13]。研究提示，长期服用 250 mg/kg · d 染料木黄酮的大鼠乳腺上皮细胞 sFRP2 表达上调，从而降低干细胞的自我更新[14]。在乳腺癌中，Wnt 信号通路中的关键成员 APC 或 β 连环素突变是极少见的，而乳腺癌中 sFRP2 表达下降极其常见。因此，染料木黄酮可使 sFRP2 重新表达这一作用对于乳腺癌的治疗显得尤为重要。大豆黄酮同时抑制肝癌细胞增殖和肝癌干细胞自我更新，干预后 SMMC-7721 细胞生长受到抑制，并呈剂量依赖性。干预 24h 后，CD133 阳性的肿瘤干细胞明显减少[15]。

（二）1-异硫氰基-4R-甲基亚硫酰基丁烷（Sulforaphane）

Sulforaphane 是十字花科蔬菜中的主要活性成分，可通过调控 Wnt 信号通路来抑制乳腺癌干细胞特性。其靶向作用于抗氧化剂转录因子 Nrf2。已有研究表明，对雌激素受体阳性的 MCF-7 和雌激素受体阴性的 SUM159 乳腺癌细胞中的肿瘤干细胞成球产生半数抑制作用的浓度为 0.5 ~ 1 μmol/L，此浓度是抑制肿瘤干细胞扩增所需浓度的 1/10。荷瘤动物在 50 mg/kg 的 sulforaphane 处理 2 周后，瘤体体积缩小至原来的一半，且同时伴有干细胞比例明显下降，但具体机制尚未明了[16]。

（三）表没食子儿茶素没食子酸酯（EGCG）

EGCG 可抑制乳腺癌中的 Wnt 信号通路。25 ~ 100 μM 的 EGCG 对 MDA-MB-231 人乳腺癌细胞生长的抑制作用呈剂量依赖性[17]。100 μM 的 EGCG 对 Wnt 信号通路的抑制率可达 50%，其作用机制与公认的 Wnt 信号通路抑制因子 HMG 盒蛋白（HBP1）转录因子有关。实时定量 PCR 检测显示，在 50 μM 和 100 μM 的 EGCG 作用后，内源性 HBP1 mRNA 分别增高 2 倍和 4 倍。而对 β 连环素和 GSK-3β 没有影响，最终导致 c-myc 基因表达下调，且调控乳腺干细胞的自我更新。除此之外，EGCG 对肿瘤干细胞的作用还见于其他部位，如血液和神经。在循环系统中，100 μM 的 EGCG 可显著抑制从急性髓细胞性白血病中分离得到的处于增殖期的未成熟的高炉白血病细胞。另外，将从大鼠胚胎皮层神经中分离达到的神经干细胞经 20 μg/ml 的 EGCG 处理 24h 后，细胞的贴壁和分化能力明显受到抑制[18]。

（四）维生素 D

1, 25-二羟维生素 D_3 可抑制肿瘤干细胞或普通肿瘤细胞中的 β 连环素的促癌作用。这一现象与 Wnt 信号通路的异常激活有关。研究提示，结肠癌细胞 SW480-ADH 经 1, 25-二羟维生素 D_3（100 nM）干预 2 天即可观察到 Wnt 信号通路抑制剂 DKK-1 表达上调和 DKK-4 表达下调。1, 25-二羟维生素 D_3 在浓度为 100 nM 时即可使抑癌基因 DKK-1 表达上调，而使癌基因 DKK-4 表达下调仅需 1 nM[19]。因为血清中的 25-羟维生素 D 浓度为 100 nM，那么，正常摄取食物或阳光曝露均能影响以上基因的功能，从而维持 Wnt 信号通路的正常调控。同样浓度的 1, 25-二羟维生素 D_3 促进结肠癌细胞核 β 连环素转移至胞质内，抑制 β 连环素靶基因的表达。1, 25-二羟维生素 D_3 抗结肠癌作用很可能是通过抑制具有促癌作用的 β 连环素而实现的。此外，维生素 D 受体（VDR）与 β 连环素竞争性与核转录因子 TCF4 结合，抑制 β 连环素/TCF4 调控下游靶基因转录作用[20]。

维生素 D_3 是 Hh 信号通路的竞争剂[21]。维生素 D_3 与 Smo 受体结合，导致 MDA-MB-231 乳腺癌细胞和 C3H/10T1/2 成纤维细胞中 Hh 信号通路的下调。有趣的是，1 μM 维生素 D_3 对 Ptch1 转染的 C3H/10T1/2 细胞 Smo 活性抑制效果强于 10 μM 环王巴明[22]。但是，维生素 D_3 对体内模型肿瘤生长没有抑制作用[23]，主要是由于环王巴明在人体内的正常浓度一般为 40 ~

50 nM[24]，达不到能影响 Gli 基因转录的浓度，即 100 μM。

（五）膳食胆固醇

有假说认为，膳食胆固醇因含有能激活 Hh 信号通路的羧基末端，而通过调控 Hh 信号通路影响肿瘤干细胞特性[25]。研究提示，M2-10B4 多能骨髓间质细胞（间质干细胞）经胆固醇衍生物如 20-OH-胆固醇和 22-OH-胆固醇处理后，Hh 信号通路靶基因表达上调。尽管其具体作用机制尚未明了，但是其对 Hh 信号通路的激活作用可以被浓度为 4 μM 的 Hh 信号通路抑制剂环王巴明逆转[26]。胆固醇氧化受食物中不同状态的内源性活性氧簇的影响，因此，食物对肿瘤干细胞自我更新能力及 Hh 信号通路的影响值得深入研究。

随着对肿瘤干细胞的认识和研究不断深入，针对肿瘤干细胞靶向治疗的药物也将得到开发和应用。虽然天然药物靶向调控肿瘤干细胞研究日益增多且应用前景广阔，但是大多数研究仍仅涉及中草药或食物中生物学活性成分对肿瘤细胞自我更新能力的影响，而不是针对富集后的肿瘤干细胞。因此，天然药物针对肿瘤干细胞自我更新特性的影响研究值得进一步验证，其相关新药的研发使用将对肿瘤的预防、诊断和治疗以及预后评估产生深远的影响。

参 考 文 献

[1] Kelleher FC. Hedgehog signaling and therapeutic in pancreatic cancer. Carcinogenesis, 2011, 32：445-451.

[2] Bisht S, Mizuma M, Feldmann G, et al. Systemic administration of polymeric nanoparticle-encapsulated curcumin (NanoCurc) blocks tumor growth and metastases in preclinical models of pancreatic cancer. Mol Cancer Ther, 2010, 9：2255-2264.

[3] Lim KJ, Bisht S, Bar EE, et al. A polymeric nanoparticle formulation of curcumin inhibits growth, clonogenicity and stem-like fraction in malignant brain tumors. Cancer Biol Ther, 2011, 11：464-473.

[4] Kakarala M, Brenner DE, Korkaya H, et al. Targeting breast stem cells with the cancer preventive compounds curcumin and piperine. Breast Cancer Res Treat, 2010, 122：777-785

[5] Yu Y, Kanwar SS, Patel BB, et al. Elimination of colon cancer stem-like cells by the combination of curcumin and FOLFOX. Transl Oncol, 2009, 2（4）：321-328.

[6] Yue PY, Wong DY, Wu PK, et al. The angiosuppressive effects of 20（R）-ginseno-side Rg3. Biochem Pharmacol, 2006, 72（4）：437-445.

[7] Koprowska K, Czyz M. Molecular mechanisms of parthenolide's action: Old drug with a new face. Postepy Hig Med Dosw（Online）, 2010, 64：100-114.

[8] Guzman ML, Rossi RM, Neelakantan S, et al. An orally bioavailable partheno-lide analog selectively eradicates acute myelogenous leukemia stem and progenitor cells. Blood, 2007, 110（13）：4427-4435.

[9] Wei YL, Xu L, Liang Y, et al. Berbamine exhibits potent antitumor effects on imatinib-resistant CML cells in vitro and in vivo. Acta Pharmacol Sin, 2009, 30（4）：451-457.

[10] Wang S, Liu Q, Zhang Y, et al. Suppression of growth, migration and invasion of highly-metastatic human breast cancer cells by berbamine and its molecular mechanisms of action. Mol Cancer, 2009, 8：81.

[11] Ponnurangam S, Mammen JM, Ramalingam S, et al. Honokiol in combination with radiation targets notch signaling to inhibit colon cancer stem cells. Mol Cancer Ther, 2012, 11（4）：963-972.

[12] Xu WR, Lin HS, Zhang Y, et al. Compound Kushen injection suppresses human breast cancer stem-like cells by down-regulating the canonical Wnt/β-catenin pathway. J Exp Clin Cancer

Res, 2011, 30 : 103.

[13] Carlo-Stella C, Dotti G, Mangoni L, et al. Selection of myeloid progenitors lacking BCR/ABL mRNA in chronic myelogenous leukemia patients after in vitro treatment with the tyrosine kinase inhibitor genistein. Blood, 1996, 88 : 3091-3100.

[14] Su Y, Simmen FA, Xiao R, et al. Expression profiling of rat mammary epithelial cells reveals candidate signaling pathways in dietary protection from mammary tumors. Physiol Genomics, 2007, 30 : 8-16.

[15] Suzuki H, Toyota M, Carraway H, et al. Frequent epigenetic inactivation of Wnt antagonist genes in breast cancer. Br J Cancer, 2008, 98 : 1147-1156.

[16] Li Y, Zhang T, Korkaya H, et al. Sulforaphane, a dietary component of broccoli/broccoli sprouts, inhibits breast cancer stem cells. Clin Cancer Res, 2010, 16 : 2580-2590.

[17] Kim J, Zhang X, Rieger-Christ KM, et al. Suppression of Wnt signaling by the green tea compound (-)-epigallocatechin 3-gallate (EGCG) in invasive breast cancer cells. Requirement of the transcriptional repressor HBP1. J Biol Chem, 2006, 281 : 10865-10875.

[18] Chen CN, Liang CM, Lai JR, et al. Capillary electrophoretic determination of theanine, caffeine, and catechins in fresh tea leaves and oolong tea and their effects on rat neurosphere adhesion and migration. J Agric Food Chem, 2003, 51 : 7495-7503.

[19] Aguilera O, Peña C, García JM, et al. The Wnt antagonist DICKKOPF-1 gene is induced by 1alpha, 25-dihydroxyvitamin D3 associated to the differentiation of human colon cancer cells. Carcinogenesis, 2007, 28 : 1877-1884.

[20] Cianferotti L, Cox M, Skorija K, et al. Vitamin D receptor is essential for normal keratinocyte stem cell function. Proc Natl Acad Sci USA, 2007, 104 : 9428-9433.

[21] Bijlsma MF, Spek CA, Zivkovic D, et al. Repression of smoothened by patched-dependent (pro-) vitamin D_3 secretion. PLoS Biol, 2006, 4 : 1397-1410.

[22] Bijlsma MF, Peppelenbosch MP, Spek CA. (Pro-) vitamin D as treatment option for hedgehog-related malignancies. Med Hypotheses, 2008, 70 : 202-203.

[23] Bruggemann LW, Queiroz KC, Zamani K, et al. Assessing the efficacy of the hedgehog pathway inhibitor vitamin D_3 in a murine xenograft model for pancreatic cancer. Cancer Biol Ther, 2010, 10 : 79-88.

[24] Markestad T. Plasma concentrations of vitamin D metabolites in unsupplemented breast-fed infant. Eur J Pediatr, 1983, 141 : 77-80.

[25] Huang X, Litingtung Y, Chiang C, et al. Region-specific requirement for cholesterol modification of sonic hedgehog in patterning the telencephalon and spinal cord. Development, 2007, 134 : 2095-2105.

[26] Dwyer JR, Sever N, Carlson M, et al. Oxysterols are novel activators of the hedgehog signaling pathway in pluripotent mesenchymal cells. J Biol Chem, 2007, 282 : 8959-8968.

(上接第 229 页)

[20] Lai CH, Chao A, Chang CJ, et al. Host and viral factors in relation to clearance of human papillomavirus infection: a cohort study in Taiwan. Int J Cancer, 2008, 123 (7) : 1685-1692.

[21] Liaw KL, Glass AG, Manos MM, et al. Detection of human papillomavirus DNA in cytologically normal women and subsequent cervical squamous intraepithelial lesions. J Natl Cancer Inst, 1999, 91 (11) : 954-960.

参芪泻白散联合化疗对老年晚期非小细胞肺癌患者生活质量的影响

黄智芬　袁　颖　黎汉忠　桂海涛
张丽娜　卢旭全　许瑞琪　向立洋

广西医科大学附属肿瘤医院中医科 南宁 530021

【摘要】 **目的：** 观察参芪泻白散联合化疗对老年晚期非小细胞肺癌患者生活质量的影响。**方法：** 将62例患者随机分成治疗组32例与对照组30例，两组肺癌患者采用相同的化疗方案治疗，21天为1周期，完成2个周期后评价疗效。治疗组在化疗前2天加用参芪泻白散治疗，21天为1疗程，2个疗程后评价疗效。观察两组治疗前后中医临床证候积分疗效和生命质量核心量表（EORTC QLQ-C30）调查问卷评价及不良反应。**结果：** 两组中医临床证候积分疗效比较，治疗组与对照组总改善率分别为81.3%和63.3%，两组间比较，差异有统计学意义（$P<0.05$）；两组生命质量核心量表（EORTC QLQ-C30）调查问卷评价比较，治疗组表现为社会功能、情绪功能、躯体功能、角色功能、疼痛、整体生活质量均改善，治疗组优于对照组，差异有统计学意义（$P<0.05$）；而认知功能、失眠、恶心呕吐等，两组间比较，差异无统计学意义（$P>0.05$）。不良反应比较，治疗组低于对照组（$P<0.05$）。**结论：** 参芪泻白散联合化疗治疗老年晚期非小细胞肺癌可以提高机体免疫功能，改善临床症状，减少不良反应，提高生活质量，延长生存期。

【关键词】 老年；晚期非小细胞肺癌；中西医结合疗法；参芪泻白散；生活质量

肺癌是我国最常见的恶性肿瘤，发病率和死亡率均居于恶性肿瘤的首位，其中非小细胞肺癌（NSCLC）占肺癌总数的75%~80%，而60%~70%的患者确诊时已经属于中晚期，患者中约有50%年龄在65岁以上[1]。随着我国社会人口老龄化趋势，老年肺癌患者越来越多，他们往往合并有心、肝、肾等多种慢性基础疾病，耐受性差，预后较差，寻求有效控制和改善患者生活质量的治疗方法是当前医疗界的研究热点。2011年5月~2013年5月，我们治疗老年晚期非小细胞肺癌患者62例，其中应用参芪泻白散联合化疗32例，单纯采用化疗治疗30例作为对照组进行比较观察。

一、资料与方法

（一）临床资料

本组62例均为2011年5月~2013年5月在广西医科大学附属肿瘤医院中医科住院的老年晚期非小细胞肺癌患者。诊断参

广西壮族自治区卫生厅自筹经费科研课题（编号：E2009243）

通信作者：黄智芬，E-mail：hzf52612@126.com

照中国抗癌协会编著的《新编常见恶性肿瘤治疗规范》[2]中原发性支气管肺癌诊断及分期标准，属于ⅢB/Ⅳ期者；均经病理及细胞学证实为晚期非小细胞肺癌，包括腺癌、鳞癌、腺鳞癌等类型；均有可测量的临床或影像学观察指标；估计生存期≥3个月；年龄≥65岁；不能或不愿意手术；按美国东部肿瘤协作组制定的体力状况评分（Eastern Cooperative Oncology Group Performance status，ECOG PS）标准评为0~2分；心、肝、肾功能基本正常者；各项临床检查指标符合化疗适应证；自愿参加临床研究；患者自愿签署知情同意书。

排除合并心、肝、肾病变和血液系统疾病者；肝转移及脑转移不能切除者；严重感染者；未按规定时间用药者；拒绝化疗及未能按时完成化疗疗程者；精神障碍者；对本研究药物过敏者；年龄<65岁者。

（二）肺癌中医辨证分型

选择中医辨证分型按《中药新药临床研究指导原则》[3]为气阴两虚证的病例作为观察对象。临床辨证由2位主治医师及以上医师分别予以确认。

气阴两虚证：咳嗽少痰或带血，咳声低弱，神疲乏力，气短，自汗或盗汗，口干不多饮，舌质红或淡红，有齿印，苔薄，脉细弱。

（三）患者一般资料

62例患者按数字表法随机分成治疗组32例与对照组30例。治疗组：男26例，女6例；年龄平均（70.90±4.50）岁；病程1~6个月，平均（2.9±0.8）个月；其中腺癌19例，鳞癌9例，腺鳞癌4例；中央型19例，周围型13例；TNM分期[2]：ⅢB期17例，Ⅳ期15例。

对照组：男26例，女4例；年龄平均（70.33±3.62）岁；病程1~5个月，平均（2.8±0.7）个月；其中腺癌20例，鳞癌7例，腺鳞癌3例；中央型16例，周围型14例；TNM分期：ⅢB期18例，Ⅳ期12例。

两组患者一般资料经统计学处理，差异无统计学意义（$P>0.05$），具有可比性。

（四）治疗方法

两组患者均采用GEM单药方案化疗。具体为注射用盐酸吉西他滨（健择，Gemzar，礼来制药产品，1g/瓶）1000mg/m^2，第1、8天，静脉滴注。21天为1周期，连续2~4个周期。化疗期间予镇吐等对症治疗药物，每周检查2次血常规，若出现Ⅱ度以上骨髓抑制，则予集落细胞刺激因子（G-CSF）至血常规恢复正常。

治疗组在化疗前2天加用参芪泻白散治疗，药物组成：党参30 g，黄芪30 g，百合12 g，桑白皮12 g，地骨皮12 g，杏仁12 g，半夏12 g，枇杷叶12 g，芦根18 g，瓜蒌壳12 g，五味子9 g。随证加减：咯血者加仙鹤草30 g、三七粉（冲服）3 g；胸痛者加元胡12 g、郁金12 g；痰多而黄者加黄芩10 g、川贝末（冲服）9g；发热者加石膏30 g、知母10 g；气喘者加炙麻黄6 g、苏子10 g；大便结者加大黄6 g（后下）；大便稀溏者加薏苡仁30 g、苍术12 g。每日1剂，加水煎至200 ml，早晚分2次口服，21天为1疗程，2个疗程后评价疗效。

（五）观察指标及方法

1. 采用中医临床证候积分表[4]计算治疗前后积分疗效：根据其治疗前后积分值变化情况而定，以单项症状评分的总积分为中医证候积分；其中积分值下降≥2/3为显著改善，积分值下降≥1/3为部分改善，积分值无变化者无改善。

2. 采用欧洲癌症研究与治疗组织开发的生命质量核心量表（EORTC QLQ-C30）：包括5个功能量表（躯体、角色、认知、情绪和社会功能），3个症状量表（疲劳、恶心呕吐和疼痛）、1个整体生命质量表和

6个单项量表（呼吸困难、失眠、食欲丧失、便秘、腹泻和经济困难），共30项条目。功能量表得分越高，表明功能状态越好；整体生活质量表得分越高，表明生命质量越好。相反，症状量表及单项表得分越高，表明症状越明显[5,6]。分别于治疗前、后由患者本人填表（EORTC），住院患者出院4周后经主治医师再次对患者进行EORTC问卷调查。

3. 不良反应评定：按WHO抗癌药物毒性分度（0~Ⅳ度）为评价标准[7]。

4. 两组治疗前后均检查血常规，肝、肾功能，心电图变化，每周查2次血常规，2个周期结束后复查CT或MBI。

（六）统计学方法

采用SPSS13.0软件进行统计学处理。计量资料用 $\bar{x}$±S 表示，采用配对 t 检验进行比较。以 $P<0.05$ 为差异有统计学意义。

二、结果

（一）两组中医临床证候积分疗效比较

两组中医临床证候积分疗效显著改善率及总改善率比较，差异有统计学意义（$P<0.05$），治疗组优于对照组（见表1）。

表1 两组中医临床证候积分疗效比较［例，%］

组别	n	显著改善	部分改善	无改善	总改善率（%）
对照组	30	10（33.3）	9（30.0）	11（36.7）	63.3
治疗组	32	14（43.8）	12（37.5）	6（18.7）	81.3※

注：与对照组比较，※$P<0.05$

（二）两组生活质量核心量表（EORTC QLQ-C30）调查问卷评价比较

治疗组表现为社会功能、情绪功能、躯体功能、角色功能、疼痛、整体生活质量均改善，治疗组优于对照组，差异有统计学意义（$P<0.05$）；而认知功能、失眠、恶心呕吐等，两组间比较，差异无统计学意义（$P>0.05$）（见表2）。

表2 两组生命质量核心量表调查问卷评分比较 （分，$\bar{X}$±S）

组别	n	时间	躯体功能	社会功能	情绪功能	角色功能	认知功能	疼痛	失眠	恶心呕吐	整体生活质量
对照组	30	治疗前	63.21±11.32	57.12±13.21	61.25±13.52	56.73±10.82	60.24±14.72	61.51±16.20	60.12±11.70	40.21±10.22	43.62±11.72
		治疗后	65.68±12.60	58.20±11.47	63.41±12.63	58.63±14.26	63.52±11.27	58.64±14.34	58.03±12.32	41.36±11.30	45.70±11.63
治疗组	32	治疗前	64.32±11.43	58.73±12.51	62.38±14.25	59.30±15.48	61.67±14.29	64.36±16.28	61.32±16.27	40.63±11.30	44.64±12.52
		治疗后	70.68±12.62※	63.62±13.68※	68.26±13.73※	65.21±14.72※	62.79±14.26	54.46±14.32※	59.47±15.86	39.61±12.35	52.73±13.19※

注：与对照组比较，※$P<0.05$

（三）两组不良反应比较

白细胞减少、血红蛋白减少、血小板减少和恶心呕吐的发生率，两组间比较，差异均有统计学意义（$P<0.05$）（见表3）。

表 3 2 组不良反应比较（%）

分度 项目	对照组（n=30）						治疗组（n=32）					
	0	Ⅰ	Ⅱ	Ⅲ	Ⅳ	发生率（%）	0	Ⅰ	Ⅱ	Ⅲ	Ⅳ	发生率（%）
白细胞减少	12	7	5	4	2	60.0	18	6	5	3	0	37.5※
血红蛋白减少	16	8	4	2	0	46.7	23	5	3	1	0	28.2※
血小板减少	15	7	5	3	0	50.0	22	4	4	2	0	31.3※
恶心呕吐	9	10	6	4	1	70.0	18	7	4	3	0	43.8※

注：与对照组比较，※ $P<0.05$

三、讨论

随着我国进入老龄化社会，老年肺癌发病率呈持续增高，由于老年晚期肺癌患者大部分合并慢性支气管炎、肺气肿、高血压、冠心病、糖尿病等老年性疾病，机体功能逐渐衰退，易产生各种并发症，影响老年肺癌患者的疗效及生活质量；另一方面，肺癌的整体疗效仍未有显著提高，患者难以达到“无瘤生存”。因此，对于老年晚期肺癌的治疗，改善患者临床症状、保护机体功能、提高生活质量、延长生存期是现阶段的主要目标。中医药配合化疗对晚期恶性肿瘤患者临床症状的改善作用较为肯定，但对于生活质量的影响，国内相应的临床试验虽多，但仍主要以 Karnofsky 评分为主，较为粗疏。恶性肿瘤采用欧洲癌症研究与治疗组织开发的生命质量核心量表（EORTC QLQ-C30）是国际上较公认的量表，但在中药抗肿瘤治疗中采用较少。因此，只有将机体整体生存质量评价指标引入中医临床疗效评价体系当中，才能科学、全面反映其确切疗效，体现中医肿瘤治疗的特色[5]。

随着肺癌发病率的上升，治疗手段也形成多元化发展，中医中药治疗与手术、放疗、化疗、生物免疫治疗一同成为肿瘤的有效治疗手段，是肿瘤综合治疗中不可缺少的一部分。中医药在我国历史悠久、资源丰富，目前，很多医疗单位利用中药复方或单味配合放疗、化疗治疗恶性肿瘤，在改善临床症状、生活状态和生活质量，减轻毒副作用方面均优于单纯放、化疗，所以中西医结合治疗恶性肿瘤应是首选治疗之一[6]。

中医学认为，人之所以患癌症，与人的正气虚有关。正如《素问 · 评热病篇》所曰：“邪之所凑，其气必虚。”中医学理论认为，老年晚期非小细胞肺癌患者因器官功能减退，通常伴发多种疾病，耐受性差。均存在正气虚弱，邪犯内侵；而单纯化疗会进一步损伤正气，降低机体免疫功能。因此，采用中西医结合治疗方法，扶正培本以改善患者生活质量是重要原则。参芪泻白散具有益气养阴、清肺化痰的功效。方中党参、黄芪补中益气，健脾养肺；五味子补肾益阴，敛肺定喘；杏仁、半夏降气润肺，燥湿化痰；桑白皮、地骨皮、枇杷叶、百合、芦根清肺泻火，止咳平喘。现代药理研究证实，党参、黄芪为常用补气中药，可以促进正常机体生长，抗氧化、抑制细菌的作用；两者还均具有促进造血、升高白细胞、增强机体免疫功能的作用[7]；黄芪对胃癌、结肠癌、肝癌、肺癌等肿瘤均有明显的抗癌作用，同时可增强免疫细胞对肿瘤细胞的杀伤活性[8]。地骨皮对物理性、化学性致痛均明显的镇痛作用；半夏中提取的多糖具有较强的单核-吞噬细胞系统激活活性，能增强单核-吞噬细胞系统吞噬功能和分泌功能，抑制肿瘤的发生和增殖；瓜蒌壳、枇杷叶具有镇咳、祛痰及抗肿瘤作用；桑白皮丙酮提取物是通过提高气管一氧化氮（NO）含量、松弛支气管平滑肌而产生镇咳、平喘作用；杏仁苷能抑制佐剂型炎症，增强巨噬细胞功能，具有调节免疫功能及缓解支气管平滑肌的痉挛作用；五味子多糖能抑制肿瘤的生长及增强细胞免疫力[9]。诸药合用，补中有泻、泻中有补；既能扶助人体正气，提高机体的免疫功能，间接抑制肿瘤生长，又有直接抗肿瘤的作用。临床结果表明，治疗组与对照组中医临床证候积分疗效比较，治疗组与对照组总改善率分别为81.3%和63.3%；两组间比较，差异有统计学意义（$P<0.05$）；两组生活质量核心量表EORTC QLQ-C30调查问卷评价比较，治疗组表现为社会功能、情绪功能、躯体功能、角色功能、疼痛、整体生活质量均改善，治疗组优于对照组，两组间比较，差异有统计学意义（$P<0.05$）；而认知功能、失眠、恶心、呕吐等，两组间比较，差异无统计学意义（$P>0.05$）；两组不良反应比较，治疗组低于对照组（$P<0.05$）。由此可见，中医药在恶性肿瘤的综合治疗中发挥着重要作用，具有缓解临床症状、改善生存质量、增加体量，稳定瘤体，提高免疫力，延缓肿瘤发展的作用[10]。应用生命质量核心量表（EORTC QLQ-C30）调查问卷评价，客观评价中医药联合化疗治疗老年晚期非小细胞肺癌患者对生活质量的影响，有利于评价中医药治疗恶性肿瘤的作用。参芪泻白散联合化疗治疗老年晚期非小细胞肺癌，可以提高机体免疫功能、改善临床症状、减少不良反应、提高生活质量、延长生存期。体现了扶正固本中药在癌症治疗中的特色与优势。

参考文献

[1] 姜宏宁，余敏. 吉西他滨单药治疗老年晚期非小细胞肺癌的疗效分析. 临床肺科杂志，2009，14（2）：196-197.

[2] 中国抗癌协会编. 新编常见恶性肿瘤诊治规范. 北京：中国协和医科大学出版社，1999：773-785.

[3] 郑筱萸. 中药新药临床研究指导原则（试行）. 北京：中国医药科技出版社，2002：216-221.

[4] 中华人民共和国卫生部. 中药新药临床研究指导原则. 第3辑. 北京：人民卫生出版社，1997：3-36.

[5] 林洪生，刘杰，王硕. 关于构建中医恶性肿瘤疗效评价体系和思路和问题. 临床肿瘤学杂志，2013，18（1）：1-5.

[6] 俞芹，黄海琴，曹力. 中药对肿瘤化疗的减毒增效作用. 世界中医药，2011，6（4）：337-339.

[7] 朱小玉，张祥忠，钟雪云，等. 参芪扶正注射液对血液恶性肿瘤化疗患者造血功能和免疫功能的影响. 中国中西医结合杂志，2010，30（2）：205-207.

[8] 胡兵，沈克平. 黄芪抗肿瘤作用及机制研究. 中药材，2008，31（3）：461-465.

[9] 梅全喜. 简明实用中药药理手册（2009）. 北京：人民卫生出版社，2010：90，109，121，123，129，134，463.

[10] 黄智芬，黎汉忠，谭志强，等. 健脾消积汤配合化疗治疗晚期恶性肿瘤32例疗效观察. 河北中医，2011，33（4）：497-499.

基于中医体质学说对Ⅲ期胃肠癌术后老年患者中西医结合治疗及预后分析

郭秋均　李　杰

中国中医科学院广安门医院肿瘤科 北京 100053

【摘要】 目的：回顾性调查Ⅲ期胃肠癌术后老年患者的中西医结合治疗状况、中医体质类型及其预后情况，分析老年患者中医体质类型与其诊治状况和预后的关系，指导临床实践。方法：通过病历采集、体质调查量表对门诊和住院患者进行信息采集，利用统计软件对病例信息进行描述性统计及对体质类型、中医治疗、生存时间等方面进行综合分析。结果：老年患者以平和质表现为主（54.1%），主要的体质偏颇倾向为阳虚质（40.5%）、阴虚质（24.3%）、气虚质（29.7%）。老年组患者的平和质分布频率和倾向程度明显高于中年组，阳虚质偏颇程度明显高于中年组，阴虚质、痰湿质、血瘀质、气郁质偏颇倾向较中年组低。生存时间、病变部位、肿瘤家族遗传史可能是影响体质偏颇的主要因素。中老年患者表现为多种偏颇体质兼夹的情况，且多表现为虚性体质兼夹和虚实兼夹的偏颇体质。更多的老年组患者接受了中医序贯治疗（62.2% *vs* 52.9%，$P=0.473$）和连续治疗（58.8% *vs* 91.9%，$P=0.002$），老年肿瘤患者的复发转移率明显低于中年患者组（8.1% *vs* 55.9%，$P=0.000$），老年肿瘤患者的中位生存时间明显长于中年组（33 *vs* 19 个月，$P=0.004$）。结论：老年肿瘤患者更倾向于表现平和质，偏颇体质以阳虚质、阴虚质、气虚质为主。老年肿瘤患者表现出更强的中医治疗需求和更好的治疗依从性。老年肿瘤患者的复发转移率低于中年组，中位生存时间长于中年组。中医药序贯治疗模式并进行持续的中医药干预可能是影响老年胃肠癌术后患者生存期和生活质量的重要因素。

【关键词】 中医体质学说；老年肿瘤；胃肠癌；预后；中西医结合治疗

胃肠癌是影响人们健康的重要疾病，研究表明[1-2]，胃肠癌的高发年龄在50~60岁，死亡率高峰在75岁左右，因此针对老年胃肠癌的防治至关重要。目前世界卫生组织已经将肿瘤疾病划归为“慢性病”范畴，通过合理规律的治疗可以延长患者的生存期、改善患者的生活质量[3]。中医学针对老年肿瘤慢性病这一特点具有独到的防治优势：基于中医“治未病”思想对肿瘤致病因素预防和控制逆转癌前病变，配合不同阶段的肿瘤治疗方法起到“减毒增效”的作用，通过长期持续的干预调理措施降低肿瘤患者的复发转移率，以及针对支持治疗阶段的患者缓解病痛、延缓病情进展[4]。

中医体质[5]是指一种客观存在的生命

通信作者：李杰，手机：15901270817，E-mail：drjieli2007@126.com

现象，是个体生命过程中，在先天遗传和后天获得的基础上表现出的形态结构、生理机能以及心理状态等方面综合的、相对稳定的特质。这种特质决定着人体对某种致病因子的易感性及其病变类型的倾向性。体质的差异现象是先天因素与多种后天因素共同作用的结果。中医体质学说相对于传统中医辨证及证候学说具有稳定性强、分型少、可量化、方便研究等优势，对老年肿瘤的防治发挥着指导作用。

（1）预防干预：肿瘤的发生、发展是一个内外因长期刺激变化的过程，与中医体质形成的机制非常相似，现代研究也表明，中医体质的偏颇和某些肿瘤发生存在密切的联系[6,7]。分析与肿瘤发生密切相关的体质类型，结合已知的致癌因素，通过“辨体论治”等措施提早干预，达到未病先防的目的。

（2）判断预后：将已知的预后较差的肿瘤分型与中医体质研究相结合，或是研究肿瘤预后与中医体质的相关性，达到从中医体质角度对肿瘤疾病转归的判断和干预目的[8]。

（3）指导治疗：人体体质受到肿瘤及相关损伤性治疗影响后会出现一定程度的改变[9]，通过辨体论治，改善相关偏颇体质的状况，对于患者预后和生活质量的改善大有裨益。同时中医体质学说对遣方用药起到方向性的指导作用，通过“辨体论治”与其他治疗模式结合，可以更好地达到个体化的治疗目的[10]。

通过对老年肿瘤患者体质类型的研究，了解群体共性和个体差异，可以有效地指导临床实践。本研究以相对稳定的中医体质为调查切入点，通过统计学手段调查分析相关患者的中医体质分布状况及其与肿瘤疾病发生、发展、治疗过程的联系，为中医药防治胃肠癌提供理论依据和临床指导。

一、资料与方法

（一）研究对象

2013 年 9 月 ~ 2014 年 3 月期间，在中国中医科学院广安门医院肿瘤科门诊就诊及病房住院患者。

1. 纳入标准

（1）年龄在 50 ~ 85 岁之间，有自主判别能力，自愿接受调查，生活质量 Karnofsky 评分在 60 分以上者。

（2）原发肿瘤病理学检查证实为胃癌、结肠癌、直肠癌，且术后病理分期为Ⅲ期者，复发/转移肿瘤经病理学或细胞学检查证实为原发肿瘤复发/转移者或影像学检查符合全国统一的临床诊断标准。

（3）相关原发肿瘤确诊并手术后 1 年及以上者，并且自手术后口服或静脉使用与肿瘤相关中药治疗半年以上者。

2. 排除标准

（1）患有严重心脑血管疾病及精神障碍等疾病的患者，或患有严重传染性疾病、病情严重、出现意识障碍、神志不清、言语不能及丧失自助判断能力的患者。

（2）年龄在 50 岁以下或 85 岁以上者。

（二）研究方法

通过填写临床流行病学调查问卷的方法，对患者的一般情况、治疗经过、中医体质状况进行回顾性调查。

1. 问卷采集内容

患者背景情况调查（主要包括被调查者的一般人口学情况，包括性别、年龄、烟酒嗜好，家族遗传病）；胃肠肿瘤疾病病史调查（确诊时间、西医诊疗经过、病理分期、中医中药治疗情况）；以及患者中医体质偏颇情况。

2. 生存时间的确定

以患者手术病理确诊之日起至填写本

次调查问卷止的时间。

3. 病理组织分级

根据病理报告组织分级，分为高分化（高-中分化）、中分化（中-低分化）、低分化。本次调查的患者中未见未分化及组织分化不能确定的情况。

4. 肿瘤复发/转移

患者术后复查过程中经病理学检查或符合国家标准的影像学明确诊断为复发/转移者。

5. 中西医结合治疗模式

包括西医治疗和中医治疗。其中：

（1）西医治疗包括：手术、术后化疗、术后放疗，复发/转移后的放、化疗等。

（2）中医治疗包括：使用中医辨证汤药、口服或静脉使用相关肿瘤适应证成药（单药或复方）。①中医序贯治疗：手术后1个月内或术后辅助治疗过程中使用中医药治疗。②中医巩固治疗：术后辅助治疗后使用中医药治疗。③中医连续治疗：在中医药治疗过程中没有1个月以上的停药期。④中医间断治疗：中医药治疗过程中因各种原因至少出现过1次1个月以上的停服期。⑤中医静脉治疗：静脉输注相关肿瘤适应证的中药复方或单方药物。

6. 中医体质判定

参照北京中医药大学王琦教授为组长的国家“973”计划项目“基于因人制宜思想的中医体质理论基础研究”课题编制的《中医9种基本体质分类量表》[11]。中医体质的定性判断及定量的偏颇倾向性描述：先计算各亚量表原始分数，原始分数为各条目分值相加。计算原始分数后，再换算为转化分数，各亚量表的转化分数为1～100分。转化分数 =（原始分-条目数）×100/（条目数×4）。

判定标准：平和质转化分>60分，且其他8种偏颇体质转化分均<30分时，判定为“是”；平和质转化分>60分，且其他8种偏颇体质转化分均<40分时，判定为“基本是”；否则判定为“否”。

偏颇体质转化分>40分，判定为“是”；30～39分，判定为“倾向是”；<30分，判定为“否”。

“基本是”和“倾向是”的判定结果视为阳性结果。亚量表的分数越高，该体质类型倾向越明显。

中医体质兼夹的描述：参照姚实林[12]数字代码法，对44例体质偏颇患者的8种中医偏颇体质赋值：3=“是”，2=“倾向是”，1=“不是”。以固定的体质排列顺序（阳虚质、阴虚质、气虚质、痰湿质、湿热质、血瘀质、特秉质、气郁质）将每一个被调查者的8种偏颇体质赋值代入公式：10^7×阳虚质+10^6×阴虚质+10^5×气虚质+10^4×痰湿质+10^3×湿热质+10^2×血瘀质+10×特秉质+1×气郁质，得到一个由8位数组成的体质代码，计算不同的多种兼夹体质分布频数。

（三）统计学方法应用

使用SPSS 20.0统计软件进行统计学处理。收集调查所得临床资料并建立数据库，计算各个类型中医体质的分布频率并进行亚组分析；一般数据采用频数法，计数资料用卡方检验。

二、结果

（一）一般情况

本次调查共收集71份问卷，其中65岁以上老年患者37例（52.11%）。26.78%的患者生存时间在3年以上，12.68%的患者存活5年以上。

患病情况：结肠癌患者最多，其次是胃癌和直肠癌。组织病理分化以中分化（中-低分化）最多，低分化患者占1/4以上。有31%的患者出现术后复发/转移的情况，约15%的患者有肿瘤家族史。几乎所有患者（95.77%）在术后接受了辅助治疗措施，有3例患者因为其他原因没有进行术后辅助治疗。41例患者接受中医药序贯治疗，54例患者坚持术后服用辨证中药治疗，只有21.13%的患者选择使用中药针剂治疗（表1）。

表1 患者一般情况及诊疗经过

统计项目		例数（%）	偏颇体质例数（%）		P值
性别	男	45（63.38%）	21	（46.67%）	0.128
	女	26（36.62%）	17	（65.38%）	
年龄	50~64	34（47.89）	21	（61.76%）	0.253
	65~75	27（38.03%）	14	（51.85%）	
	76~85	10（14.08%）	3	（30.00%）	
生存时间	1~2年	43（60.56%）	21	（48.84%）	0.010
	3~5年	19（26.76%）	8	（42.11%）	
	5年以上	9（12.68%）	9	（100.00%）	
病变部位	胃	14（19.72%）	6	（42.86%）	0.003
	结肠	47（66.20%）	22	（46.81%）	
	直肠	10（14.08%）	10	（100.00%）	
组织分化	低分化	18（25.35%）	5	（27.78%）	0.028
	中分化	43（60.56%）	28	（65.12%）	
	高分化	10（14.08%）	5	（50.00%）	
复发转移	复发/转移	22（30.99%）	13	（59.09%）	0.528
	无转移	49（69.01%）	25	（51.02%）	
家族遗传	有	11（15.49%）	9	（81.82%）	0.041
	无	60（84.51%）	29	（48.33%）	
治疗经过	辅助+中药	68（95.77%）	35	（51.47%）	0.243
	单纯中药	3（4.23%）	3	（100.00%）	
	中医序贯	41（57.75%）	27	（65.85%）	0.015
	中医巩固	30（42.25%）	11	（36.67%）	
	中医连续	54（76.06%）	27	（50.00%）	0.289
	中医间断	17（23.94%）	11	（64.71%）	
	口服+针剂	15（21.13%）	7	（46.67%）	0.549
	单纯口服	56（78.87%）	31	（55.36%）	

（二）中医体质分布情况

有 33 例患者体质状况无明显偏颇情况，在 8 种偏颇体质当中，气虚质分布频数最高、其次为阳虚质和阴虚质（表 2）。为了进一步量化各体质类型的表达程度，分别将 71 例患者每种体质的转化分数求和，绘制在雷达图上（图 1）。平和质的转化分数显著高于其余偏颇体质，偏颇体质的转化分数中：气虚质最高，与偏颇体质分布频数一致，痰湿质、湿热质、血瘀质、气郁质的转化分数高于或近似于阳虚质、阴虚质，与定性的偏颇体质分布频数有所出入。进一步研究偏颇体质的情况，我们发现所有体质偏颇的患者均存在体质兼夹的情况，同时存在 3 种偏颇体质的患者例数最多，气虚质+阴虚质+特禀质和阴虚质+气虚质+痰湿质+血瘀质+特禀质+气郁质 2 种兼夹体质的分布频数最高（表 3、表 4）。影响体质偏颇的因素：生存时间 5 年以上患者偏颇体质分布频率高于 5 年以下组，直肠癌患者偏颇体质的分布频率高于胃癌、结肠癌组，有家族遗传史的患者偏颇体质分布频率高于无家族史组（表 1）。

表 2　9 种体质分布频数

9 种体质分布频数								
阳虚质	阴虚质	气虚质	痰湿质	湿热质	血瘀质	特秉质	气郁质	平和质
24	24	36	19	13	11	10	14	33

$\chi^2=61.043$，$P=0.000$

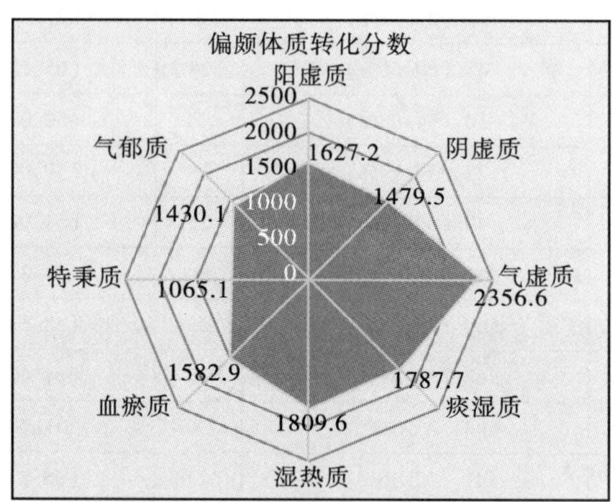

图 1　中医体质转化分数加权求和

表 3　多种偏颇体质兼夹情况

中医体质兼夹情况							合计
体质种数	2	3	4	5	6	7	
频数	10	15	5	2	4	2	38
%	26.3	39.5	13.2	5.3	10.5	5.3	100

表 4　兼夹体质数列分布频数

兼夹体质数列分布频数			
中医体质数列		频数	百分比
平和质		33	46.4
兼夹偏颇体质	11233111	3	4.2
	12311113	3	4.2
	12311131	4	5.6
	13211111	2	2.8
	13331333	4	5.6
	21113111	3	4.2
	22213111	2	2.8
	31111112	2	2.8
	31111211	3	4.2
	31311121	2	2.8
	31331111	3	4.2
	32321111	3	4.2
	32321311	2	2.8
	32333313	2	2.8
合计		71	100

（三）中老年患者偏颇体质比较

参照 NCCN 定义 65 岁以上人群为老年人的标准，以 65 岁为界将患者分为中年组和老年组，比较两组患者中偏颇体质的分布频率。老年组患者阳虚质分布频率高于中年组（40.5% *vs* 26.5%，$P=0.315$）。中年组的患者气虚质和痰湿质的分布频率明显高于老年组（$P=0.000$），中年组的阴虚质、湿热质、血瘀质、气郁质分布频率也高于老年组。两组中特禀质分布频率相似。老年患者整体体质偏颇频率低于中年组（45.9% *vs* 61.8%，$P=0.236$）（表 5）。频数定性法比较中老年两组患者体质偏颇分布频率差异多未显示出统计学差异，但在定量表达体质转化分数的雷达图上我们发现老年组平和质显著高于中年组（$P=0.022$），中年组气虚质、痰湿质、血瘀质、气郁质显著高于老年组，两组间阳虚质比较无统计学差异（$P=0.653$）（图 2）。说明老年组与中年组平和质、气虚质和痰湿质在分布频率和偏颇倾向程度上均存在统计学差异；老年组虽然阳虚质分布频率明显高于中年组，但二者的总体偏颇程度没有差异；老年组与中年组血瘀质、气郁质的分布频率无差异，但中年组的两种体质偏颇程度明显高于老年组。

（四）中老年患者中药治疗经过比较

老年组中有更多的患者在术后伊始即接受了中医治疗（62.2% *vs* 52.9%，$P=0.473$），同时老年组有更多的患者连续服用中医汤药治疗（没有 1 个月以上的中医药治疗中断期）（58.8% *vs* 91.9%，$P=0.002$），这说明老年患者表现出更强烈的中医治疗愿望和依从性。同样，我们发现老年患者的复发转移率明显低于中年患者组（8.1% *vs* 55.9%，$P=0.000$），老年患者的中位生存时间明显长于中年组（33 *vs* 19 个月，$P=0.004$）（表 6，图 3）。

表 5　中老年患者体质偏颇情况

体质类型	中年	老年	P
阳虚质	9（26.5%）	15（40.5%）	0.315
阴虚质	15（44.1%）	9（24.3%）	0.087
气虚质	25（73.5%）	11（29.7%）	0.000
痰湿质	16（47.1%）	3（8.1%）	0.000

续　表

体质类型	中年	老年	P
湿热质	7（20.6%）	6（16.2%）	0.762
血瘀质	8（23.5%）	3（8.1%）	0.103
特禀质	4（11.8%）	6（16.2%）	0.737
气郁质	9（26.5%）	5（13.5%）	0.235
体质偏颇	21（61.8%）	17（45.9%）	0.236

（%）：在中年患者组和老年患者组的分布频率

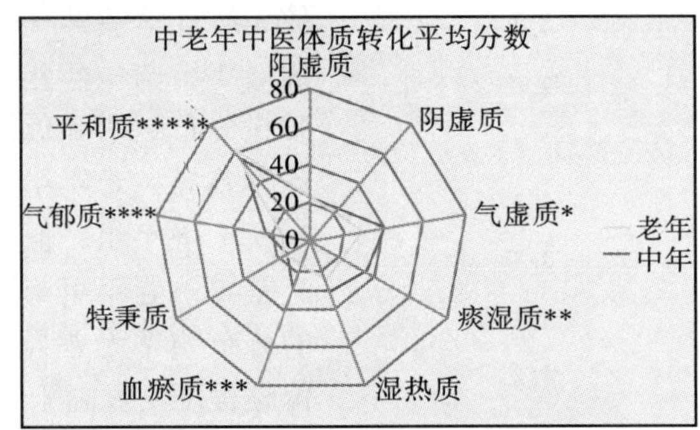

图2　中老年中医体质转化平均分数

* $P=0.032$，** $P=0.000$，*** $P=0.014$，**** $P=0.020$，***** $P=0.022$

表6　中老年患者诊治预后情况

		中年	老年	P
序贯治疗		18（52.9%）	23（62.2%）	0.473
连续治疗		20（58.8%）	34（91.9%）	0.002
复发转移		19（55.9%）	3（8.1%）	0.000
组织分化	低分化	4（11.8%）	14（37.8%）	
	中分化	23（67.6%）	20（46.5%）	0.028
	高分化	7（20.6%）	3（8.1%）	
中位生存时间（月）		16	33	0.004

（%）：在中年患者组和老年患者组的分布频率

三、讨论

（一）中医体质评价的方法

目前中医体质研究多采用北京中医药大学王琦教授研制开发的《中医9种基本体质分类量表》，目前已证明该量表具有良好的信度和效度。针对体质的研究多采用单一定性的研究及频数分布法，本研究针

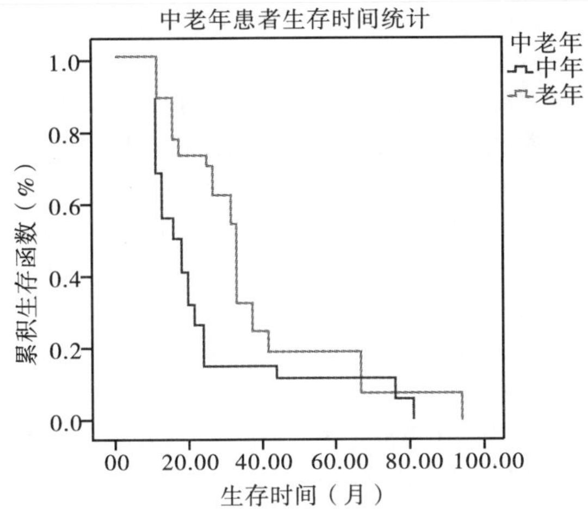

图3 中老年患者生存时间

对体质判定标准中单一体质“亚量表的分数越高，该体质类型倾向越明显”的判定依据，计算加权每种体质的转化分数，并运用雷达图[13]直观的将其表述出来，在定性频数分布的同时反映出中医体质的具体偏颇程度。本次调查发现，分布频数相同的阳虚质和阴虚质在偏颇倾向上存在一定的差异，阴虚质、痰湿质、湿热质、血瘀质、气郁质等在偏颇倾向性上的得分排序与定性的偏颇体质分布频数排序并不一致。定性与定量研究方法从各自的角度反映出中医体质偏颇倾向的程度，如何建立拟合度更高的分析模型和方法还有待进一步探究。

有学者[14]回顾总结了我国大型中医体质调查中兼夹体质的情况，发现兼夹体质是一种客观存在表现的一种体质状态，有相当一部分偏颇体质人群表现出多种偏颇体质兼夹的情况。对于多重兼夹体质人群的分析，可以采用数字代码法等研究兼夹体质分布的情况，统计结果一目了然。

（二）中老年肿瘤患者中医体质特点

1. 平和质与偏颇体质

研究分析 50 岁以上肿瘤患者中医体质，发现偏颇体质的患者占多数（53.6%），偏颇患者比率明显低于李玲玲[15]、郭亚蕾等[16]报道（95%以上），而与王琦等[17]调查的大样本自然人体质偏颇频率相仿，说明经中西医结合治疗的Ⅲ期胃肠癌术后中老年患者没有表现出比正常人更多的体质偏颇倾向，从一定程度说明中医药治疗对其中医体质的稳定作用。卡方检验发现，生存时间 5 年以上患者偏颇体质分布频率高于 5 年以下组，直肠癌患者偏颇体质的分布频率高于胃癌、结肠癌组，有家族史的患者偏颇体质分布频率高于无家族史组，说明以上因素有可能对患者体质的偏颇与否有一定的影响。

2. 偏颇兼夹体质分布规律

研究发现，中老年患者中医体质偏颇以虚性体质为主（阳虚质、阴虚质、气虚质），多出现几种虚性体质兼夹或虚性体质与邪实性体质兼夹的情况，很少出现仅邪实性体质（痰湿质、湿热质、气郁质、血瘀质）兼夹的情况，与既往研究结果相符。同时印证了中医对肿瘤发生、发展的根本病机——正虚为本，邪实为标。本次研究发现，兼夹体质是中老年肿瘤患者普遍存在的偏颇体质特征，说明了中老年肿瘤患者偏颇体质的复杂性，在临床治疗中需要从多角度、多靶点出发考虑。

3. 老年患者中医体质特点

老年肿瘤患者有近一半（45.9%）的人出现体质偏颇，其中阳虚质、阴虚质及气虚质的偏颇倾向最多，整体表现为以虚性体质为主的偏颇体质，与中年组相比，老年肿瘤患者阳虚质和平和质的分布频率更高，指导我们在治疗老年肿瘤患者时需要更加注重扶正培本的法则，尤其是温补阳气的重要性。

（三）中医药的序贯连续性治疗是中老年胃肠肿瘤的防治策略

研究发现，老年患者与中年患者相比，

更多地选择中药序贯治疗模式，在使用中药治疗连续性方面远远强于中年组患者，只有不到 10% 的老年患者出现 1 个月以上的中药停服期。本次研究发现，老年患者出现较低的术后复发转移率，同时表现出较长的术后生存时间和较少的体质偏颇倾向；既往的研究也表明，中医药序贯治疗较巩固治疗可以在一定程度上提高中晚期胃癌患者的中位生存期[18]。在组织分化程度并不占优的情况下，结合以往研究结果，我们认为，采用中医药序贯治疗模式、并进行持续的中医药干预，可能是影响老年胃肠癌术后患者生存期和生活质量的因素。

参 考 文 献

[1] 王福生 . 3427 例胃癌临床资料分析. 胃肠病学和肝病学杂志，2006，(1)：40-41.

[2] 宋丰举，武光林，陈可欣. 天津市 1981 年 ~ 2000 年结肠癌发病年龄趋势研究. 天津医科大学学报，2004，(1)：82-83+116.

[3] 杨光成. 肿瘤被称为慢性病的重要意义. 中国实用医药，2011，(29)：243-244.

[4] 张恩欣. 中医学对肿瘤具有慢性病特点的认识与实践. 辽宁中医药大学学报，2010，(4)：94-95.

[5] 王琦 . 9 种基本中医体质类型的分类及其诊断表述依据. 北京中医药大学学报，2005，(4)：1-8.

[6] 舒洋，郑里翔，朱卫丰，等. 中医体质学及现代医学对肺癌发病机理研究的探讨. 江西中医学院学报，2011，(2)：1-4.

[7] 周小军，田道法. 鼻咽癌高危人群体质调查研究. 中国中医基础医学杂志，2003，(8)：51-54.

[8] 郑秦，杜美莲，罗梅宏，等. 弥漫大 B 细胞淋巴瘤中医体质分布及其与预后的相关性. 辽宁中医药大学学报，2013，(6)：71-75.

[9] 付云. 手术及化疗对乳腺癌患者中医体质的影响 [D]. 广州中医药大学，2010.

[10] 靳琦. 王琦“辨体-辨病-辨证诊疗模式”的理论要素与临床应用. 北京中医药大学学报，2006，(1)：41-45+55.

[11] 王琦，朱燕波，薛禾生，等. 中医体质量表的编制及其应用. 中华中医药杂志，2006，(Sup)：54-57.

[12] 姚实林，张祖志，杨新胜，等. 基于 974 例调查数据的中医兼夹体质分析. 中西医结合学报，2012，(5)：508-515.

[13] 朱燕波. 中医体质分类判定与兼夹体质的综合评价. 中华中医药杂志，2012，(1)：40-42.

[14] 姚实林. 兼夹体质论析. 中医学报，2011，(12)：1456-1458.

[15] 李玲玲. 大肠腺癌病理与中医证型、体质的相关性研究 [D]. 福建中医药大学，2013.

[16] 郭亚蕾，徐建杰，张展洁，等 . 80 例胃癌患者的中医体质类型调查研究. 江西中医药，2012，(8)：11-13.

[17] 王琦，朱燕波. 中国一般人群中医体质流行病学调查——基于全国 9 省市 21948 例流行病学调查数据. 中华中医药杂志，2009，(1)：7-12.

[18] 李杰，林洪生，刘瑞，等. 中医药序贯和巩固治疗模式对Ⅲ/Ⅳ期胃癌生存期影响的对比观察. 肿瘤，2012，(3)：203-207.

（本文被评为第八届中国老年肿瘤学大会优秀论文）

❖ 肿瘤流行病学 ❖

1989~2008年中国子宫颈癌发病和死亡趋势分析

胡尚英[1] 郑荣寿[2] 赵方辉[1] 张思维[2] 陈万青[2*] 乔友林[1*]

1. 中国医学科学院肿瘤医院流行病学研究室 北京 100021
2. 全国肿瘤防治研究办公室/全国肿瘤登记中心 北京 100021

【摘要】 **目的:** 探讨中国子宫颈癌在1989~2008年的发病和死亡趋势，为制订和评价我国子宫颈癌防治策略提供参考依据。**方法:** 根据1989~2008年全国肿瘤登记中心的发病和死亡数据，计算城市和农村子宫颈癌的发病和死亡粗率，以及标准化人口年龄调整的发病率和死亡率（中国人口标化率和世界人口标化率)。采用Joinpoint软件估算年度变化百分比，分析1989~2008年子宫颈癌发病率和死亡率的变化趋势。**结果:** 全国子宫颈癌粗发病率由1989~1990年的3.06/10万上升到2007~2008年的11.87/10万，城市肿瘤登记地区由4.96/10万上升到11.98/10万，农村地区由2.39/10万上升到11.77/10万。全国子宫颈癌的粗死亡率由1989~1990年的2.19/10万上升到2007~2008年的3.20/10万，城市肿瘤登记地区由3.21/10万下降到2.56/10万，农村地区由1.82/10万上升到3.75/10万。1989~2008年子宫颈癌的粗发病率无论城市还是农村总体均呈上升趋势，分别在1997年和1999年后以平均每年14.4%和22.5%的速度递增；世界人口年龄标化后，城市地区增速变化不大，农村地区小幅降低。虽然全国子宫颈癌的粗死亡率和世界人口标化率在1989~2008年总体无变化，但在1999年后粗死亡率平均每年上升8.1%；城市地区的粗死亡率和世界人口标化率在2001年后均以平均每年7.3%的速度递增；而农村地区的粗死亡率在1989~2008年平均每年上升3.9%，世界人口标化率无变化。**结论:** 近十几年来，我国子宫颈癌的发病率和死亡率逐年升高，迫切需要建立适合我国国情的子宫颈癌筛查和疫苗相结合的综合防治体系，从而有效降低子宫颈癌的疾病负担。

【关键词】 子宫颈癌；发病率；死亡率；肿瘤登记；趋势分析；中国

子宫颈癌是危害女性健康的主要恶性肿瘤之一。随着我国经济技术的发展和社会整体卫生状况、医疗条件的改善，近十几年来我国子宫颈癌的死亡率与20世纪70年代相比有了明显的降低。全国死因调查显示，1973~1975年，子宫颈癌的世界人口年龄标化死亡率为14.61/10万[1]，1990~1992年和2004~2005年分别降至4.29/10万[2]和

*通信作者：陈万青，电话：010-87787039，E-mail:chenwq@cicams.ac.cn；
乔友林，电话：010-87788489，E-mail:qiaoy@cicams.ac.cn；第一、二作者对本文贡献相同

2.45/10 万[3]。但伴随着我国对外开放和经济发展多元化，初次性行为年龄提前、不安全性行为等危险因素的暴露随之增加，加之人口老龄化，均对子宫颈癌在我国的流行状况产生影响。因此，本研究利用 1989～2008 年全国肿瘤登记中心数据，探讨近 20 年来我国女性子宫颈癌发病和死亡的变化趋势，为制订我国子宫颈癌防治策略以及评估防控效果提供科学依据。

一、资料和方法

（一）数据来源

数据来源于全国各肿瘤登记处上报的 1989 年 1 月 1 日～2008 年 12 月 31 日按照国际疾病分类第 10 次修订本（ICD-10）编码为 C53 的子宫颈癌发病和死亡数据。根据《中国肿瘤登记工作指导手册》，并参照国际癌症研究署和国际癌症登记协会出版的《五大洲癌症发病率》第 9 卷中对登记质量的有关要求，结合我国肿瘤登记工作的实际情况，评价肿瘤登记数据的完整性、可靠性和有效性。选取审核合格的登记处数据纳入分析。计算发病率时纳入的肿瘤登记点从 1989 年的 10 个增加到 2008 年的 41 个，覆盖人群由 1989 年的 9 951 619 人增加到 32 798 187 人；计算死亡率时纳入的肿瘤登记点从 1989 年的 9 个增加到 2008 年的 41 个，覆盖人群由 1989 年的 7 749 531 人增加到 32 798 187 人。人口数据是同期各肿瘤登记处实际覆盖女性人口数，来源于当地公安部门。县和县级市定义为农村地区，地级市、省会城市和直辖市定义为城市地区。

（二）统计学处理

按地区分别计算每两年的子宫颈癌发病和死亡粗率、1982 年中国人口年龄标化率（中标率）和 Segi's 世界人口年龄标化率（世标率）。由于肿瘤登记地区覆盖的城乡人口比例与全国存在差异，因此按照国家统计局发布的各年城乡人口比例进行调整，计算全国合计的发病率和死亡率，即合计率等于城乡各自的率与相应人口比例的乘积之和。运用 Joinpoint Regression Program 3.5.3 软件，采用对数线性模型拟合发病率和死亡率，计算每年的平均年度变化百分比（average annual percentage change，AAPC）、不同时段内每年的年度变化百分比（annual percentage change，APC）及其 95%可信区间（95% confidence interval，95% CI）。如果 AAPC 或 APC 的 95% CI 包括 0，则 APC 或 AAPC 无统计学意义，反之有统计学意义。根据 Permutation 检验结果，判断总体趋势中是否存在有统计学意义的分段变化位点。

二、结果

（一）1989～2008 年中国子宫颈癌的发病情况

全国子宫颈癌的粗发病率由 1989～1990 年的 3.06/10 万（中标率 2.13/10 万、世标率 2.79/10 万）上升到 2007～2008 年的 11.87/10 万（中标率 7.03/10 万、世标率 8.53/10 万）。城市肿瘤登记地区子宫颈癌的粗发病率由 1989～1990 年的 4.96/10 万（中标率 2.82/10 万、世标率 3.79/10 万）下降到 1997～1998 年的 3.47/10 万（中标率 1.86/10 万、世标率 2.32/10 万），之后逐渐上升到 2007～2008 年的 11.98/10 万（中标率 6.81/10 万、世标率 8.11/10 万）。农村肿瘤登记地区的粗发病率在 1989～1990 年时为 2.39/10 万（中标率 1.88/10 万、世标率 2.43/10 万），低于城市同期水平，但在 2003～2004 年时超过城市，之后与城市同期水平相差不大，到 2007～2008 年时粗发病率达到 11.77/10 万（中标率 7.22/10 万、世标率 8.89/10 万）（表 1、图 1）。

表 1　1989~2008 年中国女性子宫颈癌发病率（1/10^5）

年份 Year	城市 Urban areas			农村 Rural areas			合计 All[a]		
	粗发病率 Crude incidence rates	中国人口 ASR ASR（China）	世界人口 ASR ASR（World）	粗发病率 Crude incidence rates	中国人口 ASR ASR（China）	世界人口 ASR ASR（World）	粗发病率 Crude incidence rates	中国人口 ASR ASR（China）	世界人口 ASR ASR（World）
1989~1990	4.96（808/16 277 629）	2.82	3.79	2.39（94/3 940 079）	1.88	2.43	3.06	2.13	2.79
1991~1992	4.14（705/17 040 659）	2.30	3.08	2.28（92/4 041 470）	1.82	2.40	2.78	1.95	2.58
1993~1994	4.17（710/17 043 939）	2.28	3.03	1.84（75/4 082 770）	1.43	1.86	2.49	1.67	2.19
1995~1996	3.54（601/16 966 564）	1.90	2.42	2.52（103/4 092 684）	1.92	2.49	2.82	1.91	2.47
1997~1998	3.47（695/20 004 507）	1.86	2.32	2.51（141/5 621 284）	1.78	2.31	2.82	1.81	2.31
1999~2000	3.89（997/25 627 417）	2.21	2.68	2.92（209/7 152 961）	1.99	2.45	3.27	2.07	2.53
2001~2002	4.75（1365/28 716 693）	2.78	3.29	3.07（220/7 168 793）	2.01	2.50	3.72	2.31	2.81
2003~2004	7.73（3170/41 013 619）	4.58	5.28	7.94（962/12 114 917）	5.00	6.18	7.85	4.83	5.81
2005~2006	9.86（4430/44 942 802）	5.77	6.79	9.41（1146/12 178 020）	5.99	7.33	9.61	5.90	7.09
2007~2008	11.98（5831/48 675 080）	6.81	8.11	11.77（1651/14 021 823）	7.22	8.89	11.87	7.03	8.53

ASR：年龄标化率；[a]按照国家统计局发布的各年城乡人口比例调整的合计率

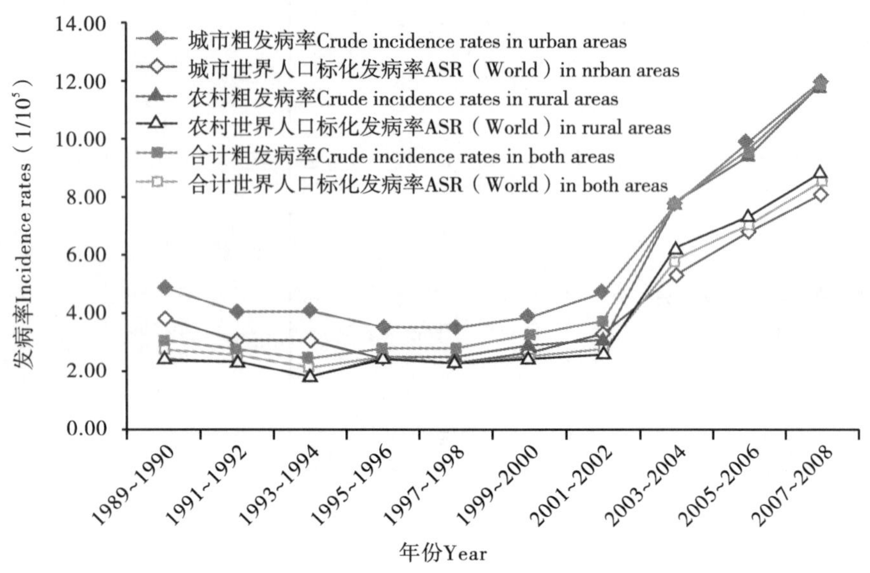

图 1　1989～2008 年中国子宫颈癌的发病率变化曲线

（二）1989～2008 年中国子宫颈癌的发病率趋势

1989～2008 年全国子宫颈癌粗发病率以平均每年 8.7%的速度递增，农村地区升高的速度快于城市地区，分别是 10.3%和 5.6%。分段分析结果显示，1989～1997 年，城市地区子宫颈癌的粗发病率以平均每年 5.2%的速度递减，但之后又以平均每年 14.4%的速度递增；1989～1999 年，城乡合计和农村地区子宫颈癌的粗发病率无显著变化，但之后分别以平均每年 20.5%和 22.5%的速度递增。同样，1989～2008 年，子宫颈癌世标发病率无论城乡均呈现上升趋势，且分别集中在 1997 年和 1999 年之后，与粗发病率相比，城市地区增速变化不大，农村地区增速小幅降低（表 2）。

（三）1989～2008 年中国子宫颈癌的死亡情况

全国子宫颈癌的粗死亡率由 1989～1990 年的 2.19/10 万（中标率 1.42/10 万、世标率 1.94/10 万）上升到 2007～2008 年的 3.20/10 万（中标率 1.76/10 万、世标率 2.25/10 万）。城市肿瘤登记地区子宫颈癌的粗死亡率由 1989～1990 年的 3.21/10 万（中标率 1.62/10 万、世标率 2.27/10 万）下降到 2001～2002 年的 1.70/10 万（中标率 0.82/10 万、世标率 1.07/10 万），之后逐渐上升到 2007～2008 年的 2.56/10 万（中标率 1.25/10 万、世标率 1.58/10 万）。农村肿瘤登记地区子宫颈癌的粗死亡率在 1989～1990 年为 1.82/10 万，中标率为 1.35/10 万，世标率为 1.83/10 万；粗死亡率和世标率分别在 2001～2002 年和 1999～2000 年超过城市同期水平；到 2007～2008 年时粗死亡率为 3.75/10 万，中标率为 2.20/10 万，世标率为 2.82/10 万，均高于同期城市地区水平（表 3、图 2）。

表 2 1989～2008 年中国子宫颈癌发病率变化趋势的 Joinpoint 分析结果

发病率 Incidence rates	地区 Area	趋势变化 1（Trend 1）		趋势变化 2（Trend 2）		AAPC [%（95% CI）]
		年份（Year）	APC [%（95% CI）]	年份（Year）	APC [%（95% CI）]	
粗发病率 Crude incidence rates	城市 Urban areas	1989～1997	-5.2（-9.3～-0.9）[a]	1997～2008	14.4（10.9～18.0）[a]	5.6（1.5～9.9）[a]
	农村 Rural areas	1989～1999	2.1（-6.4～11.4）	1999～2008	22.5（8.3～38.5）[a]	10.3（5.6～15.2）[a]
	合计 All	1989～1999	0.8（-5.0～6.9）	1999～2008	20.5（10.8～31.1）[a]	8.7（4.5～13.1）[a]
世界人口年龄标化率 ASR（World）	城市 Urban areas	1989～1997	-6.6（-10.8～-2.3）[a]	1997～2008	14.6（10.9～18.3）[a]	5.0（0.7～9.6）[a]
	农村 Rural areas	1989～1999	-0.1（-8.1～8.6）	1999～2008	20.2（6.8～35.3）[a]	8.1（3.5～12.8）[a]
	合计 All	1989～1999	-1.0（-6.7～4.9）	1999～2008	19.1（9.6～29.4）[a]	7.1（2.8～11.5）[a]

APC：年度变化百分比；AAPC：平均年度变化百分比；[a]$P<0.05$

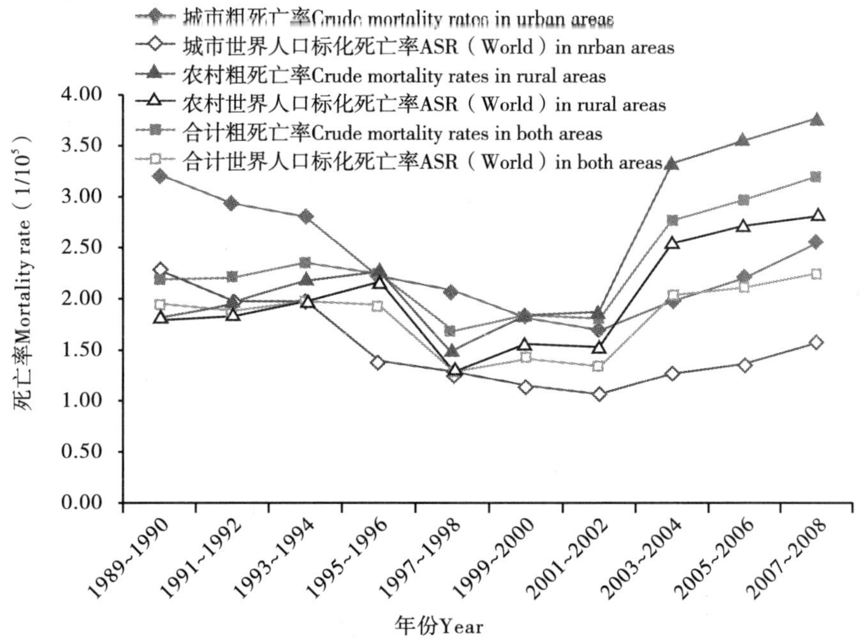

图 2 1989～2008 年中国子宫颈癌的死亡率变化曲线

表 3 1989~2008 年中国子宫颈癌死亡率（$1/10^5$）

年份 Year	城市 Urban areas			农村 Rural areas			合计 All[a]		
	粗死亡率 Crude mortality rates	中国人口 ASR ASR (China)	世界人口 ASR ASR (World)	粗死亡率 Crude mortality rates	中国人口 ASR ASR (China)	世界人口 ASR ASR (World)	粗死亡率 Crude mortality rates	中国人口 ASR ASR (China)	世界人口 ASR ASR (World)
1989~1990	3.21（409/12 748 503）	1.62	2.27	1.82（55/3 015 646）	1.35	1.83	2.19	1.42	1.94
1991~1992	2.93（394/13 424 651）	1.40	1.98	1.94（60/3 089 453）	1.38	1.84	2.21	1.39	1.88
1993~1994	2.81（458/16 314 990）	1.44	2.00	2.18（68/3 114 782）	1.41	1.98	2.36	1.42	1.99
1995~1996	2.19（355/16 212 069）	1.04	1.41	2.27（71/3 125 862）	1.63	2.16	2.25	1.46	1.94
1997~1998	2.08（407/19 606 276）	0.95	1.29	1.50（77/5 134 788）	0.95	1.30	1.69	0.95	1.30
1999~2000	1.83（468/25 627 417）	0.86	1.16	1.85（146/7 880 006）	1.20	1.57	1.84	1.08	1.42
2001~2002	1.70（489/28 716 693）	0.82	1.07	1.89（149/7 895 488）	1.20	1.54	1.82	1.06	1.36
2003~2004	2.00（819/41 013 619）	1.01	1.27	3.32（402/12 114 917）	1.97	2.55	2.77	1.57	2.02
2005~2006	2.20（989/44 942 802）	1.06	1.36	3.56（433/12 178 020）	2.12	2.70	2.96	1.65	2.12
2007~2008	2.56（1244/48 675 080）	1.25	1.58	3.75（526/14 021 823）	2.20	2.82	3.20	1.76	2.25

[a]按照国家统计局发布的各年城乡人口比例调整的合计率

（四）1989～2008 年中国子宫颈癌的死亡率趋势

1989～2008 年全国子宫颈癌粗死亡率和世标率无显著变化，但在 1999～2008 年粗死亡率平均每年上升 8.1%。城市肿瘤登记地区的粗死亡率和世标率在 1989～2001 年分别以平均每年 5.4%和 6.3%的速度递减，之后以平均每年 7.3%的速度递增。农村地区的粗死亡率在 1989～2008 年平均每年上升 3.9%，然而世标率无显著变化（表 4）。

表 4 1989～2008 年中国子宫颈癌死亡率变化趋势的 Joinpoint 分析结果

死亡率 Mortality rates	地区 Area	趋势变化 1（Trend 1）		趋势变化 2（Trend 2）		AAPC [%（95% CI）]
		年（Year）	APC [%（95% CI）]	年份（Year）	APC [%（95% CI）]	
粗死亡率 Crude mortality rates	城市 Urban areas	1989～2001	−5.4（−6.7～−4.1）[a]	2001～2008	7.3（3.1～11.8）[a]	−2.0（−4.2～0.3）
	农村 Rural areas	1989～1999	−1.0（−8.4～6.9）	1999～2008	10.9（−0.6～23.6）	3.9（0.8～7.0）[a]
	合计 All	1989～1999	−2.7（−7.6～2.5）	1999～2008	8.1（0.5～16.3）[a]	1.7（−0.8～4.3）
世界人口年龄标化率 ASR（World）	城市 Urban areas	1989～2001	−6.3（−8.4～−4.2）[a]	2001～2008	7.3（0.6～14.5）[a]	−2.7（−5.2～−0.2）[a]
	农村 Rural areas	1989～1999	−2.6（−9.9～5.3）	1999～2008	9.0（−2.4～21.7）	2.2（−0.9～5.3）
	合计 All	1989～1999	−4.1（−9.5～1.7）	1999～2008	6.8（−1.7～16.0）	0.4（−2.2～3.1）

[a] $P<0.05$

三、讨论

子宫颈癌病因明确，有多种可供选择的筛查技术，早期治疗预后较好，已被证明是通过筛查取得防治效果最好的恶性肿瘤[4]。近些年来，很多国家和地区由于积极开展有组织的筛查，子宫颈癌的发病率和死亡率持续下降。美国监测、流行病学和最终结果数据库显示，在过去的 10 年里，子宫颈癌的发病率和死亡率分别以平均每年 2.5%和 1.7%的速度下降[5]。英国国家卫生服务系统公布，1989～2009 年子宫颈癌的发病率下降了 1/3，死亡率下降了 60%[6]。我国香港特别行政区肿瘤登记数据也同样显示，1989～2009 年子宫颈癌的发病率和死亡率明显下降[7]。然而本研究对我国大陆肿瘤登记处数据进行分析显示，1989～2008 年子宫颈癌发病率明显上升，尤其是 1999～2008 年粗发病率以平均每年 8.7%的速度递增，并且农村地区升高的速度快于城市地区；全国子宫颈癌死亡率虽然总体无变化，但是粗死亡率在 1999～2008 年有上升趋势。由此可见，我国子宫颈癌疾病负担不断加重，防治形势严峻。

分析 1989～2008 年我国子宫颈癌疾病负担变化的可能原因，首先需明确的是，在此期间子宫颈癌的病理诊断标准无较大变化，而且在 2009 年之前我国尚未开展全国范围的子宫颈癌筛查项目。城市地区子宫颈癌的发病率和死亡率分别在 1997 年和 2001 年之前迅速下降，这主要与改革开放后我国经济不断发展，社会整体卫生状况改善有关。1999 年后，全国子宫颈癌发病率和死亡率逐年递增，其重要的原因是危险因素暴露累积的结果。经济发展多元化和性观念的转变带来了人群性行为特征的变化，初次性行为年龄提前、多个性伴侣比例上升、不安全性行为等增加了感染人乳头瘤病毒（human papillovirus，HPV）的机会。在缺乏有效的筛查和早诊早治体系的情况下，子宫颈癌发病率和死亡率会随之升高。一项汇总 1999～2008 年在我国 5 个城市和 9 个农村地区开展的以人群为基础的宫颈癌筛查研究显示，无论农村还是城市，17～59 岁女性的高危型 HPV 感染率均较高，年龄调整感染率合计为 16. 8%[8]。2009 年进行的一项包括 11 852 名 15～59 岁中国女性的多中心横断面调查研究显示，小年龄组女性初次性行为年龄早于大年龄组[9]。同时，多项研究表明，子宫颈癌的危害在中国有年轻化的趋势[10-11]。另一方面，农村地区发病率和死亡率在年龄标化后增速略有下降，提示人口老龄化对农村地区子宫颈癌疾病负担上升有一定作用。

子宫颈癌发病率和死亡率的变化趋势提示，危险因素暴露的增加首先会引起发病率升高，虽然医疗技术的改进有助于改善预后、延长生存期，但在人群发病率大幅度升高的情况下，死亡率很可能也会升高，而且癌症治疗要占用大量的医疗资源，给家庭和社会带来沉重负担，因此癌症防治的关键在于预防和早诊早治。从 2009 年起，我国政府开始努力推行子宫颈癌筛查，使用巴氏细胞学或肉眼观察法每年对 1000 万名农村妇女进行宫颈癌筛查。同时简便、价廉、有效的快速 HPV DNA 检测技术的研发成功为进一步扩大宫颈癌筛查覆盖面提供了可能[12]。此外，我国的 HPV 预防性疫苗的Ⅲ期临床试验也正在进行中。

本研究根据 1989～2008 年全国肿瘤登记中心数据，分析了子宫颈癌在相对较长的一段时间内的发病和死亡趋势，明确了我国子宫颈癌的疾病负担。然而，过去的 20 多年，我国肿瘤登记工作正处在不断发展和壮大中，每年上报数据的登记点数目、覆盖人数和质量存在差异。为评估登记点数目变化对结果的影响，本研究计算了 1989～2008 年有连续数据的 9 个登记处（覆盖人口约 2200 万）的发病率和死亡率的变化趋势，结果显示，发病率和死亡率无论城乡均呈先下降后上升的趋势，与 41 个登记处的结果基本一致。9 个登记处的子宫颈癌合计粗发病率和粗死亡率分别在 1998 年和 2001 年之前以平均每年 1. 3%和 2. 8%的速度递减，之后分别以平均每年 13. 5%和 8. 1%的速度递增；世界人口年龄标化后，前期下降速度略有增大，但后期增速变化不大。另外，诊断水平的变化对结果也会产生一定的影响。随着登记点的不断增加，覆盖人群的扩大，登记报告质量的提高，其结果将更接近实际水平。

综上，近十几年来，我国子宫颈癌的发病率和死亡率逐年升高。在未来的几十年里，由于人口老龄化加速和性观念改变，子宫颈癌防治形势将更加严峻，迫切需要建立适宜我国国情的宫颈癌筛查和疫苗相结合的综合防治体系，从而有效降低子宫颈癌对我国女性的危害。

参 考 文 献

[1] 卫生部肿瘤防治研究办公室. 中国恶性肿瘤死亡调查研究. 北京：人民卫生出版社，1980：130.

[2] 全国肿瘤防治研究办公室. 中国恶性肿瘤死亡调查研究（1990～1992）. 北京：人民卫生出版社，2008：148.

[3] 陈竺. 全国第三次死因回顾抽样调查报告. 北京：中国协和医科大学出版社，2008：127.

[4] Sankaranarayanan R，Thara S，Esmy PO，et al. Cervical Cancer：screening and therapeutic perspectives. Med Princ Pract，2008，17（5）：351-364.

（下转第 189 页）

高危型人乳头瘤病毒载量预测宫颈病变和分流人乳头瘤病毒阳性人群的价值

康乐妮[1] 赵方辉[1] 陈 凤[1] 陈 汶[1]
李 静[1] 张 询[2] 乔友林[1]

1. 中国医学科学院肿瘤医院流行病学研究室 北京 100021
2. 中国医学科学院肿瘤医院病理科 北京 100021

【摘要】 目的：评价高危型人乳头瘤病毒（HR-HPV）载量预测宫颈病变的发生风险，及其对HPV阳性人群的分流效果。**方法：**筛查队列来源于1项多中心子宫颈癌筛查项目。采用第2代杂交捕获技术（HC-2）检测的相对光单位与域值比值来衡量HR-HPV病毒载量，按照HR-HPV的病毒载量分为阴性组、低载量组、中载量组和高载量组，按照宫颈上皮内瘤变（CIN）病理诊断分组。采用趋势 χ^2 检验分析病毒载量与宫颈病变之间的关系，计算并比较基线不同病毒载量组1年内发生CIN2+的风险，分析不同病毒载量界值预测CIN2+的效果。**结果：**共纳入基线和随访数据完整的女性2725例。趋势 χ^2 检验结果显示，随着病毒载量的增加，病变的严重程度增加（$P<0.001$）。在基线病理诊断正常组和CIN1组中，病毒载量阴性者1年内CIN2+的发病率为0.11%，而中、高载量者中CIN2+的发病率分别为3.14%和6.09%，与病毒载量阴性者相比，RR值分别为29.05（95% CI：6.07~138.99）和56.34（95% CI：12.89~246.30）。随着基线病毒载量临界值的升高，随访检出CIN2+的灵敏度逐渐降低，特异度逐渐升高。当病毒载量临界值为15.00时，1年后需要随访的人数由774例下降到412例，检出CIN2+的灵敏度为91.30%，特异度为47.94%。**结论：**HR-HPV病毒载量越高，发生宫颈癌及高度病变的风险越高，提高病毒载量界值可以进一步分流HPV阳性人群，从而更合理的分配卫生资源。

【关键词】 人乳头瘤病毒；病毒载量；宫颈肿瘤；预测；普查；诊断

持续感染高危型人乳头瘤病毒（high risk human papillomavirus，HR-HPV）是发生宫颈癌的必要条件[1]，且检测HPV DNA能够有效发现子宫颈癌和癌前病变。在一些发达国家，宫颈癌筛查已经逐步开始向细胞学与HPV检测联合筛查转化[2]。由于HPV多为一过性感染，90%以上可被机体自动清除[3]，采用HPV DNA检测筛查宫颈癌可能检出一些没有临床意义的感染，常常造成HPV阳性妇女的恐慌和卫生资源的浪费。有研究显示，第2代杂交捕获技术（HC-2）检出高度宫颈上皮内瘤变（cervi-

通信作者：乔友林，电话：010-87788489，Email:qiaoy@ cicams.ac.cn

cal intraepithelial neoplasias，CIN）或以上病变（CIN2+）的灵敏度高达 96.3%，特异度仅为 86.4%[4]，近 15%的 HR-HPV 阳性者并未患宫颈高度病变[5]。由于 HC-2 技术在定性检测的同时，还能够提供样本相对光单位与域值比值（RLU/CO）来反应病毒载量的高低。有研究表明，该载量值与宫颈病变严重程度存在关联[6-7]。然而，这些研究多为横断面研究，目前国内仅有一个长达 6 年的随访研究报道了 HR-HPV 病毒载量在预测宫颈高度病变中的效果[8]。由于 HR-HPV 病毒载量在感染的不同阶段是动态变化的，尤其是当 HPV 整合到人体以后，宫颈病变的发生风险增加而病毒载量却可能降低[9]。在本研究中，我们通过分析一项多中心子宫颈癌筛查项目的基线 HR-HPV 病毒载量与基线和 1 年随访的病理结局间的关系，探讨 1 次 HR-HPV 病毒载量在预测 1 年内宫颈病变的发生风险，以及分流 HPV 阳性人群中的应用价值。

一、资料与方法

（一）研究对象

2010~2011 年在山西省阳城县、河南省新密市和江西省铜鼓县开展了一项多中心子宫颈癌筛查方法的研究。采用整群抽样的方法，在每个县选择 2 个乡镇，每个乡镇各选择 10~15 个村，全部 25~65 岁符合入选标准的女性均参加筛查。

入选标准：

（1）有性生活史；

（2）既往无子宫颈癌病史；

（3）具有完整的宫颈；

（4）非妊娠期；

（5）认知和健康状况良好，可以理解并签署知情同意书，可以接受例行宫颈检查。

1 年后对入组筛查阳性的全部女性和部分入组筛查阴性的女性进行随访。项目共筛查女性 7543 例（其中 2 例实际为 66 岁，入组筛查后被排除），按照方案应随访 3296 例，实际随访 2909 例（88.26%）。

（二）研究方法

收集研究对象的基本信息，包括人口学信息、吸烟史、饮酒史、既往病史、性行为史和月经生育史等。采用 6 种不同的子宫颈癌筛查技术对研究对象进行筛查，包括自体取样标本的 HC-2 和 HPV 快速筛查法（careHPV）检测，医师取样宫颈标本的 HC-2 和 careHPV 检测，医师取样宫颈标本的 E6 蛋白检测和醋酸染色后肉眼观察。筛查阳性者（即 6 种方法任何一项阳性）和随机抽取约 10%筛查阴性者（即 6 种方法均为阴性），行阴道镜检查，并按方案要求取活检[10]。所有的活检组织在中国医学科学院肿瘤医院进行制片和双人独立阅片，病理诊断结果采用 CIN 命名系统。病理诊断为 CIN2+的标本全部由美国弗吉尼亚大学的 1 名经验丰富的病理学专家进行质控，二者的符合率为 93.0%。

1 年后继续随访的人群包括：

（1）所有入组筛查阳性的女性 2282 例（排除 9 例活检诊断为宫颈癌的患者后）。

（2）入组筛查阴性、并且被选择参加阴道镜检查的女性 527 例（占入组筛查阴性者的 10.0%）。

（3）随机抽取部分入组筛查阴性，并且没有进行过阴道镜检查的女性 487 例（占入组筛查阴性者的 9.3%）。

随访时同样采用 6 种筛查方法，筛查流程与基线一致。

（三）HR-HPV DNA 的检测

采用 HC-2 技术，其基本实验原理是采用基因杂交-化学发光-信号放大技术，可以同时检测 13 种 HR-HPV（16、18、31、33、35、39、45、51、52、56、58、59 和

68 型)，但不提供具体型别信息。HC-2 在定性检测的同时还能提供病毒载量的信息，具体测定方法为：样本产生的光由 DML 2000 微孔板判读器来测量，表达为相对光单位（RLU）。通过 RLU 与设置的域值（cutoff）之比（RLU/CO）来判定结果。当比值≥1.00 时，被判读为 HR-HPV 阳性，<1.00 时为阴性。由于 RLU 与样本 HPV DNA 含量成比例，比值越高，样本中 HR-HPV DNA 的载量值也越高。按照 HR-HPV 的病毒载量分为阴性组（<1.00）、低载量组（1.00～9.99）、中载量组（10.00～99.99）和高载量组（≥100.00）。

（四）统计学分析方法

采用 SPSS 17.0 对数据进行统计学分析。采用 χ^2 检验比较不同病毒载量组中基线宫颈病变的分布情况，并进行趋势 χ^2 检验。按照基线病理级别分组，计算各组 CIN2+病变的发生风险，并以阴性组作为参考，计算 RR 值。在基线病理诊断为正常和 CIN1 的人群中，计算在不同的病毒载量临界值时，HC-2 检出 1 年累积的 CIN2+的灵敏度、特异度、阳性预测值和阴性预测值。检验水准 $\alpha=0.05$。

二、结果

（一）基本信息

共纳入基线和随访 2 次结果均完整的筛查对象 2725 例。研究对象的平均年龄为（44.67±8.76）岁，随访时间为（11.74±0.34）个月。文化水平以大学以下文化水平为主（89.17%），职业以农民为主（75.96%）。初次性生活年龄为（21.10±2.09）岁，且多为 1 个性伴侣（85.65%）。768 例（28.19%）女性筛查时已经绝经，平均绝经年龄为（48.74±4.22）岁。2725 例女性筛查对象的基本情况见表 1。

表 1　2725 例女性筛查对象的基本情况

基本情况	例数	百分比（%）
年龄（岁）		
25～29	97	3.56
30～39	715	26.24
40～49	1125	41.28
≥50	788	28.92
民族		
汉族	2723	99.93
其他	2	0.07
教育程度（年）		
≤6	1259	46.20
7～12	1171	42.97
≥13	295	10.83
职业		
工人	131	4.81
农民	2070	75.96
白领或专业人员	126	4.62
其他	398	14.61
婚姻状况		
已婚	2633	96.62
其他	92	3.38
家庭人均年收入（元）[a]		
≤3 000	963	35.55
3 001～5 000	815	30.08
≥5 001	931	34.37
吸烟		
是	7	0.26
否	2718	99.74
饮酒		
是	242	8.88
否	2483	91.12
月经初潮年龄（岁）[a]		
≤14	982	36.04
15～16	980	35.96
≥17	763	28.00
初次性生活年龄（岁）		
<20	575	21.10
20～21	1055	38.72
≥22	1095	40.18
性伴侣个数（个）[a]		
1	2333	85.65
≥2	391	14.35
初孕年龄（岁）[a]		
<21	763	28.25
21～23	1299	48.09
≥24	639	23.66
怀孕次数（次）[a]		
≤2	1003	36.82
3～4	1357	49.82
≥5	364	13.36
绝经[a]		
是	768	28.19
否	1956	71.81

注：[a]均有缺失值

（二）基线各级宫颈病变中 HR-HPV 病毒载量的分布情况

病理诊断正常组、CIN1 组和 CIN2+组患者的 HR-HPV 阳性率分别为 25.83%、87.74%、96.77%和 98.55%，呈上升趋势。病理诊断正常组中病毒载量为中、高载量的女性所占比例较低，分别为 7.37%和 6.32%，而病毒载量阴性者所占比例为 74.17%。随着病理级别的增加，病毒载量为中、高载量的女性所占比例不断增加，其中 CIN1 组中，中和高载量的女性占 74.19%；CIN2 组中占 83.87%；CIN3+组中占 89.86%；而病毒载量阴性者所占比例明显下降。各级宫颈病变中 HR-HPV 病毒载量的分布差异有统计学意义（χ^2 = 723.33，P<0.001）；趋势 χ^2 检验结果显示，随着病毒载量的增加，病变的严重程度增加（χ^2=593.11，P<0.001）（表 2）。

表 2　2725 例女性筛查对象的基线 HR-HPV 病毒载量与宫颈病变程度的关系（例）

病毒载量	正常组（n=2470）	CIN1 组（n=155）	CIN2 组（n=31）	CIN3+组（n=69）
阴性	1 832（74.17）	19（12.26）	1（3.23）	1（1.45）
低载量	300（12.15）	21（13.55）	4（12.90）	6（8.70）
中载量	182（7.37）	41（26.45）	12（38.71）	18（26.09）
高载量	156（6.32）	74（47.74）	14（45.16）	44（63.77）

注：HR-HPV：高危型人乳头瘤病毒；CIN：宫颈上皮内瘤变；（）内为%

（三）基线 HR-HPV 病毒载量预测宫颈病变的效果

在基线病理诊断正常组和 CIN1 组中，病毒载量阴性组 1 年内 CIN2+的发病率为 0.11%，而中、高载量组中 CIN2+的发病率分别为 3.14%和 6.09%，与病毒载量阴性组相比，RR 值分别为 29.05（95% CI：6.07 ~ 138.99）和 56.34（95% CI：12.89~246.30），且发病风险随着病毒载量的增加而增加（χ^2 = 83.38，P<0.001）（表 3）。在 CIN1 组 155 例中，逆转为正常者 117 例（75.48%），维持 CIN1 者 29 例（18.71%），进展为 CIN2+者 9 例（5.81%）；逆转组、持续组和进展组的 HR-HPV 阳性率逐渐增加，分别为 86.32%、89.66%和 100.00%。

表 3　基线病理诊断为正常或 CIN1 的女性筛查对象的 HR-HPV 病毒载量与随访进展为 CIN2+的关系

基线病毒载量	例数	随访病理诊断为 CIN2+	
		例数（%）	RR（95% CI）
阴性	1851	2（0.11）	1
低载量	321	2（0.62）	5.76（0.82~40.79）
中载量	223	7（3.14）	29.05（6.07~138.99）
高载量	30	14（6.09）	56.34（12.89~246.30）

注：HR-HPV：高危型人乳头瘤病毒；CIN：宫颈上皮内瘤变

（四）基线不同病毒载量界值分流 HPV 阳性的正常或 CIN1 的女性筛查对象的效果

1 年后随访 774 例基线 HR-HPV 阳性且病理正常或 CIN1 者，检出 CIN2+者 23 例（3.09%）。随着基线病毒载量临界值的升高，随访检出 CIN2+的灵敏度逐渐降低，特异度逐渐升高。当病毒载量临界值为 15.00 时，随访人数下降到 412 例，仅为原来的 50%左右，而灵敏度为 91.30%，特异度升高达 47.94%，阳性预测值和阴性预测值分别为 5.10%和 99.45%（表 4）。

表 4 在 HPV 阳性的基线病理诊断为正常或 CIN1 的女性筛查对象中基线不同病毒载量界值预测 CIN2+的效果

基线病毒载量界值	随访 例数	百分比	灵敏度（%）	特异度（%）	阳性预测值（%）	阴性预测值（%）
1.00	774	100.00	100.00	0.00	2.97	-
5.00	537	69.38	91.30	31.29	3.91	99.16
10.00	453	58.53	91.30	42.48	4.64	99.38
15.00	412	53.23	91.30	47.94	5.10	99.45
20.00	381	49.22	82.61	51.08	4.99	98.98

注：HPV：人乳头瘤病毒；CIN：宫颈上皮内瘤变；—：无数据

三、讨论

HR-HPV 检测作为宫颈癌初筛方法可以在尚未建立细胞学筛查体系的国家和地区应用[4,11]，我国的宫颈癌筛查也逐步开始向 HPV 检测转化。HPV 主要通过性接触传播，在性活跃的女性中，HPV 感染率可高达 20%~40%[12]。然而，多数 HPV 感染可以被机体自动清除，并不导致宫颈癌前病变和癌的发生[3]。因此，以 HPV 检测为基础的筛查必然造成一定程度的假阳性结果，给女性带来不必要的精神压力，并且造成卫生资源的浪费。目前，国内外已开始使用其他生物标志物分流 HPV 阳性人群[13-15]。如果病毒载量可以预测宫颈癌及高度病变的发生风险，并且可以进一步分流 HPV 阳性人群，因此，HPV 检测用于我国宫颈癌的筛查可以起到事半功倍的效果。

本研究结果显示，病毒载量与宫颈病变的严重程度呈正相关，与相关研究结果类似[16]。本研究 1 年随访的数据显示，在基线病理正常或 CIN1 人群中，中、高载量组 CIN2+的发病风险远远高于阴性组，并且病毒载量越高，发病风险越高；与阴性组比较，低、中、高载量组的 RR 值分别为 5.76、29.05 和 56.34。因此，使用病毒载量进行风险预测的价值优于单纯的定性检测。队列研究显示，基线病毒载量可以预测宫颈癌前病变和癌的发生[17]；也有研究不支持此观点，因为病毒整合到人体 DNA 后，可能会出现病毒载量较低却发生宫颈病变的情况[9]，但是多数研究认为，HPV16 型的病毒载量仍具有预测价值[18]。本研究中，RR 值略高于我国另 1 项 6 年的随访研究[8]，主要原因在于选择的研究对象不同。本研究仅随访了部分筛查阴性者，可能会低估 HPV 阴性者 1 年内 CIN2+的发病率，从而高估 RR 值。

美国最新的宫颈癌筛查指南推荐，对 30~65 岁女性，每 5 年进行 1 次 HPV DNA

和细胞学的联合筛查，其中，HPV 阳性、且细胞学阴性的女性 1 年后复查或进行 HPV16/18 分型检测[2]。按照筛查指南的推荐，本研究中，需要 1 年后复查基线 HPV 阳性且病理正常或 CIN1 的人群，共计 774 例，其中，仅 23 例被诊断为 CIN2 或 CIN3，并且无发生宫颈癌的患者。若使用基线 HR-HPV 病毒载量对 HPV 阳性人群进一步分流，可以在维持较高灵敏度的基础上，大大减少随访人数，节约卫生资源。如果将病毒载量界值定为 15.00，有 2 例 CIN2 患者漏诊，但可以将随访人数减少至 412 例。有研究报道，CIN2 患者 6 年中有 56%自然转归到正常，24%自然转归到 CIN1，仅 16%发生进展[8]，目前国内外对于 CIN2 患者是否需要治疗也存在一定的争议[19]。并且，在以人群为基础的筛查中，需要更好的平衡检出率和过度诊断带来的问题，因为筛查对象大多数都是无病变的正常者。因此，在卫生资源有限的地区，可以考虑采用 HR-HPV 病毒载量值来分流基线 HR-HPV 阳性的人群，这样仅需在 1 年后随访病毒载量较高的 HPV 阳性者。但是，本研究的样本量较小，随访时间较短，尚不能提供基线病毒载量较低的 HPV 阳性人群和基线病毒阴性人群的最佳随访间隔。

本研究仍存在一些不足之处：

（1）我们仅使用 1 次 HR-HPV 病毒载量来预测宫颈病变的发生情况和分流 HPV 阳性女性，然而，病毒载量是动态变化的，并且持续感染是宫颈病变发生的必要条件。但是有研究报道，病毒载量越高病毒越不容易被清除[20]。因此，我们认为在卫生资源有限的条件下，可以考虑用 1 次检测的病毒载量值的高低来间接反映病毒的持续感染。

（2）我们并未对所采集标本的具体感染阶段进行检测，可能无法反映最真实的情况。

（3）病毒整合到人体 DNA 是宫颈癌发生的重要环节，病毒整合后可能会使载量降低，因此，使用载量进行预测可能受到一定的限制。但是在本研究基线和随访中，CIN2+患者的比例随病毒载量增加而增加，说明漏诊较少，相对于现有的 VIA 和细胞学筛查而言，应用前景乐观。

（4）我们使用病理诊断作为“金标准”，将 1 年后的随访病理诊断作为结局，这有可能是由于基线时误诊或漏诊造成[21]。

但是，由于我们采用 6 种方法联合筛查，任一项阳性者至少有 1 份病理标本进行诊断，而且负责本研究诊断的病理医师具有丰富的经验，所有 CIN2+的标本均进行了外部质控，诊断一致率较高，从而降低了漏诊和误诊的可能性。

综上所述，HC-2 检测提供的 HR-HPV 病毒载量值与宫颈病变的严重程度呈正相关，并且可以预测 1 年内宫颈病变的发生风险，即病毒载量值越高，1 年内发生宫颈癌和高度病变的风险越高。提高 HR-HPV 病毒载量界值，可以进一步分流 HPV 阳性人群，提高筛查效率，节约卫生资源。需要大样本量、高随访率和长随访时间的研究来验证和推广本研究的结论，进一步找到更准确的分流 HPV 阳性人群的病毒载量界值和不同患病风险人群的随访间隔时间，这将有助于制订我国的宫颈癌筛查指南和指导临床实践。

参考文献

[1] Bosch FX, Lorincz A, Muñoz N, et al. The causal relation between human papillomavirus and cervical cancer. J Clin Pathol, 2002, 55(4): 244-265.

[2] Saslow D, Solomon D, Lawson HW, et al. American Cancer Society, American Society for

Colposcopy and Cervical Pathology, and American Society for Clinical Pathology screening guidelines for the prevention and early detection of cervical cancer. CA Cancer J Clin, 2012, 62 (3): 147-172.

[3] Ho GY, Bierman R, Beardsley L, et al. Natural history of cervicovaginal papillomavirus infection in young women. N Engl J Med, 1998, 338 (7): 423-428.

[4] Zhao FH, Lin MJ, Chen F, et al. Performance of high-risk human papillomavirus DNA testing as a primary screen for cervical cancer: a pooled analysis of individual patient data from 17 population-based studies from China. Lancet Oncol, 2010, 11 (12): 1160-1171.

[5] 赵方辉，章文华，潘秦镜，等. 宫颈癌多种筛查方案的研究. 中华肿瘤杂志，2010，32 (6): 420-424.

[6] 赵方辉，胡尚英，王少明，等. 高危型人乳头瘤病毒载量与子宫颈病变的关系. 中华预防医学杂志，2009，43 (7): 565-570.

[7] Wu Y, Chen Y, Li L, et al. Associations of high-risk HPV types and viral load with cervical cancer in China. J Clin Virol, 2006, 35 (3): 264-269.

[8] Wang SM, Colombara D, Shi JF, et al. Six-year regression and progression of cervical lesions of different human papillomavirus viral loads in varied histological diagnoses. Int J Gynecol Cancer, 2013, 23 (4): 716-723.

[9] Woodman CB, Collins SI, Young LS. The natural history of cervical HPV infection: unresolved issues. Nat Rev Cancer, 2007, 7 (1): 11-22.

[10] 崔晓莉，康乐妮，张询，等. 醋酸染色肉眼观察在子宫颈癌筛查分流中的应用价值. 中华肿瘤防治杂志，2012，19 (7): 485-488.

[11] Arbyn M, de Sanjosé S, Saraiya M, et al. EUROGIN 2011 roadmap on prevention and treatment of HPV-related disease. Int J Cancer, 2012, 131 (9): 1969-1982.

[12] 乔友林. 中国妇女人乳头瘤病毒感染和子宫颈癌的流行病学研究现状及其疫苗预防前景. 中华流行病学杂志，2007，28 (10): 937-940.

[13] 李旻，曹箭，王乃鹏，等. p16INK4a 免疫细胞化学检测在筛查宫颈癌中的作用. 中华肿瘤杂志，2006，28 (9): 674-677.

[14] Pierry D, Weiss G, Lack B, et al. Intracellular human papillomavirus E6, E7 mRNA quantification predicts CIN 2+ in cervical biopsies better than Papanicolaou screening for women regardless of age. Arch Pathol Lab Med, 2012, 136 (8): 956-960.

[15] Cox JT, Castle PE, Behrens CM, et al. Comparison of cervical cancer screening strategies incorporating different combinations of cytology, HPV testing, and genotyping for HPV 16/18: results from the ATHENA HPV study. Am J Obstet Gynecol, 2013, 208 (3): 184. e1-184. e11.

[16] Al-Awadhi R, Chehadeh W, Al-Jassar W, et al. Viral load of human papillomavirus in women with normal and abnormal cervical cytology in Kuwait. J Infect Dev Ctries, 2013, 7 (2): 130-136.

[17] Schlecht NF, Trevisan A, Duarte-Franco E, et al. Viral load as a predictor of the risk of cervical intraepithelial neoplasia. Int J Cancer, 2003, 103 (4): 519-524.

[18] Carcopino X, Bolger N, Henry M, et al. Evaluation of type-specific HPV persistence and high-risk HPV viral load quantitation in HPV positive women under 30 with normal cervical cytology. J Med Virol, 2011, 83 (4): 637-643.

[19] Arbyn M, Martin-Hirsch P, Buntinx F. Immediate colposcopy referral in women with low-grade abnormal results on cervical cytology detects more CIN2 or worse lesions than cytological surveillance in primary care, but might lead to overtreatment. Evid Based Med, 2010, 15 (1): 13-14.

(下转第 200 页)

轻度宫颈上皮内瘤变预后及其与人乳头瘤病毒关系的前瞻性队列研究

胡尚英[1] 赵方辉[1] 马俊飞[2] 王新正[3] 韩锦秀[4]
李爱梅[5] 陈 凤[1] 张 询[6] 潘秦镜[7] 乔友林[1]

1. 中国医学科学院肿瘤医院流行病学研究室 北京 100021
2. 山西省襄垣县妇幼保健院 山西襄垣 046200
3. 山西省阳城县肿瘤医院 山西阳城 048100
4. 山西省武乡县妇幼保健院 山西武乡 046300
5. 山西省沁县妇幼保健院 山西沁县 046400
6. 中国医学科学院肿瘤医院病理科 北京 100021
7. 中国医学科学院肿瘤医院细胞学室 北京 100021

【摘要】 **目的：**评估中国女性人群中轻度宫颈上皮内瘤样病变（cervical intraepithelial neoplasia grade 1，CIN1）在不同随访时间点的进展逆转情况，以及与高危型人乳头瘤病毒（high-risk human papillomavirus，HR-HPV）感染的关系。**方法：**选取 1999～2008 年山西省襄垣县、阳城县、沁县和武乡县开展的子宫颈癌筛查项目中病理诊断为 CIN1 的妇女为随访对象。使用醋酸染色肉眼观察、液基细胞学和 HR-HPV DNA 检测方法进行随访检查，对任一检测结果异常者转诊做阴道镜和活检。以病理结果为“金标准”，计算中度及以上 CIN（CIN2+）和重度及以上 CIN（CIN3+）的累积发生率、逆转和持续的比例。根据基线和随访 HR-HPV 结果进行分层分析，评估 HR-HPV 感染在不同时间点的致病风险。**结果：**4 个县分别有 228、224、261 和 105 例 CIN1 妇女参加了基线后第 1、2、6 年和第 11 年的随访。在以上随访时间点基线 HR-HPV 阳性者的 CIN2+累积发生率依次为 4.8%（6/126）、10.7%（16/150）、16.9%（29/172）和 34.5%（19/55），进展的风险分别是基线 HR-HPV 阴性者的 2.7 倍（95% CI：0.3～22.0）、2.9 倍（95% CI：0.7～12.1）、12.0 倍（95% CI：1.7～86.2）和 30.6 倍（95% CI：1.9～493.5）。基线和随访时 HR-HPV 均阳性者在以上随访时间点的 CIN2+累积发生率依次是 10.9%（6/55）、14.3%（6/42）、16.7%（10/60）和 50.0%（13/26），而基线和随访时 HR-HPV 均阴性者中则无新发 CIN2+出现。**结论：**HR-HPV 感染会影响 CIN1 的进展，在人群子宫颈癌筛查时应根据 HR-HPV 感染状况对 CIN1 人群采取不同的随访间隔和策略。

【关键词】 宫颈上皮内瘤样病变；前瞻性研究；预后；高危型人乳头瘤病毒

基金项目：国家自然科学基金（81050018）

通信作者：赵方辉，电话：010-87788900，Email：zhaofangh@ cicams.ac.cn

大量的研究已证实，高危型人乳头瘤病毒（high-risk human papillomavirus，HR-HPV）持续感染是引起子宫颈癌的必要病因[1]。子宫颈癌有较长的癌前病变期，有多种适合不同经济发展水平地区使用的筛查技术和方案，因此可通过早诊早治得到有效控制。从 2009 年开始，我国政府启动了公共卫生重大专项“两癌”筛查项目，在全国范围内开展农村妇女子宫颈癌和乳腺癌筛查[2]。在城市，由于妇女健康意识增强，参加机会性筛查的人数也逐渐增加。随着子宫颈癌筛查工作的逐步开展，检出的各级别宫颈上皮内瘤样病变（cervical intraepithelial neoplasia，CIN）随之增多。中度或以上 CIN（CIN grade 2 or worse，CIN2+）将接受治疗，但对轻度宫颈上皮内瘤样病变（CIN grade 1，CIN1），国际上建议不需要立即治疗，密切观察随访即可。然而 CIN1 的随访在临床实践中有一定困难。一方面临床上无法判断哪些 CIN1 会进展或者逆转，有些患者会主动要求进行治疗，从而导致过度治疗。另一方面，尤其在落后的农村地区，妇女能坚持随访的可能性很小，进而导致失访。因此，如何对 CIN1 进行分类管理，提高随访效率是亟需解决的问题。笔者对既往筛查研究发现的 CIN1 病例进行追踪随访，进行前瞻性队列研究，以评估其在不同随访时间点的进展逆转情况及与 HR-HPV 感染的关系，以期为制订我国 CIN1 人群的随访策略提供依据。

一、对象和方法

（一）对象

笔者以 1999~2008 年在山西省 4 个子宫颈癌高发地区（襄垣县、阳城县、沁县和武乡县）开展的 6 项子宫颈癌筛查项目为基础，选取病理诊断为 CIN1 的所有妇女为随访对象。基线筛查时要求研究对象在 30~59 岁范围内，有完整子宫，无子宫颈癌及癌前病变史，无盆腔放射治疗史，未怀孕及无其他筛查禁忌证。基线和随访时所有调查对象均通过了知情同意。本研究通过了中国医学科学院肿瘤医院伦理委员会的审查。

（二）随访方法

随访对象是不同时期被诊断为 CIN1 的妇女，按照项目的要求，在基线确诊后的第 1、2、6 年或第 11 年接受随访，调查时间的选择参考文献[3-4]。与基线筛查类似，各次随访时均使用醋酸染色肉眼观察（visual inspection with acetic acid，VIA）、液基细胞学（liquid-based cytology，LBC）和 HR-HPV DNA 检测（第二代杂交捕获，hybrid capture 2，HC-2）进行检查。对 VIA 阳性、HR-HPV 阳性或 LBC 结果是非典型鳞状细胞-不排除高度病变、低度或更严重鳞状上皮内病变（low-grade squamous intraepithelial lesions or worse，LSIL+）的随访对象做阴道镜检查，并取组织直接活检或四象限活检。阴道镜不满意时做宫颈管搔刮。最终以病理结果作为“金标准”，确定各次随访时的疾病状态。LBC 是阴性或不明意义的非典型鳞状细胞，同时 HR-HPV 是阴性的随访对象患 CIN2+的危险性很小，可判定为病理阴性。各次随访中的 HR-HPV、LBC 和病理学检查均由中国医学科学院肿瘤医院的同一团队进行检测或诊断。检测员或医师在不知道其他检查结果的情况下独立进行诊断。

（三）统计学分析

采用 Epidata 3.1 软件编译录入数据库，进行双录入和双核查。采用 SAS 9.2 软件进行统计分析。将随访对象基线时的细胞学结果、HPV 感染率、吸烟史、初次性行为年龄、活产次数、终生性伴侣数、是否绝经、肿瘤家族史、生殖道感染史等特征整理为计数或等级资料，使用 χ^2 检验比较纳入和未纳入分析的随访对象，以及不同随访时间纳入分析的随访对象在基线时的以上特征。各年纳入分析的随访对象有交叉。以进展为 CIN2+、重度或以上 CIN（CIN3+）作为观察终点，分别计算基线后第 1、2、6 年和第 11 年时 CIN2+或 CIN3+的累积发生率，以及逆转为正常和持续在 CIN1 的比例。根据基线和随访时 HR-HPV 结果进行分层分析，并计算新发 CIN2+的 RR（95% CI）值。使用 Cochran-Amitage 趋势检验法检验 CIN2+、CIN3+的累积发生率是否有随着随访时间延长变化的趋势，以 $P<0.05$ 为差异有统计学意义。

二、结果

（一）一般情况

本文随访对象来自于 1999～2008 年实施的 6 项子宫颈癌筛查研究，基线累积筛查 18 588 例妇女。在基线后第 1、2、6 年和第 11 年分别有 228、224、261 和 105 例基线 CIN1 妇女接受随访，各年随访率在 74.9%～82.7%范围内。在各年参加随访的妇女中，分别有 41、12、16 和 4 例妇女由于细胞学被诊断为 LSIL+或不满意，但没有病理诊断结果而在分析时被排除。最终有 187、212、245 和 101 例 CIN1 分别被纳入基线后第 1、2、6 年和第 11 年的分析中。

比较各年随访时纳入和未纳入分析对象的基线特征，可知基线细胞学结果、HPV 感染率、吸烟史、初次性行为年龄、活产次数、终生性伴侣数、是否绝经、肿瘤家族史、生殖道感染史等方面差别均无统计学意义（$P>0.05$）。将各随访时点纳入分析的随访对象的基线特征进行比较，除终生性伴侣数在各分析组间差异有统计学意义（$\chi^2=10.57$，$P=0.014$），其他因素在各分析组间差别均无统计学意义（$P>0.05$）。

（二）CIN1 人群在随访期间的进展逆转情况

随着随访时间延长，CIN1 人群累积进展为 CIN2+或 CIN3+的比例逐渐增加，随访第 1、2、6 年和第 11 年分别有 3.7%（7/187）、8.5%（18/212）、12.2%（30/245）和 18.8%（19/101）进展为 CIN2+（$Z=4.31$，$P<0.01$），有 1.1%（2/187）、3.3%（7/212）、5.3%（13/245）和 6.9%（7/101）进展为 CIN3+（$Z=2.82$，$P<0.01$）（表 1）。

表 1　CIN1 人群在不同随访时间点的进展及逆转情况

基线后随访时间	随访例数	逆转为正常［例（%）］	维持在 CIN1［例（%）］	进展为 CIN2+［例（%）］[a]
第 1 年	187	167（89.3）	13（7.0）	7（3.7）
第 2 年	212	171（80.7）	23（10.8）	18（8.5）
第 6 年	245	197（80.4）	18（7.3）	30（12.2）
第 11 年	101	80（79.2）	2（2.0）	19（18.8）

注：CIN1：轻度宫颈上皮内瘤样病变；CIN2+：中度或以上宫颈上皮内瘤样病变；

[a] CIN2+的累积发生率：趋势性检验，$Z=4.31$，$P<0.01$

（三）HR-HPV 与 CIN1 人群在随访期间进展及逆转的关系

基线 HR-HPV 阳性者发生 CIN2+或 CIN3+的绝对风险高于基线 HR-HPV 阴性者，并且随着随访时间的延长，RR 值也随之增大。在随访第 1、2、6 年和第 11 年，基线 HR-HPV 阳性者的 CIN2+累积发生率依次是 4.8%（6/126）、10.7%（16/150）、16.9%（29/172）和 34.6%（19/55）（$Z=5.24$，$P<0.01$），其进展为 CIN2+的风险依次是基线 HR-HPV 阴性者的 2.7 倍（95% CI：0.3~22.0）、2.9 倍（95% CI：0.7~12.1）、12.0 倍（95% CI：1.7~86.2）和 30.6 倍（95% CI：1.9~493.5），CIN3+的累积发生率依次是 1.6%（2/126）、4.7%（7/150）、7.6%（13/172）和 12.7%（7/55）（$Z=3.17$，$P<0.01$）。基线 HR-HPV 阴性者在随访 11 年间无新发 CIN3+出现（表 2）。

表 2 基线不同时 HR-HPV 检测结果的 CIN1 人群在不同随访时间点的进展及逆转情况

基线 HR-HPV 检测结果	随访例数[a]	逆转为正常［例（%）］	维持在 CIN1［例（%）］	进展 CIN2+［例（%）］[b]	进展为 CIN2+的 RR（95% CI）值
基线后第 1 年					
阴性	57	55（96.5）	1（1.8）	1（1.8）	1.0
阳性	126	108（85.7）	12（9.5）	6（4.8）	2.7（0.3~22.0）
基线后第 2 年					
阴性	54	50（92.6）	2（3.7）	2（3.7）	1.0
阳性	150	114（76.0）	20（13.3）	16（10.7）	2.9（0.7~12.1）
基线后第 6 年					
阴性	71	66（93.0）	4（5.6）	1（1.4）	1.0
阳性	172	129（75.0）	14（8.1）	29（16.9）	12.0（1.7~86.2）
基线后第 11 年					
阴性	43	43（100.0）	0（0.0）	0（0.0）	1.0
阳性	55	34（61.8）	2（3.6）	19（34.6）	30.6（1.9~493.5）

注：HR-HPV：高危型人乳头瘤病毒；CIN1：轻度宫颈上皮内瘤样病变；CIN2+：中度或以上宫颈上皮内瘤样病变；[a]在基线后第 1 年、第 2 年、第 6 年和第 11 年随访时分别有 4、8、2 和 3 例随访对象因未获得基线 HR-HPV 结果而未纳入分析中；[b] HR-HPV 阳性人群的 CIN2+累积发生率：趋势性检验 $Z=5.24$，$P<0.01$

（四）基线和随访时不同 HR-HPV 感染状态的 CIN1 人群在随访期间的进展及逆转情况

选取同时具有基线和随访 HR-HPV 结果的随访对象进行分析。依据基线和随访时 HR-HPV 检测结果分为 3 组：基线和随访当年所测 HR-HPV 均阳性组、均阴性组以及仅有 1 次 HR-HPV 检测阳性组。在不同随访时间点均观察到基线和随访 HR-HPV 均阳性人群新发 CIN2+或 CIN3+的风险高于其他感染状态组，并且随着随访时间的延长，CIN2+或 CIN3+的累积发生率逐渐升高。在随访第 1、2、6 年和第 11 年时，基线和随访时 HR-HPV 均阳性人群的

CIN2+累积发生率依次是 10.9%（6/55）、14.3%（6/42）、16.7%（10/60）和 50.0%（13/26）（$Z=3.42$，$P<0.01$），CIN3+累积发生率依次是 3.6%（2/55）、9.5%（4/42）、5.0%（3/60）和 15.4%（4/26）（$Z=1.36$，$P>0.05$），而基线和随访时 HR-HPV 均阴性人群中无新发 CIN2+或 CIN3+出现（表 3）。

表 3　基线和随访时不同 HR-HPV 感染状态的 CIN1 人群在不同随访时间点的进展及逆转情况

基线和随访时 HR-HPV 检测结果	随访例数[a]	逆转为正常[例（%）]	维持 CIN1[例（%）]	进展 CIN2+[例（%）][b]
基线后第 1 年				
均阴性	16	15（93.8）	1（6.3）	0（0）
一次 HPV 阳性	33	32（97.0）	0（0）	1（3.0）
均阳性	55	40（72.7）	9（16.4）	6（10.9）
基线后第 2 年				
均阴性	14	13（92.9）	1（7.1）	0（0）
一次 HPV 阳性	56	52（92.8）	2（3.6）	2（3.6）
均阳性	42	27（64.3）	9（21.4）	6（14.3）
基线后第 6 年				
均阴性	48	46（95.8）	2（4.2）	0（0）
一次 HPV 阳性	74	68（91.9）	1（1.3）	5（6.8）
均阳性	60	40（66.7）	10（16.7）	10（16.7）
基线后第 11 年				
均阴性	32	32（100.0）	0（0）	0（0）
一次 HPV 阳性	36	33（91.7）	1（2.8）	2（5.5）
均阳性	26	12（46.2）	1（3.8）	13（50.0）

注：HPV：人乳头瘤病毒；HR-HPV：高危型人乳头瘤病毒；CIN1：轻度宫颈上皮内瘤样病变；CIN2+：中度或以上宫颈上皮内瘤样病变；CIN3+：重度或以上宫颈上皮内瘤样病变；[a]纳入同时具有基线和随访 HR-HPV 结果的对象进行分析；[b]基线和随访 HR-HPV 同时阳性人群的 CIN2+累积发生率：趋势性检验 $Z=3.42$，$P<0.01$；[c]基线和随访 HR-HPV 同时阳性人群的 CIN3+累积发生率：趋势性检验 $Z=1.36$，$P=0.17$

三、讨论

目前国内外关于病理确诊的 CIN1 人群的前瞻性研究并不多。本研究是我国第一个随访时间长达 11 年的有关 CIN1 进展转归的研究，结果显示，在随访的 11 年间，约 80%的 CIN1 会自动逆转成正常，进展的累积风险较低，尤其是进展为 CIN3+的累积风险。这和其他研究的结论一致。Ostör[5]综述了 1950～1993 年的研究，发现 CIN1 逆转、持续、进展为 CIN3+的比例分别是 60%、30%和 10%，仅有 1%进展为浸润性宫颈癌。Saw 等[6]对韩国 158 例 CIN1 随访 5 年，发现有 34%逆转、55%持续在 CIN1、11%进展为 CIN2 或 CIN3。刘莹等[7]随访 548 例 CIN1 妇女，发现在随访 6

个月、1年、2年、3年和4年时的进展率分别是0.55%、1.65%、3.10%、4.05%、4.11%，持续的比例分别是70.25%、45.77%、23.79%、11.54%、7.19%，逆转率分别是29.20%、52.57%、73.11%、84.41%、88.71%。慈璞娴等[8]利用数学模型估计CIN1患者在1年内发生进展、病变持续和逆转的概率分别是2.0%、65.8%和32.2%，6年的累积转移概率分别是5.4%、8.1%和86.5%。虽然不同研究间由于随访对象来源、随访时间、随访策略、诊断水平等不同，结果有差别，但均显示CIN1具有较高的逆转率，进展率低。因此建议临床上对CIN1不应该立即治疗，而应密切随访，尤其对年轻妇女[9]。美国阴道镜和宫颈病理学会（ASCCP）建议，对CIN1妇女在第12月时重复进行细胞学和HPV检测，如果两项检查结果均阴性，则3年后再进行检查，如果任一项异常则进一步做阴道镜检查[10]。

本研究还显示HR-HPV感染状态与CIN1的进展密切相关，HR-HPV阳性者进展的风险高于阴性者，基线和随访HR-HPV均阳性人群进展的风险最高，而且随着随访时间的延长，进展的风险逐渐增大，相反HR-HPV阴性者新发CIN3+的风险极低。与其他研究报道一致[3,4,9]。这提示可利用HR-HPV检测结果对CIN1人群进行分流管理。对HR-HPV阳性者应更加密切随访，随访间隔不宜超过1年，而对HR-HPV阴性者则可以适当延长随访间隔，以往前瞻性研究提出HPV检测阴性妇女的筛查间隔可以延长至5~6年或更久[3,4]。同时，HR-HPV与CIN1进展密切相关的证据，又为寻找与HPV致癌过程相关的其他生物标志物应用于CIN1管理提供了理论基础[11-13]，以便进一步浓缩容易发生进展的高危人群，优化随访策略。

本研究通过各种措施来降低诊断偏倚，较为准确地评估了随着时间延长，CIN1病变的进展转归情况。首先，在随访时采用LBC和HR-HPV检测检查宫颈癌前病变，灵敏度高，可达100%，同时采用严格的活检原则，即对检查结果异常者取直接活检或4-象限活检，来减少漏诊。其次，基线和随访时各种检查均由同一团队中具有资格认证的技术员、专家来检测或诊断，减小了由于检测水平或诊断标准不同造成的偏倚。

综上，本研究获得了中国CIN1人群预后方面极其宝贵的数据，为制定临床随访和治疗原则提供了重要依据。HR-HPV感染与CIN1进展的关联极强，在人群宫颈癌筛查时可根据HR-HPV感染状况分流CIN1人群，采取不同的随访间隔和策略。

参 考 文 献

[1] Moscicki AB, Schiffman M, Kjaer S, et al. Chapter 5: updating the natural history of HPV and anogenital cancer. Vaccine, 2006, 24 Suppl 3: S3/42-51.

[2] Women's health in rural China. Lancet, 2009, 374 (9687): 358.

[3] Cuzick J, Szarewski A, Mesher D, et al. Long-term follow-up of cervical abnormalities among women screened by HPV testing and cytology-results from the Hammersmith Study. Int J Cancer, 2008, 122 (10): 2294-2300.

[4] Shi JF, Belinson JL, Zhao FH, et al. Human papillomavirus testing for cervical cancer screening: results from a 6-year prospective study in rural China. Am J Epidemiol, 2009, 170 (6): 708-716.

[5] Ostör AG. Natural history of cervical intraepithelial neoplasia: a critical review. Int J Gynecol Pathol, 1993, 12 (2): 186-192.

（下转第243页）

中国城市职业女性对人乳头瘤病毒疫苗认知与接受度调查及健康教育效果评价

张韶凯[1]　黄　蓉[2]　王少明[1]　赵方辉[1]　乔友林[1]

1. 中国医学科学院肿瘤医院流行病学研究室 北京 100021
2. 四川大学华西公共卫生学院流行病学教研室 成都 610041

【摘要】 **目的：**了解中国城市职业女性对子宫颈癌、人乳头瘤病毒（HPV）及 HPV 疫苗的认知与接受度，同时评价健康教育的作用。**方法：**采用多中心横断面调查方法，在北京、杭州、长沙、成都和广州 5 个城市选择 16 家单位，对职业女性进行健康教育，调查健康教育前后女性对子宫颈癌、HPV 及预防性 HPV 疫苗的认知和态度。**结果：**2011 年 8 月~11 月共调查 1146 名职业女性，平均年龄 37.03 岁（16~67 岁），对子宫颈癌、HPV 和 HPV 疫苗的知晓率分别为 95.06%、27.98%和 12.82%，仅 20.68%知晓子宫颈癌与 HPV 持续感染相关。经健康教育后，知晓子宫颈癌与 HPV 持续感染相关的女性比例（89.26%）比健康教育前提高 3.32 倍，差异有统计学意义（$\chi^2=93.414$，$P<0.001$）；不愿意给孩子接种疫苗的比例虽有所降低，但仍占 19.25%，主要原因是担心疫苗的安全性（23.52%）、认为孩子太小，没有患子宫颈癌的危险性（21.92%）、疫苗还没有大范围推广使用（13.01%）和担心疫苗的有效性（12.79%）。**结论：**我国城市职业女性人群对 HPV 及疫苗的认知率普遍较低，经健康教育后明显提高，人群对 HPV 疫苗防治子宫颈癌总体上持积极支持的态度，大部分女性能够接受为孩子接种 HPV 疫苗，但 HPV 疫苗的有效性和安全性仍然是公众关注的主要焦点。

【关键词】 子宫颈肿瘤；人乳头瘤病毒；疫苗；认知；健康教育

子宫颈癌是我国第三大最常见的妇科肿瘤，也是导致我国女性死亡的重要原因之一[1-3]。目前我国仍没有全国性的子宫颈癌筛查项目，仅有少部分女性能享受到免费筛查服务[4]。此外，不少研究表明，筛查对子宫颈腺癌的预防效果不佳[5-7]。但是，子宫颈癌预防性疫苗能够有效防止子宫颈癌的发生[8,9]。目前，国际上有两种采用不同系统制备的人乳头瘤病毒（HPV）L1 病毒样颗粒疫苗，这两种疫苗正在我国进行Ⅲ期临床试验，试验已接近尾声。此外，我国也在积极进行国产疫苗的开发，由厦门大学研发的国产疫苗目前也进入了Ⅲ期临床试验阶段。许多国家开展了针对不同人群的 HPV 相关疾病和疫苗认知与接受度的调查研究，然而，我国目前还鲜见

通信作者：赵方辉，电话：010-87788900，Email：zhaofangh@cicams.ac.cn

针对城市职业女性对 HPV 疫苗相关知识及健康教育作用进行评价的全国性研究。此外，我国也缺乏对职业女性进行相关健康教育评价的研究。考虑到子宫颈癌疫苗即将在我国上市，我们开展了一项全国多中心的流行病学调查，旨在了解城市职业女性对 HPV 疫苗接种的知识与态度（包括对孩子接种子宫颈癌疫苗的态度），同时评价相关健康教育在职业女性中的作用，为今后 HPV 疫苗的普及和宣传教育提供依据，以期降低子宫颈癌的疾病负担。

一、资料与方法

（一）研究对象

本研究为多中心横断面流行病学调查研究。2011 年 8 月~2011 年 10 月间，在北京、杭州、长沙、成都、广州 5 个城市共选取 16 家单位［北京首都开发控股（集团）有限公司、北京纺织控股有限责任公司、北京市丰台区园林局、杭州市港航局、杭州市江干区总工会、杭州市公交集团总公司、长沙市岳麓区总工会、长沙双鹤药业公司、长沙长房集团、成都公交总公司、成都行业工会、广州鸿利光电有限公司、广东省从化市鑫林工艺有限公司、广州顶益食品有限公司、广州自来水公司］，在所选择单位中，采用便利抽样的方法选择女性职工进行 HPV 及预防性 HPV 疫苗相关认知和态度的调查。

（二）研究方法

采用问卷调查的形式，所用问卷包括健康教育前和健康教育后《职业女性对 HPV 及预防性子宫颈癌疫苗调查量表》，内容包括一般人口学特征，危险因素，HPV、子宫颈癌及预防性 HPV 疫苗的相关认知和态度。

调查及宣传教育过程：

（1）由经过培训的研究人员向调查对象讲解问卷的意义和填写的注意事项，获得知情同意后由其自行填写“健康教育前认知调查表”。

（2）回收健康教育前问卷，采用健康讲堂的形式对职业女性进行健康教育，内容包括 HPV、子宫颈癌及疫苗相关知识。

（3）由工作人员发放“健康教育后认知调查表”，调查对象自行填写。

（4）回收健康教育后调查问卷，进行质量控制，及时查漏补缺。

（三）质量控制

本次调查所使用问卷经过严格的程序编制而成，每个问题均经过项目中心专家和成员的商讨后确定。现场调查员经过严格的培训，熟悉问卷内容并能对相关问题做出准确解答。问卷收回后，采用 EpiData 3.1 软件建立数据库并录入数据，由两名数据录入员独立录入，经过两遍核查和逻辑核查后，确定最终数据库。

（四）统计学方法

应用 SPSS 18.0 软件对数据进行统计学分析。分析内容包括：

（1）城市职业女性一般人口学特征描述性统计；

（2）对城市职业女性 HPV 及 HPV 疫苗基线认知态度情况进行描述；

（3）采用χ^2检验比较健康教育前后职业女性对子宫颈癌、HPV 及疫苗的相关知识；

（4）采用非条件 Logistic 回归模型分析城市职业女性对其孩子接种 HPV 疫苗意愿（健康教育前）的影响因素。

检验水准 α 设定为 0.05。

二、结果

本研究共发放问卷 1157 份，回收健康教育前有效问卷 1146 份，有效率 99.05%，其中北京占 21.38%（245/1146），杭州占 21.64%（248/1146），长沙占 19.98%（229/

1146)，成都占 15.36%（176/1146），广州占 21.64%（248/1146）；回收健康教育后有效问卷 1046 份，有效率 90.41%。

（一）城市职业女性一般人口学特征

所调查的 1146 名职业女性年龄为 16～67 岁，平均年龄（37.03±10.01）岁，月经初潮年龄平均为（13.61±1.53）岁，初次性生活年龄平均为（23.42±2.60）岁。所调查女性中汉族占 97.60%，已婚者占 79.12%，户籍为大城市者占 86.32%，高中及以上学历者占 36.72%，从事脑力劳动者（包括管理人员、技术人员等）占 80.73%、体力劳动者占 12.98%，有 2 个及以上性伴侣者占 11.52%，有生殖道疾病史者占 43.78%，性生活中未使用安全套者占 54.28%，从未体检或无定期体检者占 17.02%。

（二）城市职业女性的基线认知情况和态度

城市职业女性对子宫颈癌、HPV 及疫苗的基线认知情况和态度见图 1。城市职业女性对子宫颈癌的知晓率为 95.06%，20.32%的女性知晓子宫颈癌早期阶段；对 HPV 的知晓率为 24.65%～29.94%，仅 20.68%的女性知晓子宫颈癌与 HPV 持续感染相关，对阴茎癌、肛门癌和生殖器疣与 HPV 感染相关的了解甚少。不同城市职业女性对 HPV（$\chi^2=1.832$，$P=0.767$）及子宫颈癌（$\chi^2=5.038$，$P=0.283$）的知晓情况差异均无统计学意义。职业女性对子宫颈癌疫苗的知晓率为 12.82%，有 23.16%的女性不愿意接种疫苗，主要原因是担心

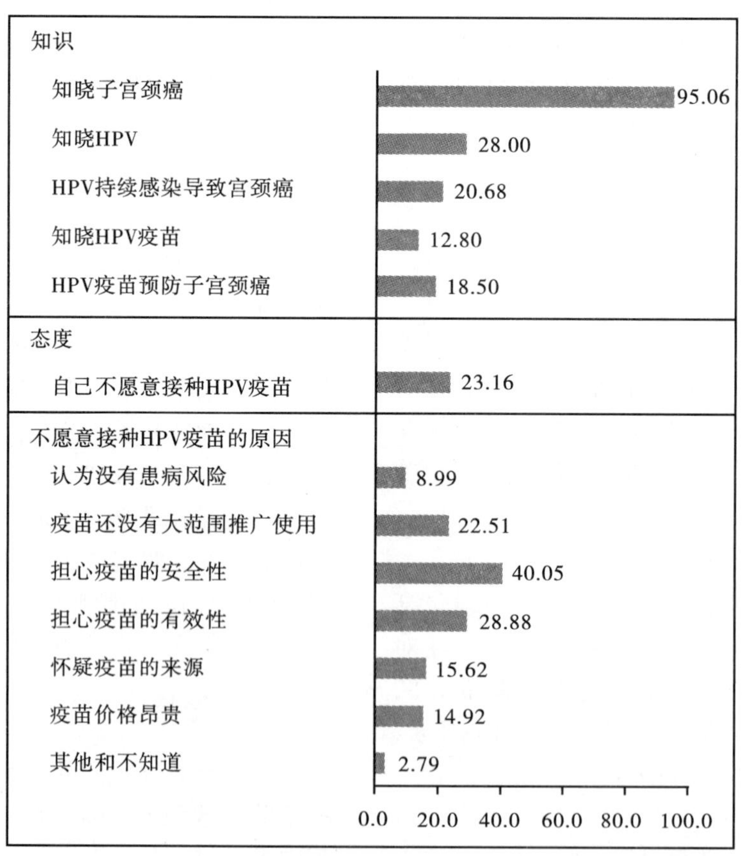

图 1 中国城市职业女性对人乳头瘤病毒（HPV）、子宫颈癌及疫苗的基线认知和态度

疫苗的安全性和有效性。此外，愿意让孩子接种疫苗的职业女性也仅为43.83%。

（三）健康教育前后城市职业女性认知和态度的变化情况

城市职业女性接受HPV及预防性HPV疫苗相关认知的健康教育后，HPV、子宫颈癌及HPV疫苗的相关知识和态度均有所提升。在认知方面，89.26%的女性知晓HPV持续感染是导致子宫颈癌的重要因素，比健康教育前提高了3.32倍（$\chi^2=1041.847$，$P<0.001$）。在接种疫苗态度方面，89.83%的女性愿意接种预防性子宫颈癌疫苗，比健康教育前提高了16.91%（$\chi^2=59.716$，$P<0.001$）；80.75%的女性愿意给其孩子接种疫苗，比健康教育前提高84.23%（$\chi^2=261.653$，$P<0.001$）。健康教育后仍然有19.25%的女性不愿意给孩子接种疫苗，主要原因是担心疫苗的安全性（23.52%）、家长认为孩子年龄太小，没有患子宫颈癌的危险（21.92%）、认为疫苗还没有大范围推广（13.01%）和担心疫苗的有效性（12.79%）（图2）。

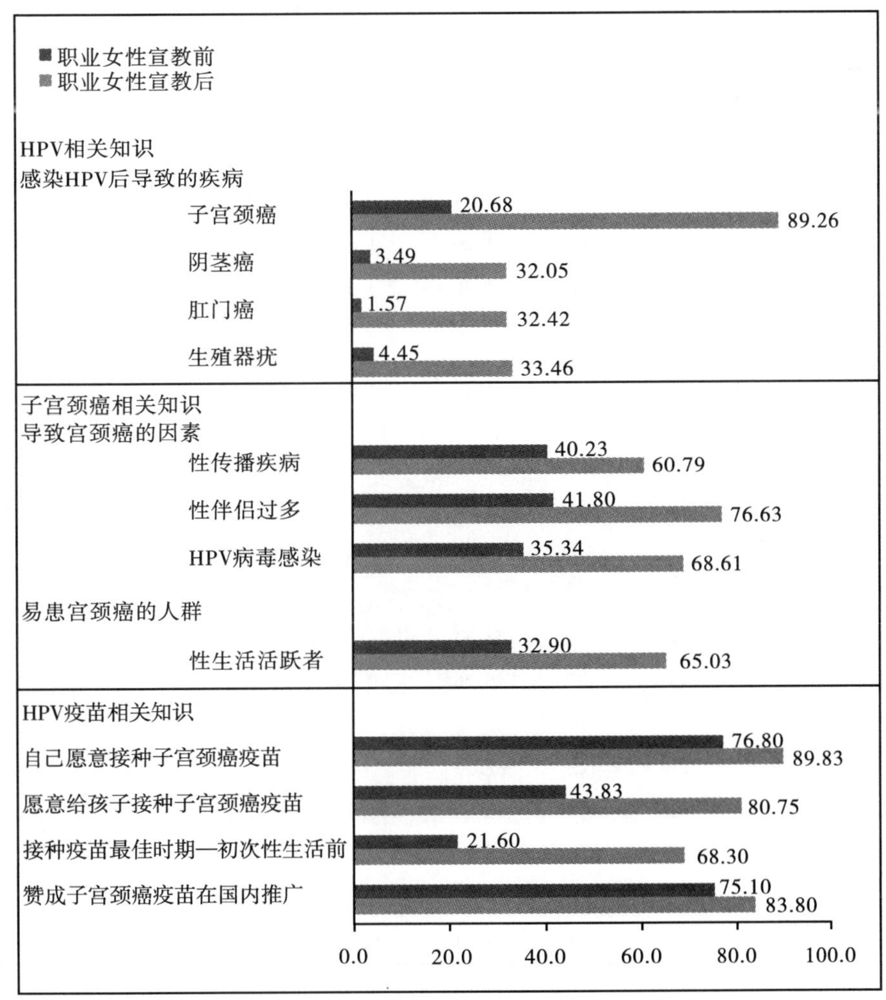

图2 中国城市职业女性健康教育前后对人乳头瘤病毒（HPV）、子宫颈癌及疫苗的认知和态度比较

（四）城市职业女性对其孩子接种HPV疫苗意愿（健康教育前）的影响因素

将一般人口学特征和子宫颈癌相关危险因素进行单因素 Logistic 回归分析。结果显示，年龄越大者、文化程度高中以下者、性伴侣数为 2 个及以上者、未采用安全套避孕措施者、担心自己患子宫颈癌者及自愿接种疫苗的女性更加愿意给其孩子接种 HPV 疫苗（均 $P<0.05$）。随后将年龄、文化程度、性伴侣数、避孕措施、是否担心患子宫颈癌及是否自己愿意接种疫苗等单因素分析有意义的因素，纳入多因素 Logistic 回归模型。多因素分析结果显示，年龄和自己接种疫苗的意愿是影响城市职业女性给孩子接种 HPV 疫苗意愿的因素，年龄在 36～45 岁及自己愿意接种疫苗的城市职业女性给孩子接种 HPV 疫苗的意愿均较高（表 1）。

表 1　中国城市职业女性对其孩子接种人乳头状瘤病毒疫苗意愿的影响因素分析

影响因素	例数	愿意给孩子接种疫苗		OR 值（95% CI）	调整 OR 值（95% CI）
		n	%		
年龄（岁）					
≤25	103	61	59.22	1.00	1.00
26～35	245	91	37.14	0.73（0.45～1.18）	0.65（0.25～1.71）
36～45	233	96	41.20	1.78（1.21～2.61）	2.38（1.32～4.28）
>45 岁	193	99	51.30	1.50（1.02～2.21）	1.65（0.94～2.91）
教育程度					
高中及以下	312	154	49.36	1.00	1.00
本科及以上	557	229	41.11	0.72（0.54～0.95）	1.00（0.62～1.61）
性伴侣数（个）					
1	553	231	41.77	1.00	1.00
≥2	79	43	54.43	1.66（1.04～2.67）	1.43（0.76～2.68）
避孕措施					
未采用安全套	358	139	38.83	1.00	1.00
采用安全套	436	203	46.56	0.73（0.55～0.97）	0.91（0.57～1.43）
担心患子宫颈癌					
否	176	62	35.23	1.00	1.00
是	487	243	49.90	1.83（1.28～2.62）	1.10（0.65～1.87）
自己愿意接种疫苗					
否	21	19	8.92	1.00	1.00
是	642	363	56.54	13.28（8.09～21.82）	20.27（8.94～45.96）

三、讨论

2004~2008 年我国肿瘤登记数据显示：我国子宫颈癌的疾病负担呈逐渐上升的趋势，子宫颈癌年龄调整发病率从 2004 年的 5.14/10 万增长到 2008 年的 6.87/10 万[10-14]。目前我国尚缺乏覆盖全国适龄女性的子宫颈癌筛查计划，因此，开展以 HPV 疫苗为基础的一级预防措施对预防子宫颈癌具有里程碑式的意义。而女性对 HPV 及预防性 HPV 疫苗相关知识的了解及其对疫苗接种的接受度对子宫颈癌一级预防的开展起至关重要的作用。

本调查结果显示，所挑选城市职业女性对 HPV 的认知度普遍较低，其中仅 21%的女性知道 HPV 持续感染是导致子宫颈癌的重要因素，对于 HPV 相关的其他疾病如阴茎癌、肛门癌和生殖器疣的了解则更少。由于我们的调查主要在城市开展，低文化程度的人群覆盖比例较低，不能够代表所有职业女性的认知情况，但据此可以推断全国女性的 HPV 相关认知情况可能会更低。研究结果与一项在我国普通女性、政府人员及医疗工作人员中开展的研究结果类似，城市女性 HPV 知晓率为 34%，而农村女性的知晓率更低[15]。一项在新疆维吾尔自治区少数民族地区对 245 名维吾尔族女性开展的 HPV 认知调查结果显示，无一人听说过 HPV，仅 9.8%的人听说过子宫颈癌[16]。这与其他国家的研究结果相似，一项在英国 16~97 岁女性中开展的认知调查结果显示，HPV 的知晓率仅为 24%[17]。对职业女性进行健康教育后，对 HPV 和疫苗的认知率明显提高，认知接受度较好，对 HPV 疫苗接种的态度有所转变。由此可见，不管是筛查计划完善的发达国家还是发展中国家，人群对于 HPV 与子宫颈癌相关关系的认知仍然缺乏，尤其是在缺乏医疗资源的中国少数民族地区。因此，在中国人群中开展 HPV 及 HPV 疫苗的健康教育，能够提高人群的认知，并逐步改变其对于疫苗接种的态度，使其能够主动寻求对子宫颈癌的预防。

HPV 感染是通过性生活传播，Gupta 等[18]的研究发现，子宫颈癌患者的配偶感染 HPV 的可能性更高；同样如果男性携带 HPV，则其配偶患子宫颈癌的危险性会很高。一项在新疆维吾尔自治区 400 对配偶中开展的研究表明，女性及其丈夫的 HPV 感染率分别为 14.3%和 8.0%[19]。因此男性对预防女性 HPV 感染需要承担一定的责任，应加强对其的健康教育。本研究调查人群也有相关的责任意识，当人群了解到预防性 HPV 疫苗可以很好预防 HPV 相关疾病，如男性生殖器疣、女性子宫颈癌等，则 76%以上的职业女性认为接种疫苗是男性和女性在预防女性子宫颈癌方面具有共同的社会责任。

本研究发现，母亲对自己接种疫苗的态度（OR=20.27）在提高孩子 HPV 疫苗的接种率方面起重要作用。本调查研究中，母亲对孩子接种疫苗的意愿基线水平较低(37.4%~46.8%)，影响母亲对自己和孩子接种疫苗态度的可能因素包括对 HPV 疫苗的认知、HPV 疫苗的安全性和有效性以及认为疫苗目前尚未在国内大范围推广等[20]。对女性进行健康教育后，愿意给孩子接种疫苗者所占比例明显提高，大部分女性赞成疫苗在国内广泛应用，需要政府进行价格调控或资金支持，尤其是在资源相对缺乏的贫困地区。

提高整体人群对 HPV 及其疫苗的认知及对 HPV 疫苗的接受度，需要政府部门、媒体、卫生医疗机构、医疗工作者及学校等多部门的合作。首先，政府部门可对人群进行预防性 HPV 疫苗的接种及子宫颈癌筛查起到引导作用，使各部门重视此项工作；其次，大众媒体（如电视、网络、广播、报纸等）可向公众提供包括 HPV 传播、预防、治疗及致癌相关性等知识，能够为不同年龄段和风险状况的人群提供个体化的信息；医疗工作者能够为高危人群（有相关疾病史、症状及家族史等）提供满足其需求的信息，并消除其不愿意参与 HPV 疫苗预防接种和子宫颈癌筛查的焦虑、尴尬与羞耻等不利的心理因素，并提高其性伴侣的认知。另外，学校对学生的健康教育可以间接影响到其父母对 HPV 及预防性疫苗的认知。

参　考　文　献

[1] Jemal A, Bray F, Center MM, et al. Global cancer statistics. CA Cancer J Clin, 2011, 61: 69-90.

[2] Siegel R, Naishadham D, Jemal A. Cancer statistics, 2012. CA Cancer J Clin, 2012, 62: 10-29.

[3] 李素红，王全红. HPV 与宫颈癌的研究进展. 肿瘤研究与临床，2005，17（6）：430-431.

[4] The Lancet, Women's health in rural China. Lancet, 2009, 374 (9687): 358.

[5] Adams M, Jasani B, Fiander A. Human papillomavirus (HPV) prophylactic vaccination: challenges for public health and implications for screening. Vaccine, 2007, 25: 3007-3013.

[6] Li N, Franceschi S, Howell-Jones R, et al. Human papillomavirus type distribution in 30, 848 invasive cervical cancers worldwide: variation by geographical region, histological type and year of publication. Int J Cancer, 2011, 128 (4): 927-935.

[7] 张韶凯，陈汶. 子宫颈腺癌人乳头状瘤病毒感染与型别分布研究中应注意的问题. 肿瘤研究与临床，2013，25（7）：502-504.

[8] Paavonen J, Naud P, Salmerón J, et al. Efficacy of human papillomavirus (HPV)-16/18 AS04-adjuvanted vaccine against cervical infection and precancer caused by oncogenic HPV types (PATRICIA): final analysis of a double-blind, randomised study in young women. Lancet, 2009, 374 (9686): 301-314.

[9] Ault KA. Future II Study Group. Effect of prophylactic human papillomavirus L1 virus-like-particle vaccine on risk of cervical intraepithelial neoplasia grade 2, grade 3, and adenocarcinoma in situ: a combined analysis of four randomised clinical trials. Lancet, 2007, 369 (9576): 1861-1868.

[10] 赫捷，赵平，陈万青. 2011 中国肿瘤登记年报. 北京：军事医学科学出版社，2012：70-71.

[11] 赵平，陈万青. 2007 中国肿瘤登记年报. 北京：中国协和医科大学出版社，2008：186-192.

[12] 赵平，陈万青. 2008 中国肿瘤登记年报. 北京：军事医学科学出版社，2009：86-87.

[13] 赵平，陈万青. 2009 中国肿瘤登记年报. 北京：军事医学科学出版社，2010：59.

[14] 赵平，陈万青. 2010 中国肿瘤登记年报. 北京：军事医学科学出版社，2011：62-63.

[15] Zhao FH, Tiggelaar SM, Hu SY, et al. A multi-center survey of HPV knowledge and attitudes toward HPV vaccination among women, government officials, and medical personnel in China. Asian Pac J Cancer Prev, 2012, 13 (5): 2369-2378.

[16] 夏米西努尔·阿不力米提，古扎努尔·阿不都许库尔，古扎丽努尔·阿不力孜，等. 维吾尔族妇女对宫颈癌及 HPV 感染的认知程度调查. 新疆医科大学学报，2009，32（5）：522-525.

[17] Marlow LA, Waller J, Wardle J. Public awareness that HPV is a risk factor for cervical cancer. Br J Cancer, 2007, 97 (5): 691-694.

[18] Gupta A, Arora R, Gupta S, et al, Human papillomavirus DNA in urine samples of women with or without cervical cancer and their male partners compared with simultaneously collected cervical/penile smear or biopsy specimens. J

Clin Virol，2006，37（3）：190-194.

[19] 玛依努尔·尼牙孜，李丽，陈凤，等. 新疆维吾尔族女性人乳头瘤病毒感染与宫颈癌相关性的流行病学调查. 临床肿瘤学杂志，2011，16（4）：322-325.

[20] Zhang SK，Pan XF，Wang SM，et al. Perceptions and acceptability of HPV vaccination among parents of young adolescents：a multicenter national survey in China. Vaccine，2013，31（32）：3244-3249.

（上接第 235 页）

[6] Saw HS，Lee JK，Lee HL，et al. Natural history of low-grade squamous intraepithelial lesion. J Low Genit Tract Dis，2001，5（3）：153-158.

[7] 刘莹，荣晅，周艳秋，等. 轻度宫颈上皮内瘤变自然转归的前瞻性研究. 中国肿瘤，2010，19（6）：372-376.

[8] 慈璞娲，赵方辉，王临虹，等. 宫颈上皮内瘤变自然史转移概率的研究. 中国肿瘤，2011，20（9）：694-698.

[9] Moscicki AB，Shiboski S，Hills NK，et al. Regression of low-grade squamous intra-epithelial lesions in young women. Lancet，2004，364（9446）：1678-1683.

[10] Massad LS，Einstein MH，Huh WK，et al. 2012 updated consensus guidelines for the management of abnormal cervical cancer screening tests and cancer precursors. Obstet Gynecol，2013，121（4）：829-846.

[11] Giorgi RP，Benevolo M，Vocaturo A，et al. Prognostic value of HPV E6/E7 mRNA assay in women with negative colposcopy or CIN1 histology result：a follow-up study. PloS One，2013，8（2）：e57600.

[12] Negri G，Bellisano G，Zannoni GF，et al. p16 ink4a and HPV L1 immunohistochemistry is helpful for estimating the behavior of low-grade dysplastic lesions of the cervix uteri. Am J Surg Pathol，2008，32（11）：1715-1720.

[13] Liao GD，Sellors JW，Sun HK，et al. p16（INK4A）immunohistochemical staining and predictive value for progression of cervical intraepithelial neoplasia grade 1：a prospective study in China. Int J Cancer，2014，134（7）：1715-1724.

（上接第 251 页）

他举例说，20 世纪 80 年代初乙肝疫苗刚刚进入中国时，一支售价高达近千元，但后来在国家的大力支持下，国产疫苗开始批量生产，最终将乙肝疫苗价格降低到每支 10 元左右。

不过也有业内人士认为，相关部门迟迟不批外资巨头疫苗进口主要是为了保护国内企业，在给国内企业成长时间，如此一来便能避免审批一但开放，外资疫苗大规模进入冲垮国产疫苗的事情。

（原标题：内地宫颈癌疫苗 7 年难过审 业内猜测为保护国内企业）

（摘自：《中国经营报》2014-09-06）

❖ 肿瘤防控 ❖

在我国如何选择乳腺癌筛查模式——适合的就是最好的

刘佩芳[1]　郝希山[2]

乳腺癌作为危害女性健康的恶性肿瘤之一，越来越受到全球的密切关注。近年来，我国乳腺癌发病率也正在逐年升高，特别是在经济发达地区和一些大城市，其发病率居女性恶性肿瘤之首位，已成为当前社会的重大公共卫生问题。相对于不断上升的发病率，自 20 世纪 70 年代以来，全球乳腺癌的死亡率却呈下降趋势，主要原因一方面得益于乳腺癌综合治疗技术的进步；另一关键因素亦在于对适龄女性定期进行的乳腺癌筛查工作和公众健康意识的提高，使其得以早期检出和诊断。目前，全球已有 30 多个国家和地区开展了大规模的乳腺癌筛查工作和研究。美国癌症协会（American Cancer Society，ACS）于 2007 年制定了乳腺癌筛查指南，建议妇女自 40 岁开始每年进行一次乳腺 X 线检查。在经过对乳腺癌筛查工作进行不断探索和完善之后，欧美等国家现已建立了相对完善的乳腺癌筛查体系，其中包括政策法规、筛查方法、适用人群以及相应的技术规范等，并从中受益匪浅。但与之伴随而来的关于乳腺癌筛查模式的选择这一话题一直是相关专家学者讨论的重点。2014 年，《英国医学杂志》和《新英格兰医学杂志》刊登的文章对乳腺 X 线检查的有效性提出了质疑，甚至认为 X 线筛查的危害大于其收益。这两项研究结果一经发布，在各国肿瘤、放射和流行病学界引起了一场轩然大波，来自美国、欧洲及其他许多国家的专家和学术机构的讨论异常激烈，同时各大媒体也做了相应报道。

我国自 20 世纪 70 年代开始在一些大城市进行了乳腺癌筛查工作，但选取的筛查模式不统一，部分地区借鉴欧美国家的筛查模式，以乳腺 X 线检查作为基本筛查手段，不同程度地结合临床触诊和超声检查，而大部分筛查模式的制定是依据了当地筛查经费的多少和医疗水平及医疗设施条件。除此之外，中国女性尤其是年龄较大的女性或社会经济、文化水平较低的人群存在癌症宿命论的观念，以致其依从性较差。因此，从整体上看，我国尚未形成一套相对成熟的、适合国情和地域人群特点、效价比最佳的乳腺癌筛查方案。但无论怎样，我国目前都没有达到像欧美国家那样贯穿整个国家的系统化及规模化的乳腺 X 线筛查体制，这一点我国明显不同于其他国家的现状。

目前临床上用于乳腺疾病诊断的较为成熟的影像学检查方法主要包括 X 线检查、超声检查和 MRI 等。其中，乳腺 X 线检查

1. 中国抗癌协会乳腺癌专业委员会委员，天津医科大学肿瘤医院乳腺影像诊断科主任
2. 中国抗癌协会理事长，天津肿瘤研究所所长，中国工程院院士

操作简单，价格相对便宜，诊断比较准确，对乳腺内钙化特别是部分导管原位癌仅表现出的微小钙化检出率高。但其对致密型乳腺内病变诊断敏感性较低，而乳腺致密又是造成乳腺癌X线检查漏诊的常见原因；乳腺X线检查的另一个弊端就是具有射线辐射，因此该项检查不能频繁进行。我国女性乳腺癌高发年龄较西方国家前移约10年，致密型乳腺相对较多，乳房相对偏小，这在一定程度上影响了乳腺X线筛查的敏感性和诊断准确率。相对于乳腺X线检查而言，超声检查具有以下优势：

（1）对致密型乳腺内病变的检出明显优于X线检查，不受乳腺腺体致密程度的影响，弥补了乳腺X线检查对致密型乳腺中病变检出率低的局限性；

（2）超声检查对于小乳房检查更加便利，相对于大乳房而言省时省力，减少了漏诊的潜在可能性，而X线检查过程中由于需要对乳房进行压迫，故对小乳房投照较为困难；

（3）超声检查无射线辐射，较少受短时间多次检查的限制；

（4）超声设备价格较全数字化乳腺X线检查设备相对低廉，我国大部分地区乳腺超声检查的费用低于乳腺X线检查，应用更为普及；

（5）在中国绝大多数医疗单位的超声检查由诊断医师操作，这在一定程度上节省了人力、物力资源。

但超声检查的局限性在于诊断准确性很大程度上仍存在对设备及检查医师技术、经验、诊断水平等主观因素的依赖性（如超声检查有时会将纤维腺体组织中孤立的脂肪组织误诊为肿块性病变而导致假阳性），检查过程的实时性也限制了其不能像X线、CT和MRI检查后的集体会诊，对仅表现为微小钙化的较早期乳腺癌和非肿块型乳腺癌超声诊断存在困难，这在一定程度上又限制了超声作为筛查手段的应用。

总之，依据中国妇女乳房生物学特性和我国医疗资源的配置特点以及现有的医疗模式，从卫生经济学角度出发可以充分发挥乳腺X线摄影和超声检查的优势互补性，在现阶段乳腺癌筛查工作中是否将超声检查作为乳腺癌筛查选择的手段之一，以筛查人群的乳腺纤维腺体组织构成类型作为选择筛查方法（X线或超声）的依据，值得相关专家讨论商榷，并有必要根据我国国情和人群特点，由多学科专家组成的协作组牵头开展多中心、随机对照研究，从卫生经济学的角度出发，针对我国地域、经济状况和人群特点开展规范、合理、科学的循证医学研究，最后建立起真正适合我国国情和人群特点（包括普通和高危人群）、具有最佳效-价比的乳腺癌筛查指导体系和方案，从而有效降低筛查成本、提高筛查收益。可以这样说，在我国对于乳腺癌筛查模式的选择，只要是适合的就是最好的。

（稿源：中国抗癌协会 2015-01-26）

能够有效预防宫颈癌的疫苗

（综合报道摘录）

一、预防宫颈癌的疫苗在中国内地“难产”

（一）宫颈癌是世界第二常见的女性癌症，中国每年新发病例高达 13 万

宫颈癌是女性特有癌症之一。根据世界卫生组织（WHO）的数据，每年有 50 万新增宫颈癌病例，25 万人因其死亡。发展中国家更是这种疾病的重灾区，每年有 20 万人因此死亡，占全球死亡人数的 80%。

而在中国，按照中国卫生部公布的数据，每年新增宫颈癌病例超过 13 万人，死亡人数约为 3 万人。2011 年 11 月刊载于《柳叶刀》的一项研究也证实了这点，该研究还发现了中国的宫颈癌发病率在逐年上升的趋势。

（二）宫颈癌疫苗是目前唯一一种癌症疫苗，可有效降低 70%的宫颈癌发病率

1976 年，德国病毒学家哈拉尔德·楚尔·豪森（Harald zur Hausen）提出人乳头瘤病毒（HPV）可能在宫颈癌发病过程中起到重要作用，并相继于 1983、1984 年在宫颈癌活检标本中发现了 HPV 的两个重要亚型（HPV16 和 HPV18）。之后，2005 年，哈穆达（Hammouda. D.）等人发现，在他们调查的 198 例子宫颈癌患者中，99.7%都感染了 HPV，而在 202 名相应年龄的对照组健康女性中，HPV 的感染率只有 12.4%，进一步证明了 HPV 感染与宫颈癌发病之间的联系。

HPV 的发现者豪森教授被授予了 2008 年诺贝尔生理学或医学奖。

随着研究继续深入，HPV 疫苗也研发成功。其中最早获得成功的是默沙东公司（Merck & Co.）的加德西（Gardasil），该疫苗是世界上第一种上市的癌症疫苗，可针对 HPV6、11、16 和 18 型，这种疫苗可以使接种者免患由上述几型病毒引起的宫颈癌，保护率几近 100%。

所以，和其他癌症很难治疗，好似“无法战胜的恶魔”的形象不同。宫颈癌却是一种拥有疫苗可预防的癌症，由于 70% 的宫颈癌都是由上述几型病毒引起，所以接种疫苗可以有效预防 70%宫颈癌的发生。

中国医学科学院肿瘤研究所曾对全国 7 个地区 19 家医院的 1244 名子宫颈癌和宫颈高度病变患者进行研究，结果显示：中国女性中 84%的子宫颈鳞癌也是由 HPV16 和 18 型引起的。这就意味着，对中国女性来说疫苗的效果会更明显。

除了有效性，HPV 疫苗的安全性也被 FDA、美国疾病预防控制中心（CDC）和世界卫生组织（WHO）验证。在美国，到 2008 年，默沙东公司已经销售出了 1600 万剂疫苗，如此多的使用数量，疫苗只导致了不到 1 万人有不良反应，而且其中 94% 都是轻微不良反应，由疫苗引起的死亡人数更是不足 20 人。

（三）宫颈癌疫苗已在全球 160 多个国家和地区推广，但在中国内地却至今难产

正是由于有效性和安全性的充分保障，根据 2010 年 6 月 13 日召开的“子宫颈癌高峰论坛”上透露的数据，当时全球已有 160 多个国家和地区批准使用宫颈癌疫苗，28 个国家支持学生和青少年免费接种。在

美国，宫颈癌疫苗和流感、麻疹等疫苗一样，被纳入了美国儿童疫苗项目，家庭经济状况不佳者还可以免费接种。在新加坡等国，以及香港、澳门、台湾等华人为主的地区也同样普遍，很多家庭诊所都可以注射。即便是在南部非洲国家，如乌干达和卢旺达，也开始了对 HPV 疫苗的推广。

由于 HPV 疫苗只能预防 HPV 感染，还不能治疗，所以，只有在感染风险到来前进行接种才能获得最好的保护。目前美国及世界卫生组织认为能获得 HPV 疫苗保护的人群年龄为 9~26 岁，最适宜接种年龄为 11~12 岁。香港卫生署已经于 2010 年将 4 价疫苗的适用年龄放宽至 45 岁。

当然，即便疫苗接种年龄放宽至 45 岁，仍是有年龄限制的，多数专业人士都认为接种要趁早，把风险防范于未然。而在中国内地地区，HPV 疫苗仍然处于冗长的审批中，而这一审批过程已有 9 年。

（原标题：宫颈癌疫苗难产 伪疾病宫颈糜烂泛滥）

（摘自：腾讯网）

二、宫颈癌疫苗何时惠及中国女性

再过两年，世界将迎来宫颈癌疫苗上市十年，疫苗若再不能及时落地中国，意味着整整一个年代的中国女性将失去宫颈癌免疫预防的机会。

宫颈癌疫苗缺席中国 7 年，若不施加筛查等有效干预措施，会让 38 万女性错失保护机会，在未来成为宫颈癌患者。

这是中国医学科学院肿瘤研究所乔友林教授及其研究团队 2013 年发表在国际权威杂志《Vaccine》上的研究结果。

作为世界上第一个肿瘤疫苗，由默沙东公司研发的宫颈癌疫苗从 2006 年问世上市至今已有 8 年。但时至今日，依然没有在中国获批。再过两年，世界将迎来宫颈癌疫苗上市十年，全球进入评价疫苗健康效益的“后疫苗时期”。面对国内宫颈癌高发的现状，疫苗若再不能及时落地，恐怕会使中国整整一个年代的女性错失被保护的机会。

（一）每延迟一年，可能将使 5.5 万人罹患宫颈癌

每年约 15 万新发宫颈癌病例，近 8 万妇女因此死去，这是《2013 中国肿瘤登记年报》中披露的数据，也是中国女性目前面临的现状。“我们医院一年诊治的宫颈癌患者近一千例，几乎相当于澳大利亚全国一年的新病例。”中山大学附属肿瘤医院妇科主任、宫颈癌首席专家刘继红介绍。

而根据默沙东公司提供的数据，截至 2014 年 2 月，其生产的宫颈癌疫苗（简称 HPV 疫苗）“加德西”（Gardasil）已在全球 132 个国家和地区接种超过 1.44 亿剂次。这里面没有一支是在国内接种的。

国内的宫颈癌患者逐年增多，患者年龄越来越年轻化，作为一名肿瘤流行病学专家，乔友林内心焦灼而不安，而多年呼吁未果，也让他深感无奈。为了让相关部门重视这个问题，乔友林开始带领博士生计算疫苗延迟接种带来的健康后果，“经过统计分析发现，从 2006 年~2012 年，宫颈癌疫苗在我国免疫接种已延期七年，若不施加筛查等有效干预措施，可能造成未来 38 万宫颈癌新发病例，而今后每推迟一年开展 HPV 疫苗免疫接种，可能造成 5.5 万人罹患宫颈癌，3 万人死于宫颈癌，还会使很多女性感染人乳头瘤病毒（HPV），进而罹患寻常疣、生殖器疣等疾病。

事实上，宫颈癌是目前唯一病因明确的恶性肿瘤，即由 HPV 感染引起的，而 HPV 疫苗也是世界上第一支可以预防癌症的疫苗，能遏制七成左右的宫颈癌。2006

年6月，默沙东公司的HPV疫苗“加德西”（Gardasil）通过美国FDA“优先审批”通道快速获批上市。3年之后，葛兰素史克公司（GSK）的HPV疫苗“卉妍康”（Cervarix）也获批上市。从目前的接种效果来看，HPV疫苗对9~45岁的女性都有很好的预防效果，澳大利亚更是将Gardasil推广到9~26岁男性身上，以预防尖锐湿疣、肛门癌等。

乔友林指出，虽然HPV有一百多种类型，但超过七成的宫颈癌是与16型和18型HPV病毒感染有关，而中国女性HPV16型和HPV18型的感染率为84.5%，理论上说，疫苗对中国女性将更加有效。如果疫苗在第十个年头不能在中国上市，意味着整整一个年代的女性将失去宫颈癌免疫预防的机会。而这也是乔友林最不愿意看到的结果。

（二）药品审批标准门槛拦住HPV疫苗

从2006年初开始，默沙东和葛兰素史克就开始向中国国家食药监局提交注册申请，8年过去了，仍然未获批准。

疫苗上市受阻，到底卡在哪儿？业内专家普遍认为，上市受阻主要卡在审批环节上。

根据我国《新生物制品审批办法》，出于安全性和有效性考虑，进口疫苗想进入国内市场，须在国内重新开展本土临床试验。但事实上，根据两款疫苗的研究记录，2002~2004年，默沙东即在亚洲地区进行临床试验，2004~2005年，葛兰素史克在中国台湾地区进行临床试验，结果均显示安全有效，而其他国家引进疫苗时会采纳美国FDA的审批结果，只做安全性和免疫性试验，因此能快速上市。

“但阻碍疫苗上市最关键的在于临床判断疫苗有效性的终点指标上。”乔友林指出。世界卫生组织在最初疫苗临床试验时发布指导意见，建议以宫颈上皮内瘤变（CIN）Ⅱ级及以上癌前病变作为临床试验研究终点。也就是说，在试验中，一半人接种疫苗，一半人打安慰剂，而安慰剂组要出现足够多的具有统计学意义的CINⅡ以上癌前病变人数，才算有效，我国则沿用了这一“严格”标准。

然而，欧美国家目前都是基于是否能够预防HPV持续感染作为评估标准的，即间隔半年以上的时间连续两次检测出同一高危型的HPV。原因在于，从出现高危型HPV持续感染演变到宫颈癌，过程可达15~20年。严格来讲，全球第一个以宫颈癌发生率为研究终点的临床试验数据要到2020年才能获得，而15年的等待可能意味着千千万万年轻女性丧失预防宫颈癌的机会。因此，2006年，美国FDA才会给予宫颈癌疫苗“优先审批”（专用于被认为具有潜力给民众健康带来显著好处的产品）的特权。

近年来，国内学术界逐渐达成共识，建议以“持续感染”作为临床终点指标。2013年7月，《中华肿瘤杂志》刊文呼吁，国家药物评审中心应参照当前的HPV疫苗有效性评估标准，与WHO接轨，加快HPV疫苗在中国的上市进度。但至今没进展。

“美国FDA曾做的都是全球多中心几万人参与的试验，而在中国，默沙东的临床试验为3000多人，葛兰素史克是6000多人，再一分为二，还要剔除已感染HPV的人。如果药品审批部门还是遵照之前的标准，无论从样本量还是癌变人数上，都远远不够。”乔友林指出。

对于在中国的上市前景，记者致电默沙东公司，对方回应，2013年已将宫颈癌疫苗临床实验数据交到了国家食药监总局审批，目前正在等待批准。

（三）国产疫苗面临同样的困境

由于研发困难，目前全球的宫颈癌疫苗市场被默沙东和葛兰素史克占有。但目前发达国家“加德西”和“卉妍康”的全程免疫（三针）售价均高于300美元，但研究表明，我国68%的妇女能承受的价格仅为500元，因此，即使宫颈癌疫苗能在中国上市，价格也会成为阻碍。

为了提供高效且价格更加低廉的疫苗，国内也有数家企业正在积极开发宫颈癌疫苗，其中进展最快的是厦门大学和厦门万泰沧海生物技术有限公司联合研发的宫颈癌疫苗。该项目带头人、厦门大学生命科学学院夏宁邵教授指出，目前宫颈癌疫苗的Ⅲ期临床试验已开展两年，目前还在继续统计持续感染和癌前病变人数。而与国外疫苗相比，厦门大学研制的国产二价（HPV16和18型）HPV疫苗能够诱导产生相似的保护性抗体，具有良好的安全性，但生产成本将比国外疫苗更加低廉，以保证绝大多数国人都能用得起。

此外，沃森生物和上海泽润生物科技有限公司联合研发的宫颈癌二价疫苗也已进入Ⅰ期临床试验。北京康乐卫士开发的疫苗也即将进入临床，据该公司网站显示，这款三价疫苗免疫覆盖率将达到86.7%，预期对中国人群较为突出的58型病毒感染有更好的疗效。此外，其他6家生物公司都相继加入到开发中。

但国产疫苗将面临同默沙东和葛兰素史克相同的困境，即漫长的试验之路和难以到达的临床终点。而且，中国外商投资企业协会药品研制和开发行业委员会沟通部总监左玉增表示，创新药物在中国上市一般需要6~8年时间，目前食药监总局药品审批资源严重不足，负责药品审评的技术人员长期以来维持在120人左右，而美国和欧洲审评审批人员均在3000人以上。加之评审费用低廉，许多企业重复申报现象严重，导致大量药品堵在申报路上。

（四）WHO更改指标，疫苗上市或迎来转机

2014年4月，WHO的隶属机构“国际癌症研究所（IARC）”正式发布专家意见，明确表示“HPV 6个月及以上的持续性感染”可作为宫颈癌疫苗临床试验的主要研究终点。这就意味着，如果中国采纳此项新标准，疫苗上市可能会提速。

至于国家食品药品监督管理总局是否会否采纳这一标准，夏宁邵无法预测，他指出，这取决于食药监局综合考虑中国情况后作出决策。而根据乔友林掌握的资料，事实上，2013年，世界卫生组织召开专家会议，已经达成可以将高危型HPV持续感染作为HPV疫苗临床注册试验中评价疫苗有效性的替代终点的共识，目前共识稿正在征求各国专家的意见，将在2015年将其写入正式文件中。因此，乔友林希望政府相关部门届时能及时修改和调整宫颈癌疫苗的审批要求，缩短HPV疫苗上市的进程，使疫苗能在我国上市。

事实上，默沙东和葛兰素史克最初向我国药监部门提交注册申请时，如果将疫苗的适应证从抗癌改为抗感染，即将能够预防HPV持续感染作为评估指标，疫苗或许已经上市了。因此，业内专家建议国内研发企业以复合指标（综合考虑持续感染人数和出现CIN Ⅱ以上癌前病变人数）提交申请，或许能够使疫苗尽早上市。

此外，2013年，默沙东和葛兰素史克公司均宣布以每剂低于5美元的价格提供HPV疫苗给全球疫苗免疫联盟（GAVI）资助的国家。中国虽不属于资助国家，但通过政府采购，也有望能获得更低的价格优惠，同时国产疫苗的研发也可能会进一步冲击进口疫苗价格，逐步让国内的老百姓都能用上。

（作者：文雯 徐瑶，来源：《健康时报》2015-01-05）

三、内地宫颈癌疫苗之现状

近几年，白领女士组团赴香港注射宫颈癌疫苗正在全国各地火起来。

目前，离内地最近的香港已经成为大陆白领注射宫颈癌疫苗的首选之地，越来越多的游客赴港目的就是为了打一针宫颈癌疫苗，这已成为一道奇特景观。

自2006年6月第一支宫颈癌疫苗获得美国FDA批准，在美国、墨西哥和澳大利亚同时上市以来，至今为止，这一疫苗已经在全球160多个国家获得上市许可，却在中国迟迟7年未批。

而据《中国经营报》记者了解，表象之下也隐藏众多不为人知的利益链，涉及内外资药企多方利益之争。

（一）角力香港

在世界范围内，目前有两种宫颈癌疫苗经跨国药企投入巨资研发而上市。

默沙东（在美国被称为默克）公司的“加卫苗”（Gardasil）于2006年率先上市，这是一种4价疫苗，即可以防止HPV（人乳头瘤状病毒）16、18、6和11四种类型。葛兰素史克生产的“卉妍康”（Cervarix）2007年上市，是一种2价疫苗，即可以防止HPV16、18两种类型。

在香港市场，这两种疫苗批准的时间可以说和美国同步。2006年，“加卫苗”经香港卫生署批准上市，2007年，“卉妍康”也被批准上市。为了让更多香港居民避免受到HPV的感染，香港知名影视明星郑伊健、曾子琪、蔡卓妍都参与了宣传。

“宫颈癌已经被科学界证明是目前唯一知道发病原因而且可以预防的癌症，首先发表这一成果的德国科学家楚尔·豪森教授因此获得了诺贝尔奖。”爱康国宾健康管理机构妇科主任尹琦介绍。

在内地，虽然宫颈癌疫苗7年前就已经开始申报临床，却一直未获得国家食品药品监督管理总局的批准。在这种情况下，赴港注射逐渐热火了起来。

“2012年之前，我们这里主要注射宫颈癌疫苗的是香港人，从2012年以后，最多的客户就是来自内地的游客了。”香港快验保医疗机构（以下简称“快验保”）高级经理李慧莲如此介绍。

按照要求，9~45岁的女性、9~26岁的男性最适合注射疫苗。按照香港2012年的人口统计，总人口713万，女性人口按一半比例计算，大约350多万人。而据我国第六次人口普查公布的数据显示，20~45岁人口所占比例为44.44%。

据此，香港医疗界人士保守推算9~45岁之间的女性宫颈癌疫苗市场顾客超过200万人，再加上保守推算的9~26岁男性宫颈癌疫苗接种市场，香港可以接种的总人数保守数字在250万~300万之间。

宫颈癌疫苗需要在半年内注射三针，一针一般1000~1200港元之间，按照三针3000港元的疫苗费用来计算，这一市场规模已经可达75亿~90亿港元。

现在，这一市场上又增添了大量来自内地的顾客，而且内地游客已经成为市场主力。

李慧莲表示，2013年，仅以快验保一家计算，就接待了超过4000名大陆游客，占注射疫苗总人数的70%以上。而以一个人注射三针计算，注射人次超过1万次，注射费用即超过1000万港元。

这只是快验保一家的统计。一位香港医疗界人士表示，注射疫苗可以在私人医疗机构，也可以在公立医疗机构，除了像快验保这样的医疗中心外，各医院、各诊所都可以打宫颈癌疫苗，内地游客已经成为这些医疗机构注射宫颈癌疫苗的主力。

“其实，内地游客到快验保注射宫颈癌疫苗成本不菲，往来的机票可能超过2000元，在港一天的住宿至少需要1000元，到香港三次，费用最少1万元人民币。”李慧莲介绍，“她们也可以去中国澳门或者新加坡、澳大利亚注射，但是选择香港一来是距离比较近，二来是到香港可以购物。”

在香港，宫颈癌疫苗并不是唯一一例“国内不批海外批”的药品，其他药品也可能带来这种类似的医疗旅游。如预防50岁以上男女得带状疱疹的康柏苗，以及近期美国FDA批准的用于治疗慢性丙型肝炎的“突破型治疗药物”Sofosbuvir。医学统计资料显示，每三个人中就有一个一生经历过带状疱疹感染，而康柏苗2006年获得美国FDA批准，2007年获准在香港销售。

（二）标准之争

其实，中国学者周健早在1991年就利用DNA重组技术人工体外合成了HPV的病毒颗粒，被国际上视为宫颈癌疫苗的发明者之一，但可惜的是，宫颈癌疫苗虽然从2009年即在国内进入Ⅲ期临床，至今却尚未获得通过。

目前，国内宫颈癌疫苗进入临床试验的企业，除了默沙东和葛兰素史克以外，还有两家国内企业，分别是养生堂旗下的厦门万泰沧海生物公司和惠生集团旗下的上海泽润生物科技有限公司。

据业内人士介绍，宫颈癌疫苗最早在国内四家医院上临床，分别为浙江大学医学院附属妇产科医院、北京大学人民医院、中国医学科学院肿瘤医院和北京协和医院。

厦门万泰沧海生物公司一位人士表示，宫颈癌疫苗的“老大”默沙东公司的加卫苗，在国内申请Ⅲ期临床的时间只比他们早了一年。“如果疫苗获批通过，默沙东、葛兰素史克、厦门万泰沧海三家将只是前后脚的事。”

国内迟迟不批引发争议的焦点之一就是审批的标准。

据业内人士介绍，作为世界上第一支宫颈癌疫苗，默沙东的加卫苗审批的标准是依据癌变的统计学数据，而现在在世界卫生组织的推荐下，可以改用“以持续感染率”为标准，也就是说使用疫苗后如能降低持续感染率，就可以判定疫苗可以降低宫颈癌的发生。但是，后一种标准不被国内主管部门接受。

“这其实也可以理解，因为既然第一支疫苗是这个标准批的，考虑到地域和人种的差异，为什么在中国不能这样做?”厦门大学生物系——厦门万泰沧海生物公司合作的宫颈癌疫苗核心研发机构一位教授这样介绍，他举例轮状病毒疫苗，虽然在美欧临床效果有效率可达80%以上，但在中国、非洲却只降低到50%左右，就是因为地域有差异。

“一些医疗界人士猜测，国家迟迟不上，是因为考虑到未来如果宫颈癌进入计划免疫，费用巨大，国家承受不起，于是可能暂缓批准。”一位不愿透露姓名的妇幼医院大夫表示。

有资料显示，目前中国全部计划免疫疫苗的费用一共只有100元左右，以乙肝疫苗三联针为例，实际疫苗每剂政府招标价只有3元左右。

不过，中国医学科学院肿瘤医院/肿瘤研究所流行病学研究室主任乔友林对此持不同意见。“疫苗价格和推广的规模关系很大，产量大价格就下来了。”

（下转第243页）

❖ 恶性肿瘤诊疗规范与指南 ❖

《原发性肺癌诊疗规范（2015年版）》修改要点解读

导语：原国家卫生部发布《原发性肺癌诊疗规范（2011年版）》后，今年国家卫生计生委组织专家首次对其进行修订，目前已形成《肺癌诊疗规范（2015年版）》初稿。新版的诊疗规范中，外科方面有哪些改动？北京大学肿瘤医院杨跃教授在2014年10月举行的首届海峡两岸控烟与肺癌防治研讨会上对此进行了简要介绍。

继原卫生部发布《原发性肺癌诊疗规范（2011年版）》后，今年国家卫计委组织专家首次对其进行修订，目前已形成《肺癌诊疗规范（2015年版）》初稿。

专家组成员中胸外科教授：赫捷（顾问）支修益（主任）

以下按姓氏笔画为序：王长利 刘伦旭 刘德若 许林 吴一龙 李辉 杨跃 何建行 陈海泉 周清华 赵珩 姜格宁 高树庚 陈东红（秘书）

专家委员会组成（42人）：

顾问：三位院士（孙燕 赫捷 于金明）

胸外科16人（38%），肿瘤内科12人（29%），放射治疗5人（12%），综合（病理、检验、流行病等）专家9人（21%）

外科治疗原则部分：

“VITS主要适用于Ⅰ期肺癌患者”，改为“电视辅助胸腔镜外科（VATS）是近年来已经成熟的胸部微创手术技术，在没有手术禁忌证的情况下，推荐使用VATS及其他微创手段。”

理由：根据研究结果，对于Ⅰ期患者，VATS副反应小，住院时间短，预后与开胸手术无显著差别。

2006年NCCN指南：在不违反肿瘤治疗标准和胸部手术切除原则的情况下，VATS手术可以作为切除肺癌的可行的手术选择之一。

2010年NCCN指南：患者无解剖性变异和手术禁忌证，在不违反肿瘤治疗标准和胸部手术切除原则，VATS是NSCLC手术的一个合理的、可接受的术式。

2014年NCCN指南：只要患者无解剖学变异和手术禁忌证，只要不违反肿瘤治疗标准和胸部手术切除原则，强烈推荐对早期NSCLC施行VATS或其他微创肺切除术。

当我们胸外科医生把目光更多放在“微创”理念的时候，身边发生了什么？

在北美开展的多中心的研究RTOG0236，旨在测试SBRT在治疗无法手术的扎起非小细胞肺癌结果。研究人群中包括55名患者（44人T1，11人T2），中位随访时间为34.4个月。结果3年肿瘤控制率为97.6%，局控率87.2%，DFS率为48.3%，OS率为55.8%。

SEER-Medcare 2001～2007年，入组10 923例，年龄≥66岁，ⅠA～ⅡA期NSCLC，分别接受五种情况的对比：肺叶切除术（58.9%）、亚肺叶切除术（11.7%）、传统放疗

(14.8%)、SABR(1.1%)和观察组(12.6%)

结果:2年病死率——肺叶切除术18.3%,亚肺叶切除术25.1%,SABR 41.1%,传统放疗56.7%,支持治疗73.4%。

结论:在这项大宗病例回顾性研究中,肺叶切除术对于身体状况适合的老年早期NSCLC仍然是获得远期疗效的最佳治疗。这项探索性分析结果提示,SABR在一些选择性病例里不失为一个有效的治疗手段。迫切需要随机性研究。

国内医学网站的调查:对于T1~2 NSCLC,68%的医生选择手术治疗,32%的医生选择SBRT。58%的放疗科医生选择SBRT,除放疗科医生外的81%的医生选择手术。

新规定中推荐,"心肺功能等机体状况经评估无法接受手术的Ⅰ期和Ⅱ期的NSCLC患者,应首先选择根治性放射治疗,其次选择射频消融治疗以及药物治疗等。"

2014年ESMO指南:不适宜手术或拒绝手术治疗的患者,推荐行SABR。

2014年NCCN指南:手术室ⅠA期NSCLC首选的治疗方法,因医学原因不能手术或拒绝手术,可行根治性放疗。包括立体定向放疗(SBRT),建议剂量100Gy。

新规定中还提到,"根据患者身体状况,可行解剖性肺切除术,如果身体状况不允许,则行亚肺叶切除、解剖性肺段切除(首选)或楔形切除。"

"通常情况下术中应依次处理肺静脉、肺动脉,最后处理支气管,或依据术中实际情况决定处理顺序。"

根据最新的NCCN和ESCO指南,我们进一步规定了解剖性肺切除和楔切的指征。必须做系统的淋巴结清扫,如果病变位于肺叶的外三分之一,直径小于50px,最后判断肺切除和楔切的标准,是冰冻切缘的病理是阴性的。

亚肺叶切除包括肺段切除和楔切。肺叶切除仍不失为ⅠA期NSCLC患者最好的选择。

对下器官的各个血管、气管的顺序,新版规范稍微有了松动,依据的是微创手术、VITS手术的解剖特点。

(稿源:医脉通,2014-11-28)

2014 中国早期胃癌筛查及内镜诊治共识意见

一、引言

胃癌系起源于胃黏膜上皮的恶性肿瘤，是危害我国人民健康的重大疾病之一。我国幅员辽阔、人口众多，成人幽门螺杆菌（Helicobacter pylori，Hp）感染率高达 40%～60%，属于胃癌高发国家，每年胃癌新发病例约 40 万例，死亡约 35 万例，新发和死亡均占全世界胃癌病例的 40%，降低我国胃癌的发病率和死亡率是亟待解决的重大公共卫生问题。

胃癌的预后与诊治时机密切相关，进展期胃癌即使接受了以外科手术为主的综合治疗，5 年生存率仍低于 30%，且生活质量低，给家庭及国家带来沉重的负担；而大部分早期胃癌在内镜下即可获得根治性治疗，5 年生存率超过 90%，大大节约了医疗资源，但是目前我国早期胃癌的诊治率低于 10%，远远低于日本（70%）和韩国（50%）。

《中国癌症预防与控制规划纲要（2004～2010）》明确指出，癌症的早期发现、早期诊断及早期治疗是降低死亡率及提高生存率的主要策略。因此，在胃癌高危人群中进行筛查和内镜早诊早治，是改变我国胃癌诊治严峻形势的高效可行途径。

目前，国际上胃癌相关共识主要有美国国家综合癌症网络（NCCN）指南，欧洲肿瘤内科学会（ESOM）、肿瘤外科学会（ESSO）、肿瘤放射学会（ESTRO）联合诊治随访指南和日本胃癌学会指南，2011 年，我国卫生部颁布《胃癌诊疗规范（2011 版）》，随后印发了指导市、县级医院和农村居民重大疾病医疗保障的《胃癌规范化诊疗指南（试行）》，但国内尚缺乏涵盖胃癌筛查与内镜早期诊治等内容的共识意见。

为此，由中华医学会消化内镜学分会联合中国抗癌协会肿瘤内镜专业委员会，组织我国消化、内镜、病理、外科、肿瘤等多学科专家共同制定该共识意见。

二、定义及术语

1. 本共识所称的胃癌包括食管胃交界部癌（贲门癌）。

2. 早期胃癌：

（1）早期胃癌（early gastric cancer）：癌组织仅局限于胃黏膜层或黏膜下层，不论有无淋巴结转移。

（2）早期胃癌的特殊类型：①微小胃癌（micro gastric cancer）：病灶直径≤5 mm 的早期胃癌；②小胃癌（small gastric cancer）：病灶直径>5～10 mm 的早期胃癌。

3. 胃癌前状态（precancerous condition）：包括癌前疾病（precancerous diseases）和癌前病变（precancerous lesions）两个概念。前者指与胃癌相关的胃良性疾病，有发生胃癌的危险性，为临床概念，如慢性萎缩性胃炎、胃溃疡、胃息肉、手术后胃、Menetrier 病（肥厚性胃炎）、恶性贫血等；后者指已证实与胃癌发生密切相关的病理变化，即异型增生（上皮内瘤变），为病理学概念。

4. 上皮内瘤变（intraepithelial neoplasia）：国际抗癌联盟（IARC）于2000年版《消化系统肿瘤病理学和遗传学》中，把上皮内瘤变的概念引入胃肠道癌前病变和早期癌。上皮内瘤变是一种形态学上以细胞学和结构学异常、遗传学上以基因克隆性改变、生物学行为上以易进展为具有侵袭和转移能力的浸润性癌为特征的癌前病变。

上皮内瘤变分为二级，即低级别（low-grade intraepithelial neoplasia，LGIN）和高级别（high-grade intraepithelial neoplasia，HCIN）。LCIN 相当于轻度和中度异型增生，HGIN 相当于重度异型增生和原位癌。

5. 整块切除（en bloc resection）：病灶在内镜下被整块切除并获得单块标本。

6. 水平/垂直切缘阳性：内镜下切除的标本固定后每隔2 mm 垂直切片，若标本侧切缘有肿瘤细胞浸润为水平切缘阳性，若基底切缘有肿瘤细胞浸润则称为垂直切缘阳性。

7. 完全切除（complete resection/RO resection）：整块切除标本水平和垂直切缘均为阴性称为完全切除。

8. 治愈性切除（curative resection）：达到完全切除且无淋巴结转移风险。

9. 局部复发（local recurrence）：指术后6个月以上原切除部位及周围1 cm 内发现肿瘤病灶。

10. 残留（residual）：指术后6个月内原切除部位及周围1 cm 内病理发现肿瘤病灶。

11. 同时性复发（synchronous recurrence）：指胃癌内镜治疗后12个月内发现新的病灶：即内镜治疗时已存在但被遗漏的、术后12个月内经内镜发现的继发性病灶。

12. 异时性复发（metachronous recurrence）：指治疗后超过12个月发现新的病灶。大部分病灶出现在胃内原发病灶的邻近部位，且病理组织类型相同。

三、流行病学

据2008年世界癌症报告统计，胃癌发病率居全球恶性肿瘤第4位，在恶性肿瘤死亡病因中高居第2位。东亚、南美、东欧为胃癌高发区，而北美、澳大利亚、新西兰为低发区。近30年，世界各国特别是欧美国家胃癌发病率和死亡率总体呈下降趋势，近端胃癌相对升高。而由于世界人口的不断增长和老龄化，胃癌绝对死亡人数已从1985年的64万上升为2008年的98.9万。按伤残调整寿命年，世界胃癌负担仍居恶性肿瘤前列。

据《2012中国肿瘤登记年报》报道，胃癌是我国2009年肿瘤登记地区最常见的消化道肿瘤之一，发病率为36.21/10万，同期胃癌的死亡率为25.88/10万，占恶性肿瘤死亡率的第3位。我国胃癌地区分布广泛，以西北地区和东南沿海较为集中，多地散在典型高发区，地区差异明显；男性发病率和死亡率约为女性的2倍，农村比城市高出60%~70%，以40~60岁多见，死亡率水平随年龄增长而增加。

（图1~4：中国部分省市及地区胃癌发病率、死亡率分布图［略］）

近20余年来，我国的胃癌发病率呈下降趋势，以远端胃癌下降为主，而近端贲门胃底部癌并未下降，在部分食管癌高发区有上升趋势的报道。20世纪70年代至90年代，我国胃癌死亡一直稳居恶性肿瘤死因的第1位，因21世纪肺癌和肝癌发病率及死亡率的快速上升，胃癌退居发病率第2位、死亡率第3位，但我国胃癌绝对死亡数仍占世界同期胃癌死亡数的40%以上。

在日本和韩国，因有国家癌症筛查项目，检出的早期胃癌占全部胃癌的比例可达50%。而中国和西方国家的早期胃癌检出病例只占胃癌的5%～20%。2007年，中国上海不同等级的10个医疗机构的早期胃癌门诊筛选结果显示，胃癌的检出率为2.01%，其中早期胃癌占检出病例的9.61%。因我国并未大规模开展胃癌普查和筛查项目，目前多进行门诊有症状患者的胃镜筛查，总体上同日、韩相比差距明显。

四、危险因素

胃癌的发生是多因素参与、多步骤演变的复杂病理过程，是人口学因素、生活饮食因素、遗传基因、感染因素和环境因素等相互作用的综合结果。对胃癌病因学和危险因素的研究不仅有利于胃癌的一级预防，更为正确区分胃癌高危人群，有针对性地进行二级预防提供了重要依据。

（一）胃癌的危险因素

1. 人口学因素

年龄和性别等人口学因素是胃癌的危险因素。随着年龄增长，胃癌发病率和死亡率也随之增加，我国在40岁后发病率明显上升，达到峰值后逐渐缓慢下降，30岁以下发病病例较为少见；30岁前胃癌死亡病例很少见，40岁以后胃癌死亡明显增加，并随年龄增长死亡率亦上升。

世界各国胃癌发病率和死亡率均为男性高于女性，2008年LARC数据显示，胃癌的男女比例为1.8∶1，男女发病比例在不同国家范围为（1.1～2.3）∶1，胃癌发病率高的地区男女比值也相对较高。我国按累积发病率和死亡率计算男性约为女性的2倍。男高女低的趋势并不取决于吸烟差异，遗传因素及其他外源因素（如性激素分泌差异、饮食习惯及行为差异等）的影响可能导致了胃癌分布的性别差异。

2. 生活饮食因素

（1）高盐饮食：高盐饮食与胃癌的发病率和死亡率升高有关，日本一项大型前瞻性随访研究发现，每日摄盐超过10 g明显增加胃癌发病率，且伴Hp感染的萎缩性胃炎患者与胃癌联系更明显。高盐饮食不仅可直接损伤胃黏膜，增加机体对致癌物的易感性，而且高盐食物中含大量硝酸盐，在胃内被还原并与食物中的胺结合后形成亚硝酸胺等N-亚硝基化合物。一项在24个国家39组人群进行的生态学研究发现，男女胃癌死亡率与钠和硝酸盐均显著相关，且与钠的关系较硝酸盐更强。

（2）腌熏煎烤炸食品：此类食品会产生多环芳烃、N-亚硝基化合物等致癌物，在冰岛、日本、乌拉圭及我国少数民族地区的多项研究中显示出其与胃癌关系密切。

（3）不良饮食习惯：不良饮食习惯会导致胃黏膜反复损伤修复，降低胃黏膜的保护作用，长期作用可引发癌变。一项Meta分析提示，中国人不吃早餐、饮食不规律、吃饭速度快、暴饮暴食、吃剩饭菜是胃癌的危险因素。

（4）吸烟：多项前瞻性研究发现，吸烟与胃癌发生风险呈剂量-反应关系，胃癌风险随每日吸烟量及时长的增加而增加，且与胃癌的复发和死亡升高相关。

（5）饮酒：乙醇（酒精）可损伤胃黏膜，但对胃癌的影响尚无定论，且与酒的类别、饮用量及时长相关。

3. 感染因素

20世纪90年代，WHO、国际癌症研究机构（IARC）均将Hp划归Ⅰ类致癌因子。Meta分析表明，Hp感染可使胃癌发生风险增加2倍。一项前瞻性研究发现，2.9%的Hp阳性患者最终进展为胃癌，而Hp阴性患者无一例发展为胃癌。

12项巢式病例对照研究的汇集分析结果显示，Hp阳性人群中非贲门部胃癌的发病率是Hp阴性人群的2.97倍。全世界人口中虽有20亿人感染Hp，但只有不到1%的Hp感染者最终发展为胃癌，说明Hp感染并非胃癌发生的充分条件，胃癌发生是细菌毒力因子与宿主炎症相关的遗传学背景及环境等一系列因素相互作用的结果。

多种Hp毒力因子，如毒力基因岛（cagA）、空泡毒素（VacA）、部分黏附素和外膜蛋白（OMP）参与胃癌发生过程。尽管如此，Maastricht Ⅳ共识报告认为，目前尚无特殊的细菌毒力因子标志可用于临床，Hp感染是胃癌最重要的危险因素，根除Hp将是减少胃癌发病率最有希望的策略。根除Hp能否降低胃癌死亡率，有效减少萎缩和肠化，以及内镜下切除早期胃癌后根除Hp能否预防异时癌发生，研究结果尚不一致，有待进一步研究证实。

4. 遗传因素

流行病学资料提示，部分胃癌有家族聚集倾向，其中遗传性弥漫性胃癌（占胃癌总数的1%~3%）是由编码E-钙黏蛋白（E-cadherin）的CDH1基因突变引起，种系突变携带者一生中有80%的概率发生遗传性浸润性胃癌。其他家族性疾病中也伴发胃癌发病风险升高，如Lynch综合征、家族性腺瘤性息肉病等。

因突变明确的遗传性胃癌比例低，散发性胃癌的遗传因素更受关注。近年全基因组关联研究发现了弥漫型胃癌、贲门癌和胃体癌的部分易感位点，揭示了胃癌的复杂性及其亚型间遗传异质性的存在，但具体机制和临床意义尚待研究。散发性胃癌患者一级亲属的遗传易感性较高，这种遗传易感性虽难以改变，但根除Hp可以消除胃癌发病的重要因素，从而提高预防效果。

5. 其他因素

地质、饮用水等环境因素可能通过与遗传背景、Hp感染、宿主免疫等交互作用影响胃癌的发生。精神心理社会因素（如精神刺激或抑郁）、免疫因素等可能与胃癌发生有一定关联，是否为确证的危险因素还需进一步研究。人群对胃癌防治知识的认知度也是影响胃癌早诊早治重要因素。

6. 保护因素

水果和蔬菜摄入是胃癌的保护因素：一项大规模前瞻性研究发现，相比每日水果、蔬菜低摄入组，高摄入组的胃癌发生风险降低44%，近期有Meta分析显示，摄入膳食纤维与胃癌风险呈负相关，食用葱、蒜类蔬菜也可减少胃癌发生。关于绿茶与胃癌相关性的Meta分析尚未得出倾向性结论。部分流行病学研究发现，维生素C、类胡萝卜素、维生素E及微量元素硒等与胃癌风险呈负相关，但RCT结论尚不统一。食物冷藏技术如冰箱的使用率上升与胃癌风险下降有一定关联。

（二）胃癌的报警症状

报警症状包括：消化道出血、呕吐、消瘦、上腹部不适、上腹部肿块等。报警症状对胃癌的预测作用目前尚有争议：我国台湾地区一项研究显示，对有消化不良症状患者，如为45岁以下，无消瘦、吞咽困难和消化道出血等报警症状，上消化道癌的阴性似然比很低，肯定了部分报警症状的价值。

伊朗的一项研究提示，食管癌或胃癌与年龄较大、男性、消瘦、呕吐相关，但单独的报警症状作用有限。使用年龄、报警症状和吸烟状态联合区分高危和低危人群，ROC 曲线下面积达到0.85，但仍有癌症漏诊，建议如有条件，对消化不良的高龄人群或近期有明显消瘦尽早行内镜检查。

国内大规模单中心对超过10万例高 Hp 感染背景人群内镜资料分析后得出，除吞咽困难和年龄外，其他症状对上消化道癌的预测作用有限，而对胃癌来说，报警症状的作用都非常有限。在我国，有无报警症状并不能作为是否行内镜检查的决策指标，考虑到在有报警症状的人群中单独使用 Hp“检测和治疗”策略漏检肿瘤风险大，不推荐使用，结合我国内镜检查费用相对较低，普及率高，胃癌发病率高的现状，对有消化道症状的患者建议行胃镜检查排除胃癌等上消化道肿瘤。

五、病理学

（一）早期胃癌病理学分型

胃癌的病理分型比较常用的为 Lauren 和 WHO 分型，其中我国在诊断病理领域大多遵循 WHO 分型方案。WHO 分型中胃癌包括以下常见组织学类型：乳头状腺癌、管状腺癌、黏液腺癌、印戒细胞癌、腺鳞癌、鳞癌、小细胞癌、未分化癌。其中管状腺癌还可进一步分成高分化、中分化、低分化腺癌。此外尚有少见类型或特殊类型胃癌。

（二）早期胃癌浸润深度分类

早期胃癌根据其浸润的层次又可细分为黏膜内癌（M-carcinoma，MC）和黏膜下癌（SM-carcmoma，SMC）。MC 又可分为 Ml［上皮内癌和（或）黏膜内癌仅浸润固有膜表层］、M2（癌组织浸润固有膜中层）和 M3（癌组织浸润固有膜深层或黏膜肌层），SMC 又可分为 SM1（癌组织浸润黏膜下层上1/3）、SM2（癌组织浸润黏膜下层中1/3）和 SM3（癌组织浸润黏膜下层下1/3）。对于黏膜切除标本，SMl-c 是指癌组织浸润黏膜下层的深度 <500 μm。

六、筛查（screening）

胃癌在一般人群中发病率较低（33/10万），且目前尚无简便、有效的诊断方法进行全体人群普查。内镜检查等诊断方法用于胃癌普查需要消耗大量的人力、物力，且由于其是侵入性检查，很多无症状、低胃癌发病风险的患者难以接受，即使日本、韩国等胃癌发病率较高的发达国家也无法对全体人群进行胃癌普查。因此，只有针对胃癌高危人群进行筛查，才是可能行之有效的方法。

（一）筛查对象

胃癌的发病率随年龄增长而升高，40岁以下人群发病率较低。多数亚洲国家设定40~45岁为胃癌筛查的起始临界年龄，胃癌高发地区如日本、韩国等胃癌筛查提前至40岁。我国40岁以上人群胃癌发生率显著上升，因此建议以40岁为胃癌筛查的起始年龄。约半数患者可无报警症状，45 岁以下患者发生报警症状的比例更低，因此不应因无报警症状而排除筛查对象。约 10%的胃癌表现为家族聚集性，胃癌患者亲属胃癌发病率较无胃癌家族史者高 4 倍。

根据我国国情和胃癌流行病学，以下符合第 1 条和 2~6 中任一条者均应列为胃癌高危人群，建议作为筛查对象：

（1）年龄 40 岁以上，男女不限；

（2）胃癌高发地区人群；

（3）Hp 感染者；

（4）既往患有慢性萎缩性胃炎、胃溃疡、胃息肉、手术后残胃、肥厚性胃炎、恶性贫血等胃癌前疾病；

（5）胃癌患者一级亲属；

（6）存在胃癌其他高危因素（高盐、腌制饮食、吸烟、重度饮酒等）。

（二）筛查方法

1. 血清胃蛋白酶原（pepsinogen，PG）检测

PG Ⅰ浓度和（或）PG Ⅰ/PG Ⅱ比值下降对于萎缩性胃炎具有提示作用，通常使用 PG Ⅰ浓度≤70 μg/L、且 PG Ⅰ/PG Ⅱ ≤3.0 作为诊断萎缩性胃炎的临界值，国内高发区胃癌筛查采用 PG Ⅰ浓度≤70 μg/L、且 PC Ⅰ/PG Ⅱ ≤7.0。根据血清 PG 检测和 Hp 抗体检测结果可以有效对患者的胃癌患病风险进行分层，并决定进一步检查策略。

根据胃癌风险分级：

A 级：PG（-）、Hp（-）患者可不行内镜检查；

B 级：PC（-）、Hp（+）患者至少每 3 年行 1 次内镜检查；

C 级：PG（+）、Hp（+）患者至少每 2 年行 1 次内镜检查；

D 级：PG（+）、Hp（-）患者应每年行 1 次内镜检查。

但需要注意的是，当萎缩仅局限于胃窦时，PG Ⅰ及 PG Ⅰ/PG Ⅱ比值正常。血清 PC 水平在短时间内较为稳定，可每 5 年左右重复进行检测。本部分检测不针对胃食管交界癌（贲门癌）。

2. 胃泌素 17（gastrin-17，G-17）检测

血清 G-17 检测可以反映胃窦部黏膜萎缩情况。血清 G-17 水平取决于胃内酸度及胃窦部 G 细胞数量。因此，高胃酸以及胃窦部萎缩患者的空腹血清 G-17 浓度较低。与血清 PC 检测相结合，血清 G-17 浓度检测可以诊断胃窦（G-17 水平降低）或仅局限于胃体（G-17 水平升高）的萎缩性胃炎。因此，建议联合检测血清 C-17、PC Ⅰ、PG Ⅰ/PG Ⅱ比值及 Hp 抗体，以增加评估胃黏膜萎缩范围及程度的准确性。

3. 上消化道 X 线钡餐检查

日本自 1960 年起应用 X 线钡餐检查进行胃癌筛查。最初检查应用 8 组小 X 线片，如有异常再进行更详细的 11 组 X 线片检查。如果 X 线钡餐检查发现可疑病变，如胃腔直径减小、狭窄、变形、僵硬、压迹、龛影、充盈缺损、黏膜褶皱变化等，则行进一步内镜检查。然而，随着内镜技术的快速发展，内镜检查已基本取代 X 线钡餐检查，成为最常用的胃癌检查手段。在我国，结合医院实际情况，也可酌情考虑使用上消化道 X 线钡餐检查进

行筛查。

4. 内镜筛查

内镜及内镜下活检是目前诊断胃癌的“金标准”，尤其是对平坦型和非溃疡性胃癌的检出率高于 X 线钡餐等方法。然而内镜检查依赖设备和内镜医师资源，并且内镜检查费用相对较高，患者具有一定痛苦、接受程度较差，即使对于日本等发达国家而言，也尚未采用内镜进行大规模胃癌筛查。因此，采用非侵入性诊断方法筛选出胃癌高风险人群，继而进行有目的的内镜下精查是较为可行的诊断策略（图 5）。

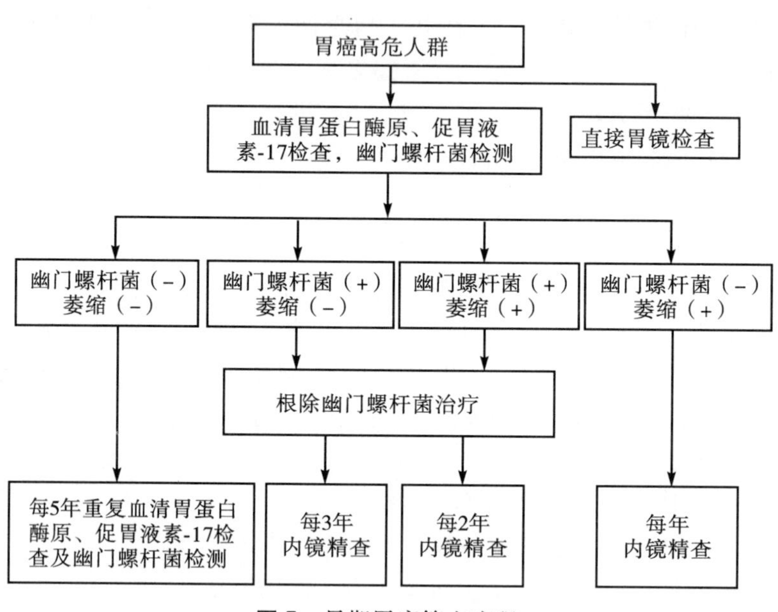

图 5　早期胃癌筛查流程

七、内镜精查（intensive endoscopic examination）

（一）检查前准备

1. 检查前患者应禁食≥6 h，禁水>2h，有梗阻或不全梗阻症状的患者应延长禁食、水时间，必要时应洗胃。

2. 检查前应向患者做好解释工作，消除患者的恐惧感，嘱其平静呼吸、不要吞咽口水，避免不必要的恶心反应。

3. 检查前 10 min 给予患者黏液祛除剂（如链霉蛋白酶）及祛泡剂（如西甲硅油）口服，以清除胃内黏液与气泡，可以改善胃部视野，提高微小病变的检出率。

4. 检查前 5 min 给予 1%盐酸达克罗宁胶浆或 1%利多卡因胶浆 5~10 ml 含服，或咽部喷雾麻醉。有条件的单位可在麻醉师配合下使用静脉镇静或麻醉，可提高受检者内镜检查的接受度。无痛苦胃镜是否可提高早期胃癌检出率，目前尚无明确证据，但是无痛苦内镜能够明显提高受检者内镜检查的接受度。

（二）内镜检查过程

1. 患者取左侧卧位，头部略向前倾，双腿屈曲。

2. 经口插镜后，内镜直视下从食管上端开始循腔进镜，依次观察食管、贲门、胃体、胃窦、幽门、十二指肠球部及十二指肠降部。退镜时依次从十二指肠、胃窦、胃角、胃体、胃底贲门、食管退出。依次全面观察、应用旋转镜身、屈曲镜端及倒转镜身等方法观察上消化道全部，尤其是胃壁的大弯、小弯、前壁及后壁，观察黏膜色泽、光滑度、黏液、蠕动及内腔的形状等。

如发现病变则需确定病变的具体部位及范围，并详细在记录表上记录。检查过程中，如有黏液和气泡应用清水或去泡剂和去黏液剂及时冲洗，再继续观察。

3. 保证内镜留图数量和质量：为保证完全观察整个胃腔，既往有日本学者推荐拍摄40张图片。也有推荐留图22张：直视下，胃窦、胃体下部和胃体中上部，分别按前壁、后壁、大弯、小弯各留1张图；翻转视角下，胃底贲门部留图4张，胃体中上部和胃角各留图3张。如果发现病灶，另需额外留图。同时，需保证每张图片的清晰度。国内专家较为推荐的是40张。

（三）内镜检查技术

1. 普通白光内镜

早期胃癌的白光内镜表现并不具有明显的特征性，易与胃炎等良性病变的黏膜改变相混淆。检查时应特别注意与周围黏膜表现不同的局部区域黏膜改变，如：黏膜局部色泽变化（变红或发白），局部黏膜细颗粒状或小结节状粗糙不平，局部黏膜隆起或凹陷，黏膜浅表糜烂或溃疡，黏膜下血管网的消失，黏膜皱襞中断或消失，黏膜组织脆、易自发出血，胃壁局部僵硬或变形等。

2. 化学染色内镜（chromoendoscopy）

化学染色内镜是在常规内镜检查的基础上，将色素染料喷洒至需观察的黏膜表面，使病灶与正常黏膜对比更加明显，从而有助于病变的辨认及活检的准确性，提高活检的阳性率；并可对早期胃癌的边缘和范围进行较准确的判断，以提高内镜下黏膜切除的完整性。色素内镜使用的染料很多，主要有靛胭脂、亚甲蓝（美蓝）、醋酸和肾上腺素。必要时可混合使用，如醋酸+靛胭脂等。

（1）靛胭脂：可显示黏膜细微凹凸病变，正常的胃黏膜表现出清晰的胃小区结构。早期胃癌可以有以下表现：正常胃小区结构消失，黏膜表面呈颗粒样或结节样凹凸异常，颜色发红或褪色，病变区易出血，黏膜僵硬等。

（2）亚甲蓝：亚甲蓝（0.3%~0.5%）不被正常胃黏膜所吸收着色，而肠上皮化生、异型增生及癌性病灶黏膜可吸收亚甲蓝而被染成蓝色，肠上皮化生和异型增生的黏膜着色快而浅，胃癌细胞着色慢（30 min以上），颜色深蓝或黑色，不易冲洗掉。

（3）醋酸：1.5%醋酸喷洒于胃黏膜表面可使黏膜发白，根据黏膜病变及肿瘤分化程度不同，黏膜发白的持续时间变化较大。正常黏膜发白时间较长，而低分化癌或黏膜下层癌发白时间较短。

（4）肾上腺素：在喷洒0.05 g/L肾上腺素后，非癌黏膜从粉红色变为白色，用放大内镜观察无异常微血管；而癌组织黏膜仍为粉红色，微血管结构扭曲变形。

3. 电子染色内镜（digital chromoendoscopy）

电子染色内镜在内镜下可以不喷洒染色剂就能显示黏膜腺管形态的改变，从而避免了染料分布不均匀而对病变的错误判断，与色素内镜相比，电子染色内镜还可清晰观察黏膜浅表微血管形态，并且能在普通白光内镜和电子染色内镜之间反复切换对比观察，操作更为简便。

（1）窄带成像技术（narrow band imaging，NBI）：使内镜检查对黏膜表层的血管显示更加清楚，不同病变时黏膜血管有相应的改变，根据血管形态的不同诊断表浅黏膜的病变。但是，由于胃腔空间较大，利用光源强度较弱的 NBI 筛查早期胃癌病灶较困难，多在普通白光内镜下发现疑似胃黏膜病变时，再用 NBI 结合放大内镜对病灶进行鉴别，提高早期胃癌的诊断率。

（2）智能电子分光技术（Fuji intelligent chromo endoscopy，FICE）：具有较高强度的光源，可选择 3 种波长的光谱组合成最多达 50 种的设置，从而获得不同黏膜病变的最佳图像。FICE 可以更方便地提供清晰的血管图像，有助于早期胃癌的诊断，提高活检检查的准确率。智能电子染色内镜（I-Scan）除了有传统的对比增强和表面增强模式外，还可分别强调微血管形态和黏膜腺管形态。

4. 放大内镜（magnifying endoscopy）

放大内镜可将胃黏膜放大几十甚至上百倍，可以观察胃黏膜腺体表面小凹结构和黏膜微血管网形态特征的细微变化，尤其是与电子染色内镜相结合，黏膜特征显示更为清楚，具有较高的鉴别诊断价值。电子染色内镜结合放大内镜检查，不仅可鉴别胃黏膜病变的良、恶性，还可判断恶性病变的边界和范围。

5. 激光共聚焦显微内镜（confocal caser endomicroscopy，CLE）

激光共聚焦显微镜可在普通内镜检查同时，显示最高可放大 1000 倍的显微结构，达到“光学活检”的目的。CLE 是对形态学和组织病理学同时诊断的技术，研究证明其对早期胃癌具有较好的诊断价值。CLE 可实时模拟组织学检查，清晰显示目标部位胃小凹、细胞以及亚细胞水平的显微结构，易于检出黏膜内早期癌变。

6. 荧光内镜（fluorescence endoscopy）

荧光内镜是以荧光为基础的内镜成像系统，能发现和鉴别普通内镜难以发现的癌前病变及一些隐匿的恶性病变，但是，该方法对设备要求高，检查费用昂贵，目前在临床常规推广应用仍较少。

早期胃癌的内镜下精查应以普通白光内镜检查为基础，全面清晰地观察整个胃黏膜，熟悉早期胃癌的黏膜特征，发现局部黏膜颜色、表面结构改变等可疑病灶，可根据各医院设备状况和医师经验，灵活运用色素内镜、电子染色内镜、放大内镜、超声内镜、荧光内镜、共聚焦内镜等特殊内镜检查技术以强化早期胃癌的内镜下表现，不但可以提高早期胃癌的检出率，而且还能提供病变深度、范围及组织病理学等信息。

（四）早期胃癌的内镜下分型

早期胃癌的内镜下分型依照“2002 年巴黎分型标准”及“2005 年巴黎分型标准更新”。浅表性胃癌（Type 0）分为隆起型病变（0-Ⅰ）、平坦型病变（0-Ⅱ）和凹陷型病变（0-Ⅲ）。0-Ⅰ型又分为有蒂型（0-Ⅰp）和无蒂型（0-Ⅰs）。0-Ⅱ型根据病灶轻微隆起、平坦、轻微凹陷分为0-Ⅱa、0-Ⅱb和0-Ⅱc三个亚型。

0-Ⅰ型与0-Ⅱa型的界限为隆起高度达到2.5 mm（活检钳闭合厚度），0-Ⅲ型与0-Ⅱc型的界限为凹陷深度达到1.2 mm（活检钳张开单个钳厚度）。同时具有轻微隆起及轻微凹陷的病灶根据隆起/凹陷比例分为0-Ⅱc+Ⅱa及0-Ⅱa+Ⅱc型。凹陷及轻微凹陷结合的病灶则根据凹陷/轻微凹陷比例分为0-Ⅲ+Ⅱc和0-Ⅱc+Ⅲ型（图6）。

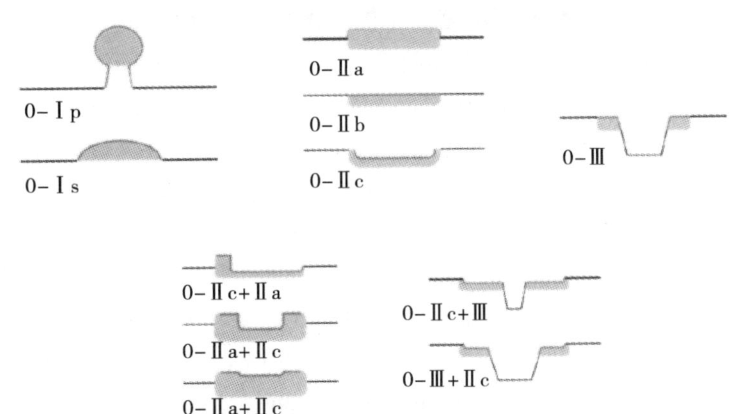

图6 早期胃癌内镜下分型（巴黎分型，2005年）

（五）活检病理检查

1. 如内镜观察和染色等特殊内镜技术观察后未发现可疑病灶，可不取活检。

2. 如发现可疑病灶，应取活检，取活检块数视病灶大小而定。可以按照以下标准进行：病变>1 cm，取标本数≥2块；病变>2 cm，取标本数≥3块；病变>3 cm，取标本数≥4块。标本应足够大，深度应达黏膜肌层。

早期胃癌精查及随访流程详见图7。

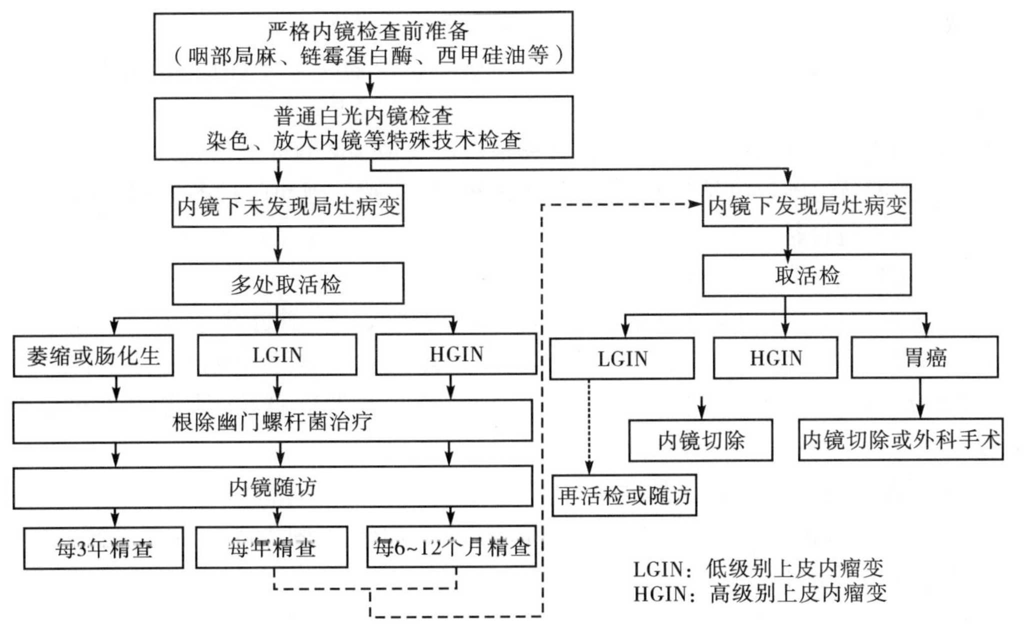

图7 早期胃癌精查及随访流程

八、术前评估

（一）病灶浸润深度、范围及淋巴结转移评估

术前准确地对肿瘤分期进行评估有助于合理地选择治疗方式。目前，对于无淋巴结侵犯的早期胃癌主张行内镜下微创治疗，而已有淋巴结转移，或者尚未发现淋巴结转移但风险较高的SM2、SM3癌，以及有远处转移的病变仍首选外科手术治疗，因此术前准确判断肿瘤浸润深度、范围及淋巴结侵犯是选择合理的治疗方式、判断预后和决定治疗成败的关键。

关于肿瘤浸润范围的评估主要借助于化学和电子染色内镜来判断，对深度的判断主要依靠超声内镜，但均缺乏统一的标准，准确的评估仍依靠术后标本的病理诊断。EUS在判断肿瘤浸润深度的准确率只有80%~90%，尤其是溃疡型胃癌易误判。

1. *内镜超声*（endoscopic ultrasound，EUS）

EUS被认为是胃肠道肿瘤局部分期的最精确方法，常用以区分黏膜层和黏膜下层病灶。EUS能发现直径5 mm以上淋巴结。淋巴结回声类型、边界及大小作为主要的判断标准，认为转移性淋巴结多为圆形、类圆形低回声结构，其回声常与肿瘤组织相似或更低，边界清晰，内部回声均匀，直径>1 cm；而非特异性炎性肿大淋巴结常呈椭圆形或三角形高回声改变，边界模糊，内部回声均匀。

关于血管与淋巴结的鉴别，可通过移动镜身从不同角度观察，也可通过彩色多普勒功能加以判别。另外，术前EUS还可用于预测内镜切除的安全性（包括操作时间和出血风险）。

2. CT

CT检查主要用于判断胃癌有无远处转移。CT对进展期胃癌的敏感性为65%~90%，早期胃癌约为50%；T分期准确率为70%~90%，N分期为40%~70%。因而不推荐使用CT作为胃癌的首选诊断方法，仅用于评估远处转移以及辅助EUS评估局部淋巴结侵犯。

3. MRI

增强肝MRI检查对了解胃癌的远处转移情况与增强CT的准确度基本一致，但对胃癌N分级的准确度及诊断淋巴结侵犯的敏感性低于CT检查，因而不推荐使用MRI对早期胃癌淋巴结侵犯进行评估。

4. PET-CT

PET-CT对胃癌各站转移淋巴结的检出敏感性均较低，特别是对N1站，显著低于CT。并且PET检查费用较高，故不推荐应用PET-CT对早期胃癌淋巴结侵犯进行评估。

考虑到成本效益，本共识推荐使用EUS或CT作为早期胃癌术前是否存在淋巴结转移的方法。

（二）病理分型标准及临床处理原则

参照1998年维也纳胃肠上皮肿瘤病理分型标准，根据不同内镜和病理诊断，选择不同的临床处理方式（表1）。

表 1　胃肠上皮肿瘤维也纳分型（修订版）

分类	诊断	临床处理
1	无肿瘤/异型增生	随访
2	不确定有无肿瘤/异型增生	随访
3	黏膜低级别瘤变低级别腺瘤	随访或内镜切除 * 低级别异型增生
4	黏膜高级别瘤变	内镜或外科手术局部切除 *
4.1	高级别腺瘤/异型增生	
4.2	非侵袭癌（原位癌）	
4.3	可疑侵袭癌	
4.4	黏膜内癌	
5	黏膜下侵袭癌	手术切除 *

注：* 处理方式的选择由病变的大小、浸润深度（通过内镜、放射影像或 EUS 等评估）以及患者年龄、伴随疾病等一般因素共同决定。

九、治疗

（一）治疗原则

早期胃癌的治疗方法包括内镜下切除和外科手术。与传统外科手术相比，内镜下切除具有创伤小、并发症少、恢复快、费用低等优点，且疗效相当，5 年生存率均可超过 90%。因此，国际多项指南和本共识均推荐内镜下切除为早期胃癌的首选治疗方式。

（二）内镜下切除术

早期胃癌内镜下切除术主要包括内镜下黏膜切除术（endoscopic mucosal resetion，EMR）和内镜黏膜下剥离术（endoscopic submucosal dissection，ESD）。

1984 年，日本学者多田正弘等首次报道 EMR 用于早期胃癌局部病灶全层黏膜组织大块切除以进行病理学检查，判断肿瘤的浸润深度。1994 年，Takekoshi 等发明尖端带有陶瓷绝缘头的新型电刀（IT 刀），使更大胃肠道黏膜病灶的一次性完整切除成为可能。1999 年，日本专家 Gotoda 等首先报道了使用 IT 刀进行早期胃癌的完全切除，2003 年，将其正式命名为 ESD。

EMR 与 ESD 适应证最大的区别在于两种方法能够切除的病变的大小和浸润深度不同。EMR 对整块切除的病变有大小限制、且仅能切除黏膜层病灶；而 ESD 则无大小限制、可切除 SM1 层病灶。相比 EMR，ESD 治疗早期胃癌的整块切除率和完全切除率更高、局部复发率更低，但穿孔等并发症发生率更高。

1. EMR

（1）定义：EMR 指内镜下将黏膜病灶整块或分块切除、用于胃肠道表浅肿瘤诊断和治疗的方法。

（2）分类：EMR 大致可归纳为两种基本类型：①非吸引法：代表有黏膜下注射-切除

法（息肉切除法）、黏膜下注射、抬举-切除法、黏膜下注射-预切-切除法等；②吸引法：代表有透明帽法和套扎器法。

最为常用的是透明帽法（EMR with a cap，EMRC）和套扎器法（EMR with ligation，EMRL）。EMRC 在内镜前端安置透明塑料帽进行吸引、切除，使 EMR 操作变得更简单方便，能在狭小的操作空间中切除较大病变、并发症少，但切除的病变大小受透明帽大小的限制。1994 年，Chaves 等首次报道了应用食管曲张静脉套扎装置进行 EMR 操作的方法。

该方法圈套器很容易将病变套住，切割过程中视野清晰、凝固完全，易于掌握切除深浅度，局部损伤轻微，术中术后出血等并发症少，较为安全，且切除成功率不受病变部位影响。

内镜下分片黏膜切除术（endoscopy piecemeal mucosal resec-tion，EPMR）指将病灶分几部分多次切除，适用于>2 cm 的巨大平坦病变、且传统 EMR 无法一次性完整切除。但其切除的组织标本体外拼接困难，不易评估根治效果，且易导致病变切除不完全或复发。

（3）疗效：EMR 治疗早期胃癌的整块切除率为 56.0%~75.8%，完全切除率为 66.1%~77.6%（表 2）。国内缺乏大宗病例报道，大部分研究样本在 100 例以内，我国 EMR 治疗早期胃癌的完全切除率为在 80%~95%之间，整块切除率为 70%左右。与胃癌外科根治性手术相比，EMR 治疗的患者在术后生存率及病死率方面差异无统计学意义，但其术后出血率、病死率、住院时间及住院费用明显更少。

表 2　各国 EMR 和 ESD 疗效和并发症情况

作者	年份	例数	国家	方式	整块切除率	完全切除率	穿孔率	出血率	复发率
Kim[119]	2007	514	韩国	EMR	–	77.6%	0.58%	13.8%	6.0%
Kojima[117]	1998	1 832	日本	EMR	75.8%	73.9%	0.50%	1.4%	1.9%
刘志坚[124]	2008	41	中国	EMR	68.3%	85.4%	0.00%	29.3%	–
Gatalano[166]	2009	33	意大利	EMR	72.0%	56.0%	0.00%	8.0%	–
Chung[147]	2009	1 000	韩国	ESD	95.3%	87.7%	1.20%	15.6%	–
Akasaka[148]	2011	1 188	日本	ESD	95.3%	–	4.10%	3.1%	–
崔盈盈[129]	2013	386	中国	ESD	93.8%	90.9%	0.50%	0.5%	1.6%
Cardoso[167]	2008	44	巴西	ESD	80.0%	80.0%	6.80%	0.0%	–
Catalano[166]	2009	12	意大利	ESD	92.0%	92.0%	8.00%	8.0%	–
Dinis[168]	2009	19	欧洲	ESD	79.0%	89.0%	0.00%	5.0%	5.0%

注：EMR：内镜下黏膜切除；ESD：内镜黏膜下剥离术；–：无数据

2. ESD

（1）定义：ESD 是在 EMR 基础上发展起来的新技术，根据不同部位、大小、浸润深度的病变，选择使用的特殊电切刀，如 IT 刀、Dua 刀、Hook 刀等，内镜下逐渐分离黏膜层与固有肌层之间的组织，最后将病变黏膜及黏膜下层完整剥离的方法。

（2）操作步骤：操作大致分为5步：①病灶周围标记；②黏膜下注射，使病灶明显抬起；③环形切开黏膜；④黏膜下剥离，使黏膜与固有肌层完全分离开，一次完整切除病灶；⑤创面处理：包括创面血管处理与边缘检查（彩图8，见666页）。

3. 疗效

ESD治疗早期胃癌的整块切除率为86.8%～99.0%，完全切除率为79.9%～97.1%（表2）。在日本，胃ESD已被公认为一种疗效确切且广泛应用的治疗方式。根据日本厚生劳动省公布的数据，2010年6月，日本共计完成2111例次胃ESD操作，每年估计有近25 000例次。在国内，对于在适应证范围内的早期癌，ESD整块切除率为93.8%～100.0%，完全切除率为84.6%～100.0%。研究表明，ESD与外科治疗疗效和预后均相当，但复发率相对较高。

4. 其他内镜治疗方法

内镜下其他治疗方法包括激光疗法、氩气刀和微波治疗等，它们只能去除肿瘤，但不能获得完整病理标本，也不能肯定肿瘤是否完整切除。因此，多用于胃癌前病变的治疗，治疗后需要密切随访，不建议作为早期胃癌的首选治疗方式。

（三）适应证和禁忌证

适应证又分为绝对适应证和相对适应证。绝对适应证有充分的证据支持，而相对适应证仅有初步的证据支持，应在有条件的单位开展进一步的临床试验来证实。内镜下切除治疗主要用于淋巴结转移风险低、且可能完整切除的胃癌病变。目前国内尚无统一规范的内镜切除适应证，多以参考日本胃癌指南为主。

1. 日本胃癌治疗指南（2010年版）

EMR或ESD治疗早期胃癌的绝对适应证为：侵犯深度定义为T1a期、病灶大小≤2 cm、且无溃疡性病灶的分化型腺癌。

相对适应证（针对cT1a期胃癌，只能使用ESD而非EMR治疗）：

（1）无溃疡性病灶、病灶>2 cm的分化型黏膜内癌；

（2）合并溃疡存在、病灶≤3 cm的分化型黏膜内癌；

（3）无溃疡性病灶、病灶≤2 cm的未分化型黏膜内癌。

一般情况下，对于EMR/ESD治疗后局部黏膜病灶复发，可完全考虑再行一次ESD治疗。但是，由于目前缺乏重复ESD治疗有效性的证据，因此不推荐将其纳入绝对适应证范围内。

2. 美国NCCN（2013年版）指南

因美国早期胃癌检出率低，目前EMR和ESD在美国尚未广泛用于临床。无论在何部位，<5 mm的病变，ESD和EMR的完全切除率相当，而>5 mm的病变，ESD完全切除率显著优于EMR。

当早期胃癌病灶为原位癌，组织学高、中分化（直径<1.5 cm），局限于黏膜层（T1a），无溃疡表现，无淋巴结转移，未发现淋巴血管浸润时，EMR可作为适当的治疗方法。EMR或ESD治疗低分化、有淋巴血管浸润、有淋巴结转移、或浸润深层黏膜下层的胃癌，应视作不完全切除，应考虑追加胃切除术并淋巴结清扫。

3. 欧洲ESMO-ESSO-ESTRO胃癌诊治和随访指南（2013年版）

早期胃癌（T1a）如为分化良好，≤2 cm，局限于黏膜层，无溃疡，则适合内镜切除。对于扩展适应证参考日本2010年版胃癌治疗指南。

4. 英国胃癌诊治指南（2011年版）

认为EMR和ESD可根除早期胃黏膜癌（证据等级B级）。内镜治疗是多学科治疗胃癌整体中的一部分。推荐应在有外科转诊能力的大医院开展，内镜医师应受过专业训练，且应多学科协作。

对于上皮内瘤变患者，主要参考维也纳分型标准，若为LGIN可观察随访或内镜下治疗；若为HCIN应内镜或手术治疗，目前主要考虑内镜切除治疗。由于内镜下活检取材的局限性，尚不能完全依据活检结果来判定病变的性质。活检病理结果为低级别上皮内瘤变的病变中，10%~18%的病变经内镜下切除后，病理提示为高级别上皮内瘤变或早期胃癌。对可疑病变可结合NBI、FICE、共聚焦等先进内镜技术综合评判病变性质，以决定最佳治疗方案。

5. 国内较为公认的早期胃癌内镜切除适应证

（1）绝对适应证：①病灶大小≤2 cm、无合并溃疡的分化型黏膜内癌；②胃黏膜高级别上皮内瘤变。

（2）相对适应证：①病灶大小>2 cm、无溃疡的分化型黏膜内癌；②病灶大小≤3 cm、溃疡的分化型黏膜内癌；③病灶大小≤2 cm、无溃疡的未分化型黏膜内癌；④病灶大小≤3 cm、无溃疡的分化型浅层黏膜下癌；⑤除以上条件外的早期胃癌，伴有一般情况差、外科手术禁忌或拒绝外科手术者可视为ESD相对适应证。

6. 国内目前较为公认的内镜切除禁忌证

（1）明确淋巴结转移的早期胃癌；

（2）癌症侵犯固有肌层；

（3）患者存在凝血功能障碍。

另外，ESD的相对手术禁忌证还包括抬举征阴性，即指在病灶基底部的黏膜下层注射盐水后局部不能形成隆起，提示病灶基底部的黏膜下层与肌层之间已有粘连；此时行ESD治疗，发生穿孔的危险性较高，但是随着ESD操作技术的熟练，即使抬举征阴性也可以安全地进行ESD。

（四）围术期处理

1. 术前准备

术前对患者常规行超声内镜或CT检查排除壁外肿大淋巴结。评估患者全身状况，排除麻醉及内镜治疗禁忌证。向患者及其家属详细讲述所选内镜切除治疗的操作过程、预期结果、并发症及可能存在复发或转移的风险，需追加外科手术治疗等，签署术前知情同意书。所有患者行心电监护，术前15 min给予肌注地西泮和山莨菪碱。

特殊情况，可应用丙泊酚静脉麻醉。患者术前必须行凝血功能检查，如异常可能增加内镜术后出血的风险，应予以纠正后再行治疗。对服用抗凝药患者，需根据患者原发病情况，酌情停药5~7 d，必要时请相关学科协助处理。

2. 术后处理

术后第1天禁食；密切观察血压、脉搏、呼吸等生命体征的变化；进行相关实验室检查和胸部、腹部 X 线检查，如临床表现及相关检查无异常，术后第 2 天进流质或软食。术后 1 周是否复查内镜尚存争议。

（1）术后标本处理：切除的标本需要及时固定并全部完整送检以获得组织病理学诊断。恰当地处理标本是获得正确的病理诊断的基本条件，必要时还可进行免疫组化、分子病理检查等辅助诊断。

①固定：术后将整块切除的标本展平、黏膜面朝上用大头针固定于平板上，观察、测量并记录新鲜标本的大小、形状、黏膜病变的肉眼所见（大小、形状、颜色、硬度等），区分近侧断端和远侧断端，拍照后将标本全部浸没于10%中性甲醛溶液中固定。

②制片染色：将组织以 2 mm 为间隔连续平行切片，按顺序放入包埋盒，组织脱水、浸蜡、石蜡包埋，切片厚度 4~6 μm（彩图 9，见 666 页）。

③病理报告：须描述肿瘤的大体形态、部位、大小、组织学类型、分化程度、浸润深度及切缘、是否有淋巴管和血管浸润，以确定内镜下切除是否达到完全切除或还需要补充治疗。

（2）术后用药：

①溃疡治疗：内镜下切除早期胃癌后，病变处会形成溃疡，关于是使用质子泵抑制剂（PPI）还是 H_2 受体拮抗剂（H_2RA），以及使用时限长短，目前尚存争议。一项 Meta 分析研究表明，在预防胃 ESD 术后出血方面，使用 PPI 明显优于 H_2RA。但是最近日本一项研究发现，在第 2 次复查内镜后，两者无明显差异。既往研究推荐使用 PPI 疗程为 8 周。

不过，也有学者推荐服用 2 周即可。对于 EMR 术后使用 PPI 制剂 1 周。近期研究表明，黏膜保护剂可能有利于溃疡愈合。国内专家大多推荐使用足量、持续 PPI 治疗，疗程为 2~4 周，并需加用胃黏膜保护剂。

②抗生素使用：对于术前评估切除范围大、操作时间长和可能引起消化道穿孔者，可以考虑预防性使用抗生素。药物的选择参照卫生部抗生素使用原则，早期胃癌内镜切除术后选用第 1 或 2 代头孢菌素类，可加用硝基咪唑类药物。术后用药总时间一般不应超过 72 h，但可酌情延长。

③幽门螺杆菌（Hp）根除：幽门螺杆菌感染被认为是溃疡复发的危险因素，建议 ESD 术后根除 Hp。早期胃癌术后根除 Hp，甚至可减少异时性胃癌的发生率。

（五）术后并发症及处理

EMR 和 ESD 治疗早期胃癌及癌前病变，尽管属于微创手术，但受设备器械、操作者经验、技术方法、患者全身情况等因素的影响，仍存在较高的并发症发生率，以 ESD 更为常见；主要包括出血、穿孔、狭窄、腹痛、感染等（表 2）。

1. 出血

内镜治疗并发出血可分为术中急性出血及术后迟发性出血。急性少量出血是指术中创面渗血或喷射性出血持续 1 min 以上，内镜能成功止血；急性大量出血是指术中活动性渗血或喷射性出血内镜下止血困难，需中断手术和（或）输血治疗。迟发性出血为内镜治疗术后出血且需要再次内镜下止血的情况，可分为 48 h 内出血和超过 48 h 出血。迟发性大量出血指术后次日所查血红蛋白较术前下降 20 g/L 及以上。

（1）出血发生率：胃 ESD 术中急性出血率在 22.6%~90.6%；而迟发性出血发生率为

3. 1%~15. 6%。位于胃上 2/3 的病变行 ESD 出现大出血的风险高于胃下 1/3，可能与胃上 2/3 黏膜下血管更粗大相关。Okada 等认为，病变>40 mm 是胃 ESD 迟发性出血的唯一相关危险因素。国内起步较晚，各单位报道的发生率不一，在 0. 5%~10. 8%之间不等。上海长海医院报道 154 例早期胃癌 ESD 结果，术中大量出血占 3. 9%，术后迟发出血率为 0. 6%。

（2）止血原则：术中出血推荐直接电凝止血，常用电止血钳，也可采用治疗中正在使用的适合直接电凝止血的其他 ESD 配件，而金属夹止血常会影响下一步操作。对于动脉出血，可以选用电止血钳或热凝止血钳夹闭止血。预防性止血非常重要，如果发现裸露血管，应预防性行电凝止血。对于早期迟发性出血，溃疡面尚松软，可用止血夹或电止血钳止血。而对于晚期迟发性出血，由于溃疡面基底已纤维化，推荐使用黏膜下注射药物止血。术后使用止血药物和足量的质子泵抑制剂。

2. 穿孔

术中内镜下发现穿孔、术后腹部 X 线平片或 CT 提示纵隔下有游离气体存在、术中造影见造影剂外溢或临床上可见腹膜刺激征，应考虑为穿孔。

（1）穿孔发生率及危险因素：近端胃壁薄、溃疡、病变组织均是胃内介入性操作引起穿孔的高危因素。Kojima 等报道，胃 EMR 患者穿孔发生率为 0. 5%。而胃 ESD 穿孔发生率为 1. 2%~4. 1%，大多数为术中穿孔。病灶>2 cm、病变位于胃上部被认为是胃 ESD 术后穿孔发生的危险因素。

（2）穿孔治疗原则：EMR、ESD 术中穿孔多数病例可通过金属夹闭裂口进行修补。当穿孔较大时，会有大量气体进入腹腔，形成气腹，可引起生命体征如血压、脉搏、呼吸等发生变化，出现腹腔间隙综合征。一旦腹腔内大量积气，应用空针经皮穿刺抽气，以缓解腹腔内压力。ESD 操作中，采用 CO_2 代替空气注气可能减少胃 ESD 穿孔导致气腹症的发生率。

一旦发生穿孔，CO_2 注气可预防气腹引起的呼吸循环不稳定，并减轻术后呕吐、腹胀等症状，同时还可预防空气栓塞发生。而对于术中忽视的小穿孔，由于术前患者多处于禁食状态，穿孔所致感染相对较轻，经禁食、胃肠减压、抗感染等保守治疗后，小穿孔一般可自行闭合。术后迟发性穿孔可能由于大范围肌肉层剥脱，常难以进行内镜治疗而需要紧急手术。

3. 狭窄

胃腔狭窄或变形发生率较低，主要见于贲门、幽门或胃窦部面积较大的 ESD 术后。ESD 术后幽门狭窄发生率为 1. 9%，内镜柱状气囊扩张是一种有效的治疗方式，但存在穿孔风险。黏膜环周缺损>3/4 和切除纵向长度>5 cm，均是 ESD 术后发生狭窄危险因素。

4. 其他

EMR 或 ESD 治疗后可出现短暂菌血症，但一般无感染相关症状和体征，无需特殊处理。ESD 在老年人群中应用是普遍认为安全有效的，但是年龄>75 岁的患者需要考虑术后发生气胸的可能性，发生率可达 1. 6%。

十、术后随访（监测）

1. 术后复发率

EMR 术后的复发率为 1.9%～18.0%，多与切除不彻底相关。ESD 术后的复发率为 0.9%～5.1%，5 年生存率为 84.6%～97.1%，5 年疾病相关生存率达 100%。而国内报道 ESD 的复发率为 2.1%～5.4%。

2. 复发处理

术后病理提示病变为非治愈性切除时，建议外科手术治疗。但以下情况因为淋巴结转移的风险很低，也可考虑再次内镜下切除或密切观察随访：

（1）水平切缘阳性且病变长度<6 mm 的整块切除的分化型腺癌，但是满足其他治愈性切除的标准；

（2）分块切除的分化型腺癌，但是满足其他治愈性切除的标准。水平切缘阳性率约为 2.0%，局部复发率为 0.3%。

病灶位于胃的上 1/3 部位和病灶不符合绝对适应证是水平切缘阳性的独立危险因素。

3. 随访

关于术后内镜随访，国内较为公认的是治愈性切除后 3 个月、6 个月和 12 个月各复查 1 次胃镜，此后每年复查 1 次胃镜，并行肿瘤指标和相关影像学检查。建议有条件的单位开展研究对患者同时进行肠镜的复查，因早期胃癌的患者中，发生肠道腺瘤的可能性明显高于正常人群。

早期胃癌内镜治疗流程详见图 10。

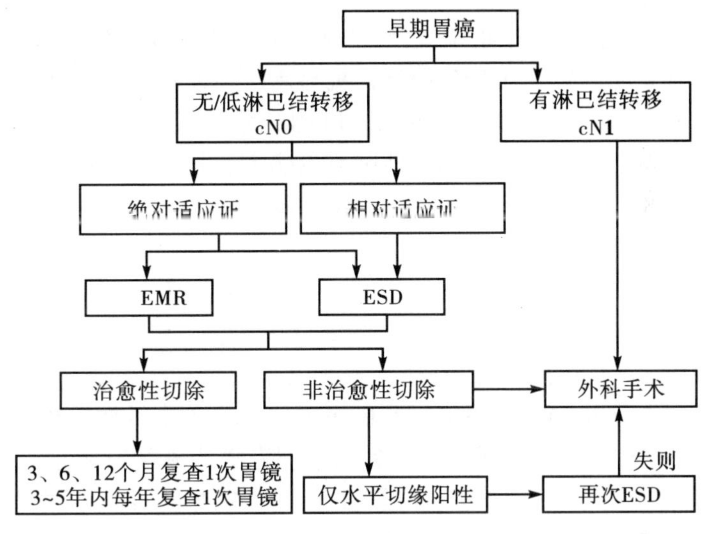

图 10 早期胃癌内镜治疗流程

参与制订的专家（按姓氏汉语拼音排序）：

消化、肿瘤及内镜专家：郭强，郭学刚，韩树堂，姜泊，姜慧卿，金震东，李讯，李延青，李兆申，廖专，令狐恩强，刘枫，刘俊，刘志国，吕农华，麻树人，彭贵勇，任旭，施新岗，孙思予，唐秀芬，王邦茂，王贵齐，王凯旋，徐红，许建明，杨爱明，张澍田，智发朝，周平红，邹晓平

病理学专家：高莉，金木兰，吕宁，满晓华，袁媛

特邀日本专家：河合隆，落合淳志，藤城光弘，田尻久雄

主要起草者：廖专，孙涛，吴浩，杨帆，邹文斌

（稿源：《中华消化杂志》2014 年 7 月 第 34 卷 第 7 期，及《中华消化内镜杂志》2014-11-27）

（注：本书收录时进行了必要的校正）

胰腺癌综合诊治中国专家共识（2014 年版）

中国临床肿瘤学会胰腺癌专家委员会

前言：胰腺癌流行病学

据世界卫生组织统计，2008 年全球胰腺癌发病率和死亡率分别列恶性肿瘤第 13 位、第 7 位。2013 年最新统计数据显示，在发达国家（美国）胰腺癌新发估计病例数列男性第 10 位，女性第 9 位，占恶性肿瘤死亡率的第 4 位。据《2012 中国肿瘤登记年报》统计，2009 年胰腺癌占我国恶性肿瘤发病率和死亡率的第 7 位和第 6 位。在我国上海等经济发达地区，胰腺癌新发估计病例数列男性第 6 位，女性第 7 位，并且呈快速上升趋势。

胰腺癌的治疗原则

本共识推荐等级原则：

Grade A——具有较强的证据，即有 1 个Ⅲ期随机对照试验证据，或 2 个或以上Ⅱ期随机对照试验且结果较为一致，全部专家达成共识推荐；

Grade B——具有证据，即有 1 个或以上Ⅱ期或Ⅲ期随机对照试验，超过半数专家达成共识推荐；

Grade C——尚无证据，超过半数的专家达成共识推荐；

Grade D——尚无证据，少于半数的专家达成共识推荐。

一、外科治疗原则

（一）可根治切除胰腺癌手术治疗

通过影像学检查，判断肿瘤可根治切除的标准是：无远处转移；无肠系膜上静脉-门静脉扭曲；腹腔干肝动脉和肠系膜上动脉周围脂肪间隙清晰。

推荐：针对胰头癌，应进行标准的胰十二指肠切除术，需完整切除钩突系膜；肠系膜上动脉右侧后方和前方的淋巴脂肪组织，根治性手术应达到胆管胃（或十 二指肠）胰颈和后腹膜切缘阴性（Grade A）。扩大区域淋巴结清扫不能改善患者的预后（Grade A）。对胰体尾癌应行胰体尾和脾切除术；部分肿瘤较小的患者，可考虑腹腔镜胰体尾切除术（Grade C）。肿瘤累及全胰或胰腺内有多发病灶，可以考虑全胰切除术。

（二）可能切除胰腺癌的手术治疗

可能切除的标准是：无远处转移；肠系膜上静脉-门静脉有狭窄扭曲或闭塞，但切除后可安全重建；胃十二指肠动脉侵犯达肝动脉水平，但未累及腹腔干；肿瘤侵犯肠系膜上动脉未超过周径的 180°。

推荐：部分可能切除的胰腺癌患者可从新辅助放化疗中获益（Grade B）；联合静脉切除如能达到 R_0 切除，则患者的预后与静脉未受累及的患者相当（Grade B）；联合动脉切除不能改善患者的预后（Grade A）鉴于目前缺乏足够的高级别的循证医学依据，对可能切除的胰腺癌患者推荐参加临床研究。

（三）姑息性手术治疗

经影像学检查，发现以下情况之一应判定为肿瘤不可切除：远处转移；不可重建的肠系膜上-门静脉侵犯；胰头癌：肿瘤包绕肠系膜上动脉超过 180°或累及腹腔干和下腔静脉；胰体尾癌：肿瘤累及肠系膜上动脉或包绕腹腔动脉干超过 180°。

推荐：手术探查时如发现胰头肿瘤无法切除，应予活检取得病理学诊断证据；对暂未出现十二指肠梗阻但预期生存期>3 个月的患者，建议做预防性胃空肠吻合术（Grade A）；肿瘤无法切除但有胆道梗阻的患者，建议进行胆总管/肝总管空肠吻合术（Grade B）；有十二指肠梗阻的患者，如预期生存期>3 个月，应行胃空肠吻合术（Grade B）。

二、内科治疗原则

（一）术后辅助治疗

与单纯手术相比，术后辅助化疗具有明确的疗效，可以防止或延缓肿瘤复发，提高术后长期生存率，因此，积极推荐术后实施辅助化疗。术后辅助化疗方案推荐氟尿嘧啶类药物（包括替吉奥胶囊以及 5-FU/LV）或吉西他滨单药治疗；对于体能状态良好的患者，可以考虑联合化疗。

推荐：(1) 替吉奥胶囊（S-1）单药，每周期第 1 日至第 28 日，口服 80～120 mg/d，每 6 周重复，给药至 6 个月（Grade A）；

(2) 吉西他滨单药，每周期第 1、8、15 日，静脉输注 1000 mg/m^2，每 4 周重复，给药至 6 个月（Grade A）；

(3) 5-FU/LV，每周期第 1 日至第 5 日，每日静脉输注亚叶酸钙 20 mg/m^2，5-FU 425 mg/m^2，每 4 周重复，给药至 6 个月（Grade A）；

(4) 部分体力状态较好的患者，可采用含吉西他滨和（或）替吉奥胶囊的联合化疗方案（Grade C）；

(5) 参加临床研究。

（二）新辅助治疗

对于可能切除的胰腺癌患者，如体能状况良好，可以采用联合化疗方案或单药进行术前治疗，降期后再行手术切除通过新辅助治疗不能手术切除者，即采用晚期胰腺癌的一线化疗方案。

推荐：体能状况较好（ECOG 评分 0～1 分）的患者，可采用联合化疗方案（Grade C）。

（三）不可切除的局部晚期或转移性胰腺癌的治疗

对于不可切除的局部晚期或转移性胰腺癌，积极的化学治疗有利于减轻症状延长生存期和提高生活质量。

1. 对体能状况良好者，一线治疗推荐治疗方案

（1）化疗方案：

①吉西他滨+白蛋白结合型紫杉醇：每周期 d1、d8 和 d15 给予白蛋白结合型紫杉醇 125 mg/m^2，吉西他滨 1000 mg/m^2，每 4 周重复 1 次（Grade A）。

②FOLFIRINOX 方案：每周期 d1，静脉注射奥沙利铂 85 mg/m^2，伊立替康 180 mg/m^2，亚叶酸钙 400 mg/m^2，5-FU 400 mg/m^2，之后 46 小时持续静脉输注 5-FU 2400 mg/m^2，每 2 周重复（Grade A）。

③吉西他滨单药：吉西他滨 1000 mg/m^2，每周 1 次，连续给药 7 周，休息 1 周，之后连续 3 周，休息 1 周，每 4 周重复（Grade A）。

④吉西他滨+替吉奥胶囊：每周期 d1 和 d8，静脉注射吉西他滨 1000 mg/m^2，d1~d14，口服 S-1 60~100 mg/d，bid，每 3 周重复（Grade A）。

⑤替吉奥胶囊单药：每周期 d1~d28，口服 S-1 80~120 mg/d，bid，每 6 周重复（Grade A）。

⑥其他方案：吉西他滨+卡培他滨（Grade B）；吉西他滨+顺铂（特别是对于可能为遗传性肿瘤的患者）（Grade B）；固定剂量率吉西他滨、多西他赛、卡培他滨（GTX 方案）；氟尿嘧啶+奥沙利铂（如：5-FU/LV/奥沙利铂或 CapeOx）。

（2）化疗联合分子靶向治疗：

①吉西他滨+厄洛替尼：d1、d8、d15、d22、d29、d36 和 d43 静脉给予吉西他滨 1000 mg/m^2，休息 1 周，为第 1 周期；第 2 周期开始，d1、d8 和 d15 给药，每 4 周重复。厄洛替尼口服 100 mg/d（Grade A）。

②尼妥珠单抗+吉西他滨：吉西他滨 1000 mg/m^2，静脉滴注 30 min，每周 1 次（d1、d8、d15，每 3 周重复）和尼妥珠单抗（固定剂量为 400 mg，每周 1 次，静脉滴注 30 min）。

（3）推荐参加临床研究

2. 对体能状况良好者，二线治疗推荐治疗方案

（1）首选参加临床研究；

（2）既往未接受吉西他滨化疗的患者首选吉西他滨为基础的化疗；

（3）对于一线接受以吉西他滨为基础化疗的患者，二线治疗可选择以氟尿嘧啶类药物为基础的化疗方案，包括替吉奥胶囊单药、卡培他滨单药、5-FU/LV/奥沙利铂、替吉奥胶囊/奥沙利铂或卡培他滨/奥沙利铂；对于术后发生远处转移者，若距离辅助治疗结束时间>6 个月，除选择原方案全身化疗外，也可选择替代性化疗方案。

3. 对体能状况较差不能耐受及不适合化疗者，二线治疗推荐治疗方案

（1）欧美学者开展的随机对照研究表明，二线化疗比最佳支持治疗（BSC）更有效，因此推荐进行二线化疗（Grade B）；

（2）可选择吉西他滨或氟尿嘧啶类为基础的单药化疗；

（3）最佳支持治疗（BSC）。

三、放射治疗原则

同步放化疗是局部晚期胰腺癌的主要治疗手段之一，以吉西他滨或 5-FU 类药物为基础的同步放化疗可以提高局部晚期胰腺癌患者的中位生存期，缓解疼痛症状，从而提高临床

获益率，成为局部晚期胰腺癌的标准治疗手段。另外，对于胰腺癌术后 T3 或腹膜后淋巴结转移病例局部残存或切缘不净者，术后同步放化疗可以弥补手术的不足。术前新辅助放化疗也是目前对临界切除病例的研究热点。关于治疗适应证选择以及合理的剂量模式与局控率的关系尚无明确共识，调强放疗（IMRT）技术 TOMO，以及包括 X 刀和伽玛刀的立体定向放射治疗（SBRT）技术正越来越多地用于胰腺癌的治疗，局部控制率和生存率获得了改善和提高。

三维适形照射（3DCRT）通过在每一个照射方向上与肿瘤的形状相一致，使高剂量曲线集中在肿瘤区，从而使肿瘤得到高剂量的照射，同时可以避免其周围正常组织和器官的不必要照射，IMRT 比 3DCRT 的适形度更好，对正常组织和器官保护得更好。

（1）治疗前准备和 CT 模拟定位：确保肿瘤范围淋巴引流区和感兴趣的正常组织器官（一般指全部肝、双侧肾、胃和部分小肠）包括在扫描的范围内，CT 扫描层距为 3~5 mm。

（2）靶区及处方剂量的定义：靶区勾画包括肿瘤区（GTV）、临床靶区（CTV）、计划靶区（PTV）和危及器官（OAR）。根据 CT 图像或根据术中放置的金属标志勾画 GTV（包括原发肿瘤和转移的淋巴结），CTV 则为 GTV 外放的区域以及高危淋巴引流范围，PTV 为考虑体内脏器移动及摆位误差的 CTV 外放 5~10 mm 范围。要勾画的危及器官包括肝、双侧肾、胃、小肠和扫描范围内的脊髓。靶区处方剂量根据不同肿瘤情况确定。危及器官的限量为：脊髓≤40 Gy，50%肝体积接受的照射剂量≤30 Gy，30%双侧肾体积接受的照射剂量≤20 Gy。

（一）辅助放疗

术后辅助放疗尚存争议，目前尚缺乏高级别的循证医学依据，建议积极参与临床试验，但是对于切缘阳性（R1 手术）胰腺癌，采用辅助性放化疗可改善患者的总生存（Grade A）推荐采用 CT 模拟加三维放射治疗计划。

（1）治疗体积应基于手术前 CT 扫描结果或手术置入的银夹来确定；

（2）标准放疗体积应包括原发肿瘤床和区域高危淋巴结区，例如胰腺头部肿瘤患者术后需包括胰十二指肠淋巴结肝门区淋巴结腹腔动脉淋巴结和胰上淋巴结区；

（3）治疗方案为氟尿嘧啶类或吉西他滨类同步放化疗，后续 5-FU 或吉西他滨维持治疗；吉西他滨或持续静脉滴注 1 周期 5-FU 后同步放疗，后续吉西他滨或持续静脉滴注 5-FU；吉西他滨或静脉滴注 5-FU/叶酸 2~6 周期，后续氟尿嘧啶类+同步放疗；

（4）CTV 放疗剂量为 45 Gy，瘤床区和切缘加量到 50. 4~54 Gy（1. 8~2. 0 Gy/f）。

（二）新辅助放疗

对于可切除及可能切除的局部晚期胰腺癌的新辅助治疗尚无标准方案，缺乏高级别的循证医学依据，建议参与临床试验。目前的研究证据表明，临界切除的局部晚期胰腺癌接受术前放化疗可以提高手术切除率，并可改善患者生存（Grade A）。治疗方案包括氟尿嘧啶类（5-FU 持续输注或含卡培他滨方案），或含吉西他滨方案放疗，或诱导化疗（2~4 周期）有效后采用含 5-FU 或含吉西他滨方案的同步放化疗。MDACC 推荐的放疗剂量为：45~50. 4 Gy，1. 8~2. 0 Gy/f 或 30 Gy，3 Gy/f。新辅助放疗的范围是 GTV。

（三）不可切除的局部晚期胰腺癌的放疗

对于全身状况良好的不能切除的局部晚期胰腺癌，采用同步放化疗或诱导化疗有效后放疗可缓解症状和改善患者生存期（Grade A）。对于梗阻性黄疸的病例，放疗前建议放置胆道支架引流胆汁。回顾性临床资料分析表明，采用现代放疗技术治疗局限性胰腺癌可获得长期生存。近期的研究支持，对拒绝进行手术治疗或因医学原因不能耐受手术治疗的可手术切除局限期胰腺癌和因肿瘤侵及或包绕大血管而病灶体积≤3 cm 的局限性胰腺癌进行放疗（Grade A）。由于梗阻、压迫或疼痛的转移性胰腺癌患者可给予减症放疗。

（1）推荐采用 CT 模拟定位加三维适形放疗或调强放疗技术，有条件的单位推荐采用（图像引导放射治疗）IGRT 技术，SBRT（X 刀或伽玛刀）也可选用；

（2）治疗体积基于增强 CT 和 MRI 扫描结果或手术所置入的银夹（如果放置的话）来确定；

（3）治疗范围包括原发肿瘤和转移淋巴结，以及对高危区域淋巴结进行预防照射。但也有文献认为，对于不可手术切除的局部晚期胰腺癌，放疗范围倾向于只照射 GTV，不包括高危淋巴结引流区，PTV 为 GTV+1.5~2 cm（前后左右方向）和 2~3 cm（头脚方向）；

（4）化疗方案单药可采用吉西他滨或氟尿嘧啶类药物（5-FU 持续静脉滴注，或卡培他滨，或替吉奥），多药联合可采用吉西他滨或氟尿嘧啶类为基础的方案；

（5）同步放化疗中放疗剂量为 CTV 45 Gy，美国与法国共同推荐针对局部晚期胰腺癌放疗总量为 50~54 Gy，每次分割剂量为 1.8~2.0 Gy；

（6）术中放疗（IORT）通常在采用剖腹探查时，术中发现肿瘤无法彻底切除或术中肿瘤切缘较近或切缘阳性时，或无法手术切除者，有术中照射设备的单位建议术中电子线照射放疗 15~20 Gy，术后（1 个月内）补充外照射（EBRT）30 Gy/10f 或 40 Gy/20f。

四、其他治疗建议

其他治疗方法包括介入治疗、姑息治疗与营养支持、中医药治疗，这三种治疗方法尚缺乏充分的和高级别的循证医学证据，建议积极组织或参与多中心临床研究。

（原载：《临床肿瘤学杂志》2014 年 4 期）

（注：本文自网络下载，本书收录时进行了必要的校正）

相关链接

上海市第一人民医院领衔编写的《胰腺癌综合诊治中国专家共识（2014）》发布

4 月 30 日，由中国临床肿瘤学会（CSCO）胰腺癌专家委员会组织、上海交通大学医学院附属上海市第一人民医院肿瘤临床医学中心领衔编写的《胰腺癌综合诊治中国专家共识（2014）》正式发布。这意味着我国胰腺癌的诊治朝着标准化、规范化的方向迈进了一大步，以“遵循多学科综合诊治，注重微环境治疗”的理念向胰腺癌这一“癌中之王”发起新的挑战。

背景：全国各地胰腺疾病诊治水平参差不齐

中国的胰腺癌患者占世界总数的 15.68%，近年来其发病率更是呈现快速上升趋势，尤以“北上广”三大城市最高。据统计，上海男性胰腺癌粗发病率为 15.94/10 万，列各类肿瘤第 6 位；女性粗发病率为 13.47/10 万，列各类肿瘤第 7 位。

发病率逐年上升，而与此形成对比的却是全国各地胰腺疾病诊治水平的参差不齐，以及标准化、规范化诊治的缺位。中国临床肿瘤学会（CSCO）胰腺癌专家委员会主任委员、上海交通大学胰腺癌诊治中心主任、附属上海市第一人民医院肿瘤中心学科带头人王理伟教授称，目前胰腺癌的诊治存在错诊率高、偏重外科手段、手术操作不规范、药物治疗轻循证重经验、综合治疗的实施力度不够等问题，胰腺疾病的诊治迄今仍是医学难题。

为了进一步规范胰腺癌的诊断与治疗，提高多学科综合诊治水平，改善患者生活质量和延长生存时间。在2013年8月举办的第四届胰腺癌上海论坛暨CSCO胰腺癌论坛上，中国临床肿瘤学会（CSCO）胰腺癌专家委员会决定组织国内胰腺癌专业领域多学科专家制订《胰腺癌综合诊治中国专家共识》。时隔近一年，这份共识正式发布。

共识：以内科为主导的综合治疗是主流趋势

本次发布的《胰腺癌综合诊治中国专家共识（2014）》强调了胰腺癌多学科综合诊治的原则，对于胰腺癌外科手术治疗适应证做了更严格的限制，积极提倡以内科为主导的综合治疗。

据王理伟教授介绍，胰腺癌的诊治需要肿瘤内科、肿瘤外科、放疗科、影像科和病理科等学科专家共同参与。根据肿瘤的分子生物学特征、病理类型和临床分期等，结合患者的体能状况等进行全面的评估，制定科学、合理的诊疗计划。积极应用手术、放疗、化疗、介入以及分子靶向药物等手段实施综合治疗，以期达到治愈或控制肿瘤发展，改善患者生活质量，延长生存时间的目的。

在诊断方面，《共识》重申组织病理学和细胞学检查是确诊胰腺癌的唯一依据和金标准，提出了“完整、精细、动态、立体”的基本原则。治疗团队应尽可能在制订治疗方案前获得细胞学或组织病理学检查结果，如无法获得，则需结合病史、临床表现、实验室检查和影像学检查，由多学科专家讨论后慎重作为临床初步诊断并且给予动态观察。

对于不可切除的局部晚期或转移性胰腺癌，积极的化学治疗有利于减轻症状。尤其推荐吉西他滨+白蛋白结合型紫杉醇的治疗方案，以吉西他滨或5-FU类药物为基础的同步放化疗可以提高局部晚期胰腺癌患者的中位生存期，缓解疼痛症状，应当成为局部晚期胰腺癌的标准治疗手段。

成果：多学科综合诊治模式使5年生存率提高10%~20%

据了解，上海市第一人民医院在多学科综合治疗肿瘤方面早有探索。2010年1月，上海交通大学胰腺癌诊治中心成立，中心依托上海市胰腺疾病重点实验室，成立了以上海市第一人民医院优势科室和协作单位专家为核心的胰腺癌多学科综合治疗协作组，由肿瘤内科、肿瘤外科、放疗科、肿瘤微创、消化、影像、检验、病理等专业科室专家组成，定期开展病例讨论会。

据统计，在使用了多学科综合治疗模式后，可切除及可能切除的胰腺癌患者获得了更准确的病理分期评估、标准化的手术治疗方案和放化疗方案，其5年生存率提高了10%~20%。

（来源：第一人民医院，撰稿：金平，上海交通大学医学院新闻网）

中国胰腺癌规范化综合诊治

王理伟　陈栋辉

上海市第一人民医院

胰腺癌是全球公认的“癌中之王”，在我国，其发病呈快速上升趋势，尤以经济发达地区为高。据统计，中国胰腺癌患者占世界总数的15.68%，发病率和死亡率均居恶性肿瘤前十位。目前我国胰腺癌的诊治存在医疗水平参差不齐、早诊率低、错诊率高、偏重外科手段、治疗水平不均衡不规范、治疗轻循证重经验、综合治疗的实施力度不够等问题，远期生存极不理想，迄今仍是临床难题。

为了进一步规范胰腺癌诊断和治疗，提高多学科综合诊治水平，改善患者生活质量和延长生存时间，2013年初，中国临床肿瘤学会（CSCO）决定委托CSCO胰腺癌专家委员会组织国内胰腺癌专业领域多学科专家制订《胰腺癌综合诊治中国专家共识》（以下简称《共识》）。历时一年多，这份《共识》于2014年4月正式在《临床肿瘤学杂志》发表，将为中国从事胰腺癌诊断和治疗的临床医师提供切实可行的临床参考。

原则：以规范化治疗为出发点

本次发布的《共识》是在充分纳入最新循证证据的基础上，根据中国临床现状达成的专家共识。《共识》的编写邀请了CSCO胰腺癌专家委员会全体成员及国内胰腺癌专业领域的专家共同参与，经过文献检索、分学科撰写及汇总、专家审稿会议、修改后专家再审、网络广泛征求意见后，历时14个月撰写而成。

根据循证证据的等级以及中国临床现状，达成了专家“共识”，推荐等级由强到弱分为4级，依次为A级、B级、C级和D级。此外，《共识》力求简单实用、科学严谨、偏重于临床实践，绘制了简洁明了、操作性强的多学科综合诊治流程图（图1），为临床工作提供了直观指导。

胰腺癌诊治涉及肿瘤内科、肿瘤外科、放疗科、影像科和病理科等多学科专家。《共识》强调：在胰腺癌诊治过程中，应遵循多学科综合诊治的原则，根据肿瘤的生物学特征、病理类型和临床分期等，结合体能状况全面评估，制定科学、合理的诊疗计划，应用手术、化疗、放疗等现有治疗手段，以期达到治愈或控制肿瘤，改善生活质量，延长总生存（OS）期的目的。

框架：强调胰腺癌的多学科综合诊疗

《共识》分为前言、多学科综合诊治的原则与流程、诊断与鉴别诊断、病理类型及分期、治疗原则、随访、其他说明等七个部分。

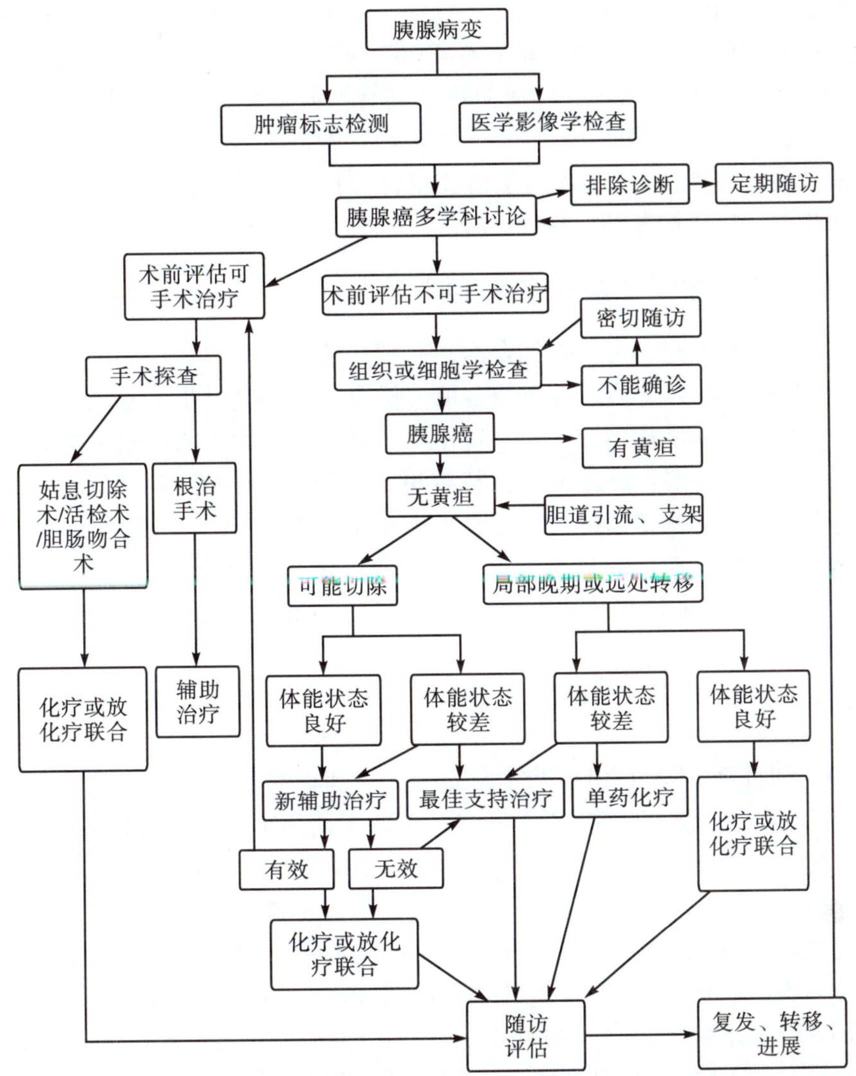

图 1 胰腺癌多学科综合诊治流程图

在诊断方面,《共识》明确组织病理学和(或)细胞学检查是确诊胰腺癌的唯一依据和“金标准”,因此治疗团队应尽可能在制订治疗方案前获得细胞学或组织病理学检查结果。如临床无法获得组织病理学或细胞学依据,可结合病史、临床表现、实验室检查和影像学检查,由多学科专家讨论后慎重做出临床初步诊断;而讨论后仍无法诊断时必须严密随访复查。

在病理类型方面,《共识》指出,起源于胰腺导管上皮来源的恶性肿瘤才适用于本《共识》。胰腺癌病理类型包括导管腺癌、腺鳞癌、胶样癌(黏液性非囊性癌)、肝样腺癌、髓样癌、印戒细胞癌、未分化癌和未分化癌伴破骨巨细胞样反应。

在治疗方面，胰腺癌主要的治疗手段包括外科、内科和放射治疗，其他治疗手段包括介入治疗、姑息治疗与营养支持、中医药治疗等。《共识》对外科手术治疗适应证做了更严格的限制，明确了可切除、可能切除及不可切除胰腺癌的判断标准，积极提倡多学科综合治疗。鉴于与单纯手术相比，术后辅助化疗具有明确的疗效，而术后辅助放疗尚存争议，因而积极推荐术后实施辅助化疗。对于不可切除的晚期或转移性胰腺癌，积极的化学治疗有利于减轻症状、延长 OS 和提高生活质量，可根据患者的体能状况选择化疗、分子靶向治疗、同步放化疗或推荐参加临床试验。

内科治疗：基于循证证据的临床实践

对于胰腺癌的内科治疗，应根据综合诊治原则，进行多学科讨论评估，制订合理的内科治疗计划。《共识》在充分回顾近年的多项大规模Ⅲ期研究结果的基础上，不仅认定了传统药物如吉西他滨在胰腺癌治疗中的基石作用，更重新评估了氟尿嘧啶类药物在胰腺癌治疗中的地位，推荐氟尿嘧啶类［包括替吉奥（S-1）及氟尿嘧啶（5-FU）/亚叶酸钙（LV）］为胰腺癌化疗的基本药物，用于术后辅助治疗及晚期一线治疗等。S-1 是一种新型口服氟尿嘧啶类药物，能提高对胰腺癌等二氢嘧啶脱氢酶（DPD）高表达肿瘤的疗效。《共识》基于多项随机Ⅲ期研究和荟萃分析结果，以 A 级证据推荐术后辅助化疗和晚期一线治疗药物。

辅助治疗

CONKO-001 研究和 ESPAC-01 研究分别证实，吉西他滨单药和 5-FU/LV 可作为胰腺癌术后辅助化疗的选择，之后的 ESPAC-3 研究再次证实这两种方案都可延长术后患者生存，且吉西他滨单药方案的严重不良事件发生率较低。2013 年美国临床肿瘤学会（ASCO）年会报告的 JASPAC01 研究，是一项多中心、开放、随机Ⅲ期研究，旨在比较 S-1 与吉西他滨用于胰腺癌术后辅助化疗的疗效和安全性。结果显示，S-1 组的 2 年 OS 率显著高于吉西他滨组（70% *vs* 53%，$P<0.0001$），死亡风险降低 46%［风险比（HR）= 0.54］；中位无复发生存（RFS）期分别为 23.2 个月和 11.2 个月（HR = 0.57，$P<0.0001$）。且生活质量的改善也较明显。基于此，《共识》将 S-1 单药方案列为辅助化疗新选择。

晚期一线治疗

对于不可切除的局部晚期或转移性胰腺癌的治疗，以往一直应用吉西他滨为基础的治疗，近来几项研究证实了其他药物的作用。MPACT 研究显示，吉西他滨联合白蛋白结合型紫杉醇较吉西他滨单药延长中位 OS（8.5 个月 *vs* 6.7 个月），可作为治疗新选择。Prodige4-ACCORD11 研究显示，5-FU/LV 联合奥沙利铂和伊立替康方案（FOL FIRINOX）也较吉西他滨单药延长中位 OS（11.1 个月 *vs* 6.8 个月），但毒性反应发生率较高，仅能作为体能状况良好患者的治疗选择。

2013 年《临床肿瘤学杂志》发表的 GEST 研究是一项在日本和中国台湾进行的随机Ⅲ期临床研究，将其随机分为 S-1 单药组、吉西他滨单药组或 S-1 联合吉西他滨组，旨在探讨三者治疗的疗效和安全性。结果显示，S-1 单药组的 OS（9.7 个月 *vs* 8.8 个月，HR =

0.96，$P<0.001$）和 PFS（3.8 个月 *vs* 4.1 个月，$P=0.02$）均非劣效于吉西他滨单药组，两组的 1 年 OS 率分别为 38.7%和 35.4%，证实 S-1 单药用于局部晚期或转移性胰腺癌患者的 OS 不劣于吉西他滨单药，可成为晚期胰腺癌一线治疗的新选择。随后，2013 年欧洲肿瘤大会（ECCO 及 ESMO）上，石井（H. Ishii）等报告的一项荟萃分析显示，S-1 联合吉西他滨对比吉西他滨显著延长中位 OS，无论是对于所有不可切除患者（10.48 个月 *vs* 8.74 个月，$P=0.0085$）还是局部晚期患者（16.41 个月 *vs* 11.83 个月，$P=0.022$）。基于此，《共识》将 S-1 单药和 S-1 联合吉西他滨方案作为晚期胰腺癌一线推荐的选择之一。

小结

此次公布的 2014 年《共识》对胰腺癌的规范诊治进行了系统整理，尤其是针对胰腺癌的术后辅助治疗及晚期胰腺癌的规范化药物治疗进行了详细阐述，依据最新循证依据，在明确吉西他滨在胰腺癌治疗中作用的同时推荐 S-1、FOLFIRINOX 和白蛋白结合型紫杉醇等新药物和新方案，将为规范和提升我国胰腺癌诊治水平提供重要指导。

应注意的是，胰腺癌的诊治在很多方面仍存在争议，有待于更多高级别的临床研究进展，尤其是来自中国患者的研究数据，来进一步明确，最终不断提高我国胰腺癌的诊治水平。

（来源：《中国医学论坛报》2014-06-19）

中国急性早幼粒细胞白血病诊疗指南（2014 年版）

中华医学会血液学分会　中国医师协会血液科医师分会

急性早幼粒细胞白血病（Acute promyelocyte leukemia，APL）是一种有着特异基因与染色体核型改变的特殊类型急性白血病。临床表现凶险，起病及治疗过程中容易发生出血和栓塞而引起死亡。

近 20 年来，由于全反式维甲酸（ATRA）及砷剂的临床应用，APL 已成为可以治愈的白血病之一。APL 易见于中青年人，平均发病年龄为 39 岁，流行病学研究证实，国外 APL 发病率占同期白血病的 5. 0%～23. 8%，占急性髓系白血病（AML）的 6. 2%～40. 2%。国内多位学者报道，发病率占同期急性白血病的 3. 3%～1. 2%。

第一部分　初诊患者入院检查、诊断

一、病史采集及重要体征

1. 年龄。
2. 此前有无血液病史（主要指骨髓增生异常综合征、骨髓增殖性肿瘤等）。
3. 是否为治疗相关性（包括放疗、化疗）。
4. 有无重要脏器功能不全（主要指心、肝、肾功能）。

二、实验室检查

实验室检查的目的是为明确诊断、治疗方案选择、疗效分析、预后分析和复发预测提供依据。

1. 血常规、血生化和出凝血检查

（1）血常规：WBC、HGB、PLT 和白细胞分类的检测对于诊断和预后分析具有重要意义。

（2）血生化：常规生化电解质，肝、肾功能。

（3）出凝血检查：由于 APL 极易发生出血，因此需要检测出凝血指标，如纤维蛋白原定量（Fg）、凝血酶原时间（PT）、活化的部分凝血活酶时间（APTT）、纤维蛋白原降解产物（FDP）、3P 试验及 D-二聚体。

（4）血液、指（趾）甲和（或）毛发砷含量测定（不是必须项目）。

2. 骨髓细胞形态学

（1）细胞形态学：以异常的颗粒增多的早幼粒细胞增生为主（比例>0. 300 即可诊断 APL），且细胞形态较一致，胞质中有大小不均的颗粒，常见呈柴捆状的 Auer 小体。

FAB 分类根据颗粒的大小将 APL 分为：①M3a（粗颗粒型）：颗粒粗大，密集或融合染深紫色，可掩盖核周围甚至整个胞核；②M3b（细颗粒型）：胞质中嗜苯胺蓝颗粒密集而细小，核扭曲、折叠或分叶，易与急性单核细胞白血病混淆；③M3c（微颗粒型）：少见，易与其他类型 AML 混淆。

（2）细胞化学：APL 的细胞化学具有典型特征，表现为过氧化酶强阳性，非特异性酯酶强阳性，且不被氟化钠抑制，碱性磷酸酶和糖原染色（PAS）呈阴性或弱阳性。

（3）组织病理学：对于高凝状态下的 APL 患者可通过骨髓活检，在 HE 染色和组织化学染色下诊断。

3. 细胞遗传学

包括常规染色体和荧光原位杂交（FISH）检测。二种技术可检测约 90%典型的 t（15；17）和约 5%不典型易位，如 t（11；17）、t（5；17）、15q24 异常和 17q21 等。5%的 APL 患者核型正常。常规染色体检测还可发现除 t（15；17）以外的染色体异常。FISH 可快速报告，利于尽早靶向治疗。

4. 免疫分型

多参数流式细胞仪（MPFC）检测，典型的 APL 表达 CD13、CD33、CD117 和 MPO，不表达或弱表达 CD3、CD7、CD14、CD64、HLA-DR、CD34、CD56。

部分治疗后和复发的患者部分免疫表型发生改变，如 CD2、CD34 和 CD56 等。由于 MPFC 检测快速、特异、敏感，其可与实时定量 PCR（RQ-PCR）检测结合用于 APL 患者的诊断和微小残留病（MRD）的检测。

5. 分子生物学

（1）PML-RARα 融合基因：RQ-PCR 可检出 99% APL 患者的 PML-RARα 融合基因，APL 患者 99%存在着 PML-RARα 融合基因，检测 PML-RARα 融合基因是诊断 APL 的最特异、敏感的方法之一，也是 APL 治疗方案选择、疗效分析、预后分析和复发预测最可靠的指标。但仍有 1%的 APL 患者可出现假阴性。

（2）基因突变：部分 APL 患者可伴有 FLT3-ITD 突变。

三、诊断

具有典型的 APL 细胞形态学表现，细胞遗传学检查 t（15；17）阳性或分子生物学检查 PML-RARα 阳性者为典型 APL（非典型 APL 显示为少见的 PLZF-RARα、NuMA-RARα、NPM-RARα、Stat5b-RARα、F1P1L1-RARα、PRKAR1A-RARα、BCOR-RARα 等分子改变）。

第二部分 APL 的治疗

一、诱导治疗

诱导治疗按危险度（WBC、PLT）分层。

1. 低/中危组

诱导治疗前外周血 WBC≤10×10^9/L，低危组：PLT>40×10^9/L，中危组：PLT≤40×

10^9/L。方案包括：①ATRA+柔红霉素（DNR）或去甲氧柔红霉素（IDA）；②ATRA+亚砷酸或口服砷剂+蒽环类药物；③ATRA+亚砷酸或口服砷剂双诱导治疗。

2. 高危组

诱导前外周血 WBC>10×10^9/L。方案包括：①ATRA+亚砷酸或口服砷剂+蒽环类药物；②ATRA+蒽环类药物；③ATRA+蒽环类药物±阿糖胞苷（Ara-C）。

3. 药物使用剂量（根据患者具体情况适当调整）

ATRA：20 mg/m^2·d，口服至完全缓解（CR）；亚砷酸：0.16 mg/kg·d，静脉滴注至 CR（28~35 d）；口服砷剂：60 mg/kg·d，口服至 CR；IDA：8~12 mg/m^2·d，静脉注射，第 2、4、6 或第 8 天；DNR：25~45 mg/m^2·d，静脉注射，第 2、4、6 或第 8 天；Ara-C 150 mg/m^2·d，静脉注射，第 1~7 天。

化疗起始时间：低危组患者可于 ATRA 或双诱导治疗 72 h 后开始，高危组患者可考虑与 ATRA 或双诱导治疗同时进行。

4. 诱导阶段评估

ATRA 的诱导分化作用可以维持较长时间，在诱导治疗后较早行骨髓评价可能不能反映实际情况。因此，骨髓评价一般在第 4~6 周、血细胞计数恢复后进行，此时，细胞遗传学一般正常。分子学反应一般在巩固 2 个疗程后判断。

二、APL 初始诱导治疗失败患者的治疗

1. ATRA 联合蒽环类药物失败者

（1）亚砷酸或口服砷剂再诱导；

（2）临床研究；

（3）异基因造血干细胞移植。

2. ATRA+亚砷酸或口服砷剂±蒽环类药物失败者

（1）临床研究；

（2）异基因造血干细胞移植。

三、APL 缓解后巩固治疗

建议根据危险分层进行治疗。

（一）ATRA 联合蒽环类药物达到 CR 者

1. 低/中危组

ATRA+蒽环类药物×3 d，共 2 个疗程。

2. 高危组

（1）ATRA+亚砷酸+蒽环类药物×3 d+Ara-C 150 mg/m^2·d×7 d，共 2~4 个疗程。

（2）ATRA+高三尖杉酯碱（HHT）2 mg/m^2·d×3 d+Ara-C 1 g/m^2，每 12 h1 次×3 d，1~2 个疗程。

以上方案 ATRA 用法为 20 mg/m^2·d×14 d。

（二）ATRA+亚砷酸或口服砷剂达到 CR 者

1. ATRA+亚砷酸×28 d，共巩固治疗 6~8 个疗程或 ATRA+亚砷酸×14 d，共巩固治疗

12~16 个疗程。

2. 以蒽环类为主的化疗：蒽环类药物×3 d+Ara-C 100mg/m^2 · d×5 d，共 3 个疗程（备注：以 ATRA+口服砷剂达到 CR 者的缓解后巩固治疗，依据《J Clin Oncol》2013 年发表的中国多中心临床研究）。

3. 亚砷酸 0.15 mg/kg · d，每周 5 d，共 4 周，间隔 4 周，共 4 个循环周期，ATRA 45 mg/m^2 · d，共 14 d，间隔 14 d，共 7 个循环周期，结束治疗（备注：ATRA+亚砷酸达到 CR 者的缓解后巩固治疗，依据《N Engl J Med》2013，Lo-Coco F，et al）。

巩固治疗结束后进行患者骨髓细胞融合基因的定性或定量 PCR 检测。融合基因阴性者进入维持治疗；融合基因阳性者 4 周内复查，复查阴性者进入维持治疗，复查阳性者按复发处理。

四、APL 化疗方案 CR 患者的维持治疗

建议根据危险分层进行治疗。

1. 低/中危组

（1） ATRA：20 mg/m^2 · d×14 d，间歇 14 d（第 1 个月）；亚砷酸 0.16 mg/kg · d×14 d，间歇 14 d 后同等剂量再用 14 d（第 2~3 个月）或亚砷酸 0.16 mg/kg · d×28 d（第 2 个月）；完成 5 个循环周期。

（2） ATRA：20 mg/m^2 · d×14 d，间歇 14 d（第 1 个月）；口服砷剂 60 mg/kg · d×14 d，间歇 14 d 后同等剂量再用 14 d（第 2~3 个月）；完成 8 个循环周期（2 年）（备注：以口服砷剂达到 CR 的 APL 患者，需用 3 个疗程的蒽环类药物进行巩固维持治疗。请参照《J Clin Oncol》2013 年发表的中国多中心临床研究）。

2. 高危组

（1） ATRA：20 mg/m^2 · d×14 d，间歇 14 d（第 1 个月）；亚砷酸 0.16 mg/kg · d×14 d，间歇 14 d 后同等剂量再用 14 d（第 2~3 个月）或亚砷酸 0.16 mg/kg · d×28 d（第 2 个月）；甲氨蝶呤（MTX） 15 mg/m^2，每周 1 次，共 4 次或 6-巯基嘌呤（6-MP） 50 mg/m^2 · d，共 2~4 周（第 3 个月）；完成 5 个循环周期。

（2） ATRA：20 mg/m^2 · d×14 d，间歇 14 d（第 1 个月）；口服砷剂 60 mg/kg · d×14 d，间歇 14 d 后同等剂量再用 14 d（第 2~3 个月）；完成 8 个循环周期（2 年）（备注：以口服砷剂达到 CR 的 APL 患者，需用 3 个疗程的蒽环类药物进行巩固维持治疗。请参照《J Clin Oncol》2013 年发表的中国多中心临床研究）。

2 年内每 3 个月应用 PCR 检测融合基因，融合基因持续阴性者继续维持治疗，融合基因阳性者 4 周内复查，复查阴性者继续维持治疗，确实阳性者按复发处理。

五、治疗后患者随访

患者完成维持治疗后，第 1 年建议每 3~6 个月进行 1 次融合基因检测，第 2 年以后间隔 6~12 个月检测。融合基因持续阴性者，继续观察；融合基因阳性者，4 周内复查阴性者进入维持治疗阶段，复查阳性者按复发处理。对于长期生存的患者，随访中应关注治疗药物（包括蒽环类和砷剂）的长期毒性，包括心脏毒性和继发性第二肿瘤等。

六、首次复发 APL 患者的治疗

一般采用亚砷酸±ATRA 进行再次诱导治疗。诱导缓解后必须进行鞘内注射，预防中枢神经系统白血病（CNSL）。

1. 达二次缓解（细胞形态学）者进行融合基因检测，融合基因阴性者行自体造血干细胞移植或亚砷酸巩固治疗（不适合移植者）6 个疗程，融合基因阳性者行异基因造血干细胞移植或进入临床研究。

2. 再诱导未缓解者可加入临床研究或行异基因造血干细胞移植。

七、支持治疗

1. 临床凝血功能障碍和明显出血　首选为原发病的治疗。支持治疗如下：输注单采血小板以维持 PLT≥30×10^9/L；输注冷沉淀、纤维蛋白原、凝血酶原复合物和冰冻血浆维持 Fg>1500 mg/L，PT 和 APTT 值接近正常。每日监测 DIC 直至凝血功能正常。如有凝血纤溶异常应快速给予 ATRA。如有器官大出血，可应用重组人凝血因子Ⅶ。

2. 高白细胞 APL 患者的治疗　一般不推荐白细胞分离术。可给予水化及化疗药物。

3. APL 分化综合征　警惕分化综合征的发生（通常初诊或复发时，与 WBC>10×10^9/L 并持续增长有关。表现为发热、气促、低氧血症、胸膜或心包周围渗出），应考虑停用 ATRA 或亚砷酸或者减量，并密切关注容量负荷和肺功能状态，尽早使用地塞米松（10 mg，每日 2 次，应用 2 周以上）直至低氧血症解除。

4. 砷剂不良反应监测　治疗前进行心电图（评估有无 QT 间期延长）检查，血电解质（钙、钾、镁离子）和肌酐的检查；治疗期间维持血钾离子浓度>4 mmol/L，维持血镁离子浓度>18 mg/L；同时要注意口服砷剂患者的消化道反应。

5. CNSL 的预防和治疗　诊断时为低中危组患者，应进行 2~4 次预防性鞘内治疗；诊断为高危组或复发患者，因发生 CNSL 的风险增加，对这些患者应进行 6 次预防性鞘内治疗。对于已诊断 CNSL 患者可连续鞘内给药及予以大剂量 MTX 和 Ara-C 治疗。

6. APL 诱导治疗期间一般不主张应用 G-CSF，但出现严重粒细胞缺乏伴发感染患者也可酌情应用。

7. 对于有高凝及血栓的患者可应用抗凝药物进行治疗。

8. 肺功能损害　治疗中应注意肺功能情况。

9. 肾功能损害　间断复查肾功能，防止肾功能损害的出现。

八、蒽环类药物化疗毒性

注意监测蒽环类药物累积毒性，尤其是高危和老年患者更应注意心脏毒性，可在应用蒽环类药物前应用右丙亚胺预防性治疗。

（原载：《中华血液学杂志》2014 年 5 月第 35 卷第 5 期）

中国 B 细胞慢性淋巴增殖性疾病诊断专家共识（2014 年版）

中华医学会血液学分会　中国抗癌协会血液肿瘤专业委员会

一、概述

B 细胞慢性淋巴增殖性疾病（B-CLPD）是一组累及外周血/骨髓的成熟 B 细胞克隆增殖性疾病。由于细胞形态大多为中小成熟淋巴细胞，单纯根据细胞形态学特征，临床常诊断或误诊为慢性淋巴细胞白血病（CLL）。

为规范我国对此类疾病的诊断程序，提高诊断和鉴别诊断水平，中华医学会血液学分会与中国抗癌协会血液肿瘤专业委员会组织国内相关的血液肿瘤与血液病理专家经过多次讨论，制定了中国 B-CLPD 诊断与鉴别诊断专家共识。

（一）定义

本共识所指 B-CLPD 是临床上以外周血/骨髓成熟 B 细胞克隆性增殖为主要特点，并通过外周血/骨髓的形态学、免疫表型及细胞/分子遗传学检测可以诊断的一组成熟 B 淋巴增殖性疾病，包括原发白血病：CLL、B-幼淋巴细胞白血病（B-PLL）、毛细胞白血病（HCL）、脾 B 细胞淋巴瘤/白血病，不能分类；淋巴瘤白血病期：边缘区淋巴瘤（MZL）、滤泡淋巴瘤（FL）、套细胞淋巴瘤（MCL）、淋巴浆细胞淋巴瘤/华氏巨球蛋白血症（LPL/WM）；B 细胞慢性淋巴增殖性疾病，不能分类（B-CLPD-U）。

（二）B-CLPD 共同特征

1. 临床特点

中老年发病；临床进展缓慢，惰性（MCL 除外）；可向侵袭性淋巴瘤转化；治疗后可缓解，但难以治愈。

2. 形态学

以小的成熟淋巴细胞为主，部分可以出现中等大小淋巴细胞。

3. 免疫表型

表达成熟 B 细胞相关抗原（CD19、CD20、CD22）和表面免疫球蛋白（sIg）单一轻链（κ 或 λ）。

4. 基因重排

免疫球蛋白重链（IgH）和（或）轻链（IgL）基因重排。

基金项目：卫生公益性行业科研专项（201202017）；科技部十二五国家科技支撑计划项目（2014BA109B12）

二、各主要 B-CLPD 的临床特点

（一）CLL/小淋巴细胞淋巴瘤（SLL）

是一种最常见的 B-CLPD，以小淋巴细胞在外周血、骨髓、脾和淋巴结聚集为特征。中位发病年龄 60~75 岁，男、女比例为 2∶1。2008 年国际 CLL 工作组（IWCLL）CLL 诊断标准为外周血 B 淋巴细胞≥5×10^9/L 至少持续 3 个月；但如具有骨髓浸润引起的血细胞减少及典型的形态学、免疫表型特征，无论外周血 B 淋巴细胞数或淋巴结是否受累，也诊断 CLL。

SLL 指非白血病患者，具有 CLL 的组织形态与免疫表型特征。IWCLL 定义 SLL 为：淋巴结肿大、无 CLL/SLL 骨髓浸润所致的血细胞减少及外周血 B 细胞<5×10^9/L。

SLL 的诊断应尽可能经淋巴结活检组织病理学证实。单克隆 B 淋巴细胞增多症（MBL）是指健康个体外周血存在低水平的单克隆 B 淋巴细胞，并排除 CLL/SLL 与其他 B-CLPD。

免疫分型显示 B 细胞克隆性异常，外周血 B 淋巴细胞<5×10^9/L，无肝、脾淋巴结肿大（所有淋巴结<1.5 cm）、无贫血及血小板减少、无 B-CLPD 的其他临床症状。临床型 MBL（cMBL）[外周血 B 淋巴细胞（1.5~5.0）$\times10^9$/L]，每年 1%~2%发展为 CLL；外周血淋巴细胞不高的一般人群型 MBL 的临床意义不大。

（二）MCL

是一种 B 细胞非霍奇金淋巴瘤（NHL），多呈侵袭性，预后不良。中位发病年龄约 60 岁，男、女比例为 2~4∶1。多数患者诊断时即处于晚期（Ⅲ/Ⅳ期），结外（消化道、骨髓、外周血）播散常见，t（11；14）（q13；q32）为特征性遗传学异常。

此外，临床还存在惰性 MCL（iMCL），常表现为淋巴细胞增多（白血病表现），且脾肿大，淋巴结可以无明显肿大，Ki-67 低于 30%，PET-CT 的最大标准摄取值（SUVmax）<6，70%~90%免疫球蛋白重链可变区（IGVH）有突变，无 p53 突变。

（三）MZL

包括脾边缘区淋巴瘤（SMZL）、淋巴结边缘区淋巴瘤（NMZL）、结外黏膜相关淋巴组织（MALT）型 MZL，其中以 SMZL 多见。SMZL 以 50 岁以上者多见，男女发病率无明显差异。

SMZL 最显著的特征为脾肿大，脾门淋巴结常受累，浅表淋巴结和结外组织常不累及，大多数 SMZL 患者存在外周血和骨髓受累。1/3 患者存在单克隆 Ig。

对于 CD5 阴性难以分类的 B-CLPD，特别是脾明显肿大而无淋巴结肿大的患者，应考虑 SMZL。诊断 SMZL 的最低标准为：①脾组织学+CLL 免疫表型积分≤2 分；或②如不能获得脾组织学时，典型血液和骨髓形态学+免疫表型+窦内 CD20 阳性细胞浸润。

即脾肿大患者，如不能获得脾组织学时，依据典型的血液和骨髓表现可以诊断。NMZL 发病年龄相对年轻，女性多见，表现为局部或全身淋巴结肿大，易侵犯骨髓和外周血，常不伴结外部位和脾受累，部分患者可向侵袭性淋巴瘤转化。

其诊断需要淋巴结病理学检查结果。结外 MALT 型 MZL 约占 NHL 病例的 5%，中位发病年龄约 60 岁，女性发病率稍高于男性。该病经常累及胃肠道、肺、眼附属器等黏膜组

织。其诊断需要相应部位组织病理学检查结果。

（四）HCL

是一种少见的B-CLPD，中位发病年龄60~70岁，男、女比例为5∶1。1/4病例可无症状，多数HCL患者淋巴结无肿大，最突出的特点是脾肿大和全血细胞减少，外周血、骨髓或肝、脾中可见“毛细胞”。外周血白细胞计数很少超过10×10^9/L，且伴有单核细胞减少。

（五）脾B细胞淋巴瘤/白血病，不能分类

2008年WHO分型将毛细胞白血病-变异型（HCL-V）和脾弥漫性红髓小B细胞淋巴瘤（SDRPSBCL）暂定为脾B细胞淋巴瘤/白血病，不能分类。

HCL-V和SDRPSBCL临床较罕见，有独特的临床病理学特征，常表现为脾肿大。HCL-V外周血淋巴细胞增多，无单核细胞减少。SDRPSBCL外周血淋巴细胞常无增多，也无单核细胞减少。

（六）B-PLL

是一种在形态、分化程度及治疗方面不同于急、慢性淋巴细胞白血病的B-CLPD。中位发病年龄约70岁，男、女比例为1.5~2∶1。患者外周血幼稚淋细胞占淋巴细胞比例>55%。发热、体重下降及脾肿大常见。外周血白细胞计数常>150×10^9/L，贫血及血小板减少常见。

（七）FL

是一种较常见的惰性NHL，来源于淋巴结的生发中心，中位发病年龄约60岁，20岁以下罕见。多数患者诊断时即处于晚期（Ⅲ/Ⅳ期），主要侵犯淋巴结、脾、骨髓和外周血，多伴有t（14；18）（q32；q21）遗传学异常。

（八）LPL/WM

是一种浆细胞样淋巴增殖性疾病，典型肿瘤细胞由小B细胞、浆细胞样淋巴细胞和浆细胞组成，中位发病年龄约60岁，常累及骨髓、淋巴结和脾，表现为全血细胞减少，淋巴结和脾肿大。大多数患者伴有单克隆Ig增多，多数为IgM，此时诊断为WM。

三、诊断方法

（一）血常规和外周血细胞形态学检查

包括白细胞计数与分类、红细胞计数、血红蛋白水平、血小板计数等，明确是否存在白细胞（尤其淋巴细胞）增多、贫血和血小板减少。应注意淋巴细胞形态（如涂抹细胞、毛细胞等）。

（二）骨髓细胞形态及病理学检查

骨髓活检和涂片应成为诊断B-CLPD的常规检查项目，部分B-CLPD具有典型的形态学特点，包括CLL、FL、HCL、LPL等。

（三）B细胞克隆性检测

确认单克隆性对于B-CLPD的诊断至关重要，克隆性检测的常用方法：

（1）流式细胞术（FCM）：主要通过检测细胞sIg轻链限制性表达明确B细胞的克隆性

(clonality)。恶性成熟 B 细胞的免疫表型特征：sIg 轻链限制性表达和抗原异常表达。当 κ/λ>3∶1 或<0.3∶1 时提示单克隆性。少数 B-CLPD 患者不表达 κ 和 λ（CD19 阳性且 sIg 阴性细胞>25%），也提示 B 细胞的单克隆性，必要时应进行 IgH/IgL 基因重排检测。

（2）遗传学：采用常规染色体核型检查及荧光原位杂交（FISH）技术分析克隆性染色体异常。

（3）分子生物学：PCR 法检测 IgH、Igκ、Igλ 基因重排可判断 B 细胞存在克隆性异常。

（四）FCM 免疫分型

是进行 B-CLPD 诊断和鉴别诊断的主要方法。常用免疫标志包括白细胞共同抗原 CD45，成熟 B 细胞相关抗原 CD19、CD20、CD22、CD79b 和 sIg，前体 B 细胞相关抗原 CD34 和 TdT，生发中心抗原 CD10，以及 CD5、CD23、FMC7、CD11c、CD25、CD103、CD123、CD38、CD138、CD200 等。

（五）遗传学和分子生物学

（1）遗传学：采用常规染色体核型检查及 FISH 技术分析细胞遗传学异常。FISH 常用探针包括针对 13q14、11q23（ATM）、17p13（p53）、6q23 的 DNA 特异性探针，针对 3 和 12 号染色体着丝粒探针，以及 t（11；14）和 t（14；18）双色双融合探针等。

（2）分子生物学：采用 PCR 法（或联合 DNA 序列测序）检测 BRAF V600E 和 MYD88L265P 突变等。

四、主要鉴别诊断方法及要点

（一）细胞及骨髓组织形态

1. CLL

典型的 CLL 在涂片上一般包括三类细胞（外周血涂片优于骨髓涂片）：①成熟小淋巴细胞；②中等大小带有明显核仁的淋巴细胞（副免疫母细胞或幼淋细胞）（比例<55%）；③涂抹细胞。骨髓活检可见间质、结节或弥漫性浸润，细胞核小、圆形，染色质呈颗粒状。

2. MCL

细胞中等大小，核边缘明显不规则或有切迹，类似于生发中心的中心细胞。少数形态学亚型类似原始细胞或多形细胞，必须与 PLL、急性淋巴细胞白血病（ALL）鉴别。极少数形态学类似 CLL 细胞，甚至免疫表型为 CD5+CD23+，故 cyclin D1 阳性或 t（11；14）至关重要。

3. SMZL

成熟小淋巴细胞，无核仁，具有特征性的极性绒毛。骨髓活检可见结节样的间质性浸润，该特点有助于排除 HCL。

4. HCL

相对于其他 B-CLPD，HCL 的诊断更依赖于免疫表型，尤其是 FCM 检查。细胞表面有绒毛状突起，细胞中等大小，染色质略显疏松，核仁缺少或模糊，大量浅蓝色胞质，呈现为特征性的煎鸡蛋样。骨髓穿刺常为“干抽”。骨髓活检显示间质浸润，大面积的弥漫性骨髓侵犯少见，网硬蛋白纤维可增加。

5. 脾 B 细胞淋巴瘤/白血病，不能分类

HCL-V 细胞有明显的核仁和曲核，但缺乏毛状细胞外观形。SDRPSBCL 细胞常呈绒毛状细胞外形，常累及骨髓窦状隙和外周血。

6. B-PLL

细胞中等大小，胞质量少呈淡蓝色，有一个明显的核仁。骨髓侵犯以间质或结节样浸润为主。形态学与 CLL 的幼淋巴细胞转化、MCL 母细胞变异型区分困难，需要依赖于免疫分型和细胞遗传学。

7. FL

小淋巴细胞，伴有裂的细胞核。骨髓活检可见诊断性的形态学特征：骨小梁旁浸润。

8. LPL/WM

由小淋巴细胞、浆细胞样淋巴细胞和浆细胞组成，经常可见增多的肥大细胞。部分胞质内（Russell 小体）或细胞核内（Dutcher 小体）的 PAS 阳性的球形包涵体。骨髓活检可见间质、结节或弥漫性浸润，偶见小梁旁聚集。

（二）免疫表型（主要为 FCM 免疫分型）

1. CLL

特点为 CD5 和 CD23 与 CD19 共表达，但 CD20dim（dim：弱表达）和 sIgdim，FMC7、CD22 和 CD79b 常阴性或弱表达，不表达 cyclinD1［免疫组织化学（IHC）］与 CD10。

可根据英国马斯登皇家医院（Royal Marsden Hospital，RMH）免疫标志积分与其他 B-CLPD 鉴别（表 1），CLL 4～5 分，其他 B-CLPD 0～2 分，积分 3 分时建议进行 FISH 检测除外 MCL，CD200 在 CLL 和 HCL 细胞中高表达，而在其他 B-CLPD（包括 MCL、FL 和 SMZL）中表达阴性或低表达。

表 1 慢性淋巴细胞白血病的英国马斯登皇家医院（RMH）免疫标志积分系统

免疫标志	1 分	0 分
CD5	阳性	阴性
CD23	阳性	阴性
FMC7	阴性	阳性
sIg	弱表达	中等/强表达
CD22/CD79b	弱表达/阴性	中等/强表达

2. MCL

表达成熟 B 细胞相关抗原，同时表达 CD5 和 cyclin D1，CD10、CD23（25% 弱阳性）和 Bcl-6 常阴性。CD20、CD79b 和 sIg 表达比 CLL 强，且 CD23 阴性和 FMC7 阳性，可以与 CLL 相鉴别。此外，CD11c 在 MCL 常阴性，也有助于与 CLL 相鉴别（1/3 的 CLL 患者 CD11c 阳性）。

3. SMZL

表达成熟 B 细胞相关抗原，但无特异性抗原表达。CD5、CD23 和 CD10 阴性，采用 CLL 免疫积分标准<2 分，CD79b、FMC7 和 sIg 表达强度明显高于 CLL。CD5 和 CD23 阴性

可与 CLL 鉴别；cyclin D1 和 CD5 阴性可与 MCL 鉴别；CD103 和 Annexin A1（IHC）阴性可与 HCL 鉴别；CD10 和 Bcl-6（IHC）阴性可与 FL 鉴别。

4. HCL

表达成熟 B 细胞相关抗原，且 CD20brigh（t bright：强阳性）和 CD22bright。HCL 细胞还表达 CD11cbrigh、CD25brigh、CD103 和 CD123，FMC7 和 sIg 阳性，Annexin A1（IHC）在 HCL 特异性表达。CD5、CD10、CD23 和 CD43 阴性。

5. 脾 B 细胞淋巴瘤/白血病，不能分类

HCL-V 表达成熟 B 细胞相关抗原，CD11c 和 FMC7 阳性，CD103 阳性或阴性，但 CD25、CD123 和 Annexin A1（IHC）阴性。SDRPSBCL 也表达成熟 B 细胞相关抗原，但 CD11c、CD25、CD103、CD123 和 Annexin A1（IHC）常为阴性。

6. B-PLL

表达成熟 B 细胞相关抗原，FMC7 阳性，CD5 和 CD23 大多阴性，少数 CD5 和 CD23 阳性，CD11c、CD25 和 CD103 阴性。

7. FL

表达成熟 B 细胞相关抗原，生发中心抗原 CD10、Bcl-2（IHC）和 Bcl-6（IHC）阳性，部分患者 FMC7 和 CD23 阳性。

8. LPL/WM

表达成熟 B 细胞相关抗原，同时 CD38 和 CD138 阳性，肿瘤细胞表面和一些细胞质中有免疫球蛋白，通常 IgM 型，也可 IgG 型，不表达 IgD。

（三）细胞及分子遗传学

1. CLL

由于 CLL 细胞为相对成熟的淋巴细胞，分裂能力差，常规核型分析难以获得中期分裂象，间期 FISH 是最常用的细胞遗传学检测技术，采用 FISH 与一组探针可以发现大约 80% 的 CLL 患者存在细胞遗传学异常。常见的遗传学异常包括 del（13q14）、+12、del（11q22.3）、del（17p13）、del（6q23）等。

2. MCL

t（11；14）是特征性的染色体异常。FISH 是检测 t（11；14）的理想技术（敏感性为 80%~100%），常规细胞遗传学检测 t（11；14）敏感性为 50%~75%，PCR 的敏感性仅为 30%~50%。极少数患者 t（11；14）阴性。

3. MZL

无特异性遗传学异常。SMZL 常见的遗传学异常包括 del（7q21~32）和+3；NMZL 和结外 MALT 型 MZL 常见的遗传学异常包括+3 和 t（11；18）（q21；q21）。

4. HCL

无特异性遗传学异常，但多数 HCL 患者存在 BRAFV600E 突变，可用于与其他 B-CLPD（包括 HCL-V）鉴别。

5. 脾 B 细胞淋巴瘤/白血病，不能分类

HCL-V 无特异性遗传学异常，在一些病例证实存包括 del（17p13）、14q32 或 8q24 易位等复杂核型异常。SDRPSBCL 也无特异性遗传学异常，已有发现存在 del（17p13）、t

(9；14）等遗传学异常。

6. B-PLL

无特异性遗传学异常，复杂核型异常常见。常见的遗传学异常包括 del（17p13）、del（13q）、+12、del（6q）。

7. FL

主要的细胞遗传学异常为 t（14；18），由此产生的 Bcl-2/IgH 融合基因，见于 85%～90% FL。

8. LPL/WM

无特异性遗传学异常，常见的遗传学异常包括 del（6q21～q23）、del（13q）、+18、+4、del（17p13）、t（9；14）。MYD88 L265P 突变发生率高，可用于 LPL/WM 的诊断。

五、综合诊断与鉴别诊断

各主要 B-CLPD 疾病的免疫表型及遗传学特征见表 2。通过系统的 FCM 免疫表型分析结合细胞遗传学及分子生物学检测结果可以对多数 B-CLPD 进行诊断与鉴别诊断（图 1）。

表 2 B 细胞慢性淋巴增殖性疾病的鉴别诊断

特 征	CLL	B-PLL	HCL	MCL	SMZL	FL
免疫表型						
CLL 积分	4～5	0～2	0	1～2	0～2	0～1
CD5	++	−/+	−	++	+	−
CD23	++	−/+	−	−/+	−/+	−/+
sIg	弱表达	强表达	强表达	强表达	强表达	强表达
FMC7	−/+	++	++	++	++	++
CD79b	弱表达	强表达	中等表达	强表达	强表达	强表达
Cyclin D1	阴性	阴性	表达	阳性	阴性	阴性
FISH						
del（13q14）	40%～50%	存在	无	存在	存在	无
del（11q22.3）	20%	存在	无	存在	存在	无
+12	15%	罕见	罕见/无	罕见	无	罕见
del（17p13）	10%	50%	无	存在	罕见	无/罕见
t（11；14）	无	无	无	存在	无	无
t（11；18）	无	无	无	无	无	存在
del（7q）/+3	无	无	无	无	存在	无

注：CLL：慢性淋巴细胞白血病；B-PLL：B-幼淋细胞白血病；HCL：毛细胞白血病；MCL：套细胞淋巴瘤；ZMZL：脾边缘区淋巴瘤；FL：滤泡淋巴瘤。

−：阴性或<10%的病例阳性；−/+：10%～25%的病例阳性；+：25%～75%的病例阳性；++：>75%的病例阳性。

六、B-CLPD-U

需要注意的是，在临床工作中，有一部分（10%~15%）B-CLPD 患者的临床特点、细胞形态、免疫表型、细胞/分子遗传等检测不符合上述任何亚类，可诊断为 B-CLPD-U。

但这类患者应尽可能多的获得足够组织学标本进行充分诊断，如淋巴结活检、脾切除活检等。这类患者的生物学行为及其治疗等有待进一步研究。

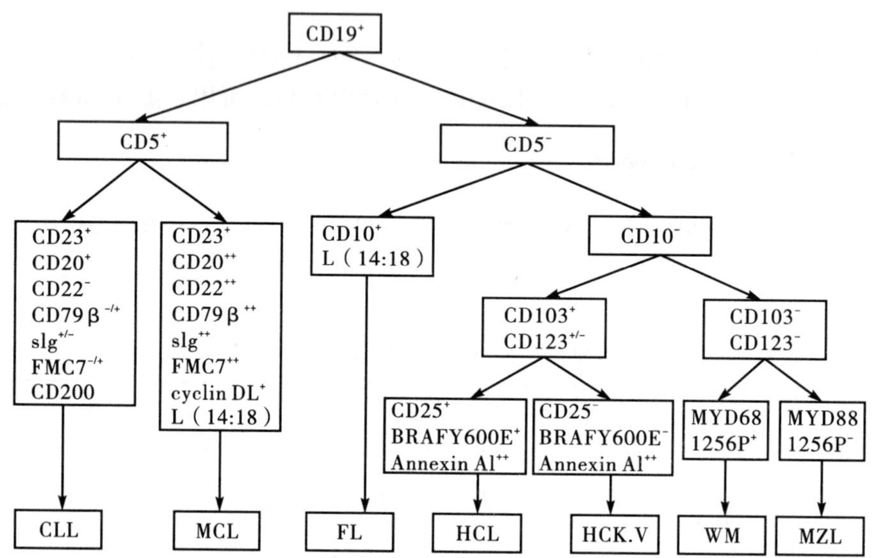

图 1　B 细胞慢性淋巴增殖性疾病的免疫表型和细胞/分子遗传学鉴别诊断流程图

注：CLL：慢性淋巴细胞白血病；MCL：套细胞淋巴瘤；FL：滤泡淋巴瘤；HCL：毛细胞白血病；HCL-V：毛细胞白血病-变异型；WM：华氏巨球蛋白白血症；MZL：边缘区淋巴瘤；＊：免疫组化

执笔：徐　卫　易树华

主审：李建勇　邱录贵

（原载：《中华血液学杂志》2014 年 4 月第 35 卷第 4 期）

中国慢性髓性白血病诊疗监测规范（2014年版）

中华医学会血液学分会实验诊断学组
中国慢性髓性白血病联盟专家组

近几年，血液学、细胞遗传学和分子学监测已成为慢性髓性白血病（CML）治疗的重要组成部分。中华医学会血液学分会、中国CML联盟组织专家根据国外指南或推荐，结合国内研究经验，起草制定了中国CML诊疗监测规范，以期为国内血液科医师提供有关CML诊疗的重要参考。

一、CML疗效监测的临床意义

CML是首个被识别的发病与特定染色体或基因相关的肿瘤性疾病，其标志性特征为Ph染色体，即t（9；22）（q34；q11），致病基础为位于9q34上的c-ABL易位至22q1l上BCR基因3’端，形成BCR-ABL融合基因。

CML治疗从化疗时代的追求缓解症状或血液学反应，到干扰素时代的追求细胞遗传学反应，转变为造血干细胞移植（HSCT）和酪氨酸激酶抑制剂（TKI）时代的追求分子学反应，体现了CML诊疗和监测理念的变更。

干扰素使得少数Ph染色体减少或消失的患者生存期显著延长，显示了细胞遗传学监测的意义。HSCT后BCR-ABL基因转录本持续阳性或高水平表达、由阴性变为阳性或表达水平逐渐升高预示疾病复发，体现了分子学监测的重要性。

在接受TKI治疗后，80%~90%新诊断CML慢性期（CP）患者获得了完全细胞遗传学反应（CCyR），高度敏感的实时定量PCR（RQ-PCR）技术成为评估CCyR患者体内白血病负荷的唯一手段。

大量研究证实，TKI治疗早期（3、6和12个月）的细胞遗传学或分子学反应程度与患者远期的无疾病进展生存（PFS）和总生存（OS）有显著相关性：治疗3个月时能否达到国际标准化BCR-ABL（BCR-ABLIS）<10%被证实为早期识别预后不良患者的独立预后指标，6个月达到CCyR预示最佳疗效，12个月获得CCyR与OS期显著延长相关，12或18个月获得主要分子学反应（MMR）与长期无事件生存显著相关；治疗中如丧失曾经获得的最佳血液学、细胞遗传学或分子学反应、出现新的Ph阳性染色体克隆演变或ABL突变，提示治疗失败或疾病进展。

在导致TKI治疗失败或耐药的机制中，BCR-ABL酪氨酸激酶区点突变最为多见，占耐药患者的30%~80%，耐药细胞的突变类型与TKI克服耐药的能力密切相关，因此需要根据ABL突变检测结果调整治疗策略。

目前，TKI治疗中3、6、12个月以及之后任意时间点的血液学、细胞遗传学和分子学反应已被列入国内外 CML 诊疗推荐或指南的 TKI 反应评估标准，不仅用于评估疗效，更重要的是为了早期识别耐药或疾病进展，从而指导干预治疗。下文将对血液学、细胞遗传学及分子学监测予以分别阐述。

二、CML 疗效的监测

（一）CML 的血液学监测

1. CML 的血液学异常及监测方法

CML-CP 患者就诊时外周血细胞分析可见 WBC 显著升高，PLT 正常或升高。人工分类可见各阶段粒细胞，以中、晚幼粒细胞为主，嗜碱和嗜酸粒细胞比例多增高。

进入加速期（AP）或急变期（BC）后，患者可出现 WBC 增高并难以控制，HGB 进行性下降，PLT 增高或减低，外周血分类可出现原始细胞或嗜碱粒细胞增高。

血液学监测对于准确判断病情、评估疗效、识别药物的血液学不良反应并及时进行相应处理有重要的意义。

CML 患者的血液学监测以外周血细胞计数和人工分类为主，在初次诊断及病情可能出现进展时必须进行骨髓细胞学的分析，进展期患者应定期进行骨髓细胞学检测。

2. 完全血液学反应（CHR）的定义

CHR 是 CML 患者最基本的治疗目标之一，其定义为外周血 WBC$<10\times10^9$/L，PLT$<450\times10^9$/L，外周血人工分类无不成熟粒细胞，嗜碱性粒细胞<0.05，无 CML 的症状和体征，脾不能触及。接受 TKI 治疗后 3 个月未获得 CHR 为治疗失败的指征之一。

3. 血液学监测的时机

CML 患者确诊后通常每 1~2 周进行 1 次外周血细胞计数和分类检测，获得 CHR 后可每 3 个月监测 1 次。CML 患者接受 TKI 治疗初期，为早期识别 TKI 的血液学不良反应，可适当增加血液学监测的频率。进展期患者或 CML-CP 患者病程中出现可疑的疾病进展迹象时，应及时进行血液学监测。

（二）CML 的细胞遗传学监测

1. CML 的细胞遗传学异常

约 95%的 CML 患者经常规核型分析可检出（9；22）（q34；q11），其余 5%的患者需经荧光原位杂交（FISH）或 RT-PCR 检测检出 BCR-ABL 融合基因。

约 90%的 CML-CP 患者为 46，t（9；22）假二倍体核型，10%的患者除 t（9；22）外还有-Y、+8、i（17q）或+ph 等附加染色体异常。

CML-AP 和 CML-BC 患者伴有附加染色体异常的比例达 40%~70%。CML-CP 患者病程中出现染色体克隆演变，也是进入 AP 的诊断依据之一。

2. 细胞遗传学反应的定义

CML 患者的细胞遗传应应根据患者骨髓细胞中期分裂象中 Ph 染色体的比例确定，可分为以下 5 个级别：

（1）CCyR：无 Ph 中期分裂象；

（2）部分细胞遗传学反应（PCyR）：Ph 染色体中期分裂象比例为 1%~35%；

（3）③次要细胞遗传学反应（inorCyR）Ph 染色体中期分裂象比例为 36%~65%；

（4）细胞遗传学反应（miniCyR）：Ph 染色体中期分裂象比例为 66%~95%；

（5）胞遗传学反应（noCyR）：Ph 染色体中期分裂象比例>95%。

3. CML 细胞遗传学检测方法

CML 患者细胞遗传学检测方法包括显带法染色体检测和 FISH。染色体检测的标本来源以骨髓为宜，当骨髓穿刺失败时，如外周血 WBC>10×10^9/L 且原始细胞+幼稚细胞比例>0.100，也可采用外周血细胞作为检测标本。

FISH 检测通常以外周血或骨髓制备的染色体悬液为标本来源，新鲜的骨髓涂片或外周血涂片也作为 FISH 的标本来源。抗凝剂通常选择肝素钠，肝素锂尤其是 EDTA 可对细胞的活性产生不利影响。

标本从患者体内抽取后应尽快送至实验室进行处理，以当天或 24h 内送达为宜，夏季和冬季应采取措施防止运输过程中标本温度过低或过高。

标本按常规方法计数、接种、培养和收获，并以热变性 R 显带技术或 G 显带技术进行显带。核型分析需分析多 20 个中期分裂象。核型结果需遵循《人类细胞遗传学国际命名体制（ISCN）2013》进行描述。

4. 细胞遗传学监测的时机

CML 患者初诊时应进行骨髓细胞遗传学分析。疑诊 CML 的患者核型分析失败或未检出 Ph 染色体时，应用 BCR-ABL 探针进行 FISH 检测有助于确定 CML 的诊断。在 TKI 治疗开始后 3、6、12 个月应进行细胞遗传学反应的评估。

获得 CCyR 后，无法通过国际标准化 RQ-PCR 进行 BCR-ABL 监测的患者应每 12 个月进行骨髓细胞遗传学监测，采用 RQ-PCR（以 BCR-ABLIS 表示）监测的患者，若持续保持 MMR 可忽略骨髓细胞遗传学检测，而未达 MMR 或丧失 MMR 的患者应每 12~18 个月检测 1 次。

根据 ELN 2013 年推荐，CML 患者在获得 CCyR 后，可采用 FISH 检测外周血间期细胞替代常规骨髓染色体检查，通常需分析>200 个细胞，CCyR 的定义为 Ph 阳性细胞<1%。

CML 患者 TKI 治疗失败或出现疾病进展时，应及时进行包括骨髓细胞遗传学检测在内的全面评估。CML 患者 TKI 疗效未达最佳反应时，应增加细胞遗传学和分子学监测的频率。

接受 TKI 治疗的 CML 患者出现骨髓病态造血或不能用其他原因解释的血细胞减少等骨髓增生异常综合征（MDS）表现时，应进行骨髓细胞遗传学及其他相关检测。

2.4%~10.0%的 CML 患者接受 TKI 治疗后，可出现 Ph_的克隆性染色体异常，其中伴有累及 7 号染色体异常的患者易向 MDS 进展，需提高骨髓细胞遗传学检测的频率。

（三）CML 的分子学监测

分子学监测包括采用 RQ-PCR 技术检测 BCR-ABL 转录本水平及 PCR 结合直接测序技术检测 BCR-ABL 酪氨酸激酶区点突变。

1. 样本采集、送检、RNA 制备及逆转录合成 cDNA

CML 患者的骨髓和外周血均可用于诊断及治疗过程中的分子学监测，但建议治疗过程中一直采用外周血监测 BCR-ABL 转录本水平。标本采集量根据白细胞计数相应调整，对于白细胞计数正常的患者，抽取不少于 8ml 的外周血标本。

采用 EDTA 或枸橼酸钠抗凝标本。标本抽取后 4℃运输和存放，并于 24h 内处理。

通过裂解红细胞获得有核细胞来提取 RNA，采用合适的裂解配方和裂解时间。RNA 提取建议采用经典的 TRIzol 法。逆转录时建议采用 M-MLV 或 Superscript 逆转录酶，并选择随机六聚体引物。

2. 确定 BCR-ABL 融合基因类型

CML 患者均具有 BCR-ABL 融合基因，95%以上为 P210 型 BCR-ABL，其余为 P230、P190 或变异型。患者初诊时需采用定性或 RQ-PCR 确定 BCR-ABL 类型。治疗随访时需采用相应反应体系检测 BCR-ABL 转录本水平。

3. RQ-PCR 检测 BCR-ABL（P210）转录本水平

建议采用探针法进行 RQ-PCR。内参基因可以选择 ABL、BCR 或 GUS。分子学反应定义见表 1。为评价患者是否获得 MR4.0、MR4.5 和 MR5.0，ABL 拷贝数分别要高于 10000、32000 和 100000。

每批 RQ-PCR 实验中均需以质粒为标准品制作标准曲线，质粒标准品拷贝数应介于 $10^2 \sim 10^6$。每一批 RQ-PCR 实验均需要有阳性和阴性对照。

阳性对照同时作为室内批间质控样品，包括高拷贝及低拷贝两种，二者的 BCR-ABL 转录本水平差别应在 3 个对数级左右。通过每批实验使用相同的质控样品来监测 RQ-PCR 稳定性。每份待测样品的 BCR-ABL 及 ABL 均应做平行管检测或至少低拷贝样品重复检测。

表 1　慢性髓性白血病分子学反应的定义

分子学反应类型	定　义
主要分子学反应（MMR）/3.0	$BCR\text{-}ABL^{IS} \leqslant 0.1\%$
MR4.0	$BCR\text{-}ABL^{IS} \leqslant 0.01\%$ 或 $BCR\text{-}ABL^{IS} = 0$ 同时 ABL 拷贝数≥10 000
MR4.5	$BCR\text{-}ABL^{IS} \leqslant 0.0032\%$ 或 $BCR\text{-}ABL^{IS} = 0$ 同时 ABL 拷贝数≥32 000
MR5.0	$BCR\text{-}ABL^{IS} \leqslant 0.001\%$ 或 $BCR\text{-}ABL^{IS} = 0$ 同时 ABL 拷贝数≥100 000

使用 BCR-ABLIS 来反映 BCR-ABL（P210）转录本水平以正确评价患者疗效。建议实验室在检测体系稳定后尽早获得有效的转换系数（CF）以转换 BCR-ABL1S，并通过定评估即室间质控样品比对校正来保证 CF 持续准确。此外，CF 仅适用于具有 P210 型 BCR-ABL、转换后 BCR-ABL1S^10%CML 患者的转换。

4. 直接测序法检测 BCR-ABL 酪氨酸激酶区点突变

只有高质量的 cDNA 样本才能保证突变检测结果的可靠性。建议选用巢式 PCR 扩增，首先扩增 BCR-ABL，再扩增 BCR-ABL 上的 ABL。

PCR 产物尽可能覆盖目前已报道的有临床意义的突变，建议至少能够准确检测 ABL 上第 240~490 号氨基酸密码子。选用高保真的 DNA 聚合酶。

建议采用直接测序法双向测序，测序图谱应完整且背景干净。根据与参比序列比对的结果及测序图谱判定点突变结果，排除 SNP 位点及非特异性结果。

5. 结果报告

除了患者的基本信息外，BCR-ABL 转录本水平报告的内容还应包括：

（1）结果是否正常（阳性/阴性）；

（2）BCR-ABL 和 ABL 的拷贝数；

（3）BCR-ABL 转录本水平检测值，以（BCR-ABL 拷贝数/ABL 拷贝数）×100%的百分数形式表示；

（4）在获得有效 CF 后，通过 BCR-ABL 检测值 xCF 得出 BCR-ABL1S，在 BCR-ABLIS ≤10%时报告，若>10%，可以以 BCR-ABLIS>10%形式而不以具体数值报告；

（5）对于 ABL 拷贝数不合格及有质量问题的标本，要提示；

（6）建议报告中包括不同治疗时间点 BCR-ABLIS 动态变化曲线。

BCR-ABL 酪氨酸激酶区点突变的报告内容还应包括：

（1）是否检测到突变；

（2）突变的氨基酸位点及类型；

（3）突变的碱基类型。

6. TKI 治疗 CML 患者分子学监测的建议

（1）BCR-ABL 转录本水平检测时机：TKI 开始治疗时每 3 个月 1 次；获得 MMR 后，每 3~6 个月进行监测；当 BCR-ABL 转录本水平介于最佳反应及治疗失败之间，即“警告”时，应增加检测的频率；当 BCR-ABL 转录本水平明显增高并丧失 MMR 时，患者应尽早接受复查。

（2）BCR-ABL 酪氨酸激酶区点突变检测的时机：初诊 CML-CP 患者可以不进行突变检测，AP 和 BC 患者可在 TKI 治疗前进行突变检测；CML 患者在 TKI 治疗中，未获得最佳疗效、治疗失败或出现病情进展时，应进行 BCR-ABL 激酶区突变检测，特别是在考虑选择尼洛替尼或达沙替尼作为二线治疗前，以指导选择敏感的 TKI。二线治疗后未达到最佳疗效的患者亦应进行突变检测。

（3）BCR-ABL 酪氨酸激酶区点突变类型对 TKI 药物选择的指导意义：BCR-ABL 激酶区突变类型繁多，目前已超过 80 种。伊马替尼、尼洛替尼和达沙替尼对部分 BCR-ABL 激酶区突变类型有不同的敏感性。

目前已发现的突变类型中，T315I 对三种 TKI 均耐药；超过一半的突变型对伊马替尼耐药；V299L、F317L/V/I/C 和 T315A 对达沙替尼耐药；Y253F/H. E255K/V 和 F359V/I/C 对尼洛替尼耐药。对于其他突变类型，可以参考已报道的 ICM 数据及患者的其他因素选择 TK1。

三、CML 监测的展望

未来应重视在 TKI 治疗中的规范化监测，并将这一理念在国内血液科医师和患者中大力普及，使之常规监测。应进一步推进中国 RQ-PCR 国际标准化项目，在各地区建立技术可靠的标准实验室，以方便医师和患者进行监测，并且方便交流或共享检测结果。

期待更方便、快捷、敏感、精确的定量 PCR 和突变检测技术的日臻成熟，进一步提高 CML 治疗中的监测效能，以指导或干预治疗。

TKI 的问世使 CML 已从一个恶性血液肿瘤转成为一种慢性可控制性疾病，未来有望逐渐走人社区医院。普及和推广 CML 的标准化、规范化监测，将为这一疾病的新型管理模式提供支撑和保障。

附件 1　慢性髓性白血病（CML）治疗反应的监测时机及方法

治疗反应	监测时机	监测方法	标本
血液学反应	每 1~2 周 1 次直至获得 CHR，之后每 3 个月 1 次	外周血细胞计数和分类	外周血

续　表

治疗反应	监测时机	监测方法	标本
细胞遗传学反应	初诊时，TKI 治疗 3、6、12 个月时，获得 CCyR 后每 12~18 个月监测 1 次	G 或 R 显带核型分析，疑诊 CML 患者核型分析失败或未检出 Ph 染色体时，应进行 FISH 检测	显带法：骨髓 FISH：骨髓或外周血
分子学反应	TKI 治疗后每 3 个月 1 次直至获得 MMR，之后每 3~6 个月 1 次；TKI 治疗未达最佳疗效时，应增加检测的频率；BCR-ABL 转录本水平明显增高并丧失 MMR 时，应尽早复查	RQ-PCR 检测 BCR-ABL 转录本水平（BCR-ABL^{IS}）	建议采用外周血
ABL 激酶区突变	加速期及急变期患者 TKI 治疗前，TKI 治疗未达最佳反应或病情进展时	巢式 PCR 扩增 BCR-ABL 上的 ABL 后进行直接测序法测序	骨髓或外周血

注：CHR：完全血液学反应；TKI：酪氨酸激酶抑制剂；CCyR：完全细胞遗传学反应；MMR：主要分子学反应

附件2 BCR-ABL转录本检测水平报告范例

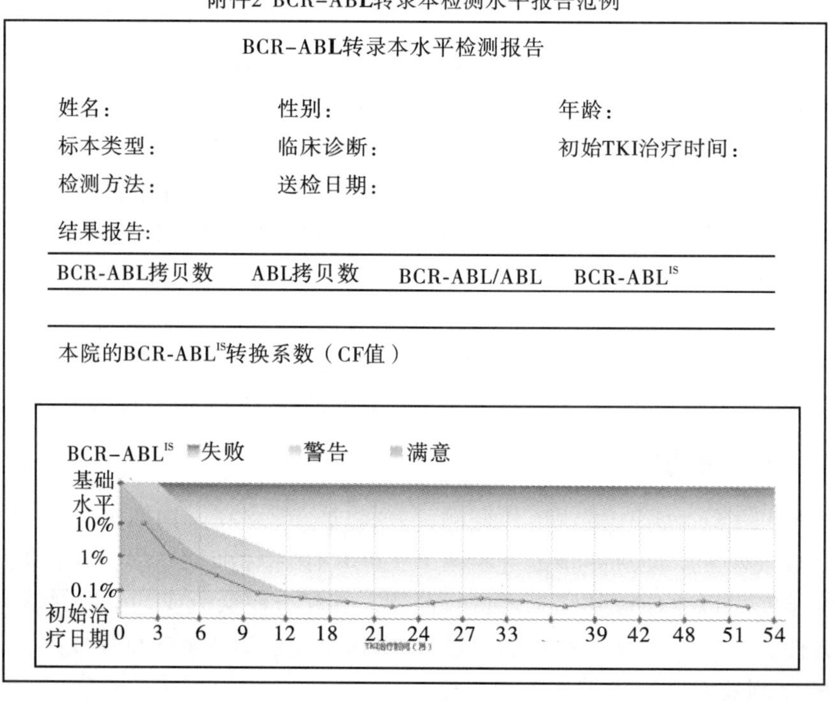

BCR-ABL转录本水平检测报告

姓名：　　性别：　　年龄：

标本类型：　　临床诊断：　　初始TKI治疗时间：

检测方法：　　送检日期：

结果报告:

BCR-ABL拷贝数	ABL拷贝数	BCR-ABL/ABL	BCR-ABL^{IS}

本院的BCR-ABL^{IS}转换系数（CF值）

执笔：陈苏宁　秦亚溱　江　倩

通信作者：黄晓军　吴德沛

参加规范讨论的专家：北京大学人民医院、北京大学血液病研究所（黄晓军、江倩、秦亚溱）；中国医院科学院血液病研究所、血液病医院（王建祥）；苏州大学附属第一医院（吴德沛、陈苏宁）；南京医科大学第一附属医院（李建勇）；华中科技大学同济医学院附属协和医院（胡豫）；山东大学齐鲁医院（侯明）；福建医科大学附属协和医院（胡建达）；华中科技大学同济医学院附属同济医院（周剑峰）

（原载：《中华血液学杂志》2014 年 8 月第 35 卷第 8 期）

儿童急性淋巴细胞白血病诊疗建议（第四次修订）解读

吴敏媛 李志刚

为进一步规范儿童急性淋巴细胞白血病（acute lymphoblastic leukemia，ALL）的诊断和治疗，2012 年 9 月和 2013 年 3 月中华医学会儿科学分会血液学组曾两次召开研讨会，在原有诊疗建议（第三次修订草案）的基础上，参考近年来国内外先进治疗组的研究进展，提出新的第四次修订方案（以下简称建议）。

儿童 ALL 治疗是一个长期的过程，患儿的年龄、性别和基础健康条件均存在一定个体差异，每例患儿在各治疗阶段对于强烈化疗的耐受性也可能存在一定的不确定性，各地医疗设施和检测条件也有待于进一步完善。因此，需要密切结合患儿全身情况和当地客观条件，在确保医疗安全的前提下，参照和执行新版儿童 ALL 诊疗建议。现就该建议的特点及临床应用中的有关问题进行解读，为临床医师理解和应用该建议提供参考。

一、儿童 ALL 的分子生物学分型

染色体畸变及其形成的融合基因代表了白血病细胞的细胞分子遗传学特征，具有重要的预后指导意义。利用分子生物学技术，如 PCR、荧光原位杂交等，确定白血病细胞是否携带特定染色体畸变及其形成的融合基因，即分子生物学分型，是 ALL 形态学-免疫学-细胞遗传学-分子生物学（morphology-immunology-cytogenetics-molecular biology，MICM）分型中极为重要的一环，是儿童 ALL 疗效能否提高的关键因素之一。

儿童 ALL 中常见的融合基因有：t（12；21）易位形成的 TEL-AMLI（ETV6-RUNX1）融合基因、t（9；22）易位形成的 BCR-ABL1 融合基因、t（1；19）易位形成的 E2A-PBX1（TCF3-PBX1）融合基因和 MLL 基因重排。MLL 基因重排在急性白血病中的发生率为 5%~10%，但在 1 岁以下婴儿 ALL 中则高达 79%，其中 t（4；11）易位形成的 MLL-AF4 融合基因最为常见（占 41%）。

首都医科大学附属北京儿童医院对 2003 年~2010 年间收治的 1004 例儿童 ALL 的初诊骨髓样本进行融合基因检测，共检出 372 例患儿携带 12 种融合基因，阳性率 37.05%。其中 B-ALL 中最常见的为 TEL-AMLI（22.06%），其他依次为 E2A-PBXl（7.21%）、BCR-ABLl（6.10%）、MLL-AF4（1.55%），以及其他少见的融合基因（1.21%）。

T-ALL 中以 1p34 缺失形成的 SLL-TAL1 融合基因最多见，检出率为 23.53%。携带各种融合基因的患儿预后差异有统计学意义：TEL-AMLI（+）患儿预后最好，其次为 E2A-PBXl（+），MLL 重排（+）、T-ALL 和 BCR-ABLl（+）患儿预后差。

因此，为保证临床分型及治疗方案选择的合理，提高治疗效果，除 MIC 分型外，建议中要求至少筛选 TEL-AMLI、E2A-PBX1、BCR-ABLI 和 M/L 基因重排这 4 种常见的对危险

度分型具有重要意义的融合基因。

需要注意的是，分子生物学分型的临床意义并不是绝对的。例如，近几年对于 BCR-ABLl（+）ALL，通过采用酪氨酸激酶抑制剂伊马替尼联合强烈化疗，取得了令人振奋的结果，3 年无事件生存率已提高到 80%。

E2A-PBX1 和 TEL-AML1 虽然是预后良好的指标，但研究也发现，E2A-PBXl（+）ALL 可能易于发生中枢神经系统复发，而 TEL-AMLl（+）ALL 易于出现晚期复发，诊断 6 年后出现的复发病例中 80% 携带 TEL-AMLI 融合基因。可见，不能将分子生物学分型简单化、绝对化，应结合其他指标综合分析，才能更准确地进行分型。

二、中枢神经系统白血病的诊断和分级

判断初诊 ALL 是否存在中枢神经系统白血病（central nervous system leukemia，CNSL）需进行 CNS 状态分级，这对于 CNSL 的诊断、预防和治疗具有重要指导意义。根据脑脊液细胞学（包括脑脊液细胞计数及细胞形态学）、临床表现和影像学检查结果，可分为以下 3 级：

1. CNS 1

需要同时符合以下 3 项：

（1）脑脊液中无白血病细胞；

（2）无 CNS 异常的临床表现，即无明显的与白血病有关的颅神经麻痹；

（3）无 CNS 异常的影像学（CT 或 MRI）依据。

2. CNS 2

腰椎穿刺无损伤，脑脊液中见到明确的白血病细胞，且白细胞计数（white blood cell，WBC）$<5\times10^6$/L。或者脑脊液中未见到明确的白血病细胞，但 WBC 计数 $\geq5\times10^6$/L。

3. CNS 3

即 CNSL。建议中明确规定了 CNSL 的诊断标准，即腰椎穿刺无损伤，脑脊液中见到明确的白血病细胞，且 WBC $\geq5\times10^6$/L；或存在无其他明确病因的颅神经麻痹；或影像学检查（CT 或 MRI）显示脑或脑膜病变、脊膜病变。

诊断性腰椎穿刺须在泼尼松试验治疗第 1~3 天内进行，如血小板过低、出血严重，可在输注血小板后进行。若脑脊液中混血，即使很少量，尤其是在高白细胞的患儿，也有可能造成 CNSL 的误诊。

此外，诊断时如果腰椎穿刺有损伤（红细胞 $\geq10\times10^6$/L），且脑脊液中见到明确的白血病细胞，其 CNS 复发的风险明显增高，预后也较差。因此，应在患儿充分镇静状态下，由有经验的医生操作，以避免创伤性腰椎穿刺。

三、早期治疗反应的评估

国际先进治疗组的多项研究已证明，早期治疗反应具有重要的预后价值和临床指导意义，有助于识别出那些具有高度复发风险的患儿，以之为依据重新评估危险度，给予相应强度的治疗，大大改善了治疗效果。

早期治疗反应包括泼尼松试验反应、诱导缓解治疗中期和结束时（在 CCLG-ALL2008

方案中为第 15 天和第 33 天）的骨髓缓解状态、微小残留病（minimal residual disease，MRD）水平等。

前两项的评估方法简单易行，有经验的血细胞形态学技术人员都可进行。泼尼松试验反应是指口服泼尼松 60 mg/（m^2·d）共 7 d，根据第 8 天外周血幼稚细胞计数评估对泼尼松治疗的反应，≥$1×10^9$/L 为反应不良，<$1×10^9$/L 为反应良好。骨髓缓解状态可分为 M1（原幼淋巴细胞<5%）、M2（原幼淋巴细胞 5%~25%）、M3（原幼淋巴细胞≥25%）。MRD 检测要求的技术条件较高，需在有条件的医院开展。

MRD 是儿童 ALL 的重要预后指标，在评价治疗效果、判断预后及实施个体化治疗中具有重要的指导意义，是识别不同危险度的患儿以采用适当强度化疗的重要手段。研究表明，如果诱导缓解治疗中期或结束时 MRD 呈阴性，则患儿预后极佳；诱导缓解治疗结束直至巩固治疗时 MRD 水平仍较高的患儿，则预后较差，需要更为强烈的化疗，甚至造血干细胞移植。

1. MRD 检测方法

目前国内外通常采用两种技术检测 MRD，一种是实时定量 PCR（real-time quantitative PCR，RQ-PCR），以免疫球蛋白/T 细胞受体（immunoglobulin/T cell receptor，Ig/TCR）基因重排为分子标志，灵敏度可达 $1×10^5$，该方法的应用以德国柏林-法兰克福-蒙斯特协作组（BFM）为代表，制定了详尽的实验技术指南。

另一种是多参数流式细胞术（flow cytometry，FCM），主要检测白血病细胞的异常免疫表型，灵敏度为 $1×10^{-4}$，其应用以美国 St. Jude 儿童医院为代表。北京儿童医院参考两家的技术特点，结合本院前期研究的经验，发表了应用 RQ-PCR 和 FCM 技术检测 MRD 的技术方案，可供参考。

2. MRD 检测的目的、时间点

MRD 检测的目的是在治疗早期（一般指治疗开始 3 个月以内）评估早期治疗反应，借以判断预后，重新划分复发危险度。如果在治疗中、后期甚至结束以后才进行检测，白血病细胞经过长时间的化疗，常发生克隆演化、抗原漂移，初诊时的 Ig/TCR 基因重排、白细胞分化抗原发生变化或丢失，此时无论采用 RQ-PCR 技术还是流式细胞术，易出现假阴性结果；同时，化疗或干细胞移植后，正常骨髓细胞正处于再生过程之中，阳性结果很可能来源于正常增生的骨髓细胞，即假阳性。因此，MRD 检测应在治疗早期进行，即诱导缓解治疗中期、诱导缓解治疗结束、巩固治疗前等，不建议在治疗中、后期及结束后进行，避免假阴性与假阳性。

3. 根据 MRD 调整危险度分组的标准

目前，国外先进治疗组根据 MRD 水平，调整危险度分组的具体标准不一。综合各治疗组的经验，并结合北京儿童医院的临床研究结果，建议推荐采用如下标准：

（1）对于低危患儿，如果诱导缓解治疗结束时（第 33 天）的 MRD 水平<$1×10^{-4}$，则仍为低危，如果 MRD 水平≥$1×10^{-4}$<$1×10^{-2}$，则调整为中危，如果 MRD 水平≥$1×10^{-2}$，则调整为高危。

（2）对于中危患儿，如果诱导缓解治疗结束时的 MRD 水平<$1×10^{-2}$，则仍为中危，如果 MRD 水平≥$1×10^{-2}$，则调整为高危。

（3）对于低危与中危患儿，如果巩固治疗前（第 12 周）的 MRD 水平$\geqslant 1\times 10^{-3}$，则调整为高危。

（4）对于高危患儿，无论上述时间点的 MRD 水平高低，仍为高危。

四、儿童 ALL 诊疗建议方案的特点

建议推荐的“中国儿童白血病协作组（Chinese Children’s Leukemia Group，CCLG）”-ALL 2008方案，是由 CCLG 这一全国性多中心儿童白血病研究协作组织制定的。该方案是从国际先进经验出发，兼顾国内现实状况，经国内外专家反复修改制定的。在国内 12 家医院实施 5 年，治疗 1989 例患儿，取得了令人满意的疗效。与既往方案比较，该方案有以下几个重要改进：

1. 方案以 MICM 分型、CNS 分级、早期治疗反应评估为基础，在准确分型的基础上，能够准确地识别出患儿的复发危险度，给予适当强度的治疗，因此，适当降低低危组的化疗强度，避免过度治疗，而增加高危组化疗强度，防止治疗不足。

同时，减少了蒽环类药物的应用，增加地塞米松的应用。由于有报道地塞米松可能增加患儿出现无菌性骨坏死、严重感染的风险，各地也可根据当地医疗水平及患儿具体状况选用泼尼松。

2. *CNSL 的预防和治疗*

CNSL 预防的目标是要最大限度地降低 CNSL 的发生，从而减少 CNSL 复发导致的骨髓及其他部位的髓外复发。根据美国 St. Jude 儿童医院的研究，颅脑放疗虽然能降低 CNSL 发生，但也增加了患颅脑肿瘤的风险，甚至影响患儿生长及智商，当采用准确的危险度分型时，放弃颅脑预防性放疗而代之以大剂量甲氨蝶呤（methotrexate，MTX）全身静注及足够次数的鞘注是可行的。

低危患儿采用 MTX 单联鞘注即可有效地预防 CNSL，而中危和高危患儿采用 MTX、阿糖胞苷和地塞米松三联鞘注效果更好。因此，建议中所有患者按不同危险度均接受大剂量 MTX（2~5 g/m^2）全身静注；低危患儿仅用 MTX 单联鞘注，中、高危采用三联鞘注；CNS 2、CNS 3 在治疗早期增加鞘注次数，仅 CNS 3 即 CNSL 进行颅脑放疗（年龄<1 岁者不放疗），全身治疗加用地塞米松。

3. *改进强化治疗方案（CAM）*

在 BFM 方案中 CAM 的疗效很确切，但由于中国 ALL 患儿对 6-巯基嘌呤（6-mercaptopurine，6-MP）普遍不耐受，因此在早期强化、延迟强化中使用 CAM 方案时，患儿经常出现严重感染，治疗常被迫中断，影响下一疗程的进行。

CCLG-ALL 2008 方案为避免出现上述情况，尝试将 28 d 的 CAM 方案分成两个 14 d 的 CAM，即在第一疗程结束后增加休疗期，待患儿中性粒细胞绝对值$\geqslant 0.5\times 10^9/L$，血小板$\geqslant 50\times 10^9/L$后，再开始第二疗程，从而有效地降低了感染率，大多数患儿都能按时完成两个疗程的治疗。因此，在此次诊疗建议中对这一经验加以推广、应用。

4. *取消鬼臼类药物*

鬼臼类药物如替尼泊苷（VM26），已被证明可引起第二肿瘤。第二肿瘤已成为影响白血病儿童长期预后的重要原因之一，因此建议中取消了使用。

5. 取消维持期间的加强治疗

以往在维持治疗阶段都包含定期加强治疗。患儿在完成早期强烈化疗，进入长达约2年的维持治疗阶段时，化疗药物已导致机体免疫力低下，常有患儿在加强治疗或总治疗将完成时发生严重感染，甚至死亡，导致前功尽弃。

CCLG-ALL 2008 方案吸取 BFM、儿童肿瘤协作组（Children Oncology Group，COG）的经验，将强化疗放在治疗前期，后期维持治疗阶段不再用强化疗，总体疗效并未降低。因此，本次建议继续采用早期短强、后期长弱的治疗策略，取消维持期间的加强治疗，以降低后期的感染和病死率，保证治疗的成功。

五、常用药物使用注意事项

1. 门冬酰胺酶

左旋门冬酰胺酶（L-asparaginase，L-Asp）和培门冬酰胺酶（pegaspargase，PEG-Asp）是诱导缓解 VDLD 方案中的主要药物，使用时应警惕过敏反应的发生。用 L-Asp 前需皮试，多次应用 L-Asp 更易发生过敏反应；PEG-Asp 应用前无需皮试，且不易诱导门冬酰胺酶抗体产生，可减少再诱导时应用门冬酰胺酶制剂发生的过敏反应。

为保证完成 ALL 全疗程治疗，建议在诱导缓解治疗初期就使用 PEG-Asp。如果对 L-Asp 和 PEG-Asp 过敏可用欧文菌制剂替代。门冬酰胺酶使用中要注意胰腺炎的检测，一旦发生需立即停止使用 L-Asp，进行内科保守治疗甚至外科治疗，当确诊为门冬酰胺酶导致的急性重型胰腺炎时，在后续治疗中应慎用该药物。

2. 长春新碱（vincristine，VCR）

VCR 仅供静脉使用，禁忌鞘内注射及肌内注射，如误入脑脊液中可导致严重的中枢神经毒性甚至死亡。静脉使用避免漏出，漏出可致严重的组织坏死。VCR 导致轻、中度神经病变时不必停药。

引起严重的神经病变，或抗利尿激素分泌异常综合征（SIADH），可更换长春地辛（vindesine sulfate，VDS）。VDS 作用机制与长春新碱相似，但抗瘤谱较其广，作用也较强，细胞毒作用呈时间依赖性。近年来 VDS 在高危 ALL 及复发 ALL 中应用较多，有些医院已有一线用药的经验。

3. 环磷酰胺（cyclophosphamide，CTX）

为预防出血性膀胱炎，CTX 输注过程中需要水化碱化尿液，当 CTX 剂量大于 1000 mg/m^2 或既往低剂量而发生过出血性膀胱炎者，可应用美司那，每次用量为 CTX 剂量的 40%，与 CTX 同步，每 12 小时 1 次，共 3 次。异环磷酰胺为 CTX 的同分异构体，溶解度较 CTX 增加，代谢活性增强，其抗癌作用有累积性，毒性可分次给药而降低。

4. 阿糖胞苷

应用大剂量阿糖胞苷时，从第 5 天起使用激素眼膏 2 d，预防角膜结膜炎；同时使用大剂量维生素 B_6 预防神经毒性：从第 5 天起 150 mg/m^2，静脉注射或口服，每 12 小时 1 次，2 d，如出现神经毒性的症状：眼球震颤和（或）共济失调，需立即停药。如果这些症状未能消失，或再次输注后又复出现，则不能再使用阿糖胞苷，否则会导致浦肯野细胞的不可逆损伤。

5. 柔红霉素和多柔比星（阿霉素）

高危治疗中有时持续静注柔红霉素，应避免漏出静脉局部组织坏死，尽量使用中央静脉通道，如果无中央静脉通道，可予缓慢静脉注射 1 h 以上，用外周静脉通道 24 h 输注柔红霉素很危险。

为减少蒽环类药物对心脏的毒性，需常规监测心电图和超声心动图。如果短轴缩短率<30%或出现心功能不全的征象，如射血分数<35%，需在专科医师会诊后决定是否能应用。不能与肝素混合，避免漏出静脉。

6. 地塞米松、泼尼松

对于肿瘤负荷大的患儿泼尼松可减低起始用量 0. 2~0. 5 mg/（kg · d），以避免发生肿瘤溶解综合征。高血糖并不少见，尤其是同时使用 L-Asp 时。激素引起的糖尿病可用胰岛素治疗，这并不是使用地塞米松的禁忌证。激素治疗导致溃疡病发生风险增大，可予 H_2 受体阻滞剂预防。如果出现持续腹痛，需予质子泵抑制剂。

7. 6-MP

在维持治疗期间 6-MP 剂量可根据情况调整，当丙氨酸转氨酶（ALT）/天冬氨酸转氨酶（AST>10 倍正常上限值、胆红素>3 倍正常上限值，可暂停 1 周。

8. MTX

大剂量 MTX 建议通过中心静脉给药，需密切监测患者的临床指征，加强水化、碱化维持尿 pH 在 7. 0~8. 0；保证出入量平衡，监测生命体征和血常规；必要时给予呋塞米（速尿）0. 5 mg/kg 静脉注射。根据 MTX 稳态浓度及排泄浓度进行四氢叶酸钙解救。

（原载：《中华儿科杂志》2014 年 9 月第 52 卷第 9 期）

❖ 肿瘤科研新动态 ❖

中国科学家在食管鳞癌研究领域取得重大突破——《自然》杂志发表詹启敏院士研究成果

2014 年 3 月 16 日，国际权威学术杂志《自然》（Nature）在线发表了一项由中国医学科学院肿瘤医院分子肿瘤学国家重点实验室主任詹启敏院士领衔的中国科学家联合研究团队取得的重大科学研究成果。

食管癌是人类常见的恶性肿瘤之一，我国食管癌发病率和死亡率均居世界首位。目前，食管癌发生和发展的机制尚不明了，临床治疗缺乏特异性的分子靶点和有效的治疗药物。分子肿瘤学国家重点实验室研究团队与华大基因、汕头大学医学院等单位的科研人员合作，通过高通量测序、比较基因组杂交芯片分析、生物学功能和临床验证研究，全面系统揭示了食管鳞癌的遗传突变背景，发现了与食管鳞癌发生、发展进程和临床预后相关的基因，为了解食管鳞癌的发病机理，寻找食管鳞癌诊断的分子标志物，确定研发临床治疗的药物靶点以及制订有效的治疗方案提供了理论和实验依据。食管鳞癌相关基因突变的发现，为食管癌诊断治疗和药物研发提供新思路。

分子肿瘤学国家重点实验室研究团队与相关合作单位利用基因组学、生物信息学、分子生物学和临床病理学理论和技术，结合我国食管鳞癌患者样本和临床信息，研究发现了 8 个与食管鳞癌发生相关的重要的基因突变，其中 FAM135B 是首次发现的肿瘤相关基因；同时获得了食管鳞癌拷贝数变异的重要数据，发现位于染色体 11q13.3～13.4 扩增区域的 MIR548K 参与食管鳞癌的恶性表型的形成，这些基因突变和拷贝数的变异是食管鳞癌发生发展的重要因素，与临床食管癌的预后密切相关。该项研究还发现，重要组蛋白调节基因 MLL2、ASH1L、MLL3、SETD1B 和 CREBBP/EP300 在食管鳞癌中呈现频繁非沉默突变；对潜在治疗靶点进行分析，发现 PI3K 是食管鳞癌突变频率最高的潜在药物靶点，以及 PSMD2、RARRES1、SRC、GSK3β 和 SGK3 等潜在新的药物靶点。研究人员整合了所有基因突变和基因拷贝变异数据，确定了与食管鳞癌发生、发展相关的重要信号通路，包括 Wnt、cell cycle、Notch、RTK-Ras 和 AKT 通路。

本项研究是我国多个科研团队通过协同创新的方式，结合国家在肿瘤防控领域的重大需求，针对具有我国特色的食管癌开展的一项高水平科研工作。研究工作获得国家“863”计划等课题的资助。

（分子肿瘤学国家重点实验室 宋咏梅）

（稿源：中国医学科学院肿瘤医院网站，2014-03-25）

赫捷院士课题组在 Nature Genetics 杂志发表食管癌基因组学研究新成果

2014 年 8 月 24 日，世界顶级学术期刊《自然 · 遗传学》（Nature Genetics）在线发表了由中国医学科学院肿瘤医院赫捷院士领衔的中国人食管鳞癌基因组学研究的重要阶段性成果，着重报道了组蛋白修饰和 Hippo 信号通路相关基因的遗传变异与临床意义，论文题目为“Genetic Landscape of Esophageal Squamous Cell Carcinoma”。

食管癌是我国重点防治的恶性肿瘤之一，发病率居恶性肿瘤第五位，死亡率居第四位。我国每年食管癌的发病和死亡人数均占全世界一半以上，其中约 95% 为食管鳞癌，然而其病因和发病机理的研究尚不充分，缺乏有效的分子分型与个体化治疗方案。

赫捷院士课题组利用全外显子组测序技术，对 113 例食管鳞癌患者的肿瘤和对照组织配对标本，以及 8 株细胞系的基因突变谱进行了全景式研究，发现平均每个肿瘤的基因组外显子区域有 82 个非同义突变；TP53、CDKN2A、AJUBA、RB1、NOTCH1 和 NFE2L2 等 6 个基因的突变具有统计学显著意义；发现食管鳞癌最重要的异常信号通路包括细胞周期与凋亡调控，组蛋白修饰，以及 Hippo、Notch、PI3K 和 Ras 信号通路等；几乎全部食管鳞癌都有细胞周期与凋亡调控相关基因的异常，如 TP53、CCND1、CDKN2A、NFE2L2 以及 RB1 等，构成了食管鳞癌最为普遍的基因组学特征。

该论文首次以大量数据展示了食管鳞癌半数以上具有组蛋白甲基转移酶 KMT2D、KMT2C 以及组蛋白乙酰基转移酶 EP300、CREBBP 等表观遗传相关基因的突变，特别是发现并在多中心队列中验证了 EP300 基因的突变与预后不良显著相关，并通过实验证明了突变对食管鳞癌细胞增殖的影响。研究还发现 Hippo 信号通路的异常改变是食管鳞癌的又一重要特征，其中 AJUBA 基因的高频突变为首次报道。

食管鳞癌的基因突变谱与其他组织来源的鳞状细胞癌类似，而与食管腺癌大相径庭，提示不同部位的癌症可能具有相同的分子起源，因此基于分子分型的个体化治疗是未来提高食管鳞癌治疗效果的必由之路。EP300、NOTCH1、RB1、CCND1、MIR548K 等基因的突变与患者的发病或预后显著相关，具有潜在的诊断、分型和治疗应用价值。该研究全面展示了中国人食管鳞癌中最重要的突变基因与信号通路，为认识食管鳞癌的病因与发病机理、深入开展分子分型及个体化治疗研究提供了理论和实验依据，为食管鳞癌靶向药物的研发提供了新的方向。

（胸外科实验室 高亦博）

（稿源：中国医学科学院肿瘤医院网站，2014-08-26）

曹雪涛院士：肿瘤免疫疗法将迎来飞跃

随着科研人员对肿瘤免疫学理论与免疫治疗新原理新方法的探索不断深入，研究免疫疗法针对不同肿瘤的效应及机制，以及联合应用不同的免疫疗法对肿瘤的抵抗效应和机制将带来生命科学领域的巨大飞跃。

问：曹院士，您觉得将肿瘤免疫治疗列为最值得的关注的科学领域之一的主要原因是什么？

曹雪涛：肿瘤是困扰人类健康的重大疾病。由于肿瘤的生物学特征的高度复杂性、多样性和可变性，认识肿瘤发生、发展机制和寻找治疗肿瘤方法成为科学家面临的巨大挑战。从19世纪90年代Coley设计的以细菌产物为基础的首例肿瘤疫苗，到20世纪70~80年代对抗体治疗及细胞因子治疗手段的探索，再到2010年FDA首次批准的针对前列腺癌的细胞免疫疗法，肿瘤的免疫治疗经历了百余年的发展与进步。特别是近年来，随着人们对肿瘤与宿主的关系，特别是机体抗肿瘤免疫应答及肿瘤免疫逃逸机制的认识不断深入，将以免疫细胞、分子、基因为基础的干预手段应用于肿瘤治疗成为科学家关注的重大热点，并取得了令人振奋的临床试验结果。肿瘤的免疫治疗成为继外科手术、放疗、化疗之后第四类已被证明具有显著临床治疗效果及优势的抗肿瘤疗法。目前在临床工作中免疫疗法已被成功应用于前列腺癌、黑色素瘤、淋巴瘤、乳腺癌、肺癌等多种肿瘤的治疗，显著提高患者的生存质量。随着科研人员对肿瘤免疫学理论与免疫治疗新原理新方法的探索不断深入，研究免疫疗法针对不同肿瘤的效应及机制，以及联合应用不同的免疫疗法对肿瘤的抵抗效应和机制将带来生命科学领域的巨大飞跃。可以预见，在不久的将来，免疫疗法将为人类克服肿瘤、提高生命质量做出巨大贡献。

问：肿瘤免疫疗法主要有哪些方式？肿瘤免疫疗法在免疫细胞的选择、基因工程改造、克服肿瘤免疫逃逸方面，有哪些新的前沿技术？

曹雪涛：肿瘤的免疫疗法根据是否主动促进机体抗肿瘤免疫应答分为主动免疫治疗及被动免疫治疗，前者如肿瘤疫苗，后者主要包括抗体、杀伤性细胞和细胞因子（干扰素、白介素、集落刺激因子）等。肿瘤疫苗包括细胞瘤苗、蛋白多肽瘤苗以及核酸瘤苗等，通过提取肿瘤抗原进行免疫接种，从而促进机体抗肿瘤适应性（特异性）免疫应答。

树突状细胞（DC）疫苗在肿瘤免疫治疗的临床研究中取得了突破性的进展，并已成为肿瘤免疫治疗领域的研究热点。DC疫苗是将体外培养的负载肿瘤抗原的DC导入体内，这些DC通过抗原提呈功能及分泌细胞因子调节肿瘤抗原特异性Th1细胞增殖活化，并进一步促进NK细胞及CTL活化，介导肿瘤杀伤。然而，在某些情况下，（非成熟或调节性）DC在体内也可能促进Th17、Th2、Treg型细胞生成，从而引起对机体不利的促进肿瘤生长的效应。如何选择性“趋利避害”成为DC疫苗的主要挑战。研究表明，Ⅰ型/Ⅱ型干扰素联合TNF-α或TLR配体刺激诱导的DC1被证明有效诱导Th1型反应，其中各种活化型DC进入多个肿瘤治疗临床试验研究中。

靶向肿瘤的蛋白质及多肽的疫苗被证明能够刺激 $CD4^+$ 及 $CD8^+$T 细胞活化，然而由于此类疫苗激发免疫应答的强度不够而限制了其发挥抗肿瘤效应。目前，此领域一个主要的前沿热点是 TLR 配体对多肽疫苗的佐剂效应。研究表明，TLR 配体（TLR3 配体、TLR4 配体、TLR7/8 配体及 TLR9 配体）作为佐剂与多肽疫苗联合使用，通过促进 APC 及 NK 细胞活性，介导肿瘤细胞死亡。而在 CPG 为佐剂的多肽疫苗中加入 PD-1 及 TIM-3 阻断性抗体可能具有增强疫苗诱导的 T 细胞免疫应答，以及削弱肿瘤诱导的 T 细胞失活从而克服肿瘤逃逸的效应。

基因工程策略用于肿瘤的免疫治疗在临床中也显示出一定前景。将携带目的基因的质粒或病毒等载体（逆转录病毒、慢病毒、腺病毒、牛痘病毒）导入机体，通过 APC 的摄取及抗原提呈，激活抗肿瘤抗原的细胞及体液免疫应答。如何增强外源性基因引发的免疫应答成为核酸疫苗的技术难点。研究表明，共同导入表达 IL-2 或 IL-12 的质粒能增强 DNA 疫苗的抗肿瘤效应。另一种方法是将重组表达载体导入自体肿瘤细胞，以增强机体免疫应答。增强核酸疫苗的免疫原性一方面可通过同时导入免疫刺激分子如 GM-CSF 或 CD40L 等的表达基因，另一方面可通过初免-加强（Prime-boost）策略。研究表明，用质粒 DNA 初始 T 细胞免疫应答，继而用病毒 DNA 加强免疫应答，这种基因免疫疗法在实验性治疗肿瘤试验中已显示出良好疗效。

问：目前，国内外市场上是否有相应的成熟产品？

曹雪涛：自 1995 年美国 FDA 批准首个肿瘤免疫治疗的药物 IFN-α2、基因重组 α-2a 干扰素（Roferon-A，罗夫仑）用于治疗ⅡB/Ⅲ期黑色素瘤，近年来投入市场使用的肿瘤免疫治疗药品或疗法已有了长足发展。2004 年，FDA 批准首个抗肿瘤血管生成药物，抗 VEGF 单克隆抗体贝伐单抗（Avastin）用于转移性大肠癌的一线治疗，后批准用于治疗非小细胞肺癌、肾细胞癌及 HER-2 阴性乳腺癌。2010 年 4 月，由美国 Dendreon 公司生产的 Provenge 成为 FDA 批准正式上市的首个肿瘤疫苗，Provenge 是一种自身 DC 提呈的肿瘤抗原多肽疫苗，用于晚期尤其是对激素疗法失效的前列腺癌患者。2011 年，美国 FDA 批准上市的易普利姆玛（Ipilimumab）作为一种特异性中和人 CTLA4 的全人源单克隆抗体被用于治疗晚期黑色素瘤。这些肿瘤免疫治疗研究历史上的重大突破，不仅鼓舞了肿瘤免疫治疗研发人员，更增强了人们对于克服肿瘤的信心。

问：您对我国肿瘤免疫疗法展望及期望？

曹雪涛：随着国家科研经费投入的不断提升，科研人才队伍的不断壮大，一大批拥有海外教育或工作背景的科研人才的加入，我国免疫学研究整体水平正处在不断攀升，并实现巨大飞跃的大好时机，我国肿瘤免疫治疗领域也取得突破性发展。国内外学术交流日益频繁促进了科研团队以更高更新的视野开展创新型自主性免疫学研究。

另一方面，我国肿瘤免疫治疗在面对我国医疗卫生事业的紧迫实际需求的同时，也拥有丰富的临床资源优势。建立良好的临床标本库及患者资料的共享机制，对于转化医学的整体发展具有重要意义。相信，在我国肿瘤免疫治疗领域已取得的良好成果基础之上，充分发挥我国临床样本资源优势，优化资源配置，与基因组学、蛋白质组学、系统生物学等前沿学科紧密合作，紧跟国际国内免疫学研究前沿趋势，我国肿瘤免疫治疗将取得更大突破，逐步走向国际前沿，为认识肿瘤发生发展机制、抵抗肿瘤、提高肿瘤患者的生存质量，最终促进健康事业的发展做出贡献。目前已经有数种免疫治疗制品，例如第二军大学医学免疫学国家重点实验室牵头研制的树突状细胞瘤苗已经被SFDA批准进入Ⅲ期临床试验。有多家实验室和生物技术公司正在研发新一代瘤苗和抗肿瘤抗体，相信在不远的将来，我国肿瘤免疫治疗将在国际上占重要一席之地。

［安库（细胞治疗肿瘤）2015-01-14］（稿源：健康界网站）

游伟程教授团队研究成果纳入WHO胃癌防控策略

2014年8月22日，WHO国际癌症研究所（IARC）发布了关于《根除幽门螺杆菌感染预防癌症策略》的报告。北京大学肿瘤医院游伟程教授参加了IARC关于制订该策略的研讨会和报告撰写，其中有关在我国胃癌高发区山东省临朐县长达30年的研究成果和两项根除幽门螺杆菌（H. pylori，Hp）的重要干预实验结果为报告提供了关键性证据。该报告将成为世界各国胃癌预防策略的指南和科学依据。

2013年12月4日，IARC在法国里昂召开了根除幽门螺杆菌感染预防胃癌策略共识会。来自美国、英国、加拿大、法国、中国、韩国及日本的19位相关领域研究前沿专家和11位IARC专家进行了讨论，根据此次会议的共识意见，制定了《根除幽门螺杆菌感染预防癌症策略》。

北京大学肿瘤医院游伟程教授作为中国专家参加了本次IARC研讨会，并参与撰写该共识报告。游教授课题组在我国胃癌高发区（山东省临朐县）长达30年的研究成果，包括2项根除Hp的干预试验结果，为“共识”提供了关键性证据。另外，自2011年开展的世界最大规模的20万人群根除Hp感染干预试验得到与会专家的高度评价和特别关注，该研究将为预防胃癌策略提供最具说服力的大样本流行病学证据。

IARC报告认为：鉴于目前世界范围内每年新发胃癌病例约100万的严峻形势，在胃癌高发地区开展大规模的根除Hp感染预防胃癌十分必要，应成为预防胃癌的公共卫生政策。报告充分肯定了根除Hp对胃癌的一级预防效果，建议胃癌高发国家积极探索和开展以人群为基础的Hp筛查和治疗，并纳入国家肿瘤防控战略。

（北京大学肿瘤医院　张阳）

（稿源：北京大学医学部新闻网，发布日期：2014-09-16）

尹玉新教授课题组抗癌机理研究取得新进展

北京大学基础医学院尹玉新教授课题组最近发现PTEN特定区域在维持基因组稳定性及抑制肿瘤发生、发展中具有重要作用，研究成果2014年2月19日发表于《Cell》新子刊《Cell Reports》，论文题目为“PTEN C-Terminal Deletion Causes Genomic Instability and Tumor Development”。

PTEN 基因是人类肿瘤中突变率仅次于 p53 的强大抗癌基因，在多种类型的癌症中都存在 PTEN 基因突变或缺失。PTEN 突变或表达异常与癌细胞的生长、黏附、迁移、浸润等特性密切相关，表明 PTEN 在控制肿瘤发生、发展过程中发挥着重要的作用。大量研究已经证实，PTEN N 端的磷酸酶结构域可通过抑制 PI3K/AKT 信号通路调控细胞存活和细胞增殖，但对于 PTEN C 端的功能却了解甚少。尹玉新团队以往的研究已经发现 C 端区域是 PTEN 维持染色体完整性的必要结构，而实体肿瘤中大量突变发生于 PTEN 的 C 端，也表明这一区域有可能在肿瘤抑制中起着重要的作用。

在该研究中，尹玉新实验室的研究人员构建了一种因无义突变导致整个 PTEN 蛋白 C 端区域缺失的基因敲入小鼠模型。病理分析显示，PTEN C 端区域缺失小鼠形成了多种自发性肿瘤，包括一些上皮肿瘤，如乳腺癌、甲状腺癌等，并且首次发现 B 细胞淋巴瘤。进一步研究发现，PTEN C 端区域缺失会导致基因组不稳定和常见脆性位点重排，可能是肿瘤发生的遗传基础。令人惊奇的是，PTEN C 端缺失会诱导 p53 表达并激活其下游靶基因。而同时敲除 p53 则会促进肿瘤转移，但不会影响肿瘤发生，表明 p53 主要作用在于抑制肿瘤发展，而不是传统上认为的肿瘤发生。该研究首次在体内证实 PTEN C 端在维持基因组稳定和抑制肿瘤发生过程中发挥了至关重要的作用，并且揭示抗癌基因 PTEN 和 p53 的网状联系和协同作用。这些发现可能会更新人们对肿瘤发生、发展的认识，并为 PTEN、p53 在肿瘤靶向个体化治疗的选择与应用提供新的理论依据。

尹玉新教授的研究得到科技部重大基础研究计划（973）、国家自然科学基金重点项目、北京市自然科学基金重大项目等支持。该研究依托北京大学系统生物医学研究所完成。近年来系统所在学校 985 和 211 工程支持下建立了大型科研平台，包括二代基因组测序、蛋白质组和代谢组学质谱分析、动物模型建立等，可为科研提供系列服务。

（北京大学基础医学院）

（稿源：北京大学医学部新闻网，发布日期：2014-03-11）

尹玉新课题组发现新的蛋白编码机制和代谢相关基因

北京大学系统生物医学研究所尹玉新课题组的研究工作最近取得突破，揭示了真核生物中新的蛋白质编码机制，并由此发现 PTEN 家族的新蛋白 PTENα，进一步证实其定位于线粒体，参与调控细胞能量代谢过程。该研究成果于 2014 年 5 月 6 日以封面文章形式发表于《Cell》子刊《Cell Metabolism》（IF 14.6），论文题目为“PTENα，a PTEN isoform Translated through Alternative Initiation，Regulates Mitochondrial Function and Energy Metabolism”。这一工作已获得《Nature Reviews Molecular Cell Biology》（IF 37.2）的述评。

PTEN 是重要的抑癌基因，PTEN 蛋白既可通过拮抗 PI3K/AKT 通路影响肿瘤细胞增殖和生长，也可直接进入细胞核内维持基因组稳定性，在肿瘤抑制过程中发挥重要作用。越来越多的研究提示，PTEN 基因除抑制肿瘤外也参与神经、代谢等多种生物功能的调控。

研究人员发现，PTEN 基因既可利用传统的 AUG 编码启动子合成 PTEN 蛋白，也可利用新型编码启动子 CUG 合成新亚型 PTENα 蛋白。PTENα 与 PTEN 由相同 mRNA 上的不同翻译起始点翻译而成。传统 PTEN 蛋白由 PTEN mRNA 上第 1032 位的 AUG 起始翻译，而 PTENα 则由位于 AUG 上游的 513 位 CUG 起始翻译产生，较 PTEN 在 N-端延长 173 个氨基酸。这一过程由真核翻译起始因子 eIF2A 启动，并依赖于 CUG 周围形成发卡结构的回文序列，作为 CUG 翻译起始的信号，类似于 AUG 的 Kozak 序列。研究显示，PTENα 蛋白可定位于线粒体内，并与 PTEN 形成复合物，直接调节细胞色素 C 氧化酶 1（cytochrome C oxidase subunit 1，COX1），从而调控线粒体活性和能量代谢过程。研究人员还通过新型 TALEN 技术将 PTENα 特有编码区进行移码突变，从而实现 PTENα 的特异性敲除。PTENα 的缺失导致细胞线粒体结构异常、氧化磷酸化复合物活性下降、ATP 合成减少。该研究成果揭示了 PTEN 基因的复杂性，对鉴定 PTEN 家族成员具有指导意义，并为 PTEN 基因直接调控线粒体代谢过程提供了重要依据。明确 PTEN 家族蛋白质的生物功能和分工机制，将为肿瘤和代谢研究开创新的局面。

尹玉新课题组的发现首次阐明了真核生物可以通过不同密码子翻译起始合成不同蛋白质亚型，从而大大增加了潜在蛋白质家族的数量和构成，有助于揭示蛋白质多功能的分子机制，奠定生物多样性的物质基础。

（北京大学基础医学院）

（稿源：北京大学医学部新闻网，发布日期：2014-05-06）

孙露洋等在 PLOS Biology 发表论文揭示 p53 羟基化致癌机制

2014 年 3 月 25 日，北京大学生物化学与分子生物学系尚永丰院士实验室关于结肠癌致病机理的研究成果在线发表于国际著名生物学综合杂志《PLOS Biology》，论文入选该刊“每周精选”（Editors’ Weekly Picks），并配发短评认为，该研究成果表明 JMJD6 通过对 p53 羟基化这一全新的翻译后修饰下调 p53 活性，促进了结肠癌的发生。论文题目为“JMJD6 Promotes Colon Carcinogenesis through Negative Regulation of p53 by Hydroxylation”，通讯作者是该实验室青年教师孙露洋副教授和尚永丰院士。

抑癌基因 p53 被誉为“基因组卫士”，其转录后的多种化学修饰如泛素化、磷酸化、乙酰化、甲基化、类泛素化及糖基化的交互网络成为 p53 蛋白稳定性及转录活性的重要调控机制，一直是相关领域的研究热点。与 p53 功能的正调控研究相比，p53 转录活性的负调控机制研究相对较少。该研究揭示了 p53 羟基化这一全新的化学修饰，丰富了 p53 蛋白的精细调控网络，为 p53 蛋白翻译后化学修饰研究开辟了新的视野。

JMJD6 是含有 Jumonji C 结构域蛋白质家族的一个成员。这个家族中的大多数蛋白质都是组蛋白去甲基酶，参与染色质相关的细胞活动。JMJD6 最初被认为是细胞膜上的一个磷脂酰丝氨酸受体，随后又被发现具有催化活性，但有关 JMJD6 的生物学功能知之甚少。该研究发现，JMJD6 是 a-酮戊二酸和二价铁离子依赖的 p53 羟化酶，对 p53 的羟基化抑制 p53 的转录活性，是 p53 负调控的一种重要机制。该研究还发现，JMJD6 在多种肿瘤组织中高表达，尤其在结肠癌中更为显著，JMJD6 的表达与结肠癌的病理分级、临床分期及 5 年生存率高度相关。该研究为结肠癌的诊治提供了潜在的生物标志物和治疗靶点。

孙露洋作为尚永丰院士的研究生，从 2005 年起就对 p53 的翻译后修饰开展了持续性创新研究。克隆鉴定了在乳腺癌中高表达的 JFK 基因并获国家发明专利，在 PNAS 等国际权威期刊发表论文揭示 JFK 是 p53 的负调控因子，其泛素连接酶复合体 SCF 泛素化降解 p53。2013 年，孙露洋副教授入选教育部新世纪优秀人才，其成长模式体现了资深专家指导+独立自主创新的青年人才成功之道。

（北京大学基础医学院科研办公室）

（稿源：北京大学医学部新闻网，发布日期：2014-04-04）

发现三个食管癌高易感单核苷酸多态性位点

近日，由郑州大学第一附属医院食管癌重点实验室教授王立东领衔的团队，联合美国国立癌症研究所和中国医学科学院肿瘤医院，采用全基因组关联分析技术，通过对中国食管癌高、低发区 15 031 例食管癌患者和 15 845 例正常对照组人群进行对比分析，发现了 3 个食管癌高易感单核苷酸多态性位点。相关成果发表于《自然—遗传学》杂志。

据了解，3 个位点名为 rs7447927、rs1642764 和 rs35597309。其中，rs35597309 位点变异主要发生在河南、河北和山西交界的太行山食管癌高发区人群，而定位于钠钾 ATP 酶通道蛋白基因的 rs1642764 可能在一定程度上有助于解释食管癌发生明显以男性为主的现象。

王立东介绍说，每年全世界新发生的 50 万食管癌患者中，一半以上发生在中国。尤其是河南、河北和山西交界的太行山地区，是中国乃至世界上食管癌发病率和死亡率最高的地区。这一重要发现为进一步揭示食管癌发生的相关遗传分子机制、高危人群筛查和早期发现及个体化防治提供了新的思路。

（作者：史俊庭，来源：《中国科学报》2014-09-18）

传染病防治国家科技重大专项
获 2014 年国家科技奖励的成果介绍

2014 年度传染病专项资助课题共 5 项成果获奖，包括 1 项国家科技进步一等奖，2 项国家自然科学二等奖和 2 项国家科技进步二等奖。（编者注：本《年鉴》仅摘录了与肿瘤

相关的3项)

组织免疫微环境促进人肝癌进展的新机制

(国家自然科学奖，二等)

组织免疫微环境可显著影响肿瘤的进展，是肿瘤防治的重要靶标。但以往关于肿瘤免疫的研究通常是将组织作为一个整体并集中于免疫抑制。本项目结合肝癌临床样本和实验模型开展了系统研究，发现：肿瘤可利用免疫细胞在组织中迁移/分化的时间与空间特性来对其进行动态教育，使免疫细胞在肝癌组织的不同区域呈现出独特的分布和功能；除了免疫抑制，肿瘤还会利用“免疫活化”来帮助其进展；并鉴定出多个组织微环境中调控免疫和肿瘤细胞功能的重要分子。这些成果有助于我们以新的思路来理解肿瘤免疫编辑机制，并为通过选择性调控“免疫微环境内容”来恢复或重建其抗肿瘤功能奠定理论基础。

多功能分子成像肿瘤诊疗关键技术及应用

(国家科技进步奖，二等)

提出了快速大规模可控合成金属纳米粒子（如磁性纳米粒子，量子点，上转换荧光磁性纳米粒子）的原理与方法，建立了纳米粒子表面功能化修饰及与抗体偶联的技术方法与工艺，创新性设计和研发了多种纳米粒子标记抗体的系列纳米探针；实现了恶性肿瘤关键分子靶点的在体、定位、定量可视化，为恶性肿瘤分子水平早期发现、定性判断提供了重要的技术支撑；并在此基础上，研制了诊疗一体化探针，构建了肿瘤治疗的新型纳米递送载体平台，可以高效携带反义核酸、siRNA、Micro RNA、药物等进入目标癌细胞，发挥治疗作用，实现了“诊断同时治疗，治疗同时监测”，为分子水平治疗提供了新手段；创新型多功能探针获多项发明专利授权，部分探针已进入临床使用阶段。

提高肝癌外科疗效的关键技术体系的创新和应用

(国家科技进步奖，二等)

肝癌是我国高发的重大恶性疾病之一，中晚期多、复发率高和肝内胆管癌疗效差三个因素严重制约肝癌疗效的进一步提高。课题组在国家科技重大专项资助下，针对上述三个关键问题进行了长期研究，完成了“提高肝癌外科疗效的关键技术体系的创新和应用”这一项目。研究者提出了中晚期肝癌外科治疗新观点和新策略；发现肝内胆管癌的发病机制并创立外科预后新标准；建立肝癌复发防治新方案并提出“炎-癌”防治新观念。患者术后5年总体生存率从45.5%提高到53.2%，研究结果具有独创性和重要国际影响。在《Nat Genet》《J Clin Oncol》等权威刊物发表SCI论著128篇，总影响因子553分；被7个国际指南采纳；获省部级科技进步一等奖2项。相关技术推广到500余家单位。对进一步提高我国肝癌总体疗效和提升国际学术地位作出了重要贡献。

(来源：科技部，科技部门户网站 www.most.gov.cn 2015-01-09)

相关链接

中大成果获国家自然科学二等奖：肝癌有望实现个性化精准治疗

2015 年 1 月 9 日，2014 年度国家自然科学奖在北京颁奖，中山大学郑利民、庄诗美、邝栋明、吴艳、方坚鸿等教授八年磨一剑，共同完成的科研项目“组织免疫微环境促进人肝癌进展的新机制”摘得国家自然科学二等奖。这一成果不仅有助于以新思路来理解肿瘤免疫编辑机制，还可为通过选择性调控“免疫微环境的内容”来恢复或重建其抗肿瘤功能奠定理论基础。这意味着在未来，癌症治疗有望实现“个性化”精准治疗。

“以前的癌症疗法都是有统一规范。然而，同一个类型的肿瘤生长也会产生不同的变化。”郑利民教授表示，目前团队正着手利用这一原理做成试剂盒，实现癌症的个体化精准治疗。根据设想，团队将利用拥有 18 个参数的分类器在病人身上检测，如果指标显示是高危情况，就做化疗等强化治疗，如果结果显示低危，就不要过度干预，转而保守治疗，从而大大节约病人治疗费用。

不过，郑利民表示，这一研究思路在肺癌细胞中有相近结论，但对于肠道肿瘤等效果有限。据了解，相关成果得到国内外同行的高度认可，已发表在多个国际知名专业期刊，并获 2 项发明专利的授权。

（摘自：一批与民生相关的科研成果脱颖而出，来源：南方报网—南方日报，2015-01-10）

免疫细胞能对抗癌症也能成帮凶

十余年来，郑利民一直从事于调控人免疫细胞信号通路的研究。郑利民介绍，团队成员抽取了肝癌常见的七八种免疫细胞进行实验，最终证实，免疫细胞在人体肿瘤的不同区域的确可呈现出不同功能。其中，中山大学郑利民教授团队获国家自然科学奖二等奖，华南理工大学和深圳大学研究团队均获得国家技术发明奖二等奖。

“免疫细胞能对抗癌症也能成帮凶”中山大学海归教授夫妇经过八年研究得出这一结论。

通常被认为是治癌利器的免疫细胞，反有可能“助纣为虐”！郑利民教授带领的团队经过八年专业研究，发现了这种令人惊讶的可能性。2015 年 1 月 9 日在北京举行的 2014 年度国家科学技术奖励大会上，这个名为“组织免疫微环境促进人肝癌进展的新机制”的项目，获得国家自然科学奖二等奖。

以肝癌为样本 研究免疫治疗

2002 年底，旅居欧洲十余年的郑利民、庄诗美博士夫妇，回国落户中山大学，全身心投入了国际前沿课题——肿瘤免疫学的研究。

多年来，虽然在动物身上做免疫治疗，发现了不少新的治疗效果，但由于物种差异及肿瘤生成机制不同，动物实验成果还是不能很好地运用于临床。因此，回国后郑利民夫妇决定以肝癌为主要研究对象，采用临床肿瘤样本和人体免疫细胞模型，系统研究肿瘤组织不同区域免疫微环境的形成，及其临床意义。

“正如南橘北枳一样，同样的种子在不同的环境会有不同的表现。”郑利民打了个比方，肿瘤是种子（癌细胞），在适宜的土壤（组织微环境）中生长的结果，组织微环境可以直接调控癌细胞的特性和疾病进展，它的重要性被肿瘤学界所公认。

八年发现免疫细胞双面性

经过八年多的研究，团队有了重大发现。就像人有优点和缺点一样，免疫细胞也同时拥有好和坏两个方面。也就是说，免疫细胞不仅能抑制肿瘤恶化，反过来肿瘤还可以利用“免疫活化”来产生免疫耐受，最终促进其生长。

郑利民介绍，团队成员抽取了肝癌常见的七八种免疫细胞进行实验，最终证实，免疫细胞在人体肿瘤的不同区域的确可呈现出不同功能。就此推断，若希望更加有效地逆转肿瘤生长，则有必要同时调控免疫细胞和肿瘤细胞。

郑利民教授表示，希望能够在未来的研究中，发现免疫细胞“变坏”的原因，以及如何逆转免疫细胞“变坏”的进程。“恢复和重建免疫细胞的抗肿瘤功能，是我们将面临的一个巨大挑战。”他说。

背后故事

全球肝癌患者过半在中国，我们不做研究谁做?

新快报讯“科研不像种庄稼，做了研究，不一定都有期盼的成果。”虽成果不少，郑利民教授却一直平常心看待。这一次获奖，让很多人再次关注到中山大学的这一对归国博士夫妇及 3 个 80 后成员。

国外生活十余年后回国

郑利民——30 年前毕业于上海医科大学（现为复旦大学上海医学院），20 年前在荷兰 Leiden 大学获免疫学博士学位。十余年来，一直从事于调控人免疫细胞信号通路的研究，在国际期刊发表论文 50 余篇。

同为团队成员的郑利民夫人——庄诗美，1992 年获复旦大学医学院儿科学医学博士学位，1999 年在瑞典林雪平大学获得分子生物学博士学位。夫妻二人在欧洲学习、工作了十余年，2002 年底，举家回国，落户中山大学。

广东地区是肝癌高发区

癌症的种类那么多，团队为什么会选择肝癌作为主要研究对象?

中国有 1 亿多携带乙肝病毒的人，全世界每年的肝癌患者，中国占一半以上。但在国外，肝癌、胃癌的患病率并不高，因此，国外的科研团队对肝癌的研究也不多。“国家对我们的科研十分支持，学校的领导也很重视。广东地区也是肝癌的高发区。我们自己不做（研究），那别人也不会重视。”郑利民解释。

于是，在确定科研课题的时候，科研团队便确定以肝癌为主要研究对象，研究“组织免疫微环境促进人肝癌进展的新机制”，希望能为本地患者带来福音。

2003 年、2005 年、2007 年，邝栋明、吴艳、方坚鸿 3 位 80 后博士，从中山大学生命科学学院毕业后，也相继加入团队。

科研资金充沛但仪器欠缺

让郑利民舒心的是，国家科研体系系统逐渐完善，对科研支持力度增大，还有学校相对宽松的环境。“资金和资源上的支持，让我不需要去跑各种关系，只需专心做研究。”

不过，郑利民也有苦恼，大部分资金扶持来自国家。“这儿的技术平台、仪器等，都还欠缺。”

利好消息

两三年后肿瘤患者有望得到个性化治疗。

新快报讯 随着医疗技术的提高，每种类型的肿瘤都有相对规范的治疗方案，但同一类型的肿瘤也会有不同的变化，所以郑利民认为，在临床领域，个性化治疗方案很重要。

“肝癌患者术后是否要接受干预性治疗，现在有一个标准，但对于医生来说，这个尺度较难把握。”郑利民解释，这并不仅因为治疗花费对患者来说往往负担极大，而且很多患者肝功能本来就有问题，未必能承受得了进一步治疗。

郑利民的团队正在研究一种试剂，医生可据此判断患者是否属于高危复发的类型，是否建议患者做强化治疗。“如果结果是高危，就做强化治疗；低危，就不要过度干预，患者少受罪。”

新快报记者获悉，该试剂在实验中效果不错，但真正运用于临床实践，还需要两三年的时间。

（来源：《新快报》，2015-01-10）

癌症免疫疗法的前世今生

生物通编辑　叶　予　编译

肉瘤（sarcoma）是常发生在骨骼、肌肉或脂肪组织的一种恶性肿瘤。一百多年以前，美国骨科医生 William Coley 发现链球菌感染引起的免疫应答，可以帮助人体对抗肉瘤。随后他将死细菌注射到肿瘤中，希望在不引起致命感染的同时，刺激机体产生抗肿瘤的免疫应答。他发现，这一措施确实在一些肉瘤患者体内，对肿瘤起到了抑制作用。可惜的是，随着放疗和化疗技术的出现，Coley 的工作很快被人们置诸脑后。

如今，通过免疫调节治疗癌症的策略终于获得了应有的重视。2013 年，癌症免疫疗法被《Science》杂志评为了“年度突破”之一。

与直接攻击癌细胞的化疗和放疗不同，免疫疗法旨在增强机体正常免疫系统对抗肿瘤的能力。这类策略包括：引入化合物直接刺激免疫细胞努力工作；或者引入模拟正常免疫应答组分的合成蛋白质，增强机体的整个免疫反应。

现在市面上已经出现了一些这样的抗癌药物，还有一些药物在临床试验中取得了不错的成绩。人们普遍认为，免疫疗法将会彻底改变癌症的治疗方式。

免疫应答有力量

人类的免疫系统分为固有免疫（先天免疫）和适应性免疫两部分，这两支“军队”密切合作，在对抗感染的同时记住机体遇到的病原体。在出现微生物多肽、表面分子或基因序列时，巨噬细胞和中性粒细胞等固有免疫细胞会激活多种机制，对入侵者展开快速的抵抗。同时，适应性免疫系统的 B 细胞生成高度特异性的应答，开始生产能识别并清除病原体的抗体。吞噬了病原体的先天免疫细胞会激活抗原特异性的 T 细胞，进一步促进机体的免疫应答。这些 B 细胞和 T 细胞具有持久的记忆，可以在日后遇到同样的病原体时产生更快更强的免疫应答。

20 世纪 60~70 年代，Lloyd Old 发现肿瘤细胞具有与健康细胞不同的表面抗原，这些肿瘤相关抗原成为了开发癌症疫苗的基础。80 年代，美国 NIH 的 Steven Rosenberg 进行研究，用刺激免疫系统的细胞因子对癌症进行治疗。后来，James Allison 提出了免疫检验点阻断方案，将癌症免疫疗法推向了临床。

如果免疫系统过于活跃，就会对组织造成损伤或对自身展开攻击。为了避免这个问题，调节性 T 细胞（或 Tregs）和抑制性细胞参与了进来，它们能分泌抗炎症的蛋白质，或者对促炎症的免疫细胞进行直接抑制。此外，被激活的免疫细胞表面还表达有免疫检验点蛋白，这些蛋白质可以中和免疫应答。实际上，肿瘤可以利用这些抗炎症通路来躲避免疫系统的攻击，例如增加 Tregs 或提高免疫检验点蛋白的表达。Allison 认为，阻断这些检验点就可以让免疫应答持续攻击肿瘤。

上述这些令人兴奋的新癌症疗法，将有望延长许多患者的生命，尤其是那些患有肾癌和恶性黑色素瘤的人。

癌症疫苗

BCG（Bacillus Calmette-Guérin）是一种由减毒牛结合分枝杆菌制成的疫苗。1990 年，局部注射 BCG 疫苗被批准用于膀胱癌的治疗，这也是首个美国 FDA 批准的免疫疗法抗癌药物。即使在 20 年后，BCG 仍是治疗非肌层浸润性膀胱癌的最有效方法，能有效根除 70%患者体内的癌症。

研究显示，这种减毒细菌能够附着到膀胱肿瘤及其附近的细胞，促进免疫细胞的渗透和促炎症细胞因子的释放，并最终使癌细胞被中性粒细胞和巨噬细胞吞噬。虽然这种炎症反应可以有效杀死肿瘤组织，但它也会损伤健康的膀胱细胞，引起类似尿路感染的不良反应，其症状包括低热和排尿痛等。现在，研究人员希望利用肿瘤细胞特有的蛋白质，设计能触发肿瘤特异性免疫应答的新疫苗，以避免局部注射带来的不良反应。

人们也开发了一些特异性靶标肿瘤的疫苗，不幸的是这些疫苗大多还没能表现出显著的抗肿瘤活性，对患者的生存期贡献也不大。目前市面上只有一种这样的疫苗——Dendreon 公司 2010 年经 FDA 批准的转移性前列腺癌治疗药物 Sipuleucel-T（或 Provenge）。这种疫苗需要提取患者自身的抗原呈递细胞 APC 进行培养，几天后再将这些细胞重新输入患者体内（APC 是一类能激活 T 细胞的白细胞）。在体外培养时，APC 需要与免疫刺激因子以及前列腺酸性磷酸酶（PAP）抗原共同孵育，PAP 抗原是 95%前列腺癌细胞上出现的细胞表面蛋白。随机对照研究显示，这种治疗方法能将前列腺癌患者的总生存期延长 4 个月。

有研究显示，系统性注射 PAP 抗原和针对其他癌症的类似抗原，也能在肿瘤中引起免疫应答。但目前人们并未证实，这种方法对患者的生存期有益。现在这类方案正在进行大量的临床试验，包括乳腺癌、肺癌、肾癌、黑色素瘤的Ⅲ期临床试验。相信很快我们就能知道，这种方法是否可以激起癌症特异性的免疫应答，为患者提供实质性的帮助。

阻断免疫抑制

免疫检验点阻断是一个令人兴奋的抗癌新策略。免疫检验点是防止免疫系统过度激活的一致性通路。在被激活的免疫细胞表面存在着一些蛋白质，能够在免疫反应过度时关闭这些细胞。例如，正常情况下的细胞毒性 T 淋巴细胞抗原 4（CTLA-4）位于 T 细胞内部，当它们在细胞表面表达时，就会给免疫系统发出“刹车”信号。

在 20 世纪 90 年代中期，Allison 推测暂时中断 CTLA-4 的抑制效果，可以促使免疫系统对肿瘤展开强力攻击。随后他在小鼠结肠癌模型中发现，抗 CTLA-4 的抗体对结肠肿瘤有治疗作用。在恶性黑色素瘤患者中进行的初步临床试验，进一步向人们展示了这种治疗的安全性。2010 年，一项大型的Ⅲ期临床试验显示，通过人源化单克隆抗体易普利姆玛（ipilimumab）（或 Bristol-Myers Squibb 公司的 Yervoy）阻断 CTLA-4，可以改善晚期黑色素瘤患者的总体生存情况。

虽然这种药物的反应率（response rate）较低，只有约 10%的患者在治疗后肿瘤变小，但 ipilimumab 是首个改善了这些患者生存情况的药物。在诊断之后，传统化疗只能帮助上述患者存活 6~9 个月，而大多数响应了 ipilimumab 治疗的患者能存活 2 年以上。2011 年，FDA 批准将这种药物用于治疗晚期黑色素瘤，后续的临床试验表明，一些患者在接受 ipilimumab 治疗之后甚至活了 10 年。现在研究者正在开展Ⅱ期和Ⅲ期试验，尝试用 ipilimumab 治疗其他类型的癌症，例如非小细胞肺癌、前列腺癌、肾癌和卵巢癌。

Ipilimumab 治疗中最常见的不良反应与免疫系统密切相关，包括炎症过度引起的结肠炎、皮炎、肝炎等。鉴于这种药物的反应率比较低，研究者还在对其进行进一步的改善。

实际上，我们也可以考虑阻断其他的免疫检验点，例如 T 细胞上的程序性细胞死亡受体 1（PD-1），及其位于 APC 上的配体 PD-L1。PD-1 在激活和耗竭的 T 细胞上都有表达，当 PD-1 与 PD-L1 结合时，会减弱 T 细胞的应答。有趣的是，PD-L1 不仅在 APC 上表达，还出现在肿瘤细胞上，人们认为它与肿瘤细胞躲避免疫应答的机制有关。有研究显示，Bristol-Myers Squibb 公司的 nivolumab（一种抗 PD-1 抗体），有望用于治疗恶性黑色素瘤、非小细胞肺癌和肾癌。目前研究人员正在对其进行Ⅲ期临床试验，看这种新药是否能够延长患者的生命。与此同时，人们也正在对 PD-L1 抑制剂进行类似的研究。

有初步研究显示，将抗 CTLA-4 和抗 PD-1 的药物结合起来，可以同时阻断两种免疫检验点。2013 年 7 月《New England Journal of Medicine》杂志上刊发的一篇文章指出，nivolumab 和 ipilimumab 联合治疗在超过半数的转移性黑色素瘤患者中，取得了令人鼓舞的治疗效果，令肿瘤的重量减少了 80%以上。而且超过 80%的患者在治疗 1 年后依然存活。转移性黑色素瘤患者可选择的治疗方式非常少，而这些结果显示，免疫检验点阻断将为癌症治疗领域带来可喜的改变。

过继 T 细胞疗法

还有一种帮助免疫系统对抗肿瘤的方法，即过继 T 细胞疗法（adoptive T-cell transfer）。这种方法需要从患者血液中分离 T 细胞，在体外进行扩增，然后再将它们作为加强版抗癌斗士注入人体。过继 T 细胞疗法需要用到肿瘤浸润淋巴细胞（TIL），这是一类离开血液循环移动到实体瘤处的白细胞，可以从切除的肿瘤中分离到。虽然有些癌症患者体内的疾病进程过快，不允许进行可能长达 1 个月的体外培养，但对于那些等得起的癌症患者来说，这种治疗的确能够提供一定的帮助。2010 年发表的Ⅱ期临床试验显示，在接受过继 T 细胞治疗之后，20 名Ⅳ期黑色素瘤患者中有一半出现了病情的显著改善，其中有 2 名患者的病情得到了完全缓解。

然而这一策略也受到了一定的限制，有些癌症患者并没有可供切除的实体瘤，有些患者切除的肿瘤中并不含有可供体外培养或具有抗肿瘤活性的 TIL。为了克服这些问题，研究人员开发了嵌合抗原受体（CAR），对患者血液循环中的 T 细胞进行修饰，赋予它们靶标肿瘤细胞的能力。CAR 包括一个抗原识别区域，能够识别肿瘤细胞表面的特异性蛋白；还包括一个细胞内区域，能够激活 T 细胞并促进其增殖。

研究人员已经设计了多种 CAR，以便治疗包括慢性淋巴细胞白血病（CLL）在内的多种癌症。举例来说，可以从 CLL 患者血液中分离 T 细胞，并对其进行基因工程改造，使这些 T 细胞表达靶标 CD19 的 CAR。CD19 是一种在正常 B 细胞和恶性 B 细胞上表达的蛋白质。随后，可以对经改造的 T 细胞进行体外扩增，再将其输入到白血病患者体内，帮助机体对抗癌症。

虽然目前过继 T 细胞疗法还没有通过 FDA 批准，不过研究者已经展开了不少Ⅰ期和Ⅱ期临床试验，检测这种治疗方式的安全性，以及它对不同类型癌症的治疗效果，包括白血病、淋巴瘤、胰腺癌、乳腺癌、前列腺癌和黑色素瘤。

癌症免疫疗法的未来

癌症免疫疗法正在迅速证明，自己是对抗癌症的有力武器。研究人员也在不断提高这种治疗的效力，力图使更多的癌症患者能够从中获益。不少科学家们正在研究将多个免疫疗法联合使用的效果，例如将免疫检验点阻断和过继 T 细胞疗法结合起来，或者将癌症疫苗和细胞因子治疗结合起来。随着大量临床试验的展开，相信在接下来的几年中，我们就可以看到癌症免疫疗法对患者生存情况做出显著的改善。

参 考 文 献

[1] Cann SA, et al. Dr William Coley and tumour regression: a place in history or in the future. Postrgrad Med J, 2003, 79 : 672-680.

[2] Gandhi NM, et al. Bacillus Calmette-Guerin immunotherapy for genitourinary cancer. BJU Int, 2013, 112 : 288-297.

[3] Kantoff PW, et al. Sipuleucel-T immunotherapy for castration-resistant prostate cancer. N Engl J Med, 2010, 363：411-422.

[4] Leach DR, et al. Enhancement of antitumor immunity by CTLA-4 blockade. Science, 1996, 271：1734-1736.

[5] Hodi FS, et al. Improved survival with ipilimumab in patients with metastatic melanoma. N Engl J Med, 2010, 363：711-723.

[6] Chustecka Z. Some melanoma patients living for up to 10 years after ipilimumab. Medscape Medical News, 2013, Sept.

[7] Topalian SL, et al. Safety, activity and immune correlates of anti-PD-1 antibody in cancer. N Engl J Med, 2012, 366：2443-2454.

[8] Wolchok JD, et al. Nivolumab plus ipilimumab in advanced melanoma. N Engl J Med, 2013, 369：122-133.

[9] Besser M, et al. Clinical responses in a phase II study using adoptive transfer of short-term cultured tumor infiltration lymphocytes in metastatic melanoma patients. Clin Cancer Res, 2010, 16：2646-2655.

[10] Restifo NP, et al. Adoptive immunotherapy for cancer：harnessing the T cell response, Nat Rev Immunol, 2012, 12：269-281.

[11] Porter DL, et al. Chimeric antigen receptor-modified T cells in chronic lymphoid leukemia. N Engl J Med, 2011, 365：725-733.

（来源：生物通 www.ebiotrade.com，时间：2014 年 4 月 3 日）

免疫检查点抑制剂研发现状

免疫检查点抑制剂已重新点燃癌症免疫治疗药物开发的热情，并且该类药物在癌症患者中表现出较高有效率，并能够延长患者整体存活时间。免疫检查点控制共刺激和共抑制信号的平衡，而共刺激和共抑制信号在维持自身耐受和调节 T 细胞应答的幅值与持续时间方面具有重要作用。两个主要的免疫检查点分子，细胞毒性 T 淋巴细胞蛋白 4（CTLA4）和程序性细胞死亡的蛋白 1（PD1），是具有细胞毒性的 T 细胞激活的负调节因子。

目前的治疗药物

目前全球有 3 种免疫检查点抑制剂已获批准上市：易普利姆玛（Yervoy，百时美施贵宝）、nivolumab（Opdivo，百时美施贵宝/小野药品）和 pembrolizumab（Keytruda，默沙东），适应证皆为恶性黑色素瘤。单克隆 CTLA4-特异性抗体易普利姆玛于 2011 年获得美国食品和药品管理局（FDA）批准首先上市，对于不能手术切除或转移性恶性黑色素瘤具有良好的治疗效果。从 1861 例患者临床试验汇总数据分析表明，3 年和 7 年总生存率分别为 22%和 17%。然而，在其获得批准的临床研究中，有效率较低（11%），3/4 级不良事件发生率较高（46%，免疫相关为 15%）。

PD1 特异性单克隆抗体 nivolumab 成为了第一个获批的新型免疫检查点抑制剂，2014 年 7 月在日本批准用于治疗恶性黑色素瘤，主要是基于Ⅱ期临床试验数据优先审查的基础上。已公布的临时Ⅲ期临床试验数据显示，nivolumab 治疗转移性黑色素瘤的有效率为32%，其中95%患者对药物治疗具有持续反应。nivolumab 相关3/4级不良事件发生率较低（9%）。在2014年9月，nivolumab 向FDA提交了生物制品许可申请（BLA），用于治疗既往接受过治疗的晚期恶性黑色素瘤患者。FDA 授予 nivolumab 的优先审查状态，处方药使用费法案（PDUFA）日期定为2015年3月30日，该药还获得了突破性疗法指定（BTD）状态。欧洲药品管理局（EMA）对于 nivolumab 治疗中晚期恶性黑色素瘤上市许可申请也授予加速审查。

在2014年9月，pembrolizumab 以领先 PDUFA 日期近2个月时间加速获得FDA批准用于晚期不能切除的恶性黑色素瘤。该药在2013年4月被授予BTD状态，进行首次人体试验后短短3年半以来，pembrolizumab 就成为第一个登陆美国市场的抗PD1药物。基于Ⅰ期临床试验的数据，pembrolizumab 推荐此前接受易普利姆玛和BRAF突变阳性接受BRAF抑制剂的患者使用。与 nivolumab 类似，pembrolizumab 有效率较高（24%），并且患者治疗持久性良好（86%的患者对药物具有持续反应）。最常见的不良反应为乏力（7%）、贫血（5%）和呼吸困难（2%）。

新药研发竞争激烈

Nivolumab 治疗非小细胞肺癌（NSCLC），头颈部鳞状细胞癌（SCCHN），肾细胞癌（RCC）和胶质母细胞瘤；以及 pembrolizumab 治疗非小细胞肺癌、头颈部鳞状细胞和膀胱尿路上皮癌症，都处于Ⅲ期临床试验中。

Nivolumab 有望成为第一获得批准治疗非小细胞肺癌的抗PD1药物。在Ⅰ期研究中，nivolumab 治疗严重预处理的转移性非小细胞肺癌患者的有效率为24%，中位总生存期为14.9个月。2014年5月，百时美施贵宝向FDA提交了 nivolumab 作为鳞状细胞非小细胞肺癌三线治疗药物的滚动申报；在2014年9月，EMA 接受 nivolumab 治疗非小细胞肺癌上市授权申请的审查。

对于 pembrolizumab，Ⅰ期临床试验数据显示，该药治疗严重预处理的转移性非小细胞肺癌患者的有效率为21%，中位总生存期为12个月。pembrolizumab 对于程序性细胞死亡配体1（PDL1）阳性的有效率明显高于 PDL1 阴性患者（23% *vs* 9%）。Ⅰb期试验中，pembrolizumab 对 PDL1 阳性晚期胃癌患者还展示出了令人鼓舞的有效率（31%），3~5级治疗相关的不良事件少于1%。

此外，正在开发的PD1抑制剂还包括 pidilizumab（CureTech），治疗实体瘤和血液学恶性肿瘤处于Ⅱ期临床试验中；MEDI0680（阿斯利康），治疗多种实体肿瘤研究处于Ⅰ期临床试验中。

靶向于PDL1两种治疗非小细胞肺癌药物目前也进入Ⅲ期临床试验阶段中，MEDI4736（阿斯利康）和 MPDL3280A（罗氏/基因泰克）（表1）。这些新药治疗其他实体瘤适应证（包括头颈部鳞状细胞癌和尿路上皮膀胱癌）的研究处于早期阶段的试验中。

表 1 正在研发的免疫检查点抑制剂

药物	公司	药物类型	第一适应症	研发阶段
Opdivo（nivolumab）	百时美施贵宝	PD1	恶性黑色素瘤	已上市（日本）
Keytruda（pembrolizumab）	默沙东	PD1	恶性黑色素瘤	已上市（美国）
MEDI4736	阿斯利康	PDL1	NSCLC	Ⅲ期
MPDL3280A	罗氏/基因泰克	PDL1	尿路上皮膀胱癌或 NSCLC	Ⅲ期
Tremelimumab	阿斯利康	CTLA4	间皮瘤	Ⅱ期
Pidilizumab（CT-011）	CureTech	PD1	血液学或实体瘤	Ⅱ期
Lirilumab（BMS-986015）	百时美施贵宝	KIR	血液学或实体瘤	Ⅱ期
Indoximod（NLG-9189）	NewLink Genetics	ID01	乳腺瘤	Ⅱ期
INCB024360	Incyte	ID01	实体瘤	Ⅱ期
MEDI0680（AMP-514）	阿斯利康	PD1	实体瘤	Ⅰ期
MSB-0010718C	德国默克	PDL1	实体瘤	Ⅰ期
PF-05082566	辉瑞	4-IBB（CD137）	血液学或实体瘤	Ⅰ期
MEDI6469	阿斯利康	OX40（CD134）	实体瘤	Ⅰ期
BMS-986016	百时美施贵宝	LAG3	血液学或实体瘤	Ⅰ期
NLG-919	NewLink Genetics	ID01	实体瘤	Ⅰ期
Urelumab（BMS-663513）	百时美施贵宝	4-1BB（CD137）	血液学或实体瘤	Ⅰ期

注释：4-1BB，肿瘤坏死因子受体超家族成员 9；CTLA4，细胞毒性 T 淋巴细胞蛋白 4；IDO1，吲哚胺 2, 3-双加氧酶 1；LAG3，淋巴细胞活化基因 3 蛋白；KIR，杀伤细胞免疫球蛋白样受体；NSCLC，非小细胞肺癌；OX40，肿瘤坏死因子受体超家族成员 4；PD1，程序性细胞死亡的蛋白 1；PDL1，程序性细胞死亡配体 1。

MPDL3280A 治疗非小细胞肺癌的Ⅰ期临床试验数据是极具有希望的，有效率为 23%。MPDL3280A 对于中度至强度 PDL1 表达患者的有效率更是可以达到 46%，而对 PDL1 阴性患者的有效率大约为 15%。2014 年 5 月，MPDL3280A 被 FDA 授予治疗膀胱癌 BTD 状态。在Ⅰ期研究中，该药对 PDL1 阳性预处理转移性尿路上皮膀胱癌患者有效率为 43%，PDL1 阴性患者的有效率为 11%。

MEDI4736 对于局部晚期不能手术切除的 3 期非小细胞肺癌的研究处于Ⅲ期临床试验阶段。MEDI4736 对非小细胞肺癌和头颈部鳞状细胞癌初步的Ⅰ期研究疗效数据令人鼓舞，疗效持久性良好。

其他一些处于早期临床试验免疫检查点抑制剂（表 1）中，值得关注的是，众多的免疫检查点抑制剂开发者在开发靶向于新的作用靶点，如 LAG3（淋巴细胞活化基因 3 蛋白）、KIR（杀伤细胞免疫球蛋白样受体）、IDO1（吲哚胺 2, 3-双加氧酶 1）、4-1BB（肿瘤坏死因子受体超家族构件 9）和 OX40（肿瘤坏死因子受体超家族成员 4）。

组合方法

检查点抑制剂在内的多种药物的组合正在试验中，包括双免疫检查点封锁（例如，抗

CTLA4 与抗 PD1），或者检查点抑制剂与血管生成抑制剂、新型治疗性疫苗及其他小分子靶向药物（例如，BRAF 或 MEK 抑制剂）或化疗药物。处于晚期阶段的组合研究（Ⅲ期）是易普利姆玛和 nivolumab 治疗恶性黑色素瘤与肾细胞癌，该组合Ⅰ期研究数据显示，对于不能手术切除或转移的恶性黑色素瘤有效率为 53%，82%患者对治疗具有持续作用。然而，该组合 3/4 级不良事件的发生率非常高（63%）。而且该组合不良反应的发生率较高，成本可能更高。

MEDI4736 与抗 CTLA4 药物 tremelimumab（阿斯利康）组合治疗头颈部鳞状细胞癌的Ⅲ期研究计划 2014 年底前启动。

市场潜力

免疫检查点抑制剂市场预计将在 2013~2020 年经历相当大的增长空间，在七大主要发达国家（美国、法国、德国、意大利、西班牙、英国和日本）的市场将会从 2013 年大约 10 亿美元增长到 2020 年 70 亿美元（年增长率 33%）（图 1）。销售增长主要受到预期进入市场的 nivolumab、pembrolizumab、MPDL3280A 和 MEDI4736 多个实体瘤适应证驱动。在 2022 年，抗 PD1 药物（包括 nivolumab 和 pembrolizumab）预计将占据最高的市场部分，为 72%。抗 CTLA4 剂和抗 PDL1 药物预计将分别占为 20% 和 8% 的免疫检查点抑制剂市场份额。nivolumab 预计在 2020 年将产生约 30 亿美元销量，包括作为单一治疗剂和与易普利姆玛组合的多种适应证。

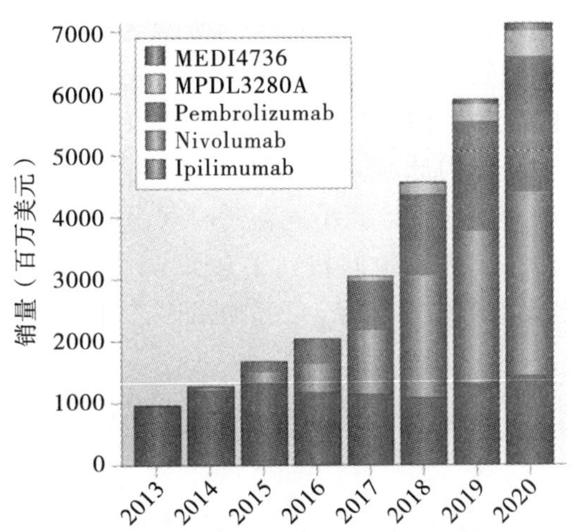

图 1 主要市场免疫检查点抑制剂增长情况（预测）

（译自《自然-新药开发综述》）

（来源：药友网 2014-12-20）

中美研究人员发现新药物组合有望治耐药肺癌

【提要】 中美科学家通过双膦酸药物和雷帕霉素联合使用的策略，治疗 K-ras 突变的肺腺癌，从而发现了一种很有希望的针对耐药肺癌的治疗方案。

中美研究人员 11 月 19 日说，他们发现了一种很有希望的针对耐药肺癌的治疗方案。实验显示，联合使用一种治疗骨质疏松的药物和免疫调控药物雷帕霉素，可以把患癌小鼠的存活时间提高 1 倍。

当天发表在美国《科学转化医学》期刊的这项研究针对的是含有 K-ras 基因突变的肺癌。K-ras 突变是一种常见的基因突变，可见于 20% ~ 30% 的肺腺癌（一种常见肺癌）、40%以上的肠癌和 90%以上的胰腺癌，常导致癌症出现耐药性问题，因此目前临床使用一些抗癌药物时会要求先对患者进行 K-ras 突变检测。

“这个结果非常令人激动，”论文共同通讯作者、清华大学教授张永辉对新华社记者说，“K-ras 突变是癌症治疗中的顽疾，其他类型的肺癌在早期都有一些有效的治疗药物，但目前还没有特别有效的药物及治疗方案针对这一基因突变，一些‘明星’抗癌药物对于 K-ras 突变的肺癌病人都是无效的。”

在小鼠实验中，张永辉与美国索尔克生物研究所的夏怡丰博士以及伊利诺伊大学的同行，采用了双膦酸药物和雷帕霉素联合使用的策略，治疗 K-ras 突变的肺腺癌。双膦酸药物是传统的治疗骨质疏松的药物，但近年临床发现一些双膦酸药物有显著的抗癌效果。

张永辉说，这两类药物在体内起很强的协同作用，会联手对 K-ras 突变的癌细胞进行剿杀。在小鼠试验中，肿瘤大幅缩小，而小鼠存活时间由 28 天延长至 54 天，增加近 1 倍。

张永辉强调，这一工作并不表明他们找到了对 K-ras 突变的最终解决方案，“解决 K-ras 突变这一医学难题最终可能有多个途径，我们的研究提供了一种很有希望的方案，但最终是否能成功造福于患者，还依赖临床试验结果。”

（作者：林小春，来源：新华网 2014-11-20）

北大医院泌尿外科龚侃教授课题组发现 VHL 基因相关肾癌遗传学新特点

近日，北京大学第一医院泌尿外科龚侃教授课题组在 VHL 基因相关肾癌的遗传学研究中获得新突破，课题组研究论文以原始论著的形式在泌尿外科金牌杂志《泌尿外科》（Urology）及国际肿瘤学顶级杂志之一的《肿瘤学研究》（Cancer Research，影响因子 9.28）发表，龚侃教授为论文通讯作者。此外，国际遗传性肾癌领域知名专家对课题组的研究做了述评，同期发表于《Urology》杂志。

VHL 病为常染色体显性遗传疾病，特征为小脑和视网膜发生血管母细胞瘤。半数以上的 VHL 病患者发生双侧、且为多灶性肾癌。龚侃教授课题组发表于《Urology》的文章在前期工作基础上，进一步总结国人 VHL 病遗传性肾癌患者家系的临床及基因型特点，发现无家族史家系中 VHL 基因新突变比例高于有家族史家系，提示新发突变大多发生在无疾病家族史的患者中。该研究得到了国际遗传性肾癌领域知名专家 Laura S. Schmidt 和 W. Marston Linehan 的高度评价，他们认为这是迄今为止中国最大规模的 VHL 病家系报道；这项研究提示，中国 VHL 病患者家系中新发突变较多，对于没有家族史的患者也要考虑 VHL 病的可能。

课题组发表于《Cancer Research》的文章，通过对 VHL 病患者家系资料进行统计分析，发现国人 VHL 病患者家系中子代的发病年龄早于亲代，且临床症状更重的特点，提示中国 VHL 病患者家系中存在遗传早现的现象。在此基础上，课题组进一步探究了 VHL 病遗传早现的发生机制，通过对正常对照及患者端粒长度进行测定，证实 VHL 病的遗传早现与端粒长度的进行性缩短相关。该研究结果不仅有助于临床诊疗中开展 VHL 病患者的遗传咨询，同时为 VHL 基因相关肾癌的后续研究提供可能的新方向，具有重要的科学意义。

长期以来，龚侃教授课题组开展了以抑癌基因 VHL 为中心的肾癌系统化研究，在肾癌发病机制的分子生物学研究中取得了诸多成果。课题组不仅发现了国人 VHL 病遗传性肾癌患者家系的特点，还明确了国人散发性肾癌患者中 VHL 基因的突变特点。此外，课题组在国际上率先提出了与经典传统认识不同的观点：在肾癌的发病机制中，VHL 基因下游通路的 HIF-2α（缺氧诱导因子 HIF-2α）可能比 HIF-1α（缺氧诱导因子 HIF-1α）更重要；发现并提出散发性肾透明细胞癌中可能存在促红细胞生成素（EPO）及其受体（EPOR）“自分泌，旁分泌”的机制，并提出了该通路可能成为肾癌治疗靶点的新观点。课题组的系列研究在认识肾癌的发病机制及完善肾癌的治疗方面具有重要意义。

龚侃教授课题组在国家自然科学基金、北京市自然基金，教育部新世纪优秀人才支持计划和教育部重点博士点基金的资助下，在肾肿瘤领域开展的以抑癌基因 VHL 为中心的系统化研究取得了丰硕的成果，已发表论文 30 余篇，并于 2013 年获得国家发明专利 1 项，2011 年荣获“华夏医学科技进步奖二等奖”和 2012 年教育部高等院校优秀成果奖（科学技术进步奖二等奖）。课题组在肾肿瘤领域的研究成果获得了国内外专家的一致认可。

（北大医院）

（稿源：北京大学医学部新闻网，发布日期：2014-09-05）

科学家首次发现脑干胶质瘤存在特异性基因突变

首都医科大学附属北京天坛医院副院长、神经外科张力伟教授和美国杜克大学阎海教授与北京市神经外科研究所等相关人员密切合作，历经数年探索研究，在国际上首次发现脑干胶质瘤中存在特异性的 PPM1D 基因突变，并首次报告了在脑干胶质瘤中也存在 IDH1 基因突变。这一发现，被国际同仁称为“全基因组外显子测序在脑干胶质瘤发生机制及治疗分子靶点研究”项目的重大突破。相关论文 6 月 1 日在线发表在国际权威杂志《Nature Genetics》（自然遗传）上。

脑干被称为生命中枢，富含重要的细胞核团和神经传导束，主宰着人的呼吸、循环和意识等重要器官组织，所以脑干胶质瘤研究一直是神经外科领域最棘手的世界性课题，被视为“手术禁区”。此前由已故王忠诚院士领衔的北京天坛医院在脑干肿瘤的基础研究、临床治疗方面一直处于国际领先水平。而后由张力伟、张俊廷教授带领的科研团队在对脑干胶质瘤进行的大样本临床研究中发现，脑干胶质瘤与大脑半球、丘脑等常见部位胶质瘤的生物特性存在明显的差异，术后放疗、化疗均难以控制肿瘤生长，生存时间平均不到 2 年。因此，急切需要寻找肿瘤标志物和新的治疗靶向。

张力伟、阎海教授等采用全基因组外显子测序技术研究发现，在脑干胶质瘤中不仅存在特异性的 PPM1D 基因突变，同时也存在 IDH1 基因突变，但上述两种基因突变在丘脑胶质瘤中却从未发现。研究者还从放疗治疗胶质瘤方面分析了 PPM1D 基因突变的功能，并从基因层面上对两种肿瘤的生物差异性作了科学解释。

张力伟教授介绍，PPM1D 作为一种磷酸酶，能够去磷酸化和失活许多 DNA 的损伤反应蛋白。PPM1D 突变既能促进癌细胞的生长，也能阻止癌细胞的灭亡，因此阻断该突变功能有可能阻止肿瘤细胞生长，这为启动脑干胶质瘤新型靶点药物研究提供了依据。

张力伟说，PPM1D 基因突变在肿瘤的发生和发展中选择肿瘤亚型特异性分布。在将来的前瞻性临床试验中，对 PPM1D 突变状态的评估有可能预测放疗以及其他疗法的治疗效果。该成果还使得脑干胶质瘤分型方法有望由影像学分型向基因分型过渡，并可尝试在分子病理指导下的综合治疗，对今后寻找脑干胶质瘤新的治疗靶点有着极其重大意义。

（作者：匡远深，来源：天坛医院宣传中心，2014-06-09）

相关链接

我国科学家发现脑癌新基因突变，指路新型靶向治疗

2014 年 6 月 1 日，由泛生子首席科学家阎海教授与北京天坛医院张力伟教授共同主持，针对脑干胶质瘤——一种极度危险脑癌的基因组研究成果发表在世界一流学术期刊《自然·遗传学》（Nature Genetics）。该研究发现，癌细胞中存在一种新的基因突变（称为 PPM1D 基因突变），该突变不仅促进癌细胞的生长，而且能阻止癌细胞的灭亡，同时可能会导致患者对放射疗法不产生任何应答（因此放疗对这类患者可能不再有效）。

这是科学史上 PPM1D 此类基因突变第一次被发现具有如此特异的具有促进特定肿瘤细胞生长的功能，这一发现不仅推动癌症基础理论研究的最新进展，同时也为该类癌症的靶向治疗提供方向。

在此研究中，来自中美两国的联合研究小组不仅发现了 PPM1D 基因的突变，而且发现这一基因的突变与常见的 TP53 基因突变总是不同时存在于同一个肿瘤组织中。阎海教授认为“这一发现具有明确的临床治疗意义。无论是 PPM1D 基因突变，还是 TP53 基因突

变，都可能直接导致放疗对相应肿瘤细胞失去效果，因此通过基因组分析能够帮助相应患者避免无用且副作用较高的放射治疗，制订更加有效的治疗方案。”

泛生子首席执行官王思振表示：“这是泛生子公司正式运营半年来首篇发表的科研成果，显示泛生子与临床医院的合作模式具有巨大的科研潜力和临床药品研发潜力。这篇论文的发表体现了泛生子世界一流的科研水平，未来泛生子进行的科研项目将源源不断的显示出世界级影响力和应用价值。”

PPM1D 基因突变具备促进肿瘤细胞生长的功能，那么阻止这一基因突变的功能就可能为患者提供新型的癌症治疗办法。身为美国杜克大学医学院教授的阎海认为，“在药物研发历史上，阻断某种功能远比恢复某种功能容易得多。PPM1D 基因突变致使癌细胞生长，并且抑制癌细胞的灭亡，也就是说，可以针对这样的基因靶点，开发相关的新型药物，从而阻止癌细胞的生长。”阎海教授在其实验室已经开展针对 PPM1D 基因突变的药物研发，预计很快会有其他制药企业加入到针对该基因靶点的新药研发行列中。在不久的将来，通过基因组分析发现携带该基因突变的患者将有可能从更为优越的靶向治疗方案中获益。

根据《2012 中国肿瘤登记年报》报道，每年中国新增 300 多万癌症患者，同时每年有 270 万癌症患者去世。如此众多的患者中有很多在放疗过程中，肿瘤产生抗性导致治疗无效，同时还有很多患者在化疗过程中对药物产生抗性。只有充分了解每个肿瘤不同的基因突变，才有可能从不同的治疗方案中选取最为合适的一种，这就是大家经常听说的个体化诊断与治疗。阎海教授预计，“癌症的个体化诊断与治疗已经逐步进入大家的视线。虽然当前用于个体化诊断的全基因分析技术仍然较为昂贵，但是随着成本的降低以及分析技术不断成熟，癌症的个体化诊断与治疗将逐步成为癌症领域的标准。”

泛生子首席执行官王思振表示，“全基因分析将不断揭示患者在分子层面的特征，与之协同的个体化诊断与治疗将不断为患者发现新型治疗方案。泛生子一定会在这个过程中扮演重要角色，为科学界、医生和患者寻找最优的解决方案，为中国癌症患者提供最优质的服务。”

此次发表于《Nature Genetics》的研究成果，产生于阎海教授与张力伟教授对脑干和丘脑胶质瘤的深刻理解。这两种类型的肿瘤通常为恶性，难以通过手术彻底切除。为了对此类肿瘤进行遗传学及表观遗传学研究，两位教授与研究小组一同对 14 例脑干胶质瘤（BSGs）和 12 例丘脑胶质瘤进行了外显子组测序分析。此外，他们还对 24 例此类肿瘤进行了针对性的基因突变分析，并对 45 例胶质瘤进行了全基因组甲基化分析。研究发现，37.5%的具有 BSG 标致突变 H3F3A 的肿瘤中存在 PPM1D 突变。PPM1D 编码野生型 p53 诱导的蛋白磷酸酶 1D，又称 WIP1。研究发现 PPM1D 突变与 TP53 突变不同时存在于 BSG 肿瘤组织中。同时，体外实验研究显示，PPM1D 突变可以降低对 p53 的激活作用。PPM1D 基因突变表现为其 6 号外显子被截断，从而增强了 PPM1D 对 DNA 损伤检验蛋白 CHK2 激活功能的抑制作用。上述研究结果表明，作为脑干胶质瘤的常见突变基因，PPM1D 可以成为治疗脑干胶质瘤的一种潜在靶标。

（原文：http://www.nature.com/ng/journal/vaop/ncurrent/full/ng.2995.html）

（来源：健康界网站，2014-06-04，作者：泛生子）

中国发现可抑制乳腺癌生长迁移小分子

记者从中国科学技术大学获悉，该校生命学院教授柳素玲在肿瘤干细胞领域研究中取得新突破，发现一种名为 microRNA100（miR-100）的核糖核酸小分子可以抑制乳腺肿瘤干细胞的更新和增殖，从而扼制乳腺癌的生长和迁移。该成果日前在线发表在学术期刊《癌症研究》上。

中科大科研人员发现，miR-100 的表达水平与细胞的分化状态相关，在乳腺肿瘤干细胞中，miR-100 表达水平很低，从而促进了乳腺肿瘤干细胞的分化。而利用四环素诱导型慢病毒在乳腺肿瘤细胞中提高 miR-100 表达，就能减少乳腺肿瘤干细胞的生成。

进一步的机制研究表明，miR-100 是通过下调乳腺肿瘤干细胞的一些调控基因包括 SMARCA5、SMARCD1 和 BMPR2 等的表达，在肿瘤细胞实验及小鼠实验中都抑制了癌细胞增殖。他们还将肿瘤细胞植入到小鼠乳腺脂肪垫和注射到小鼠心脏，并在小鼠体内立刻诱导 miR-100 的高表达，发现可以阻止肿瘤生长和转移。此外，他们通过纳米载体将 miR-100 输送到肿瘤干细胞里，从而抑制了肿瘤的生长。在临床上，他们观察到乳腺癌样本中 miR-100 含量与患者存活率显著的正相关。《癌症研究》杂志审稿人评论说，此研究第一次深刻阐述了 miR-100 对乳腺肿瘤的影响，并且为 microRNA 与肿瘤干细胞的密切相关性以及乳腺癌研究和治疗提供了新的理念和方向。

柳素玲表示，该研究证明了 miR-100 在调控乳腺肿瘤干细胞的自我更新和分化中起着至关重要的作用，这为针对乳腺肿瘤干细胞的治疗提供了新的靶点。

（稿源：国医网，日期：2014-09-22）

北京大学人民医院成功完成首例乳腺癌术后合并上肢淋巴水肿患者修复重建手术

——还乳腺癌妇女“完美身形”不再是幻想

近期，由北京大学人民医院整形美容科主任穆籣主刀，采用“横行腹部皮瓣+腹股沟淋巴组织移植+小血管吻合”术式，成功为一名乳癌术后合并上肢淋巴水肿患者实施了“乳房再造、胸壁修复、腋窝重建及上肢淋巴水肿治疗”手术。

此种术式在北京大学人民医院首次采用，将美体与治疗完美结合，同时解决了多年来采取乳腺癌切除术后因“腋窝淋巴清扫”常合并“患侧上肢肿胀疼痛”的问题，为患者带来福音。

该患者女性，45 岁，13 年前因右侧乳腺癌，于外院行“右侧乳腺癌根治+右侧腋窝淋巴结清扫术”及术后放、化疗。5 年前，患者出现右侧上肢淋巴水肿，缓慢加重，为求解决右侧上肢淋巴水肿及重建右侧乳房来我院整形美容科就诊。经查体，可见患者右侧胸壁纵行切口瘢痕自锁骨上到肋缘下，胸壁贴骨瘢痕“搓板样”畸形，胸大小肌缺如致锁骨下凹陷畸形、腋窝凹陷畸形，患侧上肢周经比健侧相差最大处为4cm，术前诊断为：（1）右侧乳房缺损；（2）右侧腋窝凹陷畸形；（3）右侧胸壁畸形；（4）右侧上肢淋巴中度水肿。经查房讨论，考虑在乳房重建的同时应用腹股沟淋巴组织移植于腋窝，改善右侧上肢淋巴回流，以减轻淋巴水肿。

在放射科、核医学科的配合下，对患者进行了腹部皮瓣血管穿支的术前评估及上肢放射性核素淋巴显影，确诊右上肢为阻塞性淋巴水肿，进一步明确了手术适应证。手术方案定为：分胸部受区和腹部供区两组，包括腋窝瘢痕松解、胸背血管准备、胸壁瘢痕切除松解、胸部受区血管准备、腹部皮瓣及血管蒂切取、腹股沟淋巴组织切取、腹部皮瓣转移、小血管吻合、淋巴组织移植、再造乳房塑形、腹壁髂腰部整形、脐整形术。2014 年 6 月 30 日，在麻醉科的全力支持下，经过 10 余个小时顺利完成手术。术中首先彻底松解腋窝的挛缩瘢痕及切除胸壁及锁骨下的瘢痕，寻找并确定胸背血管，在常规切取腹部皮瓣的基础上，切取以旋髂浅血管为蒂的腹股沟淋巴组织，同时避免损伤下肢的淋巴回流。由于患者 13 年前经腋窝清扫及随后的放射治疗，胸背血管管径及波动均不可靠。术中立刻采用微创技术暴露胸廓内动静脉，应用显微外科技术将腹部皮瓣的双侧腹壁下动静脉分别与胸廓内动静脉的远近心端，行端-端吻合（2 处动脉吻合、3 处静脉吻合），将具有血液供应的淋巴组织充填于腋窝腋静脉周围。

术后患者在整形美容科、胸外科、呼吸科、心内科、放射科、超声诊断科的协作下，全身综合治疗及时，术后恢复顺利，重建乳房血供良好，右侧上肢疼痛症状减轻，周径最大处已减少 2 cm，开始出现淋巴水肿减轻的表现，放射性核素示踪随访将在术后 6 个月进行。

穆籣主任长期致力于乳腺癌术后乳房再造，是国内率先应用“横行腹部皮瓣+腹股沟淋巴组织移植术+小血管吻合术”进行乳房重建、胸壁修复、腋窝重建、上肢淋巴水肿治疗的专家，治疗同时兼顾乳房形态和上肢功能，注重对乳腺癌患者身心的双重治疗。作为穆籣教授团队国际原始创新技术——微创技术暴露胸廓内动静脉，应用显微外科技术将腹部皮瓣的双侧腹壁下动静脉分别与胸廓内动静脉的远近心端进行吻合，曾获 2009～2010 年北京市石景山区科学技术二等奖和北京市科学技术三等奖，在美国、英国、加拿大、意大利和中国上海第九医院推广应用。

此项技术的成功，标志着我院充分具备了在乳腺癌术后乳房再造的同时兼顾腋窝重建和上肢淋巴水肿的治疗，将乳腺癌整体治疗水平抬高到新的水平，切实为广大乳癌患者重塑身形、重拾信心发挥重要的作用。

（北京大学人民医院 穆籣 刘岩 钟艳宇）

（稿源：北京大学医学部新闻网，发布日期：2014-09-01）

天津市肿瘤医院发现有助于预防恶性肿瘤基因

天津市肿瘤医院一项最新研究发现了肿瘤发病和预后相关变异基因，有助于预防恶性肿瘤的发生，填补了国内相关领域空白，获天津市科技进步一等奖。

天津市肿瘤医院流行病室主任陈可欣教授主持的“常见恶性肿瘤的分子流行病学及相关基因的功能研究”，首次发现与乳腺癌等恶性肿瘤易感性显著相关靶序列SNPs，填补了目前我国在有针对性地开展常见恶性肿瘤的三级预防模式及个体化预防措施的研究方面的空白，即不但开展针对病因的一级预防，更注重通过一级预防进行早期发现，从而达到早期诊断和早期治疗、提高患者生存率的二级和三级预防，对易感人群筛查及个体化诊疗等方面具有重要意义。

肿瘤是一种体细胞遗传病，其发生是复杂的多基因、多步骤过程，既有环境因素作用，也有遗传因素影响。之所以有人吸烟喝酒却长寿，也有人远离烟酒却患上癌症；同一种抗肿瘤药物对一些人非常有效，对另一些人则完全无效，正是因为不同人的基因组中存在差异。

这种差异很多就表现为单个碱基上的变异，也就是单核苷酸的多态性（SNPs）。陈可欣介绍，SNPs是个体遗传差异中最常见并与各种易感性或表型最密切相关的一类遗传标记。

这项研究为筛选易感人群，早诊及预测预后措施的建立提供了科学依据。这些遗传信息的改变可作为常见恶性肿瘤易感人群筛查、个体化诊断和治疗的遗传标记，对筛选易感人群、进一步提高个体化诊疗水平、最终提高患者生存率及生活质量，具有重要意义。

目前，研究成果已被天津市肿瘤医院、天津市疾病预防控制中心、上海肿瘤研究所、南京医科大学公卫学院和中山大学肿瘤医院所应用。

（稿源：新华网 2014-06-09，作者：张建新 袁帅）

黄晓军课题组在《Blood》发表封面焦点文章报告单倍型造血干细胞移植供者选择研究重要进展

近日，北京大学人民医院/北京大学血液病研究所黄晓军课题组在国际血液学领域的顶级学术期刊《Blood》（影响因子 9. 775）发表关于“单倍型造血干细胞移植供者优化选择”的研究论文，该论文被选为《Blood》当期封面焦点文章（Plenary Paper），由主编

This Week in
blood®

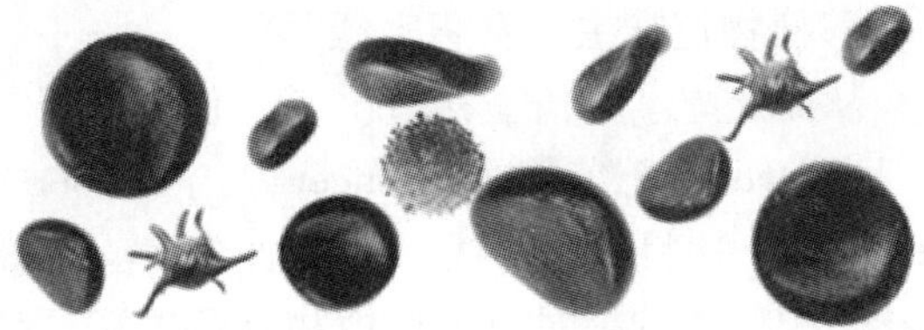

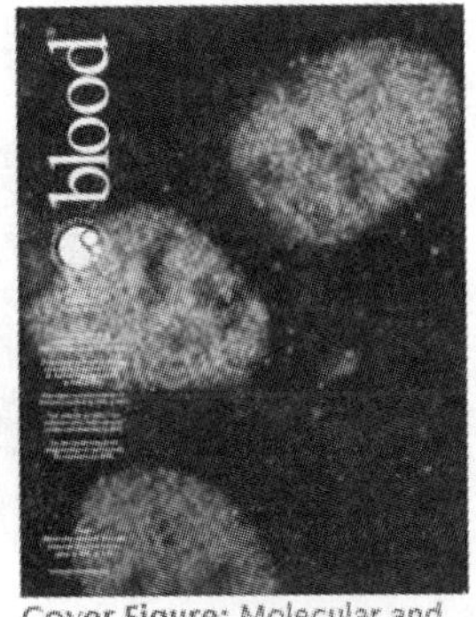

Cover Figure: Molecular and cell biologic features of a new fusion gene in APL. See the article by Chen et al.

WASHINGTON, August 7, 2014 – Welcome to "This Week in *Blood*," a weekly snapshot of the hottest studies from each week's issue of *Blood*, the official journal of the American Society of Hematology (ASH), hand-picked by *Blood* Editor-in-Chief Bob Löwenberg, MD, PhD, and Deputy Editor Nancy Berliner, MD.

Who is the best donor for a related HLA haplotype-mismatched transplant?

Donor selection in HLA haplotype-mismatched stem cell transplantation might have a significant impact on the development of graft-versus-host disease, transplant-related mortality, incidence of relapse, and survival. In this issue of *Blood*, Wang and colleagues present a remarkably large and detailed study from China and propose an algorithm for the selection of the best donor in HLA haplotype-mismatched transplantation of T-replete G-CSF-mobilized bone marrow and peripheral blood stem cells. It can be anticipated that more than half of the HLA haplotype-mismatched transplantations performed worldwide will follow protocols similar to those described in this study. The analysis published in this week's *Blood* will have a major impact on the future application of mismatched transplantation and outcome for a large number of patients.

Bob L. Wenberg 教授在卷首“This Week in Blood”特别推荐，并授权免费获取全文。

异基因造血干细胞移植（Allo-HSCT）是治愈血液病最有效方法，由于免疫屏障的存在，长期仅限于人类白细胞抗原（HLA）相合的情况下进行：但同胞（兄弟姐妹）间仅有25%的 HLA 相合概率，随着我国独生子女家庭成为主流，同胞相合供者日渐匮乏；而中华骨髓库等非血缘供者库捐献成功率仅 11%。因此，供者来源缺乏是 Allo-HSCT 领域长期未解决的重大难题。亟待实现“父母供子女、子女供父母”等单倍型移植。黄晓军课题组历经十余年系列研究，从细胞因子诱导免疫耐受等临床前期研究逐步建立、完善了国际原创的单倍型移植技术体系——“北京模式”，达到了与 HLA 相合同胞和非血缘供者移植等同的疗效。北京大学血液病研究所目前每年完成单倍型移植近 400 例，已发展成为全球最大的单倍型移植中心，并推广至全国 50 余家移植中心及意大利罗马移植协作组等海外中心应用。

单倍型的广泛应用随之带来新的科学问题：如果一位恶性血液病患者同时拥有父母、HLA 不合兄弟姐妹等单倍型供者，如何最优化供者选择，使恶性血液病患者复发率更低、移植物抗宿主病（即移植排异）更少、生存率更高？国际上尚缺该问题的系统研究。黄晓军课题组在 1210 例单倍型移植临床实践基础上系统研究发现：

（1）年轻、男性供者移植组“移植相关死亡率低、生存率高”；

（2）父亲较母亲供者组“移植物抗宿主病发病率低、移植相关死亡率低、生存率高”；

（3）子女较同胞供者组“移植物抗宿主病发病率 ”；

（4）父亲较姐姐供者组“移植相关死亡率低、生存率高”；

（5）非母系遗传抗原（NIMA）不合同胞较父亲、非父系遗传抗原（NIPA）同胞供者组“移植物抗宿主病发病率低”。

从而建立了单倍型移植供者“优化选择法则”。

《Blood》特邀德国 Tübingen 大学 Rupert Handgretinger 教授在当期“Inside Blood Commentaries”栏目进行评述：与非血缘移植中 HLA 配型是供者选择首要原则不同，亲缘单倍型移植中供者选择对患者移植物抗宿主病、移植相关死亡、复发率意义重大。迄今对于供者年龄、性别、亲缘关系等选择原则知之甚少，而这篇研究论文在大量临床病例基础上提出的供者选择法则，可有效降低移植合并症发病率，提高患者生存率。该法则应在其他单倍型移植模式中进一步验证。鉴于“北京模式”覆盖全球50%以上单倍型移植病例，这对改善大量患者生存具有重要影响。

论文的第一作者为北京大学血液病研究所王昱副主任医师和常英军教授，通信作者为黄晓军教授；该研究得到了国家自然科学重点项目、“973”“863”基金，“长江学者”奖励计划，北京市重点实验室，生命科学联合中心等多项科研基金的资助。

链接：

（1）论文：Wang Y，Chang YJ，Xu LP，Liu KY，Liu DH，Zhang XH，Chen H，Han W，Chen YH，Wang FR，Wang JZ，Chen Y，Yan CH，Huo MR，Li D，Huang XJ. Who is the best donor for a related HLA haplotype-mismatched transplant? Blood，2014 Aug 7，124（6）：843-850.

http://www.bloodjournal.org/content/124/6/843.long

（2）评述：Rupert Handgretinger. Haploidentical transplantation：the search for the best donor.

http://www.bloodjournal.org/content/124/6/827?sso-checked="1

（北京大学血液病研究所 吕萌）

（稿源：北京大学医学部新闻网，发布日期：2014-08-29）

涂平教授课题组发现皮肤 T 细胞淋巴瘤疾病进展新机制

日前，北京大学第一医院皮肤性病科涂平教授、汪旸主治医师课题组围绕皮肤 T 细胞淋巴瘤发病机制的研究取得突破性进展。皮肤 T 细胞淋巴瘤是一组由原发于皮肤的皮肤归巢的 T 淋巴细胞克隆性增生造成的疾病，其病因和发病机制尚不清楚。在临床上，早期疾病诊断十分困难，有 80%以上的患者被误诊；而疾病一旦进入进展期，却缺乏有效的治疗手段，患者即使经历多次的联合化疗仍不能有效的控制肿瘤，严重影响患者预后。

涂平教授课题组近年来致力于皮肤 T 细胞淋巴瘤进展机制的研究。在既往研究的基础上，课题组原创性地发现在 CD30 阳性的肿瘤性 T 细胞中 SATB1 蛋白的表达升高，并且这一蛋白质的过表达与 SATB1 基因启动子进化保守区的去甲基化相关。在后续的研究中，课题组进一步发现 SATB1 通过抑制下游 CDKN1A 基因的转录来促进肿瘤细胞的异常增殖，从而促进肿瘤进展。研究成果以原始论著的形式发表在血液学领域著名期刊《Blood》上[Blood，2014，123（22）：3452-3461.]。该研究首次将 T 细胞发育的关键蛋白 SATB1 与皮肤 T 细胞淋巴瘤联系在一起，并原创性的发现了 SATB1-p21 轴在淋巴瘤细胞中的作用。

上述研究对皮肤T细胞淋巴瘤的疾病进展机制提出了新的假说，并对开发针对性的治疗药物提供了理论基础。

（北大医院 汪旸 李航）

（稿源：北京大学医学部新闻网，发布日期：2014-07-03）

里葆多脂质体多柔比星在淋巴瘤治疗中的应用

恶性淋巴瘤是淋巴细胞恶变形成的实体瘤，大体可分为霍奇金淋巴瘤和非霍奇金淋巴瘤两大类。近年来数据显示，我国恶性淋巴瘤发病率约为6.68/10万，男性高于女性，占全部癌症发病的2.34%，近几年淋巴瘤一直位列我国癌症发病与死亡的前10位。

化疗是淋巴瘤主要治疗选择之一，其一线化疗方案绝大多数含有蒽环类药物，有效率及治愈率均较高。脂质体多柔比星（脂质体阿霉素）是相对新型的靶向药物载体，不仅可以增加药物疗效，减少不良反应，在肿瘤药物研发中愈来愈受到重视。脂质体多柔比星自上市以来，单独或联合其他化疗药物用于多种恶性肿瘤的一线化疗方案中，近年来，脂质体多柔比星在淋巴瘤中的应用也越来越广泛，尤其是高龄及合并心脏疾病的患者。2014年美国国立癌症综合网络（NCCN）指南推荐脂质体多柔比星替代普通蒽环类药物。

（一）推荐RCDOP（利妥昔单抗、环磷酰胺、脂质体多柔比星、长春新碱和泼尼松）作为弥漫性大B细胞淋巴瘤伴左心功能不全患者的一线治疗方案之一

脂质体多柔比星在弥漫性大B细胞淋巴瘤的临床治疗上取得了较好的治疗效果。Martino等学者及意大利学者Zaja等分别对33例和30例中位年龄70岁左右的老年弥漫性大B细胞淋巴瘤患者进行了临床研究，以较高的有效性和低毒性、尤其是低心脏毒性支持这项推荐，以期代替传统多柔比星（阿霉素）治疗左心功能不全患者的弥漫大B细胞性非霍奇金淋巴瘤。

（二）推荐作为MF/SS用于全身治疗的B类一线治疗方案之一

指南指出，脂质体多柔比星联合吉西他滨全身治疗C类一线治疗的方案之一：脂质体多柔比、吉西他滨、HDAC抑制剂和低剂量或标准剂量普拉曲沙。

Wollina等学者的一项脂质体多柔比星单药治疗34例复发性或难治性CTCL的多中心临床研究，以总体反应率88.2%，不良事件发生率为41.2%，且大部分为暂时性或程度较轻微的反应支持以上的推荐。

另一项法国学者Quereux等开展的脂质体多柔比星治疗进展性或难治性MF或SS的多中心临床研究提示，脂质体多柔比星在难治性和进展性CTCL患者中具有一定疗效以及较低的不良反应率，同样支持该项推荐。

（三）推荐GVD方案为复发或难治性霍奇金淋巴瘤治二线化疗方案之一

Bartlett等报道的Ⅰ～Ⅱ期组合研究中GVD方案常规治疗后复发组和移植后复发组与HL的其他挽救化疗方案相比，疗效相当，不良反应减少，该方案在复发难治性霍奇金淋巴瘤治疗方面有很好的疗效而作为推荐的二线化疗方案之一。

2009 年，上海复旦张江生物医药股份有限公司自主创新的中国首个 PEG 化脂质体（里葆多）上市，作为乳腺癌、淋巴瘤等恶性肿瘤的一线化疗药物。里葆多既能保持蒽环类化疗药物的抗肿瘤作用，又能降低蒽环类药物的不良反应，尤其是避免普通蒽环类药物对心脏的毒性，对器官功能不佳的老年人更为有益，同时脂质体制剂能发挥一定被动靶向功能，在以蒽环类为主要化疗方案的淋巴瘤治疗中值得推荐。

（来源：肿瘤医学论坛 2014-07-01）

人源葡萄糖转运蛋白结构被获取 饿死癌细胞或成可能

2014 年 6 月 5 日，清华大学宣布：清华大学医学院颜宁教授研究组在世界上首次解析了人源葡萄糖转运蛋白 GLUT1 的晶体结构，初步揭示了其工作机制及相关疾病的致病机理。该研究成果被国际学术界誉为“具有里程碑意义”的重大科学成就。

有望阻断癌细胞营养，“饿死癌细胞”

葡萄糖是地球上各种生物最重要、最基本的能量来源，也是人脑和神经系统最主要的供能物质。葡萄糖代谢的第一步是进入细胞，但亲水的葡萄糖溶于水，而疏水的细胞膜就像一层油，因此，葡萄糖自身无法穿过细胞膜进入到细胞内发挥作用，必须依靠转运蛋白这个“运输机器”来完成。葡萄糖转运蛋白镶嵌于细胞膜上，如同在疏水的细胞膜上开了一扇扇的门，能够将葡萄糖从细胞外转运到细胞内。

人类对葡萄糖跨膜转运的研究已有约 100 年的历史。1977 年，第一次从红细胞里分离出了转运葡萄糖的蛋白质 GLUT1，在 1985 年鉴定出 GLUT1 的基因序列。此后，获取 GLUT1 的三维结构从而真正认识其转运机理就成为该领域最前沿也最困难的研究热点。过去几十年间，美国、日本、德国、英国等国的诸多世界顶尖实验室都曾经或正在为此全力攻关，但始终未能成功。

颜宁介绍，转运蛋白 GLUT1 几乎存在于人体每一个细胞中，是大脑、神经系统、肌肉等组织器官中最重要的葡萄糖转运蛋白，对于维持人的正常生理功能极为重要，一方面，如果转运蛋白 GLUT1 功能部分缺失，将会使细胞对葡萄糖吸收不足而导致大脑萎缩、智力低下、发育迟缓、癫痫等系列疾病，并会因葡萄糖不能及时为人体利用消耗而导致血糖浓度的异常升高。另一方面，转运蛋白 GLUT1 在癌细胞的新陈代谢过程中也发挥着重要功能。

“癌细胞要生存，需要依赖葡萄糖作为其‘口粮’，而由于癌细胞消化葡萄糖所产生的能量不到普通细胞的 15%，所以癌细胞就需要比正常细胞摄入更多的葡萄糖，也就需要通过负载更多的葡萄糖转运蛋白 GLUT1 完成葡萄糖从细胞外转运到细胞内的过程。”

“因此，如能研究清楚转运蛋白 GLUT1 的组成、结构和工作机理，就有可能通过调控它实现葡萄糖转运的人工干预，既可以增加正常细胞内葡萄糖供应达到治疗相关疾病的目的，又可能通过特异阻断对癌细胞的葡萄糖供应，达到抑制癌细胞生长的目标。”颜宁介绍。

颜宁同时强调："很多疾病都有着复杂的成因，尤其癌症是最复杂的疾病，而我们的科研是非常基础的。从基础科研到转化中间有相当漫长的路。但是通过诸多基础科研成果，逐步积累线索，可以更好地理解致病机理，期望最终有可能治愈疾病。"

可帮助人类理解分子转运最基本过程

据介绍，该项成果不仅是针对葡萄糖转运蛋白研究取得的重大突破，同时为理解其他具有重要生理功能的糖转运蛋白的转运机理提供了重要的分子基础，揭示了人体内维持生命的基本物质进入细胞膜转运的过程，对于人类进一步认识生命过程具有重要的指导意义。

清华大学医学院鲁白教授介绍，"该项成果的意义主要存在于两个方面，首先，从科研的角度说，第一个揭示了人源转运蛋白的结构，可以帮助人类理解分子转运这一生命科学中最基本的过程。从临床的角度说，有助于了解幼儿癫痫、癌症、糖尿病的发病机制，同时，可以作为药物研发的潜在靶点。"

该成果在《自然》杂志发表之后，2012 年诺贝尔化学奖得主布莱恩·克比尔卡（Brian K. Kobilka）评价，"哺乳动物的膜蛋白结构研究难度远远大于对细菌同源蛋白的研究，因此至今已经获得的哺乳动物膜蛋白的结构寥寥无几。但是要针对人类疾病开发药物，获得人源转运蛋白结构至关重要。对于 GLUT1 的结构解析本身是极富挑战、极具风险的工作，因此这是一项伟大的成就。"

美国科学院院士、加州大学洛杉矶分校教授、转运蛋白研究专家罗纳德·卡百克评价，"学术界对于 GLUT1 的结构研究已有半个世纪之久，而颜宁在世界上第一个获得了 GLUT1 的晶体结构，从某种程度上说，她战胜了过去 50 年从事其结构研究的所有科学家。这也是至今获得的第一个人源转运蛋白的结构，并代表了一项重要的技术突破。该成果对于研究癌症和糖尿病的意义不言而喻！"

美国科学院院士、麻省理工学院教授，GLUT1 基因的克隆者哈维·劳迪什评价，"这是一项极为重要的成果，终于清晰揭示了自克隆基因起猜测 30 年之久的 GLUT1 的 12 次跨膜结构以及转运机理。"

完整理解葡萄糖转运机理只差一步

葡萄糖转运蛋白 GLUT1 在人体内是处于活动状态的，在发现了其构造之后，进一步破解其运转机理就成为下一步研究的方向。

据颜宁介绍，目前已经发现了葡萄糖转运蛋白 GLUT1 晶体结构运转过程中的一个构象，结合该团队早在 2012 年发现的细菌葡萄糖转运蛋白的两个构象，只要再发现一个构象，就可以相对完整地理解人体内葡萄糖运转机理的整个过程。

值得一提的是，这项具有里程碑意义的科研成果是由一个清华大学的年轻团队完成的。现年 37 岁的颜宁是我国生命科学领域杰出的青年科学家，2007 年从普林斯顿大学回到清华医学院担任教授至今，以通讯作者身份在《自然》《科学》《细胞》三大国际著名期刊上发表论文 9 篇，成果于 2009 年、2012 年两次被美国《科学》杂志评选的年度十大科学进展重点引用，并入选 2012 年中国科学十大进展。第一作者邓东博士为 80 后，他从清华大学博士毕业后刚刚开始博士后的研究。三位共同第一作者都是 90 后，徐超、吴建平目前均为清华大学博士二年级学生，共同第一作者孙鹏程是生命学院本科生，于大二加入其班主任颜宁实验室。此外，本科来自清华化学生物基础科学实验班、现为五年级博士研究生的闫创业和本科来自清华数学物理基础科学班、现为一年级博士生的胡名旭在这项研究中也作出了重要贡献。

颜宁科研团队从 2009 年开始 GLUT1 的研究。在 5 年的攻关过程中，他们大胆创新，在研究思路和实验技术上相继获得重要突破，在结构生物学的最前沿领域确立了中国的领先优势。

（人民日报记者 赵婀娜 赵永新，来源：《人民日报》，2014-06-06）

相关链接 1

清华颜宁最新 Nature 文章解析转运蛋白

生物通报道 来自清华大学的研究人员发表了题为“Crystal structure of the human glucose transporter GLUT1”的文章，报道了人类葡萄糖转运蛋白 GLUT1 的晶体结构。相关研究成果公布在《Nature》杂志上。

文章的通讯作者是清华大学的颜宁，2007 年，作为普林斯顿大学博士的颜宁受聘于清华大学医学院，成为清华最年轻的教授、博士生导师。在回国的几年间，颜宁教授研究组主要聚焦于膜蛋白、胆固醇代谢调控通路相关因子的结构生物学研究，在《Science》《Nature》《Cell》等杂志上发表多篇重要的论文，并荣获了中国青年女科学家奖、HHMI 国际青年科学家奖等奖励。

从低等微生物到高等动物如人类，葡萄糖代谢对于细胞维持正常生理功能有着至关重要的作用。但是葡萄糖无法自由通过由磷脂双分子层构成的疏水细胞膜，细胞对葡萄糖的摄入需要借助于细胞膜上的葡萄糖转运蛋白，其中一类属于主要协同转运蛋白超家族（Major Facilitator Superfamily，MFS），是大脑、神经系统、红细胞、各个器官中最重要的葡萄糖转运蛋白（glucose transporters，GLUT）。

GLUT1 是 MFS 葡萄糖转运蛋白亚家族成员。GLUT1 由 SLC2A1 编码，广泛表达于多种组织细胞调节葡萄糖摄取。尤其是它对葡萄糖分子具有很高的亲和力，因此在相对低浓度的状态下也能转运葡萄糖分子，是介导葡萄糖经过血脑屏障的主要转运蛋白。血脑屏障内皮细胞中的 GLUT1 对大脑和其他器官的葡萄糖供应起至关重要的作用。

失活性突变会导致 GLUT1 葡萄糖转运活性受损，使得大脑缺乏能量供应而引发相关人类疾病。GLUT1 缺陷综合征（又称作为 De Vivo 综合征）具有早发性癫痫、小头畸形和发育迟缓等一系列的症状特征。由于无氧糖酵解是一种较低效率的能量获取方式，癌细胞必须更加努力地获取更多的食物，尤其是葡萄糖来维持生存。以往的研究在几种癌细胞类型中均观察到 GLUT1 表达水平增高，确定了 GLUT1 是肿瘤发生的一个重要预后指标。由于其重要的生理和病理作用，GLUT1 成为了当前功能和结构测定研究的一个热点。

在这篇文章中，研究人员报告了分辨率为 3.2 埃的人类 GLUT1 晶体结构。捕获的全长 GLUT1 蛋白呈现一种向内开放的构象，并表现出典型的 MFS 家族折叠方式——由 12 个跨膜螺旋组成 N 端和 C 端两个以假两次轴对称的结构域。这种结构使得研究人员能够精确地绘制出 GLUT1 中致病突变结构图谱，并阐明其潜在机制。

在以往的研究中，颜宁课题组曾获取了 GLUT1～4 在大肠杆菌中的同源蛋白 XylE 的结构。XylE 在大肠杆菌中负责将 D-木糖以质子依赖的方式同向转运进入细胞。在这篇文章中，研究人员将 GLUT1 与 XylE 的结构进行了对比，从而为理解协助扩散单向转运体及质子驱动的协同转运体的转运机制奠定了基础。

获得 GLUT1、XylE 和 GlcP 的结构为从结构和机制上了解参与各种生物学过程及与许多生物技术应用相关的这一 MFS 葡萄糖转运家族提供了重要的新见解。此外，新研究结果也为开发出靶向 GLUT1 和其他生理上重要的 MFS 葡萄糖转运蛋白的潜在治疗药物提供了指导准则。

（作者：何嫱，来源：生物通 www.ebiotrade.com，时间：2014-05-20）

相关链接 2

颜宁研究组揭示人源葡萄糖转运蛋白 GLUT1 的结构及工作机理

2014 年 5 月 18 日，生命中心颜宁研究组在《Nature》在线发表了题为“Crystal structure of the human glucose transporter GLUT1”的 Article，在世界上首次报道了人源葡萄糖转运蛋白 GLUT1 的晶体结构，初步揭示其工作机制以及相关疾病的致病机理。

葡萄糖（D-glucose）是地球上包括从细菌到人类各种生物已知最重要、最基本的能量来源，也是人脑和神经系统最主要的供能物质；据估算，大脑平均每天消耗约 120 克葡萄糖，占人体葡萄糖总消耗量的一半以上。葡萄糖代谢的第一步就是进入细胞：亲水的葡萄糖不能自由穿透疏水的细胞膜，其进出细胞需要通过镶嵌于细胞膜上的葡萄糖转运蛋白完成。其中一类属于主要协同转运蛋白超家族（Major Facilitator Superfamily，MFS）的转运蛋白是大脑、神经系统、肌肉、红细胞等组织器官中最重要的葡萄糖转运蛋白（glucose transporters，GLUTs）。在人体的 14 个 GLUTs 中，GLUT1、2、3、4 这四种蛋白生理功能最重要，研究最广泛，其中 GLUT1 因发现最早而得名。

GLUT1 几乎存在于人体每一个细胞中，是红细胞和血脑屏障等上皮细胞的主要葡萄糖转运蛋白，对于维持血糖浓度的稳定和大脑供能起关键作用。在已知的人类遗传疾病中，导致 GLUT1 功能异常的突变会影响葡萄糖的正常吸收，导致大脑萎缩、智力低下、发育迟缓、癫痫等一系列疾病（GLUT1 Deficiency syndrome，又称 De Vivo syndrome）。另一方面，当发生癌变时，葡萄糖是肿瘤细胞最主要的能量来源，但是肿瘤细胞由于缺乏氧气供应而只能对葡萄糖进行无氧代谢，同质量葡萄糖所提供的能量不到正常细胞的 10%，因而对葡萄糖的需求剧增（这是被称为 Warburg Effect 的肿瘤细胞代谢现象），在很多种类的肿瘤细胞中都观察到 GLUT1 的超量表达，以大量摄入葡萄糖维持肿瘤细胞的生长扩增，这使得 GLUT1 的表达量可能作为检测癌变的一个指标。

葡萄糖跨膜转运的研究历史基本上代表了人类理解物质跨膜运输的历史。将近 100 年前，就观测到红细胞对葡萄糖的饱和性吸收；起初认为葡萄糖是通过自由跨膜扩散进入细胞的，随着实验证据的积累，1948 年，LeFevre 等首次提出，葡萄糖进入红细胞的跨膜扩散需要细胞膜上的特定组分（蛋白质）参与；1952 年，Widdas 等通过对人体红细胞转运葡萄糖的动力学研究，提出了饱和运载体机制（saturable carrier mechanism），理论上揭示了细胞膜上运载体（carrier）的存在（尽管之后的研究并不再支持这转运模型，但至今许多跨膜转运蛋白仍然以 carrier 命名，转运蛋白家族以 SLC 分类）；1977 年，Kasahara 和 Hinkle 从人体红细胞提纯分离出了参与葡萄糖转运的膜蛋白，并实现了脂质体重构功能实验，证实了葡萄糖转运蛋白的存在；1985 年，Harvey Lodish 实验室首次鉴定出了人体 GLUT1 蛋白的基因序列，并根据氨基酸序列预测了其具有 12 次跨膜区的拓扑结构；1991 年，De Vivo 等首次报道了与 GLUT1 突变体相关的疾病症状，并将这一大类与 GLUT1 突变相关的疾病命名为 De Vivo 综合征，展示了 GLUT1 与人类健康的紧密关联。

自从获得了大量生理、病理、细胞、生化信息之后，获取 GLUT1 的三维结构就变成了该领域最期待的下一个突破。为了结构生物学研究，科学家尝试了从红细胞中、动物组织中直接提取 GLUT1 或者通过重组表达的方法获取；同时还尝试通过研究 GLUT1~4 的同源蛋白结构信息来间接理解这些重要的人源转运蛋白。20 世纪 80 年代，Henderson 等报道了数个与 GLUT 具有序列同源性的细菌糖转运蛋白；90 年代，一系列工作报道了 GLUT1 蛋白在多种表达体系中的重组表达；真正的结构生物学突破发生于 2012 年，颜宁研究组首次解析了 GLUTs 的大肠杆菌同源蛋白 XylE 与葡萄糖结合的高分辨率晶体结构，并利用同源建模预测了 GLUT1~4 的三维结构；时至今日，人源 GLUT1 蛋白的晶体结构的捕获为理解这个具有历史研究意义的转运蛋白掀开了新的一章。

颜宁研究组能够在激烈的国际竞争中率先解析 GLUT1 的晶体结构源于他们对于 MFS 家族的深入理解和研究积淀。颜宁实验室在 2007 年成立之日就将 GLUTs 作为主要研究对象，然而作为结构生物学领域最为困难的膜蛋白、尤其是真核膜蛋白的研究，首先要培养一支研究队伍。因此他们从相对简单的细菌同源蛋白开始着手，边培养学生边积累经验教训。2010 年，解析了大肠杆菌中岩藻糖转运蛋白 FucP 的晶体结构（Dang，et al. Nature，2010）；2012 年，解析木糖转运蛋白 XylE 的晶体结构（Sun，et al. Nature，2012）。在研究这些同家族糖转运蛋白的结构与机理过程中，他们对于 MFS 家族的工作机理有了深入了解，分析出 GLUT1 结晶的“瓶颈”在于高度动态、结构不稳定。针对这一问题，他们别出心裁，寻找可以将 GLUT1 锁定于某一构象的致病突变体，同时利用低温结晶进一步稳定蛋白构象，终于克服了 GLUT1 重组表达、纯化结晶的一系列技术障碍，获得了 GLUT1 的晶体结构。

GLUT1 的三维晶体结构呈现经典的 MFS 家族折叠方式——12 个跨膜螺旋组成 N 端和 C 端两个结构域。两个结构域之间的腔孔朝向胞内区，即该结构呈现向内开放构象。而在结晶中用到的去污剂头部恰好是葡萄糖苷，其结合位点与此前 XylE 中观测到的葡萄糖结合位点基本重合，证实了 MFS 家族具有单一结合位点。有趣的是，GLUT1 在胞内可溶区还具有一个由 4 个 α 螺旋组成的结构域（简称 ICH），这一序列只在 MFS 中的糖转运蛋白亚家族中（Sugar Porter subfamily）观察到，因此 ICH 是属于该家族蛋白质的特有结构特征。

利用 GLUT1 的晶体结构可以精确地定位与疾病相关的突变氨基酸，揭示其致病机理。分析显示，三十余个突变氨基酸基本集中于 3 个区域：底物结合区域、胞外门控区、胞内门控区，它们的突变或者影响了底物识别，或者影响转运蛋白的构象变化。晶体结构使得理解这些致病突变的机理一目了然。与之前获得的向胞外半开口的 XylE 晶体结构比较揭示出 ICH 在 GLUT1 的构象变化中起关键作用。鉴于 ICH 在糖转运蛋白亚家族的保守性，这一发现可能适用于该亚家族所有成员。

至此，颜宁实验室分别捕获了 FucP 向胞外开放，XylE 结合底物半开放，GLUT1 向胞内开放的三个 MFS 家族最具有代表性的转运状态结构，结构比对初步揭示出 MFS 糖转运蛋白在转运循环中的构象变化，对于理解 MFS 家族糖转运蛋白的转运过程提供了重要的分子基础。

本工作的第一作者邓东博士是 PTN 博士研究生项目的第一位毕业生，其博士阶段针对 TAL effector 特异识别 DNA 分子机制的研究曾经入选 2012 年《Science》评选的年度十大进展及 2012 年度中国科学十大进展。目前邓东为清华-北大生命科学联合中心（CLS）的博士后；共同第一作者徐超和吴建平 2012 年于清华大学生命学院获得本科学位后加入 CLS 博士研究生项目，目前为博士二年级；共同第一作者孙鹏程来自生命学院 01 班，于大二暑假加入其班主任颜宁实验室，即开始参与 GLUT1 的结构生物学研究，目前已被 CLS 录取，将于今年 9 月正式成为 CLS 的博士研究生。此外，本科来自于化生基科班、现为生命学院五年级博士研究生的闫创业和本科来自于数理基科班、现为 CLS 一年级博士生的胡名旭也对本工作做出重要贡献。

本工作获得了自然科学基金委、科技部、CLS 的经费支持。颜宁自 2012 年起受到国家自然科学基金委杰出青年基金和 HHMI 国际青年科学家项目资助、2013 年获得青年拔尖人才计划资助。特别值得一提的是，上海同步辐射光源（SSRF）为及时收集高质量衍射数据提供了必不可少的保障。

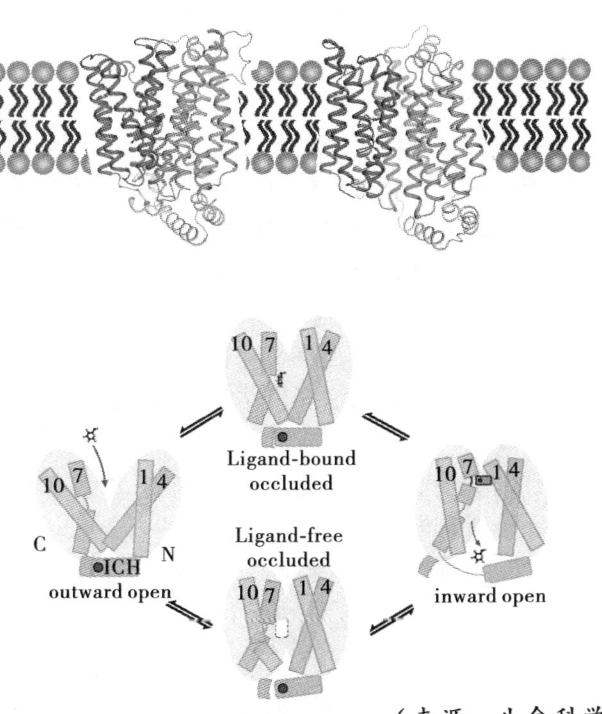

（来源：生命科学联合中心网站）

中山大学教授发现专杀癌细胞病毒

记者昨日获悉，由中山大学医学院颜光美教授带领的课题组分离出一种天然甲病毒M1，该病毒具有选择性抗肿瘤作用，可特异性杀死癌细胞而不伤害正常细胞，这种新型溶瘤病毒有望成为新一代抗癌利器。

M1 病毒可杀多种癌细胞

据介绍，对于肿瘤患者来说，进行放、化疗时，杀死癌细胞的同时也杀死正常细胞，这是困扰患者和医生最大的难题。中山大学医学院颜光美教授团队经过多年研究，从海南岛分离得到一种 M1 的天然病毒。随后经过细胞培养方法发现，这种 M1 病毒能选择性地感染并杀死包括肝癌、结直肠癌、膀胱癌、黑色素瘤在内的多种癌细胞，更重要的是，它对正常细胞无毒副作用。

此外，研究工作还证明了 M1 病毒作用的分子遗传学机制，这个发现为精准的临床用药和实施个体化疗法提供了可靠的科学依据，也极大地增加未来临床试验取得成功的机会。据专家介绍，该研究成果对阐明新型天然溶瘤病毒 M1 选择性杀伤肿瘤细胞的机制和研发新型靶向抗肿瘤药物都具有重要意义，有望成为攻克人类癌症的新一代利器。

据介绍，该研究由中山大学中山医学院教授颜光美课题组独立完成并具有完全的自主知识产权，相关研究成果已于本月 7 日发表在国际期刊《美国科学院院报》上。

杀癌细胞主流仍是放化疗

对于该项研究，记者昨日也采访了多名肿瘤专家。中大肿瘤医院一名放、化疗专家表示，该研究确实具有突破性意义，特别是能对多种癌细胞都产生效果，如将来能应用在临床上，就是一种更理想的治疗方法。不过该专家也表示，目前肿瘤治疗最普遍的还是依靠放、化疗来杀灭癌细胞，近几年又提出整体治疗的概念，上述研究其实也是整体治疗中的一部分。

国内知名肿瘤学专家、广东省人民医院副院长吴一龙表示，目前肿瘤治疗已进入了分子化治疗阶段，并逐渐走入更个性化的治疗道路，针对个体差异进行用药，其中的代表是目前越来越多的靶向治疗方法，“原理就是找准一个靶点进行杀灭，不像以前放、化疗一大一大片杀，现在要求精确杀死细胞”。吴一龙也表示，虽然靶向治疗效果更显著，但目前已发现的靶点仍有限，还需要更深入的分子细胞学研究。

（来源：《信息时报》、中国青年网，发稿时间：2014-10-15）

相关链接 1

中山大学发现 M1 天然病毒：有望成下一代抗癌利器

《南方日报》10 月 13 日讯（记者/雷雨 通讯员/蔡珊珊）“在杀死癌细胞的同时，也杀死了正常细胞。”这个困惑了全世界医生和癌症病人的怪圈，终于可望打破。记者13日从中山大学获悉，中山大学中山医学院颜光美教授课题组于今年10月7日在国际期刊《美国科学院院报》发表了天然病毒M1具有选择性抗肿瘤作用的最新研究，该研究表明，M1天然病毒能特异性杀死癌细胞而不伤害正常细胞，这种新型溶瘤病毒有望成为下一代抗癌利器。

这项研究成果是由中山大学中山医学院颜光美教授课题组独立完成并具完全的自主知识产权，林园、张海鹏、梁剑开为共同第一作者。

全球癌症发病率呈现快速增长态势，现有的治疗手段远远未能满足临床需求。中山大学中山医学院颜光美教授课题组历经多年潜心研究，终于从中国海南岛分离得到一种叫做M1的天然病毒。颜光美团队使用细胞培养方法发现，M1病毒能选择性地感染并杀死包括肝癌、结直肠癌、膀胱癌、黑色素瘤在内的多种癌细胞，而对正常细胞无毒副作用。整体动物模型证明，M1病毒“像长了眼睛一样准确找到肿瘤组织并将其杀灭”，正常器官则不受影响。

除细胞水平及动物实验之外，课题组还使用临床标本离体活组织培养模型进一步证实了上述新型溶瘤病毒的有效性和特异性。

据介绍，更为重要的是，研究工作还证明了M1病毒作用的分子遗传学机制，即锌指抗病毒蛋白（ZAP）在部分肿瘤中的低表达与M1病毒溶瘤效应相关。这个发现为精准的临床用药和实施个体化疗法提供了可靠的科学依据，也会极大地增加未来临床试验取得成功的机会。

据专家介绍，这些结果表明，如同“精确制导”一般的新型天然溶瘤病毒M1，将会安全而有效地治疗癌症，有望成为攻克人类癌症的新一代利器。该研究成果对阐明新型天然溶瘤病毒M1选择性杀伤肿瘤细胞的机制和研发新型靶向抗肿瘤药物都具有重要意义。

（来源：《南方日报》2014-10-14）

相关链接2

能杀死肿瘤的蚊子病毒有多厉害？

首先声明，下面是个人学习体会，不准确处敬请指正。

近日由中山医学院药理系颜光美团队发表在《美国科学院院刊》上的文章“选择性靶向ZAP缺陷人癌细胞的M1溶瘤病毒特性研究”（www.pnas.org/cgi/doi/10.1073/pnas.1408759111），由于其重要的科学意义，获得国内众多媒体的报道，也成为微信朋友圈和微博上的大众谈资。连医疗圈的很多同行都在问，听说中大在你们海南岛的蚊子身上发现一种病毒，可以杀死多种癌细胞？甚至有一位记者朋友转述读者询问，听说海南岛的蚊子可以治肿瘤？

与老百姓对新的科学发现的热切期待相反，我10月15日上午登录微博看到一位活跃的医学科普大V对该新闻的评价是偏负面的，再看该微博下面的20多条评论则全部都是负面评价。

这些在微博上传播科学新闻并评论的人，要么是医学同行，要么是热心医学科普的网友。

我对这种两级分化的反应很吃惊。

到 NCBI 检索到文章两位通讯作者的邮箱，给他们发了索取全文的邮件。怕时间耽误，又请在美国的同学帮助下载全文。等我中午吃完饭查邮箱的时候，三篇全文都发过来了。对科学家的认真态度赞一个。

下面我来解读一下这篇文章的意义，顺便回答公众的疑问。

为了客观的目的，解读的依据只来自原始文献，不涉及国内近两日发表的通稿和采访内容。

首先追根溯源，看看这头带病毒的蚊子来自哪里。

1964 年，中国预防医学科学院病毒学研究所的科学家在海南省保亭县毛岸村抓到了这头未来可能造福肿瘤患者的库蚊。

经过近 30 年的研究，对当时从库蚊体内分离出的 M1 病毒株在当地人和家禽、家畜中的感染情况进行了调查，并做了血清学鉴定。健康人和发热患者的感染率在 10%～26%之间。研究论文于 1992 年发表在《东南亚热带公共卫生杂志》上。

M1 病毒学名盖他病毒（Getah virus），为甲病毒属（genus Alphavirus），是 RAN 单链病毒。其全基因组序列由中山医学院微生物系的江丽芳教授和中国疾病预防控制中心病毒病预防控制研究所（当年采集蚊子的就是该单位前身）的梁国栋研究员分别于 2007 年、2008 年发表在国际刊物上。

几十年来大家都把 M1 当作在人畜之间传播的、可以引起轻度发热和关节疼痛的虫媒病毒来对待的。

从 2004 年开始，中山医学院药理系的颜光美教授开始把 M1 当作溶瘤病毒来研究。

所谓溶瘤病毒（oncolytic virus）是一类具有体内复制能力并引起肿瘤细胞死亡的病毒。

大家知道除了手术、化疗、放疗以外，科学家对于肿瘤治疗新技术的探索一直没有中断。病毒作为转基因的有效载体，长期应用于肿瘤基因治疗的研究。后来发现除了转移基因的作用外，病毒在体内复制的过程中也可以引起肿瘤细胞的死亡。从此溶瘤病毒开始作为一个特殊的治疗手段被深入研究，称作溶瘤治疗（oncolytic virotherapy）。

颜教授团队于 2009 年发表了 M1 治疗恶性胶质瘤的研究文章。他们利用体外培养的 C6 胶质瘤细胞发现，M1 可以通过调节 p21WAFI/CIP 蛋白的表达减少和细胞内转位，来诱导肿瘤细胞的凋亡。

颜教授在刚发表的 PNAS 文章中测试了更多的肿瘤细胞。用 M1 感染体外培养的 66 种人和小鼠肿瘤细胞系，在其中 29 种细胞中观察到了杀伤肿瘤的效果（43%）。为了使实验更有说服力，他们又选择原发肝癌和结肠癌患者的手术切除标本，用 M1 病毒感染，结果在 66%的肝癌和 75%的结肠癌中观察到治疗效果。而更加令人可喜的是病毒不影响正常细胞的生长。

看看实验结果的图，上面那一堆横着的曲线都是正常细胞，病毒对它们没影响，而向右下方斜下来的那堆曲线，代表的各种受到杀伤的肿瘤细胞。

多么善解人意的病毒啊，专杀肿瘤细胞。

多么讨厌的病毒啊，为什么只杀一部分肿瘤细胞而留下另一部分呢，难道它们不够坏吗？

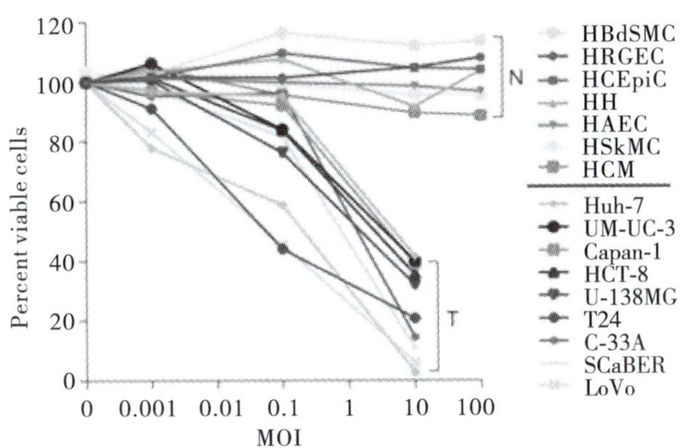

M1 病毒处理的细胞：上面正常细胞，下面肿瘤细胞

颜教授团队继续研究发现，原来有一种叫 ZAP 的蛋白质在“使坏”（这是本篇论文最精彩的部分，可称为科学与艺术的结合）。

对非专业人员来说过程很难理解，我直接说结论了。

ZAP 蛋白的功能是人与自然进化的结果，在细胞内发挥保护作用。有 ZAP 蛋白的细胞，M1 病毒很难感染和复制，换言之 M1 病毒能感染并杀死的那些肿瘤细胞都是缺乏 ZAP 蛋白的。原来不是敌人太狡猾，而是敌人太愚蠢。研究人员进一步测试了 506 例不同的肿瘤患者，发现肿瘤细胞中 ZAP 蛋白表达较低占 52%~69%，M1 发挥作用的空间还很大。

关于这篇论文的故事我就想讲到这里了。论文本身及附加材料总有几十页，最精彩的部分告诉大家了，谁要想看细节可以找作者去要原文。

最后对读者的提问谈谈我的看法：

1. M1 病毒可以治疗肿瘤吗？

答：可以，深入研究下去有重要意义。

2. M1 病毒可以精确制导肿瘤吗？

答：不能，目前只能杀伤 ZAP 蛋白缺陷的肿瘤。

3. M1 病毒可以治愈肿瘤吗？

答：没看出来，现有研究不是把治愈作为评价指标。

4. 蚊子病毒可以保存多长时间？

答：病毒分离后可在培养细胞中传代，理论上可以无限期保存。不用担心科学家养蚊子不安全或者病毒不够用。

5. 抓海南蚊子直接来叮咬可以治疗肿瘤吗？

答：这是一个记者 MM 转述读者的问题。她说要写文章辟谣，我觉得没必要，因为你无法证明蚊子叮咬不能治癌。所以我的回答是，有可能。建议有此需求者自行前往海南省保亭县毛岸村捕蚊，同时做好被传染登革热的心理准备。

（来源：海医附院宝叔的微博 http://weibo.com/haoxinbao 发布于 2014-10-16）

作者：血液/肿瘤学教授，肿瘤研究所所长，中美联合淋巴瘤中心主任（言论仅代表个人观点）

相关链接 3

中山大学发现灭癌病毒最快 3 年后进行人体试验

南都讯 如果把研发抗癌新药的过程比作 10 公里长跑，中山大学药理学教授颜光美认为，他带领的团队顺利跑完了第一公里。颜光美的实验团队在全球内首次发现，在自然界存在的病毒 M1 具有选择性杀伤多种肿瘤细胞的特性。这是否意味一种新的抗癌疗法有望在未来诞生？现在的癌症患者有无希望受益于此？昨日，颜光美在中山大学北校区的办公室内，详解了这一研究结果的热点问题。

对三种癌细胞杀伤作用最明显

颜光美团队在小鼠和人体肿瘤组织上进行的实验显示，M1 病毒对肝癌、结直肠癌、膀胱癌细胞的杀伤作用最明显，对黑色素瘤、脑癌和前列腺癌等癌细胞也起作用。

更为关键的是，实验团队找到了 M1 病毒靶向杀伤癌细胞的特征物——锌指抗病毒蛋白（ZAP）。研究显示，69% 的肝癌组织、52% 的结肠癌组织、61% 的膀胱癌组织表现出 ZAP 的低水平。这意味着，若新药成功研发，患者可以先通过检测，确定体内癌细胞缺乏 ZAP，便可以进行病毒溶瘤治疗，提高有效的可能性。

实验结果写成论文，发表在 10 月 2 日的《美国国家科学院院刊》（简称 PNAS 杂志）上，国内媒体报道后引起轰动。

不是颠覆现有治疗方法，是补充发展

“我们现在已经完成实验室阶段，有充足的研究资源和好的研究条件，争取用 3 年左右时间完成临床前阶段的研究工作，取得 I 期临床试验的许可证，M1 病毒便能用于自愿参与试验的患者身上，这是理想情况下最快能用于人体上的时间了。”颜光美说。

按照法律规定，新药研发需通过科学研究、临床前、用于人体的 Ⅰ 、Ⅱ 、Ⅲ 期临床试验等阶段，才可以上市销售，用于临床治疗患者。I 期临床试验考查药物的安全性，Ⅱ 期考查药物的有效性，Ⅲ 期试验用数量更多的实验样本进一步研究，上市后还要在临床中进行大规模的研究，验证药效。

“我对这项研究的可信度很有信心，实验本身的科学证据充足，但面对外界要冷静。”颜光美不同意这是对现有治疗癌症方法的颠覆一说，他更愿意称为“对现有癌症治疗方法的补充和发展”。目前，治疗癌症的临床疗法包括手术切除、物理放射、化学药物治疗等，靶向药物也属于化学治疗，只是药物对正常细胞的毒性没那么强，但仍然有耐药性等问题。

“研发药品的每一步都要如履薄冰。”颜光美曾在美国药厂实验室工作，在那里一个新药的平均研发期是 10 年，花 20 年去研究也是常事。新药研究面临的不确定性很多，而且与其他领域的研发不同，药品研发还有安全性、有效性等门槛，一步跨不过去便悉数归零，因此是高投入高风险的研究领域。

“现在还处于实验室阶段，不能用于病人身上”

“现在还处于实验室阶段，不能用于病人身上，这有严格的法律规定。”前日晚上 11 点，颜光美还在电脑前逐一回复了 286 封来自患者亲友的咨询邮件。作为论文的两位通讯作者之一，身兼学术和行政领导职务的颜光美公布了自己的邮箱，以收取国内外科研同行的咨询，没想到收到大量病患咨询邮件。

他很理解患者亲友见到一线曙光的急切心情。有些来电者不能理解，“我给你签字画押，完全自愿行不行”，他花了半小时给对方解释，现阶段用于患者身上，不管结果如何，均触犯法律。电话也是响个不停。在接受采访的 1 个小时中，他的手机响了四五次，电话中他连说“有最新进展一定会及时公布”。

实验发现了啥——M1 病毒能选择性杀伤多种肿瘤细胞，不会损伤正常细胞

对肝癌、结直肠癌、膀胱癌细胞的杀伤作用最明显，对黑色素瘤、脑癌和前列腺癌等癌细胞也起作用。

找到 M1 病毒靶向杀伤癌细胞的特征物——锌指抗病毒蛋白（ZAP），若新药成功研发，患者可以先通过检测，确定体内癌细胞缺乏 ZAP，便可以进行治疗。

研究进行了两种病毒感染正常细胞的实验，一是同一器官的癌细胞和正常组织细胞的对比实验，二是包括心脏、肝、肠管、血管等 7 种人体主要器官组织的正常细胞感染 M1 病毒的实验，均未发现 M1 病毒对正常细胞有损伤作用。

已发现的作用仅局限于实体瘤。

哪些有待验证

在动物身上实验的效果有待实验研究。

对人体毒副作用、耐药性等问题是临床试验需要考察的内容，现阶段实验室试验尚未涉及。

肿瘤扩散和转移后，M1 病毒是否有效，对血液肿瘤是否有效，仍需进一步实验研究。

研究历程——23 人参与研究，来自多个学科

“单一学科或几个人的小实验室都不可能完成这个实验。”在颜光美 30 人的实验室团队中，有 23 人参与 M1 病毒研究，他们来自分子生物学、药理学、病理学、病毒学、临床肿瘤科等多学科，包括博士研究生、临床医生和技术员，例如从患者身上取肿瘤活体组织需要中山大学肿瘤医院医生完成，病理学分析鉴定由中山一院负责。“多学科合作的胸怀、组织协调的能力，对科研创新必不可少。”

论文发表前 1 个月，实验室团队已申请了国家和国际的专利，这是完全由中山大学自主研发的知识产权。

2004 年开始，颜光美便着手筹备主持生物制药的抗癌研究。他的研究思路套用俗话，便是中国传统的“以毒攻毒”。2007 年，实验团队利用一种霍乱毒素细菌，产生有毒蛋白质，诱导脑癌肿瘤细胞降低恶性程度，分化成类似于正常细胞的细胞，论文也是发表在

PNAS 杂志上。这次 M1 病毒特性的发现，则是另一套称为“溶瘤病毒”的抗癌功夫。

为什么没发在《Nature》或《Science》

颜光美认为，PNAS 作为综合性期刊，在学术界中已经有很大影响力，在生物学领域中属于权威杂志，引用指数足够高，他在美国的导师也很喜欢在 PNAS 上发文章。

PNAS 的审稿非常严格，论文投稿后只有一次修改机会，修改后要么发表要么淘汰，负责提出修改意见的是该领域世界级的学术权威。

颜光美介绍，一般情况下，PNAS 给一篇论文的正文篇幅是 6 页，颜光美团队发表的这篇有 9 页正文（含 6 张图表）和 10 页的补充数据，是作为这期杂志的重点论文来推出。

更为人熟知的《Nature》和《Science》杂志，一般只给论文 4 页正文的篇幅，最多只给 4 张图表，讲求短小精悍，颜光美希望论文发表能呈现一个完整的学术项目故事。

对话——暂未发现损伤正常细胞 新药或是注射剂

南都：实验进展如何？

颜光美：研究进行了一系列体外测试、小鼠体内的肿瘤模型测试以及取自患者的肿瘤活组织测试，下一步，实验人员会将 M1 病毒用于灵长类动物身上进行实验。我设想，新药会是动脉或静脉注射剂。从已有资料来看，这项研究的前途很好。我们还有其他技术证据支撑，等相关实验到达完成阶段，还会有论文发表。

南都：病毒进入人体后，人体的免疫系统对病毒进行攻击，产生抗体，如何让病毒绕开人体免疫系统的攻击？

颜光美：人体产生的抗体会在两星期后将体内病毒“赶出体外”，M1 病毒的疗法设想是两个星期内分 3~4 次注射，病毒有足够时间钻入癌细胞体内，通过扩增裂解方式杀伤肿瘤细胞，产生的子代病毒又能感染周围的细胞。抗体清除体内未感染癌细胞的病毒，不影响已经“打入敌后”的“病毒卧底”工作。

南都：M1 病毒是否会感染正常细胞，引起其他疾病或产生毒副作用？

颜光美：自然界存在的病毒中，只是一小部分会对人体致病。M1 病毒只在马和猪之间传播。研究进行了两种病毒感染正常细胞的实验，一是同一器官的癌细胞和正常组织细胞的对比实验，二是包括心脏、肝、肠管、血管等 7 种人体主要器官组织的正常细胞感染 M1 的实验，均未发现 M1 病毒对正常细胞有损伤作用。因此推断，M1 病毒治癌对正常细胞没有毒副作用。

而且，对人体毒副作用、耐药性等问题是临床试验需要考查的内容，现阶段实验室试验尚未涉及。即使日后实验发现对人体产生某些副作用，权衡轻重，只要利大于弊，依然还有临床应用价值。

南都：M1 病毒能否治疗非实体瘤？对肿瘤转移和扩散的治疗有何作用？

颜光美：我们研究中，M1 病毒已发现的作用仅局限于实体瘤，因为中国 90%的癌症病例都是实体瘤，所以这是我们团队首选的实验对象。肿瘤扩散和转移后，M1 病毒是否有效，对血液肿瘤是否有效，这些都是未来进一步实验研究的方向。

我们现在是用天然病毒进行实验，未来在研究清楚病毒的结构和功能后，根据它的抗癌机制，可以通过分子生物学技术，改建工程病毒，将可能产生毒副作用的病毒 RNA 结构部分去除。另一种可能的思路是将病毒改建成只杀伤特定种类癌症细胞的病毒，专门治疗某一癌症，更加精确打击。

癌症研究现状——癌症治疗效果 关键看早中晚期

现在唯一能有效预防的癌症疫苗是子宫颈癌疫苗，对几种 HPV 感染引起的子宫颈癌预防作用能达到 90%以上。但由于我国药监部门的审批等原因，疫苗在大陆地区尚未上市。

所有癌症的发病机理，现在都还是不清晰。还有相当一部分的子宫颈癌是疫苗无法预防。

癌症治疗的效果，关键看恶性肿瘤的早中晚期，与癌症类型的关系相对较小。早期的即便是发病率和死亡率最高的肺癌，也有 80%以上 5 年存活率。晚期只有 20%存活率。5 年生存期比例较高的是鼻咽癌、甲状腺癌，原因是这类肿瘤不易扩散。

目前临床治疗效果最差的是晚期的胰腺癌、肺癌、肝癌。有 25%的中晚期胰腺癌患者在被确诊后活不过一年。

得益于同 M1 病毒类似药理，人类开发出针对一些基因突变所引发的癌症的靶向药物。比如说，现在医学发现，中国人所患的肺癌当中，有相当部分通过基因检测发现，它们的 EGFR 基因出现突变。所以药商们开发出针对此类突变的靶向药物，如厄洛替尼（特罗凯）、吉非替尼（易瑞沙），还在继续针对这些突变致癌基因，开发后代的靶向药物，但它们的作用和 M1 不同，不同点在于长期使用该类靶向药物后，容易出现耐药现象。

溶瘤病毒治疗

通过对自然界存在的一些致病力较弱的病毒进行基因改造，制成特殊的溶瘤病毒，利用靶细胞中抑癌基因的失活或缺陷，从而选择性地感染肿瘤细胞，在其内大量复制并最终摧毁肿瘤细胞。

（出品：南方都市报科学新闻工作室，主持：冯巧，采写：南都记者 陈万如 王道斌）

（来源：国医网 2014-10-16）

三步化疗法提升晚期卵巢癌疗效

卵巢癌到了晚期是不是就意味着“时日无多”？复旦大学附属肿瘤医院妇科蔡树模教授科研团队的一项研究给出了否定的答案。该团队创建的晚期卵巢癌术后（满意细胞减灭术）的“三步化疗法”使接受治疗的晚期卵巢癌（Ⅲc/Ⅳ期）患者 5 年无病生存率达 60%以上，显著延长患者生命。

卵巢癌是女性生殖系统常见的恶性肿瘤，其早期症状较为隐蔽，难以早发现。在临床，70%以上的卵巢癌患者确诊时已经是晚期。此外，由于卵巢癌预后效果差，病死率却高居妇科恶性肿瘤的第一位，特别是中晚期的卵巢癌生存率之低，令人“闻之色变”，因而卵巢癌也成为名副其实的“红颜杀手”。

卵巢癌的治疗方案通常采取手术联合化疗，但在手术时，晚期患者已经无法完全切除癌症病灶，全身性的化疗对提高中晚期卵巢癌患者的生存率具有重要意义。经过标准的一线综合治疗（肿瘤细胞减灭术联合紫杉醇+铂类化疗药物综合治疗），绝大多数的卵巢癌患者病情可以获得缓解。

然而，经过一线标准化疗的晚期卵巢癌患者超过 80%会复发。长期以来，晚期卵巢癌（Ⅲc/Ⅳ期）的 5 年总生存率徘徊在 30%左右，5 年无病生存率仅为 10%。

为提高晚期卵巢癌患者的生存期、提升患者的生活质量，蔡树模教授团队精心设计了一套化疗方案。相比于传统的晚期卵巢癌一线标准化疗方案，蔡树模教授团队的化疗方案新加两个步骤，立足于卵巢癌的特点，并参考肿瘤细胞动力学和肿瘤药理学原理，创建了“三步化疗法”：采用传统卵巢癌一线标准化疗消灭紫杉醇/铂类化疗药物敏感的癌细胞；采用与一线化疗不同的药物化疗消灭紫杉醇/铂类化疗药物不敏感的癌细胞；再用铂类化疗药物进行第三步化疗消灭休眠状态进入细胞周期的癌细胞。

据初步统计，接受“三步化疗法”的晚期卵巢癌（Ⅲc/Ⅳ期）患者 5 年无病生存率达 60%以上，显著延长患者 5 年生存率。

蔡树模教授提醒，目前创建的晚期卵巢癌术后满意细胞减灭术应用于晚期卵巢癌（Ⅲc/Ⅳ期）、术后癌残端<1 cm 的患者最为有效。而对于未达到“术后满意的细胞水平”的卵巢癌患者——术后癌残端>1 cm 的患者，蔡树模教授的科研团队正在积极探索有效的治疗方案。

临床上，蔡树模教授团队曾治疗一例卵巢癌Ⅳ期患者，该患者已经双肺多发转移，经“次满意细胞（残癌>2 cm）减灭术”的“三步化疗法”治疗，肿瘤全消，随访至今已经 8 年无复发。

此外，卵巢癌经过治疗后一旦复发，是不是就意味着无药可救？国内外学者一致认为，卵巢癌一旦复发，治疗的目标不是治愈而是缓解症状，延长生存期，提高生活质量。蔡树模教授科研小组在研究中发现，对卵巢癌治疗后初次复发的患者采用以化疗为主的综合治疗，能有效延长生存期，部分患者仍可得到根治。蔡树模教授呼吁，晚期卵巢癌治疗后初次复发的患者抓住治疗的机会，接受合理治疗，才能取得满意的效果。

（《身体周刊》记者 许珈，发表于 2014-09-06）

相关链接

晚期卵巢癌（Ⅲc/Ⅳ期）术后 3 步化疗法——附 15 例分析

蔡树模　汤　洁　黄　啸　黄晓炜　刘素萍

复旦大学附属肿瘤医院妇瘤科 复旦大学上海医学院肿瘤学系 上海 200032

【摘要】 背景与目的：卵巢上皮癌确诊时约 70%属晚期，目前Ⅲc、Ⅳ期卵巢癌术后经一线标准化疗后，其 5 年无病生存率（diseasefreesurvival，DFS）约 10%，本研究根据卵巢癌的特点，参考肿瘤细胞动力学和肿瘤药理学的原理，设计 3 步化疗法，以期提高Ⅲ、Ⅳ期卵巢癌患者 5 年 DFS。**方法：**研究组（A 组，$n=15$）给予 3 步化疗法（紫杉醇+卡铂，每3周给药1次，共6~8个周期；依托泊苷+环磷酰胺，每4周给药1次，共6个周期；卡铂+环磷酰胺，每8周给药1次，共6个周期）治疗；对照组（B组，$n=51$）回顾分析2007年复旦大学附属肿瘤医院妇瘤科收治的Ⅲ、Ⅳ期卵巢癌经标准一线化疗获临床缓解的患者（紫杉醇+卡铂，每3周给药1次，共6~8个周期），比较2组5年DFS。**结果：** A组5年DFS为80%（12/15），B组为5.9%（3/51），差异有统计学意义（$P<0.01$）。**结论：** 对Ⅲ、Ⅳ期卵巢癌在满意细胞减灭术后，采用3步化疗法能提高5年DFS。该方案疗效好，不良反应轻，治疗费用低，值得进一步开展临床研究。

（《中国癌症杂志》2013年第12期980-983页）

抗癌药物研发：在失败中涅槃

申学舟

包括免疫疗法在内的新一代癌症治疗方案可谓卓越非凡，但这一进步绝非一蹴而就，期间几多波折，也只有各大药物研发机构心中自知。一项新药在获批的道路上，注定有千万项药品研发项目的失败，科研人员从失败中吸取经验及教训，从而更深入地了解癌症发生、生长及转移机制，并以此开发出新的抗癌路径。本文以黑色素瘤、肺癌、脑瘤三种癌症为例，向您展示，在众多失败的研究为奠基的基础上，癌症治疗及药物研发领域所取得的进展。

黑色素瘤——失败多年后成效初显

美国疾病预防控制中心（CDC）的数据显示，在美国，皮肤癌属于被诊断人数最多的癌症，每年有将近500万人因此而接受治疗，花费预计高达81亿美元。而黑色素瘤则是一种发生于皮肤黑色素细胞的癌症，在各种因皮肤癌死亡的病例中，黑色素瘤占据了多数。美国国家癌症中心估计，仅在2014年就有7.6万人被诊断为黑色素瘤，且超过1万人将死于这种疾病。每年仅用于黑色素瘤的治疗费用，就高达33亿美元。

如果能及早被诊断，黑色素瘤的5年成活率高达97%。但不幸的是，这是一种侵入性极强的癌症，一旦它扩散或转移到其他脏器，其5年成活率将骤降至15%~20%。

治疗转移性黑色素瘤向来都是一项挑战，但如今我们在战胜它的道路上已经前进了一大步。早前，治疗转移性黑色素瘤的标准方案为外科手术加上包括化疗、放疗、早期免疫疗法（干扰素α-2b和白细胞介素-2）在内的辅助疗法，但这类治疗所带来的不良反应也是巨大的。同时，虽然一小部分患者能由此得到长期的治疗效果，但大部分却都在确诊后1年内死亡。

近年来，新兴的靶向疗法和免疫疗法，在治疗晚期黑色素瘤时有了突破式的进展。免疫疗法能通过人体自身的免疫系统来攻击并杀死癌细胞。数据显示，在1998年白细胞介素-2被FDA批准后，一直到2011年期间，都没有新的治疗黑色素瘤药物获批，但在其后3

年内，FDA 一口气批准了 6 项新药物上市，其中 5 项都是针对晚期或转移性黑色素瘤的药物（见图 1）。

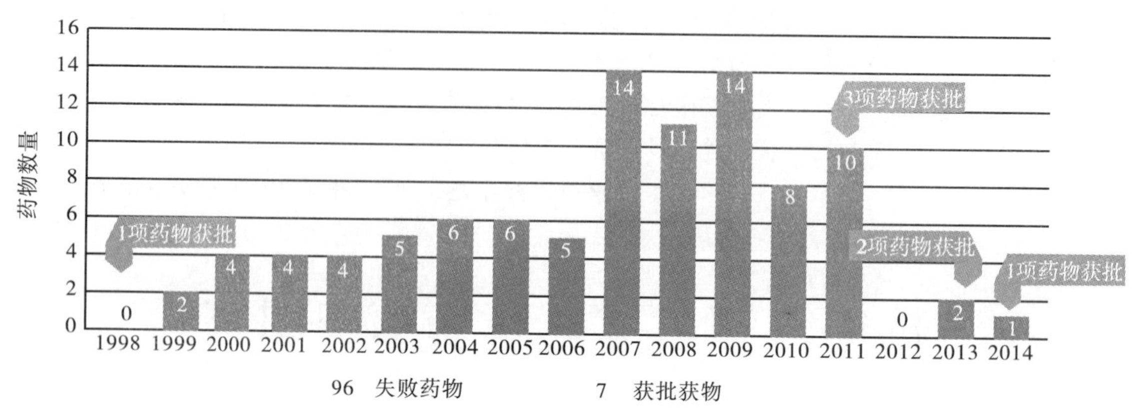

图 1 黑色素瘤药物研究失败案例

（1998～2014）

2002 年时，研究人员在大约半数的黑色素瘤患者中发现了 BRAF 基因位点的突变，也正是此项突变导致了这些患者体内黑色素瘤细胞的过量表达和扩散。此后，以此发现为基础的三种新药相继获得了 FDA 的批准：维罗菲尼、达拉菲尼和曲美替尼。它们都瞄准特异的基因突变位点，来阻断细胞信号通路，以此延缓甚至使肿瘤停止生长。

研究人员也正在开展新一代的免疫疗法研究。在长达 25 年的研究中，研究人员发现了一个名为 CTLA-4 的分子，与阻碍免疫系统攻击癌细胞有关，通过阻遏这个分子，就能活化人体自身免疫系统使之对抗癌细胞。在 2011 年，这种被称为伊匹单抗的药物，被 FDA 描述为“第一个能清晰地证明患者在服药后能够有更长的存活时间的药物”。

另一项针对黑色素瘤的免疫新药是在 2014 年获批的：Pembrolizumab 是一种通过阻遏细胞程序性死亡-1（PD-1）细胞路径的首创新药。PD-1 是一种程序性死亡受体蛋白，能防止免疫系统攻击人体正常细胞，但癌细胞依附于该蛋白质后，就能逃脱被免疫系统毁灭的命运。Pembrolizumab 通过抑制癌细胞与 PD-1 间的联系，使得免疫系统能够正常运作，攻击黑色素瘤细胞。众多专家对这种治疗方案表示看好，并期待 PD-1 抑制剂用于其他癌症的数据。事实上，在 2014 年美国临床肿瘤学会年会上，研究者就称，在 411 例晚期转移性黑色素瘤患者中，服用 Pembrolizumab 的患者 1 年存活率达到了 69%。

肺癌——新纪元正在开启

肺癌是人类第二常见的癌症，根据美国国家癌症研究所的数据，仅 2014 年就有超过 22. 4 万人被确诊为肺癌，16 万人将死于该疾病。肺癌患者的平均 5 年存活率仅为 16%，即使诊断发现时间较早，其 5 年存活率也只有 54%，若是被诊断时已是晚期，5 年存活率更是只有可怜的 4%。

近来，对肺癌（小细胞肺癌、非小细胞肺癌）的研究不断完善：通过基因测试能够确认该项癌症特定的基因突变位点，以了解其发展进程，帮助靶向治疗方案的制定（见图2）。这项手段，在非小细胞肺癌中的利用显得尤为亮眼。

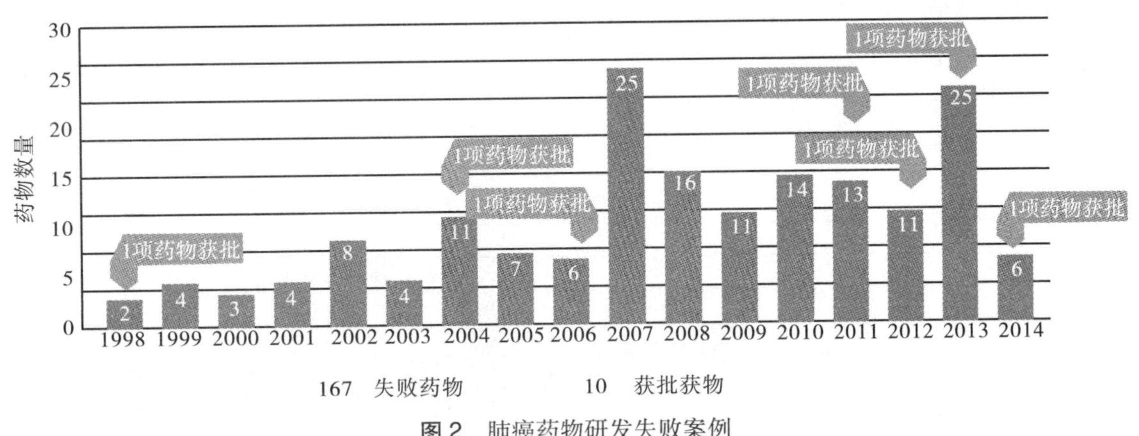

图2 肺癌药物研发失败案例
（1998~2014）

在约10%的非小细胞肺癌中，上皮生长因子受体（EGFR）的基因都出现了突变，导致了癌细胞的生长。在这个事实的基础上，研究人员研制出一种新型的EGFR抑制剂：埃罗替尼和阿法替尼，来延缓或停止肺癌细胞的生长。

同时，研究人员也发现，有5%的非小细胞肺癌是由间变性淋巴激酶（ALK）基因的变化所导致的。2011年，FDA批准了一项针对此基因的靶向药物——克唑替尼，其通过阻遏变异后的ALK基因，扰乱细胞信号来阻止癌细胞的生长和分裂。2014年，一项新的ALK抑制剂色瑞替尼，被FDA批准用于“此前使用过克唑替尼并产生了药物抗性的患者”，临床数据也显示出该药物的有效性。

此外，血管生成抑制因子的应用，也成为肺癌治疗的新方向。通过切断供给肿瘤生长的血管形成路径，来抑制肿瘤生长。2006年，FDA批准贝伐单抗与化疗联合治疗非小细胞肺癌，数据显示，接受此项治疗方案后，患者的总存活时间比单独使用化疗有显著延长。

在未来，革命性的技术是通过纳米技术支撑的纳米药物，它通过纳米载体将抗癌分子传递到癌症区域，这样能使药物的效果更多地作用于肿瘤区域而非正常器官，减少不良反应。2012年，一项研究显示，纳米形式的紫杉醇要比传统的化疗形式更能使患者受益，因此也得以通过FDA的审批。

脑瘤——不懈研究终将带来曙光

美国癌症协会估计，2014年将有超过1.4万人死于脑瘤和脊柱肿瘤，而新增患病人数将达2.4万人。癌细胞可以起源于脑部组织，也可以是由其他部位转移至中枢神经系统。起源于脑部组织的称为原发性脑瘤（Primary brain tumor），它既可以是恶性的也可以是良性的，但两种形式都足以威胁生命。

良性脑瘤通常不具扩散性，不会转移至周遭的脑组织，但随着它的生长，其对普通脑组织却也具有着强大的破坏力。而在众多恶性原发脑瘤中，多形性成胶质细胞瘤（GBM）是成人中最常见也最具侵袭性的肿瘤，如果被诊断为多形性成胶质细胞瘤，一般只剩下14.6个月的寿命，且其5年存活率更是少于10%。

脑是人体最复杂的器官，而脑瘤也极其难以治疗，甚至我们连脑瘤的成因也知之甚少。同时，由于血脑屏障的存在，许多化学物质、药物都无法进入脑部，也加大了其治疗难度（见图3）。

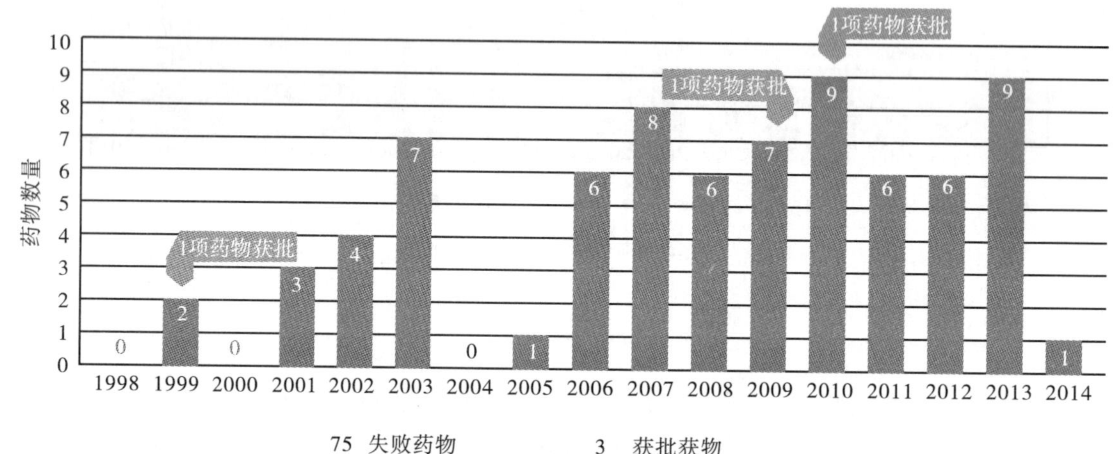

图3　脑癌药物研发失败案例

（1998~2014）

在治疗上，根据脑部肿瘤发生的区域、大小、种类、患者年龄以及其他因素，脑瘤的治疗方案也不尽相同。一般来说，脑瘤治疗方案的第一步是外科手术，之后便是持续的放疗和化疗。但对包括多形性成胶质细胞瘤在内的某些肿瘤，这些治疗的效果有限，多数只能缓解症状和延缓肿瘤生长。

近年来，由于靶向疗法的发展，研究人员开始尝试脑瘤治疗的新方案：肿瘤的生长和扩散都需要血液供给营养，血管生长抑制因子能减缓给予肿瘤血液的血管生长，并防止其周围新的血管形成，FDA 2009年批准用于治疗多形性成胶质细胞瘤的贝伐单抗就是利用此机制研发而成。贝伐单抗通过与化疗联合，能够使肿瘤停止生长。此外，由于血管抑制因子具有巨大的潜力，也被用于更多类型癌症术后的辅助治疗。

与此同时，一种名为依维莫司的药物也在2010年获批，用于治疗室管膜下巨型星形细胞瘤（subependymal giant cell astrocytoma），这是一种生长缓慢的肿瘤。依维莫司锁定一种名为mTOR的蛋白质来起效，因为mTOR与细胞生长和分裂有关。跟贝伐单抗一样，依维莫司也能使肿瘤延缓生长，甚至收缩，但其是否能够增加患者存活率，仍不明确。

未来，基因图谱、纳米技术、免疫疫苗等技术的发展使治愈这些绝症成为可能，我们所要做的，只是坚持不懈，不被失败打倒。

（来源：《医药观察家报》2014-12-25）

肿瘤患者营养治疗的若干思考

在第22届亚太抗癌大会上，中山大学附属第一医院石汉平教授探讨了肿瘤患者营养治疗中存在的一些问题和营养治疗的现状，他表示，相比非肿瘤患者，肿瘤患者更容易发生营养不良，营养不良比例更高。营养不良者生存期短，治疗耐受性低，治疗反应不敏感。因此，营养评估发现营养不良是抗肿瘤治疗的前提。

Jones JM在2000年报告，1975~2000年间文献报道的营养筛查与评估方法达44种之多。考虑到近年新增加的方法，实际可能已超过50种，而临床上常用的方法却不足10种，主要包括：营养风险筛查2002（NRS 2002）、主观整体评估（SGA）、患者主观整体评估（PG-SGA）、微型营养评估（MNA）、营养不良通用筛查工具（MUST）及营养风险指数（NRI）等。而在这些方法中，被美国ADA推荐用于肿瘤患者营养调查的只有PG-SGA。

PG-SGA的具体评价内容包括两部分：

（1）患者自我评价：具体包括体重变化情况、食物摄入状况、自我感觉症状和活动状况及功能等4项，构成A评分；

（2）医务人员评价：具体包括疾病及其营养需求（B评分）、代谢应激状况（C评分）和临床查体（D评分）。

患者入院后，根据PG-SGA进行营养评估并将患者分类管理：

（1）营养良好（0~1分）者，直接接受抗肿瘤治疗；

（2）轻/中度营养不良（2~8分）者，需同时接受营养治疗及抗肿瘤治疗；

（3）重度营养不良（≥9分）者，在接受营养治疗1~2周后再同时接受抗肿瘤治疗及营养治疗。

肿瘤患者在营养治疗过程中能量摄入不足是临床上存在的普遍现象，而满足目标需要量并非易事。其中关键措施包括：

1. 提高脂肪供能比例

肿瘤细胞糖酵解能力是正常细胞的20~30倍，其多达50%的ATP来源于糖酵解途径，糖酵解强度与肿瘤生长速度和侵袭性密切相关。有研究报道，血糖升高是肿瘤患者发病率与病死率的独立危险因素。同时降低环境中葡萄糖浓度，对肿瘤细胞具有选择性的毒性作用，促使肿瘤细胞出现快速凋亡。所以肿瘤营养治疗的对策之一是减少葡萄糖供能比例，并提高脂肪供能比例。对于进展期、终末期肿瘤患者，推荐高脂肪、低碳水化合物的配方，二者比例可以达到1∶1，甚至脂肪供能更多。同时应该注意选择合适脂肪，如优先选择N9及N3多不饱和脂肪酸。多不饱和脂肪酸可以改善恶液质，提高生活质量，增强放疗、化疗疗效，肿瘤患者可从中获益。

2. 提高蛋白质供给

因为多数研究显示，单纯能量达标对死亡率无改善，只有能量及蛋白质均达标，才可能真正降低病死率。具体蛋白质的选择上，高支链氨基酸制剂，短肽配方更加有利于肿瘤尤其是进展期肿瘤患者。如采用预消化水解蛋白配方，因同时含有游离氨基酸和短肽，可充分利用人体双通道氮源吸收。且短肽和游离氨基酸在吸收过程中都不受胃、肠蛋白酶的影响。胃肠道肿瘤患者术前口服短肽，可显著减轻炎症反应，促进白蛋白合成，缩短手术后住院时间。

石汉平教授指出，营养支持应该成为肿瘤患者的最基本、最必需的治疗措施，并且肿瘤患者的营养治疗应具有特殊性，不仅要求营养支持应该满足患者的目标需要量，同时要求能量及蛋白质双达标，提高营养配方中的脂肪供能量以及蛋白质供给。

（稿源：中国抗癌协会网站，2014-07-18）

❖ 医者楷模 ❖

俯仰流年 如歌岁月——记“中国内科肿瘤学之父”孙燕院士

吴秉炎

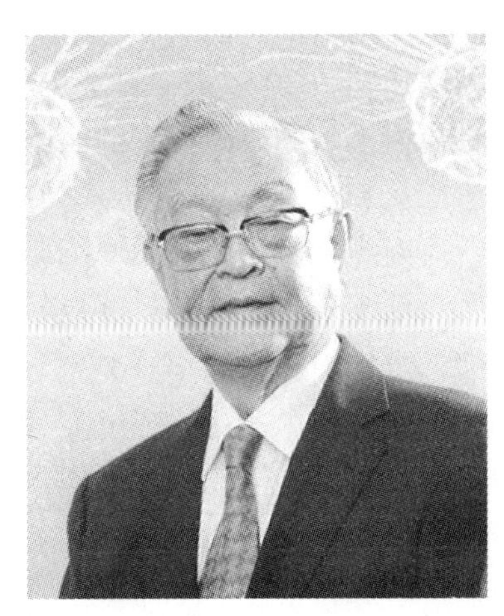

【编者按】立春之日，初春之时，北京终于迎来入冬后的第一场雪。采访孙燕院士的时候，雪还没有化完，空气中还残存着寒冷。尽管这样，85岁高龄的孙院士还是早早地来到了办公室。屋里，书籍、报刊、资料摆得满满当当，显得办公室并不宽敞，这些画面告诉记者，孙燕院士至今依然在工作岗位上战斗。

业内人说，孙燕院士堪称“中国内科肿瘤学之父”，纵观我国肿瘤内科半个多世纪的发展轨迹。可以说，他的人生历程就是中国肿瘤内科的历史。而坐在孙燕院士的面前，他就是一个最普通的慈祥长者，三言两语开始，他的回忆慢慢铺展开来……

济世救人　少年立志学医报国

出生在战乱年代，孙燕从开始懂事的时候，所接触到就是民族危亡。国破家亡在异族统治下的生活使他从幼年就深深懂得，没有祖国的富强，不管贫的富的，不论你有多大本本事，敌人一来都是一样。

懂得亡国的痛苦，向往自由富强，孙燕和他的小伙伴，每逢星期天就到县城的小东山锻炼身体，谈论长大后如何报效祖国的话题。那时，一位同学的父亲米儒珍大夫在昌黎东关开诊所为广大劳动人民看病，是当地一位受到老百姓爱戴的医生，也是同学们敬佩的人物和榜样。由于目睹现实的黑暗、腐败，“同是济世救人，良医勘比良相”，孙燕决定立志学医的理想。

1948年，孙燕以优异的成绩考入燕京大学，实现了学医的志愿。当时，学校还保持着严格的淘汰制，他们入学的时候班上经过严格考试才能进入医预系的共72人，到了第一年末立即淘汰一半。淘汰制使孙燕和留下的同学顿时紧张起来，不得不面对将来进入协和医学院是另一次同样的淘汰。

1951年进入协和医学院后，孙燕在1954年参加中国人民解放军，并先后在神经精神科、急诊室、高干病房轮转工作，在此期间，孙燕参与了冯应琨教授领导的肝豆状核变性（Wilson病）的钙磷代谢研究和皮质激素在神经系统的应用等研究，撰写论文3篇，1956

年毕业获得医学博士学位。

励精图治　为肿瘤事业开局

1959 年，怀着极大的热情，孙燕被调到北京日坛医院（中国医学科学院肿瘤医院的前身），他本来以为又可以得到机会重新从事外科工作。院领导却给压上了一副沉重的担子：决定由他和周际昌医师开创一个新的学科。尽管自己并不情愿，但在当时吴桓兴院长的启发和劝说下，孙燕也就安心在他们的直接领导和指导下创建了“肿瘤化疗组”。

虽然开始条件十分艰苦困难，只有 5 张病床，4 种抗癌药物，很多时候是周际昌和孙燕两个分头负责病房和门诊工作，轮流值班。一次周际昌病了，孙燕只好先查病房后看门诊。工作辛苦，但两个人干劲十足，治疗和科研工作迅速发展起来。1965 年，肿瘤内科病床增加到了 30 多张，科里也有了 5 位青年医生，2 位进修医生和 8 位护士，肿瘤内科已初具规模了。同时，科室的医疗和科研工作也有了很大的进展。

从 1960 年起，孙燕和同事们试用中国医学科学院药物研究所开发的抗肿瘤新药 N-甲酰溶肉瘤素治疗睾丸精原细胞瘤，取得突出成果。很多晚期患者得到缓解和根治手术的机会。论文在 1962 年由吴桓兴院长在莫斯科召开的第八届国际肿瘤大会上进行报告，引起轰动，被称为“药物治疗有效控制肿瘤的典范”。后来他们总结：Ⅰ期患者手术后辅助应用 N-甲酰溶肉瘤素，10 年治愈率达到 100%；Ⅱ、Ⅲ期和复发患者为 67%；甚至一些已发生肝、骨转移的精原细胞瘤患者经过治疗后，得以长期生存。这项工作获得了 1978 年全国科学大会奖和卫生部甲级成果奖。此外，他们开创的乳腺癌晚期术前化疗、胸壁复发的局部治疗、肺转移的治疗，使一部分患者的存活期长达 10~30 年。还开展了胸腔积液的局部治疗和头颈部癌的动脉化疗等，当时在国内均属首创。

“十年浩劫”中的医患真情

“十年浩劫”中，国内肿瘤防治工作受到极大破坏。这十年间，肿瘤内科被拆散，人员被下放。孙燕身陷历史逆流，难得脱逃。1970 年，孙燕带着全家与张大为、余宏迢和姜兆侯等四家到甘肃省定西地区医院安家落户。定西是有名的“三西”贫困地区之一，严重缺水，连吃的水都要从远处运来。条件的困难、局势的动荡都没有阻挡孙燕一行人建设定西的热情。在定西，他们做出了很多成绩，抢救了许多垂危的患者，和当地人民建立了深厚的友情。医患真情在“十年浩劫”背景的衬托之下，闪耀着别样的光芒。

就在他们到定西地区医院上班的第一天，下班时分，一个刚满月的男婴被父亲抱进门诊，孩子得的是重症肺炎，眼看没气了，当地的儿科医生认为回天无术。孙燕立即进行口对口和用手进行人工呼吸，并及时用上高剂量阿托品和抗生素。经过一夜的观察，孩子恢复了自主呼吸，体温也恢复正常。看着自家的独苗得救了，孩子的父母千恩万谢，从此孩子改名“敬燕”，和孙燕认了干亲。至今，敬燕已经长大成人，有了自己的孩子。每当看着敬燕寄来的“全家福”，孙燕心里都感到了极大的欣慰。

一位病重的妇女刘兰香，由于败血症发生栓塞，鼻子和双下肢已经变紫，昏迷不醒，已被家人穿上了“寿衣”。主管医生请孙燕去看看，并说“已经这样重了怕孙大夫不高兴”。经过大量抗生素、溶栓和支持治疗，患者奇迹般活了过来，虽然掉了几个足趾，鼻子也留有瘢痕，全家人高兴得要给孙燕送匾。老乡们从此将“定西名医”的称号送给了他们。

2012 年，孙燕被评为“感动甘肃人物”受到表彰。在姬广武撰写的题为“历史深处”的报道中告诉读者，孙燕将他研制的扶正中药交给定西制药厂生产，目前远销世界各地，并纳入我国医疗保险目录。药厂因之更名为“甘肃扶正药业”，并动员山区农民种植黄芪，对定西地区脱贫致富做出了一定贡献。

“孩子放学了，理所当然要回家”

动荡结束，百废待兴。中国的肿瘤防治工作也迎来了沁人心脾的春风。1979 年，孙燕作为第一批访问学者赴美国休斯敦，在著名的 M. D. Anderson 癌症中心学习和从事研究工作。半年以后，由于他勤奋工作和临床肿瘤学水平，学校聘他作为“客座教授”。

由于我国总领馆不鼓励在美医学生考取美国的行医执照，所以孙燕只能通过一个学院的考试在院内参与教学和医疗工作。尽管在外人看来，孙燕的遭遇有些委屈，但孙燕依然认真对待这个来之不易的学习机会。除了跟教授查房以外，孙燕还带领实习的学生讨论患者的诊断与处理。由于能协助教授处理一些病情复杂的患者，连带学生的助教都钦佩孙燕经验丰富、技术超群。其后，孙燕通过自己的努力，先后加入了美国临床肿瘤学会（ASCO）和国际肺癌学会（IASLC）。即使身在改革开放初期，国际交流还刚刚起步，孙燕已是这些学术组织里最早的中国大陆会员。

1981 年底，孙燕带着自己的科研成果，义无反顾地回到了中国医学科学院肿瘤医院。在美国的同行看来，身上既有经费，手里还有研究项目，留在美国，孙燕简直如鱼得水。此时回国令同行们都十分不解。孙燕的华人朋友告诉他们：“孙燕是个理想主义者，他回到中国会做出更好的成绩。”回国之后，孙燕用他在美国争取到的几十万元科研经费，选派了国内的两位青年医生继续他留在美国的工作。在他的教育下，他的几位博士生、硕士生和他的儿子、儿媳学成后也都回国工作，而对当时义无反顾的回国，孙燕只是觉得：“孩子放学了，理所当然要回家”。他的这种奉献精神也受到国外同行们的尊重，视他为中国临床肿瘤学的代表人物，邀请他作为国际组织的成员，愿意支持和参与他在中国组织的国际会议。国际抗癌联盟（UICC）选他加入元老委员会，美国临床肿瘤学会选他作为终身会员。

肿瘤防治工作的“春暖花开”

改革开放以后，才有了科学发展的“春天”，孙燕多年梦寐的工作机会也真正地到来了。1983 年，他晋升为主任医师，并任协和医科大学临床肿瘤学教授。在 1984~1992 年间担任内科主任，将中国医学科学院肿瘤医院内科建设成为一个国内最大，在国际上有一定影响力的，承担着大量临床治疗、科研课题和教学任务的专业科室。他多次在国内举办各种国际会议，其中 1983 年 8 月 30 日 ~9 月 1 日在肿瘤医院举办的国际免疫学中医中药讨论会、1986 年 9 月 7 日 ~9 日国际癌治疗及癌化疗新趋向讨论会、1988 年 9 月 5 日 ~10 日 UICC 亚太地区肿瘤内科高级培训班、1990 年 11 月 25 日 ~12 月 2 日在广州举办的 WHO 和中国癌症疼痛会议和学习班，这些会议和学习班都享誉全国，更蜚声海外。从 1985 年至今，孙燕在国内很多省市举办肿瘤内科学习班超过 15 次，从 1995 年举办抗肿瘤药 GCP 学习班和研讨会迄今共 7 届。积极推动我国临床肿瘤学事业的发展的同时，孙燕也不忘凝聚中国肿瘤人才，他于 1997 年主持成立了中国抗癌协会临床肿瘤学协作专业委员会（CSCO）和中国肿瘤内科学会（CSMO），并与美国 ASCO、欧洲 ESMO 和亚洲 ACOS 建立了姊妹学会的关系，逐渐将 CSCO 和 CSMO 推向和国际同行平等的学术地位。

改革开放以来，孙燕主持了我国自主研发的抗肿瘤新药的临床研究工作，其中包括重组人血管内皮抑素（恩度）、参一胶囊、康莱特、榄香烯和埃克替尼等，并因此获得国家科技进步二等奖两次和国家发明二等奖一次。多数引进的新药也都是孙燕和他的团队完成在中国的临床验证上市的。但他更重视是他被选为全国卫生系统先进工作者、杰出保健专家和北京市医德楷模、中国医学科学院和北京协和医学院教书育人先进个人和终身成就奖。他说："这些都激励我只能更加珍惜不多的时光，完成应当承担的工作。"

孙燕说，他的中国梦就是让中国的肿瘤发病率下降，让肿瘤治愈率明显提高。"绝不是容易的事，需要几代人的不懈努力。"根据发达国家和我国高发区现场研究的经验，发病率和死亡率的下降最重要的是预防和"三早"，合理的综合治疗及新药无疑也是降低死亡率的有效措施。在孙燕看来，防治癌症绝不是临床医师能够单独完成的，需建议政府和广大人民共同努力，才有可能实现我们的梦想。面对目前雾霾和控烟的忧虑，他有些激动，孙燕的眼眶有点一些湿润，"只要政府下决心治理，大家共同努力，在 10 到 20 年内我们会看到回报的，即使那时我有可能已经不能看到。"

【记者手记】

结束了采访，孙燕放松了很多。谈起现在的生活，他为祖国所取得的进步自豪，在访谈中他多次说到个人的命运和祖国是分不开的。"在国外的时候，就会想中国何时能这样多好。如今国家的地位大大提高了，人民的生活这么好，能不高兴吗?"党的十八大以后，孙燕对 2020 年实现小康很有信心，"只有在正确的道路上全国不懈努力，我们民族是有希望的。百年来，多少仁人志士未能实现的梦想就要实现了，我能为之贡献微薄的力量就没有白活一世。"随历史而沉浮，因命运而多舛，尽管这样，孙燕还是对这片土地爱得刻骨，爱得深沉。

（稿源：肿瘤医学论坛 2014-04-09）

纯粹医者储大同

《抗癌之窗》杂志社　张晓丹

【编者按】"让中国肿瘤事业在国际上前进了一大步"这句话不足以概括储大同教授对中国肿瘤事业的贡献。由他牵头创建的中国抗癌协会临床肿瘤学协作专业委员会（CSCO），是继美国临床肿瘤学会（ASCO）和欧洲临床肿瘤协会（ESMO）之后的世界第三大临床肿瘤学术组织，此举实现了中国肿瘤界与国际的全面接轨。之后，储大同又发起并参与创建了中国老年学学会老年肿瘤专业委员会（CGOS），开创了一个完全空白的阵地。在40多年的行医生涯中，除了这两个他人难以超越的代表性成果，人们对储大同教授最中肯的褒奖是：一个纯粹的医学痴迷者。

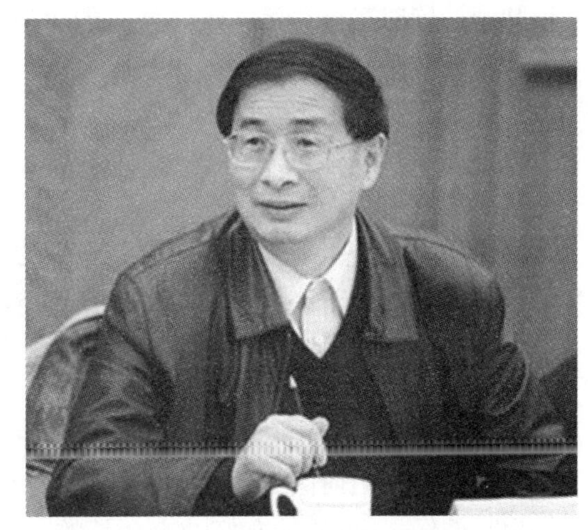

储大同教授1944年3月5日出生在江苏宜兴的一个书香门第家庭，1964年考入北京第二医学院（现首都医科大学）。在大学里，储大同如饥似渴地大口咀嚼着医学课本上的知识。1979年，他考取了协和医科大学研究生，师从我国血液学奠基人之一宋少章教授，研究恶性淋巴瘤的免疫球蛋白分泌规律。在那里，他迷上了肿瘤学，肿瘤复杂的病因及发病机理很快成为一种令他迷醉的神秘领域，他用英勇的奥林匹克式的毅力完成了学业，并迫不及待地要将自己近乎贪婪的求知欲投向真实的病人。

3年后，储大同进入了刚刚成立不到20年的中国医学科学院肿瘤医院，成为一名肿瘤内科医生。在这家医院，集结了中国最顶尖的肿瘤学专家和一批刚从医学院毕业踌躇满志的医学生们，储大同就是其中的一员。如果说，医学院的学习为他打开了一扇从事医学的大门，那真正接触肿瘤病人的刻骨铭心的经历，才是储大同下定决心投入肿瘤事业的原动力。

痛并坚定着

在中国这样一个忌讳谈论死亡的国度里，40多年前，癌症不仅对于普通大众来说意味着是一种绝症，甚至在当时专门从事肿瘤诊治的专业医生来说也是非常棘手的。当时在中国医学科学院肿瘤医院，治疗癌症基本是以外科手术和放疗为主要手段的，因为抗癌药物的缺乏，内科医生基本没有什么用武之地。刚毕业的储大同和同事们，每天做的工作基本上以临终关怀为主。

时隔40多年，储大同依然能够清晰地记着一个女孩儿的声音，甚至还能回忆起那个女孩一边拉着他一边哭诉的情形："储大夫，我不想走，你们救救我，我还年轻……"那无助的眼神、绝望的哭诉，让当时刚做住院医生的储大同至今难忘。那是一个18岁的女孩，因患有巨大纵隔淋巴瘤，呼吸困难，储大同和同事们用尽了各种办法，还是没能留住她。短短几个月内，数十名在他亲自照料下的病人相继死亡，储大同有说不出的悲凉：作为一名医生，面对一个个鲜活的生命竟束手无策，一定是我水平太低了。带着复杂的心情，储大同开始渴望了解关于癌症的一切，他发誓一定要把肿瘤治疗医学真正学到家。

只有在中国，我才能为这个国家做点事情

储大同的勤勉为他赢得了时任院长李冰的喜爱，爱才的李冰对早年创造性改良常规免

疫电泳法的储大同非常器重。当时医院与美国方面的合作很不顺利，李冰院长便亲自点将，对储大同的导师宋少章说："派储大同去"。考虑到选拔的公平性，宋少章则提议进行考试选拔。最终，英文基础不错的储大同在考试中脱颖而出，顺利出国。

1984 年，储大同以访问学者的身份赴美国德克萨斯州大学 M. D. Anderson 癌症中心临床免疫和生物学治疗系进行协作研究。北京中医医院的临床工作经验让他能够从整体上认识肿瘤，同时辨证论治，这与西医的免疫学观点也是相似的，于是他针对常用于提高机体免疫功能的中药黄芪开展了深入研究。

经过 3 年的努力，储大同发现黄芪的成分 F3 可以提高 LAK 细胞的杀伤能力，并且大大减少白介素-2 的诱导剂量，从而为临床减毒或无毒使用白介素-2 开辟了新的途径。美国多家新闻媒体对这一成果进行了广泛报道，引起国际生物免疫学界的极大重视。当时甚至有美国病人拿着报纸来找储大同，希望他帮自己解决问题。基于在这一领域里的多方面贡献，美国癌症研究学会（AACR）在 1988 年吸收他为正式会员，次年获得卫生部颁发的"孙氏鼓励医学科研基金"二等奖，并于 1994 年获此项目专利。

这里有一个很有意思的故事。当时，美国的一位 Littlefeild 先生，他太太患了晚期乳腺癌，看到有关"从中药中提取生物调节剂治疗癌症"的报道，便不远万里来到中国求医于储大同。经过中西医结合治疗，这位美国女患者存活至今，20 多年来生活得很好。后来，作为匹兹堡-武汉姐妹友好城市会长的 Littlefeild 先生将这个故事告诉了到匹兹堡访问的中国驻美大使李道豫。李道豫听了很高兴，同时记住了这名为国争光的医生。一次，储大同与太太去美国休斯敦过圣诞节，李道豫大使特地从华盛顿打来电话问候他们，并感谢他为中美两国人民友谊所做的贡献。

1987，储大同学成归国前夕，他的美国导师盛情挽留，希望他能够留下来完成整个研究，并表示已经为他找到了 50 万美元的研究基金。

当时，储大同的夫人也在美国休斯敦从事肿瘤基础研究，听到这个消息，他夫人很高兴，因为这样夫妻二人可以一起留下。出乎意料的是，储大同仍执意回国。他对妻子说："在这里我看到了中美学术研究领域的差距，我有这个机会发现了此项研究结果，我要把它带回去，把中国的研究水平也提高到这个程度。虽然研究需要钱，但是我会想办法。"

1990 年，储大同再次赴美国进行为期 2 年的学术研究。得知此事后，美国导师专程找到他，再次盛情挽留，并又一次提供了极好的工作机会和充足的研究资金。在美国的研究工作正渐入佳境的妻子也特别希望丈夫能留在美国和自己团聚，但储大同再一次婉言谢绝："我还得回去，我们得跟上世界水平。只有在中国，我才能为这个国家做点事情。"

王者风范铸伟业

在学术界，创立学会的人大有人在，但先后创立两个学会的则非常罕见；同任主任委员又连任两届者，唯储大同一人。

20 世纪 90 年代，中国的肿瘤学研究还处于单打独斗的"小作坊"时代。一群中青年医生怀着团结、协作，推动我国肿瘤研究水平与国际接轨的理想聚在了一起，刚回国不久的储大同也是其中一员。

1997 年，由一批中青年专家共同发起，在老一辈肿瘤学专家的支持下，一个年轻而充满活力的学术组织——中国抗癌协会临床肿瘤学协作专业委员会（CSCO）宣告成立，储大同以他的学识和人品被大家推举为首任主任委员，并于4年后再次连任。

在我国，单个中心开展的临床研究病例数量很少，做得再好也不被国际承认，所以要团结起来，开展多中心临床研究。储大同在任期间，CSCO积极推动国际学术交流和合作，同时在全国范围内推动开展多项大规模临床研究。当一项又一项高质量的临床研究成果发表在顶级学术期刊上，国际同行对中国肿瘤学研究团队刮目相看。2003~2004年，全球享有盛誉的两大临床肿瘤学会：美国临床肿瘤学会（ASCO）和欧洲临床肿瘤协会（ESMO）先后与CSCO建立了互认互惠姐妹学会关系，使我国进入了世界肿瘤学界的“WTO”。

时光荏苒，CSCO的会员从最初的200人壮大到如今过万人的规模，在日益增多的国内外大规模临床研究“历练”中，我国肿瘤临床研究水平明显提升，多项研究与国际同步开展，来自中国的研究证据被纳入国际诊疗指南。骄人成绩的背后，是储大同和伙伴们的艰苦努力。学会成立之初，由于经费紧张，学会工作人员只能挤在地下室办公，学术活动也只能在极其艰苦的条件下起步发展，慢慢扩展到中小城市和边远西部地区。但不论遇到多大困难，储大同从未有过半句抱怨。他总说：“大家要团结起来，为中国的肿瘤事业、为中国的病人做点事。”

2005年，储大同从CSCO主任委员一职上卸任了。他连续担任了两届主任委员，每届4年。在储大同的任期内，完成了我国第一代、第二代肿瘤学专家没有完成的使命。

2006年，刚刚卸任CSCO主任委员的储大同又承担了一项新的使命：组建中国老年学学会老年肿瘤专业委员会（CGOS）。连任8年CSCO主任委员的储大同坦言，自己很想休息一下，但鉴于国家迫切需要在老年肿瘤学领域开展研究，受命于国家的需要，他再次“出山”。当时欧美等发达国家都有老年肿瘤学会，在这一领域的研究已经走在了前列。而我国还几近空白。国家希望在CGOS这个“阵地”上多做一些符合中国国情的临床研究，同时也为世界老年学研究领域填补一点空白。2006年12月，国务院发表了《中国老年问题白皮书》。此时，CGOS刚刚“满月”。作为学会的当家人，储大同希望能够做一些超前性的工作：开展高质量的临床研究和协作，推动老年肿瘤学领域的学术交流和合作，提升我国老年肿瘤学研究的国际地位。

储大同领导下的CGOS从创立伊始，就确定了“学术精英与精英学术”的基本办会理念。储大同认为，之所以倡导精英理念，是为了避免与肿瘤界现有各学会模式、规模和任务的重叠和冲突。他认为，CGOS的发展模式必须本着这个办会原则，力争把CGOS的发展方向引领到对本专业的深入和提高上，尽量避免以众为主、教育推广的办会模式。

CGOS的定位是学科带头人的学会，CGOS要求所有的成员都必须是学术精英。CGOS的成员目前已达到500多人，其中99%为高级职称。成员全部是委员和常委，要求委员以上的成员都是副教授以上的级别，一般都是各医院的正副院长、科室正副主任、学科带头人、博士和临床骨干。除此之外，储大同积极倡导专业细分，强调研究的专业化，针对乳腺癌、肺癌、淋巴癌等不同癌种组建起专业的学术组织，集中攻关，这样才能把整个学科带起来。在储大同的不懈努力下，短短4年间，CGOS已经成为国际上最大的老年肿瘤学组织，成员几乎囊括我国肿瘤中西医治疗领域著名精英学者；每年的学术年会成为我国肿瘤学界的前五大会议之一。

志存高远 厚德载物

传统的肿瘤治疗模式是患者因为出现了某些临床症状而前往医院就医，首诊医生给予一定的检查后拟诊为肿瘤，建议其看肿瘤专科医生（如肿瘤外科），专科医生根据所在专科的需要，仍需申请一些诊断检查，已明确是否有本专科（外科）治疗的指征。如果不具备外科治疗指征，就会介绍患者看其他专科（如肿瘤放射治疗或肿瘤内科）。如此反复，直到找到适合患者治疗的专科后，才能获得治疗方案并接受治疗。此间还可能有因不同学科间的意见不一致，使得患者对治疗的选择无所适从。20 世纪 80 年代，储大同在美国 M. D. Anderson 癌症中心做访问学者那几年，得到了世界上最先进的肿瘤治疗理念的熏陶，并亲眼见证了一种全新的肿瘤治疗模式——多学科协作模式（MDT）。

所谓 MDT，是患者经首诊医生拟诊为肿瘤后，根据患者所患疾病的不同，患者被推荐到相应的 MDT 专业组（如呼吸系统肿瘤组、乳腺肿瘤组、消化系统肿瘤组等）。例如某患者，胃部不适，先行胃镜检查，若明确诊断胃癌，以往的诊疗模式是首先考虑外科手术，能手术的则行根治术，术后观察随访；无法手术的，则对症处理。而 MDT 的流程则为：召集外科与化疗科、放疗科、病理科、消化内镜科、介入科、影像科的医生对患者的术前病期的综合评估后做出临床诊断，不宜手术的患者，先由肿瘤内科医生实施药物治疗，并制订复查与评估计划。等到肿瘤缩小、便于手术时，及时进行手术。进行新辅助化疗，而后施行手术，术后再进行辅助化疗，根据病情调整方案，定期随访。适合手术的患者，先由外科医生实施手术治疗，再根据病理学检查结果决定后续的综合治疗方案，最终达到延长患者生存时间和改善生活质量的目的。

1997 年，也就是 CSCO 成立之初，储大同开始积极倡导多学科协作（MDT）治疗理念。理念一抛出，界内哗然。因为那时国内大多数医生还不知道什么是 MDT，更不用说被大家所认同了。但储大同从未动摇过：“这样的治疗理念对病人是很有好处的。”根据储大同的建议，CSCO 组建了包括外科、放疗、化疗、生物治疗等不同手段，以及消化道、呼吸道等不同亚专科的综合治疗模式，把各科的治疗手段统一起来，为病人“一次解决问题”。如今，在储大同和他领导下的 CSCO 的不断努力下，这种模式现在已经遍地开花。

储大同对肿瘤的深刻认识和他立足于顶尖的国际视野，让他意识到肿瘤不仅是一种局部疾病，更是一种复杂多变的全身性疾病。因此，如何能最大程度地根据每个人的不同情况制订最适合的治疗方案，成为储大同日思夜想的问题。MDT 虽然在很大程度上实现了综合治疗对患者的益处，但是否采取同一种治疗方法的患者就一定会取得相同的治疗效果呢？比如，同样都是需要化疗的肺癌患者，他们的化疗方案是否都是千篇一律的？又比如，都是需要化疗的患者，乳腺癌和肺癌是否需要分组？

储大同开始思考个体化治疗的问题。在他任中国医学科学院肿瘤医院内科主任期间，他按照癌种细分了专业组，让每个医生发挥自己的优势，这不仅让医生们术业有专攻，同时对患者也是非常有益的。

严谨中的惊人之举

储大同自认为自己是一个“比较严谨的书呆子”，什么事情都“好较真儿”。他曾经为了写一封电子邮件花费了 7 个小时。那是在担任 CSCO 主任委员期间，为推动 CSCO 与 ASCO、ESMO 搭建互认互访关系，他做了大量的前期工作。一次，为了一封写给 ESMO 主席的电子邮件，储大同写了 4 个小时，正在遣词造句之时，突然停电了，不得不又重写了 3 个小时，将每句话精雕细琢之后，才把邮件发出。ESMO 主席看完邮件后十分感动，马上回信表示感谢，并就双方进一步交流进行协商。此后，双方互认互访关系得以顺利进行。由于时差的关系，储大同经常半夜三更给地球另一端的同行打电话和发邮件。很多表面上看起来很容易办到的事情，储大同却为此投入了大量的时间和精力。

在科里的年轻医生眼中，知识渊博的储大同几乎是“百问不倒”的“神仙级”人物。面对各种问题，他都能侃侃而谈，连文献出处、多少页都信手拈来。储大同告诫年轻人，“读书不如问书，要带着问题读文献，自己才会更有收获。”他还常常提醒大家，“不要国外有了指南和最新研究结果就盲目跟随，不能故步自封也不能迷信权威，要做自己的工作，找到导致病人发病的主要原因甚至是驱动基因，有的放矢，才能进行有效的个体化治疗。”

因为种种原因，储大同没有招收研究生，这也是他的一大憾事。虽然没有入门弟子，但受到他学术思想和专业经验影响的年轻后生却数不胜数。由他编写的《当代肿瘤内科治疗方案评价》被肿瘤内科医生奉为“宝典级”图书，多次加印，发行数万册，仍供不应求。为了写好这本书，储大同几乎查阅了所有相关文献，结合自己的多年临床经验，加以精辟分析点评。在该书再版时，储大同又逐字逐句修改直至自己满意。他还主编了《老年肿瘤学》，于 2009 年 3 月出版，填补了我国在该领域的空白。

然而，就是这样一位纯粹、透明、视真理为第一的医者，在临床工作中却常常有不拘一格的惊人之举。在临床上，肿瘤需要规范治疗，通常遵循一些国内外的指南，而由于肿瘤的复杂、多变，很多疾病没有指南。一些恶性肿瘤一线治疗失败后进入二线治疗。而二线治疗失败以后的治疗，可以进入临床科研或者最佳支持治疗。储大同从不固步自封，一直在学习，始终在进步。因为有大量的文献、理论知识、循证医学、临床实践的基础，又有聪慧和洞察力，储大同总能一眼看破试验的核心、治疗的突破点，在没有指南的情况下针对患者探索出个性化治疗的方法。

有一名患者确诊胆管癌，在外院宣告只有半年的生命，只能回家等着。看了储大同的门诊后得到很好的治疗，如今谈起储大同，他说：“我很幸运能遇到储教授，很多人都需要他，都盼着得到他的治疗。检测技术也在不断进步，药也在不断进步，他是那么一个独特的人，把很多东西关联起来，做出独特思考和独特决策的一种人。”

面对常规治疗无效的晚期癌症患者，储大同拟定的治疗方案常常极具“超前性”，各种药物组合搭配，有的甚至连专业医生都无法理解，但用在患者身上，效果出奇的好。但实际上，这一个个的惊人之举，绝非储大同的随心所欲，而是基于他深厚的专业功底和渊博学识。他在靶向治疗、生物免疫治疗等前沿治疗领域具有深厚造诣，以及对药物作用机制、细胞信号通路等领域的深入研究，几乎无人能出其右。在查阅大量文献、结合国际最前沿治疗理念的基础上，他开展的探索性治疗，为命悬一线的患者争取到更多生的希望。

大约有 3/4 的非小细胞肺癌患者在得到确诊时，病情已属相对晚期。此时，必须采用针对全身、兼顾局部的多学科治疗方法对患者进行治疗，而化疗就是其中的一个重要方法。因此，化学治疗在很长的一段时间内创造了一段辉煌的历史。但是在不断的突破中，储大同发现，化疗研究延续了几十年，到目前只是提高了患者区区几个月的生存期。如果再把治疗非小细胞肺癌的所有精力放在化疗上，希望不会太大；治疗非小细胞肺癌的思路必须扩展，必须寻找传统方法之外的其他治疗手段。基于此认识，储大同把目光投向了分子靶向治疗研究。

分子靶向药物具有明显的特异性，不仅可以提高非小细胞肺癌患者的生存期，同时还可以保证患者具有良好的生活质量，这让储大同在化疗的困顿中找到了突破口，也让无数不能耐受化疗的患者看到了生的希望。用之妙，存乎一心。有一线希望也要尽百分之百的努力，这是储大同行医的准则。而恰恰就是这不拘泥常规的个性，使他成为患者和同行心目中“神一样地存在”。

一个超脱的理想主义者

储大同教授作为我们最早的一批肿瘤内科研究者之一，他跻身前沿，献身肿瘤内科事业 30 年，见证了我们肿瘤事业的进步和发展。而他，只是一名醉心于医学领域，淡泊名利、生活简单的学者。

在亲友看来，储大同虽然是位大专家，但生活质量太差。储大同夫人不在国内，储大同除了到国外开学术会议，其余时间都在国内。储大同的日常生活极其简单。大部分时间，早餐一个鸡蛋、一杯牛奶，午餐在食堂，晚餐煮速冻饺子或馄饨。储大同不爱应酬，与其把时间用在吃饭应酬上，他更愿意在家里多看看资料和文献。储大同说：“煮速冻饺子方便省时，参加饭局太浪费时间和精力，有这个时间，看看书和资料，给病人查找治疗方法多好。”

每年到美国休斯敦和夫人小聚时，储大同也很少外出游玩。他不是坐在电脑前看文献，就是去书店看书、买书，想从一本本厚重的书籍里，找出治疗患者的新方法。熟悉储大同的人都说，储教授“非常喜欢他的病人”“很享受给病人问诊、制订治疗方案的过程”。每当命悬一线的患者病情有了起色，新的治疗方案的临床效果得到了验证，他就特别开心，那是一种发自内心的纯粹的快乐。面对全国各地慕名而来的患者，储大同总是尽可能地满足大家的就诊需求，不断加号的结果就是每次出门诊都吃不上午饭。妻子问他，为什么不能等吃完饭再看病。储大同毫不犹豫地回答说：“我先吃饭那病人就得等着，你让病人等还是让我等?”

在病人眼里，储大同教授是个“话不多，也不煽情，但实实在在的为我们着想”的医生。储大同对患者有种深刻的同情心，他永远想要真正帮助患者，给患者希望。

储大同每周出一次门诊，出门诊时他尽心尽力。本来只要 5 分钟可以看完的患者，他用 25~30 分钟，经常加号、经常吃不上午饭，只为给患者解释清楚。他充分了解患者的资料和病史，每个挂他门诊专家号的患者都会得到完整的回复。如果门诊患者当时有检查未完成，储大同就会让患者留下联系方式，等检查结果出来了再打电话沟通后续的诊疗。即使去外地出差，他也会发邮件通知助手去跟踪。

储大同时刻为患者着想，关注肿瘤患者的治疗，也知道医保的重要性。我国是全球为数不多的没有将培美曲塞治疗间皮瘤纳入医保的国家。目前，培美曲塞是治疗间皮瘤的唯一特效药，每年一万多例患者、群体较小，于是在担任政协第十届全国委员会常务委员期间，储大同递交了一项提案，希望能保障这部分患者的治疗。在会上发言前，他到休斯敦做了很多关于医疗保险的研究，找到做医疗保险的专家，专门学习了解美国的医疗保险。做了调查研究后再发言，得到了全场热烈的掌声。

储大同经常和患者一起讨论病情，一讨论就是一个小时，一名接受储大同治疗的肠癌转移至肝的患者回忆起自己的诊疗经历，如是说："他讲病情的时候，总是把复杂的病情简单化。比如，癌是由什么演变过来的，为什么能得癌，得病中要避免什么事、怎么治疗，还安慰我。你听完他的话总是特别安心，他总是拍拍你，握握你的手，说'活着都是你这样的'。"

储大同的简历很长，充满光亮。但他从不以为然，甚至就连跟他共事几十年的同事们谈起他，也出奇地默契；生活非常简单，没有那么多欲望，特别超脱的那么一个人；只要可以看病，可以为患者做点什么，他就感觉很快乐；绝对的谦谦君子，脾气温和，连批评你的时候都是非常温和的，温和到让你感觉到力量，一种人格的力量；任何时候都泰然自若、宠辱不惊。

笔者后记：

2014 年 8 月 31 日晚上，是个雨夜。10 点半的时候，微信的朋友圈里弹出一条消息："储伯伯，一路走好，希望您能看到，爱您。"紧接着，很多消息弹出来，我知道，这一天还是来了。

其实，早在之前的近 1 个月时间里，无论是传统媒体的主流舆论，还是来自民间的网声，都众口一词地对储教授赞誉有加，许许多多对储教授原本不甚了解的业外人士也因此通过了解储教授而了解到了中国癌症事业发展的历程，这段历程你说它轰轰烈烈也好，波澜壮阔也好，但无疑是中国肿瘤界一个极其重要的角。我也受人所托写了上述这篇长文，以资纪念。

如今，对储老的怀念，已成永远。一个人在位的时候，可以听到如雷贯耳的颂扬，但未必是真话；而身后留下听不到的赞美和看不见的悲痛，那才是最真实的。当我赶到储老的遗体告别仪式（遵照他生前的遗嘱，一切从简，不开追悼会），看到冒雨从四面八方赶来的亲朋好友和同仁们站满了中国医学科学院肿瘤医院外科大楼的大厅，看到前来告别的人排成的队伍在楼外至少有几百米，我突然领悟到"活着"的更深层意义：专注做事情，对得起光阴岁月，其他的，就留给时间去说吧。

储教授的离去，我是有思想准备的，所有他的朋友，都是有思想准备的。其实早在诊断后不久，储教授的病情就在急速恶化。好友们每次去看他，都能感觉到他的生命在一点点流逝。但是，他的思路还是那么清晰，对自己的病情更是有客观理智的判断。虽然他没有表露出任何的难过或悲伤，但他会对去看他的好友们或学生长时间的握手聊天。储教授对生死如此的淡定，更是超凡脱俗。在出现梗阻性黄疸和第一次上消化道大出血抢救成功后，他意识到自己的病情无法挽回，开始很平静地亲自安排自己的后事，包括为自己选择墓地和葬礼上放的音乐。在他离世的前一周，当同事在他身边表露难过的时候，他平静地宽慰大家说：在秋天走是一件好事，我喜欢秋天。

当我手持白菊默默地走在与储老告别的队伍中，看到储老安详地躺在鲜花丛中时，我听到了那首储老亲自为自己挑选的曲子——《乘着歌声的翅膀》，悠扬、高亢，充满诗情画意的韵律，没有一丝悲伤。歌词中有紫罗兰、玫瑰、白莲花的芳香；有清澈的水波、碧绿的棕榈，月光下的花园，还有那善良的羚羊、心爱的人……充满了恬静、纯净、温馨和甜蜜的气氛。

储老，一路走好！您的灵魂和精神将会得到永生。

（原载《抗癌之窗》杂志2014年9月刊）

现代鲜药第一家——记中国癌症基金会鲜药学术委员会主任委员、北京建生药业有限公司董事长李建生教授

张立峰

古往今来，人们对于食物，讲究一个“鲜”字，诸如鲜鱼、鲜肉、鲜奶、新鲜蔬菜、海鲜……然而对于祖国医学使用的中药，除了少数植物药，如鲜芦根、鲜薄荷、鲜藿香、鲜佩兰等，绝大多数用的都是干燥后的成品，服用时又多经过煎煮，往往使一些不耐热的有效成分被破坏，降低了中药的疗效。尽管我们的祖先早在两千多年前就已经认识到有些鲜中药的疗效比干品更好，在《神农本草经》中指出“生者尤良”。但是，由于采集、保存、价格等多方面原因，鲜药的应用已被众多医家淡忘，中药店亦无鲜药供应。而传统的动物药，使用鲜品的则更是凤毛麟角了。

中国医药学源远流长，博大精深。改革开放以后，我国的医药工作者在继承、发扬祖国医药学的过程中，将动物鲜药推上了历史舞台，这其中的始作俑者便是我们要记述的李建生教授。

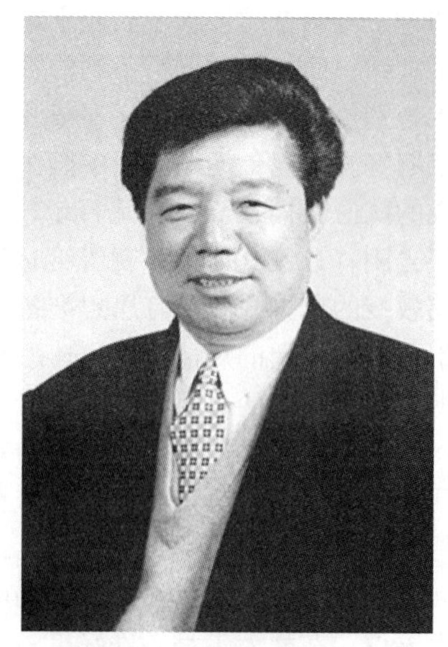

李建生教授

现已年逾古稀的李建生教授，出生在素有北方“药都”之誉的河北省安国县，绵延七百多年的药香熏陶着他，自幼便对中药怀有极大的兴趣。长大参军后，他来到北京，在中央警卫部队当上了卫生员，经过公安医学专科学校医疗系学习和不懈的努力，成长为一名军医，并有幸进入了中国中医研究院（现中国中医科学院）的研究生班，系统地学习了中医中药的知识。临床中常见的恶性肿瘤和疑难病症成为他努力研究并攻克的目标，为解除患者的病痛，他不断地总结探索，在探索中对鲜药的应用产生了浓厚的兴趣。但是，在其后的20世纪80年

代末，当时，尚不足半百的他被组织上批准提前退休了。

退休后的生活寂寞而冷清，没有了工作的压力，正值年富力强、身体强壮的他面临着人生道路的抉择，老骥伏枥时，尚志在千里驰骋，况且怀有远大理想和抱负的他了！他绝不会安于逍遥自在、尽享天伦之乐的安逸生活，而是决心坚持救死扶伤，尽一名医务工作者的神圣职责，继续为大众解除病痛。他想起从小将自己带大的姑妈，前几年，老人得了宫颈癌，由于家中窘迫，不治而亡。周围的朋友、同事，他们的家中无一例外地都曾经或正在有亲人患上这种“不治之症”，而作为一名医生，自己却束手无策。记得有位哲人说过：“不能为病人解除痛苦，还算什么好医生。”一种内疚的感觉油然而生。由此，李建生暗下决心，一定要攻一攻这个顽固的“堡垒”，并发誓要尽自己最大的努力。他瞄准了人类健康的杀手——癌症，决心探索中医药的应用。

怎样才能找到一种理想的治疗癌症的方法呢？博大精深的祖国医学是一座取之不尽、用之不竭的宝库，李建生在“宝库”中苦苦地寻觅……终于找到了他所需要的“宝藏”。

他想起了自己的家乡——那个自北宋时期就形成的中药材集散地——民间流传着“生吞壁虎，活吃毒蝎”成功医治癌症的医案，为他的抗癌药研发指出了方向。为了从理论上充实自己，首先，他跑遍了北京的各大图书馆，查阅了大量的中医古籍和资料；又登门求教于中医药界的诸位老前辈，在他们的指引下，确定了主攻方向——使用动物药对抗癌细胞。历经数年，他不辞辛劳，遍访名医、虚心求教，博采众家之长，终于领悟到了祖国传统医学之精髓，即许多古代医书中关于鲜动物药“乃血肉有情之品”、有“益精助阳之功”的论述。于是形成了自己独特的思路，他要从鲜动物药入手，寻觅具有治疗癌症作用的药材。

按照医书上的介绍，他首先选择了守宫（壁虎）、蛤蚧、金钱白花蛇、蕲蛇、全蝎、蜈蚣、地龙等20余种动物药加以研究，这些药大都具有软坚散结、活血化瘀、清热解毒、镇静止痛的功效，应该是治疗癌症不可或缺的。

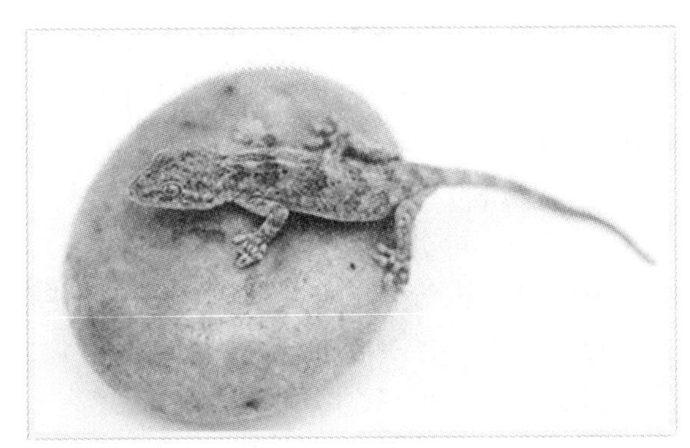
鲜活守宫

确定了研究的方向后，对于当时的李建生来说，困难刚刚开始。他既无经费，又无设备，就连研究工作所必不可少的动物药材，在城里也是找不到的，他只能亲自到山里去捉。北京郊区最近的山离城也有至少50公里，而当时的交通条件不比现在，许多山区不通公交车，他自己又没有汽车，只好骑自行车前往。天不亮就出发，跑到深山里去捉所需的小动物，回到家里经常已是深更半夜。

鲜活动物捉回来了，用它们治病，首先要了解药物的毒性，这样才能保证病人的安全。当时的他没有条件也没有经费进行动物试验，但这又是最关键的工作。“不入虎穴，焉得虎子！”古人曾有“神农尝百草，一日遇七十毒”的传说。李建生决定效法古人，亲自试验服用。他避开家人，逐一试服了鲜守宫、鲜毒蛇、鲜蝎子、鲜蜈蚣、鲜蟾酥等，吃全了“五毒”。并且由小剂量到中剂量，再到大剂量；由单一品种到多药合用。通过以身试药，体会其反应，了解其毒性，从中找出规律，逐渐掌握了不同剂量的毒性作用及过敏反应，一直到摸索出安全剂量为止。（笔者认为，在科学技术高度发展的今天，当年李建生的做法似乎不应该再提倡，毕竟人的生命是第一位的。但是他的这种献身科学事业的精神将永远铭刻在历史的丰碑上，这种“精神”同样值得我们以及后人学习、传承。）

鲜动物制剂首先在亲戚中的癌症患者身上试用，取得了意想不到的疗效。长期的辛苦终于有了回报，让李建生看到了鲜动物药抗癌的曙光。他将这种用鲜动物制成的口服液命名为“扶正荡邪合剂”，并开始在自己开办的五棵松中医门诊部和中医研究院广安门医院肿瘤科使用。

初战告捷的李建生并没有停留在已经取得的成绩上，他深知，鲜中药同整个中医药一样，必须走现代化的道路。为了最大限度地提取和保留鲜药的活性成分，他到清华大学生物系，与教授们共同研究，提出了低温冷冻现代生化分离提取的制备工艺，由热加工变为冷加工，以保存动植物药材的天然构象和天然配比，并确定了制剂的质量标准；他请中国医学科学院基础药学研究所、中国中医研究院、中国协和医科大学、北京临床药学研究所等单位对制剂进行了全面的生物化学、药理学、毒理学及质量控制研究；还请多位著名的临床医学专家通过大量的病例研究，取得第一手数据，证明了鲜药制剂在治疗恶性肿瘤及红斑狼疮等病症方面的明显疗效。各地肿瘤界专家据此发表了多篇学术论文，在临床观察中，验证了鲜动物药制剂具有抑制癌细胞生长；增强免疫功能，提高自身抗癌能力；减轻放、化疗副反应，增加疗效；明显改善症状，提高生活质量的作用。

历经 8 年锲而不舍的坚持与努力——李建生教授在回顾这段经历时对笔者说：那时我是“屡战屡败、屡败屡战”。终于，在 1998 年 4 月，鲜动物药抗癌制剂“金龙胶囊”（国药准字 Z10980041）成为我国卫生部正式批准的第一个鲜中药制剂［编号（98）卫药证字 Z-067 号新药证书］，竖立起鲜中药研究应用史上一个新的里程碑！

在“金龙胶囊”的审批过程中，李建生的研究工作并没有因此而告一段落，他继续投入大量资金，对金龙胶囊进行了再研究、再开发和临床再验证。在对金龙胶囊的作用机制、适应证等进行了更深入的研究后，在它的基础上，将鲜动物药与鲜植物药结合，又申报批准了一个同样具有抗癌作用，且具有更好的免疫调节作用的新的准字号鲜药制剂“金水鲜胶囊”（国药准字 B20020662）。

采访中，李教授告诉笔者，他的第三种产品——鲜动植物保健品“鲜克胶囊”已经获得批准准备上市。

李建生教授的鲜中药事业经过 20 多年的不懈努力，终于取得了成功。每年都有近两万名肿瘤患者服用鲜药制剂，他们有的得到了康复；有的恢复了体力，为手术治疗创造了条件；有的配合放、化疗减轻了毒副作用；有的控制了病情，提高了生活质量，延长了生命。鲜药事业显现出了她的社会效益。

同时，李教授的成就亦得到了社会各界的肯定，国家及卫生界的领导同志多次接见并题词勉励他；各大新闻媒体多次报道他成功的事迹；中央电视台“东方之子”栏目在介绍他时，称之为“鲜药抗癌第一人”；中医药界多位泰斗联名发表文章，充分肯定李建生对中药鲜药的研究成果……

事业成功后的李建生教授不忘回报社会，他多次资助国内的各种公益活动。自 1983 年以来，他和他的企业参加了由国家卫生计生委（原卫生部）、国家药监局、中国癌症基金会等组织的送医、送药、送知识等扶贫济困活动，累计向贫困的癌症患者捐赠了价值 3000 万元以上的药品；为 5000 多人次的肿瘤患者提供了免费的诊疗服务；2004 年，在中国癌症基金会设立“建生专项基金”；2006 年起，每年资助举办“抗癌京剧票友演唱会”；长期资助肿瘤界专业书籍（《中国肿瘤临床年鉴》《中国癌症研究进展》等）和科普期刊（《抗癌之窗》等）的出版发行；他编著或与人合著出版了《鲜动物中药治疗癌症的探索》《癌症的治疗与康复》《现代中西医结合肿瘤学》《现代中医内科学》《鲜药图谱》《鲜药用动物图谱》《中国动物药现代研究》等书；由中国癌症基金会鲜药学术委员会主办的“全国鲜药学术研讨会”，已成功举办四届。他为提高我国肿瘤界医务人员的技术水平，向公众普及防癌、抗癌、保健知识做出了杰出的贡献。

屈子当年赋楚骚：“路曼曼其修远兮，吾将上下而求索”。李建生教授在研究鲜药抗癌的过程中，走过了一条崎岖而漫长的人生路。在中国的肿瘤防治事业中，在人类攻克癌魔的道路上，希望能够涌现出更多的李建生式的人物，此乃黎民之大幸！

（原载：国医网，日期：2014-10-29）

❖ 热点与争鸣 ❖

原卫生部部长吐槽医改　句句都在槽点上

杨小明

在第七届健康中国论坛上，原卫生部部长高强忍不住吐槽，很多吐槽点让人感到意外。

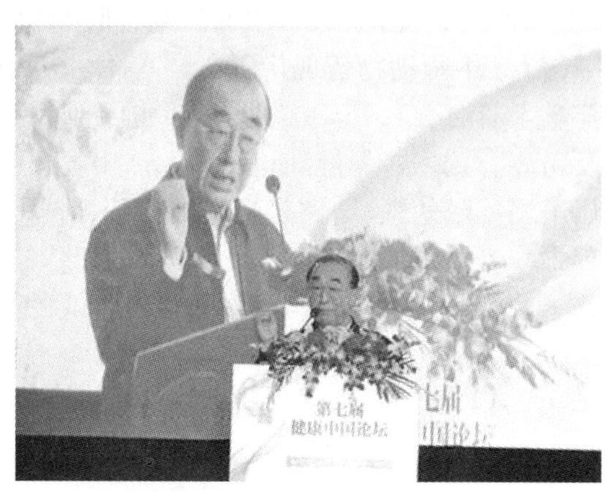

本届“健康论坛”的主题是“医药健康产业融合与新生”，高强理解，所谓融合与新生，就是力求将健康领域中有关的部门、行业、人群、利益、矛盾、观点等等融合在一起，把各种不同的利益诉求融合在一起，难度确实很大。

一、吐槽医疗投入：国家投那么多钱，怎么老百姓就没感觉

不久前，媒体发表的医改蓝皮书《中国医药体制改革报告》指出，2009 年~2013 年全国财政医疗卫生支出累计 30 682 亿元，2014 年财政预算安排的卫生支出 10 071 亿元。2003 年，我刚到卫生部的时候，全国的财政卫生经费只有 778 亿元，11 年增长到 10 000 多亿元。

但是给人感觉是，政府的投入并没有有效地减轻居民个人的负担。政府投入的钱哪儿去了？有人说是被浪费了，流到了医院、药房、制药企业和医生的手里，人民群众并没有直接的受益。

问题在于政府的投入中，很少用于改革公立医院不合理的创收机制。近几年虽然有的医院改革以药补医的机制，医院收入减少了，但这部分需要弥补的，政府也没有相应的增加补助，而是通过调整医药服务收费标准增加收入而弥补，这种机制怎么能够有效地减轻群众的医药费用负担呢?

可以想像，在公立医院仍然实行自收自支的创收机制的情况下，如果政府拨款只用于改善医院的基础设施条件和购买大型设备，其结果只能是进一步增强医院的创收能力和水平，很可能进一步加重群众的医药费用负担。

二、吐槽医院创收：只给你买设备，不给你发工资

对于医务人员和群众的利益融合我们讲了多少年，一直强调公立医院要保持公益性，不要和群众争利，但是收效甚微，关键就在于我们的医院到现在还是一种创收的机制。政

府对医务人员的工资基本上是一分钱没有的，完全靠医疗服务卖药去挣钱的方式，挣得多发的多、挣得少发的少，这种机制是鼓励医务人员去增加收入的，同时也导致了医疗费用负担的加重，这种机制始终难以解决。

我们有些部门坚持的原则是办事不养人，我可以给你钱买设备、建房子，但是我们不能保证你的工资，你去服务创收发工资，这种机制是把我们的医务人员推到了群众利益的对立面，这是导致医患冲突的一个非常重要的原因。既伤害了群众利益，也伤害了我们医务人员的尊严和白衣战士的形象。

三、吐槽慢病防控：病人越来越多，只会等病人上门

2003 年，“非典”使我们认识到公共卫生的重要性，于是国家投入巨额资金加强了基本预防控制体系建设，所以现在应对各种传染病和突发公共卫生的能力明显的增强，但我们在预防各种常见病、多发病、老年病、慢性病等方面，能力依然相当的薄弱。

心脑血管病、癌症、糖尿病、肾病、肝病等严重疾病仍然在威胁着人民的健康。2006 年，我在卫生部有一个调查，当年全国到各类医疗机构去就诊的人数是 28 亿人次，去年超过了 60 亿人次，这说明我们一些严重疾病的控制还存在着不少的问题。过去叫“上工治未病、下工治已病”，说明预防疾病控制的重要性，但是真正把这个正确的健康理念落实到工作中还有非常长的工作要做。

我们现在卫生控制体系预防控制和疾病治疗是分离的，我们的疾病控制人员大多是应付传染病的传播，而对慢性病、常见病的传播是否没有太多有效的手段。我们的医生大多数是坐诊看病，等病人上门，很少深入到社区、家庭去调查、了解疾病的流行趋势。这方面我们有很多的工作要做。如何实现防治结合，不仅需要卫生系统自身的努力，也需要社会的学术机构、广大媒体以及亿万民众的积极参与，形成一种社会合力，共同控制疾病的发生和流行。

四、吐槽医保报销：越是进口的疗效好药，越不报销

我们的医保机构对于医疗服务行为的监督非常薄弱，还对居民的健康权益却设置了种种的限制，比方说我们都是参加医保的，大家在看病报销医药费的时候都有一个目录，这个目录内的是可以报销一部分的，但是还有相当多的药品和服务是在目录外的，是全部不报销的。越是贵重的药、越是进口的药物、越是一些疗效好的药，都不报销。

现在问题在于，我们的医保部门只监管报销的费用，对群众自费的费用没有人管。如果我们的公立医院为了创收，就引导老百姓多服用自费的药品和服务，群众的负担怎么会减轻呢？

我不赞成我们的费用报销体系是采取一部分报销、一部分不报销的双轨制，凡是与治病救人有关的费用和服务都应该纳入到报销的范围。

五、吐槽药物审批：几个人关着门批药，能不腐败嘛！

现在的医药秩序非常混乱，不仅是大家都为了经济利益，都为了利润而争夺市场，更严重的是过去几年我们政府的部门在药品的审批和药价的核定上出现了严重的问题。

我们全国也就七八千种药，但是批出来的药号大概 18 万、19 万差不多，一个品种的药有几十个号，而且批出的价格不一样，同样的药品相差十几倍，这就导致了同药多名、同药多价，难免不产生腐败。

药品是一个特殊商品，不同于其他的商品。第一、事关人们的健康和生命安全，人命关天；第二、患者使用药品是在医生指导下的被动消费，难以主动选择；第三，药价的高低和疗效并非成正比，花钱多未必疗效好。和别的消费不一样，到饭店吃饭，花一千块肯定吃的比花一百块的好，但是吃药花的钱很多，疗效不一定好。所以这种特殊性就需要我们的政府和社会对群众的合理用药给予高度的保护，就需要我们的政府对药品实行特殊的政策和监管措施，而不是放任。

监管药价审批中出现了一些问题，这个问题不是出在审批制度本身，而是出在审批环节的不公开、不透明，只有少数人秘密审批，这不是制度问题，这是操作的问题。

全世界主要发达国家药品基本都是政府监管，没有放开。前几天一个法国朋友来跟我介绍，法国的全部药品都是政府监管、政府核定，但是不是一个部门，有卫生部、财政部、经济部、保障部，几个部门联合组织一个药价委员会，联合审批、定期公布，这能出什么腐败问题?

六、吐槽健康产业：健康产业盖房子，不是做房地产

健康产业领域广泛，既包括社会办医，也包括养生、养老、健身、文化娱乐等领域，应该根据经济社会发展水平和人民的健康需求，科学制订发展规划，并逐步实施，切忌一哄而起，构成浪费。不能是社会自发的谁想怎么做就怎么做，应该由当地政府按照区域卫生规划或者依据健康规划有效的、有步骤的去实施发展问题。

现在各地发展健康产业有一个很明显的动向，就是房地产企业的积极性非常高，我们千万不要把我们健康的一些设施变成房地产的问题。

医疗服务的保障是质量，而质量的保证是人才。可以投资盖很多医院、建很多病房，问题是我们的人才从哪里来。有人说可以从公立医院去招聘人才，这个话不错，问题在于，如果我们从全国的角度整体考虑，利用社会资本短期内可以盖很多大型的医院或医疗城，但是培养不出相应的合格的优质医疗人才，包括我们现在的一些公立医院，靠贷款盲目的扩建、改建，也出现了一些优质人才不足的问题，这种情况应引起我们高度的警惕。

（稿源：健康时报微信号 2014-12-27）
（原文标题：原国家卫生部长的吐槽：句句都在槽点上啊）

我国尚缺乏放疗人才还需自行培养

张秀兰

肿瘤的治疗方法不外乎手术、放疗、化疗、分子靶向及中医等，记者近日探访中国人

民解放军第309医院（总参谋部总医院）放射治疗科，很多肿瘤对放疗的敏感性较高，科室主任李月敏也建议肿瘤患者应该在发病的不同时期咨询放疗科医生，以得到最及时稳妥的治疗。另一方面，由于医学院校本科阶段并未设置放疗相关课程，我国目前放疗人才仍处于紧缺状态。

放疗适合多种肿瘤

全军肿瘤放射治疗专业委员会委员、中国人民解放军第309医院放射治疗科主任李月敏介绍，就肿瘤治疗手段而言，不外乎手术、化疗、放疗及分子靶向治疗等，其中具有根治效果的为手术与放疗，接受记者采访之前，李月敏刚刚接诊了一位60多岁的乳腺癌患者，治疗后病情在第三年复发，由于肿瘤压迫食管和气管，在腋窝和锁骨上下区都有肿瘤，患者主诉较多，疼痛、呼吸不畅等，李月敏介绍，乳腺癌对放疗非常敏感，即便不能治愈，也可减轻患者痛苦，延长患者生存时间。如果乳腺癌并未出现内脏转移，单纯的骨转移通过放疗、化疗或内分泌治疗等控制后平均可以存活7~8年。“放疗适合全身肿瘤，以肺癌为例，作为北京市发病率最高的肿瘤，我们科室平均每天的治疗数量在六七十人，其中约1/3的患者是肺癌。手术对于较早期患者可以达到90%的根治率，由于放疗设备的不断改进，技术的进步使肿瘤得到更高剂量的照射，而周围正常组织的受量大大降低，放疗也可以达到相近的治愈率”，李月敏表示，尤其是对于高龄及身体情况比较特殊的患者，“我们遇到过有些七八十岁的患者，即便手术可以将肿瘤切除，但由于不能承受全麻及有心脏病、高血压等特殊情况，可以转向放疗治疗。”

放疗人才匮乏，专业人才需自行培养

但在放疗领域目前存在的一个比较突出的问题是人才的匮乏。至于形成这种局面的原因，李月敏认为，医学院校的课程设置与实际情况有脱节的地方，肿瘤患者的数量在急剧增加，但目前医学院校在本科生阶段并未设置放疗相关课程，学生在轮转期间也不会轮转至相关科室，“另一方面，由于相对特殊，专业性较强，放疗科的门槛也相对较高，不具备相关背景的人员仅通过为期3个月的轮转无法掌握专业技能，另外，射线是一把双刃剑，在杀死肿瘤细胞的同时避免伤及周围正常细胞及组织，要求高度精准，具有一定的风险，专业要求高，这也是一般人不愿涉足放射治疗的原因之一。”李月敏告诉记者，在人才严重不足的情况下，为了满足科室需求，往往专业人才还需要自行培养，“我们科室有些医生就是从其他科室转过来的，通常来说，3~5年才能培养出一个可以掌握射线规律、独立操作的放疗专业人才，”总之，放疗人才的培养需要专门的机制。

科室主治医师武勇最初由于随军的原因，2009年从临床（急诊科）转入放疗科，“我上学时并没有专门的放疗专业，我们科室现在的很多医生也并不是从本科就开始学习放疗的，最早接触也是在研究生阶段。”至于这种转变，武勇坦言比较困难，“需具备放射、放射生物学、放射物理学、影像、临床等多方面的综合知识及能力，我差不多用了3年的时间才能独立操作。”

放疗规范化对综合医院至关重要

记者了解到，放射治疗科目前有6名医生，其中3名可以独立进行操作，李月敏认为科室的放射治疗已经相当规范，“我们的肿瘤放射治疗并没有像很多专科医院一样有细分的类别，在目前的情况下，放疗的规范化治疗对于我们这种综合性医院来说至关重要。”

至于花费，李月敏告诉记者，以乳腺癌为例，保乳术后一个疗程的放疗花费在 3 万元左右，属于国家医保支付项目。

■对话

胸腺瘤治疗是特色

新京报：科室在哪些方面的治疗有自己的特色？

李月敏：胸腺瘤治疗是我们的特色，尤其是胸腺瘤合并重症肌无力，一方面我们医院曾经设有重症肌无力中心，有 15%~20%的重症肌无力患者会合并胸腺瘤，另一方面，胸腺瘤的发病率较低，很多大型综合医院医生每年接触的患者也不超过 10 例，我们重症肌无力中心从设立到现在，在不到 6 年的时间中已经收治了 200 多例胸腺瘤患者，多学科的会诊制度也使我们吸引了不少患者，胸腺瘤放射治疗在全国也有一定影响力。

较少患者第一时间考虑放疗

新京报：放射治疗科什么时候开始设立门诊的？

李月敏：放射治疗科从 2008 年开始设立门诊，之前均通过其他科室转接患者，门诊的设立让我们能够第一手接触患者。但目前大部分患者仍是通过其他科室转过来的，坦白说，能够第一时间在放射治疗科治疗的患者还是比较少的，目前通过门诊自行收治的患者在 30%左右。

国内多学科会诊制还不完善

新京报：在你看来，怎样的肿瘤治疗才算是合理的？

李月敏：癌症的治疗应该是多学科综合会诊给出结果，但目前国内这一方面还不够完善。中国肿瘤患者的治愈率仅为 30%多，美国平均水平在 67%左右，差距之所以如此明显，一方面双方多发瘤种之间存在很大区别，另一方面也与国内多学科会诊制开展得不够完善有很大关系。

（原文标题：探访 309 医院放疗科——胸腺瘤治疗是特色）

（原载：《新京报》2014-12-09，自健康界网站下载）

中国城市儿童癌症发病率 5 年上升 18.8% 远高于发达国家

来源：《南方周末》2014 年 10 月 10 日

[原标题："妈妈，我不想死，我想活" 暗瘤——被忽视的儿童癌症]

世界卫生组织资料显示，恶性肿瘤已成为儿童第二大死因。短短 5 年，中国城市儿童肿瘤的发病率上升了 18.8%，远高于发达国家。

而在中国，儿童肿瘤一直被忽视。但由于认知不足、误诊、缺乏早期筛查机制和医保覆盖，患儿治疗的时间窗总是被错过，部分病种的误诊率甚至高达 50%。

对医生闫杰来说，阳光是很稀罕的东西。每天只有查房的时候，她才能感受到从2米高的玻璃窗外透进来的阳光。病房也被特意装扮得很敞亮，每间屋子里都摆着2~5张1米宽的小病床，上面铺着印有棕色小熊的蓝被单。

“孩子们更需要阳光。”闫杰说。在她供职的天津市肿瘤医院儿童肿瘤科，从主任医师到所有医生、护士，办公室都没有窗户，因为朝南的房间要留给特殊的小朋友。

文慧，9岁，恶性淋巴瘤；艺萱，5岁8个月，横纹肌肉瘤；郑益，4岁11个月，横纹肌肉瘤；黄亦馨，1岁2个月，神经母细胞瘤……

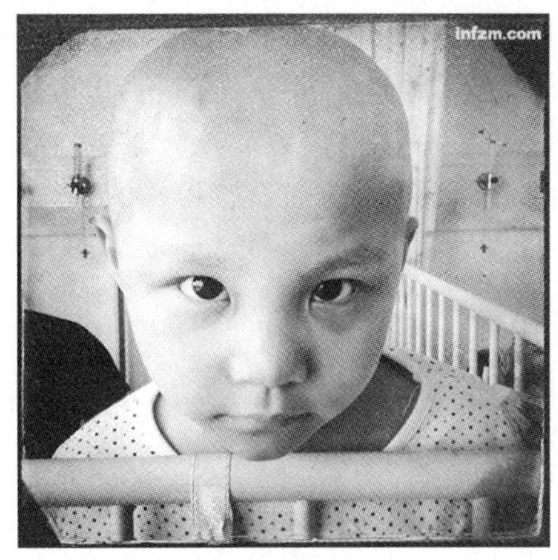

这是艺萱换的第四家医院了，她在北京同仁医院化疗，再到首都儿研所手术，又转到307医院放疗，如今又来到了天津肿瘤医院。（南方周末记者张涛/图）

这些被统称为儿童恶性实体肿瘤（以下简称儿童肿瘤），因为公众认知不足、专业医疗机构紧缺、社会保障乏力，可谓一直被忽视的“暗瘤”。

在全球范围内，儿童肿瘤的发病率在1/万左右，按照中国3亿多名15岁以下少年儿童的数量推算，全国发病数高达3万例。

值得注意的是，近年来，中国儿童肿瘤患者数量正逐年上升。2009年，卫生部发布的《中国卫生统计年鉴》显示，中国城市儿童（0~19岁）肿瘤的发病率从2003年的20.8/10万攀升至2008年的24.7/10万，在短短5年内上升了18.8%，其发病率和上升趋势都远高于发达国家。

医护人员的直观感受比过往的统计数据更触目惊心。

在中国最早研究治疗此类疾病的天津市肿瘤医院，2011年~2013年，儿童肿瘤科门诊量从2574人次升至4222人次，患儿也从521人升至849人。护士长苏玲记得，最初，这里的儿科只有6张病床，住不满，还时有成人入住。现在是38张病床，仍“供不应求”。

其他医院也有类似的情形。“病人多得收不过来。我们科室有32张床，再扩大一倍，还是不够。”广州中山大学肿瘤医院儿童肿瘤科主任孙晓非说。2013年，她的门诊量达六千多人次（2次门诊/周）。

“他们需要阳光。”多年从事儿童肿瘤诊治工作的闫杰说，“他们更需要关注。”

谁都不信孩子能得这种病

和成人肿瘤不同，儿童肿瘤主要包括脑瘤、淋巴瘤、神经母细胞瘤、肝母细胞瘤，肾母细胞瘤等，这类疾病主要源自母体或基因缺陷。

走进天津市肿瘤医院的儿童肿瘤科，所见到的都是一样的“小光头”，乍一看连男娃女娃都分不清。不管来自哪个省份，孩子的经历都非常相似——突然发病，数次错误诊断，不停地转院，直至确认恶性肿瘤。

因为家长认知不足和医生误诊而受到伤害的远不止一个。

“仅儿童脑肿瘤误诊率就达 50%。”广州市红十字会医院神经外科副主任医师刘承勇说。

大多数人没有听过这些可怕的疾病，甚至很多儿科医生也没见过这样的病例。因为儿童肿瘤的发病症状多是发热、炎症、腹痛，诊断时压根想不到，导致最终确诊时已广泛转移。

“谁也不相信孩子能得这种病。”几乎所有的父母在听到确诊后都有相同的反应。

事实上，儿童不仅各年龄段均可能患癌症，且全身各个系统均有可能罹患肿瘤。

“妈妈，我不想死，我想活”

最开始的时候，很多父母都绝望地想过“死”。有一次，杨亚丽抱着 6 岁的女儿鑫杰坐在医院 15 楼的飘窗上对她说，“这太痛苦了，咱娘俩跳下去吧。”

“妈妈，我不想死，我想活。”已经没了头发、瘦得脱形的女儿盯着她。

孩子远比想象的坚强。前护士长刘莉曾在儿童肿瘤科待了 18 年，她说，很多重大决定都是孩子帮父母下的，比如摘除眼球、比如截肢。

一旦孩子得了癌症，整个家庭就被完全改变了。父母往往会放弃工作，全身心陪孩子治病。孩子化疗吃不下东西，恶心，睡不着觉，陪着的父母也不吃不睡。每张病床旁都有张可以展开的蓝椅子，有的父母一睡就是几个月。

没人能准确描述疾病的痛苦，家长只能竭尽所能去化解。

有时候，“与死亡一同到来的一切，往往比死亡更令人窒息”。有些父母在孩子走了后，就离婚了；有些换了城市居住；有些则迟迟走不出阴影。

半夜两三点，儿童肿瘤科的护士总能接到一些失去孩子父母的“深夜来电”。

有个 4 岁男孩的爸爸，在孩子去了后，一直走不出来。“他总说，孩子走的时候，身上都烂了，知道自己不行了，也不大喊我了，走之前最后一句，还是希望我和他妈妈在一起……”护士彭颖说，那对夫妻最终还是离婚了，但孩子临终的场景却被父亲像过电影一样，重复再重复，说完大哭一场，才能好些。

“孩子太可怜了。为什么不是我得这病?”这是所有患儿家长都反复念叨的话。

然而这句话也表明，对于这些只有儿童才会罹患的恶性肿瘤，人们从认知到诊断、治疗甚至到医保都没有做好准备。

被错过的时间窗

广义的儿童肿瘤，包括血液肿瘤（白血病）和实体肿瘤。但儿童肿瘤科大夫的普遍感受是，人们只知道儿童白血病，却没听说过实体肿瘤。

实际上，根据 WHO 统计，恶性肿瘤已经成为儿童的第二大死因，仅次于意外伤害。“白血病约占三成，剩下的是中枢系统肿瘤（脑瘤）和其他实体肿瘤。”闫杰说。

与成人肿瘤不同，儿童肿瘤进展极快，从一期发展到四期最快只要 3 个月。因此早期发现至关重要。

闫杰记得，2008 年三鹿奶粉事件时，各地政府免费让孩子们做 B 超查肾结石，结果意外地查出很多儿童患早期肿瘤。那一年因此成为了全国儿童肿瘤确诊最密集的时期。有医生因此提议，儿童也要定期体检，仅通过相对安全的B超就能查出很多早期肿瘤。

“当时光是一期的神经母细胞瘤就查出9例，治疗效果很好。”闫杰说，但这么多年过去，再没有遇过一期的患者，接收的病人基本都是晚期。

不过即便是已经确诊，大部分患儿家长也将因为专业医疗机构紧缺而进退失据——送去综合性医院肿瘤科，将会面临一群没有任何儿科经验的医生；送去儿童医院内外科，医生只能是头痛医头，脚痛医脚，对恶性肿瘤特别是转移、复发束手无策。

一次次转诊中，儿童肿瘤治疗的“时间窗”被一再错过。

与中国庞大的儿童肿瘤人群不相匹配的是，目前全国只有天津市肿瘤医院和中山大学附属肿瘤医院这两家肿瘤医院开设了儿童肿瘤科。

因为儿童肿瘤可能发生在身体的任何部位，需要多科室配合，治疗难度较大。即便是中山肿瘤医院，因为专业限制，遇到特殊骨肿瘤和眼科、头颈科肿瘤也会将儿童转诊到相应的医院治疗。其次，儿童放、化疗和成人差别较大，大部分医院的放疗科不愿接收儿科病例。孙晓非的科室每周还专程请来固定的医生为孩子做化疗。

中山大学附属第一医院小儿科主任罗学群还看过不少成人肿瘤的科室接收了儿童肿瘤的病例。这在他看来十分离谱，还可能延误病情。和成人癌症治疗不同，儿童对化疗药物敏感，用药量和时间与成人都不同，一般是先化疗缩小肿瘤，才手术切除。

这是中国医疗体系发展不平衡的典型问题——发病率低、不赚钱、医疗资源消耗多、病程长的疾病不受重视。

能治愈的肿瘤，为什么不投资？

儿童实体瘤，最常见的是各种“母细胞瘤”，包括神经母细胞瘤、肾母细胞瘤、肝母细胞瘤和视网膜母细胞瘤等。

母细胞是能够分化成该器官或组织的所有细胞类型的细胞。一旦该细胞发生了突变，随着儿童年龄的增长，变异的DNA会随着幼体各部分机体功能的完善，在一些特殊部位发育成肿瘤。人们俗称，“从娘胎里带的”。

大连医科大学基础医学科教授朴丰源梳理了美国《环境健康视点》多篇文章后指出，除家族遗传外，儿童肿瘤与父母长期接触化学物质或辐射有关，也有研究表明，孕期暴露于射线、化学品、重金属等环境危险因素与后代发生肿瘤密切相关。

天津市肿瘤医院副院长赵强是儿童癌症治疗的权威之一。在他看来，成人癌症扩散后基本没法治愈，但儿童对化疗药十分敏感，相当一部分在癌症扩散后仍能治愈。

遗憾的是，这一理念被知晓的程度极低。相当一部分有希望治愈的孩子，在“时间窗”关闭前，被无情地下了判决书。很多患儿家长曾被医生“善意告诫”——“你家孩子都这样了，你还治吗？再生一个去吧。”

事实上，一些儿童肿瘤是完全能够治好的，治愈率也比成人高得多。以天津肿瘤医院近3年的数据来看，最普遍的恶性淋巴瘤治愈率是85%，神经母细胞瘤治愈率是55%，而横纹肌肉瘤治愈率是75%。恶性生殖细胞瘤和肾母细胞瘤治愈率达90%以上。（注：此治愈率是临床治愈率，又称5年生存率。）儿童急性淋巴细胞白血病、霍奇金病、肾母细胞瘤等已经被视为“可以救治的恶性肿瘤”。护士彭颖的办公室里有一本历年来患儿的相片集，治好的孩子有的上了大学，有的工作了，还有的出国了。

更让儿童肿瘤医生倍感艰难的是，因为缺乏重视，儿童肿瘤的用药和仪器都比成人会“慢半拍”。

据闫杰介绍，以治疗神经母细胞瘤的抗 GD2 抗体为例，美国已经用了多年，治疗效果明显，但中国一直没有批准进入。相比之下，成人肿瘤的新药进入中国市场就要快得多。

“我们知道国外有很多进展，很多好的方法，新的手段。”闫杰刚参加了今年的第八届中国肿瘤学术大会，这是同行们讨论最多的问题。

孙晓非显得更悲观。她发现儿科肿瘤始终没人重视，写了很多文章呼吁都没用。不论是做研究还是项目支持，政府部门投资的都是成人肿瘤。因为儿童肿瘤要对儿童化疗、手术、放疗，涉及多个学科，难度大，且回报率低。

“既然是能治好的肿瘤，为什么不投资呢?”孙晓非不明白。

能否免费救治?

对于患者家庭来说，钱同样是至关重要的问题。如果孩子能坚持、完整治疗，耗费的将是两年集中治疗、三年巩固治疗的时间，以及 10 万~30 万元不等的金钱。

这对所有家庭都是一笔沉重的负担。

据了解，儿童白血病已从 2011 年开始推行免费救治，各省市都纳入了医保报销范围，报销比例在 70%~90%不等。而儿童恶性肿瘤报销比例则少得多。

孙晓非说，城市儿童的报销依据城镇居民医保，农村儿童则根据新农合报销。因为儿童恶性肿瘤的报销属于各地方管理，每个地市的报销比例都有不同，异地报销一般只能报销到 30%~40%。还有不少家长向《南方周末》记者抱怨，当地医保审批部门没听过这种病，认为不属于恶性肿瘤，迟迟不让报销。

“这非常不合理，农村本来就没钱，但是报销只能到三成。经济越不发达地区，报销比例越低。”孙晓非不解。

因为儿童癌症的特殊性，需要用大量的进口药物，但这其中很多也都无法报销。

不只是肿瘤药物，治疗中很大的一笔费用是在抗炎和抗感染上。儿童免疫力低下，在进行放、化疗治疗后，极易感染，而一次抗炎的治疗就需要上万元，甚至两三万元。

“我们经常会商量，这个药比较贵，孩子家里不能报销，怎么办呢?”罗学群看到有的孩子治疗一半，因为没钱走了，很不好受，作为医生还要帮着四处找人募捐。

筹款也不容易，白血病有专门的“小天使基金”救助患儿，但专门为儿童实体瘤募捐的机构几乎没有。医护人员和别人说肾母细胞瘤、横纹肌肉瘤、尤文肉瘤等，人家根本不知道，以为就是一个瘤，也就不想捐。

相比之下，在美国，新的医保法已经规定，26 岁以下无医保的青年、儿童都包含在他们父母的医保计划内。因此患有儿童肿瘤的孩子可以完全享受父母的医保报销。他们还有专门的儿童癌症组织，包括世界儿科肿瘤协会（SIOP）和美国儿童肿瘤协作组（COG）帮助患者康复。

眼下，孙晓非觉得最急迫的是建立一个儿童癌症中心，既有临床又有科研。中国人口众多，儿童肿瘤患病人数明显多于其他国家。要想治好更多的病人，认识更深入，就必须要有自己的研究。现在，国家投入太少，医生疲于应付病人，难有时间做科研，只能是“国外怎么治我们就怎么治”。

（为保护未成年人权益，本文中患儿均为化名。天津市肿瘤医院胡颜对本文亦有贡献）

（转载自：凤凰网公益，篇幅所限，略有删节）

我国儿童肿瘤5年生存率达72%
白血病居儿童肿瘤发病和死亡首位

《健康报》记者　闫　featured　王　丹

日前，由首都医科大学附属北京儿童医院主办的“中国工程院2014年医学前沿论坛暨第四届小儿肿瘤研究高峰论坛”在京召开。全国肿瘤防治研究办公室、全国肿瘤登记中心副主任陈万青在论坛上发布了我国儿童肿瘤发病、死亡等相关数据。

2013年，全国肿瘤登记中心共收集全国145个肿瘤登记处的2234万名0~14岁儿童的相关数据。分析结果显示，白血病位居我国儿童肿瘤发病率和死亡率首位，我国儿童肿瘤5年生存率达到72%，略低于美国。

10名肿瘤患儿中4人是白血病

陈万青指出，与成人相比，儿童肿瘤发病较为罕见，但在儿童死因顺位排序中仍占据重要位置。根据我国第三次死因调查显示，在0岁儿童中，恶性肿瘤位居死因第9位；1~4岁儿童中，恶性肿瘤位居第5位；5~14岁儿童中，恶性肿瘤位居第2位，仅次于损伤中毒。白血病位居我国儿童肿瘤发病率和死亡率首位，与全球情况相同。按照发病率排序，之后依次为中枢神经系统肿瘤、淋巴瘤以及来源于骨、肾、肝、甲状腺、卵巢、睾丸以及口咽的恶性肿瘤。按发病人数计算，白血病在儿童常见恶性肿瘤中占比约为40%，即10名罹患肿瘤的儿童中，有4名是白血病患儿。

发病率上升而死亡率下降

分析结果显示，2000~2010年，我国儿童肿瘤发病率以每年2.8%的速度递增，死亡率以每年1.1%的速度缓慢下降。其中，城市儿童肿瘤发病率增加速度高于农村儿童，死亡率下降速度低于农村儿童。

从肿瘤类型来看，白血病发病率10年内缓慢上升，死亡率缓慢下降；淋巴瘤发病率与死亡率均呈下降趋势。

陈万青表示，白血病发病率上升而死亡率下降得益于我国在疾病诊疗方面的进步。在美国，虽然罹患白血病和非霍奇金淋巴瘤的儿童比例快速上升，但常见肿瘤死亡率均显现出下降趋势，其中，白血病和脑、中枢神经系统肿瘤明显下降，后者下降幅度甚至超过

50%。由此可见，我国在儿童肿瘤诊疗能力方面还需进一步加强。

5 年生存率比美国略低

对部分登记地区病例的长期随访结果显示，我国儿童肿瘤 5 年生存率在 72%左右。其中，骨恶性肿瘤 5 年生存率最高，可达到 80.5%，此后依次为白血病（70.5%），脑、中枢神经系统肿瘤（69.9%），淋巴瘤（64.7%）和肝恶性肿瘤（52%）。

陈万青表示，肿瘤 5 年生存率代表着国家的肿瘤诊治水平，与美国儿童肿瘤 5 年生存率平均为 78%相比，我国儿童肿瘤 5 年生存率略低。此外，美国相关数据显示，白血病，淋巴瘤，脑、中枢神经系统肿瘤 5 年生存率分别约为 74%、87%、72%，均高于我国平均水平。

此次调查还首次估算出我国儿童肿瘤发病人数，2013 年，儿童肿瘤发病人数约为 21 214 人，2014 年为 22 033 人，2015 年将达到 22 875 人。对此，陈万青强调，由于肿瘤登记点分布不均，且农村地区对于儿童肿瘤患者往往不进行治疗等问题，上述结果存在局限性，但此次估算是根据不同地区、性别、年龄发病率结合全国人口数进行计算的，因此仍有较大参考意义。

（来源：《健康报》2014-08-01）

北京协和启动安宁疗护让患者尊严离世

作者：袁　月（编写）

安宁疗护，让患者从容完成道谢、道歉、道安、道别，让生命终结的患者不带走遗憾，让他的亲人不心存愧疚。

【编者按】安宁疗护（姑息治疗）的理念是通过由医生、护士、志愿者、社工、理疗师及心理师等人员组成的团队服务，为患者及其家庭提供帮助，在减少患者身体上疼痛的同时，更关注患者的内心感受，给予患者“灵性照护”，让患者有尊严地走完人生最后一段旅程。“请让我这样离开”，是央视《新闻调查》一期节目的主题，节目用 45 分钟讲述了“安宁疗护”的具体做法、实施现状，并为我们介绍了如何让死者了无牵挂，让生者坚强地继续自己的人生。

生命总有一天要和我们告别，如果可以，在我即将告别这个世界的最后时光，能否让陪伴我的不是冰冷的器械、恐惧的眼神和绝望中的垂死，能否让我的心灵从容、目光宁静，让我的身体少受些痛苦，让我和亲人在感激中去享受彼此最后的时光？这是很多疾病晚期患者的心声。

医疗是什么？有时是治愈，经常是帮助，但总是抚慰。我们会看到很多患重病的、治疗效果不好的、濒临死亡的患者，他们的孤独、痛苦，甚至绝望，深深地刺痛我们。医学伦理专家、北京协和医学院袁钟教授说，面对很多绝症终末期的患者，我们医生往往无能为力、无可奈何，并感到深深地内疚。“其实我们是可以有所作为的，安宁疗护就是一个很好的方法。”通过安宁疗护的过程，帮助消除患者内心的冲突，妥善处理与亲友的道别和实现病患的特殊心愿。可以说，安宁疗护是一种医疗伦理行为，并非安乐死，更不是等死。

中华民族是一个追求形神永恒的民族。袁钟说，面对突如其来的死亡，我们往往措手不及，极端震惊和愤怒；有的还拒绝治疗，破罐子破摔。“其实，我们能做的就是，赞美患者的人生，让他感觉不枉此生，了解他的愿望。更重要的是，应该把他最想见的人带到他的床边，帮助他听到他最想听的话，实现他的一些愿望。”

父子一世的缘分，瞬间化为恐怖的无声

两年前，俞琦 74 岁的父亲，被查出得了神经源性尿潴留，后来发展成尿毒症。过去的这两年，父亲的病情逐渐加重，两次被送进重症监护室（以下简称“ICU”），接受残酷的抢救治疗。

“他相对神志清醒，但是又不得不插管。然后用呼吸机去吸痰等，手脚都是被绑住的。”俞琦回忆起当时的情境，还记忆犹新，因为他插管的时候非常难受，就像你嘴里有一个管子，永远通在这儿，吃饭全部是要鼻饲，谁都受不了，谁都会去拔的，所以那个时候手是要被捆住的。

“父亲出院之后第一件事情就是瞪着眼睛骂我，说你要害死我。”俞琦回忆道，这是年过 40 的俞琦第一次目睹生命走向死亡的痛苦和无助。但是几个月后，他又不得不第二次把父亲送进了 ICU。“那时候还得插着管，出来以后，又插上了导尿管、呼吸机，然后又鼻饲，ICU 的医生就跟我们讲，说他的肾功能衰竭了，然后他的心肺功能也都在临界线维持着。现在基本上是靠药物、靠设备维持他这个状态。”

“父亲的病情到了终末期，身上插着各种管子，已经无法说话。每时每刻都忍受着身体的各种不适。”俞琦说。身体的不适合、疼痛，几乎是所有病情发展到终末期的患者，都要经受的煎熬，有时候它会让人有生种不如死的感觉。

在医学上被称作终末期的患者，是指患严重伤病，经过医师诊断，认为不可治愈，在经过 3~6 个月的病程后，不可避免地走向死亡的患者。躺在床上，忍受着煎熬的患者，往往都能意识到，生命正在走向终结。俞琦至今也忘不了父亲在最后的日子里，那双恐惧的眼神。

“他对晚上是极其恐惧的。我看到他晚上一会儿闭上眼睛，一会儿又睁开，两个眼睛瞪着你，说不了话了。”俞琦说，我觉得他是有意识的，但是那种意识从眼神里出来的全是恐惧。生命的倒计时在一分一秒中度过，父子一世的缘分在即将深情说再见的时候，却残酷的化为相视间恐怖的无声。

直面死亡，我们痛苦而无力

北京协和医院肿瘤内科病房护士长郑莹目睹过无数次，像俞琦父子这样的场景。“肿瘤病人的身体情况是一个下坡，他的焦虑情绪，他的抑郁情绪，都让他没有办法直面死亡，整天生活在恐惧的氛围中。”

由于终日和陷入绝望、恐惧的患者打交道，郑莹常常陷入不能自拔的负面情绪，且产生深深的职业倦怠。“我们陪着他们过了每一天，看着他们一点一点地走向生命的尽头。我们的无力感没有人能够了解。因为我们太渺小了，我们很无助，我觉得很压抑，职业倦怠感非常强。”郑莹深深地陷入病房的这个环境里不能自拔，“我曾经觉得调整不了自己的情绪，还差点去看心理医生。”

“坦率地讲，我后来很理解‘久病床前无孝子’这句话，那种疲惫、纠结甚至压力让人很难过，不得不说，我心里有时候也存在着放弃的念头。如果有这样的一些机构，或者专业人士，在疾病最后的过程中，除了护理、治疗和挽救，在病人心理、家属心理方面有治疗帮助的话，我相信会更好。”其实，负面情绪，同样影响着俞琦自己的心理。

当医疗技术面临极限，死亡必须来临的时候，无论是患者、患者家属、医护人员都同时被无力之感深深包围。生命是一趟有限期的旅行，死亡终将来临，在和生命的旅程告别之际，我们是不是有机会，可以选择一道我们想要的风景。

安宁疗护守住生命最后一刻

2012 年 11 月初，在肿瘤内科病房工作了近 12 年的郑莹和副主任医师宁晓红来到台湾，参加了一个叫做安宁疗护的培训项目。

“居然人还可以这样去死。去台湾两周的培训，北京去的医护团队都感觉洗脑了。”北京协和医院副主任医师宁晓红说。

在此之前，浙江省绍兴市放疗科护士长褚海燕也去考察过台湾的安宁疗护，两周培训，感觉和内地是天壤之别。

“如果说生命是一首歌，在安宁的病房中，我们也聆赏了无数最美的音符。这些以身体病痛，来歌咏生命的癌末病患，有的已经成为人间过客。有的则尚在经历这段旅程。他们并没有被病痛击倒，他们的勇气谱成了一首首有欢笑、有泪水、有希望，更充满着爱的生命乐章。”这是台湾关于安宁疗护的宣传片，所谓安宁疗护，是指对那些对于治愈性治疗已经没有效果的终末期患者，给予积极、全面的照顾，以控制疼痛及有关症状为重点，关注其心理、社交和精神需要，目标在于提高、改善患者和家属的生活质量。终末期患者可以选择安宁病房，也可以选择在家里接受安宁疗护团队的定期上门服务。

郑莹介绍，台湾是既有肿瘤病房，又有安宁疗护病房，肿瘤病房目前更多偏重于治疗性质的，一旦病人有安宁护理的需求，或者说他达到这样一个条件的话，他们的安宁护理团队就会介入。

安宁疗护，控制症状抚慰心灵

20 世纪 60 年代，安宁疗护从英国开始，在全欧洲发展成为一种社会运动，全球医学界，面对那些身患绝症的患者，根据每个人不同的需求，医护人员和各种社会组织对其展开安宁疗护。志愿者团队、心理辅导师、营养师、宗教机构，开始相继走到患者和家属身边，帮助解决患者和家庭在这段时间遇到的几乎所有生活、疾病和心理问题。

安宁疗护的概念进入台湾 20 年的时间，并在 2000 年由台湾立法机构颁布了《安宁缓和疗护条例》，从立法上保证了安宁疗护在各地推广，目前，台湾有 52 家医院，为终末期患者设立了安宁疗护病房。包括安宁家庭照顾在内，台湾有40%的肿瘤末期患者在接受安宁疗护，专业的医护人员，成熟的志愿者和义工团队，帮助他们控制症状、抚慰心灵。社会保障和慈善基金系统在资金上给台湾患者以支持，让他们尽量安详地走完最后人生。

绍兴市人民医院院长郭航远写过很多关于人文医学的著作，他是这么看待安宁疗护的："现在的医疗技术，我们叫技术性失语，或叫技术性的裸奔，现在我们要补上人文这一课，其中安宁疗护也就是人性化服务当中重要的环节。医院这个单词叫'hospital'它是从'hospice'转变过来的。这个词有一个解释，叫做临终关怀。所以医院不做临终关怀，它怎么能称之为医院？"

宁晓红现在在北京协和医院国际医疗部内科病房工作，这里不乏终末期患者。在一切外部条件都还不具备的条件下，宁晓红试着，从她能做的地方开始。

"我尽我所能，把症状控制积极推进。比如查房的时候，看见一个患者，我就会问'昨天晚上怎样'？患者说疼。我会问下去'怎么疼的'，吃完药还疼不疼？患者说，吃完药就不疼了，但顶不到12个小时就又疼了。那好，改成8小时一次，我们愿意积极地改，让患者更舒服。"宁晓红介绍。

让患者道谢、道歉、道安、道别

在台湾的时候，宁晓红遇到一个30岁的患者——憋气，用什么方法都解决不了。后来在与这位患者聊天时，大家发现他特别担心他的母亲，他怕自己死后母亲没人照顾了，所以当社工、志愿者发现这个问题时，去跟他谈这个事情，跟他谈开，后来发现他憋气的情况好了很多。

宁晓红的病人王松刚被发现癌症时，就已经到了骨转移的阶段，成为癌症终末期患者，病情一天一天加重，剧烈的疼痛时刻伴随着他。"他有一段情绪非常激动，瘫痪之前有两周疼痛已经很厉害了，后来，宁晓红教授跟王松就有过一次谈话，他俩谈了两个多小时。"王松的夫人回忆。正是宁晓红和王松这两个小时的谈话，几乎改变了这对夫妻生命最后的时光。"谈完之后我就感觉到，同样剂量，但是止痛的效果，比没有谈明显效果好了很多。"王松的夫人说。

"也正是从那儿我才知道，疼痛有主观的，也会有客观的。客观的可能是肿瘤造成的，主观的会有情绪产生的焦虑，会加重疼痛。"宁晓红说，尤其对末期的患者，针对瘤子我们能做的不多了。不能手术、不能化疗，就是用药物给他解决痛苦，这个过程中，药物能够起到的作用其实是一部分。从这点来讲，如果能够达到很好的沟通，让他放松，让他有一种被关怀的感觉，他的症状就可能随之减轻。

沟通能够帮患者减轻疼痛，也能帮患者和家属平复情绪，完成心愿。郑莹介绍，在安宁疗护中，沟通是非常重要的环节。沟通患者现在的心态，家属现在的心态，他们的需求，他们的愿望，他们现在的困难，他们现在亟待解决的，有没有我们能够帮得上忙的，或者你们是否需要有一个情感宣泄的途径。

在安宁疗护的理念中，希望让临终的患者，能够有机会从容地完成道谢、道歉、道安、道别，这些生命最后的仪式。不仅关注患者，也关注家庭整体的需求，让生命终结的患者不带走遗憾，也让他的亲人不要心存愧疚。

志愿者来了，他们是笑着走的

郑莹说，我们和患者聊天时，往往会下意识去发掘他愿意谈的，能够给他带来快乐的，或者他生命中的一些闪光点，能够让他知道，我的生命很有价值。其实是可以提高他的自我的一种存在感。对他能够面对即将来到的死亡，是非常重要的意见事情。“我会主动去跟患者聊，我会定期组织患教会，但是最后往往都会变成了茶话会。”

患教会给患者带去的，更多的是心理上的放松和鼓励。实际上，在台湾，跟患者聊天的工作，主要是由志愿者和义工来做的。宁晓红和郑莹从台湾回来后，立刻开始寻找志愿者。最后决定，在北京协和医学院现有的医学生中，招募安宁志愿者，并培训他们。

2013 年 9 月 13 日，第一批安宁志愿者走进了病房，每周他们的到来给肿瘤病房带来了欢乐。“跟以前的病人比，这些病人走的时候，表情发生了变化。”郑莹形容，他会笑着走，他的表情不会是痛苦的。他最后能够安静安详地离开这个世界，有我们的一份辛劳，我们让这个病人不带遗憾地走了，我觉得这是我的职业价值的体现，我发现，这是除了医疗护理手段之外，我还能够去帮助患者们做的事情。我觉得带给患者的益处，可能比医疗本身而言，更大。

让他有备而走，不留遗憾

为何安宁疗护至今少有人尝试？原来，在安宁疗护中有一项，选择在临终后无生命征象的时候，不实施抢救，包括气管内的插管，体外心脏按压，急救药物使用、除颤等行为。郑莹说，在生命终结点的时候，我们通过医疗手段让患者继续延续几天生命，但是这个医疗的手段，有的时候是很残忍的。“比如上呼吸机，吹着呼吸机，身体在变形，肚子会鼓起来，再加上人身体本身的一些内在的变化，整个人会变形。当你是他的家属，你看到患者这样的时候，你是什么样的感受呢？”

“我们希望患者是握着拳头到人间，放开手回去，这是人从出生到死的自然过程。但现在我们在医院看到的是，患者握着拳头，走完他人生的历程。人都痉挛了，又在除颤又在按压，耳边又听到家属在哭，很恐怖。”郭航远说。

的确，在台湾，安宁疗护的一个前提，是承诺在临终时，不做抢救，患者必须要签订“预立选择安宁缓和医疗意愿书”，才能进入安宁病房，而在我们的身边，临终前抢救几乎是所有家属唯一的决定。

“我们看到很多讣告，都会写某年某月某日，某人因积极抢救无效死亡。”宁晓红对这种刻意强调“积极抢救”感到很遗憾。“一定要积极抢救，如何才能积极呢，到底什么是积极？这个可能得好好考虑。所有人都不知道积极是什么意思，但却是所有人追求的目标。一些家属常说，我要对得起我的家人，我要积极。其实，老百姓更常说的一句话是，‘别让他受罪’。而我们都知道，有时候就是这个积极治疗，反而让患者受罪。”

郭航远认为，最好前期做个评估，对于晚期肿瘤，全身扩散的一些终末期病人，这种努力都是白费的。

癌症中末期的抢救，几乎都是创伤性的和徒劳的。但现实中，大多数人之所以依然选择要抢救，并不仅仅是出于对患者的依恋。还有来自周围的压力，以及自己对生死问题的回避。

俞琦很遗憾，在父亲生前，没有和父亲谈论过生死的问题，虽然每天都守在父亲身边，但是有些话题是不敢触碰的。由于两次的ICU经历，父亲能讲话的时间越来越少，而他们的话题也越来越少。俞琦说：“如果当时能敞开心扉，也许能更多地了解父亲的过去，也许能让父子间更加亲密，也许父亲会走得更加安宁。”但是死亡几乎是家属和患者之间，最怕提及的话题，在台湾，患者在申请安宁疗护时，必须填写的那张“预立选择安宁缓和医疗意见书”，实际上是明确了患者知道自己的病情，知道自己生命濒临死亡。

所谓安宁，最大的前提条件是，各方都要把死亡放在明面上来说，坦然相对，正视它。家属以前都是拼命瞒着，导致患者也不知道自己到了什么阶段，到了最后什么都没说没做就走了。

很多患者直至最后也不知道自己的病情，直到去世时，很多本该完成的心愿，都来不及完成，很多该做的事情，都来不及做。宁晓红说：“90%以上的家属都会跟我说，他的亲人很脆弱，会崩溃，千万别说。而我现在做得更多的是，对我比较熟悉的、我的朋友多说一句，‘我真的没有见过哪个患者在我这儿崩溃过。’患者比我们所有人想象的都坚强，通常都是家属先崩溃的。”

为什么这个时候，大家都愿意说善意的谎言？袁钟说，从哲学上讲，面对死亡的时候，我们是没有死亡准备的民族。我们要给患者希望，不要让患者和家属绝望。亲人要“走了”，但还能再见面。我们完成他的遗愿，照顾好活着的亲人，努力工作，将来可以向他汇报。这样，即将死去的人会感到满意，不是永远不能见面。这是文化，不是科学。

安宁疗护的创始者，英国的桑德丝（Saunders，1918—2005）医师有一句名言：“你是重要的，因为你是你！最后一刻，你仍然是那么重要！我们会尽一切努力，帮助你安然逝去；但也会尽一切努力，让你好好活到最后一刻！”这就是人性尊严，是最高人道——呵护他照顾他，让他有质量有尊严地活到生命的最后。

相关链接

北京协和医院安宁护疗介绍

对象

末期病患，主要以癌症患者为主。

目的

帮助、尊重病患，照顾他们、减轻他们的痛苦，让病患能完成心愿安然逝去；辅导家属顺利度过哀伤期，重新展开自己的人生。

作法

由一组医疗专业人员，用完整的症状缓解医疗以及爱心陪伴癌症末期患者走完人生最后一程，提供身、心、灵的全人照顾，并且协助患者及家属调适心，以让生死两无憾。

形式有安宁住院照顾（即安宁病房）、安宁居家照顾（护理及相关人员定期到府服务）、日间照顾中心（由医疗人员设计各样活动，患者白天至中心参加）。

项目流程

志愿者招募：每学期初举行志愿者广泛招募活动，但随时接受报名。报名人员均需参加过我们的初级培训，方可成为正式志愿者。

志愿者招募范围：主体由北京协和医学院临床、护理等专业学生及各院所研究生组成，也接受附属医院工作人员，院所教师和工作人员报名。若有对活动非常感兴趣的其他单位人员报名，可根据具体情况灵活处理。

姑息医学培训

理论培训：通过 PPT、视频，为志愿者讲解“安宁疗护”概念。通过老师的经历分享、了解安宁疗护活动开展的非常出色的地区（如台湾）了解它是怎样运行的，有怎样的特点和要点，从医生和护士的角度有什么是我们应该可以学习的，从义工角度有什么是我们可以做到的等。

除此之外，心理学培训也是重要内容。一部分是患者及家属的心理状况，有哪些特点，如何交流，患者因为疾病而消沉应该怎样安慰等；另一部分是在接触晚期患者之前，志愿者应该以怎样的心情面对，从而带给他们积极的情绪，同时在与患者接触后，怎么不被他们的绝望悲伤情绪影响而继续自己的生活和志愿者工作。

病房工作培训

实地培训：由护士老师带领，首先了解肿瘤内科病房，患者类型，病房布局等基本信息。之后在肿瘤内科病房实地讲解并示范志愿者可以进行的护理工作有哪些，应该如何操作和需要注意哪些方面等内容。

在关怀类服务内容上，病房可以提供哪些条件，工具等在哪里，如何操作等等也在这一次培训中进行介绍。

志愿者工作

工作地点：北京协和医院西院肿瘤内科病房。

工作时间：每两周工作 3 小时，志愿者工作时间可以个性化安排。

工作性质：长期义工服务。

工作内容：

（1）陪伴患者：陪患者聊天、下棋等。

（2）入院接待：下午入院人数较多的时候协助护士进行入院接待。

（3）美化病房环境：适当地布置病房，让病房更加充满活力，改善患者的心情。

（4）电话离院追踪：患者在离开病房后可能还需要得到病房的关注，可主动进行电话追踪服务。

（5）娱乐活动：例如节日时候办一个小型晚会等，和患者一起度过欢乐的时光。

（6）档案管理：不需直接与患者接触，整理志愿活动档案，譬如可以看看连续几次患者的情绪有没有明显异常，根据记录判断志愿活动的效果。

（7）志愿者信息：第一期志愿活动于 2013 年 9 月 10 日正式开始。第一期的志愿者一共 53 名。43 名来自护院，8 名来自医大八年制，1 名来自基础所，1 名来自外面公司。

（来源：健康界网站，2014-03-18）

我国癌症患者 5 年生存率 30.9%

《健康报》记者 谭 嘉

【提要】 迄今最大规模癌症生存数据汇总分析表明，我国多发肺癌、肝癌、胃癌等预后较差的癌症；同时，乳腺癌、前列腺癌、结直肠癌等预后较好的癌症，患者生存率远低于国际先进水平。

国家癌症中心全国肿瘤防治研究办公室不久前在《国际癌症杂志》上发布我国 2003~2005 年以人群为基础的癌症生存数据，近日，这则“我国发布最大规模癌症生存数据汇总分析”的新闻引发网络热议。文章通信作者、全国肿瘤防治研究办公室陈万青教授 11 月 2 日接受本报记者专访，对这一首次覆盖我国城乡全部癌症的生存数据研究报告进行了解读。

预后较好癌症治疗效果欠佳

该研究报告纳入的 13.9 万个病例，来自全国 17 个统计数据达标的癌症登记处。所有病例于 2003~2005 年间诊断，随访至 2010 年年底。通过全部癌症联合统计及 26 种不同癌症的分别统计，制定地区特异性寿命表，从而计算出癌症患者年龄标准化相对生存率。

此次研究发现，我国年龄标准化后的全部癌症 5 年生存率为 30.9%。其中，女性乳腺癌的生存率最高（73%），其次是结直肠癌（47.2%）、胃癌（27.4%）、食管癌（20.9%）；肺癌及肝癌的 5 年生存率较低，分别为 16.1%及 10.1%。女性的生存率总体高于男性。

“目前，美国全部癌症患者的 5 年生存率约为 70%。与西方发达国家相比，我国癌症患者的整体生存率仍处于较低水平。”陈万青分析说，癌症种类构成不同，是造成这一巨大差异的重要原因之一。在北美发达国家，预后较好的前列腺癌、乳腺癌等癌症较为多发，这部分患者的 5 年生存率都超过 90%，而在我国，预后较差的肺癌、肝癌、食管癌、胃癌更为多见。同时，部分预后较好的癌症在我国发现期别较晚、治疗水平参差不齐，导致治疗效果欠佳。

陈万青介绍，研究发现，对于肺癌、肝癌、食管癌、胃癌等预后较差的癌症，我国与发达国家相比，患者生存率相近，如何提高这部分患者的生存率仍是全球难题。但乳腺癌、前列腺癌、结直肠癌等预后较好癌症的生存率，我国则远低于国际先进水平。如在美国，前列腺癌 5 年生存率达 95%以上，而我国仅为 50%左右。

专家指出，对于预后较好的癌种，如果及时发现、规范治疗，患者生存率能有大幅提升。“这提示我国还需要进一步加强癌症的标准化治疗和早诊早治工作。”

农村患者生存率只及城市一半

研究发现，农村全部癌症患者的 5 年生存率为 21.8%，仅约为城市癌症患者

（39. 5%）的一半。对于主要的癌症，除食管癌外，城市地区各种癌症患者的生存率均高于农村。

陈万青认为，农村癌症患者预后差，可能与农村地区医疗水平相对较低，患者发现和治疗较晚等原因有关。也有部分患者因治不起而放弃治疗。

“平衡城乡医疗资源，提高农村地区医疗服务水平，改善农村地区医疗卫生状况对未来缩短城乡地区癌症生存差距至关重要。”陈万青说，农村地区癌症患者生存率较低，迫切需要政府调整政策和投入，加强农村地区的公共医疗卫生服务，同时在医疗保险方面给予更多支持，提高农村癌症患者的报销比例。

“癌症生存数据是癌症登记的重要组成部分，从另一个角度反映癌症造成的疾病负担，也是对医疗水平和患者结局的一种检验。”陈万青表示，此前由于经费不足，对于癌症登记患者的随访工作开展不理想，仅作为单项科研课题进行研究。在国家相关部门的支持下，从明年起，我国将把癌症登记患者的随访和结局跟踪作为常规工作开展，并在每年一度的《中国肿瘤登记年报》中有所体现。

（来源：《健康报》2014-11-03）

癌症生存率低：“穷癌”未去“富癌”又至

我国全部癌症患者的5年生存率为30. 9%（年龄标准化后），远远低于发达国家。这是因为不同国家的人患的癌症种类有差别。中国的癌症发病率低于欧美国家，但是病死率却要高得多。

一、与欧美相反，中国发病率高的癌症大多都“不好治”

癌症种类繁多，常见的有肺癌、胃癌、前列腺癌、乳腺癌等。但是不用“谈癌色变”。有的癌症“好治”，生存率很高，有的癌症则“不好治”，患者生存希望渺茫。

什么癌症“好治”呢？乳腺癌、前列腺癌等都在此列。例如，前不久权威医学杂志《新英格兰医学》刊登了一篇最新研究，认为前列腺癌不用提早筛查，因为它进展缓慢，是一种“惰性”的癌症，多数情况下不影响患者的寿命，而目前的筛查手段有很大缺陷。恰好在欧美地区，乳腺癌和前列腺癌是癌症大户，所以尽管欧美的癌症发病率比发展中国家高，但是死亡率却低多了。

中国情况反之。根据《2013年肿瘤登记年报》，男性中肺癌、胃癌、肝癌、食管癌、结直肠癌是最常见的肿瘤，占所有病例的70%以上；女性中乳腺癌、肺癌、结直肠癌、胃癌和肝癌最常见的肿瘤，占所有病例的60%以上。而肺癌、胃癌、肝癌、食管癌都是“恶狠狠”的癌症，在世界范围内都生存率不高。如肺癌，中美之间的5年存活率差别不大，美国是16. 8%（来自美国国立癌症研究所的检测数据），中国是16. 1%（来自中国癌症中心全国肿瘤防治研究办公室的大规模统计）。

二、“好治”的癌症在中国的生存率也不如欧美好

中国的高发癌症中，也有乳腺癌、结直肠癌这种比较“善良”的。例如乳腺癌，在中国的5年生存率是73%，比起16.1%的肺癌5年生存率着实好太多。但是和欧美国家比起来又差远了。根据中国国家癌症中心在《国际癌症研究》期刊上发表的论文，美国是90%，澳大利亚是89%，欧洲是82%。结直肠癌也是类似的情况。

三、“穷癌”未去：除了肺癌，中国高发的“难缠癌”都是“传统保留项目”

国际癌症机构关于2012年新增癌症的数据是：全球83%的新发现肝癌都在发展中国家，其中一半在中国；超过70%的新发现胃癌在发展中国家，其中一半在东亚（主要是在中国）；超过80%的食管癌、85%的宫颈癌都发现在欠发达地区，其中东亚和非洲是重灾区。很明显，肝癌、胃癌、食管癌、宫颈癌等“难缠”的癌症似乎特别“嫌富爱贫”，所以，有的学者把这些癌症称之为“穷癌”。

为什么“穷癌”热衷于找欠发达地区呢？这和传染因素、公共卫生水平关系密切。世界卫生组织的权威资料表明，全世界有1/5的癌症是由慢性感染引起的，例如人乳头瘤病毒引起宫颈癌、乙肝病毒引起肝癌。经济发达的国家有精力、金钱来通过公共卫生政策来对付这些病毒，情况自然会比发展中国家好太多。尽管中国在乙肝预防问题上已经有了非常大的进步，无奈历史欠债太多，随着步入老龄化社会，肝癌的高发还是在持续。

四、“富癌”又至：肺癌居首，乳腺癌、结直肠癌等“富贵癌”也来了

肺癌是全球第一癌症杀手，也是当今中国致死率最高的癌症。它在中国的发病率可以用飙升来形容——第三次居民死亡原因调查结果显示，肺癌死亡率在过去30年间上升了465%，取代肝癌成为中国致死率最高的恶性肿瘤。肺癌和什么有关呢？和吸烟、空气污染等因素强相关，所以肺癌在欧美发达国家也高发。

乳腺癌、结直肠癌也称得上“富贵癌”。根据国际癌症机构的数据，前者发病率最高的三大地区依次是西欧、北美、北欧；后者则是澳洲、西欧、南欧。这两种癌症近些年来在中国也是上升趋势，且国内外的学者都预测，它们在中国发病率会越来越高，乳腺癌已经是中国妇女最常见的癌症。这又是为何呢？原来，“富贵癌”一般与饮食习惯、生活方式有关，吃得越来越“好”了，动得越来越少了，罹患这些“富癌”的风险也越来越大了。以乳腺癌为例，世界卫生组织的报道称，一些东南亚国家和非洲国家的乳腺癌发病率仅为发达国家的1/5。牛津大学流行病学家和癌症专家TimKey博士说：“不能说有哪些人群从基因上就对乳腺癌免疫，因为我们知道，如果人们从穷国移居富国，一两代人之后，他们的发病率就和西方人一样了。这和人们的生活方式有关。”

五、绝“穷癌”杀“富癌”，得向发达国家学习公共卫生政策

2014年4月，《柳叶刀·肿瘤学》公布的一份重要报告称，中国29.4%的癌症死亡与慢性感染有关，22.6%与吸烟有关。所以通过疫苗、净水等方式来对付慢性感染，通过控烟来对付肺癌非常重要。发达国家的“穷癌”少，也和良好的公共卫生政策休戚相关。

前文已经提到，目前中国的乙肝疫苗已经取得很不错的成果，只是因为人口基数大、老龄化等原因肝癌发病率还比较高。但是，可以直接通过疫苗控制的癌症——宫颈癌并没有得到如此好的“待遇”。2013 年 2 月的《今日话题》“宫颈癌疫苗难产，伪疾病宫颈糜烂泛滥”就已提出过这一点：“宫颈癌是世界第二常见的女性癌症，中国每年新发病例高达 13 万。宫颈癌却是一种疫苗可预防的癌症，接种疫苗可以有效预防 70% 宫颈癌的发生。”然而，“宫颈癌疫苗已在全球 160 多个国家和地区推广，但在中国内地却至今难产”。原因不外乎这种疫苗仍然处于冗长的审批中，而这一审批过程已有 8 年。以至于许多健康意识很强的年轻女性只能赴香港甚至去东南亚打疫苗。

除了疫苗，水也至关重要。2013 年，中国疾病预防控制中心专家团队长期研究成果《淮河流域水环境与消化道肿瘤死亡图集》出版，首次证实消化道癌症高发与水污染的直接关系。胃癌、食管癌等消化道癌都是中国传统的“穷癌”。

当然，还有控烟。不论有钱没钱，肺癌都是绝对的杀手。通过控烟可以有效地降低肺癌发病率，这几年美国的肺癌发病率呈现下降趋势，被认为是控烟取得了成效。

六、有效的控烟政策对于降低肺癌发病率十分重要，肺癌在全球都高发

乳腺癌、结肠癌都是可以通过筛查体检早发现的，而一旦发现，就可以得到比较好的控制。这远远比到了中晚期再发现，然后疯狂进行各种“过度治疗”要好得多，花费也少得多。世界卫生组织的官方报告如是说，“虽然通过预防可能会减少一些风险，但这种战略不能消除低收入和中等收入国家中形成的大多数乳腺癌。因此，早期发现以便改善乳腺癌结果和存活率，仍然是乳腺癌控制的基石。”

乳腺癌既然是中国妇女的第一大癌症，早筛查的公共卫生政策必要性显而易见。事实上，从 2009 年开始，卫生部和全国妇联开始在农村开展妇女“两癌”（即宫颈癌和乳腺癌）检查项目。2013 年，此类试点项目扩大到城市。只是方法不对，有专家说“乳腺癌筛查普遍采用手诊的方式，就是通过医生用手触摸来诊查，效率低下，漏诊误诊率很高，是很不合理的。”因此，该项措施反而被诟病浪费了公共卫生资源，且可能带来不必要的“人人自危”。许多相关人士又指出，我国没有那么多金钱来负担高条件的检查。如何才能执行经济、有效的癌症筛查公共卫生政策呢？在“富癌大户”们越来越多的今天，必须引起讨论和重视了。

（来源：腾讯评论 2014-11-10）

我国癌症治愈率仅 25%　过度治疗成普遍现象

全国肿瘤防治研究办公室近日发布《中国肿瘤统计年报》显示：我国每年新发癌症病例为 350 万，因癌症死亡的有 250 万。癌症已排在城乡居民致死病因前列。

在癌症的治愈率上，目前发达国家已达 65%，我国仅有 25% 左右，之所以治疗效果不佳，很多与不规范治疗有关。

癌症晚期被当感冒治疗两个多月

杨女士是一位刚刚被查出肺癌晚期的病人。然而在确诊之前，由于发烧、咳嗽等症状，杨女士先后在两家医院的急诊科，被当作感冒治了两个多月。

然而吃了一个月的药，杨女士不但咳嗽没好，痰中还出现了血丝。杨女士第二次走进医院。

两个多月后，杨女士的病情丝毫没有减轻，她第三次走进医院，这次看的是内科门诊，医生让她做个胸部 CT。

经过诊断，杨女士被确诊为肺癌晚期。由于错过手术的最佳时机，杨女士现在只能采取保守治疗，吃药维持。

专家分析，杨女士之所以被误诊，与肺癌病种的特殊性有关，也跟之前接诊医生的经验及专业局限有关。

专家介绍，一般癌症若早期发现，治愈率可以达到 65%以上，目前由于受到癌症普查系统的限制，很多癌症并不能被及时发现，而等到出现症状后去医院，如果病人接受诊治的科室不对，又容易出现治疗上的偏差。

癌症的特点是来势凶，发展猛，一旦在治疗上出现决策失误，往往就会像人们说的，“连补课的机会都没有了”。

专家：癌症过度治疗徒增患者痛苦

在癌症治疗，尤其是对晚期癌症病人的治疗过程中，家属往往不惜一切，要求采用各种手段最大可能地挽救生命，但专家介绍说，这时候的很多措施实际上是徒劳的，不仅是在“过度治疗”，而且还在增加病人的痛苦。

“输完血的第二天，还是没有力气”。

“上大化疗也 13 次了，血色素不合格，确实不能再化”。

这是 2013 年年初，乳腺癌患者、网友“雅威百合”在生命最后一个月前，写在博客上真实反映她病情的几段文字。

大剂量化疗副作用大　免疫力下降

陈先生介绍，“雅威百合”病情复发后的一年多时间里，出于对生的渴望，她先后试用了好几种昂贵的新药和新的治疗方法，并还进行了 19 个大剂量的化疗过程。这些方法由于副作用大，使她身体的免疫力急剧下降，导致癌细胞向全身转移，肝腹水，肚子和腿部肿大，各个器官全面衰竭，最后陷入昏迷。

在花了 100 多万元的医疗费用后，“雅威百合”还是离开了人世。

实际上，像这样的“过度治疗”比比皆是。

医生：“死马当活马医”很残忍

专家介绍说，对于已经做出判断，病情不可逆转，死亡即将来临时，家属和社会要求的一些所谓“全力抢救”的手段和措施，有时候实际上是相当残忍的。

据不完全统计，我国用于临终呼吸支持系统的医疗费，占所有医疗支出的75%以上。而这样努力的结果，往往也只是延长了病人很短的一段生存期，但它却给病人带来了更大的肉体和精神上的创伤。

癌症过度治疗　影响患者生活质量

除了终末期的这种折磨，对癌症的“过度治疗”还涉及多个方面，比如为了追求根治效果，除了切除肿瘤外，将周边的正常组织全部切除；比如为了追求治愈率，盲目增加放、化疗剂量或者延长治疗周期；比如抱着“试试看”开展的一些治疗新技术，往往都会严重影响病人的生活质量。

有不少专家也在研究，以目前的医疗水准，对一些癌症晚期患者，继续做抗癌治疗已不会出现大的奇迹，如果这时候适时转入以止痛为主的姑息治疗，效果可能就会大不一样。

呼吁建立“单病种多学科”治疗癌症

对癌症的治疗，由于认识上存在的差异，很多科室手段不一样，产生的效果也大相同。有专家为此呼吁，建立“单病种多学科”的诊疗制度，进一步完善对癌症治疗的规范并推广应用，提高治疗方案的科学性和合理性。

癌症病人到了医院，经常会遇到这样的现象，先到哪个科室，就由哪个科室治疗，等到疗效不好或者病情恶化，再转到其他学科或者专业医院。

肿瘤治疗需多科专家综合评估

记者之前采访的杨女士就是沈琳所说的这种情况，她的病情如果不是在急诊科里被耽搁，可能情况就会大不一样。肿瘤治疗是个综合医学，涉及影像学、病理学、内科、外科、放疗等多个领域，病人进了医院，要接受什么样的治疗方法，往往需要多科专家做出综合评估，然后给予最佳的治疗方案。

建立合作机制　完善肿瘤诊疗规范

然而，由于病人多，医生少，各学科工作任务繁重，很难组织每个学科对每个病例都开展全面诊治，目前这样的制度尝试还仅在少数医院的少数疑难杂症上进行。专家呼吁，应打破学科界限，建立起良好的合作机制，尽快完善对各种肿瘤的诊疗规范，进行综合治疗，提高肿瘤专科治疗的整体水平。

结合高危因素　有针对的防癌体检

据了解，胰腺、血液、神经系统、骨肿瘤等方面的恶性癌变很难被早期发现，食管癌、胃癌、肝癌、肾癌、肺癌、鼻咽癌、甲状腺癌及膀胱癌等可能被早期发现，宫颈癌、乳腺癌、大肠癌、前列腺癌及皮肤癌等完全可以早期发现。

专家介绍，防癌体检，一定要结合自己的高危因素，有针对进行。

另外，普遍人群还可根据所处不同的年龄层次，选择不同的级别进行。一般来说，年轻人要注重心肺功能体检，老年人可以做一个低剂量的CT和腹部B超，做胃肠镜等。

此外，要特别留意身体上出现的异常现象，比如流鼻涕、咳嗽时经常带有血丝，要考虑是否有肺癌、口腔或者鼻咽癌的可能。

（来源：央视新闻 日期：2014-01-04）

斩断过度医疗的推手

王海磬

过度医疗问题，已成为一种广受诟病的顽疾，而且有愈演愈烈之势。九三学社高度重视这一现实课题，日前组织专家学者召开“现代医学技术与过度医疗”主题座谈会，积极为减少过度医疗建言献策。

商业赞助侵蚀医学独立性

与会专家一致认为，商业利益对医学独立性的侵蚀是导致过度医疗的重要原因。一些医药企业通过赞助学术会议等方式为医疗机构和医师提供种种“福利”，这些巨额公关费用最终都会转嫁到病人身上，为过度医疗埋下伏笔。

2014 年 6 月，审计署公布的审计结果显示，卫计委有关司局 2012 年和 2013 年有 3 次工作会议 99. 85 万元的会议费均由医药企业赞助；中华医学会召开的 160 个学术会议，收取医药企业赞助 8. 2 亿元，引起社会广泛争议。

据介绍，由于一般的学术会议没有财政补贴，商业赞助已成为一种国际惯例。在我国，医药产业的商业赞助还发挥着弥补财政补偿不足、促进国内外交流、提升医疗研究和实践能力的现实作用。与会专家无奈地指出，一些会议举办者和参与者敛财倾向明显，医生从中获取名利，医疗企业趁机促销，举办方、医生、商业企业三方形成灰色链条。医疗服务是一项专业性很强的服务，医生对诊断和药品使用具有绝对的话语权，这给医生提供了寻租机会。

在此背景下，如何用好商业赞助就成了我们必须认真思考的问题。与会专家建议，要按照中共十八届三中全会提出的“使市场在资源配置中起决定性作用和更好发挥政府作用”原则，既要尊重医药企业与医疗机构和医生的市场化相处模式，又要划定职业底线，杜绝可能侵蚀医学独立性的直接的或隐性的商业贿赂行为。

2007 年 4 月，原国家卫生部出台了《医疗卫生机构接受社会捐赠资助管理暂行办法》，但由于缺乏细则，其可操作性大打折扣。同时，对于什么样的学术活动可以参加、不同层次的专家是否需要统一审批标准等，各医院也没有完善的管理办法。为此，与会专家建议加强药品监管法规体系建设，健全医药交易市场规则。他们建议制定《医院、医师与医药公司相互关系准则》，规范医药企业和医疗机构的合作形式，规定合作原则以及注意事项等。

监管薄弱纵容新技术和大型设备滥用

当前，不少新技术在未经大规模临床试验和严密科学论证的情况下就悄然开展商业推广，带来了新形式的过度医疗。与会专家指出，任何一项医疗新技术都需接受大量的实践检验，明确适应证的范围，认识其局限性和不足以及可能存在的不良反应。当前很多新技术宣称的准确性、灵敏度和特异性并没有经过大规模临床试验的科学论证，并无确切的疗效，却因监管不到位而获推广应用，其实这也是一种过度医疗。

与会专家建议，应加强对基因诊断、靶向治疗、细胞治疗等医疗新技术的监管。医疗新技术的临床应用应遵循医学发展规律和国家有关规定，除伦理委员会的审议以外，还需要同行的评判，以明确适用的范围和技术要求。

与新技术类似，国内不少医院也热衷于引进 PET/CT（编者注：正电子发射计算机断层显像仪器，主要应用于肿瘤、脑和心脏等领域重大疾病的早期发现和诊断，价格 3000 万~5000 万元/台）等价格昂贵的医疗设备。截至 2013 年底，我国已引进 PET/CT 198 台，预计到 2015 年将达到 270 台。目前 PET/CT 的数量已远超市场需求，多数医疗机构的 PET/CT 已不能满负荷运转，每周开机 3 天以内的医院接近 30%，个别医院每周仅开机 1~2 次。

与会专家表示，PET/CT 有助于肿瘤等疾病的早期发现，但有时发现了很小的肿瘤因无法做病理诊断，只能继续定期观察，反而造成病人焦虑，引发不必要的定期检查，导致一些不必要的手术，增加了过度医疗的概率。事实上，目前判断是否为恶性肿瘤仍然只遵循一个“金标准”，即对病变组织进行病理检查。

与会专家介绍，发达国家对 CT（电子计算机断层扫描仪）、MRI（磁共振成像仪）等大型医疗设备都会严格配置，一个中等城市只有 1~2 个影像中心，对 PET/CT 这样昂贵且利用率较低的设备限制更加严格。而我国几乎县区一级的公立医院都配备齐全 CT、MRI 等大型设备，为减少闲置，过度医疗几成必然。

为此，与会专家建议，有关部门应严格控制 PET/CT 等进口大型医疗设备的数量，合理配置资源，并加强对大型医疗设备的管理，遏制公立医院将 PET/CT 用于体检和纳入医保报销等不合理现象。

临床指南不健全，未有效规范诊疗行为

临床指南提供对某种疾病的临床诊断标准和临床治疗方案，广泛用于指导和规范临床医务人员的诊疗行为。与会专家指出，当前我国的卫生保健系统医疗服务手段日益多样化、复杂化，卫生服务需求不断增加，医药费用不断攀升，医疗不平等和过度医疗等问题逐渐增加，这些问题都亟待发布临床指南来解决。

与会专家指出，透明、注重成本、以患者为中心的临床指南有助于建立更为客观全面的医疗卫生质量与实践监控指标，从而减少资源浪费、防范过度医疗。譬如，针对普遍存在的过度医疗问题，包括美国内科医师学会、美国心脏病学会、美国临床肿瘤学会在内的美国九大医学学术共同体共同发起了一项名为“明智的选择”健康运动，提倡医生避免过度医疗，鼓励医患沟通，实现明智的医疗选择。到目前为止，已有 70 多个医学专业组织参与了这项活动，每个协会都开列了一份医学指南，有力遏制了过度医疗问题。

当前，我国也制定了一些临床指南，对临床工作起到了一定的指导作用。但与会专家指出，多数临床指南质量较差，独立性和权威性较低。2006~2010年在我国境内组织制定、发表和收录的327个临床指南，只有68个声明了指南制定小组成员的利益冲突，其中有29个指南接受了药企的资金支持。尽管我国专业学会或协会针对本专业情况制定了许多标准，但临床应用情况并不令人满意。截至2012年6月，国际指南协作网数据库共收录超过7200篇临床指南，美国国家指南文库收录约2300篇临床指南，均未收录来自中国境内的临床指南。

从国际经验来看，国家的临床指南应由相关专门机构、学术共同体与相关人员合作完成。欧洲高血压管理指南由欧洲高血压学会和欧洲心脏病学会联合颁布，美国高血压指南由美国心脏协会、美国心脏病学会和美国疾病预防与控制中心联合颁布。为此，与会专家建议充分发挥中华医学会及所属专业协会等医学学术共同体作用，逐步建立临床指南的制定和修订体系，推动临床指南本土化，以有效遏制过度医疗。

（来源：《光明日报》2015-01-05）

过度医疗背后的无知与无奈

佟 彤

近日，一个耳熟能详的现象再次被提起："过度医疗"。然而"过度医疗"一个很重要原因是在患者自己的要求下实施的。

病人为何放弃康复机会

上海中医药大学的何裕民教授是中医肿瘤专家，他在博客中，不止一次惋惜地提到那些功败垂成的病例："5个多月前，我去北京，301医院的一位领导，转过多层关系找到我，介绍了一位间皮瘤患者，已经化疗多次，出现腹水、胸腔积液，肝、肾功能严重损伤，处于濒危边缘。我是在机场贵宾厅给她看的病，当时我就明确建议，千万别再化疗了，一则化疗对间皮瘤无效；二则她的机体已经不可能耐受，有生命危险，当时她和先生满口答应。治疗一段时间后，她先生发短信给我，说情况大有改善，能够自主活动，胸腔积液明显减少，肝、肾功能接近正常，很是感激。

但不久助手告诉我，这个病人走了！我很意外，原来由于康复得还可以，夫妇俩一商量，觉得再做一次化疗更保险，又主动找到医院，要求再做化疗。医生开始不太乐意，觉得会有风险，但是拗不过家属，只好上了化疗，剂量不大，但当晚就呕吐不止，两三天后撒手而去！

"输液大国"的赌徒心理

"约七八年前，我的好友，一位资深医学专家，得了胰腺癌，术后复发，找到我，用中西医结合治疗，康复得很好，之后一直稳定多年。他的朋友都是医学专家，为他庆贺七十寿辰时，建议他趁身体状态可以，再补做一、二次化疗，预防预防，有好处，没大碍！并利用工作便利，很快给他安排了住院及特需病房。他咨询到我，我极力反对，他犹豫之后说：都是老朋友、老同事了，好意难却！就做一次吧！结果，进医院当天下午上化疗，当晚发烧，诊断是化疗诱发的胆道感染，而且一烧就是两个多月，70 岁的人了，很快就骨瘦如柴，我去看他，他拉着我的手后悔不已。住院两个多月后复查，发现局部有新的变化，3 个月后确定新的转移灶，5 个多月后人就走了……”

何裕民把这些主动要求“过度医疗”的病人心理归结为“赌徒心理”，“他们认为，化疗药都是高级药，都是进口药，只要花得起钱，多做一次就多一分保险！这种心理，不独癌症病人，几乎是‘中国式病人’的普遍特点。”

“输液森林”谁来控制

今年 2 月 8 日，深圳儿童医院的医生被病孩家长殴打，原因就是医生不让孩子输液。对此，医生解释说，孩子是病毒感染，周期大概为一周，更适合用口服药改善症状。但这个符合病毒感染治疗常规的解释，家长却不能理解，认为是医生对孩子的敷衍，于是，突然将处方甩到医生脸上，医生站起来指责，被一拳挥在脸上。

每年感冒高发季，各医院的急诊室都会竖起“输液森林”，原因之一是患者觉得这样直接打进血管的药物，起效快，力量大，医生又何乐不为呢？一是不违背患者意愿，免去了纠纷矛盾，二是输液总比口服药物利润高，“你再解释，病人也不信，索性依他们好了”。

国家发展改革委副主任朱之鑫在 2010 年全国人大常委会第十八次会议召开的联组会议上说，2009 年，我国医疗输液 104 亿瓶，相当于 13 亿人口每人输了 8 瓶液，远远高于国际上 2.5~3.3 瓶的水平统计。《中国青年报》对此现象的原因进行了调查，结果显示，78.7%的受访者表示，是“病人本身热衷输液治疗”，64.3%的人认为，是“医生为追逐提成收入”，总之是一个巴掌拍不响。

心脏支架中国人比美国人用得多

根据统计，2000 年，我国心脏介入手术（支架手术就是介入手术）的数量是 2 万例，到 2011 年居然达到了 40.8 万例，增长了 20 多倍，需要做支架的人真的这么多吗？

北京大学人民医院的胡大一教授是业内知名专家，同时兼任中华医学会心血管病学分会主任委员、中国医师协会心血管内科医师分会会长，他很早就炮轰过中国心脏病的治疗问题：中国已经是“心脏支架大国”，国际上放支架和做搭桥手术比例是 7∶1 到 8∶1，在中国则高达 15∶1。在欧洲，稳定性冠心病的患者，做支架的只有 4 成多，中国却接近 8 成。

一位医疗器械销售代理透露说，“像关节、支架，说是 3 万块钱，你从我这里进货比方说是 1.5 万或 1.6 万，我拿出 5000 块钱来回馈给你，这 5000 块钱的一般分成是这样的：设备科是一块，大头还是底下科室，主任拿一部分，然后是上手术的医生。”

贵的支架未必更好

医生也是凡人，他们当初不过是考上了医学院校的普通年轻人而已，从学习到从业，并没有额外的培训或投入，从本质上保证他们比其他行业更清廉，这种顺手拈来，又只是擦边儿的钱，自然没有不挣的道理。

即便是确定心脏需要做支架，另一个问题又摆在患者家属面前了，医生会问："是装价钱便宜的还是贵的?"

现在常用的心脏支架有两种，一种是两三千元的金属裸支架，一种是上万元的药物支架。对很多冠心患者来说，这两种支架在疗效和远期预后上区别不大，只能说是各有利弊，不同人群、不同病情应选择不同的支架，也就是说，并不是越贵的就越适合你。

但是，根据统计，我国 2009 年有约 24 万人接受心脏支架手术，其中 96%的人选择了药物支架，也就是最贵的一种，只有 4%的人选择了便宜的那种，而在美国，每年接受此类手术的人超过百万，使用便宜的那种的比例为 20%~30%，德国和瑞典为 50%。

超越"中国式病人"的盲区

为什么并不富裕的中国人，会选择高价的支架？仍旧是"赌徒心理"，病人首先认为："便宜没好货"，这个商品通则被没有医学知识的人们，毫不迟疑地照搬到了医疗中，因为没人告诉他们实情，医生是不会为病人拿主意的，因为拿主意就意味着担风险，一旦出问题，医生就有了责任，在现在的医患关系状况下，医生像对待自己亲人那样地说实话，几乎不可能。

于是，医学博士陈作兵就成了一个难得的范例。

陈作兵是浙一医院急诊专家，他 78 岁的父亲患恶性肿瘤晚期，已经全身转移，无法手术。他将病情如实告知父亲，并把父亲送回诸暨老家，并尊重父亲意愿，不作放疗、化疗，临终之际不做任何抢救措施，只适当镇静安眠，让老人安详离世。

因为陈作兵知道，在英国，很多人都是这么做的，面临绝症，不再做痛苦但过度的治疗……做到这一点，不仅要抗住没有孝心这种传统压力，还要有足够的医学知识帮助他做出理性的选择，而后者几乎是所有"中国式病人"的盲区。

"四分钱处方"的医生无法生存

今年年初，郑州一家医院的一位医生，因为开出了 4 分钱的处方被大家关注。这件事缘起于一个浑身红疹的孩子，在到处寻医问药未果之时，找到这位医生，医生问清病情后开出了"扑尔敏"，只需要花 4 分钱，结果吃药 1 个小时后，孩子的问题就解决了。

在大处方泛滥的现在，这个 4 分钱的处方很快被赞誉为"良心药方"。记者为此回访这位医生时，医生很不以为然，因为这样的处方她常常开。

这样的病人其实很多，很多人可能是从胸透，甚至 CT 开始查起的，花费可想而知，但这种从误诊到确诊的过程，却在客观上成全了医院的生存。而能开出这样良心处方，首先需要正确诊断，否则，药方虽然便宜，一旦贻误病情，之后还会花更多的钱，而能达到如此诊疗水平，需要医生多年的扎实功底和临床积累，如果这样从成本上算，这个处方的价值哪里是 4 分钱的事？在诊疗费低，药费高的现在，这样的良心处方根本无法体现她的职业价值，而她也很难凭借这种职业良心在现实中生存。

过度医疗与管理制度相关

四川有个"走廊医生"，之所以落魄到只能坐在走廊里，是因为她不能接受医院为了创收而要求她给出虚假诊断，借此把病人骗进医院，花钱治病，因此她被各个科室拒绝，只能在医院走廊上班。“走廊医生”遇到的这种情况很多医院都有，之所以“走廊医生”并不多，更多的医生对医院的这一创收手段心照不宣，一个是因为个人的正义感和勇气，另一个就是医生也理解医院的生存难度。

中国社科院人口与劳动经济研究所助理研究员陈秋霖说：“‘过度医疗’存在的那个核心的一个因素，是我们的体制，我们现在的医院，虽然名义上是公立的，但它实际上要自负盈亏、自我发展，作为医院的一分子，医生也就要通过他的服务量来获得他的收入。”

医生们也觉得很无奈

虽然相关部门多次提出要调整医生的诊疗费，但到目前为止，我国医生的诊疗收费仍旧是很低的，就算是专家号，最高也只是 300 元，像这种能开出 4 分钱处方的医生，可能还没有资格挂这个价格号，他们水平再高，也很难通过现有的诊疗技术体现出来，这也是为什么很多经历了 5 年本科，3 年硕士，2 年博士，终于拿到了行医执照的医学生，最终却改行、跳槽的原因。

北京儿童医院的一位专家无奈地说，按照过去医疗的规定，随着病情的康复进程，一般是输液治疗之后改肌内注射，之后再改为口服，药量要借此一点点减下来，只有完成了这样的治疗顺序，病情才可以稳定，病人才可以出院。但是现在，基本上是拔了输液针头就马上出院了，为什么？“要么是没治疗彻底，要么是根本就没输液的必要，而这两个原因，都和医院的收入有关，因为输液比口服药的利润高，所以可输可不输的都输液了，其次，医院要靠病床周转挣钱，哪有时间让你躺在病床上吃口服药？可不是拔输液针就赶紧出院嘛。”

（摘自：《北京晨报》2014-02-25）

过度医疗的医学哲学批判

科学出版社　刘　虹

医学是关爱生命的阳光事业，不是可以经营的资本形态。一个文明的社会必须具有这样的理念：通过过度医疗在患者身上谋取利润是可耻的。

转变治疗观念，对于无治疗价值的疾病由“根治性治疗”转向“姑息治疗”，是减少过度医疗的新观念。

过度医疗是研究医疗手段的选择与运用适宜程度的医学哲学范畴。过度医疗直接危害医疗质量和医疗安全，使敏感复杂的医患关系愈加混乱，有悖于医学人文关怀的本质。过度医疗与资本联手必将使得医学陷入不仁不义的绝境！

一、过度医疗的表象

（一）过度医疗的危害

过度医疗是超过疾病实际需求的诊断和治疗的行为，包括过度检查、过度治疗（包括药物治疗、手术治疗)。过度医疗的行为表现在:不该住院治疗的住院治疗,不该做的检查做了检查,不该手术治疗的手术治疗,不该用贵重药品的用贵重药品,不该用贵重耗材的用贵重耗材。在诊断方面,做X线检查可以解决的问题,却做了CT;而CT能解决的问题,却做了磁共振。在治疗方面,一是不合理的高价用药,二是手术过度耗材,药物剂量用得过大,药物品种用得过多,治疗"档次"超标,治疗时间延长等。

过度医疗成为医患经济对立的焦点,人们忧虑的是,医学正在淡忘使命。过度医疗祸害至深:直接导致深为公众诟病的"看病贵、看病难"、毒化原已紧张的医患关系、颠覆医学人文的本质属性。学者们亦开始反思:过度医疗的表象下面到底隐藏着怎样的问题?

(二) 过度医疗的流行

过度医疗已成流行之势:病患不分轻重,轻至普通感冒,重至晚期肿瘤;医院不分大小,大至三甲医院,小至卫生服务站;机构不分公私,公有国家举办的医院,私有个人经营的诊所,都程度不同地存在着过度医疗的行为。

目前,发达国家癌症的治愈率为45%~50%,我国部分省市肿瘤医院的治愈率接近国际先进水平,但全国癌症平均治愈率只有20%左右。几乎80%的晚期癌症患者无休止地手术、放疗、化疗。由于每一种疗法在杀灭癌细胞的同时,也对人体有较大损伤,因此每一种疗法都有其适应证和禁忌证。但在现实中这些原则并未被广泛重视和认真执行,无论是癌症手术的扩大化或是放疗适应证的扩大、剂量的增加,还是化疗药物滥用等,不仅造成卫生资源的浪费,还加重了患者的经济负担,并损害了患者健康,甚至危及他们的生命。晚期癌症仍属不治之症,患者"病急乱投医",有些医疗单位便理所当然地大行过度治疗之术。只要癌症患者上门,无论是否有治疗价值,治疗不止:先外科手术治疗,再到化疗科化疗,再转到放疗科放疗,最后还有中医科的中医治疗。有数据显示,目前我国有80%的癌症晚期患者在有意或被迫接受着超过疾病治疗需要的"过度治疗",最终仍然痛苦地走完了人生最后一程。全球肿瘤患者也有1/3死于不合理治疗。因为"过度治疗"盛行,癌症患者的病死率上升了17个百分点。过度医疗的阴影不仅笼罩在肿瘤等难治性疾病治疗上空,也时常波及感冒、咽炎之类的常见病。

哪里有医疗市场化哪里就有过度医疗流行。医学科技高度发达,医学市场化程度较高的美国,患者备受过度医疗之苦:太多的癌症筛查、太多的心脏测试、太多的剖宫产申请。很多美国人,甚至包括奥巴马总统在内,都是被过度治疗了。美国《新英格兰医学》杂志刊文指出:上至总统下到百姓,美国人都被过度医疗了,心脏支架手术就是典型代表。数据显示,在接受心脏造影检查的美国人中,有1/5"非必须"。而且近一半的冠心病患者,都被放了不该放的支架,也就是说做了本不必要的手术。正如一位医学记者针对奥巴马的体检所作的评论,包括总统在内的美国人需要认识到"更多的治疗并不一定是更好的治疗"。

奥巴马的检查包括了前列腺癌症筛查和虚拟结肠镜检查。检查前列腺癌的PSA测试并不是对所有年龄段都推荐的常规测试,而结肠检查对于50岁以下的人来说是不推荐的,而奥巴马接受该项检查时为48岁。美国《内科档案》的主编里塔·雷德伯格在一篇网上评论中说,结肠检查将会把总统暴露在辐射中,"而可能会对他的治疗没有任何好处"。奥巴马的经历凸显了这种大量增加社会的财政成本的行为,而且这种行为将患者暴露于潜在的危害而不是好处之中。他还提到了奥巴马接受另一项使用辐射的检查——一项心脏扫描来检测其动脉中的钙含量。他说这项测试对于像奥巴马这样低风险人群来说，是并不推荐的。

美国的前列腺癌筛检中普遍地存在着过度诊断和过度治疗现象。为了发现前列腺癌，医疗机构多年来一直例行公事般地对中老年男性做 PSA 筛检。一旦发现 PSA 升高，患者就要接受一系列前列腺癌治疗，如前列腺切除术、放射治疗术等。1988 年，接受过 PSA 筛检的年龄在 60~84 岁的美国白人中有 29%属于“过度诊断”，黑人则高达 44%。

二、过度医疗的根源

过度医疗的存在是复杂现象，是医学认知水平、趋利行为、社会伦理观念、法律法规、医疗体制、医院管理、医务人员的医学人文素质等众多因素的交相作用的产物。要彻底根治过度医疗行为，厘清其根由是必需的。

（一）认知局限

1. 医学认知水平的局限

医学对许多疾患及其医疗决策的认识有一个渐进过程；同一时期的医生们对于同一疾病的治疗也会存在不同的意见。只要不是出于商业目的进行诱导医疗消费，针对同一疾病是否需要治疗、怎样治疗、治疗到怎样的程度确实有不同见解。

“宫颈糜烂”这个医学名词大概已经有 100 多年历史。在妇产科学教科书中，包括 2005 年出版的第六版的五年制《妇产科学》，宫颈糜烂是慢性宫颈炎的一种病理表现，需要治疗消除糜烂面。有的专业文献认为宫颈糜烂的危害很大，会引发盆腔炎等更多妇科炎症，导致不孕、癌变、流产等一系列严重后果。轻度宫颈糜烂可采用抗生素进行药物治疗；中度和重度宫颈糜烂可采用物理治疗或采用手术治疗或微波治疗。医学已经认识到，宫颈糜烂是由激素引起的正常的生理现象，正常女性都会有。刚出生的小女婴当中大约也有 1/3 会出现“宫颈糜烂”。这是母亲在怀孕时体内激素水平增高而影响到了女婴的子宫颈。出生离开了母体以后，新生女婴的这种糜烂也就自行消退了。而绝经以后的女性也不存在宫颈糜烂。

欧美国家的妇产科教科书早在十几年前已经废弃“宫颈糜烂”这一术语，改称为“宫颈柱状上皮异位”，认为它不是病理改变，而属于宫颈生理变化。2008 年，最新的第七版五年制的《妇产科学》出版，在宫颈炎症一章中第一次采用了新的概念，取消“宫颈糜烂”病名，以“宫颈柱状上皮异位”取代，取消宫颈炎的急性、慢性之分，也不再将宫颈糜烂、宫颈肥大、宫颈息肉等现象都归纳为慢性宫颈炎的病理类型。

既然宫颈糜烂是一种正常的生理现象，对宫颈糜烂的治疗，尤其是手术切除的治疗就属于过度医疗。但是，从 20 世纪 90 年代开始，对宫颈糜烂的手术治疗越来越多。除了趋利的因素，还有一个医学背景：人乳头瘤病毒（HPV）感染。HPV 感染是发生宫颈癌的主要原因，对于这个问题，也存在着认识的分歧。宫颈的鳞柱上皮交界处是容易受到 HPV 感染的温床，但并非 HPV 感染了就罹患宫颈癌。还存在根本没有检查是否存在 HPV 感染的情况下，便把针对 HPV 的各种治疗方法用在了治疗宫颈糜烂上，这就难避过度医疗之嫌。

“过度医疗”的定义不复杂，但在现实中的界定却不容易。针对具体的疾病、具体的患者，医学也不是都能够说清楚什么样的医疗是适度的、什么样的治疗是过度的。哪些检查是正确诊断所必需的、哪些是多余的，用药的选择如何，并没有一个明确的界定，主要由医生根据自己的经验和水平而定。在这样的情况下，为了患者的利益，有时医生会采取“大包围”的诊疗手段。由于对过度医疗的判断没有一个可操作性的量化指标，过度医疗难以规避。

过度医疗本身也是一个变动的过程。即使是同一疾病，某种治疗方式对一个患者可能是适宜治疗，但对另一位患者可能是过度医疗，而对第 3 位患者则可能是不足治疗；在某个时间这种治疗手段对该患者是过度医疗，但几年后可能就是适宜治疗。在乳腺癌的治疗过程中，对于雌激素和孕激素均阴性的患者来说，芳香化酶抑制剂只有不到 10% 的有效率，一般不作为辅助用药，对受体阴性的患者使用芳香化酶抑制剂一般可以认为是过度治疗。但是有些远处转移的晚期乳腺癌患者，如果身体情况不允许化疗、放疗，经济上不能承受或不适合曲妥珠单抗（赫赛汀）等生物治疗，只能把芳香化酶抑制剂当作最后一线希望，如果是有效的 10% 中的一员，就可以延长生命，即使无效，对身体的损伤也不大。

判定是否过度医疗虽然有许多问题需要考虑，但“过度医疗”判定有一个基本准则是，是否符合患者的最大利益，在总体上是有利于患者还是不利于患者。具体的衡量要点是：是诊疗需要还是创收手段？检查和治疗是减轻了患者的痛苦还是增加了患者的苦难？是延长了患者的寿命还是减损了患者的寿命？是否考虑患者的经济承受能力？是否照顾到患者的心理感受？是否能体现患者知情同意等权利？

2. *患者认知的局限性*

患者（家属）对医疗的非理性观念和行为产生的作用，是过度医疗行为发生和存在背景。一些患者（家属）不理解某些疾病在目前无法根治，对治疗效果抱有较高的期望值；不知道某些检查对本身也是有害的，要求上不必要的检查；甚至不知道治疗目标在哪里，盲目认为贵的就是好的，急于求成，要求医生用好药；也有患者病急乱投医，听信广告或道听途说，不惜巨额花费购买过度医疗。

有位患者患了种很罕见，但生物学行为比较良性的恶性肿瘤。这种病只要切除患病器官就好了。患者到了一家很有名的医院，不仅高高兴兴接受了手术，而且还要求医生做了两次化疗。但化疗后发生了骨髓抑制，导致肺部严重感染，花费数万元不说，到现在也没有脱离危险。

部分患者缺乏医学知识，将正常的生理现象误认为是疾病，对医生的告知将信将疑，忧心忡忡，辗转不同医院，甚至寻求不必要的治疗。

在临床中，很多妇女做超声检查，发现在直肠子宫窝（直立时人体盆腔最低处）有少许积液。过去超声检查仪器不灵敏，以致误以为腹腔内是没有液体的。现在的超声仪器非常灵敏，腹腔或盆腔内的几十毫升液体就可以查出。这种生理现象没有任何治疗的必要。这类患者多数会转而寻求其他医生的帮助。公立医院的医生不给开药，就去民营医院。

患者家属的孝道观念也是过度治疗行为得以实施的背景之一。有些患者家属认为，无论亲人是什么疾病，不给予积极治疗是有违人道、孝道的，或者担心舆论压力或日后后悔，虽然明白治疗没有价值，还是选择过度医疗。

即使是晚期癌症这样的疾病，有些患者家属不但不言放弃，而且抱有过高期望值。其实恶性肿瘤的治疗并不以是否治愈来评价疗效，而是以 5 年生存率和生活质量来评价。晚期恶性肿瘤各类方式疗效都差，花再多的钱，也难以获得满意效果。从医学角度来看，一般晚期恶性肿瘤合并转移后就属于无明显治疗价值的患者。而现实中由于患者家属的坚持，一部分恶性肿瘤患者陷入过度治疗的误区。

统计显示，我国癌症患者从治疗到死亡的平均治疗费用在20万~30万元，而晚期恶性肿瘤的生存时间平均不到3个月。治疗成本过高往往使家庭因病致贫，企业拖垮。

（二）利益诱惑

英国纽菲尔德生物伦理委员会（一个由13位哲学家、医生和科学家集团组成的精英团体）认为，我们的生命被医疗化已成了超级趋势。在一份2002年出版的报告中，这个国际著名的智库预言："一个问题是，诊疗行为被扩大，或者说是疾病被扩大定义，越来越多的个人陷入诊疗的网中。"这群有先见之明的英国人认为，追求获利是其中的动力。

医疗行业的趋利性质是过度医疗行为的内驱力。在利益诱惑面前，医院和员工结成利益共同体，冷面对待等待救治的患者，这种情况并非个别。公立医院需要过度医疗带来的丰厚利润来填平国家财政补贴的数额与支撑医院生存和发展的需要之间的较大空缺。医院通过管理机制使过度医疗成为"合法行为"，如按科室收入完成情况来分配奖金和工资，科室和医生增加诊疗的项目、增加诊疗次数、提高用药档次、开"大检查"，可以"名正言顺"地获得较多的经济收益。医生的过度医疗行为直接获得的不仅是回扣，因为科室业务收入和个人收入是"捆绑"在一起的；以积极为医院"创收"的面目诱导过度医疗，从而间接地实现个人利益，既无责任且无风险，是以医德换金钱。更有甚者，竟有用白纸黑字账单造假，大玩"空手道"，丧尽天良牟取患者换命钱，是以违法获暴利。

严谨地说，在信息严重不对称的情况下，医院、医生诱导过度治疗在本质上是具有欺诈性质的非法行为。由于医学的专业性质，在求医心切、救命要紧的特殊情况之下，面对医生的诱导甚至是直接"医嘱"，患者却几乎丧失鉴别能力。这时候，医学的人文本质惨遭涂炭，医学的道德良知全线崩盘！

（三）市场化机制

医学的市场化机制是过度医疗的根源。在市场经济的背景下，政府曾经对于公立医院是否是公益性质发生认识偏差，不仅对公立医院投入少，还出台一系列政策措施鼓励医院的经营行为，客观上推动了医疗进入市场化。以药养医、医务人员的收入与经济效益挂钩等现象，就是在这样的环境中成为医院管理的基本方略。至于拿取"红包"、吃药品"回扣"、借开单拿提成等违规违法行为，在理论上从来没有得到认同，各级卫生行政部门一直在"行风建设"的旗帜下进行着整肃，但病根未去，"疗效"可想而知。

医院管理陷入了市场化的怪圈：发展→营利→扩大规模→需要资金→贷款→追逐经济利益→卖药、卖检查。医疗市场化机制把医患双方推到经济利益对立的地位，迫使医生扮演着有双重角色：救死扶伤的天使和卖药、卖检查的生意人。

《瞭望》载文指出，在现行体制机制下，医院要赚钱，赚钱就要扩大规模，扩大规模要有资金，资金靠贷款，还贷款就逼迫医生进一步赚钱，而医院、医生赚钱的办法就是卖药、卖检查。换言之，是体制、机制把医患推入冲突。

在市场化的医疗体制下，所有的公立医疗机构成了自负盈亏的经济实体，追逐经济利润成了主要动力，医疗服务沦为获得经济利益的手段。救死扶伤的医疗行业成为利润率最高的行业之一。几乎没有一家三级大医院不抱怨政府投入的卫生经费不足，但没有一家三级医院不是以超常规的速度，完成了从豪华的高楼建筑到先进医疗设备的更新换代。舆论追问：医疗管理部门监管职能在哪里？是医疗行业缺乏监管的依据规章制度吗？与其他行业相比，医疗行业的规章制度是最为健全的之一；是医疗单位隐蔽操作，监管部门没有获得相关信息吗？显然不是。

决策和管理的失误是根本的失误。过度医疗行为的预防、控制和治理，关键就在于有效的监管是否到位。

三、回归理性的医学

企图通过过度医疗来发展医学、壮大医院，从根本上来说是饮鸩止渴，也为文明社会所不齿。

（一）坚持公益性质

医学从过度医疗的歧途重回医学人文的轨道，必须远离市场。我国公立医疗机构为非营利性的公益机构，基本医疗卫生服务是公共产品。政府进行足够的卫生投入，建立有效补偿机制，逐步降低医院盈利幅度，将公立医院定位在不营利的医疗机构上，这是彻底解决过度医疗的根本之策。公立医院分配制度需进行改革，使得医生收入与服务数量脱钩，建立以服务质量、岗位责任与绩效为基础的考核和激励制度。

（二）转变治疗观念

生命无价，健康可贵，求生的渴望难以抑制，医疗需求具有无限趋高的性质。虽然医疗的无效投入是全球共同面对的问题，无法完全避免，但面对无法扭转、没有治疗价值的病例，是否要坚持无谓的浪费性治疗？转变治疗观念，对于无治疗价值的疾病由“根治性治疗”转向“姑息治疗”，是减少过度医疗的新观念。

世界卫生组织对姑息治疗的定义是：对所患疾病已治疗无效的患者积极地、全面地医疗照顾。目的是使患者和家属获得最佳生活质量。针对一位被诊断为不可逆转的重绝症患者，目前国外医疗机构的通常做法是对其进行“姑息治疗”，尽量让患者以较小的伤痛，怀着愉悦的心情，有尊严地走完人生的最后历程。“姑息疗法”虽无“回天之力”，但通过综合的、合理的治疗，可缓解疾病造成的各种症状和疼痛，并能最大限度地延长无症状生存期，提高生活质量。

对疾病的治疗应“以人为本”而不是“以病为本”。治疗只是手段，以最大限度延长患者的生命，提高生存质量才是目的。对不能根除的疾病，不妨引导和教育患者在医学的帮助下与病共存。例如，对于晚期肿瘤，盲目地认为肿块没有了，病就好了，过于强调晚期肿瘤的消除和癌细胞的杀灭，其结果往往是“瘤还在，钱没了，人也没了”。有的晚期癌症患者癌细胞已多处扩散，根本无法手术，如果没有出现危及生命的合并症，则手术有害无益；有的患者反复化疗，严重损伤白细胞，身体虚弱，此时再化疗只会增加痛苦、加速死亡；有的放疗过度引起的后遗症比肿瘤还难治、且痛苦万分。所以，对晚期癌症患者应针对病情，采用不同的对症治疗方法，以改善症状、减轻痛苦，让癌症患者与癌“和平共处”，从而提高他们的生存质量。

（三）加强政府监管

过度医疗行为存在的原因是多方面的，防范和控制有难度。但加强监管是可以减少或控制的。

组建医疗服务监督机构，对过度医疗行为进行长效监控。出台相应的管理法规，严禁医护人员为了避免医疗纠纷而对患者进行包括过度用药、过度检查等在内的过度医疗。将落实防范和处置过度医疗行为纳入院长责任制范围，公立医院院长对此负全责。

制定严格评定标准，定期对公立医院进行考评。有过度医疗行为的医院，院长承担相应责任直至撤职查办；有过度医疗行为的医生要予以行政和经济处罚直至吊销其从医资格，并追查其上级主管部门是否失职。

过度医疗行为的存在，说到底是对医学公益性质和人文属性的认同问题，是各级卫生决策者和医务人员的医学人文素质水平如何的问题。这个问题不解决，即使政府资金投入到位，将医疗作为盈利手段的行为仍然会存在。医学是关爱生命的阳光事业，不是可以经营的资本形态。一个文明的社会必须具有这样的理念：通过过度医疗在患者身上谋取利润是可耻的。

1936 年 4 月 17 日，面对蒙特利尔内外科学会的诸位同道，白求恩医生疾呼：让我们把盈利、私人经济利益从医疗事业中清除出去，使我们的职业因清除了贪得无厌的个人主义而变得纯洁起来。让我们把建筑在同胞们苦难之上的致富之道，看作是一种耻辱。白求恩医生用生命履行了他的誓言，用生命书写了医学人文的内涵，他的精神是穿透遮蔽的射线，透视着医学、医学人和医学行为内在的阴影，他的灵魂是巡回大地的幽灵，时刻在拷问着：医学，你是制造灾难的贪婪资本还是减轻灾难的天籁之音？

（本文摘编自刘虹《医学哲学范畴》一书，题目为编者所加）

（自“健康界”网站下载，2014-11-22）

武汉 30 条诊疗规范：严防过度医疗

2014 年 9 月 9 日，武汉市卫计委在其官网上发布《规范诊疗 30 条》（以下简称《30 条》），对该市医疗机构的诊疗行为一一开具“清单”，目的直指减轻患者看病就医负担。

记者注意到，作为该市医疗机构的最新诊疗“指南”，《30 条》内容涵盖合理检查、合理用药、合理治疗、规范服务四大方面。过度检查、大处方、输液等普遍备受关注的过度医疗问题，成为《30 条》出台着力解决的“顽疾”。

武汉市卫计委还在下发通知中要求，对《30 条》落实情况适时抽查，对突出问题整治力度不大、整改不到位、屡改屡犯的单位和个人将予以通报问责。

诊疗门诊首诊至少 5 分钟

好不容易排队挂到号，走进医生诊室却只打个照面就完事。为避免这类情况，《30 条》要求，普通门诊首诊时间原则上不得低于 5 分钟/人次，专家门诊首诊时间原则上不得低于

10 分钟/人次，并鼓励医疗机构增设用于复诊的简易门诊。《30 条》同时提出，门诊医师不得要求同一患者一天内重复挂同一类别号，患者因病情诊断需要一周内复诊无需重复挂号，三天内延续同一治疗无需重复挂号。

用药单张处方用药不超 5 种

在抗生素滥用，静脉输液日益普遍的当下，《30 条》首次确定，能口服用药时，不注射用药；能肌内注射时，不静脉注射用药。同时，医疗机构须严格执行抗菌药物分级管理制度，医师不得越级开具抗菌药物处方，并要求“使用抗菌药物必须以病原学检测结果为准”。

作为看病贵的重要源头，大处方备受诟病。对此，《30 条》也明确，每张处方不得超过 5 种药品，不得开具大处方。对老年病、慢性病等特殊患者，可适当延长用药时间，最多不超过 15 日用量。

检查——CT 检查需科主任批准

身体不舒服进医院，却发现检查清单列了一大串。《30 条》中明确要求：可检查可不检查的，尽量不检查或少检查，以降低病人检查费用。费用较低的检查能明确诊断的，不得再进行同一性质的其他检查。如确需进行 CT、磁共振等大型设备检查，应与上级医师商定，经科主任批准，并取得患者及家属同意后方可实施。

同时，针对检查资料互认的难题，《30 条》要求，在二级、三级医疗机构间进行医学检验结果和放射检查资料互认，如需重新检查医师须详细记录原因，并由患者及家属签字确认。

费用——出院当天不计住院费

为避免“大处方”、让患者滥检查等问题，《30 条》提出，医疗机构应增强公益性，加强内部绩效管理，不得将处方量、检验、检查量以及金额与医务人员绩效、收入挂钩。

同时，医疗机构在门诊显著位置公示医疗服务项目和收费信息，向患者提供药品、医用耗材和医疗服务的名称、数量、单价、金额及医疗总费用等情况的查询服务。不得擅自设立收费项目，严禁分解项目、比照项目收费和重复收费，患者入院当天收费、出院当天不得收取住院费。

服务——建立医患正式谈话制度

《30 条》中还针对医患矛盾突出问题作出规定，要求医疗机构必须建立医务人员与患者及家属正式谈话制度，必须履行知情同意签字手续。

谈话制度要求医护人员须在急危重症抢救等情况下，及时与患者及家属进行沟通。在患者病情复杂时，还应增加谈话沟通的频率和次数，以减少医患矛盾。在医务人员就相关知情同意事项与患者或家属谈话沟通后，必要时须由患者或授权亲属签署意见并签名确认，相关内容应当及时录入病历。

（来源：《楚天金报》2014-09-30）

我国每天新增近万名癌症患者
专家建议中西医结合最有效

得了癌症，很多人的首选是看西医，手术、化疗、放疗……等到西医无计可施的时候才想起来去看中医。“死马当活马医”、“撞大运”的癌症患者在北京中医药大学附属东直门医院肿瘤科主任李忠的门诊里，占了六成。李忠说，“不到无路可走，绝不来看中医”是绝大多数肿瘤患者治疗的误区，“实际上，中医应该贯穿肿瘤治疗的始终，这是对患者最为有利的治疗方法。”

统计数据显示，我国每年新增肿瘤患者多达 312 万，相当于每天都新增将近万名癌症患者。在北京，恶性肿瘤已经连续七年成为居民的头号死因，高居“杀手榜”之首。李忠说，从中医的角度看，恶性肿瘤不仅是癌细胞本身的问题，还涉及癌细胞成长的“土壤”，也就是人体内环境的平衡。“在污染的环境中、在被污染的土壤上，长不出好的庄稼。”李忠打了个比喻：罹患癌症的患者，相当于体内环境就是一种“癌状态”，中医主要是帮助改善体内的环境，改良“土壤”。

现在的人普遍心急，治疗癌症也很着急，李忠认为，治疗癌症需要“理性”，不要盲目崇尚“速战速决”、“斩尽杀绝”，而是要强调在维护生活质量基础上的癌瘤病灶的有效控制。以往中医治疗癌症主要是内科治疗为主，不过开方抓药对于医生的要求很高。为了能让更多的中医治疗手段更方便地应用到临床，北京中医药大学王沛教授、李忠教授近日牵头组织 13 个国家和地区的肿瘤专家、学者，成立了世界中医药学会联合会肿瘤外治法专业委员会，传承和推广传统中医外治方法。“贴敷、针刺、灸法等都属于中医外治的手法。”李忠说，现在中医肿瘤外治疗已经比较广泛的应用在肿瘤患者中，比如有些患者化疗后手足麻木，用中药泡手泡脚，可以改善症状；有些患者化疗时恶心、呕吐，可以通过中医外治的敷脐疗法，通过脐部给药，减轻呕吐症状；放疗患者往往伴有皮肤灼伤，采用中草药煎汤液局部擦洗，可以帮助溃破伤口尽快愈合。

（作者：贾晓宏　来源：北晚新视觉网 2014-11-21）

社会资本掘金肿瘤医院　投资价值几何

近年来，鼓励社会资本办医被政府作为医疗改革的一个重头戏在做，虽然进展缓慢，但是发展趋势良好，尤其是 2013 年四季度以来，政府密集出台了多项政策，尤其是 8 万亿的医疗服务市场投入吸引了众多投资者的眼睛。

民营资本办医其实早已不是新鲜事，在目前我国医疗体制下，民营医疗机构是我国医疗机构的重要组成部分，目前的数量规模占比在 40%左右，然而，从细分来看，目前民营医院主要涉及的多为专科医院，且以整形美容专科医院、妇产科专科医院、口腔专科医院、眼科专科医院、骨科专科医院等几类为主，而在肿瘤医院、儿童医院、传染病医院等专科医院的比重较小。从前瞻产业研究院公布的《2013～2017 年中国肿瘤医院行业市场前瞻与投资战略规划分析报告》的数据来看，在 2012 年中国肿瘤医院中，国有性质的占比为 56.45%，依然是主要经济性质。

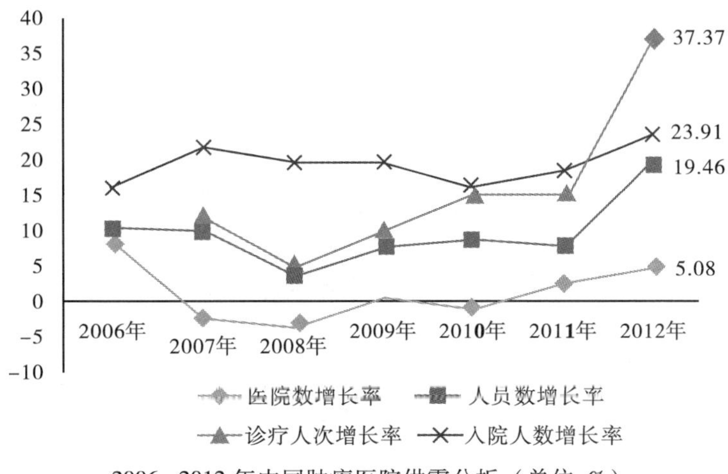

2006～2012 年中国肿瘤医院供需分析（单位：%）

从投资的角度来看，社会资本进入肿瘤医院行业最大壁垒在于技术和人才的引进，和整形美容、妇产科等专科医院相比，肿瘤医院对于技术人才的要求较高，技术人才缺乏就意味着品牌竞争力的缺乏；另外，肿瘤医院行业的资金壁垒也相对较高，主要是肿瘤医院的专业诊断治疗设备一般都比较昂贵，以放疗设备中的加速器为例，单这一项就是以千万元计算。同时，与此相配套的设备还有肿瘤放射治疗靶区定位系统（CT 模拟机）、近距离放射治疗机、放射治疗计划系统（TPS）等都相当昂贵，但这些设备又是实施肿瘤综合治疗必不可少的。

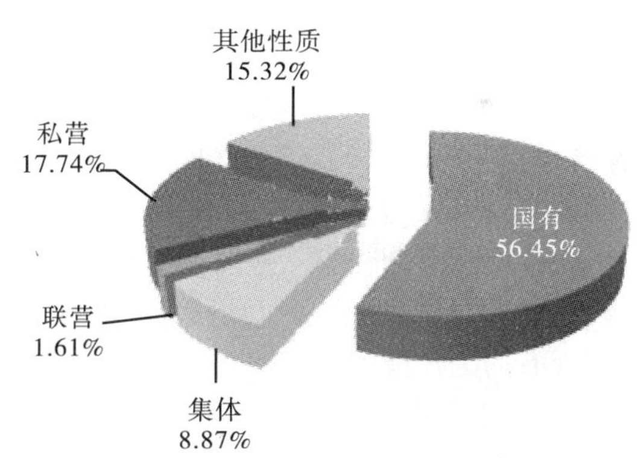

2012 年中国肿瘤医院分布结构（单位：%）

虽然壁垒存在，但是肿瘤医院行业也孕育着极大的发展机会。

首先就是来自于市场需求的机会。前瞻产业研究院肿瘤医院行业分析报告数据显示，2006 年以来我国肿瘤医院数量增速远低于诊疗人次数增速和入院人数增长率，并且差距在进一步的扩大，2012 年肿瘤医院诊疗人次数增幅为 37.37%，而医院数增幅为 5.08%。可见肿瘤医院未来需求空间还是比较大的。

从政策的角度来看，在医疗体制改革初期国家就提出鼓励社会资本办医，针对之前成本较高的问题，提出给予民营医疗机构和公立医院同等的用水、用电、用地等政策；针对人才缺乏的问题，提出允许医师多点行医；针对审批难的问题，各地也均在探索简化审批流程。虽然时至今日，民营医院人才的问题仍然没有找到一个好的解决途径，但从政策走向来看，笔者认为，作为公立医院的有效补充，社会资本办医将是国家政策长期鼓励的领域。

另外，从投资者自身的角度来看，相对于其他行业，医疗服务行业是一个风险相对较小的领域，受宏观经济影响较小，而医疗机构行业则基本不受影响，投资风险较小。

综上所述，笔者认为，肿瘤医院行业需求大，且有利好政策护航，综合投资价值较高。至于人才技术壁垒，投资者可以先通过对已有的机构投资、整体收购等形式，进入行业，之后再进一步的扩张。不过，由于医疗机构行业性质的特殊性，笔者建议投资者要注重医疗机构品牌的经营，口碑相传才能确保医院的长远发展。

（作者：李佩娟 来源：前瞻网 2014-04-17）

（本文作者为前瞻网资深产业研究员、分析师）

肿瘤医院的高门槛 挡不住众多资本进入

2014 年 4 月 15 日，第 20 届“全国肿瘤防治宣传周”活动在湖南省长沙市拉开帷幕。今年“全国肿瘤防治宣传周”主题为“走出癌症误区，实现早诊早治”。

中国抗癌协会秘书长、天津市肿瘤医院副院长王瑛教授指出，“癌症没有早期信号、癌症没有有效治疗方法”等认知误区，在我国人群中广泛存在。世界卫生组织此前的统计显示，在欧美高收入国家，仅 17%的人认为“癌症 = 死亡”；在中等收入国家，这一人群比例达到 39%；而在包括我国在内的低收入国家，上述人群比例高达 48%。

王瑛说，不论何种肿瘤，只要能够早诊早治，都能达到较好的治疗效果。世界卫生组织曾提出，1/3 的癌症完全可以预防，1/3 的癌症通过筛查可以实现早诊早治，1/3 的癌症可以运用现有的医疗措施减轻痛苦、改善生活质量、延长生命。

肿瘤的治疗正在发生变化，一个明显的特征是肿瘤的治疗正在表现出慢性病的趋势。这其实从另一个侧面展示出了一个十分广阔的医疗市场。因为相比其他病症，人们更愿意或者更舍得为了治疗肿瘤而花钱，治疗肿瘤也更需要花钱。

不过，与之前走红的眼科、牙科、妇产科等不同的是，肿瘤的门槛更高一些，它与脑科、心脏等专科的技术难度大体处在一个水平上。而对于人才引进捉襟见肘的民营医院来说，要办起技术门槛甚高的肿瘤医院着实有点困难。这也就是为什么，人们将社会资本办医的目光聚焦到肿瘤专科上。

但是，近两年的形势发生了变化。肿瘤的高发，使得对肿瘤医疗资源的需求继续上升。比如三四年前，像深圳、海南等地的政府都开始兴建新的肿瘤医院。而更近到今两三年的时候，已经有越来越多的社会资本涉足肿瘤行业，已经有各种各样的肿瘤医院项目在酝酿、已成型或马上开张了。

随着社会资本的崛起，我们可以从肿瘤医院的投资建设中清晰地看到，越来越多的社会资本正在进入肿瘤专科。而且，从某种角度讲，当社会资本攻克了肿瘤医院之后，可能也是他们真正挑战公立医院地位的时候了。

笔者简略梳理了近两年的肿瘤医院投资情况，供大家参考：

1. 恒康医疗

2014年4月10日晚间，恒康医疗公告，为适应公司业务发展和可持续发展战略的需求，实现公司发展战略，公司拟设立甘肃省陇南市肿瘤医院有限公司。注册资本人民币1000万元，全部以自有资金出资，占投资公司注册资本的100%，作为公司医疗机构资本和业务运营管理平台。

公司称，此次投资是响应国家推动社会资本举办医疗机构的号召，充分利用国家出台的一系列扶持民营医院发展的政策，优化公司产业结构，提升公司核心竞争力和盈利能力，给投资者以更好的回报。

2013年以来，独一味加速布局医疗服务产业，当年1月出资1.2亿元收购四川红十字肿瘤医院85%经营收益权。董事长段志平在2013年业绩说明会上表示，公司未来战略规划仍是致力于肿瘤药的研发和肿瘤医院的经营。

招商证券的研究报告指出，预计恒康医疗未来还将进一步拓展医疗领域，加大肿瘤相关医疗产业的收购兼并及建设。

2. 中国仁济医疗拟参建肿瘤医院

中国仁济医疗2014年2月24日晚发出一则公告，公司旗下的间接非全资子公司安平科技，将转让所持有的芜湖普惠医疗投资管理有限公司（以下简称芜湖普惠）62%的股权予第三方，并共同向芜湖普惠注资，以在安徽省建立并营运一家肿瘤专科医院。消息一出，中国仁济医疗的股价飙涨71.43%。

中国仁济医疗多年来为医院的肿瘤治疗提供医疗设备及服务，收益主要来自租赁医疗设备及提供医疗设备营运服务。

“专科医院正是民营资本的强项，肿瘤医院的前景是大家都看得到的。”一位资深医药人士对记者表示，“但品牌能否建立起来，得到患者的认可，就看后期的功力了。”

3. 天津捷希医院

天津市社会资本办医重点项目之一的天津捷希医院2014年5月将开诊。天津医科大学总医院与该医院近日签署合作协议，双方将在专家门诊、双向转诊等方面开展合作，为津城百姓提供医疗服务。

天津捷希肿瘤医院位于滨海高新区华苑产业园区内，总投资2亿元，建筑面积1万平方米，核定床位150张。目前该院已建成并开始试运营。与天津医科大学总医院开展合作后，该院将依托总医院雄厚临床技术实力，为患者提供预约专家门诊、双向转诊绿色通道、健康教育等医疗服务。

4. 中英携手建淮安肿瘤医院

2013年12月2日，江苏省淮安市第一人民医院院长孙晓阳与英国Sinophi医疗健康投资有限公司董事长马西门、首席执行官汉夫·坎吉签署了《英国Sinophi投资有限公司与淮安市第一人民医院成立合资医院管理公司谅解备忘录》《英国Sinophi投资有限公司与淮安市第一人民医院合作在淮阴区建设肿瘤医院投资谅解备忘录》。

Sinophi 在淮安地区发展采取双平台运营模式，即资产投资持有平台和资产管理运营平台。资产投资为重资产，未来 3~5 年将投资 30~50 亿元，收购或新建 10 家以上医院，其中有计划在淮阴区投资 9 亿元左右新建淮安肿瘤医院。资产管理平台为轻资产管理公司，主要输出运营管理。通过在淮安及周边地区以托管、合作等方式管理运营医院或医疗中心，构建专科特色和技术优势明显的网格化医疗服务网络，重点专科达到国际水平、国内领先，逐步形成医、教、研为主体的大型医疗管理集团，同时具有向苏北其他地区输出医疗技术和管理经验的能力。

5. 30 亿建国际肿瘤医院

2013 年第 17 届京港洽谈会中，在 15 个签约项目中，备受瞩目的国际肿瘤医院项目昨天正式签署。香港 JP 环球投资公司将自 2014 年起，斥资 30 亿元进行“肿瘤组学平台”和“国际肿瘤医院”项目建设。该项目也将落户北京门头沟区。

项目建成后，将可以对患者进行蛋白质、基因、代谢、转录等方面的检测，根据检测指标分析，制订预防、治疗肿瘤方案。

6. 洛阳精度肿瘤医院

随着医改的进一步深入，民间资本进军医疗行业的脚步不断加快。2013 年 10 月 27 日，河南省洛阳市最大的民营医院之一——洛阳京都肿瘤医院在该市老城区举行了隆重的奠基仪式，这标志着医院的建设迈出了关键步伐。

洛阳京都肿瘤医院由河南小浪底实业集团有限公司和北京弘富盛金投资基金管理有限公司联合兴办，总投资约 11 亿元，占地 81 亩，一期设置床位 500 张，是一所集医疗、教学、科研、防保、急救、康复六个功能于一体的现代化三级甲等肿瘤专科医院，主要从事肿瘤疾病的检测与治疗、干细胞科研及临床应用，并兼顾中型综合医院的医疗服务功能。洛阳京都肿瘤医院不仅是豫西地区投资规模最大、规格最高的肿瘤专科医院，还是洛阳市老城区唯一的一家三级医院。洛阳京都肿瘤医院的建设，将会极大提高洛阳市乃至河南省的肿瘤疾病诊疗水平，填补洛阳乃至周边地区长期无肿瘤专科医院的空白。

7. 南洋肿瘤医院

2013 年 9 月 3 日，复星医药与南洋肿瘤医院正式联姻，复星将通过受让原股东股权以及增资的方式，获得广州南洋肿瘤医院 50%的股权。广州南洋肿瘤医院是广东省直属机关公费医疗定点医疗机构、广州城镇职工基本医疗保险定点医疗机构。

8. 权健国际肿瘤医院

2013 年 8 月 6 日，权健国际肿瘤医院一期工程项目主体正式封顶，整体项目竣工指日可待。

当年 2 月中旬，由权健集团全程规划的总投资 10 亿元、总建筑面积 20 万平米的权健国际肿瘤医院一期项目正式动工，由此拉开了企业建设自有品牌医疗机构系列工程的帷幕。

鉴于国内肿瘤类疾病日益高发的严峻形势，权健集团计划于未来 3~5 年内，在西南、西北、华南、华东、华北、东北 6 大区域分别建设完成 1 家集体检、治疗、康复和临终关怀功能于一身的世界特大型肿瘤机构，以最大限度地发挥企业在运用纯自然疗法、特效秘方疗法等手段治疗肿瘤类疾病的独到优势，以及国际最先进的检测设备，打造世界肿瘤治疗之最品牌。

9. 成都玛诗特肿瘤医院

2013 年 7 月 5 日，四川省内首家私立国际化大型肿瘤专科医院——成都玛诗特肿瘤医院正式开业。

成都玛诗特肿瘤医院是由四川鸿业医疗投资管理有限公司、四川坤承实业有限公司两家资金实力雄厚、管理经验丰富的公司强强联手，共同拆资 2.3 亿元打造的集肿瘤诊疗、康复、预防、保健为一体的大型国际化肿瘤专科医院。医院面积 4 万余平方米，首期开放床位 500 张，二期开放床位至 700 张。是四川大学华西医院合作医院，远程会诊定点医院，省市医保定点医院。

10. 中国平安欲携手 CHC 控股温州市肿瘤医院

2012 年 12 月 31 日，中国平安信托有限责任公司、美国 CHC 医疗集团及浙江省温州市卫生局签订一份意向性合作，中国平安和美国 CHC 医疗集团将投资市肿瘤医院，投资额度可能高达 6 亿~10 亿元间，不过外资进入的市肿瘤医院业务不会发生太大的变化。

温州市肿瘤医院的资产评估将于元旦假期后启动，大约需要半年时间，该医院采取“大专科、小综合”的格局。“目前只是一个意向性协议，具体细节还需等待双方正式签约后公布。”市卫生局一名负责此项业务的副局长说。

CHC 是由美国医院集团公司（Hospital Corporation of American）在香港成立的离岸投资公司，平安信托有限责任公司是中国平安保险（集团）股份有限公司的控股子公司，为国内最大的信托公司之一。

11. 海南省肿瘤医院

海南省重点项目海南省肿瘤医院于 2012 年 12 月 25 日动工兴建，将填补该省没有专业肿瘤疾病防治机构的空白。该医院预计 2015 年 8 月交付使用。

该医院位于海口市长流起步区，将按国家三甲肿瘤专科医院标准，总建筑面积约 20 万平方米，总投资 21.5 亿元，设计有病床 800 张。医院将设有完善的肿瘤专业学科体系，鼻咽癌、肺癌和妇科肿瘤为其重点专科，并将在肿瘤流行病学和肿瘤临床科研方面发挥重要作用。

据不完全流行病学调查统计，海南省每年肿瘤新发病例约 2 万人，现存病人不低于 4 万例，而全省肿瘤专科床位现仅为 700 张左右，肿瘤诊疗需求与供给之间矛盾十分突出。省肿瘤医院的建立，符合省区域卫生规划和发展，有望从专业角度建立肿瘤预防和完善的医疗体系，为本省肿瘤病人提供优质的医疗服务。

12. 深圳市肿瘤医院

深圳市肿瘤医院建设项目开始启动。近日，记者从深圳市卫生和人口计划生育委员会获悉，8 月 1 日完成最终选定肿瘤医院的中标方案，深圳市筑博工程设计公司设计的方案成为最终中标方案。

深圳市肿瘤医院项目是深圳市卫生事业“十一五”发展规划项目，定位为集预防、医疗、科研于一体的三级甲等肿瘤专科医院。项目于 2009 年 6 月获市发改委批复计划立项，第一期建设规模 1000 张床位，总建筑面积 1.7 万平方米，建安费投资 8.5 亿元。

而就在 2014 年“两会”期间，深圳市卫计委副主任许四虎又再次表示，深圳市政府已经对此有规划，正在着手解决这个问题，很快就要建肿瘤专科医院了。

（来源：健康智汇微信 2014-04-17）

❖ 大事记、工作总结 ❖

而立之年，任重道远
——中国癌症基金会成立30周年回顾与展望

2014年是中国癌症基金会成立30周年。30年前，香港著名企业家霍英东先生向中国医学科学院肿瘤医院捐赠300万元人民币。1984年8月29日，中国医学科学院肿瘤研究所/肿瘤医院直接向卫生部呈递报告申请成立“中国癌症研究基金会”，卫生部9月8日正式批准成立并进行备案。同年10月26日，中国癌症研究基金会在北京正式成立。1986年12月15日，卫生部向中国医学科学院下发（86）卫办字第24号文，规定中国癌症研究基金会挂靠在中国医学科学院肿瘤研究所。

1989年，中国癌症研究基金会依照国务院颁布的《社团登记管理条例》（第43号令）向卫生部呈递报告，由卫生部行文中国人民银行申请保留本会社团资格。同年9月，民政部致函卫生部，准许中国癌症研究基金会办理登记注册。1991年12月，中国人民银行（1991）515号文批准中国癌症研究基金会等4家基金会登记注册（第一批被批准的全国性社团）；1992年，民政部核发了社团证书；1999年3月24日，核发了社团法人证书，法定代表人为李保荣。中国癌症研究基金会成为独立社团法人单位。

2004年，本会第四届三次常务理事会决定将中国癌症研究基金会更名为中国癌症基金会。2005年，民政部民函［2005］678号文正式批复同意中国癌症研究基金会更名为中国癌症基金会。

30年来，中国癌症基金会在中国医学科学院肿瘤医院/肿瘤研究所以及社会各界的大力支持下，积极探索中国慈善与抗癌之路，克服了发展中的种种困难，不断成长壮大。回顾30年艰苦的发展历程，我们感慨万千；回顾总结30年，我们要肯定成绩，证实问题，以史为鉴，面对未来，满怀激情迎接新时期赋予我们更伟大的使命。

一、中国癌症基金会得到政府和国家领导人的关心支持

中国癌症基金会自建立以来，历届领导都十分关心基金会的发展。1984年10月26日，时任全国政协主席邓颖超为基金会成立大会题词“群策群力，攻克癌症”。全国政协副主席、著名书法家赵朴初先生亲笔题写会名“中国癌症研究基金会”。在中国癌症研究基金会成立大会上通过了会徽。

1987年11月18日，在中国癌症基金会成立三周年之际，“战癌女神”纪念碑落成。“战癌女神”塑像由著名雕塑家刘焕章设计塑制，碑文由李保荣教授撰文，著名书法家黄均书写。时任国家卫生部部长陈敏章为“战癌女神”纪念碑落成题词“为防治癌症争作贡献”。前卫生部部长崔月犁题词“加强对癌症的研究工作，继续进行普查普治”。时任全国侨联主席张国基题词“战胜癌症造福人类”。2008年3月，“战癌女神”塑像获得国家工商总局商标局颁发的商标注册证书。

1994 年，中国癌症基金会成立 10 周年之际，时任国务院总理李鹏为基金会题词“继续努力，攻克癌症”；国务院副总理李岚清题词“下定决心，顽强探索，攻克癌症，造福人民”；全国人大常委会副委员长吴阶平题词“抗癌斗争，人人有责”；国务委员彭佩云题词“为早日征服癌症，保障人民的生命健康而奋斗”；卫生部部长陈敏章题词“发挥民间力量，支持癌症研究”。党中央、国务院及各级领导的巨大关心和支持对基金会的成长与壮大起到重要的激励作用。

二、历届理事会工作回顾

第一届理事会（1984 年 10 月至 1987 年 10 月）

主席吴桓兴、理事长李冰、秘书长李保荣。第一届理事会共接收捐赠 378 万元人民币，其中霍英东先生向基金会捐款 300 万元，公益活动支出 306 万元人民币，开展国际、国内学术交流活动以及培训班共 20 次。1987 年 5 月，基金会与中央电视台在北京印染厂芙蓉院举办了“生命之树常青文艺晚会”，人大常委会副委员长严济慈、全国政协副主席马文瑞、中顾委委员贺晋年、卫生部部长陈敏章、北京市副市长陈昊苏等领导出席了晚会。活动唤起社会公众对癌症的重视及增强抗癌防癌的意识，同时扩大了基金会的社会影响。第一届理事会在中国医学科学院肿瘤医院/肿瘤研究所组建了中国癌症研究基金会综合咨询中心，在北京市肿瘤医院建立了胃癌咨询中心，在北京肺部肿瘤研究所建立了肺癌咨询中心，在中国医学科学院药物研究所建立了抗癌药物研究咨询中心，在福建省肿瘤医院建立了肿瘤咨询中心，在北京医疗器械研究所建立了放疗设备咨询中心，在吉林市第二医院建立了吉林市肿瘤咨询中心，在中国医科大学附属医院建立了辽宁省癌症综合咨询中心，在上海胸科医院建立上海肺癌咨询中心。另外，中国癌症研究基金会第一届理事会还在全国各省、市及各行业设立了 17 个分会和 8 个办事处。

第二届理事会（1987 年 10 月至 1994 年 10 月）

主席陈敏章、理事长李冰、秘书长李保荣。第二届理事会共接收捐赠 327 万元人民币，同期公益活动支出 343 万元人民币。第二届理事会期间，中国癌症研究基金会所属的医院包括青岛肿瘤康复医院、北京桓兴肿瘤医院、安徽肿瘤康复医院。

中国癌症研究基金会还成立了一些学术委员会，包括：中国癌症研究基金会学术委员会、中医药专业委员会、介入医学委员会、鲜药学术委员会、儿童白血病专项基金委员会、全国肿瘤学期刊研究委员会、中国肿瘤史料研究委员会。

在第二届理事会任期内，中国癌症研究基金会山东分会、武警分会和铁路分会相继成立。1992 年，中国癌症研究基金会第一届学术大会在贵阳市召开。1994 年，在西安召开中国癌症研究基金会第二届学术大会。这两次会议均为高质量、高层次的学术研讨会，征集到的优秀论文汇编成《中国癌症研究进展》出版并公开发行。1992 年 9 月，在北京劳动大厦召开中国癌症研究基金会医院管理委员会第一次会议。1994 年，中国癌症研究基金会成立 10 周年暨中国癌症研究进展研讨会在西安召开。

第三届理事会（1994 年 10 月至 2002 年 8 月）

主席李冰、理事长李保荣（兼秘书长）。第三届理事会共接收捐赠 976 万元人民币，同期公益活动支出 943 万元人民币。第三届理事会根据国家相关规定撤销了设在各省、市的分会和代表处并停止活动。

1996 年 5 月 18 日，中国癌症研究基金会在杭州召开第三届学术大会。1996 年，开展全国十大商场禁销烟活动，举行演员义演活动和防癌抗癌摄影展。1996 年，美国爵士乐访华团在北京华侨大厦为基金会举办专场义演募捐。第三届理事会解决了历经数年的青岛肿瘤康复医院产权纠纷问题。1998 年，在广州召开第四届学术大会。1999 年 11 月中国癌症研究基金会在北京人民大会堂召开“中国抗癌世纪行启动大会”，发表《中国抗癌世纪行》宣言。2000 年，中国抗癌世纪行暨肿瘤防治宣传周和学术交流活动相继在北京、天津、浙江、福建等地举办。2001 年 4 月 21 日，抗癌世纪行组委会与中国医学科学院肿瘤医院联合举办新世纪百名肿瘤专家大型诊疗咨询防癌普查公益活动。

第三届理事会期间，中国癌症研究基金会中国肿瘤学史料编辑委员会编辑出版了《中国肿瘤史料研究》。

2001 年 8 月 26 日，基金会与中国老年保健协会联合在北京人民大会堂举办“群策群力控制癌症成果研讨会”。全国人大常委会副委员长程思远和于振武、王定烈等二十余位老一代革命家及卫生部、兄弟社团、媒体代表共二百多人出席了会议。

第四届理事会（2002 年 8 月至 2004 年 9 月）

主席何鲁丽、理事长彭玉、秘书长董志伟。第四届理事会共接收捐赠 370 万元人民币，同期公益活动支出 285 万元人民币。

2002 年，第四届理事会建立了基金会网站，于 2003 年正式开通。

受卫生部疾病预防控制局委托，基金会组织编写了《中国癌症预防与控制规划纲要》(2004~2010)，由卫生部正式颁发。基金会还组织全国百名专家编写《中国癌症筛查及早诊早治指南（试行）》，选题包括子宫颈癌、乳腺癌、大肠癌、食管癌、肝癌和鼻咽癌等。

2003 年，成立雅芳爱心专项基金。

2004 年 4 月，中国癌症研究基金会成立全国子宫颈癌防治协作组，在全国逐步推广子宫颈癌筛查及早诊早治技术指南，建立示范基地，培训人才，推广技术。

第四届理事会根据国家有关规定，对下属机构及合作组织继续进行清理整顿，通过法律程序终止了续存关系。青岛肿瘤康复医院、安徽肿瘤康复医院和北京桓兴肿瘤医院遗留问题也进行了处理。

第五届理事会（2004 年 9 月至 2009 年 7 月）

主席何鲁丽、理事长彭玉、秘书长董志伟。第五届理事会共接收捐赠近 13 052 万元人民币，同期公益活动支出金额约 8105 万元人民币。

2005 年，中国癌症研究基金会更名为中国癌症基金会。2005 年注册资金达 800 万元，在民政部进行重新登记。2008 年 3 月，基金会获得国家民政部颁发的 3A 级社会组织证书和标牌。2009 年，基金会斥资 980 万元购置了位于北京市东城区广渠家园的办公楼共计 789.27 平方米。

第五届理事会期间制定了《中国癌症基金会财务管理办法》《中国癌症基金会人员聘用管理办法》以及《中国癌症基金会基金管理办法》等一系列内部管理制度。

2004 年，卫生部疾病预防控制司、中国癌症基金会及部分省市卫生厅（局）共同建立癌症早诊早治示范基地。2005 年，中央补助地方卫生专项资金（转移支付）将癌症早诊早治项目纳入计划，基金会成为该项目的国家级技术支持单位。受科技部的委托，基金会承担“十一五”科技支撑项目课题“子宫颈癌及食管癌早诊早治方案的评价”。

自2006年起，每年“三八”妇女节期间，基金会在全国20多个城市的30多家大型医院举办“为了姐妹们的健康与幸福”乳腺癌与子宫颈癌义诊咨询与免费筛查活动。2006年起，每年4月在北京著名戏院举办“抗癌京剧票友演唱会”。第五届理事会期间，每年举办“北京希望马拉松”义跑活动。

2005年，基金会成立建生专项基金；2006年，成立施贵宝抗癌专项基金与消化道专项基金；2008年，成立乳腺健康专项基金。

2004年，开始举办中国肺癌南北高峰论坛，在2005年举办的第二届中国肺癌南北高峰论坛上，签署发表了针对我国控烟与肺癌防治的《北京宣言》。2005年，基金会与意大利政府合作，举办“子宫颈癌早诊及阴道镜技术培训班”。2007年起，开始举办中国肿瘤内科大会。2007年及2008年分别与世界癌症研究基金会（WCRF）合作，举办《食物、营养、身体活动和癌症预防》第二份专家报告英文版及中文版的新闻发布会和研讨会。

2008年起，与美国爱可信基金会（AXIOS）正式签约，接受辉瑞公司捐赠的抗癌新药索坦（苹果酸舒尼替尼胶囊），用于转移性肾癌或产生耐药的胃肠间质瘤贫困患者。

第六届理事会（2009年8月至今）

主席何鲁丽、理事长彭玉、秘书长赵平。截止到2014年6月30日，第六届理事会共接收捐赠约523 964万元人民币，同期公益活动支出约443 595万元人民币。

2009年，召开庆祝中国癌症基金会成立25周年纪念活动暨表彰大会。根据海关总署（2010）109号文件，基金会被增列为扶贫、慈善性捐赠物资进口免税单位。2013年5月，中国癌症基金会获得国家民政部颁发的4A级社会组织证书和标牌。

2012年起，民政部在全国范围内开展中央财政支持社会组织参与社会服务项目，基金会于2012~2014年连续三年申请中央财政资金支持的“中国癌症基金会老少边穷地区肿瘤患者医疗救助示范项目”，在安徽、内蒙古、新疆、山东、浙江等省（自治区）的老少边穷地区开展早诊早治筛查和患者救助工作。

“为了姐妹们的健康与幸福”三八妇女节大型公益活动使近3万名妇女受惠，总计支出耗材和资金700多万元。基金会继续举办北京希望马拉松义跑、抗癌京剧票友演唱会等公益活动。2012年发起“为临床一线肿瘤医务工作者赠送爱心包”大型公益活动。

基金会承担药品捐赠的患者援助项目工作，5年合计接收价值约51亿元人民币的抗肿瘤药物捐赠，使近3万名低收入癌症患者受益。与葛兰素史克公司合作开展人乳头瘤病毒（HPV）疫苗Ⅲ期临床试验。

2013年，中国癌症基金会与财团法人台湾癌症基金会在台北签署合作协议，建立两岸癌症防控合作的交流渠道。基金会还多次与美国、比利时、台湾等地基金会进行交流合作。中国肿瘤内科大会、肺癌个体化治疗大会、乳腺癌个体化治疗大会和肺癌南北高峰论坛已成为基金会的品牌学术会议。

三、募集资金，开展公益活动与项目

30年来，中国癌症基金会根据《公益事业捐赠法》与《基金会管理条例》，始终把募集资金作为首要任务。自 1984 年 10 月至 2014 年上半年，基金会已募集款物约合 53.9 亿元人民币，其中 1984～2008 年募集款物约 1.3 亿元，2009～2013 年募集款物约 52.6 亿元，共计为 934 名患者发放善款，有 31 307 名患者接受药品援助，受益人群达 1 344 790 人。患者援助项目、政府项目以及国际合作项目构成基金会资金的主要来源。基金会通过慈善项目吸引捐赠，通过广泛宣传提高基金会的知名度，尊重捐赠者的意愿，每花一分钱都自觉接受捐赠者与社会的监督，依此赢得公众的信赖。基金会通过良好的社会公信力与严格的内部管理制度取信于捐赠者与社会公众，吸引更多爱心人士投入癌症防治公益事业。另外，基金会还注意发挥本会的专业优势，在公益活动中强化科学的特色，打造具有学术品牌的项目，保证资金和药品及癌症防控工作的高性价比，这是中国癌症基金会较为独特的优势。

项目是基金会筹资和开展公益活动的重要方式。近 5 年来所募集款物绝大多数是限定性资产，即捐赠者有明确使用指向。项目策划、设计、实施以及评估水平对于项目的取得有积极作用，也是检验基金会工作能力和效率的试金石。按照《中国癌症基金会基金管理办法》和《中国癌症基金会项目管理办法》，中国癌症基金会加强对项目的人员管理、财务管理和流程管理，不断提高项目运行的规范化和安全。

目前基金会的 7 个患者援助项目、民政部支持社会组织参与社会服务项目以及葛兰素史克公司子宫颈癌疫苗项目成为基金会稳定的筹资来源。2010 年，中国癌症基金会获得扶贫、慈善性捐赠物资进口免税单位资格，对基金会的高速发展起到了决定性作用。

（一）成立专项基金，促进学术交流

近年来，基金会筹款能力大幅度提高，其中药品捐赠占筹资总额的 97%以上。今后基金会将努力提高现金捐赠与个人捐赠的比例。迄今为止，基金会已建立专项基金 23 个，成为募集资金的稳定来源，分别支持子宫颈癌、乳腺癌、肺癌、消化道肿瘤防治，用于癌症研究、筛查培训、患者康复指导、患者救助、肿瘤学术交流、促进中医药防治肿瘤等方面。为了促进学术交流，基金会还主办全国肿瘤内科大会、中国南北肺癌高峰论坛、全国肺癌及乳腺癌个体化治疗大会以及中国肿瘤预防学术研讨会、全国临床药理培训班等学术会议，中国癌症基金会为学术交流提供良好的平台，促进了学科的发展。

（二）积极参与癌症防治与患者救助的政府项目

中国癌症基金会一直致力于协助政府开展癌症早诊早治以及贫困患者救助项目，始终关注中国癌症的预防与控制，关注农村癌症高发地区，关注困难的癌症患者群体。基金会把公益项目与全国癌症防控相结合，既能担当全国癌症防治的任务，又能把温暖送给贫困患者。

我国政府投入了大量人力、物力和财力进行癌症早诊早治工作。中国癌症基金会通过参与政府项目协助进行癌症的早诊与防治，并向对筛查出的低收入癌症患者进行资金救助。

1. 2005 年，中央补助地方卫生专项资金将癌症早诊早治项目纳入计划，基金会作为国家级技术支持单位，组织专家拟定全国农村早诊早治年度计划及技术方案、培训队伍、参与实施和督导，推进癌症早诊早治的开展。至 2014 年，基金会参与的癌症早诊早治项目（农村）已发展至 5 种癌症，173 个项目点，分布在 29 个省（自治区、直辖市）。累计筛查人数 126 万余人，发现病例数 2 万余例，检出率达 1.65%，治疗例数 17 547 例，治疗率

84.19%。这一项目作为“民心工程”实施，深受百姓欢迎。

2. 2012 年起，民政部在全国范围内开展中央财政支持社会组织参与社会服务项目，基金会于 2012~2014 年连续三年申请财政资金 300 万元，并投入配套资金近 100 万元，开展了“中国癌症基金会老少边穷地区肿瘤患者医疗救助示范项目”，共有 17 710 名患者受益。基金会在内蒙古鄂温克自治旗为万名边疆妇女进行免费乳腺癌筛查；对内蒙古额尔古纳市千名俄罗斯族妇女进行乳腺癌与子宫颈癌筛查；对新疆和田、喀什地区 4500 名维吾尔族妇女进行子宫颈癌筛查；对山东沂南老区千名农民进行肺癌筛查。另外，中国癌症基金会还对北京市低收入癌症患者、安徽六安市老区农民、浙江丽水市畲族地区百名低收入肿瘤患者进行经济救助。2012~2014 年项目筛查达 18 810 人。其中，对 12 206 名妇女进行乳腺癌筛查，检出乳腺癌 9 例；对 5600 名妇女进行子宫颈癌筛查，检出宫颈 CINⅡ共 20 例，CINⅢ共 35 例，子宫颈癌 4 例。项目还对部分地区的 322 例癌症患者发放补助共计 71.64 万元，2014 年项目还在进行中。基金会在政府购买服务项目中充分显示了自身的专业特长与技术能力，用科学的方法和态度做公益，有助于提高公共资金的社会效益，提高公共卫生产品的供给质量。

（三）开展癌症防治公益活动

基金会组织医务工作者，进社区、下农村，通过健康大课堂来宣传防癌抗癌知识。组织癌症防治领域的著名专家在中央电视台“健康之路”、“天涯共此时”及北京电视台“养生堂”等栏目进行防治肺癌、子宫颈癌、乳腺癌的科普宣传。通过举办义诊咨询活动传播“癌症可防可治”理念。每年一度的全国肿瘤防治宣传周，基金会利用电视、报纸、广播、网络等多种方式向公众进行防癌科普知识宣传，全国有数千万群众受益。基金会每年举办“抗癌票友京剧演唱会”，向社会和癌症患者传递“癌症可治”的乐观向上精神。“北京希望马拉松—为癌症患者及癌症防治研究募捐义跑活动”已步入第 16 个年头，累计 27 万名爱心人士参与，活动募得善款超过 2000 万元，所募集的善款全部用于中国癌症防治研究及帮助贫困癌症患者。“国际乳腺癌关注月”已连续举办数年，主题为“健康与美丽同在”，呼吁广大妇女关爱乳房，远离癌症，并帮助乳腺癌患者树立乐观精神。

中国癌症基金会在国内率先开展医院志愿者服务。注册志愿者已超过 2300 名。基金会的志愿者创新了许多特色服务，如“志愿服务在医院”活动，尝试安宁疗护，搭建患者服务中心的平台，捐赠头巾和假发、真发等项目，并开始在全国推广。

基金会在印制出版科普读物和专业著作方面也做出了积极的贡献。目前已经印制出版《远离癌症十二条》等科普读物，其中《远离癌症十二条》发行量达 10 万册，深受民众欢迎。基金会出版《中国癌症研究进展》共 9 卷以及《中国癌症筛查早诊早治指南》《中国肿瘤史料研究》和《基层医生肿瘤诊治手册》等。每年编辑出版《中国临床肿瘤年鉴》（1994~2014 年共 21 卷）。基金会网站及时报道基金会开展的各项活动，使网站成为百姓获取防癌抗癌科普知识的重要渠道。同时，也为公众对基金会进行监督提供窗口。2013 年，中国癌症基金会网站浏览人次达 26.8 万。

（四）患者援助项目坚持公益性导向

中国癌症基金会从 2008 年开始开展患者援助项目，坚持公益性为主导的原则，关注贫困癌症患者，提高了患者获得靶向药物的可及性，延长了生存期。目前基金会已经开展了索坦（苹果酸舒尼替尼胶囊）、赫赛汀（注射用曲妥珠单抗）、施达赛（达沙替尼片）、万珂（注射用硼替佐米）、瑞复美（来那度胺胶囊）、赛可瑞（克唑替尼胶囊）和伊泰达（亚砷酸氯化钠注射液）七个患者援助项目，成立了项目援助办公室，对符合医学与经济双重标准的低收入患者进行慈善药品援助。

截至 2014 年 6 月 30 日，索坦项目接受辉瑞公司价值 25. 9 亿元人民币的慈善药品，救助患者 6051 人。赫赛汀项目接受罗氏公司价值 23. 57 亿元人民币的慈善药品，乳腺癌项目救助患者 20 820 人，胃癌项目救助患者 343 名。施达赛项目接受施贵宝公司价值 1. 19 亿元人民币的慈善药品，救助患者 826 人。万珂项目接受杨森公司价值 681 万元人民币的慈善药品，救助患者 198 人。瑞复美项目接受新基公司价值 5500 万元人民币的慈善药品，救助患者 371 人。赛可瑞项目接受辉瑞公司价值 2803 万元人民币的慈善药品，救助患者 262 人。伊泰达项目接受绿叶思科公司价值 107 万元人民币的慈善药品。另外，基金会还接受了北京建生药业公司价值约 130 万元人民币的慈善药品金龙胶囊、康辰药业价值 65. 28 万元人民币的慈善药品消癌平片和盖天力药业价值 46. 368 万人民币的慈善药品槐耳颗粒。中国癌症基金会目前已接受价值约 51. 59 亿元人民币的慈善药品，对 31 307 位贫困癌症患者进行了救助。患者援助项目通过捐赠药品为急需救助的低收入癌症患者提供了有效的帮助，体现了中国癌症基金会对贫困癌症患者的关爱，赢得了社会的赞誉。

四、加强中国癌症基金会制度化建设，走专业化发展之路

中国癌症基金会成立 30 周年以来，始终坚持注重公信、依法规范、公开透明的原则，同时高度重视自身能力的建设。

1. 基金会依照《中华人民共和国公益事业捐赠法》和《基金会管理条例》等相关法律、法规，研究制定《中国癌症基金会章程》以及人事、财务、基金与项目等系统的管理条例，建立和完善基金会的管理制度。近年来，基金会又修改、完善和增补会议管理、固定资产管理、信息披露及重大事项请示报告制度等一系列内部管理规定，有效保证基金会的规范化管理与制度化运作。另外，基金会严格按章程要求，定期召开理事会、理事长办公会及秘书处会议；基金会所有重大事项均需列入年度计划，重大决策需经理事长办公会或理事会集体研究决定。

2. 基金会不断建立健全捐赠物资及使用和项目流程管理的科学化与规范化。项目论证、运作、跟踪监管及评估都有明确的标准程序；对财务管理、项目报批、资金使用及项目实施，实行多向制约与事后评估，做到信息及时反馈，过程公开透明；不断落实监督管理的措施，自觉接受捐赠者监督、主管部门监管与社会的多层面外部监管；实行内部自我监督，保证基金会的良好形象。

3. 得人才者事业兴，中国癌症基金会注重吸引高端人才。陈敏章、张文康、黄洁夫等原卫生部领导都曾担任中国癌症基金会的主席、副主席；现任基金会主席是原全国人大常委会副委员长何鲁丽。中国医学科学院肿瘤医院的首任党委书记李冰、首任院长吴桓兴以及孙燕院士、李保荣教授分别担任过基金会副主席及理事长等重要职务。

基金会吸收了一批具有丰富管理经验和领导能力的高级干部以及肿瘤防控领域的领军人物担任领导与骨干，包括彭玉、阚学贵、齐小秋、李立明、赵平、董志伟、余瑶琴、姚

晓曦、乔友林、史安利、杜治琴、付凤环等。基金会注重强化职能部门的管理水平，任命了高翠巧、张金萍、郭梅、张伟、支修益、邹小农、李纪宾等担任部门的主管。最近几年，基金会为了履行日益加重的社会责任，还吸收了一批具有高学历的年轻人加盟基金会，这些年轻人包括肿瘤内科学博士、肿瘤流行病学硕士、肿瘤基础研究硕士、法学硕士、财务管理硕士、医院管理硕士以及基金会管理硕士等。基金会人才队伍建设为基金会的发展奠定了坚实的基础，也为基金会的腾飞带来了希望。

基金会已有十余位具有博士、硕士学历的中青年骨干。基金会尤其重视对青年骨干的培养，努力营造引才、育才、聚才的良好环境，坚持“以事业吸引人、以感情安抚人、以奖惩激励人、以保障稳定人”的态度，逐步建成了一支结构合理、德才兼备的慈善人才队伍，为基金会的可持续发展积蓄了正能量。基金会的人才梯队正日趋合理、专业队伍结构优势正日益突显。

五、展望

30 年的不懈努力，让我们清醒地认识到，要做好工作，必须真诚服务于国家癌症防治的大局，充分依靠社会各界力量，不断增强募资能力；始终把基金会的宗旨与公益性原则放在首位，不断创造出新的慈善项目与公益品牌，提升自身公益能力，坚持专业化与规范化发展之路，不断提高社会公信力。基金会在取得成绩的同时，还要继续扩大筹资能力，提高运作效率，提高社会透明度，做到“聚财有方、散财有道”，才能够保持持续健康的发展。

（一）认真学习贯彻国家对社会组织的相关规定

党的十八届三中全会提出“激发社会组织活力”，“创新社会治理体制”，“努力扮演好社会组织在社会建设和社会治理创新中日益重要的角色，尤其在改善民生、加强社会保障中起作用”等观点。中国癌症基金会要领会十八届三中全会的精神，努力创新思路与工作方式方法，充分利用自身在医药卫生领域尤其是癌症防治领域的专业优势，发挥基金会的特殊作用，在政府购买卫生服务、癌症防治科普宣传以及患者援助等方面摸索出更加造福民众、有益社会和谐的典范模式。

（二）扩大筹资能力与渠道

基金会目前的总收入和总支出都达到历史高峰，规模继续扩大，社会影响力随之上升。我们将探索“多方位”吸引慈善资源的模式，从政府、公司和民众多渠道募集资金和药品，同时也努力提高承担政府购买公共服务的条件和能力。基金会将继续对项目运作实现科学化、规范化管理，保证项目资金和物品的安全，也要不断提高项目运作的效率。基金会应始终把资金项目运作管理作为第一要务，创立和完善公益项目的策划、报批、实施、反馈与评估的系统管理流程和体系建设。

（三）加强基金会的防腐倡廉教育，努力提高基金会运作的透明度

基金会全体理事、监事及工作人员要充分认识到公信力与透明度是基金会生存之本，认识到社会品牌对于基金会的发展有着至关重要的影响，强化各项管理制度、财务制度；使每一位工作人员清楚认识到，“不能透明的事不要去做”；切实做到财务信息公开、捐赠款物公开、受惠对象公开，让捐赠者放心，让受捐助者心明，基金会的事业才能蓬勃发展。

（四）建立高素质人才队伍

中国的慈善事业尚处于起步阶段，目前，党中央和政府赋予社会组织新的任务是重要的，也是艰巨的。我们必须清醒地认识到，中国慈善事业、尤其是癌症专业的基金会组织，需要一支强大的高素质人才队伍。基金会将不断提升工作条件，不断为慈善人才提供发展空间，逐步提高慈善人才的生活待遇，让年轻人通过奉献实现自我价值。基金会将不断强化培养新一代的慈善公益专业人才意识，建立以人为本、优胜劣汰的竞争型用人机制，以广阔的发展空间吸引更多优秀人才加入基金会；基金会将提倡“全方位加快年轻人锻炼成长”的育人思路，不断增强用人、育人的使命感和责任感，为年轻一代创建学习、成长、施展才能的机会和平台。

中国癌症基金会已走过30年的历程，在癌症防治领域的作用日渐凸显。基金会肩负着社会重托，参与公共服务与社会治理的工作，将在经济发展与社会稳定中发挥积极的作用。中国的癌症患者需要基金会，中国的防癌事业等待基金会，基金会承担着癌症防治的任务，任重而道远。中国癌症基金会一定会一如既往地努力造福百姓，不断点燃生命希望的明灯。

中国癌症基金会2014年大事记

1. 1月4日，第三届肺癌支气管镜诊断与治疗研讨会在北京康源瑞庭酒店召开。来自北京和华北地区各中心医院的支气管镜专业人员参加。

2. 1月10日~12日，在北京举办第四届北京国际消化道肿瘤早期诊断与早期治疗会议。

3. 1月11日，我会与辉瑞有限公司在广州签署赛可瑞援助项目暨第一期医生药师培训班。

4. 1月17日，姚晓曦副秘书长和郭晓斐参加中慈联第一届理事会第二次会议。

5. 2月7日，在北京顺义瑞麟湾温泉酒店召开北京市结肠癌筛查方案与模式现场工作会议。

6. 2月14日，召开理事长办公会。

7. 2月22日，在北京召开第六届十次理事会。

8. 2月21日~23日，在北京顺义瑞麟湾酒店召开上消化道早诊早治项目可持续发展及现场工作研讨会。

9. 3月8日，在云南昆明举行庆三八“为了姐妹们的健康与幸福”大型公益活动的主会场启动仪式，全国25个城市的34家医院为分会场。

10. 3月9日，在厦门举办“庆三八”健康大课堂。

11. 3月22日，举办第四届肺癌个体化治疗研讨会。

12. 4月20日，在北京长安大戏院举行第九届抗癌京剧票友演唱会。

13. 4月25日，举办第十二届全国子宫颈癌协作组工作组会议暨亚太地区生殖道感染与肿瘤双年度会议（AOGIN）。

14. 5 月 10 日，为迎接母亲节，乳腺健康专项基金在厦门举办子宫癌预防健康大课堂。

15. 5 月 27 日，基金会全体员工参观河北廊坊康复中心。

16. 5 月 28 日，召开理事长办公会。

17. 6 月 14 日~15 日，在中国医学科学院肿瘤医院举办第 8 届全国抗肿瘤药物 GCP 药物研讨会。

18. 6 月 18 日，在人民大学举办“健康与美丽同在”健康大课堂。

19. 6 月 19 日，召开第十六届北京希望马拉松新闻发布会。

20. 7 月 3 日~6 日，第八届中国肿瘤内科大会暨第三届中国肿瘤医师大会在北京国家会议中心召开。

21. 8 月 2 日~3 日，第二届乳腺癌个体化治疗大会在北京国际会议中心召开。

22. 8 月 8 日，关爱癌症患者假发捐赠仪式在中国医学科学院肿瘤医院召开。

23. 8 月 27 日，召开理事长办公会。

24. 9 月 13 日，第十六届“北京希望马拉松——为癌症患者及癌症防治研究募捐义跑”活动在朝阳公园举办。

25. 9 月 19 日~21 日，第四届全国鲜药学术研讨会在山东省济南市南郊宾馆召开。

26. 10 月 11 日~13 日，首届海峡两岸控烟与肺癌防治研讨会暨全国肺癌诊疗新技术新进展学习班在北京康源瑞廷酒店召开。

27. 10 月 17 日，“美丽与健康同在”乳腺癌防治健康大课堂在上海复旦大学举行。

28. 10 月 25 日~26 日，中国癌症基金会成立 30 周年纪念座谈会和报告会在北京汤山国家卫计委培训中心举行。

29. 10 月 26 日，基金会第六届十一次理事会在国家卫计委培训中心举行。

30. 10 月 28 日，“远离乳癌，健康一生”科普讲座在河北省廊坊市广阳区北旺乡许各庄举行。

31. 11 月 29 日，中国慢性病大会肿瘤预防与控制分论坛会议在北京天泰宾馆举行。

32. 12 月 20 日，在河北省秦皇岛市肿瘤医院举办华夏关怀健康大课堂。

中国医学科学院肿瘤医院肿瘤研究所 2014 年大事记

1. 1 月 17~18 日，2014 年中国医学科学院肿瘤医院工作会在悦知楼二层报告厅举行，24 个临床科室、22 个职能处室和 20 个科研课题组对 2013 年工作进行回顾和总结，分析了取得的成绩和存在的不足，并进行绩效考评及表彰。（图 1）

2. 1 月 24 日，第四届五次职工代表大会在悦之楼二层报告厅举行。136 名正式代表参会，各科（处）室负责人、党总支（支部）书记、工会干部列席会议，两院院士、院校名

医、民主党派负责人代表以及两家协作医院院长出席。(图 2)

3. 4 月 19 日，举行 2014 年“肿瘤防治宣传周”活动，主题为“消除癌症误区，倡导健康生活”。医院百名专家现场咨询、防癌健康查体、健康大讲堂、患者服务中心关爱活动、心理康复交流、网络媒体健康互动等，共计服务 6131 人次。(图 3)

4. 7 月 2 日~6 日，承办的第八届中国肿瘤内科大会（CSMO）、第三届中国肿瘤医师大会（CACO）暨中国抗癌协会肿瘤临床化疗专业委员会 2014 年学术年会在国家会议中心举行，国家卫计委、中国癌症基金会及我院领导出席，讨论“遵循诊疗规范，鼓励临床试点”等议题。(图 4)

5. 9 月 13 日，在北京朝阳公园主办了“第十六届北京希望马拉松——为癌症患者及癌症防治研究募捐义跑活动”，社会各界 5000 余名爱心人士参与其中，组织了爱心捐款、健康主题公园和征文活动。(图 5)

6. 9 月 20 日，医院与美国 NCI 联合举办第三届学术研讨会。会议由赫捷院长和美国 NCI 国际研究中心主任 Ted Trimble 教授主持，邀请了来自 IARC、法国国家癌症中心、英国、加拿大、德国著名肿瘤研究所的专家教授做了精彩演讲，分享了各国的肿瘤防控经验。(图 6)

7. 10 月 21 日，医院与北京市平谷区人民政府正式签署了建立肿瘤防治医联体的合作协议框架，平谷区和医院领导出席签约仪式。(图 7)

8. 11 月 1 日，由上海复旦大学医院管理研究所编制的《2013 年度中国最佳医院综合排行榜》和《2013 年度中国最佳专科汇总排行榜》中，医院肿瘤学、胸外科学名列全国第一，病理科获提名。

9. 12 月 2 日，中国医学科学院曹雪涛院长、李立明书记和院校相关负责人一行在院领导、各职能部门负责人和医护人员代表的陪同下对医院进行工作调研。(图 8)

全国肿瘤防治研究办公室 2014 年度工作总结

2014 年，全国肿瘤防治研究办公室在国家卫生与计划生育委员会的领导下、中国医学科学院肿瘤医院/肿瘤研究所的支持下，在全体员工的努力下，各项工作顺利平稳开展，取得一定的进展。现将各项主要工作总结如下：

一、主要业务工作

（一）2014 年肿瘤登记项目点建设情况

自肿瘤随访登记项目纳入卫生部“医改重大项目”以来，2008 年，肿瘤登记项目点在原有基础上增至 95 个，覆盖全国所有 31 个省（自治区、直辖市）以及新疆生产建设兵团。到 2009 年，登记处数量增加到 149 个；2010 年，新增 46 个肿瘤登记处；2011 年，登记处总数增加到 195 个；2012 年，登记处达到 222 个；2013 年，登记处总数已达到 249 个；2014 年，又新增登记处 59 个，登记处总数达 308 个，登记覆盖人口达 3.0 亿。

（二）完成 2014 年全国肿瘤登记项目数据收集、撰写工作报告

2014 年 1 月 13 日，全国肿瘤防治研究办公室/全国肿瘤登记中心要求各登记处上报 2013 年度恶性肿瘤登记数据，截至 2014 年 1 月 31 日，按《肿瘤随访登记技术方案》要求上报数据情况如下：按照项目要求，应该上报的登记处共计 252 个，除西藏林芝县暂未开展工作没有上报数据外，其他登记处均完整上报了肿瘤发病、死亡和人口资料。此外，山东、安徽、江苏、河南上报了 36 个非肿瘤登记项目点的数据，共计 287 个登记处数据，覆盖人口 259 720 092 人，上报新发病例 557 553 例，死亡病例 334 902 例。全国肿瘤登记中心对 2013 年肿瘤登记工作进行了总结，并出版《中国肿瘤随访登记工作报告 2014》。

（三）完成人群肿瘤生存分析

我国肿瘤登记地区多数未开展随访工作，人群恶性肿瘤生存分析仍是空白。随着肿瘤登记工作不断深入，病例随访逐步加强。2013 年，开始要求登记地区开展随访和生存数据的上报工作。2014 年初，21 个肿瘤登记点上报了随访数据，我办和国际癌症分析项目团队合作完成了生存数据分析，目前分析和论文已经发表在《International Journal of Cancer》杂志（http://onlinelibrary.wiley.com/doi/10. 1002/ijc. 29227/abstract）

（四）编辑撰写完成《2014 年中国肿瘤登记年报》

全国肿瘤防治研究办公室/全国肿瘤登记中心于 2014 年 4 月 8 日，要求全国各登记处上报 2011 年度恶性肿瘤登记数据，截至 2014 年 6 月 1 日，绝大部分省（区、市）按要求提交了数据。按照项目要求，对上报的全国各登记处数据进行审核、分析与反馈，对不合格数据要求修改后再次上报，经过多次审核与反馈，于 2014 年 9 月底前完成全部登记处数据的整理、汇总与分析工作。

全国 234 个肿瘤登记地区提交了 2011 年肿瘤登记资料，其中 199 个登记地区为国家肿瘤随访登记项目点，16 个为淮河流域癌症早诊早治项目点，19 个为其他项目点。肿瘤登记地区 2011 年登记覆盖人口 221 390 275 人，其中城市地区 123 114 802 人，农村地区 98 275 473 人，占全国总人口约 15.02%。2011 年，共计报告癌症新发病例数合计 556 261 例，报告癌症死亡病例合计 337 089 例。全国肿瘤登记中心肿瘤登记专家组和《中国肿瘤登记年报》编委会，根据《年报》的数据入选标准，对登记地区进行质量评价。收录了 177 个肿瘤登记地区的数据入选《年报》。并选取了其中 140 个登记地区，作为全国肿瘤登记地区样本数据，以分析中国癌症的发病与死亡。目前已经完成编辑撰写《2014 中国肿瘤登记年报》，争取于年底前提交出版社，并完成相关论文报告撰写。

（五）林州肿瘤登记工作调研

应河南省肿瘤防办、林州市卫生局邀请，全国肿瘤防办组织国内专家于 2 月 26 日赴林州对肿瘤登记工作和肿瘤防治工作开展调研。通过座谈和现场考察，专家们对林州肿瘤登记工作以及登记数据进行了系统分析，提出改进的意见和建议。

（六）完成“全国肿瘤随访登记工作管理办法”

2014 年 6 月上旬，召开专家研讨会，完成“全国肿瘤随访登记工作管理办法”编写工作，卫生计生委疾控局慢非处已经完成国家各部（委、办、局）的意见征求，并参照反馈意见进行了再次修改，国家卫生计生委即将行文发布。

（七）培训班及年会

2014 年 11 月 14~15 日，在北京举办“全国肿瘤登记随访技术省级师资培训班”，培训学员 100 人左右。

2014 年 12 月，在湖北武汉举办“2014 年度肿瘤登记工作推进会暨技术培训班”。

（八）淮河流域癌症早诊早治项目工作

对 2013 年淮河流域癌症早诊早治项目进行工作总结，了解江苏、山东、安徽、河南 4 省 26 个项目点工作完成及 2014 年工作进展情况，收集、整理、汇总相关信息，编写工作报告。2013 年淮河流域癌症早诊早治项目年度筛查任务为 53 400 人，实际筛查 54 473 例，任务完成率为 102. 01%，检出阳性病例 297 例，检出率为 54. 52/万；对 206 人进行了治疗，治疗率为 69. 36%。

（九）预算编制

编制 2014 年及 2015 年国家卫计委慢病项目“肿瘤随访登记”“淮河流域癌症早诊早治”“肿瘤登记管理办法及中长期规划和行动计划编写”预算报告，共申请经费 14 719 万元。

（十）卫生公益专项申请

自 2014 年 3 月开始进行公益性行业科研专项“上消化道癌筛查的前瞻性评价研究”项目的申请工作，包括提交项目建议，组织编写项目申请书、预算说明书；参加项目申报答辩，填报项目任务书等，申请项目经费 2451. 89 万元。

二、科研情况

2014 年，全国肿瘤防治研究办公室主持进行的科研课题合计为 11 项。其中国家级课题 4 项，其他级别课题 7 项。项目名称及主持人分别为：

1.《中国癌症地图集》编制——陈万青；

2. 2006~2010 北京市妇女乳腺癌全人群高精度相对生存率分析——陈万青；

3. 幽门螺杆菌感染——七个多态位点的交互作用和不同胃黏膜病变的关系——曾红梅；

4. 叶酸、同型半胱氨酸和半胱氨酸与食管癌的发病风险研究——王少明；

5. 林县营养干预试验随访队列人群营养膳食回顾调查——王少明；

6. 血浆长链非编码 RNA 与早期胃癌及癌前病变的关系——曾红梅；

7. 中国省级肺癌发病死亡的时空间模型估计——郑荣寿；

8. 烟草消费与中国肺癌发病风险的研究——邹小农；

9. 中国人口吸烟与死亡率研究——邹小农；

10. 病毒性肝炎相关肝癌标本保藏及相关数据库共享技术平台——陈万青；

11. 中国主要癌症生存率分析——曾红梅。

本科室利用自身工作优势，2014 年进一步加强了对我国肿瘤登记数据的分析和利用，提高工作人员的业务水平和科研能力。截至 2014 年 10 月，本科室合计发表论文 23 篇，其中 SCI 论文 14 篇。

三、控烟工作

1. 2014 年 4 月 19 日，参加我院“肿瘤防治宣传周”现场活动，负责控烟区的工作，包括制作和展示 20 块控烟宣传展板，邀请中国疾控中心、中国控制吸烟协会和北京朝阳医院专家参加戒烟咨询，现场为咨询者测定体内一氧化碳含量，给咨询者发放戒烟和控烟宣传小册和控烟专题杂志；为 70 余人次提供现场咨询，为 30 余人做一氧化碳测试吹气检查。

2. 制作更新 20 块新版控烟宣传展板，布放在本院外科楼各层的电梯厅，替换旧的宣传展板。

3. 组织我院专家参加 2014 年 5 月 29 日在韩国首尔国家癌症中心举行的“第二届中韩癌症防控研讨会”。

4. 2014 年 7 月~8 月，参加院办组织的科技下社区的科普宣传活动，先后 3 人次到石景山区、丰台区和朝阳区，为 200 余位社区居民宣传控烟知识。

5. 为配合北京市相关部门对无烟医院的暗访暗查活动，提高医院的无烟环境建设质量，8 月初，控烟办邀请行政处共同召开了“志愿者、保洁员控烟培训”，对志愿者和保洁员进行了控烟和劝阻吸烟的技能培训，为全院 150 余名保洁员配发了“禁烟员”标牌；制作了 2 块新的控烟宣传板，另行择地恢复了由于施工而撤销的“吸烟区”。

6. 2014 年 9 月 13 日，控烟办邀请北京朝阳医院共同参加“第十六届北京希望马拉松”现场宣传活动，进行戒烟咨询，为 20 余位咨询者测定体内的 CO 含量，发放 450 余份戒烟和控烟的宣传小册和控烟专题杂志，布放了 10 块控烟宣传展板。

7. 2014 年 11 月 12 日~19 日，控烟办与国家疾控中心控烟办公室共同举办“肿瘤防治与控烟干预”国家级继续教育培训。对 120 余名卫生人员进行“烟害与戒烟干预服务”等课程的培训。

8. 筹办和组织了首届海峡两岸控烟与肺癌防治研讨会，300 余位两岸学者和专家参加了 2014 年 10 月 11 日的会议。

9. 参加中华预防医学会于 2014 年 11 月 28 日~29 日举办的“2014 年中国慢性病大会”，作为秘书处，负责筹备肿瘤预防与控制分论坛及会务组织工作。

10. 控烟办每周对院内进行控烟巡查，每周巡查地点不低于 106 个，巡查结果及巡查现场照片以幻灯片的形式报送院早会播报。控烟办参加患者服务中心的戒烟咨询工作。

四、教学

今年我办共招收 2 名硕士研究生。

参与协和医学院肿瘤流行病学与预防 2014 年教学任务，由陈万青讲授肿瘤负担课程。

受邀参与全国各省份肿瘤防控培训，陈万青、张思维和郑荣寿多次前往授课。

五、交流合作

参加国家癌症中心举办的多次国际学术会议，并作主题报告。参加卫计委疾控局全国慢病示范区的资料评审和现场考核。在全国慢病防治会议上培训癌症防治内容。多次受邀参加全国学术会议。

1. 6 月，参加国际肿瘤登记年会；

2. 9 月，与美国 NCI 和 IACR 在上海共同举办“肿瘤登记方法培训班”；

3. 6 月，组织我中心代表赴韩国参加第二届中韩合作会议；

4. 第四届中美癌症控制学术研讨会，2 个主题报告；

5. 5 月，参加中国科协在云南昆明举行的学术年会，在分会场做大会发言；

6. 与中国控制吸烟协会合作，分析创建无烟示范学校活动的资料；

7. 3 月，在中华护理学会在北京举办的全国培训班讲课；

8. 9 月，在中华医学会呼吸病学分会举办的年会发言；

9. 在首届海峡两岸控烟与肺癌防治研讨会的控烟专题会发言；

10. 4 月，参加英国伦敦举办的癌症生存培训班。

六、中国医院协会肿瘤医院管理分会

1. 2014 年 3 月，发布《2013 年中国肿瘤医院白皮书》，共有 46 家医院参与白皮书编制工作，其中包括 28 家省级肿瘤医院，18 家地市级肿瘤医院。

2. 2014 年 5 月 16 日～18 日，第三届全国地市级肿瘤医院联盟管理峰会在徐州召开。本届年会就医改条件下地市级肿瘤医院的现状、发展战略及改革实践等议题进行了深入研讨。

3. 2014 年 11 月 13 日～15 日，由中国医院协会肿瘤医院管理分会主办，中山肿瘤防治中心和健康界传媒联合承办的第二十四届全国肿瘤医院管理学术研讨会在广州召开，会议主题为“趋势. 质量. 竞争力”，分享理念精髓，拓宽肿瘤医界视野，汲取跨界力量，共同推进肿瘤医院的管理与发展。

4. 进一步健全分会网络系统，刊登部分医院信息。

5. 患者服务中心活动

（1）2014 年 3 月，中国医学科学院肿瘤医院患者服务中心发起假发/头巾捐助活动，截至 2014 年底，共有 50 余名志愿者捐赠了头发，由公益厂家制作成假发，捐给因化疗而脱发的肿瘤患者们。

（2）中国医学科学院肿瘤医院患者服务中心与重庆市肿瘤医院院办工作人员进行经验交流与互访。

6. 2014 年 3 月 8 日，分会与中国癌症基金会合作，在云南省肿瘤医院举办以“为了姐妹们的健康与幸福”为主题的体检活动，免费为 100 名 35～54 岁的下岗、进城务工和少数民族贫困妇女提供子宫颈癌和乳腺癌筛查。同时，针对子宫颈癌和乳腺癌早期发现、早期诊断和早期治疗方面的知识进行讲座。

七、社会公益活动

参加 4 月举办的“肿瘤防治宣传周”活动，制作展板，戒烟咨询，健康警示上烟包活动，并参加志愿者活动。

参加“北京希望马拉松——为癌症患者及癌症防治研究募捐义跑”活动。

八、科普宣传

邹小农：接受西班牙电视台采访；

陈万青：接受新华社、《科技生活周刊》《南方日报》《广州日报》《医师报》《中国医学论坛报》、中央人民广播电台、《财经国家周刊》《健康报》等媒体采访。

九、学术任职

陈万青：中华预防医学会慢病预防与控制分会常委，《中国肿瘤》杂志编辑部主任，国际肿瘤登记协会亚洲区代表，亚洲肿瘤登记联盟中国代表，《中国肿瘤》杂志、《Journal of Cancer Research》《APJCP》《Journal of Epidemiology》副主编，中国医师协会肿瘤标准化培训专业委员会副主任委员。

邹小农：中国癌症基金会控烟与肺癌防治工作部副主任，中国控制吸烟协会理事。

中国抗癌协会临床肿瘤学协作专业委员会（CSCO）2014 年工作总结

CSCO 在 2014 年度秉承“团结、协作、务实”的根本宗旨，在保留和继承原有优良传统的基础上，创新性的开展了一系列新的学术活动和发展举措，使 CSCO 在国内外临床肿瘤学界展现出新的面貌与蓬勃活力。

一、以学术创新为主导，加大步伐走向国际化

（一）第十七届学术年会展现全新风采

第十七届全国临床肿瘤学大会暨 2014 年 CSCO 学术年会于 2014 年 9 月 17 日 ~21 日在厦门国际会议展览中心隆重举行，大会围绕“提升规范水平，拓展国际视野”的主题，开展了 500 多个主题或专题报告讲座，59 个中文专场、10 个英文专场、48 场学术早餐会和卫星会，共交流科研论文 1200 余篇，吸引了 12000 多名参会代表和 100 多家临床肿瘤学相关的企事业单位和学术组织踊跃参加，得到了广大 CSCO 会员和国家有关部门的充分肯定。（彩图 1，见卷首彩页，下同）

会议一改以往第一天举办开幕式的传统，将开幕式改为 9 月 19 日下午的全体大会形式，这也是当天下午唯一安排的学术场次。全体大会每个环节设置都凝聚了中国临床肿瘤学者这 1 年来的心血和努力，是我国临床肿瘤学前辈以及当前活跃在我国临床肿瘤学领域的“主力们”做出的杰出贡献和浓缩。期间举行了隆重的颁奖典礼，重量级奖项——CSCO 年度成就奖授予秦叔逵教授，以鼓励大家把创新精神落实到实际的临床肿瘤学研究中去。全体大会新颖的形式和精华内容得到与会代表尤其是国外专家们的高度赞誉。（彩图 2）

本届大会首次开设“国际专场”，与 ASCO、ESMO、IASLC、JSMO、SITC、CAHON 和 USCACA 等国际上颇有影响力的学会共同举办联合专场，全英语交流。不仅为国内医师提供了最佳的英语交流平台，也向国外肿瘤学者展现了 CSCO 的学术研究风采，标志着 CSCO 向国际化发展和以国际视野推动我国临床肿瘤学发展迈进了一大步。（彩图 3）

本届大会的所有专场都别具匠心地安排了专场负责人，这些负责人多是活跃在当前我国临床肿瘤学领域的核心专家，同时也在相关领域学会中有重要任职。集中反映了当前我国肿瘤学领域的热点和大家迫切想要了解的难点，有效减少了内容重复。很多专场还采用了备受临床肿瘤医师喜爱的病例讨论形式——多学科协作组（MDT）。尤其是 CSCO 青年委员会的才俊们，将 MDT 讨论贯穿整个会场，解决了很多临床治疗的实际问题。

在为期三天的会议中，会场始终呈现出“场场爆满”“站座难求”的局面，会议安排和内容获得与会代表的极高评价，取得了圆满成功，谨此对做出积极贡献的各位专家、全力赞助和参与的企事业单位、辛苦服务大会的志愿者们，表示最诚挚的敬意和感谢！

（二）Best of ASCO 会议热潮席卷全国

本年度 Best of ASCO 会议于 2014 年 7 月 10 日～13 日在广州华钜君悦酒店胜利召开。会议继续全版引进了 ASCO 年会的精华论文摘要和幻灯片，邀请了 50 余名 ASCO 和 CSCO 专家对精选出的 43 篇重要报告逐一解读，并进行深度专题评述和最新进展分析。不仅汇报了今年 ASCO 年会上发表的最新共识和研究结论，而且就临床研究本身的优缺点进行了深入剖析，指明了未来肿瘤临床工作的研究方向。值得注意的是，此次大会给予广大学有成就的中青年学者更多展示机会，为大家打开了肿瘤临床研究新的思路和创新点。与会代表超过 1300 人，参会代表的学习热情空前高涨，充分发挥了 BOA 会议推广最新治疗进展的精神极致。（彩图 4）

本次会议首次尝试了通过互联网现场直播会议讲座，为不能来现场参会的医师提供了便捷的听课方式，取得了惊人的效果，据不完全统计，透过网络直播学习本次会议内容的受众医师达 2000 余人。虽然会议仅在广州一个城市举行，但是会议内容迅速传播到了全国各大肿瘤治疗机构！

（三）专家讲学活动深入基层推广规范治疗

2014 年 6 月～10 月期间，分别在武汉市、常州市、长春市、哈尔滨市、兰州市和南宁市举办了“CSCO 临床肿瘤学新进展学习班”。CSCO 委员会领导马军、秦叔逵和吴一龙教授领衔专家团，60 余名 CSCO 委员参加了讲学，讲学内容涵盖了我国多发肿瘤的诊断和内科、外科、放疗、分子靶向和生物治疗等领域。受到 6 个城市及周边地区肿瘤界医务工作者的热烈欢迎，超过 1600 名 CSCO 会员和基层医师全程参加了学习和交流，受益匪浅。（彩图 5）

（四）组织 CSCO 青年医师团赴韩国参加 FACO 会议

继 2013 年 CSCO 成功举办了首届 FACO 会议后，由韩国临床肿瘤学会（KACO）承办的第二届 FACO 会议于 2014 年 8 月 23 日在韩国首尔华克山庄喜来登酒店举行，CSCO 作为 FACO 的主办学会之一，对本次会议给予了大力支持，派出了 37 人的代表团全程参加会议，这些参会代表是自主报名并经过 CSCO 委员会遴选的中青年肿瘤医师，平均年龄只有 33 岁。经过这次国际学术交流活动，他们开阔了视野，对国际临床肿瘤学发展有了直观深

入的了解，这为青年肿瘤医师的未来职业发展奠定了坚实的基础。(彩图 6)

（五）第四届国际临床研究高级研修班（ACT China Ⅳ）

继续与 ASCO 基金会和 STO 合作，于 11 月 20 日~23 日在广东省深圳市蛇口希尔顿南海酒店成功举办了“第四届国际临床研究高级研修班（Advanced Clinical Trial Workshop China，ACT China Ⅳ）”。虽然作为研修班发起人之一的 Martin J. Murphy 教授因健康原因未能出席，但会议依然取得了圆满成功。特邀的海内外顶级讲师团队悉数到场做了精彩报告。培训内容涉及生物标记物在临床试验中遇到的问题、难点和实践应用与分析等。相信随着 ACT 会议的不断发展，越来越多的研修班培训学员能够参与到这样的讨论和学习中，必将有效地提高我国肿瘤临床研究的水平，加速使中国肿瘤药品的临床研究水平与国际接轨。(彩图 7)

（六）CSCO 系列学术论坛蓬勃发展

1. CSCO-上海国际肺癌论坛

3 月 21 日~22 日，由 CSCO 和中国抗癌协会肺癌专业委员会主办、上海市胸科医院承办的“第六届 CSCO-上海国际肺癌论坛暨第二届中瑞国际肺癌论坛”在上海成功举办。大会的主题为“转化医学与肺癌早诊早治”，600 余名医师参加会议。莅临会议的嘉宾分别来自美国、瑞士、日本、台湾、香港及内地各省（自治区、直辖市）。30 多位著名的国内外专家学者紧密围绕会议主题作了精彩讲座，与会代表积极参与讨论，发表创见、争取共识。这是一次向世界展示中国肺癌最高研究成果，与世界相关领域权威专家切磋交流的盛会，必将促进国内医学人士进一步实现在医学上全球分享，世界合作的“中国梦”！

2. CSCO 乳腺癌高峰论坛

4 月 11 日 ~ 12 日，由 CSCO 主办、军事医学科学院附属 307 医院承办的“第七届 CSCO 乳腺癌高峰论坛暨 2014 北京乳腺癌论坛”在北京召开。会议秉承“国际水平、中国特色、学习吸收、创新提高”的宗旨，以主题报告和多学科讨论相结合的形式，特邀国内外乳腺癌领域的专家学者进行主题发言和讨论。不仅回顾了国外多项研究成果，更多报告了国内学者自行设计与实施的临床研究结果。期间特设了“中青年专场”，40 余位活跃在乳腺癌治疗一线的中青年才俊，围绕热点话题进行了探讨，场内座无虚席；还增设了脑转移专场、骨转移专场和护理专场，将放疗、神经外科、骨肿瘤、康复等相关学科纳入进来，开创了乳腺癌多学科合作的先河，吸引了来自全国各地乳腺癌领域的 1000 多名临床医生参加会议。

3. CSCO 胰腺癌论坛

8 月 2 日~3 日，第五届 CSCO 胰腺癌论坛在上海松江成功举办。本届论坛主题为“基于胰腺癌个体化诊治实践，推动转化医学变革”，邀请了世界顶尖胰腺癌专家以及国内相关领域的一流专家，围绕胰腺肿瘤诊断及治疗策略中的新方法、新理念以及难点、热点，通过学术讲座、病例分享等形式进行广泛而深入的学习和探讨。论坛最大的亮点在于特设专场对《胰腺癌综合诊治中国专家共识》（简称《共识》）进行全面解读，该《共识》由胰腺癌专业委员会牵头，组织国内 30 多家医院的 50 余名专家历时 14 个月完成。论坛吸引了 200 余名现场参会者和 500 余名观看会议直播的场外参会者，为提高我国胰腺癌个体化综合诊治水平，促进胰腺癌临床实践的进步起到了推动作用。

4.“CSCO-南方”肿瘤生物治疗与分子靶向治疗论坛

10 月 18 日，由 CSCO、广东省中西医结合学会和广州抗癌协会联合主办的“第八届‘CSCO-南方’肿瘤生物治疗与分子靶向治疗论坛暨第十三届全国肿瘤综合诊疗新进展研讨会”和“第三届广东省中西医结合学会学术年会”在广州市花都区同期举行。会议通过大量临床病例向医学界展示了独具特色的中西医结合多学科协作治疗肿瘤的新诊疗模式。国内外医学界的专家学者共 1000 多人出席了本次学术盛会。会议有力促进了肿瘤多学科综合诊疗等新理念、新模式的推广，有助于推进中西医结合治疗肿瘤的基础与临床研究进展。

二、专家委员会成绩显著

（一）肿瘤相关性贫血专家委员会

在北京、上海、南京、广州等地开展城市会十余场，各地肿瘤医生都积极踊跃参与，学术交流热情高涨，为肿瘤相关性贫血领域更好的学术交流做出了贡献。继续举办肿瘤相关性贫血青年医师演讲大赛，设置华东、华南、华西、华北四个分区赛，覆盖全国。参赛青年医师百余人，听众近 2000 人。为全国肿瘤领域的青年才俊们提供了一展风采的舞台，为肿瘤领域未来的中流砥柱提供了宝贵的学习交流机会。

（二）肿瘤营养治疗专家委员会

在厦门年会期间，成功举办了“肿瘤营养专场”，邀请了意大利、新加坡以及 CSCO 专家就肿瘤营养最新进展进行了专题学术报告，会场座无虚席，气氛热烈。会上，发布了专委会编撰的《营养治疗教育手册》，并邀请潘宏铭教授对手册进行了解读。此外，继续在全国各地开展《恶性肿瘤患者营养治疗专家共识》（试行版）解读推广的城市会，主要面向一、二线城市的肿瘤科临床医师，覆盖青岛、成都、上海、杭州等 10 余个城市。城市巡讲会反响热烈，受众覆盖 20 所中等以上医院、千余名临床肿瘤学医务工作者。

（三）胰腺癌专家委员会

牵头组织国内 30 多家医院的 50 余名专家，历时 14 个月完成了《胰腺癌综合诊治中国专家共识》，于 2014 年 4 月在《临床肿瘤学杂志》正式发布，受到广泛关注及好评。并在北京、上海、成都组织三场全国巡讲会，累计 1000 余人次参加，促进了相关专业医护人员对胰腺癌诊治的深入学习。成功举办了“第五届胰腺论坛”和 CSCO 年会胰腺癌专场，会场座无虚席，与会代表积极参与听讲、积极讨论。此外，还策划建设了胰腺癌专委会网站，预计将在 2015 年上半年上线，这将是胰腺癌专委会专家交流学习、资料共享、患者咨询的一体化综合性专业网站平台。

（四）药物研发及安全评价专家委员会

在 CSCO 年会上举办了有关创新药物研发的专项研讨会，研讨会参与者非常积极踊跃，共有超过 200 位来自医学界、制药行业的专家学者参加，并邀请了原 ESMO 主席及美国和国内的专家学者做了有关新药研发方面的精彩报告。10 月撰写了有关创新药物研发的会议纪要，分别以中文和英文的形式刊登在《中国医学论坛报》和《中国癌症杂志英文版》。

（五）血管靶向治疗专家委员会

4 月，在上海举办“CSCO 血管靶向治疗专家委员会和抗肿瘤血管靶向治疗国际论坛”；6 月，在上海召开“第十届全国癌症康复与姑息医学大会——肿瘤血管靶向治疗专场”；7月，在北京召开“第八届中国肿瘤内科大会——抗肿瘤血管生成靶向治疗专场”；9月，在CSCO年会期间召开“CSCO-抗肿瘤血管生成靶向治疗专场”。依托CSCO基金会与先声药业联合设立CSCO-先声抗肿瘤血管靶向治疗科研基金，用于资助抗肿瘤靶向治疗的转化研究项目。共收到基金申请表27份，经9月在厦门召开的“CSCO血管靶向治疗专家委员会工作会议暨科研基金评审会”，最后确定给予10个项目资助。建立了“血管靶向微信平台”和发行《肿瘤抗血管生成治疗时讯》，以期更加快捷方便地传播血管靶向治疗的新进展。2014年还吸收了几位在抗血管生成治疗领域表现突出的中青年专家，增补的新委员是：操乐杰、陈嘉、方健、高红军、黄纯、李玉、罗锋、王晶，这充分考虑了地区、治疗领域的平衡，得到全体委员的一致通过。

（六）小细胞肺癌专家委员会

在CSCO年会期间成功召开了小细胞肺癌专场，并出版《小细胞肺癌》学术专著，举行签售会。专委会成员多次在国际、国内重大会议上进行关于小细胞肺癌规范化诊疗及最新进展的报告，尤其是在ESMO年会上进行了有关小细胞肺癌循环肿瘤细胞研究的主题报告，获得了国际肿瘤界的赞誉。由专委会主任委员程颖教授牵头的“十二五”国家重大新药创制专项“一类抗肿瘤新药洛铂Ⅳ期临床研究”项目于11月29日在长春举行了中期汇报会，分享了研究的进展情况和试验中的技术要点。专委会成员共同参与的临床试验“洛铂联合依托泊苷与顺铂联合依托泊苷一线治疗广泛期小细胞肺癌有效性及安全性动态随机、平行对照、多中心临床研究（HNCA002）”在ASCO年会发表，并在CSCO年会中获得优秀论文奖。此外，继续开展小细胞肺癌数据库录入工作和系列小细胞肺癌基础及临床转化性研究。

（七）肾癌专家委员会

广泛开展《中国肾癌诊治指南2013版》的巡讲工作，分别在广州、西安、青岛、沈阳举办了CSCO肾癌指南巡讲会，将规范化治疗理念有效传播出去。规范调整了专委会组成成员，增加了部分专家，进一步扩大委员会的群体。在CSCO年会期间举办了第六届泌尿肿瘤论坛，从最初会场参与者不多到本届会场爆满，体现出泌尿肿瘤在CSCO大家庭的地位逐渐在提高，众多肿瘤内科医师慢慢了解并参与到泌尿肿瘤的治疗中去，而泌尿外科医师也越来越多地参与到CSCO中，提高肿瘤内科方面的知识，这对于整体提高泌尿肿瘤学科发展有较好的推动作用。

（八）肉瘤专家委员会

4月26日成立了“肉瘤专家委员会”，为了便于开展工作，原“骨肉瘤专家委员会”部分委员继续参与“肉瘤专家委员会”的组成，同时吸收始终关心肉瘤专业成长的中青年专家，打造活泼、向上的学术氛围。学会成员34人，涵盖全国有代表性的肉瘤治疗中心23个，老中青三代专家相结合。在今年完成了《肢体软组织肉瘤的临床诊疗专家共识》的撰写工作。并在CSCO年会期间成功举办了“肉瘤专场”，参会人员非常踊跃，气氛热烈。此外，还在沈阳举办了《CSCO骨与软组织肉瘤临床诊疗共识》专家讨论会和巡讲会，向当地专家征求修改意见和评价，并向基础医师推广规范治疗。

（九）黑色素瘤专家委员会

2014年仍然延续了往年的公益性讲学活动，6月在呼和浩特、8月在长春分别举办了黑色素瘤的专场宣讲活动，把黑色素瘤规范诊治的理念和重要进展传播给了更多同道。在CSCO年会期间成功举办了“黑色素瘤专场”，报告了黑色素瘤最新规范和进展，并请现场专家对国内年轻医师们参与和开展的多项黑色素瘤临床研究进行了点评。11月在北京举办了首届国际黑色素瘤研讨会，全球20位顶尖的黑色素瘤专家和全国各地的900多位专家共聚一堂，畅谈并讨论了国内外黑色素瘤诊治的重大进展，会上成立了亚洲黑色素瘤联盟，郭军教授出任主席，由美国专家担任顾问，有台湾、新加坡、韩国的知名教授任副主席，国内多位专家任委员，这一联盟的成立将在亚洲地区开展多中心临床协作，标志着中国黑色素瘤研究者已逐渐成为引领亚洲的主力军。继续组织专委会成员进行黑色素瘤专著的编写工作，涉及领域包括内科、外科、妇科、头颈外科、放疗科和病理科等等，6月由人民卫生出版社正式出版。

（十）GEP-NET专家委员会

在全国各地相继开展了10余场《2013版中国胃肠胰腺神经内分泌肿瘤专家共识》的解读活动。而CSCO年会上的神经内分泌肿瘤专场则在此基础上更深入探讨了目前神经内分泌肿瘤治疗的难点和盲点。此外，委员会正筹划建立网站，提供神经内分泌肿瘤领域的基础知识、学术前沿以及临床研究相关信息，并通过病例讨论板块加强交流，计划请专委会成员定期进行视频讲座和在线答疑。临床研究方面，如辉瑞公司的“舒尼替尼治疗晚期胰腺中肠神经内分泌瘤的全球多中心Ⅳ期临床研究”正在进行中；江苏恒瑞公司的“苹果酸法米替尼治疗晚期或转移性胃肠胰神经内分泌瘤多中心Ⅱ期临床试验”已顺利结束；和记黄埔公司的新药索凡替尼经过Ⅰa期的筛选最终选择神经内分泌瘤进行Ⅰb期的研究，已陆续在各中心招募患者。诺华-CSCO神经内分泌肿瘤基金支持下的胃肠胰神经内分泌肿瘤的基础与临床研究也在逐步展开，部分研究已取得初步成果。通过既往的宣传，今年有更多的研究者参与到神经内分泌肿瘤的研究中来，申请项目涉及基础和临床诊疗，最终共收到25个申请项目。

（十一）肿瘤光动力治疗专家委员会

计划在10年内建立10家以上正规的肿瘤PDT培训中心，截至2014年底已经成立6家，并筹措派遣国内的PDT专家到国外接受培训与交流。编写了《肿瘤光动力治疗学》《实用临床光动力治疗手册》，预计2015年上半年正式出版。培训基层肿瘤PDT医务人员的工作正在进行中，但是由于目前光敏剂等因素的影响，进展不是很顺利，今后仍然需不遗余力地推进和加强。在CSCO年会期间成功举办了第三届国际肿瘤光动力治疗高峰论坛，特邀了国际肿瘤光动力医学界的顶尖专家做精彩报告，吸引了300多位肿瘤医师参会。有关PDT课题研究，2014年深圳中兴扬帆的血卟啉醚酯剂量探索试验已经完成，现在正在继续扩大实验规模。酞菁的临床研究也在2014年底确定了下一步的临床试验计划。此外，我们建立的“肿瘤光动力治疗专业网站”连续翻译和刊载了英国《光诊断与光动力治疗》杂志的摘要，并成功推荐了国内专家在该杂志投稿发表。还组织了国内PDT专家参加在苏格兰举办的国际光动力治疗临床应用会议，并作大会发言，进一步扩大我国PDT在国际上的影响。

（十二）青年专家委员会

根据CSCO高层领导的新决策，青委会核心成员从2014年度开始参与了CSCO的各项日常管理工作。并在年会期间圆满完成了外宾讲者的现场翻译和PPT翻译，建立了“肿瘤学翻译人才库”，为以后 CSCO 开展工作打下坚实基础。承办 CSCO 年会“青年医师论坛”，包括：新辅助治疗专场、肺癌专场、乳腺癌专场和胃肠肿瘤专场，得到参会者的热烈参与及好评。与赛诺菲公司合作，在基金会框架协议下举办全国范围内的青年医师学术研讨会 19 场，旨在促进规范化治疗的推广、加快结直肠癌诊治的发展，约 900 人次青年医师参加了研讨会。此外，与医脉通网站合作开展“肿瘤在线实时病例讨论”活动，共举办了 6 场病例在线讨论。与丁香园 AME 出版社合作，将《Chinese Clinical Oncology》杂志的“结直肠癌专刊”进行翻译，并配发 19 例来自国内的典型临床病例，编译成《结直肠癌规范化诊疗——国际进展与中国实践荟萃》于 2015 年 1 月正式出版。青委会肺癌小组于 11 月 27 日组织了“首届 CSCO-Young 北中国论坛”。12 月 6 日~7 日在解放军总医院国际会议中心成功举办了“全军第一届肿瘤学继续教育培训班”。11 月 27 日，在广州开展了“ESMO 进展、多学科论坛研究前瞻性Ⅱ期临床研究点评讨论会”。为了进一步深化肿瘤规范化治疗的理念，青委会成员还每周召开读书报告会，积极参与国际重大肿瘤学会议投稿，加强和学院以及科技公司合作，提高研究产出。

（十三）肿瘤生物标志物专家委员会

与强生公司合作发起了“晚期非小细胞肺癌患者循环肿瘤细胞在一线化疗中的动态变化的前瞻性观察性研究”，目前已入组 95 例，正在中期分析，准备投稿 2015’ASCO 年会，并对保存的生物材料准备开展转化性实验研究。在 CSCO 年会期间成功举办了“分子标志物和肿瘤个体化诊疗”专场，邀请了国内外相关领域专家进行精彩报告。在阿斯利康公司上海研发中心的“易睿转化医学”会议期间，发布了美国癌症基因组图谱计划（TCGA 项目）的中期进展报告（主要内容来自《Nature》杂志的 TCGA 中期成果），讨论了肺癌等瘤种的基因组学研究，与会专家一致同意将开展有中国特色的基于基因组学技术的特定部位转移癌症的机制研究等。2014 年，还启动了 1 万例肺癌大样本的 ALK 基因重排筛查研究，目前进展顺利，促进了参与单位的 ALK 分析检测能力的提高。还与诸多药企合作开展学术推广和区域性培训会议，对 EGFR、ALK、ROS1 等技术的推广应用起了推动作用。在吴一龙教授主持的 ROS1 阳性肺癌的临床试验进行过程中，专委会还计划将 ROS1 的临床应用整理成文形成共识。

（十四）甲状腺癌专业委员会

组织多次工作会议讨论制订《复发转移性分化型甲状腺癌诊治共识》，计划 2015 年上半年发表。与《中国医学论报》及《临床肿瘤学杂志》合作，编写了《甲状腺癌患者教育手册》。在 CSCO 年会期间成功举办“甲状腺癌论坛”，就甲状腺癌领域的相关治疗新进展及规范化治疗进行了 MDT 式多学科深入探讨，现场座无虚席，掌声及提问不断，体现了参会代表对甲状腺癌诊疗的关注及深入思考。专委会成员还积极参加 CSCO 的各级学术研修班或继续教育活动，为我国甲状腺癌诊治的普及与规范做出了贡献。

（十五）肝癌专家委员会

专委会主任委员秦叔逵教授于 2014 年 9 月参加了在日本京都市召开的国际肝癌协会（International Liver Cancer Association，ILCA）第 8 届年会，并做了题为“系统化疗是晚期肝细胞癌治疗的重要选择”的精彩报告。在 CSCO 年会上，秦叔逵教授获得首届年度成就奖的殊荣。组织专委会专家在国内多点宣传原发性肝癌的诊疗规范，为推动肝癌的优化诊治起到了积极的作用。此外，专委会还在 2014 年度组织了“有关天晴甘美预防化疗所致肝脏毒性的临床研究（MAGIC-301）”，已经获得初步结果。目前由国内专家牵头做 PI 的国内、国际临床研究正在如期举行，包括中药提取物、新的分子靶向药物等近 10 项。

（十六）胃肠间质瘤专家委员会

CSCO 年会期间成功举办胃肠间质瘤分会场，邀请讲者 18 位，会场爆满，获得一致好评。支持并协助各地胃肠间质瘤区域协作组的工作开展，促进基层医院的继续教育工作。筹备建立“胃肠间质瘤青年学组”的各项事宜，为青年医生打造学习、协作的平台。

（十七）脑转移癌专家委员会

成功举办 CSCO 乳腺癌高峰论坛脑转移专场，特邀王绿化教授、申文江教授、江涛教授等知名专家就乳腺癌脑转移的热点问题进行了专题报告和热烈讨论，300 名临床医生参加了此次会议。与 CCMTV 合作于 2014 年 4 月 30 日录制了《超级访谈——多学科协作与乳腺癌脑转移》，促进脑转移规范治疗的推广。在 CSCO 年会期间精心组织了脑肿瘤治疗论坛，吸引了众多参会者，会场爆满，反响热烈。ASCO 已于 2014 年 5 月 5 日在 JCO 发布了《Her-2 阳性晚期乳腺癌脑转移患者的管理建议》，说明了脑转移治疗规范有待普及的必要性，在未来条件成熟的情况下，脑转移专委会将组织专家共同起草“CSCO 脑转移诊疗专家共识”。

三、中国临床肿瘤学科学基金

本年度中国临床肿瘤学科学基金新评选出的奖项资助额达 100 万元，分别用于 CSCO 年度成就奖以及年会优秀论文 23 篇，新评选出的 CSCO-丽珠中医药肿瘤研究基金项目、CSCO-先声抗肿瘤血管靶向治疗科研基金项目、CSCO-神经内分泌肿瘤发展基金项目、CSCO-默克雪兰诺肿瘤研究基金项目共 44 个。此外，对于既往已经获得首期资助但尚未完结的研究项目，经过中期评审，共有 28 个科研项目进展良好，获得继续资助。这些先进的学术研究在 CSCO 基金的支持下得到了顺利发展，为中国临床肿瘤学事业的发展起到了有力的推动作用。

中国老年学学会老年肿瘤专业委员会（CGOS）2014 年度工作总结

一、人事变更

由于我会负责人储大同教授因病于 2014 年 8 月 31 日离世，现由赵平教授接替其工作，为本会总负责人。

二、组织建设

根据 2014 年度工作计划，为了发挥更多年富力强学术骨干的作用，使学会工作向各领域纵深发展，拓宽老年肿瘤学的工作范畴，加强多学科合作，组建了 9 个肿瘤专业分委员会，分别是：肺癌、消化系统肿瘤、乳腺癌、微创治疗、血液淋巴瘤、姑息和康复、分子靶向治疗、放射治疗和中医，完成老年肿瘤学多学科、多领域的学术组织扩展。在本会年会暨第八届中国老年肿瘤学大会上，每个分委会均进入学术活动运作状态，召开了分委会学术会议，每个分委会学术会议人数均在 100 人以上，反响热烈。我们圆满完成了计划目标。

三、会员发展和管理

经 CGOS 办公会研究决定，新成立的分委会主要负责人（1 名）自分委会成立之日起，即为本学会的常委。

由于分委会的成立，2014 年度本会会员总数出现了较大的发展，CGOS 已经成为全球最大的老年肿瘤学学术团体，而过去以北京、上海、广州为主的会员构成明显改善，9 个已成立的分委会新增会员 553 名；目前，我们的会员已达到 1324 人，其中，95%以上为高级职称。结合我国的行政管理规范和专业因素以及国际上一些知名学会的做法，在部分分委会中适当地增加了一些以博、硕士为主的中级职称人员，有计划地培养我们的后继力量（Associate member）。

四、学术工作重点

（一）成功举办了第八届年会暨中国老年肿瘤学大会

2014 年年会的主题为“重视转化医学，开展协作创新”，这一主题特别突出了针对老年肿瘤患者初诊时病期晚、合并基础疾病多、治疗相关并发症重等特点，急需分子诊断、分子靶向治疗等转化性研究来丰富高效、低毒的个体化治疗。这正是老年肿瘤学传统与现代、科学与人文的最好注解和彰显。本届年会内容丰富多彩，讨论热烈踊跃，到会人数 1000 人左右。

（二）召开九个分委会学术会议

为进一步有针对性地加强老年肿瘤各个学术分支的力量，从而尽快提高我国老年肿瘤的诊治水平，在一个尽可能短的时间内快速提高我国老年肿瘤诊治队伍的学术水平，亚学科建设和学术骨干的锻炼培养工作迫在眉睫。为此，本学会于第八届学术年会期间召开了肺癌、消化系统肿瘤、乳腺癌、微创治疗、血液淋巴瘤、姑息和康复、分子靶向治疗、放射治疗和中西医结合九个分委会学术会议。这些分委会学术会议的召开将为我国老年肿瘤工作的不断深入和发展奠定了稳固和扎实的基础，并能在学术上起到一个积极的推动作用，培养一批优秀的专业人才。

（三）丰富多彩的学术活动

本年度的学术活动除年会外，还在北京、上海、长春、南京、广州、西安、成都、沈阳、武汉和锦州等 10 个城市成功地举办了 11 种中、小型学术活动，参会人数共计 4350 余人（详见下表）。

2014 年度本会主要学术活动举办情况

序号	名　称	时　间	举办地点	参加人数	合作单位
1	肿瘤化疗与分子靶向治疗毒副反应诊疗新进展研讨会	2014 年 5 月 9 日 ~ 11 日	北京	300	北京协和医院
2	血液肿瘤高峰论坛	2014 年 6 月 7 日 ~ 8 日	北京	500	北京大学第一医院
3	第 10 届上海国际大肠癌高峰论坛	2014 年 6 月 14 日 ~ 15 日	上海	350	上海复旦大学
4	东北三省老年肿瘤学大会	2014 年 7 月 20 日	吉林长春	450	吉林大学一附院
5	EGFR 分子检测中心启动会的会议	2014 年 7 月 1 日 ~ 11 月 30 日	北京、南京、广州、西安	800	
6	301 医院中外高峰论坛	2014 年 7 月 6 日	北京	150	301 医院
7	第五届华北地区淋巴瘤研讨会	2014 年 8 月 8 日	北京	200	北京大学第三医院
8	第六届肺癌规范化诊断治疗学习班	2014 年 10 月 11 日	北京	200	301 医院
9	肺癌多学科综合治疗系列学术研讨会	2014 年 6 月 1 日 ~ 2015 年 3 月 31 日	上海、北京、广州、成都、沈阳、南京、武汉、西安	1200	
10	浆细胞疾病新进展研讨会	2014 年 11 月 25 日	北京	100	
11	恶性肿瘤分子靶向治疗高峰论坛	2014 年 10 月 11 日	辽宁锦州	100	
合计			10 城市	4350 人	

除国内学术活动外，本年度内还与企业合作，组织专家赴泰国清迈交流关于肿瘤临床治疗与康复方面的经验（包括参观医院诊断、治疗设施）。

（四）大力提倡鼓励多学科的临床协作研究

临床研究是医疗工作得以深入发展的基础和保障、为了保证目前的老年肿瘤临床研究工作有充足的后续力，在进一步完善课题管理的基础上，经费要做到专款专用，研究经费只对单位、不对个人，杜绝研究经费进入个人账户。将本会财务的日常往来账目与研究课题经费分开管理。2014 年起，我们在财务管理上鼓励向学术研究方向倾斜，除须向国家上缴的税费外，减少科研课题管理费上交比例。

五、财务管理

2014 年，进一步强化了学会的财务管理，在与多部门核对账目的基础上分户立账，将财务列支细划到每一项。自本会成立以来，每年均顺利通过了上级单位和审计部门的财务审核。

综上所述，对于一个成长期的学会，本会基本上完成了本年度的工作计划目标，为向着良性方向发展打下了坚实的基础。

❖ 肿瘤会议纪要、信息 ❖

中国癌症基金会成立30周年纪念报告会和座谈会在京举行

金秋10月，伴随着共和国的65岁华诞，中国癌症基金会也迎来了自己30岁的生日。2014年10月25日~26日，中国癌症基金会在北京汤山假日会议中心（国家卫计委培训中心）举行了中国癌症基金会成立30周年纪念报告会和座谈会。

10月25日下午，为基金会成立与发展做出过重要贡献的众多老同志欢聚一堂，共同追忆了中国癌症基金会成立至今的历历往事。张友会教授、李保荣教授、王建璋教授、屠规益教授、王国清教授、郑树教授、唐步坚教授和徐光炜教授等都对基金会所走过的历程及未来的发展畅所欲言，大家肯定了基金会近年来的发展，对基金会的未来提出了新的寄语。会议由余瑶琴常务副秘书长主持，彭玉理事长及赵平副理事长兼秘书长出席会议。

10月26日下午，中国癌症基金会主席何鲁丽和百名社会各界人士出席了中国癌症基金会成立30周年报告会，会上中国癌症基金会赵平副理事长兼秘书长做了《而立之年 任重道远》的回顾和展望主题报告，介绍了中国癌症基金会走过的30年发展历程。另外，中国癌症基金会副秘书长兼社会工作部主任付凤环做了关于志愿者工作的专题报告；项目部张伟主任做了关于基金会政府项目的专题报告；事业发展部郭梅主任做了关于患者援助项目的报告；原中国癌症基金会秘书长董志伟教授做了关于癌症早诊早治十年的体会报告。

中国癌症研究基金会成立于1984年10月26日，于2005年更名为中国癌症基金会，是我国致力于癌症防治的4A级公益性社会组织，全国性公募基金会，独立社团法人。面向国内外募集资金，开展各种与癌症有关的公益活动。

（稿源：中国癌症基金会网站）

第八届中国肿瘤学术大会在济南隆重召开

9月的泉城秋风送爽，丹桂飘香。第八届中国肿瘤学术大会暨第十三届海峡两岸肿瘤学术会议于2014年9月12日在济南山东会堂隆重举行。本届大会由中国抗癌协会、中华医学会肿瘤学分会主办，国际抗癌联盟协办，山东省抗癌协会和山东省肿瘤医院承办。大会的主题是“科学抗癌、防治并重、共赢健康中国梦”。

中国科协书记处书记沈爱民，大会主席、中国抗癌协会理事长郝希山院士，大会执行主席、中国抗癌协会副理事长、山东省肿瘤医院院长于金明院士，国际抗癌联盟首席执行官Cary Adams到会并致辞，我国著名肿瘤专家孙燕院士、程书钧院士、郑树森院士、曹雪涛院士、王红阳院士、丁健院士、詹启敏院士、赫捷院士、韩德民院士、王威琪院士、陈亚珠院士，中国抗癌协会副理事长唐步坚教授、蒋国梁教授、高国兰教授、张岂凡教授、季加孚教授，秘书长王瑛教授和来自美国、英国、加拿大以及我国各省市自治区及台湾地区共 4000 余名代表出席会议。会议由山东省肿瘤医院党委书记许培文教授主持。

沈爱民书记代表中国科协向大会表示热烈祝贺。他称赞大会主题紧扣当今的时代主旋律，将癌症防控与实现中国梦的目标紧密结合。他希望广大肿瘤科技工作者充分利用学术交流的平台相互学习、激励创新、不断提高我国肿瘤学术水平，加快推动我国肿瘤防控的进程。

郝希山理事长代表主办单位向国内外嘉宾和参会代表表示热烈的欢迎。他指出，恶性肿瘤呈现的高发病、高消耗、高死亡率，严重威胁人民群众的生命健康，直接影响到国家经济建设和社会和谐。我们要广泛开展学术交流，不断提高肿瘤防治水平，为人类战胜癌症做出应有的贡献。

Cary Adams 在致辞中指出，国际抗癌联盟作为全球最大的癌症防控机构，已经与中国抗癌协会建立了密切的合作关系。他相信参会代表能够借助此次大会开展更多地交流和学习，从中有所收获，得到启发。

于金明院长代表承办单位向参会人员表示热烈欢迎。他相信这次大会是一场高水平、科学务实的学术大会，必将为我国肿瘤防治起到积极地推动作用。

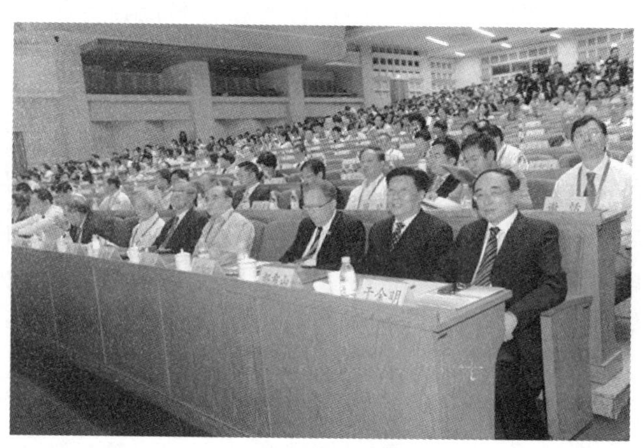

大会开幕式现场

大会举行了 2013 年度中国抗癌协会科技奖颁奖仪式，授予一等奖 5 名，二等奖 10 名，三等奖 15 名，获奖项目集中了我国肿瘤医学领域中最新、最优秀的研究成果，代表了本领域的最高学术水平。国家科技奖励办公室陈苏处长专程致辞祝贺。

大会设立了 1 个主会场、5 个主题会场和 34 个分会场。郑树森、曹雪涛、于金明、王红阳、赫捷 5 位院士和 Cary Adams 教授、Tim Benepal 教授作了大会报告，程书钧、丁健、詹启敏 3 位院士和 33 位专家作专题报告，300 多位专家作分会场报告，介绍当前国内外肿瘤防治的前沿技术、最有价值的学术研究，肿瘤防治的新观念、新进展和新资讯，围绕肿瘤的基础研究、预防、诊断、治疗等进行广泛深入地研讨，大会共收到学术论文 1825 篇，评选出优秀论文 60 篇，其中一等奖 5 篇，二等奖 11 篇，三等奖 15 篇，优秀奖 29 篇。

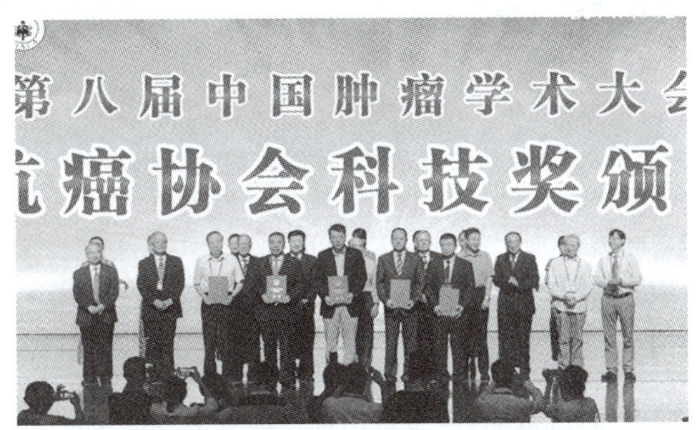

2013 年度中国抗癌协会科技奖颁奖仪式

会议期间，国际抗癌联盟、中国抗癌协会联合举办了行政管理人员培训班。沈爱民书记作了题为“全面深化改革与科技社团”的报告。报告共分五个部分：一是学会发展面临的历史机遇；二是打造一流的中国科技社团；三是中国科协所属学会的主要任务；四是中国科协学术建设的主要思路；五是中国科协所属学会改革的重点。国际抗癌联盟首席执行官 Cary Adams 介绍了社会组织在国际癌症防控中发挥的作用。民政部民间组织管理局韩涛处长介绍了社会组织管理中的新变化。他们的精彩演讲受到了与会者的热烈欢迎。

会议期间还举办了中国抗癌协会常见癌症诊疗系列丛书新书发布会、医学论文撰写与投稿培训班，召开了中国抗癌协会七届三次理事会，为大会丰富了内容，增添了色彩。

9 月 13 日下午大会闭幕，颁发了中国抗癌协会太极抗癌科学基金优秀论文奖，举行了下届大会承办交旗仪式。第九届中国肿瘤学术大会将于 2016 年在武汉举行。

（稿源：中国抗癌协会 2014-09-18）

第八届中国肿瘤内科大会在北京召开

——遵循诊疗规范　鼓励临床试验

2014 年 7 月 2 日~6 日，第八届中国肿瘤内科大会（The 8th Chinese Symposium on Medical Oncology，CSMO）暨第三届中国肿瘤医师大会（The 3rd Annual Meeting of Chinese Society for Clinical Oncologists，CACO）、中国抗癌协会肿瘤临床化疗专业委员会 2014 年学术年会在北京国家会议中心隆重举行。本次大会由中国癌症基金会、中国抗癌协会肿瘤临床化疗专业委员会、中国医师协会肿瘤医师分会主办，中国医学科学院肿瘤医院承办。

7 月 3 日上午，大会开幕式在国家会议中心四层大厅举行，卫生部原副部长、中国癌症基金会彭玉理事长，中国医师协会杨民副会长，中国抗癌协会王瑛秘书长，中国医学科学院院长曹雪涛院士，中国医学科学院肿瘤医院院长赫捷院士，大会共同主席、亚洲临床肿瘤学会名誉主席、中国癌症基金会副主席、国家抗肿瘤新药临床研究机构主任孙燕院士出席了开幕式并分别致辞。大会执行主席、中国抗癌协会肿瘤临床化疗专业委员会主任委员、中国医师协会肿瘤医师分会会长、中国医学科学院肿瘤医院副院长石远凯教授主持了大会开幕式。

第九届全国人大常委会副委员长、中国癌症基金会主席何鲁丽，中国工程院院士巴德年、刘德培、程书钧、邱贵兴、于金明、沈倍奋、詹启敏，中华医学会副会长祁国明、原副会长肖梓仁，亚洲临床肿瘤学会名誉主席田口铁男教授，牛津大学 David Kerr 教授，美国国立卫生研究院基金会主席、美国临床肿瘤学会董事会和基金会主席 Martin J. Murphy 教授等国内外知名专家学者出席开幕式。

孙燕院士回顾了我国内科肿瘤学的发展历程，曹雪涛院士就肿瘤免疫治疗的现状与前沿展望作了报告，于金明院士从个体化放疗的角度介绍了未来放疗的发展方向，詹启敏院士将食管鳞癌的基因组研究作为报告的主题，田口铁男教授、David Kerr 教授和 Martin J. Murphy 教授分别针对实体瘤的诱导化疗、结直肠癌化疗敏感性标志物和美国的“癌症 CEO 圆桌会议”等议题分别在大会上做了精彩的专题报告。

CSMO 和 CACO 已经分别走过了七年和两年的历程，今年大会的主题是“遵循诊疗规范、鼓励临床试验”。与前几年相比，今年会议的内容更加丰富，在显著增加演讲内容的同时，开设了专题会场，对同道们关注的热点问题进行深入的讨论。大会在继续关注肺癌、乳腺癌、消化道肿瘤、淋巴瘤、头颈部肿瘤等常见肿瘤的诊断和治疗最新进展的同时，对癌症姑息和疼痛治疗、肿瘤营养支持治疗、肿瘤免疫、抗肿瘤新药临床研究、软组织肿瘤、肿瘤中医中药治疗和肿瘤治疗的新技术和新方法等方面也给予了关注。此外，今年大会还开设了青年医师演讲比赛，以进一步提高我国肿瘤领域青年人员的专业水平。

大会内容反映了一年来肿瘤内科学和相关领域研究的新的重要成果与进展，使参会者借助这一学术交流平台获取了更多的新知识、技术和经验。大会学术氛围浓厚，丰富的内容和多彩的报告广受好评。

本次会议共邀请国内外专家 262 人授课，164 名专家参与主持讨论。有近 2000 位注册代表参会。收到征文 455 篇，专家约稿 107 篇。这些论文从一个侧面反映了一年来我国肿瘤学相关领域取得的研究结果，反映了近年来我国肿瘤研究水平的不断提高。为使更多的年轻学者有机会在大会上展示他们的研究结果，经过专家委员会认真评选，择优 40 篇口头报告论文，论文壁报论文 150 篇。本届大会汇编了《2014 年中国肿瘤内科进展/中国肿瘤医师教育》，由中国协和医科大学出版社出版发行，供广大肿瘤界同道学习交流。

一年一度的 CSMO 和 CACO 业已成为中国肿瘤内科标志性的国家级学术盛会和中国肿瘤界具有重要影响的学术会议之一，成为我国肿瘤内科工作者展示研究成果、进行学术交流和推进我国肿瘤内科发展的重要平台。与会代表一致反映，参会后在开阔思路、优化知识结构、提高临床决策能力和个体化治疗水平方面收获良多。中国肿瘤内科大会为全国肿瘤工作者提供了分享新知、增进友情和推进合作的新平台。大会学术氛围浓厚，得到了与会学者的高度评价，取得了圆满成功。

（综合：中国抗癌协会、中国医学科学院肿瘤医院 唐乐 会议报道稿）

相关链接 1

第8届中国肿瘤内科大会开幕

贾春实

7月3日，第八届中国肿瘤内科大会（CSMO）暨第三届中国肿瘤医师大会（CACO）及中国抗癌协会（CACA）肿瘤临床化疗专业委员会2014年学术大会在北京隆重召开。中国医学科学院肿瘤医院石远凯教授主持了会议的开幕式。与会的特约嘉宾在开幕式上进行了致辞。

中国癌症基金会彭玉理事长在致辞中首先向参加会议的各位嘉宾表示热烈欢迎，作为全国唯一的肿瘤内科学术会议，中国肿瘤内科大会也已成为肿瘤内科医师交流的标准化平台，她希望与会专家和学者能够在本次大会上认真交流和学习，切实提高我国肿瘤综合诊治水平。中国癌症基金会倡导关爱生命、科学抗癌的理念，支持防治癌症的科普活动及科学研究，中国癌症基金会愿意与致力于防癌抗癌的各团体进行合作，推动肿瘤学事业的专业化和人性化进程。

中国医师协会杨民副会长在致辞中向中国医学科学院肿瘤医院内科成立55周年表示祝贺，并代表中国医师协会向战斗在肿瘤诊治前线的肿瘤内科医师表示衷心的感谢，他同时介绍了医师协会的相关工作，中国医师协会将努力办成全国医师的医师之家。

中国抗癌协会王瑛秘书长在致辞中讲到，恶性肿瘤是人类健康的主要杀手，近20年来，肿瘤发病率呈大幅上升趋势，随着肿瘤诊治研究的发展，肿瘤患者的生存率得到改善，这也使得肿瘤内科治疗需求增加，成为治疗过程当中最为重要的治疗手段。本次大会放眼于国际肿瘤内科学发展方向，立足于我国肿瘤内科学发展的实际，开拓我国肿瘤学研究进程，推进我国国际规范化的进程。

中国医学科学院院长曹雪涛院士在致辞中说道，肿瘤防治形势不容乐观，在这种严峻的形式下，我国政府及各大科研机构都给予了肿瘤研究极大的支持，因此各种肿瘤防治的新手段和新药物也都得以研发和创新。但如何提高肿瘤防治的综合疗效，是摆在众多研究者面前的重要问题。在此背景下，本次大会将为全国的肿瘤学家提供一个良好的交流平台，也希望各位代表明确地了解到目前肿瘤学研究的最新进展，更加有效地进行引领的工作。

中国医学科学院肿瘤医院院长赫捷院士在致辞中代表本次大会的承办单位中国医学科学院肿瘤医院和国家癌症中心，向与会专家表示衷心的感谢，并对大会的顺利召开表示热烈的祝贺。中国肿瘤内科大会在孙燕院士的带领下，已经成功地举办了7届，希望能够在本次大会形成水平更高的一次大会。

中国医学科学院肿瘤医院孙燕院士，在最后的致辞中向一贯给予肿瘤学内科学支持的领导和朋友表示衷心的感谢，转眼之间，半个世纪已经过去，由于肿瘤综合治疗的需要才有了肿瘤内科学的发展，并且发展迅速。要在循证医学指导下进行治疗，还需要针对不同患者的个体化治疗。在未来，各位学者将会不断努力，在肿瘤诊治及转化医学研究中，做出更加突出的成绩。

（来源：《中国医学论坛报》2014-07-03）

相关链接 2

CSMO：历经八载风雨 谱写华彩乐章

董雪娟

第八届中国肿瘤内科大会（CSMO）暨第三届中国肿瘤医师大会（CACO）于7月3日在北京国家会议中心开幕，作为我国唯一的全国性肿瘤专科医师和肿瘤内科专业的学术会议，今年的大会主题是“遵循诊疗规范、鼓励临床试验”。大会将延续其鲜明的专业特色和学术风格，并将对内容做进一步的充实和完善，会议邀请了国内外著名肿瘤学家进行精彩的学术报告和交流。本报记者亲历会场，与您一起解读CSMO暨CACO。

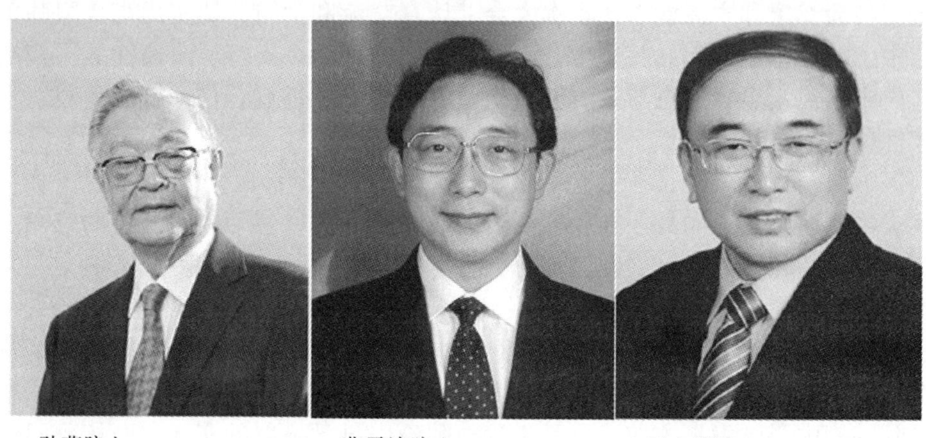

孙燕院士　　曹雪涛院士　　于金明院士

孙燕院士：共铸中国肿瘤发展

时光荏苒，我国内科肿瘤学从无到有已经走过55个年头。随着时代的发展，我们已经从幼年到了成年，但仍然是一个发展中的学科。只是进入21世纪以来，进入快速发展的时代，成了临床肿瘤学最活跃的领域。

我们期望的诊疗个体化已经成为临床肿瘤学研究的热点。应当看到近10年在个体化治疗方面有了很多进展，不断有新的针对肿瘤受体、调控和生长关键基因的靶向药物问世，从分子、受体、信号传导等方面的研究把病因、预防和治疗很好地连贯了起来。分子靶向治疗虽然在现阶段还不能完全替代传统的手术和放、化疗，但其重大意义在于可使治疗更具靶向性，更好地实现治疗个体化。个体化的结局就是通过循证医学临床试验进入规范化，提高临床疗效，造福患者。根据肿瘤的分子靶点决定治疗方案的策略与我国传统医学理论中的“辨证论治”和“同病异治、异病同治”不谋而合。实际上，靶向治疗对我国传统医学“同病异治，异病同治”做了最好的诠释，这表明中西医融合的可能性。

此外，通过增强机体的抗病能力“扶正祛邪”本来是我们民族几千年的治病基本策略之一。如今，非特异性和特异性免疫治疗（生物治疗）在多种肿瘤例如黑色素瘤、肾癌和淋巴瘤等得到明显疗效，值得我们注意和重视。

理性思考，尽管每年都有“突破性进展”，但解决癌症问题还需要更多的投入和同行们不懈的努力。我们的美国同行 DeVita VT 的论点是正确的，“癌症问题只可渐进解决”。因为癌症太复杂，而且是多病因的，外因和内因相互作用，每一位病人都是一本新书，需要我们谨慎阅读、对待。基因组学的研究令人耳目一新。我们对通过全基因组测序阐明可能攻击或阻断的新靶点充满了期待。但同样应当理性对待，不可能找到一把“万能钥匙”打开所有癌症的门。我们还要以愚公移山的精神，通过每一年的突破积累，进一步改善临床肿瘤学的困境。

我坚信，作为肿瘤综合治疗越来越重要的一个组成部分，由于她不断与最前沿的生命科学，特别是分子生物学的发展紧密相关，通过转化医学研究也就是严格符合循证医学的高质量 GCP 研究，内科肿瘤学的前途是光明的。而正是由于她的这种特点和迅速发展，会吸引更多的具有进取心和研究头脑的精英们参加我们的队伍。无疑会加速发展的进程，给广大肿瘤患者带来裨益，在我国常见肿瘤治愈率的提高中做出我们的贡献。

曹雪涛院士：肿瘤免疫治疗现状与前沿展望

免疫学涉及免疫识别、免疫应答、免疫耐受、免疫调节等的规律与机制研究，以及免疫机制在相关疾病发生、发展中的作用和免疫学技术在疾病诊断、治疗与预防中的应用。免疫学近 20 年来取得了一系列令人振奋的突破性进展，从免疫学科体系中的基础性关键理论，如天然免疫识别机制、新型免疫细胞亚群的功能特征以及免疫调控机制的拓展及深入，到交叉学科中的免疫学热点，如 microRNA 和表观修饰酶在免疫细胞分化发育及免疫应答调控中作用的深入研究，双光子显微镜等在体（in vivo）可视化技术对免疫细胞与免疫分子的动态、定量研究，利用单细胞生物学与组学技术分析免疫细胞的功能与分子机制等，这些都极大地推动了免疫学的发展，有助于人们从免疫学的视角、通过免疫学方法加深对疾病发生发展机制的理解，对疾病防治具有积极的作用。基础免疫学理论研究也出现了新的突破，新型免疫学技术不断涌现并应用于免疫学基础与临床研究；同时，免疫学与其他生命科学及医学学科的交叉更加广泛和深入，也推动了免疫学理论与技术在重大疾病发病机制研究及其临床防治中的应用。其中一个令人振奋的领域是肿瘤免疫治疗的突破性进展。

医学免疫学基础理论研究的根本目的是为人类健康服务，研制出对于重大疾病例如恶性肿瘤等的有效治疗方法。增强免疫功能的免疫治疗（immunotherapy）方法很多，其中，单抗、疫苗、基因工程细胞因子等的临床应用已经显示出良好疗效。新一代高效靶向抗体药物正在不断涌现，治疗性疫苗受到越来越多的重视。值得关注的是免疫治疗的综合应用方案的应用，例如，CTLA-4 抗体阻断加瘤苗、干扰素加化疗治疗肿瘤，除去抑制性免疫细胞（如清除体内 Treg）有利于激活抗肿瘤免疫应答反应。可以预见，免疫治疗将在肿瘤治疗中发挥越来越大的作用。

于金明院士：个体化放疗的未来发展方向

1. 个体化放疗分类

按患者群体分类，个体化放疗可分为患者群体间的个体化放疗和患者个体间的个体化放疗。以图像引导方式分类，则可分为解剖影像引导的个体化放疗和生物影像引导的个体化放疗。其中解剖影像引导的个体化放疗又被称为物理个体化放疗，它考虑患者肿瘤靶区因呼吸、生理运动如肺运动、食管本身蠕动，同时考虑患者在放疗过程中因为体重变化、肿瘤缩小导致的变化。功能影像引导的个体化放疗又被称为生物个体化放疗，其追求靶区因为肿瘤代谢、乏氧、增殖等导致的不匀质性，应用适形调强放疗技术，给予不同生物学特性的靶区或亚靶区不同剂量的剂量雕刻，以及应用患者个体生物学特性进行疗效的监测和预测。

2. 解剖影像引导的物理个体化放疗

解剖影像引导的群体间个体化放疗经历了从二维放疗（2DRT）、三维适形放疗（3DCRT）到调强放疗（IMRT）的发展，在这一过程中靶区的照射剂量和适形指数增加，同时正常组织及危及器官的剂量减小。例如我们可采用 4D-CT 技术确定非小细胞肺癌（NSCLC）的个体化 ITV，以及放疗初程采集 CBCT 与定位 CT 图像配准数据，利用数学模型指导随后放疗。但当将食管癌容积调强放疗与常规调强放疗比较时，我们发现在双肺 V20 和脊髓最大剂量方面，IMRT 和双弧旋转调强（RA2）均优于单弧旋转调强（RA1），而 IMRT 与 RA2 无差异。就计划靶区（PTV）而言，RA1 和 RA2 均大于 IMRT，而三者在双肺 V10 上无差异。可见先进的放疗技术不一定都产生更优的结果。

对于患者群体间的个体化放疗，我们应当认识到东西方肿瘤患者在治疗上存在差异。我们可以借鉴美国国立综合癌症网络（NCCN）的指南，但不能照搬，需要探讨适合我国的方案。

3. 功能影像引导的生物个体化放疗

分子影像和分子病理是肿瘤生物个体化治疗的基石，其主要目的在于生物靶区勾画及生物剂量施照。解剖影像引导放疗对于不均质的靶区，剂量照射是均匀的；而当采用功能影像引导放疗时，对于不同生物学特征的亚靶区，我们可以采用不同的剂量梯度，达到剂量雕刻的目的。功能影像引导的生物个体化放疗临床上可体现在功能影像指导精确靶区勾画、生物学靶区及功能影像引导的剂量雕刻、监测和预测治疗反应等方面。

（稿源：肿瘤医学论坛　2014-08-06）

相关链接 3

CSMO：大会主席管忠震教授专访
——把握住契机，就能开启一个时代

董雪娟

一次调职，一个机遇

1965 年的一天，管忠震刚刚结束一天的工作，临下班之前他接到了一个通知：将他从中山大学第二附属医院内科调到一个陌生的医院、陌生的科室——肿瘤医院肿瘤内科。在那个“一切服从组织”的年代，管忠震没有想太多，而他不知道，这个普通的工作调动开启了中国肿瘤治疗的新时代。那一年，他 33 岁。

回想“为什么选择医学作为终生事业”，管忠震笑了笑说，读中学的时候他不存在“偏科”的情况。由于兴趣广泛，他既对化学、生物这些理科有兴趣，也对文学、历史感兴趣。中学毕业时选择方向，没有一丝犹豫，管忠震选择了医学。在他看来，学习医学需要科学的基础，更需要人文科学的素养。还有一点，“当时觉得学医学能更好地服务人民。”

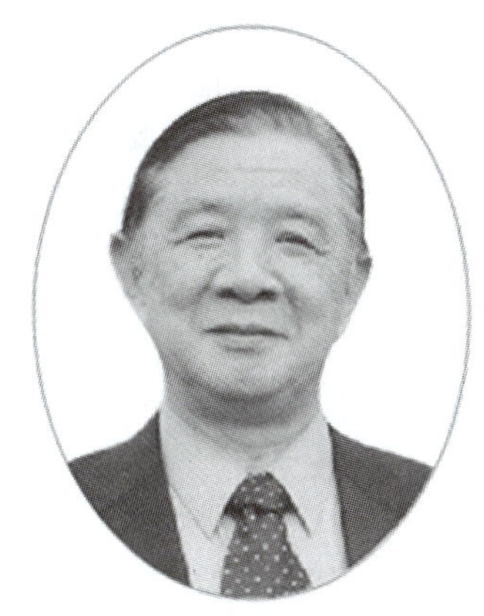

祝全国肿瘤内科大会
圆满成功！
管忠震

在调职之前，管忠震做了10年的血液科和内科医生。1954年，管忠震从岭南大学医学院毕业，便在中山大学附属第二医院（后来改名孙逸仙纪念医院）做内科医生，1963年前往位于天津的中国医学科学院血液学研究所进修，回来后任中山大学第二附属医院血液科负责人。

1964年，中山大学肿瘤医院成立，首任院长是国内知名的放射学专家谢志光。新成立的医院迫切需要人才，谢志光教授把目光投向了广州各大医院，年轻的管忠震进入了他的视线。

管忠震回忆说，肿瘤医院初期最先有了肿瘤外科，很多肿瘤患者都会通过外科医生完成手术。虽然谢志光教授是个放射科专家，但他认为除了外科治疗和放射治疗，未来药物治疗也会是一个重要的学科分支，并做出了一定要建一个化疗科的决定。管忠震就此“入伙”了中山大学肿瘤医院新组建的肿瘤化疗组。

年轻的管忠震不服输，经常跑图书馆，检索医学文献，他精心撰写的关于肿瘤化疗心得的综述，成为了国内最早的肿瘤化疗学术报道之一。半个多世纪，管忠震见证了我国肿瘤化疗的发展历程。如今化疗也充分得到了患者的认可。

一位患者，万千生机

身为肿瘤科医生，管忠震比其他医生经历了更多的生死离别。在化疗技术还未蓬勃发展之时，手术无法摘除肿瘤的患者往往只能放弃治疗，或者因为漫长的治疗令患者身心俱疲，甚至家破人亡。这样的悲剧在管忠震的眼里、心里都是一种难以自拔的刺。

令管忠震印象最深刻的是一个年轻的患者，年纪轻轻却身患淋巴瘤。比起重病，家庭的窘境更令他崩溃：父亲出走，他与母亲相依为命。母亲没有太多的劳动力，只能给别人家当保姆、做家务。家里的一个希望就是正在读书的妹妹，全家都指望着她通过知识改变自己的命运，让这个家庭脱离困境。哥哥的重病让妹妹顿生放弃学业的打算，妹妹心想外出打工帮哥哥筹钱治病。得知了妹妹的想法，哥哥更加愧疚，“已经让母亲日夜操劳照顾我，不能再让妹妹为我牺牲了”。

管忠震回忆说，病房里的窗户通常都是关着的，唯独那天走廊里的一扇窗开了。也许是那少年偶然看到了那扇窗。那天，少年从那扇窗飞了出去，化作了天使。这个经历让管忠震深刻地意识到，只有加快研究，让患者和家属少受痛苦，这样的悲剧才真的不再重现。回看为患者付出的努力，管忠震觉得在治疗儿童肿瘤方面取得的成就最令他感到欣慰，因为儿童肿瘤的治疗效果往往比成人更好，更重要的是“治好了他们，他们会受益一辈子。”在逐渐完善肿瘤内科的同时，中山大学附属肿瘤医院随后又建立了儿童肿瘤科，救治着一位位儿童肿瘤患者。

（稿源：肿瘤医学论坛　2014-06-30）

相关链接 4

CSMO：石远凯与肿瘤内科：结缘、坚持、收获、回馈

董雪娟

结缘——从肿瘤外科走向肿瘤内科

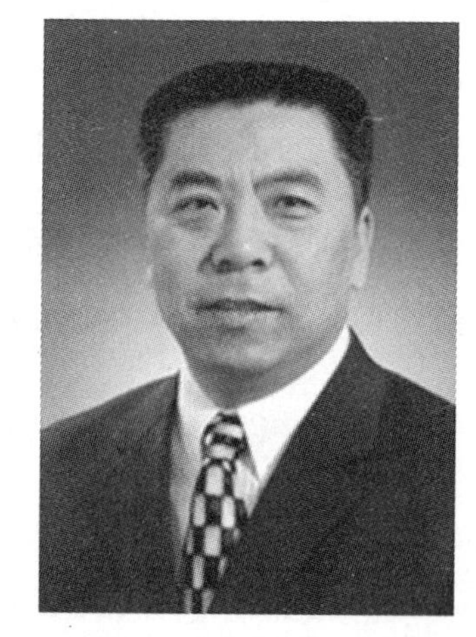

有时候，一个梦想的开始并不需要经过多么传奇的经历来推动；有时候，一个梦想的成就只是以一个念头起始。

石远凯教授，现任中国医学科学院肿瘤医院副院长。他的学术成就有目共睹，而问及为何选择医学，他用及其简单的语言语气语调说：“那个年代，思想单纯，我选择医学，只是觉得治病救人是一件‘特别’好的事情，很有意义。”

至于为何选择肿瘤专业，石远凯表示这是“机缘巧合”。他说：“那个时候相比其他疾病，肿瘤的整体治疗效果并不是很好，有很多地方值得探索，可以说充满挑战。那时特别希望自己从事肿瘤专业，为肿瘤患者提供帮助。所以大学毕业后我一直在沈阳的中国医科大学附属医院从事肿瘤外科的工作。”

无论是简单的一个想法还是机缘巧合，石远凯所有的选择都以“帮助别人”为前提。也许正是有这份“仁心”才成就了他医学事业的今天。

1978~1984 年，石远凯在中国医科大学医疗系日文医学专业读大学本科。

1985~1988 年，石远凯继续在该校攻读肿瘤学硕士学位。

因缘际会，一次，孙燕院士在北京召开中日肿瘤学术交流会议，想找一个日文翻译。石远凯就以一个日文翻译的身份，借助这样一个契机，认识了孙燕院士，也认识了肿瘤内科。谈到肿瘤内科，石远凯显得很是兴奋，他说：“肿瘤内科对我的吸引力使我下定决心从事这份工作。”最后通过努力，石远凯考上了孙燕院士的博士研究生，开始了他在肿瘤内科领域的探索。

坚持——一步一个脚印往前走

有了开始，即便梦想千年，也新意盎然。石远凯的勤奋让他很快熟悉内科肿瘤学领域很多常规和问题，此后，他又赴美进修，很快地掌握了学科进展。他经常一个人承担几个人的工作，包括医疗教学和40多项科研任务。这没有超人的付出是不可能完成的。

对于他的勤奋，他的学生深有体会。郑博是他的一个学生，郑博回忆道，“因为一个专业上的疑问，我曾在凌晨5点钟给老师发了一封邮件，10分钟后，我居然收到了来自老师的短信‘邮件已收到，辛苦了！’”郑博说，“当时心情真复杂。作为学生，我心疼我的老师；但作为医生，我也能感受到老师肩上所承载的责任和无数患者对他的期盼。”

石远凯总是在工作，没有节假日、没有休息时间，无休止地工作

20世纪90年代初，石远凯从日本留学回国，来到中国医学科学院肿瘤医院，从事恶性肿瘤的临床与基础研究。石远凯最早在我国开展实体瘤的自体造血干细胞移植，建立了一整套适合我国实体瘤造血干细胞移植特点的临床操作规程。他还承担了国家“九·五”、“十·五”攻关课题等多项部委级科研课题。

这些年临床肿瘤学发展迅猛，特别是抗肿瘤新药研发和转化性研究。而这些是石远凯研究的重点。2014年，石远凯带领团队把药物临床研究和相关转化性研究融合到一起，加速抗肿瘤新药的临床研发。对于这一成就，石远凯很是自豪，他向记者介绍道：“去年，我们医院在研的抗肿瘤新药研究项目有四百多项。这个数目是非常大的，同时也有一些研究成果在陆陆续续问世，比如去年发表的埃克替尼注册临床研究的结果，今年西达苯胺有望被国家食品药品监督管理总局批准。相信这些对国家新药研发，对肿瘤治疗水平提高有很大的好处。”

2014年，受国家卫生计生委委托，石远凯和支修益作为组长主持制定了2014版“中国肺癌诊疗规范”。另外，石远凯受国家卫生计生委委托，作为组长主持制定“中国恶性淋巴瘤诊疗规范”。这两个《规范》的制定和发布将会对我国肺癌、恶性淋巴瘤的治疗，起到很好的规范和指导治疗的作用。

对于石远凯取得的成就，他的导师孙燕院士曾经这样说：“二十多年时间，石远凯已成为中国医学科学院肿瘤医院的学科带头人，并多次获奖，正说明他勇于担当，时刻在勤奋工作。他是机遇和勤奋‘苦’出来的专家”。

收获——钻研学术，搭建平台

如今的石远凯是拥有无数光环和荣耀的全国知名的肿瘤学专家，在学术研究的同时，他还担任了中国抗癌协会肿瘤临床化疗专业委员会主任委员、中国医师协会肿瘤医师分会会长。他还一直坚持举办CSMO。

提到CSMO的源起，石远凯介绍，这需要从导师孙燕院士说起。

与肿瘤外科和肿瘤放射治疗科相比，肿瘤内科是一个年轻的学科，但却是发展最快的学科，近几年每年都有新的研究成果问世。20世纪80年代以后得到大力发展，从1985年~2005年20年的时间里，孙燕院士组织召开了15届全国肿瘤化疗学习班，致力于培养我国肿

瘤内科医师、发展我国肿瘤内科事业，对我国肿瘤内科学的发展起到了积极的推动作用。

孙燕院士是石远凯的老师，对他有很大的期望。作为孙院士的学生，石远凯等人也非常希望能将他的事业传承下去，所以他们决定召开CSMO，为我国培养高水准的、专业的肿瘤内科医师，提高肿瘤内科学术水平贡献力量。

如今CSMO已成为中国规模最大的肿瘤学术会议之一，每年都有几千人参与。而提到最初办会，石远凯笑着说：举办一个全国性的学术会议对于我们这些完全没有经验的人来说是非常困难的，不过，我很庆幸自己身在一个团结向上的团队中，同时还很幸运的得到了有关领导、前辈和全国肿瘤内科同道们的热烈支持，随着CSMO的不断成长，大家将CSMO当成了我国肿瘤内科医师的学术平台，大家的积极参与和认可让我们觉得一切辛苦和努力都是值得的。

回馈——为年轻一辈做点事

石远凯说，当一个医生不容易，最基本的要求就是需要终身学习。但是日常繁重的工作往往使得他们无法抽身去接受学习，因此不得不去牺牲自己的“节假日”，不能陪同自己的家人。为了使每一位与会者都能充分的利用好自己的休息时间，所以我们尽可能的在这短暂的时间内为参会者提供更多学习和交流的机会。

年轻医生缺乏学习的机会，也很难有机会和全国知名专家面对面交流。因此，本次CSMO大会会务组自掏腰包，通过《肿瘤医学论坛》微信平台，邀请了3位关注肿瘤医学发展的年轻医生免费参与本届CSMO/CACO大会。希望他们能充分运用这次难得的机会，好好学习，以后能救治更多的患者。以后CSMO还将通过更多的渠道来帮助更多的医师成长，让他们找到属于自己的位置。

（稿源：肿瘤医学论坛　2014-06-30）

相关链接5

CSMO：大会执行主席姜文奇专访
——术与道：医者一个都不能少

董雪娟

《肿瘤医学论坛》：对于肿瘤治疗亟需规范化及个体化这一理念，您如何理解？

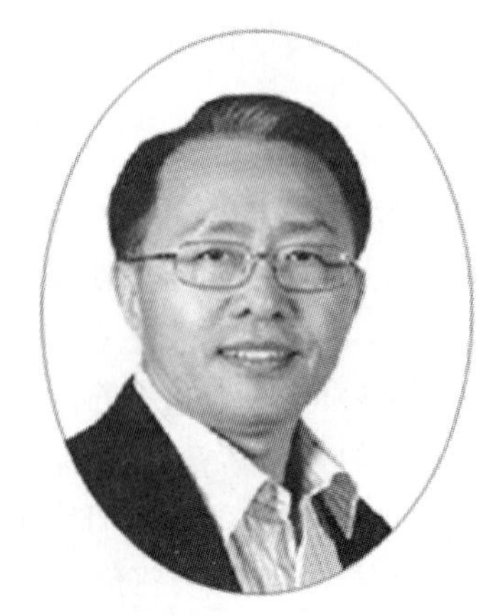

姜文奇教授：真正做好规范化与个体化是一个肿瘤医生对“术”运用是否娴熟的体现之一。对于肿瘤患者来说，首次治疗最为关键。肿瘤治疗的规范化是指治疗要参考国际上公认的治疗规范、指南、共识来制订方案，无论手术、放疗、化疗或生物治疗都不能违背治疗原则。但每个患者的具体情况又是千差万别的，规范化治疗并不等同于对所有患者都搞“一刀切”，而是应当在遵循诊断治疗规范的前提下，根据每一位患者肿瘤的分子生物学特征、机体条件以及社会经济状况等因素

“量体裁衣”，制订个体化的治疗方案才可能达到最为满意的疗效。

《肿瘤医学论坛》：有人说：医生的一个重要工作就是“倾听和交流”，您怎么看待这句话？

姜文奇教授：善于倾听和交流是医生是否具有“道”这一素养的体现之一。治病救人，不仅是技术，更是一门艺术。从专业的角度来说，你仔细倾听病人的诉说，才能从其中了解到疾病的线索，为正确诊断奠定基础，减少误诊、漏诊；而且病人间存在个体差异，仔细倾听能初步判断病人接受治疗后可能遇到的风险，比如仔细询问病人的过敏史，了解能否采用目前的治疗。许多门诊的年轻医生有时太过急躁，不肯听病人讲完就开处方，导致错误的诊断和治疗。从非专业的角度来说，病人不是机器，医生也不是机修工，跟人打交道很复杂，所以沟通很重要。一方面，如果你了解了病人及家属的需求、想法、顾虑和期盼，你更能制订一个适合他的治疗方案，比如说给经济情况差的患者制订一个费用不是很昂贵又有效的化疗方案。第二，你了解病人的同时，他们也在观察你，如果病人及家属觉得你比较有耐心、分析比较中肯到位，他们的依从性就比较好，也就是说，他们比较信任你，这也有利于治疗顺利的实施，并且大大降低治疗风险。第三，现在我国处于转型时期，医患矛盾比较突出，耐心的倾听、充分的交流，能够充分让患者及家属知情、减少焦虑感，减少对医生的误解。比如，晚期肿瘤病人，大部分都不能治愈，只能姑息治疗，如果多跟病人、尤其是跟家属沟通好，即使治不好，医生的心到了，人家也会理解，不会纠结。我的恩师管忠震教授看病就一向都是和蔼可亲，耐心细致，所以病人都很信任他，他从医60年从没被患者投诉过。

那么如何能有效沟通呢，肿瘤患者及家属本身心理已受到巨大打击，而治疗又涉及个体体质、经济、家庭、社会支持等多方面因素。除了有沟通意识和关爱之心，我觉得，医生应该具备很好人文素养、培养心理学，社会学和文学等各方面的素质，要有能力多方位了解你所治疗的患者，真诚地与他们交流和沟通，然后按他能理解的方式把最有效和最适合他的诊疗方案告诉他——这就是有效的沟通。

（稿源：肿瘤医学论坛　2014-06-30）

CSCO2014 全体大会报道

廖莉莉

2014年9月19日下午14：30，第17届CSCO年会全体大会（plenarysession）、也是当天下午唯一安排的学术场次正式亮相。在孙燕院士和吴一龙教授的致辞后，首先进行的是CSCO首届“年度成就奖”的颁奖仪式。管忠震教授特别致颁奖词，并与廖美琳教授共同将这一年会重磅奖项颁发给前瞻性、随机对照国际多中心Ⅲ期EACH研究的主要研究者（PI）——解放军第八一医院的秦叔逵教授。之后，秦叔逵教授围绕EACH研究始末进行了生动、精彩的获奖演讲。

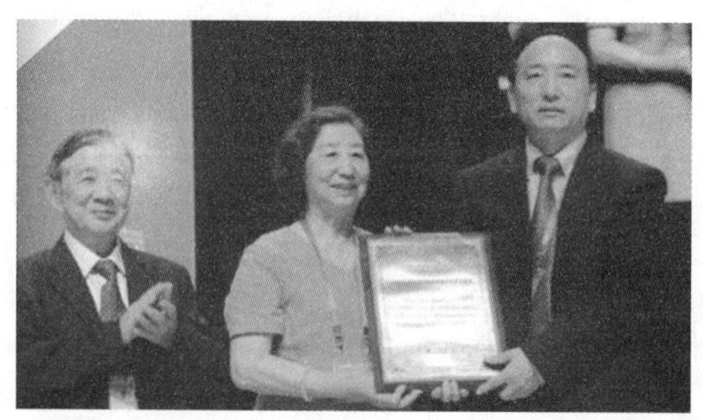
廖美琳、管忠震教授为秦叔逵教授颁发年度成就奖

孙燕院士：希望通过传承、创新、团结、协作，我国临床肿瘤学事业继续前进，各地区共同提高

17 年来，CSCO 取得的成绩有目共睹，我们引以骄傲，同时亦应以此为鞭策，继续前进。今年百余名国际学者的到来，创下历史新高的同时，也进一步拓宽了国际视野。我们结合国情，立足于开展学术交流和继续教育，与国际密切合作，必将使来自中国的好声音继续在世界临床肿瘤学舞台上回响。未来，发展有中国特色的肿瘤学事业离不开人才的培养。一批有责任心、积极进取的学者们将推动我国肿瘤学可持续发展，他们代表了我们的未来。

吴一龙教授：参会人数约 2 万，收到论文 1200 篇，其中 300 篇来自国际，中文专场 59 个，国际专场 10 个，卫星会 48 场

经过 1 年多的筹备，今天终于向参会者递交了一份答卷。来自 15 个国家和地区的国际学者与会，给今年 CSCO 年会涂上精彩的一笔。今天的一些成绩，是在老一辈专家的支持和传承下，CSCO 执行委员会全体委员的共同努力下才取得的。感谢为 CSCO 发展做出重要贡献的人们，特别是刚刚故去的储大同教授。储教授作为 CSCO 的重要创始人之一，为 CSCO 的成立、发展，在国际化道路上迈出重要的第一步作出了不可磨灭的贡献。希望通过传承、创新，我们共同努力，携手前进，永远走在临床肿瘤学前沿。

秦叔逵教授：5 因素——中国特色、老一辈指导、团队合作、政府支持、患者奉献促成 EACH 研究的成功

作为我国高发特色癌种，改善肝癌患者生存激发了我国学者的研究动力。国内外同道的前期探索提供了重要启发。同时，孙燕院士、管忠震教授等老一辈专家给予的无私指导和帮助，使得 EACH 这项包括亚太地区 38 家肿瘤中心的国际多中心研究得以顺利开展起来。而所有参与研究的肿瘤中心之间的互相支持和合作，体现了一种集体的智慧和团队合作精神。另外，国家食品药品监督管理总局（CFDA）和 CFDA 药品审评中心专家给予的中肯建议也使团队受益匪浅。而患者及其家属的支持更是在研究实施过程中给予了极大鼓舞和帮助。这些因素共同促成了 EACH 研究的成功——继去年全文发表于《临床肿瘤学杂志》（J Clin Oncol）之后，今年中国亚组分析结果在《肿瘤学家》杂志（Oncologist）发表。相信利用丰富的临床资源和经验，未来大家实力将不断提升，更多走出国门，登上国际肿瘤学舞台。

（来源：《中国医学论坛报》，日期：2014-09-19）

【热点】

第十七届全国临床肿瘤学大会 院士寄语

——孙燕：感谢、欣慰与期待

时光荏苒，转眼第17届CSCO年会就要召开了。1996年，第3届亚洲临床肿瘤学会（ACOS）年会在昆明召开，大家议论成立自己的临床肿瘤学会的情景还犹如昨日。18年过去了，大家一定想了解我们这几位“80后”的老会员的心情是什么。

感谢那么多前辈对这一新生学会的支持和关怀

让我最难忘的是前国家卫生部老部长钱信忠从开始就对我们寄予厚望，“要带好你的团队，完成吴桓兴、李冰他们没有完成的愿望”，他和崔月犁部长、彭玉副部长以及张大泽、吴孟超、顾方舟、余桂清等前辈来北京饭店参加成立大会。吴老亲自担任名誉主席，并带领大家到美国ASCO总部访问，并建立兄弟学会，一直支持指导我们到今天；几位主任委员功不可没，他们对学会发展的献身精神值得大家学习。CSCO能有今天这样的规模、水平和地位，离不开所有会员的使命感和不懈努力。当然，我们也感谢团体会员各企业的支持和努力，使我们能成为有资格立于国际现代临床肿瘤学会之林的、具有一定影响力的学会。

我十分高兴在“团结、务实、协作”会训精神下CSCO逐渐健康成长

对学会组织、研究课题和规范的制订，有不同看法是正常的，但是，我们是为了发展我国临床肿瘤学事业走到一起，就应该通过团结包容的精神化解可能存在的一切分歧。我最欣慰的是我国中青年临床肿瘤学家迅速成长，在开发新药、转化医学方面取得突破性成果。2014年，我国自主研制的阿帕替尼治疗晚期胃癌的Ⅲ期临床试验结果在ASCO大会做口头报告，为国争光，“我们村的年轻人真棒”；但请记住，带好全国同道共同前进才是我们的目的，“一个都不能少”。

我们应当有更高的要求，只有不断前进学会才有生命力

所以，我十分赞赏今年提出的“提升规范水平，拓展国际视野”的口号和任务。前不久，我和吴一龙教授与国家卫生计生委的相关领导对话，他们十分期待我们能把制订常见肿瘤诊治规范的任务担起来。大家知道，为进一步深化卫生专业支持改革，2000年，国家人力资源和社会保障部和前卫生部下发了《关于加强卫生专业技术职务评聘工作的通知》（人发［2000］114号），启动了专业主治医师考试；之后继续教育委员会和中华医学会又组织编写《专业技术资格考试的高级教材》和最近出版的《临床肿瘤学试题集》，目的都是希望通过国家和医学会考试，进一步提高全国专科医师水平，更好地为广大患者服务。

但是，我们制定的规范，如果没有政府主管部委和中华医学会的参与，只靠 CSCO 的推动总是没有约束力和足够的推动力的。CSCO 参与制订我国的诊疗规范，并不断更新，达到“最新、最好的诊疗选择”是我们的光荣任务，也是我们成立学会的初衷。

近几年，我们的同道在国际会议上有分量的论文不断增多，组织地区和国际多中心协作研究的能力也大大提高。我们在国际上的“好声音”，使得我们在国际会议的地位和发言权都有一定提升，我国不但成功举办了 UICC 大会，两次 ACOS 大会和早年举办的 UICC 高级化疗培训班，还与 ASCO 举办过多学科综合治疗培训班和几次 Best of ASCO 大会。多年来吴善芳、廖美琳教授和我都曾经争取在我国举办国际肺癌大会，最近他们已经同意 2020 年的大会在我国召开。

关于规范化和个体化，我们前不久曾经做过很有益的讨论，这反映了临床医学的两个方面：（1）我国临床医学进步了，多数参加讨论的同行对规范有了比较全面的认识；（2）临床医学的灵魂，西方说是“个别对待”，我们说是“辨证论治”，就是从患者的具体情况出发而不拘泥于规范。我可以清楚地体会到大家对患者的爱心和精诚，尽到了医生应有的责任，我从实习医生进入临床实践已经整整 60 年，但仍然觉得自己还是每天都需要学习，我追求完美，但很难达到。

以下谈谈自己对提升规范的几点看法，抛砖引玉供大家思考。

传承和创新

临床医学是一门十分有味道的专业，将人类与疾病做斗争有记载以来几千年的经验积累传承下来为今天的患者服务，并且还要与时俱进将快速的科学发展融入临床实践，解决问题，不断提高诊疗水平。

要成为一位合格的医生需要文学艺术和社会学基础，懂得怎样调动患者的积极性，提高抗病能力和身心健康水平。成为一个具有这样综合素质的“大医”是我们毕生追求的目标。正是如此，为了解决患者的痛苦，我们不满足医学的现状，尤其是临床肿瘤学的现状，而要不断创新。习近平总书记最近在中国科学院和中国工程院院士大会上呼吁“创新、创新、再创新”，但传承是创新的基础，没有传承就创新，我们的历史教训太多了。在临床上，怎样将创新的成果纳入规范就需要一个重要的阶段，这就是循证医学研究。所以，我认为循证医学、规范化和个体化是互不可分的，是一个连续的过程。

不以规矩，不能成方圆

孟子的这句话几乎已成为我们民族的行为准则。我们常把临床医学的规定和经验根据成熟程度分为经验、共识、指南、规范、常规。多年经验说明，常规不可违背，不然就“不能成方圆”要犯错误，甚至要受到处分。在现阶段，有些必要的常规检查，有时被认为是过度检查，其实是个误区。常规由于已经是千锤百炼证明是正确的，没有明确理由（例如有些急诊）是不能被随便取消的。临床诊疗规范虽然没有常规那么成熟，但多数可作为临床诊断、治疗的依据或选择；目前，我国正在制订各种常见肿瘤的诊疗规范。2006 年，我们引进了美国 NCCN 指南，经过两国专家讨论制定了中国版，目前已经完成了 12 种常见肿瘤的规范。但 NCCN 每年更新 2 次，我们根据自身条件，只能每年更新 1 次，纳入最新成果，及时修订。规范要有活力，必须与时俱进定期更新，否则束之高阁就成为历史了。此外，还必须通过学习根据患者的情况灵活掌握，如何推广和普及，落实到患者是一个现实问题，据统计在各级医院真正按规范处理的不足40%。中国沿海城市和西部地区发展很不平衡，很多边远地区肿瘤诊疗还很不规范，多数患者未能得到合适的治疗，我们不能忽视超过我国人口半数的患者存在这样不能令人满意的状况。因此，不断地学习提高，普及推广新理念、新知识，是我们的一项永恒任务。

循证医学与规范化、个体化

进入21世纪，我们将要摆脱数千年来主要根据经验积累的模式，转变为根据临床试验数据决定，因此循证医学就成了重点课题，临床试验、GCP就成了目前的主流之一。循证医学将资料的可信度分为5个层次，从中可以看出对于常见疾病只有高级别的资料才能进入规范，有些罕见病稍低一级也可以进入，但必须标明。所以规范应当代表目前最新最好的诊疗选择。

个体化其实也是循证医学的结果。例如随着研究不断深入，发现很多分子靶向药物的疗效与患者的分子事件（受体、驱动基因等）相关。通过临床研究确定了只有具有这些分子基础的患者才会有较好的疗效，这样就可以进入规范实现诊疗的个体化。这和传统医学的辨证论治一样，只不过中医辨的是“寒热、虚实”，而目前我们辨的是受体、基因突变和转导过程中的重要通路。众所周知，目前乳腺癌的治疗如果不辨ER/PR受体是否阳性和HER-2基因有无过度表达，就成了不合格的处理。同样，非小细胞肺癌需要检测EGFR和K-ras有无突变、有没有EML4-ALK融合基因等，才能争取选择靶向药物治疗。可见，高质量的临床试验和转化医学成了创新的必经之路。

尽信书不如无书，不惟书、不惟上、只唯实

我信奉我国的古训和陈云同志的名言。医学仍然是一门实践性很强的科学，做医生无论书本知识多少，都必须认真地在临床实践、磨练。这也是我常说的临床医生不可能不到20岁就成为像比尔·盖兹那样的天才。循证医学资料也不是绝对可靠的，BMJ就回顾分析过他们刊登的53篇循证医学论文，其中有7项后来证明是不完全正确的。

张孝骞老师到了90多岁仍然参加大查房，说需要学习，他那样的大师诊治患者一样要“如履薄冰”，谦虚谨慎。我已经是“80后”，还需要每天读书看资料，向前辈、同事和学生及患者学习，更重要的是向实践结果学习，才能完成每天的工作。医学之美在于她是一门仁术，需要对患者有爱心；也在于是一门来不得半点虚假、严酷的科学，尽一生之力都学不完的科学。所以，很多同行认为需要具体问题具体分析，不可拘泥于规范。我们希望大家认真阅读和应用规范，但必须根据患者具体情况，参考年龄、各种脏器功能和免疫功能状况，灵活应用。只有将患者治好，提高治愈率和改善生活质量才是我们的目的。

（作者：贾春实 来源：《中国医学论坛报》日期：2014-09-17）

第四届全国鲜药学术研讨会纪要

杨振刚　郝丰超　张立峰

为弘扬中医鲜药特色文化，促进鲜药研发与临床应用。2014 年 9 月 19 日～21 日，第四届全国鲜药学术研讨会在山东省济南市南郊宾馆顺利召开。会议由中华中医药学会、中国癌症基金会共同主办，中国癌症基金会鲜药学术委员会、国医网、山东大学共同承办。

“四面荷花三面柳，一城山色半城湖”，在秋日美丽的泉城，迎来了 150 余名来自全国各地从事中医鲜药传承、研发和肿瘤防治的领导、专家、学者和从事医疗临床的医生。

学术研讨会于 9 月 20 日上午 8：30 正式开幕，会场主席台背板以鲜绿色调为主，位于背板一侧的镂空红色剪纸图案，表现了中国传统医药的文化元素，描绘出一些动、植物中药材，设计精美的彩喷背板夺人眼目，“弘扬鲜药、继承创新”的主题，显示出了举办研讨会的明确主旨。

开幕式由中国癌症基金会鲜药学术委员会副主任委员兼秘书长、中国中医科学院中药研究所研究员郝近大主持，鲜药学术委员会主任委员李建生致开幕词。原卫生部副部长、中国癌症基金会理事长彭玉，山东省保健办副主任、山东省保健局局长万书臻，中国癌症基金会常务副秘书长余瑶琴，中华中医药学会学术部副主任刘延华，欧洲中国交流促进会会长齐继义，山东中西医结合大学董事长王力一等领导和嘉宾出席大会开幕式，并发表了热情洋溢的致辞，他们祝贺会议的召开，并从不同角度肯定了与会专家、学者、临床医生所从事的弘扬鲜药文化和肿瘤防治工作的意义，并对今后的事业发展提出了希望和指导性意见与建议。

随后，鲜药学术委员会常务副秘书长杨振刚代表鲜药学术委员会宣读《授予山东中西医结合大学“教学基地”的决定》，李建生主任委员将“中国癌症基金会鲜药学术委员会教学基地”的铜制牌匾授予山东中西医结合大学王力一董事长，宣告了两家单位联合办学、培养中医药人才的肇端。王力一董事长进行了即席讲话，介绍了学校的发展和规划，决心为继承弘扬中医药文化，培养出更多的后继人才。

与会代表合影后，接下来的学术报告会由鲜药学术委员会副秘书长、中国医学科学院药用植物研究所副所长彭勇教授和山东大学医学院淋巴病研究中心主任刘执玉教授分别主持。讲演的专家及报告的题目是：北京鲜动物药研究中心主任李建生研究员：“鲜动物药的研究及应用”；中国中医科学院中药资源中心郝近大研究员：“传统药学对现代中药研究与临床应用的指导意义”；香港浸会大学中医药学院副院长赵中振教授：“谈中药的自然资源与文化资源”；中国医学科学院药用植物研究所彭勇教授：“鲜药入膳的发展与应用”；南通良春中医医院院长朱婉华教授的代表：“鲜动物药在强直性脊柱炎治疗中的应用”；广州中医药大学附属中山医院梅全喜教授的代表：“广东地产药材中鲜药研究应用概况”。

下午的论文交流由鲜药学术委员会学术委员、《中国肿瘤临床年鉴》执行主编张立峰编审和国医网主编兼秘书长郝丰超先生共同主持。山东大学医学院淋巴病研究中心主任刘执玉教授（论文：中医药治疗恶性肿瘤的理论研究与实证）、辽宁林下柱参有限公司董事长王谷强副主任中药师（论文：鲜活石柱参在中医养生康复中的作用）等7位专家和临床医生，就他们的研究成果向大会进行了交流发言。会议主持人精辟而到位的点评赢得了与会者的一阵阵热烈掌声。

报告及学术交流给与会代表送上了多方面的学术信息，鲜药及相关科研成果和肿瘤防治经验与大家共同分享。会场内代表们全神贯注，翻阅《论文汇编》查对重点，不时的还作着笔记。会议间隙代表们热情攀谈，对有兴趣的问题交换观点意见，相互探讨并建立联系。会场内外充满了浓浓的学术氛围。

研讨会闭幕前，郝近大秘书长代表会议承办单位进行了总结，他首先肯定，得到中华中医药学会、中国癌症基金会的大力支持与指导；得到山东大学、山东中西医结合大学的友情赞助；得到国医网及广大国医网会员的积极参与。参会代表来自全国多个省市，表现出踊跃学习交流的风貌，此次会议是一次圆满而成功的会议。本届研讨会落实了第三届学术会议的既定宗旨，搭建全国鲜药学术平台，办会走出北京；发动社会资源，联合社会力量共同办会；拓展鲜药产业，吸引多方面鲜药研究人员、基础科研、临床医务人员参会；宣传普及中医药鲜药文化，让业内外及社会更多的人认知鲜药。

郝近大秘书长还对会议收到的51篇论文进行了讲评，他呼吁：学术必须真实，希望大家在鲜药基础研究、临床研究中注重实验数据说话，提高学术水平与论文写作水平。在结束讲话时他希望，新老朋友带着新的成果相聚在2016年召开的第五届全国鲜药学术研讨会上。

本次大会以“弘扬鲜药、传承创新”为主题，来自全国从事鲜药研究、开发、临床应用及肿瘤防治等相关领域的150余名中医药专家学者进行了积极交流。会议涵盖了鲜药加工、鲜药临床应用及肿瘤防治等诸多议题，大家就鲜药及中草药的发展现状、肿瘤的临床防治及以后的发展方向进行了热烈而深入的探讨。专家们对鲜药、肿瘤的防治等不同领域的发言异彩纷呈，展现出众多医药工作者为特色鲜药传承与创新所付出努力和所取得的成绩。

此次会议较前三届相比，无论在省市分布、参会人员、涉及范围、学术水平、社会影响等方面均有所提高，本次会议的顺利召开，为众多专家学者提供了交流合作的平台，必将推动我国中草药事业及鲜药研究、应用的发展。

会议期间的9月19日下午，彭玉理事长、李建生主任委员、余瑶琴常务副秘书长率领郝近大、赵中振、齐继义、彭勇、高翠巧、李玉珍、张立峰、刘执玉等20余位参会的专家，应邀参观考察了山东中西医结合大学（暨山东力明科技职业学院），受到王力一董事长及学院领导们的热情接待。在参观了学院创办的人体奥妙博物馆、中医药博物馆、华夏匾额博物馆后，举行了小型交流会。王力一董事长向客人们介绍了学院的概况，以及正在筹建的泰安新校区。彭玉理事长发表了热情洋溢的即席讲话，从弘扬中医药文化、探索合作形式、办好利国利民的实事等方面，高度肯定了学院的办学方向：为基层、为农村老百姓培养用得上、留得住的医药人才，为提高广大农村居民的健康水平打下牢固的基础。李建生主任委员代表鲜药学术委员会向学院赠送了由他和郝近大编著的中医药书籍、辽宁林下柱参有限公司出产的鲜品人参。同行的专家们一致感到，参观三大博物馆，展品之丰，蔚为壮观，令人大开眼界！

首届中国大别山肿瘤高峰论坛在安徽省六安市举办

荣　枫　张立峰

巍巍大别山，跨越皖、鄂、豫三省，横亘在华夏中原大地上。这里的人民曾经为新中国的建立做出了巨大贡献，诞生了百余位共和国开国将军，被誉为“红色的摇篮”。

但遗憾的是，三省中不乏一些肿瘤的高发地区，尤其是安徽省的淮河流域地区，由于近年来环境被污染，成为了全国闻名的新的肿瘤高发区，“癌症村”的报道时常见诸于媒体。为了革命老区群众的健康，提高三省医务人员的肿瘤防治水平，又一个跨省份的肿瘤学术论坛在安徽六安破土而出。

2014 年 4 月 26 日，由六安市医学会、六安市人民医院共同主办，六安市肿瘤研究中心、六安市癌症康复协会协办的“第一届中国大别山肿瘤高峰论坛暨两个省级专业协作委员会成立大会”在六安市曙光铂尊大酒店举办。来自省内外的 300 余位代表参加了论坛。

中国生物医学工程学会靶向治疗专业委员会主任委员、中华冷冻学会主任委员张积仁，中国癌症基金会《中国肿瘤临床年鉴》执行主编、《中国医学百科全书》特约编审张立峰，六安市政协主席王胜、市卫生局局长潘健、市医学会副秘书长关世刚等领导出席开幕式。

开幕式由六安市医学会副会长、市人民医院副院长郑学海主持。市人民医院党委书记、院长汪圣高在开幕式上致辞。

张积仁教授在开幕式上宣布中国生物医学工程学会靶向治疗专业委员会安徽省协作委员会、中华冷冻学会安徽省协作委员会的成立和两个省级专业协作委员会成员名单。由安徽省肿瘤学会主任委员、安徽医科大学第二附属医院副院长陈振东担任两个省级专业委员会名誉主委，推选六安市人民医院肿瘤中心宋华志教授、赵勇教授分别担任中华冷冻学会安徽省协作委员会主任委员、中国生物医学工程学会靶向治疗专业委员会安徽省协作委员会主任委员。

此次论坛邀请国内知名专家教授就“肿瘤防控及微创、绿色治疗”进行了讲座和交流，以期推动肿瘤规范化综合治疗技术的不断进步和发展。做学术讲座的专家及讲座题目包括：南方医科大学附属珠江医院张积仁教授“肿瘤的防控和干预”，北京解放军 302 医院杨永平教授“冷冻消融治疗肝细胞癌 10 年数据研究”，北京中医药大学附属东方医院李泉旺教授“肿瘤绿色治疗技术”，安徽医科大学第一附属医院孔令玲教授“肿瘤放疗新技术——适形调强放疗”，解放军广州军区武汉总医院易峰涛教授“氩氦刀治疗肝肿瘤的实验与临床”。大会气氛热烈，参会专家就肿瘤的靶向治疗和冷冻治疗开展了积极讨论。

论坛的“压轴戏”由北京大学医学出版社、《中国肿瘤临床年鉴》编辑部张立峰编审讲解“提高医学论文写作水平的技巧”。目前，发表论文为医务人员晋升职称所必需，精彩的讲座令与会的年轻医生受益匪浅。

首届大别山肿瘤高峰论坛的成功举办，标志着包括来自安徽、湖北和河南的大别山区域的肿瘤专业医务人员第一次共同携手在肿瘤诊治方面的交流，努力将“大别山肿瘤高峰论坛”打造成品牌，希望今后能够由三地轮流举办论坛活动，为提高三省的肿瘤诊治水平起到切实的推动作用。最终造福于当地的广大肿瘤患者。

第十届全国癌症康复与姑息医学大会在沪举行

风华廿载漫征途　而今迈步从头越

为了交流我国临床肿瘤姑息治疗领域的实践经验和研究成果，了解国际上的研究动态和进展，积极推动学科的发展，以“规范肿瘤姑息治疗——贯穿始终”为主题的第十届全国癌症康复与姑息医学大会于2014年6月20日~22日在上海举行。1500余名致力于癌症康复与姑息治疗事业发展的专业人士参加了此次盛会。

本次大会由华中科技大学同济医学院附属同济医院肿瘤中心主任于世英教授、第二军医大学附属长征医院王杰军教授担任大会主席，解放军八一医院副院长秦叔逵教授、复旦大学肿瘤医院内科印季良教授担任大会执行主席，华中科技大学同济医学院附属同济医院陈元教授、中山大学附属肿瘤防治中心张力教授担任大会秘书长。哈尔滨医科大学附属肿瘤医院副院长张清媛教授、北京大学肿瘤医院中西医结合科主任李萍萍教授等出席了此次大会。

作为恶性肿瘤综合治疗的一个重要组成部分，近年来姑息治疗已得到了业界的高度关注，加强对姑息治疗的规范化管理和多学科的临床协作研究十分迫切。有计划、积极的姑息治疗不仅对于减轻患者症状、改善生活质量和延长生存具有重要的作用，而且已成为肿瘤标准治疗不可或缺的一部分。

大会开幕式上，首先邀请王杰军教授、于世英教授、秦叔逵教授、印季良教授上台为中国抗癌协会癌症康复与姑息治疗专业委员会成立二十周年题词，专家们共同书写了“风华廿载漫征途，而今迈步从头越”的横幅，共同见证这一具有里程碑意义的时刻。

接下来，中国抗癌协会组织部部长张静宣布了前一天新一届癌症康复与姑息治疗专业委员会选举结果：王杰军教授当选为第五届中国抗癌协会癌症康复与姑息治疗专业委员会（CRPC）主任委员，秦叔逵教授当选为候任主任委员，张力、李萍萍、张清媛、陈元、黄诚教授当选为副主任委员，于世英教授被推举为名誉主任委员。中国抗癌协会理事长助理宣栋生、上海长征医院院长郑兴东大校先后致辞，向新产生的一届专业委员会和本次大会表示祝贺。

随后，宣布了“三声杯”优秀论文获奖名单，大会共收到论文110篇，涉及肿瘤治疗、症状控制、营养等多方面，经过专家两轮评选，评选出一等奖 1 名，二等奖 3 名，三等奖 5 名。中山大学附属肿瘤医院的研究团队荣获一等奖。

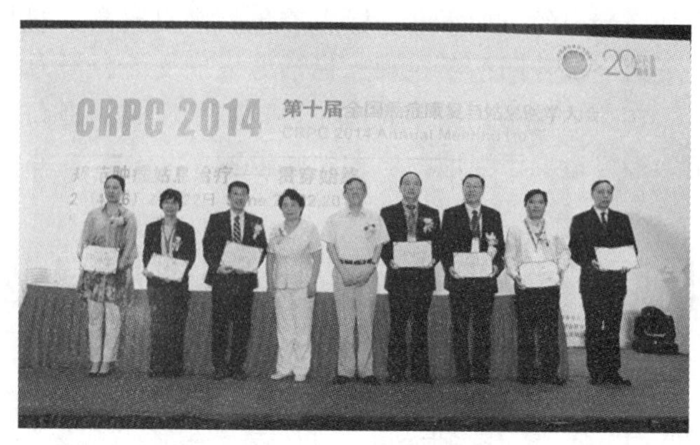

专业委员会第五届主任委员、候任主任委员、副主任委员合影

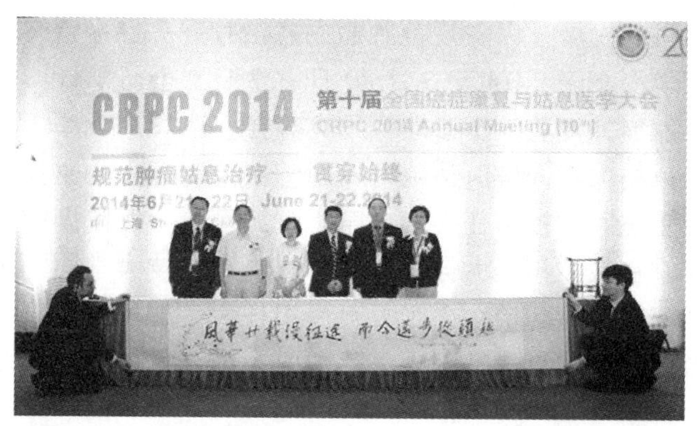

专家们共同书写“风华廿载漫征途，而今迈步从头越”题辞

大会主席王杰军教授致开幕辞。他指出，癌症康复与姑息治疗专业委员会于 1994 年 8 月成立，在各位领导、各位专家的呵护、关爱下，在一大批热心姑息治疗的专家和前辈的努力下，CRPC 已经成长为肿瘤治疗领域一个活跃的、具有影响力的学术团队，为在中国普及和推广姑息治疗理念和临床实践发挥了重要作用。姑息治疗已经成为肿瘤临床规范治疗的一个重要部分，涉及的知识面广，是多学科联合的交叉学科。经过这 20 年的发展、中国的癌症姑息治疗已经正在完成由配角走向主角的过程。第四届委员会为我国的姑息治疗事业做出了非常重要的贡献。这 20 年来成绩卓著，但是依然任重道远。我们如何让姑息治疗成为临床规范的实践，如何让姑息治疗成为专门的学科，如何让社会对姑息治疗有更好的认同，如何让更多人参与到这个项目中来，如何让中国的癌症姑息治疗在国际舞台发挥更大的作用，这是我们未来的责任和任务。未来我们将会通过建立姑息治疗临床学院等多种形式来积极推动姑息治疗在中国的发展。过去的 20 年对中国的姑息事业意义非常大，20

年的沉淀，为今后癌症康复与姑息治疗事业的发展奠定了坚实基础。我们有理由相信，在各位的共同努力下，我国的姑息治疗事业一定能够再创辉煌。

大会开幕式上，CRPC 名誉主任委员于世英教授做了题为“中国癌症康复与姑息医学回顾与展望”的演讲，全面回顾了 CRPC 从 1994 年成立至今 20 年内的历程。于教授指出，这 20 年间，CRPC 以“关爱·生命·质量”为目标，重视姑息治疗，改善生活质量；从愿望到行动，探索中国癌症姑息治疗发展之路。在继续教育工作方面，CRPC 开展的活动有：1992~1997 年的癌痛姑息治疗骨干培训，2000 年至今的无痛过年活动，2006 年至今的有 10 万医师/药师参加的麻醉处方资格培训，2010 年开始的空中课堂（已举办 86 场，6288 家医院、3.6 万医生参加），2012 年开始的与 EAPC 合办的高级培训班，并抓住各种契机，在中国肿瘤学术大会、全国临床肿瘤学大会暨 CSCO 学术年会、中国老年肿瘤学大会、中国肿瘤内科大会、中华疼痛学大会上举办姑息治疗专场。在科普宣传方面，CRPC 开展的活动有：启动于 2001 年，旨在医院、社区、家庭中普及癌痛知识的无痛过年活动，目前已有 31 个省（区、市）、150 多家医院的 2000 多名医护人员参与，帮助 7 万多癌痛患者实现了安乐春节的愿望。CRPC 在活动期间，通过报刊、杂志、网站、电视台、广播电台广泛报道，经“百度”搜索“无痛过年”词条的有 149 万余人次。2013 年“世界癌症日”期间，CCTV 肿瘤频道专门对这一活动进行了电视采访，极大扩大宣传力度。政策支持方面，CRPC 紧密联系卫计委、药监局、社保部、公安部等政府部门，并与 CSCO、麻醉药品协会、麻醉药品依赖研究所、中国医院管理学会、中华麻醉学会、中华疼痛学会、中国老年肿瘤学会、肿瘤心理学专业委员会、中国肿瘤康复会等学会紧密合作，使吗啡、氟哌啶醇等被录入 2012 年版《中国国家基本用药目录》中，芬太尼、奥曲肽等被录入 2009 年版《中国国家医保药物目录》中。CRPC 并将在卫计委的指导下，开展癌痛临床路径工作，落实到 2 级医院中。

于世英教授指出，中国癌症康复与姑息医学事业发展至今，仍面临着癌痛治疗态度保守、专业技术研究和指南不足、学科团队弱小、缺乏专科及资质认证等知识与技术层面问题。基本技能及基本用药目录缺乏共识指南、基层医院姑息治疗工作不力、国家政策对姑息治疗无明确规定、公众普及教育和社会支持不足等问题，阻碍了姑息治疗的发展。她建议，按照 WHO 于 2007 年提出的“姑息治疗公共健康策略模型四要素”原则，在姑息治疗专科、肿瘤专科（把姑息治疗纳入肿瘤综合治疗）以及内科、老年科、社区和家庭医疗（将姑息治疗基本知识整合入常规医疗）三个层面实施，并借鉴 EAPC 于 2013 年白皮书中提出的 10 项核心胜任力，加强医务人员培训。

随后，秦叔逵教授做了题为“肝癌的姑息治疗”的演讲，重点强调除了分子靶向药物之外，化疗在原发性肝细胞癌中的治疗作用，详细介绍了相关临床试验和最新进展。加拿大马尼托巴大学 Harvey Max Chochinov 教授做了题为“尊严疗法：终末期姑息治疗的有效心理干预措施”的演讲。

在随后一天半的会议时间里，大会精心设置了骨相关事件诊疗和 MDT 专场、肿瘤治疗相关消化系统不良反应专场、姑息治疗培训专场、GPM 病房项目交流专场、消化道及头颈部肿瘤姑息治疗专场、难治性癌痛治疗专场、肿瘤营养治疗专场、社工工作坊等专题，与会专家和学者就癌症康复与姑息医学的发展、最新动态等内容进行了广泛而深入的探讨与交流。发布了2014版《肿瘤药物相关性肝损伤防治专家共识》、2014版《恶性肿瘤骨转移及骨相关疾病临床诊疗专家共识》。还表彰了一批优秀论文，全方位、多角度地呈现了一次癌症姑息治疗领域的饕餮学术盛宴。

本届大会由中国抗癌协会癌症康复与姑息治疗专业委员会（CRPC）主办，上海市抗癌协会和上海长征医院承办，中国抗癌协会临床肿瘤学协作专业委员会（CSCO）、上海癌症康复与姑息治疗专业委员会、《临床肿瘤学杂志》社和上海市医学会肿瘤专业委员会协办。

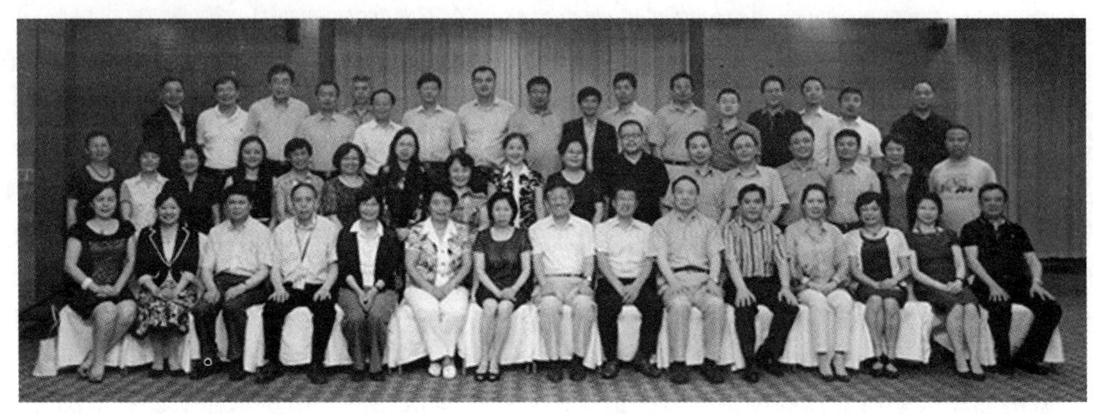

中国抗癌协会癌症康复与姑息治疗专业委员会第五届全体委员合影

（稿源：综合中国抗癌协会、医脉通网站2014-07-02）

相关链接

姑息医学中的社会工作服务
——第十届全国癌症康复与姑息医学大会

大会主席王杰军教授致开幕辞，CRPC名誉主任委员于世英教授进行了题为“中国癌症康复与姑息医学回顾与展望”的演讲后，李嘉诚基金会“人间有情”全国宁养医疗服务计划特邀加拿大马尼托巴（Manitoba）大学Harvey Max Chochinov教授做了题为“尊严疗法：终末期姑息治疗的有效心理干预措施”的演讲。

Dr. Chochinov是加拿大马尼托巴大学精神病学特聘教授、马尼托巴癌症关怀机构纾缓医疗研究部主任，也是加拿大全国纾缓研究专业委员会主席、加拿大模拟临终关怀组织联合创始人兼主席、加拿大皇家学会和健康科学学会资深会员。他所著的具有深远影响的出版物解决了纾缓医学在心理社会层面的需要，定义了核心特制和临终的标准。他的研究涵盖了临终病人在生命末期的纾缓治疗和尊严。

正如Dr. Chochinov在演讲时指出，患者如何看待自己，很大程度上取决于医护人员如何看待他们，这是尊严治疗中极为重要的一个观念。这也是姑息治疗领域中极为重要的一个部分。贯穿在肿瘤治疗始终的姑息治疗，是尊重患者的、全面的、积极的治疗，这也正是本次大会的主题“规范肿瘤姑息治疗——贯穿始终”的精髓所在。

大会连续第四年设立了社会工作专题分会场——“姑息医学中的社会工作服务”，该分会场由中国抗癌协会癌症康复与姑息医学专业委员会、李嘉诚基金会“人间有情”全国宁养医疗服务计划合作主办。由中国抗癌协会癌症康复与姑息治疗专业委员会名誉主任委员于世英教授、解放军总医院肿瘤中心焦顺昌医师、河北省肿瘤医院肿瘤内科主任刘巍教授主持。来自港、台地区以及内地的学者、专家进行精彩的学术演讲，分享了医务社会工作者在全程姑息治疗的角色、儿童临终关怀与哀伤辅导、社会工作在姑息医学中的实践和反思、推动上海社区居家宁养服务实践、临终关怀之灵性照顾、医护人员之自我照顾等关于姑息医学领域中的社会工作服务等内容。

（摘自：李嘉诚基金会“人间有情”全国宁养医疗服务计划电子报《宁养简讯》第十二期）

中国癌症防控战略研讨会暨中国抗癌协会成立30周年座谈会在天津召开

初秋的津门，骄阳高照，金风送爽。2014年8月29日上午，中国癌症防控战略研讨会暨中国抗癌协会成立30周年座谈会在天津市肿瘤医院隆重举行。来自全国120余名早期参加协会的肿瘤专家及历届常务理事、专业委员会主任委员欢聚一堂，缅怀中国抗癌协会的创建者们，传承良师贤学优良风范，探讨我国癌症防控战略。

中国科协书记处书记沈爱民，中国抗癌协会理事长、天津市肿瘤研究所所长郝希山院士，原中国医学科学院院长、协和医科大学校长巴德年院士，中国抗癌协会副理事长、中国医学科学院副院长詹启敏院士，天津市科协党组书记、常务副主席杨鑫传，原卫生部副部长曹泽毅，天津医科大学党委书记姚智及天津市肿瘤医院党委书记、院长王平等领导出席会议。会议由中国抗癌协会秘书长、天津市肿瘤医院副院长王瑛主持。

郝希山理事长首先致辞，他感谢在百忙中远道而来的各位来宾，特别是一些耄耋之龄的肿瘤界前辈不辞劳顿出席会议，令人感动。回顾了中国抗癌协会30年走过的道路，总结了协会发展壮大的基本经验：要以团结四海同道为立会之基；以提高学术水平为兴会之道；以服务社会公众为建会之宗；以珍惜科技人才为强会之本。勉励协会同仁要继承发扬老一辈肿瘤专家“德高医粹、至善尚新”的优良风范，在“抗癌济世”的大道上继续携手同行。

王平院长代表挂靠单位对出席会议的来宾表示热烈欢迎！他表示，天津市肿瘤医院作为协会挂靠单位，要进一步加强软硬件建设，不断扩大医院影响力，为服务协会、推动中国抗癌事业发展做出更大贡献。

在热烈的掌声中，中国科协沈爱民书记致辞。他代表中国科协向中国抗癌协会30年华诞表示热烈的祝贺！向各位肿瘤界前辈、各位肿瘤专家致以诚挚的问候和崇高的敬意！他指出，协会近年来发展壮大，已成为推动肿瘤防治事业的重要社会力量。希望中国抗癌协会能够抓住历史机遇，乘势而上，全面加强协会能力建设，不断取得更大成绩！

巴德年院士、詹启敏院士对中国癌症防控战略发表了见解。18 位古稀耄耋之龄的老专家先后发言，回忆协会 30 年中的感人瞬间，追寻协会发展之魂，缅怀创建者们的卓越功绩和道德风范，对协会的发展和中国癌症防控战略提出了建议。

大会表彰了吴孟超、汤钊猷、孙燕等 34 位为中国抗癌协会发展和抗癌事业做出突出贡献的科技专家，向代表赠送了《中国抗癌协会三十年纪念画册》。与会代表观看了《大道同行——中国抗癌协会三十年》纪录片，参观了“中国抗癌协会三十年图片展”。部分老专家下午还参观位于天津高新区的中国抗癌协会秘书处，对协会近年来的发展给予肯定和赞许。有的欣然命笔留下墨宝，祝愿协会越办越好。

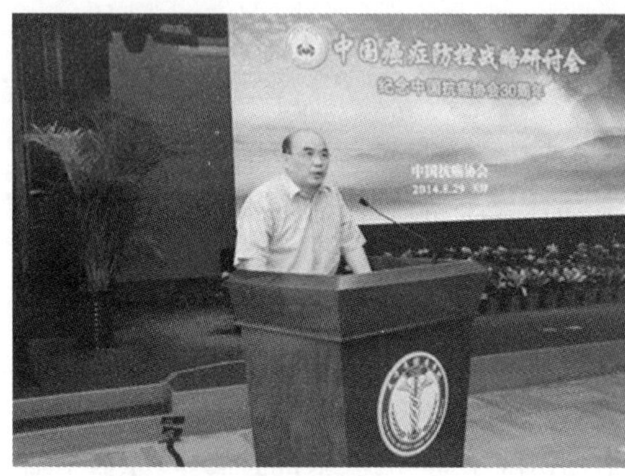

中国科协书记处书记沈爱民讲话

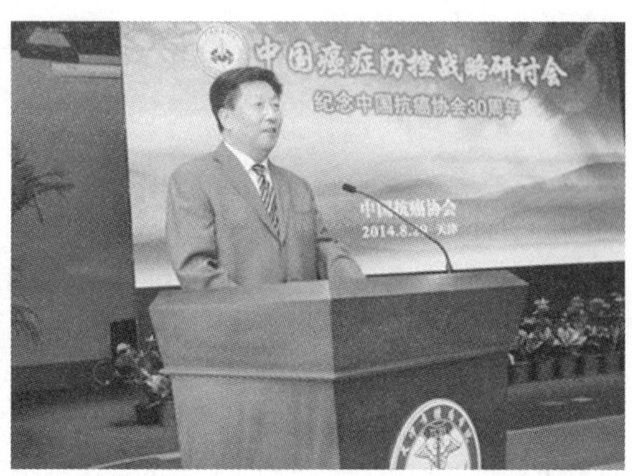

中国抗癌协会理事长、天津市肿瘤研究所所长郝希山院士致欢迎词

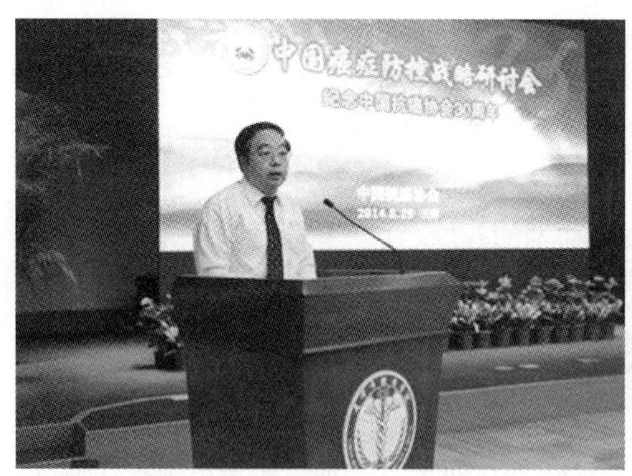

挂靠单位天津市肿瘤医院院长、党委书记王平讲话

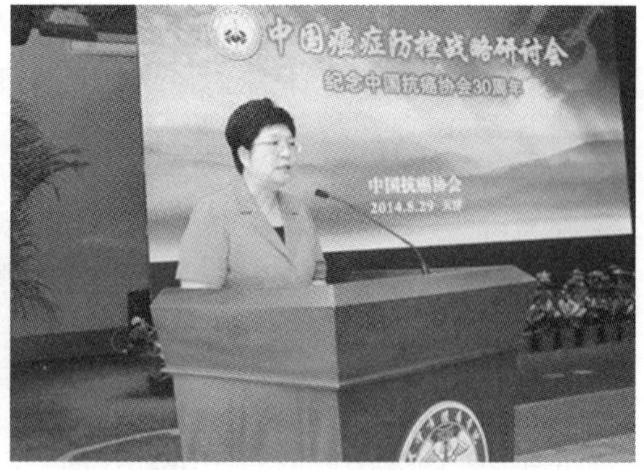

中国抗癌协会秘书长、天津市肿瘤医院副院长王瑛主持

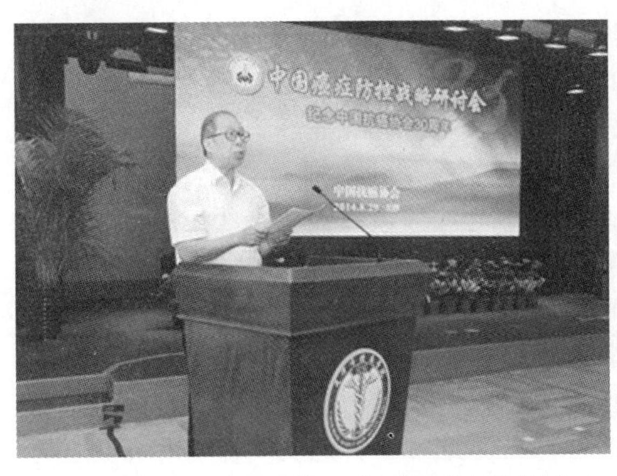

唐步坚副理事长宣读“中国抗癌事业特别贡献奖”的决定及表彰

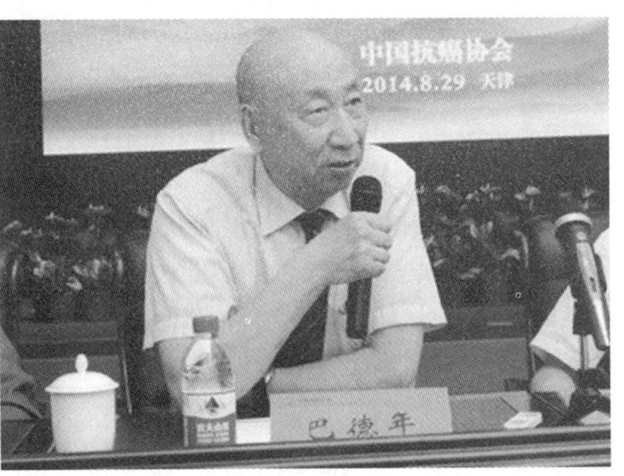

巴德年院士讲话

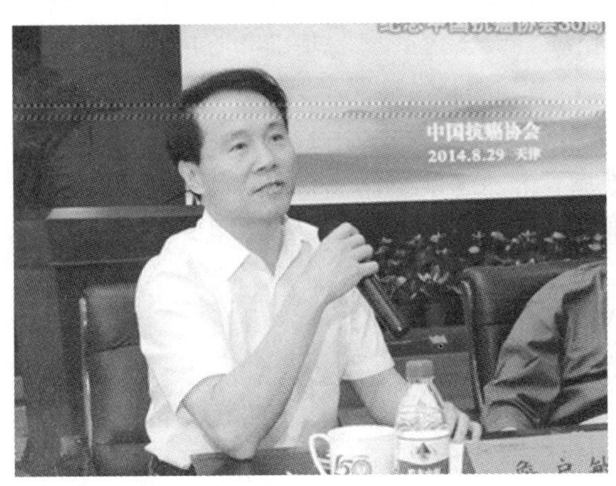

詹启敏院士讲话

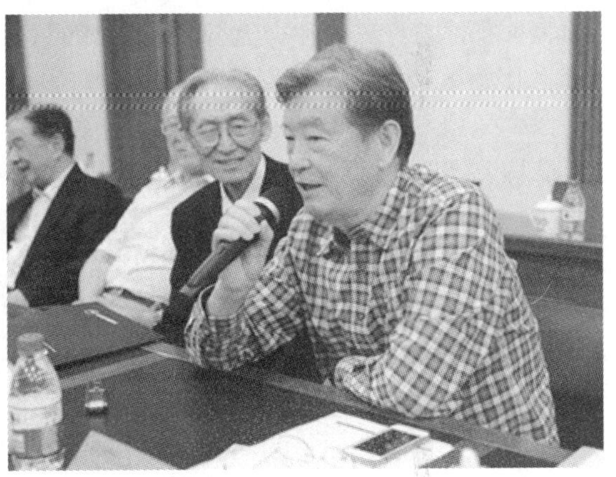

董志伟教授在研讨会上发言

（稿源：中国抗癌协会 2014-09-04）

2014 年中国抗癌协会临床肿瘤学协作专业委员会多学科诊疗（东北）研讨会召开

——共享学术前沿　续展务实新篇

2014 年中国抗癌协会临床肿瘤学协作专业委员会（CSCO）多学科诊疗（东北）研讨会于 2014 年 7 月 3 日~5 日在吉林省长春市南湖宾馆举行。本次会议由中国抗癌协会临床肿瘤学协作专业委员会、吉林省医学会主办，吉林省肿瘤医院、吉林省抗癌协会、吉林省医学会肿瘤专业委员会承办。来自上海、北京、天津、广州等地的 20 余位国内知名专家教授及300余位与会代表齐聚一堂，以进一步提高我国肿瘤专科医师的临床水平为宗旨，以积极推广循证医学，传播肿瘤学新进展为目的。全力打造了掌握新知识、新技术的学习交流平台，促进了肿瘤的个体化、多学科规范化诊疗理念和模式的发展。

7月4日上午8时30分，2014年CSCO多学科诊疗（东北）研讨会在热烈和谐的氛围中拉开了帷幕，会场内座无虚席，吉林省肿瘤医院院长程颖教授主持了开幕式，对各位来宾的到来表示了最诚挚的欢迎。CSCO执行委员会主任委员、广东省人民医院副院长、广东省医学科学院副院长吴一龙教授致开幕辞，他在致辞中表达了对本次会议的热烈祝贺和美好期待，并指出CSCO多学科诊疗（东北）研讨会已经成为国内肿瘤领域影响最大的学术交流会议之一，近年来吉林省肿瘤诊疗队伍在国内异军突起，诊疗技术及水平发展迅速，在推动国内常见肿瘤规范化诊疗，为促进各学科之间交流合作中做出了卓越的贡献。

在为期两天的会议中，多位国内肿瘤领域知名专家先后进行了精彩学术报告，与广大参会代表深入分享和探讨了全球临床肿瘤学领域的学术成果。并就2014年ASCO会议的最新学术进展进行解读和交流，同时就肺癌、乳腺癌、胃肠道肿瘤的基础和临床研究热点进行学术讨论，内容丰富多彩。

本次CSCO多学科诊疗（东北）研讨会分为三个专场，其中在肺癌专场中，吴一龙教授与大家分享了2014年肺癌研究热点和进展，首先阐述了如何根据EGFR TKIs耐药机制而进行治疗策略的选择，并指出未来我们还有许多问题需要解决，如少见突变的处理模式、进展后继续使用EGFR TKI的意义、第三代EGFR TKI的作用、如何联合其他方法来延长或预防获得性耐药等。最后吴教授又介绍了非小细胞肺癌术后靶向治疗的研究进展，目前的研究证据认为，靶向药物用于辅助治疗仍然证据不足。上海市肺部肿瘤临床医学中心主任、CSCO副秘书长兼常委陆舜教授作了题为“2014晚期肺癌靶向治疗进展”的专题报告，分别从TKI早用晚用是否会影响患者总生存？在靶向治疗为基石治疗的同时，是否可以与其他治疗联合？2014年ASCO靶向治疗新进展等角度，对晚期肺癌靶向治疗进展做了深度解读。CSCO执行委员会委员、北京大学肿瘤医院胸部肿瘤内科主任王洁教授就肺癌个体化治疗时代的检测变革与大家进行了深入交流，指出驱动基因对肺癌个体化治疗具有指导意义，并提到检测技术的变革对肺癌个体化治疗的推动作用，最后着重介绍了单基因到多基因、静态到动态、定性到定量、组织标本到单细胞检测等目前国际上最热门的研究进展。CSCO执行委员会副主任委员、吉林省肿瘤医院院长程颖教授与参会者共同探讨了非小细胞肺癌的免疫治疗，从免疫学概述、肿瘤免疫治疗历史和治疗策略等方面进行了阐述，并对免疫检查点药物研究进行了剖析，最后对免疫检查点标志物的检测和肺癌疫苗研究进展做了简单介绍，让与会者对肺癌免疫靶向治疗这一新的研究领域有了更深入的了解。中国抗癌协会肺癌专业委员会主任委员、天津医科大学附属肿瘤医院肺部肿瘤科主任王长利教授分别从外科手术在肺癌治疗中的重要性和多学科治疗在肺癌治疗中的地位两个方面进行了阐述：首先，对于早期肺癌，手术治疗仍为首选治疗；其次，肺癌治疗已经进入了个体化、多学科治疗的阶段，任何单一学科的治疗都具有其局限性。因此，有计划地、合理地应用现有的多学科各种有效治疗手段，最大限度地改善患者的生存质量。中华医学会肿瘤放疗专业委员会副主任委员、上海交通大学附属胸科医院傅小龙教授介绍了Ⅲ期非小细胞肺癌的治疗策略，分析了其异质性和亚型。Ⅲ期非小细胞肺癌目前的治疗是手术以及同步放化疗，诱导化疗以及巩固化疗的价值需进一步研究。探讨了Ⅲ期非小细胞肺癌的个体化治疗等。CSCO小细胞肺癌专家委员会副主任委员、307医院全军肿瘤中心肺癌科刘晓晴教授与大家探讨了晚期非小细胞肺癌维持治疗的启示——科学管理，指出维持治疗开启了晚期非小细胞肺癌治疗的新视角，给部分患者带来生存获益。值得注意的是，虽然维持治疗是一种好的选择，但并不是所有患者的标准治疗，必须区别对待，个体化选择。另外，诱导化疗后的维持治疗需要个体化管理。

在胃肠肿瘤专场中，中国医科大学附属第一医院肿瘤内科主任刘云鹏教授带来了“胃癌辅助化疗——从规范化走向个体化”的精彩报告。刘教授从可切除胃癌辅助治疗的探索历程到胃癌的治疗模式的地区差异，例如胃癌的欧洲治疗模式、围术期化疗亚洲模式。刘教授的报告内容丰富多彩，代表着亚洲地区胃癌治疗模式的新进展。中国医科大学附属第一医院肿瘤放射治疗科主任李光教授做了关于直肠癌放射治疗的报告，阐述了直肠癌辅助治疗的适应证，推荐Ⅱ/Ⅲ期直肠癌必须进行术前同步放化疗，术前未行同步放化疗者，必须进行术后同步放化疗。明确了局部晚期不可手术切除直肠癌的治疗策略，姑息性放疗以及根治性放疗的适应证，并解读了相关临床研究证据。辽宁省肿瘤医院副院长宋纯教授报告了“结直肠癌规范化手术和肝转移的外科治疗策略”。宋纯教授以图文并茂的形式报告了结肠癌规范化手术的情况，并解读了结直肠手术的规范及要求，现场播放了手术录像。对于结肠癌肝转移的患者提出了新的治疗思路及见解。宋纯教授的报告，让参会人员受益匪浅。北京大学肿瘤医院结直肠肿瘤外科主任顾晋教授将多学科协作扩展到整形外科，在会上展示了与整形外科协作最新开展的直肠癌扩大切除术。顾晋教授认为，M1a/ⅣA期直肠癌扩大切除虽有争议，但技术上可行，有理论基础，可使患者受益；整形外科的参与，有利于获得更多的R0切除率。顾晋教授精彩的演讲及精湛的手术技术得到参会人员一致的赞叹，演讲结束后会场传来热烈的掌声。中国医学科学院肿瘤医院放疗科主任金晶教授做了“关于胃癌放射治疗进展”的报告，通过相关临床研究的解读，阐述了胃癌根治术后放疗的适应证，肠型胃癌的个体化放疗，针对我国目前外科手术专科化不够、手术切除率较低以及局部晚期患者比例较高，提出了胃癌及食管胃结合部癌术前放疗的可行性。目前的临床研究已显示，术前放疗、化疗及同步放化疗均可提高OS，结果非常令人鼓舞，期待进一步的临床研究结果。中国医学科学院肿瘤医院医学影像科蒋力明教授做了关于神经内分泌肿瘤影像学诊断的报告，系统阐述了神经内分泌肿瘤的主要发病部位、临床表现特征及诊断策略，重点讲述了影像学诊断方法及典型征象。

在乳腺癌专场中，复旦大学附属中山医院整形外科亓发芝教授介绍了背阔肌乳房再造的应用和进展，并从扩大背阔肌肌皮瓣以及背阔肌加假体乳房再造两方面进行了阐述，并探讨了肌皮瓣的血液供应，手术的操作技巧，以及术后的注意事项。哈尔滨医科大学附属肿瘤医院乳腺外科李志高教授带来了乳腺癌早期治疗策略的报告，这是基于循证医学方面的优化选择和治疗探索，告诉我们要更加重视系统性治疗、基础药物的治疗探索，以及证据的治疗优化。青岛大学附属医院乳腺病诊疗中心王海波教授报告了乳腺癌新辅助化疗评估指标 PCR 的价值，从新辅助化疗的作用和目的，以及所要追求的最佳效果、预测因素等方面进行了详细的阐述。哈尔滨医科大学附属肿瘤医院内科蔡莉教授以图文并茂的形式报告了晚期乳腺癌化疗策略的优化和选择，从患者的耐受性、安全性、生存时间等方面进行了详细的阐述，明确了晚期乳腺癌治疗理念的发展。辽宁省肿瘤医院乳腺内科孙涛教授向我们介绍了晚期乳腺癌维持治疗探索之路，通过对比维持治疗的过去、现在、未来，指出晚期乳腺癌的治疗目的是缓解患者症状，提高生活质量，延长患者生存期。中国医学科学院肿瘤医院马飞教授带领我们进行了晚期乳腺癌维持治疗的讨论，证明长疗程化疗可显著改善晚期乳腺癌的 PFS（无进展生存期），以卡培他滨为基础的联合化疗是理想的一线维持方案。

同时，在会议期间，吉林省肿瘤医院副院长卢卫平教授、刘士新教授、张越教授，吉林省肿瘤医院肿瘤内一科主任柳影教授、马丽霞教授，内二科主任王立波教授，胸部肿瘤外一科主任刘建阳教授、外二科王启文教授，胸部肿瘤放疗三科主任张矛教授，肝胆胰胃外科主任杨玉波教授，结直肠外科主任程龙伟教授，乳腺外二科主任王长青教授，中国医学科学院肿瘤医院内科主任徐兵河教授，天津市肿瘤医院佟仲生教授，分别参与了各专题讨论会的讨论与主持，就大家共同关心的热点问题进行了多层次、多角度的探讨，会场内学术氛围浓厚，交流互动活跃，与会代表非常珍惜与知名专家零距离沟通探讨的机会，使与会专家及代表共同分享了一场精彩的学术盛宴。最后，本次大会在务实严谨的氛围中圆满落下帷幕。

本届 CSCO 多学科诊疗（东北）研讨会延续了往届主题鲜明的专业特色，在学术交流和思维碰撞中激发创新思维，为与会专家、学者提供相互学习、协作交流、增进友谊的良好平台。几年来，吉林省肿瘤医院与 CSCO 通力协作，在长春已经举办了 9 期卓有成效的临床肿瘤学诊疗规范化学习班。目前，CSCO 长春站已经成为了我国推广肿瘤诊疗新技术、新进展和新理念的重要平台，为东北地区临床医生搭建了一个沟通交流的平台，使东北地区的各级临床医生获得与国内、国际知名专家面对面交流的机会，提升了为广大患者服务的专业技能。同时也大大带动了吉林省肿瘤诊疗水平、科研及临床技术全方位与国际接轨，促进了吉林省肿瘤防治学术地位与影响力的日益提升。我们共同期待下一届 CSCO 多学科诊疗（东北）研讨会为我们传递更多肿瘤诊疗的前沿信息，续展更加美好的务实新篇！

（稿源：吉林省抗癌协会，中国抗癌协会网站 2014-08-11）

2014 年第七届国家级分子靶向药物治疗新进展学习班暨浙江省肿瘤化疗学术年会在杭州召开

本次会议于 2014 年 5 月 9 日～11 日在杭州新开元名都酒店召开，历时 3 天。会议规模达 500 人左右，超历次会议人数。其中近 100 名学员来自省外，如北京、广东、上海、河南、江西等地区。浙江省肿瘤化疗学术年会在潘宏铭院长的精心筹划下，影响力已经跨出浙江省境外。

本次大会邀请到众多国内肿瘤学术界的顶级专家，如肝癌领域秦叔逵教授，肺癌领域韩宝惠、陆舜教授，大肠癌领域李进教授，恶性黑色素瘤领域郭军教授，肿瘤免疫领域陈锦飞教授，肿瘤放疗领域章真教授。会议对非小细胞肺癌治疗规范、全程化管理和肺癌内科治疗进展；对于晚期肺癌二线治疗以及维持治疗的方案进行了深入的探讨；对肺癌放疗的现状和存在的问题进行了深刻剖析。消化道肿瘤领域的专家李进、潘宏铭、徐农等知名教授就胃癌、大肠癌的诊疗进展和新共识做了简明扼要的报告；乳腺癌领域的浙江省首席专家王晓稼教授等就围术治疗、术后及内分泌治疗做了精彩的专题报告。肿瘤营养方面如肿瘤营养治疗进展、肿瘤免疫与营养、放疗与营养的专题演讲吸引了省内外从事肿瘤临床研究的专家。既有循证医学又有个体靶向治疗内容，体现肿瘤内科治疗的科学性和艺术性。此外，化疗专业委员会的各位主委、副主委、常委也分别做了内容丰富的专题报告，各位委员的精彩点评、与讨论嘉宾和同道们之间的互动，讨论非常热烈。精彩而生动的讲演获得听众的好评。本次学习班以灵活新颖的讲课形式，课程设置丰富，且理论与实践相结合，授课专家们深入浅出，旁征博引；会场座无虚席，学员们积极互动探讨，提出了许多新颖的问题，反映了浙江省医生积极思考，勇于探索的精神。不少外省学员为浙江化疗专业委员会的办会质量和精彩内容所深深吸引，自始自终参与整个会议的内容学习和交流。

同时，本次化疗年会也做了一个非常大的调整，即 5 月 11 日开设了青年委员会专场，为青年专家的学术交流和互动搭建了学术平台。青年委员会的青年专家们分成肺癌组和肠癌组各进行一场辩论。辩手们唇枪舌剑，妙语如珠，博得全场阵阵喝彩。专家点评犀利而中肯，给辩手和听众很好的上了一课；剖析辩题深刻而精准，使得青年后生的辩论技巧有了提高。有些青年辩手学识渊博，引经据典，如朱利明医生；比喻生动，气势逼人，如王凯峰医生。在自由辩论中，张晓琛医生层层紧逼，让对手们没有喘息机会，吸引众多听者掌声不断。正如袁瑛主任所说，看到了她平素温和外表之外的另一面。肺癌反方陈雪琴医生独挑大梁，优美的声音和清晰的表达获得场内观众的认可。结果不出所料，最佳辩手由上述四人获得。最佳团队奖由肺癌正方张晓琛、赵同伟、王捷和陈薇团队摘取。决战前整个团队的精心准备，反复模拟，才能取得好成绩。一个好汉三个帮，团结就是力量。这就是辩论赛带给我们的启示。另外，今年新增优秀青年论文交流内容，使得青年才俊有一个展现自己学术成果的平台，增加大家互相交流学习和进一步合作的机会。

本次培训班收到了预期效果，来自省内外各地区的学员们收获颇丰，掌握了新知识和新技术，同时也为学员们提供了良好的学习交流平台。对于推动浙江省的肿瘤防治事业的进步，促进肿瘤诊治的标准化、规范化、专业化和个体化具有重要意义。

（稿源：浙江省抗癌协会，中国抗癌协会网站 2014-05-30）

第十届中国肿瘤微创治疗学术大会暨第一届亚太影像导引下肿瘤微创治疗术大会举办

2014 年 11 月 9 日，“第十届中国肿瘤微创治疗学术大会暨第一届亚太影像导引下肿瘤微创治疗学术大会”在上海世博洲际酒店圆满落下帷幕，会议由中国抗癌协会肿瘤微创治疗专业委员会、中山大学附属肿瘤医院主办，上海交通大学医学院附属仁济医院、复旦大学附属肿瘤医院承办。作为中国肿瘤微创治疗领域一年一度的盛会，本届会议共迎来了来自全球 10 余个国家的 240 余位顶尖专家及 800 余位来自国内外及港澳地区的代表和学者。

开幕式由上海交通大学医学院附属仁济医院翟博教授及中国医学科学院肿瘤医院马洁教授主持，中国抗癌协会肿瘤微创治疗专业委员会主任委员、亚太影像导引下肿瘤微创治疗学会主席、中山大学附属肿瘤医院吴沛宏教授致辞。开幕式后就肿瘤微创治疗的研究动态和最新进展进行了广泛的交流和讨论，内容主要涉及肿瘤消融治疗、肿瘤粒子植入治疗、肿瘤外科微创治疗、肿瘤血管介入治疗、肿瘤微创疼痛治疗及分子靶向治疗等。专家学者对肿瘤个体化、人性化、理性化治疗和微创治疗与多学科综合治疗的新理念进行了深入探讨。

会议设 1 个主会场，7 个分会场。共收到各类论文 200 余篇，论文的数量与质量均超往届会议。经专家评委从论文的创新性、科学性、应用性等方面进行综合评分及颁奖仪式，大会共评出优秀论文一、二、三等奖和创新奖 20 余名。

此次盛会展示了肿瘤微创治疗及相关领域最前沿的学术和临床研究成果，通过对肿瘤个体化、人性化、理性化治疗和微创治疗与多学科综合治疗的新理念进行了深入探讨，展现了我国在该领域的领先地位，对癌症治疗的微创化、人性化发展起着积极的推动作用。会议也为肿瘤微创治疗工作者提供了学习交流的平台，提高了专业学术水平，拓展了肿瘤治疗的思路，其成功举办得到了与会同仁的普遍赞誉。

（稿源：肿瘤微创治疗专业委员会，中国抗癌协会网站 2015-01-04）

2014 年第三季度北京市放射肿瘤学术论坛召开

——为实现“肺癌患者个体化放疗”而努力

10 月 11 日下午，由北京医学会放射肿瘤专业委员会主办、中国医学科学院肿瘤医院放射治疗科承办的“2014 年第三季度北京市放射肿瘤学术论坛暨肺癌综合治疗专题研讨会”顺利举行。我院殷蔚伯教授、北京医学会放射肿瘤分会主任委员李高峰教授，以及北京放疗协会各位主任委员均带领各自的团队积极参会，会议同时邀请了华西医院卢铀教授、天津市肿瘤医院赵路军教授、杭州市肿瘤医院吴式琇教授等国内知名专家前来演讲。同时还邀请了我院化疗科王燕教授演讲。来自北京、天津河北、四川、河南、江苏等地的肿瘤专家、学者共300余人参加了会议。我院放疗科李晔雄主任致开幕词。他说，中国医学科学院肿瘤医院放疗科首次承办北京放射肿瘤学术大会是医院的一件大事。这种业界经验的相互取长补短，不仅能够促进学科进步与发展，互通有无，还能够凝聚人心，共同解决难题，预祝大会取得圆满成功。

我院王绿化副院长主持会议，他指出，21世纪的放射治疗技术突飞猛进，三维适形放射治疗和调强放射治疗成为主流，本次会议的重点是新技术条件下肺癌个体化治疗。近来对于肺癌寡转移提出了近似根治的治疗理念，需要在实践中不断探讨和尝试，此外在肺癌脑转移和靶向治疗领域，内科药物有了新的突破和临床证据，作为临床一线工作人员，必须抓紧学习，使患者最大程度获益。

在半天的紧张议程中，来自全国各地放射治疗科、肿瘤内科、医学影像科等相关科室的专家学者侃侃而谈，就肺癌规范化诊治和个体化治疗问题展开了热烈的探讨，形成了百家争鸣的场面。

为办好这次学术论坛，会前王绿化副院长带领团队总结了历次会议实践中的经验，并征求兄弟单位的意见，精选出了近期进展最多并广受关注的肺癌寡转移、脑转移、靶向治疗等临床诊治中的难题和热点，采用“专家授课—听众提问—实际病例展示—专家点评总结”的会议模式进行讨论。会后，北京医学会专门对参会者进行了现场调查，结果表明，参会者普遍对会议的内容和组织形式表示满意，认为本次年会是历年来参会人数最多、论文数目最多、学术水平最高、秩序最好、会场布置最喜庆的一次。会议的圆满成功，体现出我院放疗科良好的综合素质和实力。

（撰稿：放疗科 王健仰、梁军，来源：中国医学科学院肿瘤医院网站2014-12-02）

闽浙赣鼻咽癌诊疗研讨会在福州举办

福建、浙江、江西三省毗邻，经济、文化、科技联系密切，三省的鼻咽癌工作人员面临着共同的临床及科研问题。由中国抗癌协会鼻咽癌专业委员会主办，福建省抗癌协会和福建省肿瘤医院承办，江西省抗癌协会鼻咽癌专业委员会和浙江省抗癌协会鼻咽癌专业委员会共同协办的“闽浙赣鼻咽癌诊疗研讨会”于2014年10月17日~19日在福建省福州市举办。中国抗癌协会鼻咽癌专业委员会主任委员、福建省肿瘤医院副院长潘建基教授致开幕辞。大会组委会安排了国内外知名的鼻咽癌专家作专题讲座，共同探讨鼻咽癌基础研究、放射治疗技术进展、临床分期、多学科综合治疗、个体化治疗等的相关问题。旨在促进三省鼻咽癌学术交流，进一步提高鼻咽癌临床诊疗水平，带动科研的进步。

来自台湾省台中荣民总医院的林进清教授详细报告了鼻咽癌放、化疗综合治疗的进展和存在问题，为未来临床试验研究指明了方向。上海复旦大学重离子医院陆嘉德教授讲述了质子重离子放射治疗在头颈部肿瘤中的应用，提供了难治性头颈部肿瘤治疗的新思路。汕头大学林志雄教授在总结他所领导的课题组多年来研究经验，分析如何充分利用已有的科研资源，发现科研问题、收获研究成果。福建省肿瘤医院影像科陈韵彬主任详细讲解了鼻咽癌侵犯颅底骨质、颅内解剖结构的途径、MRI 表现的特征和判别标准，内容的适用性，受到在场临床医师的热烈欢迎。江西省肿瘤医院李金高教授和福建省肿瘤医院林少俊教授分别演讲了如果进行鼻咽癌的颈部及原发灶部位的放疗，并就如何联合化疗、靶向药物治疗进行了阐述。

福建省肿瘤医院郭巧娟博士、浙江省肿瘤医院姜峰主任和江西省肿瘤医院曾雷博士分别报告了各自单位的鼻咽癌临床分期研究结果，并讨论由福建省肿瘤医院潘建基提出的鼻咽癌分期修订要点。希望由此建立成熟的平台，利用共同的临床数据库，促进进一步的研究成果。

（稿源：福建省抗癌协会；中国抗癌协会网站 2014-10-30）

第六届全国甲状腺肿瘤学术大会在天津召开

第六届全国甲状腺肿瘤学术大会（CTOC）于 2014 年 10 月 11 日～12 日在天津召开。大会主席、中国抗癌协会甲状腺癌专业委员会主任委员、天津市肿瘤医院副院长高明教授介绍，甲状腺癌已成为发病率快速上升的我国最常见的恶性肿瘤之一，尤其好发于中青年女性，女性和男性比例为 3∶1，已成近 20 年来我国癌症谱中女性恶性肿瘤上升速度最快的肿瘤。

全国甲状腺肿瘤学术大会至今已成功举办过 5 届，并成为国内该领域规模最大、层次最高的专业学术会议。本届大会由中国抗癌协会甲状腺癌专业委员会、中国抗癌协会头颈肿瘤专业委员会、中华医学会肿瘤分会头颈学组主办，天津市肿瘤医院承办。以“规范、创新、融合、发展”为主题，汇聚了来自国内外 800 余名肿瘤外科、普通外科、核医学科、内分泌科、肿瘤内科、影像学、病理科、流行病学等多学科知名专家，通过加强甲状腺肿瘤专业领域国际最先进理念和成果广泛的学术交流，增强和完善多学科合作，进一步规范诊治技术，不断提高我国甲状腺肿瘤的诊疗水平。

中国抗癌协会秘书长、天津市肿瘤医院副院长王瑛教授，天津医科大学党委书记姚智教授，天津市肿瘤医院院长、党委书记王平教授，中国抗癌协会甲状腺癌专业委员会主任委员、天津市肿瘤医院副院长高明教授出席大会开幕式并讲话，天津市肿瘤医院党委副书记辛宏业、副院长郝继辉教授，中国医学科学院肿瘤医院唐平章教授，复旦大学附属肿瘤医院吴毅教授及中国抗癌协会甲状腺癌专业委员会委员参加了开幕式。

甲状腺是人体最大的内分泌器官，在人体代谢功能中肩负着重要任务。甲状腺肿瘤分为良性和恶性，其中恶性肿瘤主要是指甲状腺癌，包括乳头状癌、滤泡状癌、髓样癌、未分化癌四大类。该病近年发病率快速上升，其中以乳头状癌上升最为明显。该病女性发病人数也出现明显增长。统计显示，2000 年以前，女性恶性肿瘤发病率前 20 位里没有甲状腺癌；到 2009 年，女性甲状腺癌发病率已排在第 8 位。从杭州、北京、上海等我国多个大城市的调查情况来看，女性甲状腺癌发病率在所有恶性肿瘤中排位均在第 2～6 位。同时沿海地区也成为甲状腺癌的高发区。以天津市为例，天津市肿瘤医院甲状腺颈部肿瘤科一个科室，去年手术例数就超过3680例，较20世纪90年代的每年200余例患者相比，上升了10余倍。

甲状腺癌患者的增加实际上是与检测手段的升级紧密相关的。也就是说，检出率的提高对患病率的增加起到了重要作用。甲状腺癌的诊断，主要依靠触诊、超声、穿刺和术中病理。随着现在超声技术分辨率的不断提高，越来越多隐匿性很强的微小甲状腺癌都能发现，甚至包括还未出现临床症状的患者。也由于现在检出率提升，让大量的甲状腺癌患者在早期就被确诊并及时接受治疗。只要经过科学规范的治疗，95%的甲状腺癌可以被治愈。

相关链接

1. 据美国癌症协会统计，甲状腺癌发病率已从20年前的第13位，逐年上升至2010年女性恶性肿瘤发病率的第5位。2013年，全美男性甲状腺癌发病率为6.1/10万，而女性发病率则高达18.2/10万，预计2014年甲状腺癌新发病例62980人，死亡1890人，比2013年明显上升。2013年韩国报道也表明，甲状腺癌发病率已经超过乳腺癌，成为韩国女性恶性肿瘤发病率的第一位。

2. 我国统计显示，近10余年来，甲状腺癌的发病率增长了约4.6倍。目前国内平均甲状腺癌发病率为7.7/10万，其中女性甲状腺癌发病率为8.28/10万，居女性恶性肿瘤发病率的第8位。北京甲状腺癌发病率为15.74/10万，比2003年（3.19/10万）上升393.42%；杭州男性甲状腺癌发病率为19.0/10万，女性发病率则高达31.1/10万。

3. 导致甲状腺发病率快速上升的原因尚不清楚，但有多种因素都与甲状腺癌的发病相关：

（1）射线辐射已明确为致病因素。

（2）肥胖是甲状腺癌发生的危险因素。

（3）碘应科学摄入。碘过量摄入可能导致甲状腺乳头状癌的发生，而缺碘则会导致甲状腺滤泡性癌的发生。

提示：我们要加强对各类健康危险因素的防控，如吸烟、酗酒、高盐、高油饮食，引导居民改变不良的行为生活方式。

（稿源：中国抗癌协会甲状腺癌专业委员会；中国抗癌协会网站2014-10-21）

首届海峡两岸控烟与肺癌防治研讨会在京举行

吸烟与肺癌是严重影响海峡两岸中国居民健康的公共卫生问题。为加强抵制烟草流行蔓延和降低肺癌危害，交流在控烟与肺癌防控领域的战略思考与实践经验，由中国癌症基金会和财团法人台湾癌症基金会主办的“首届海峡两岸控烟与肺癌防治研讨会暨全国肺癌诊疗新技术新进展学习班”于2014年10月11日~13日在北京召开。

据中国肿瘤登记中心2013年初发布的《2012中国肿瘤登记年报》显示，中国每年新发肿瘤病例估计约为 312 万例，平均每天 8550 人，全国每分钟有 6 人被诊断为恶性肿瘤。全国肿瘤死亡率为 180. 54/10 万，每年因癌症死亡病例超过 200 万例。癌症已经成为中国民众的第一位死亡原因，在世界上也处于较高水平，并且出现越来越多的年轻人患病。

中华医学会会长陈竺院士在研讨会“主席致辞”中指出：“中国如何学习发达国家及地区的经验教训，如何提高全民对癌症的正确认知，积极控烟，降低肺癌的发生率和死亡率，避免重蹈覆辙是一件刻不容缓的重要任务。”

“肺癌是可以预防的，也是可以控制的。”陈竺说，“已有的研究表明：西方发达国家通过控烟和保护环境后，近年来肺癌的发病率和死亡率已明显下降。”“因此，在加强控烟、治理大气污染、提升健康教育等一级预防措施的同时，摸索出一套适用于中国经济、有效的肺癌筛查方法是目前开展肺癌早诊早治的有益尝试。”

中国癌症基金会理事长彭玉指出：“中国的控烟与肺癌防治面临着复杂而艰巨的局势。不仅涉及医疗卫生行业，还涉及社会经济增长与就业，地区生计与发展，人民行为习惯，健康教育等诸多方面。”

彭玉认为：“控烟是一个非常重要的与生活方式密切相关的癌症决定因素。对于中国这样一个吸烟人群众多的国家，肺癌已成为谋杀中国人的最主要癌症。如果能够建立好的疾病预防体系，则很多疾病，包括癌症，是可以避免的。开展早诊早治和进行临床研究也对肺癌防治工作有积极的推动作用，能为控制肺癌带来福音。”

本次研讨会的支持单位：中华医学会、中国抗癌协会、中国控制吸烟协会、台湾财团法人董氏基金会、中国农工民主党医疗卫生工作委员会、中国农工民主党对外联络工作委员会；协办单位：北京医师协会、北京控制吸烟协会、中华医学会胸心血管外科学分会、北京医学会胸外科分会肺癌学组、中国抗癌协会肺癌专业委员会、中国抗癌协会肿瘤化疗专业委员会、台湾胸腔及心脏血管外科学会、台湾肺癌学会、台湾病理学会、台湾财团法人健康科学文教基金会、台湾医界菸害防制联盟、中国胸外科肺癌协作组、中国肺癌防治联盟、首都医科大学肿瘤学系、首都医科大学胸外科学系；承办单位：首都医科大学肺癌诊疗中心、中国医学科学院肿瘤医院、首都医科大学宣武医院胸外科。

（稿源：中国癌症基金会网站）

相关链接

“首届海峡两岸控烟与肺癌防治研讨会暨全国肺癌诊疗新技术新进展学习班”圆满结束

2014 年 10 月 10 日~12 日，由中国癌症基金会与台湾癌症基金会主办的首届海峡两岸控烟与肺癌防治研讨会暨全国肺癌诊疗新技术、新进展学习班在北京召开。本届大会共有 127 位领导和嘉宾参与了致辞、演讲、点评，500 余人参会，包括中国胸外科主任高端论坛参会人数 230 余人，肺癌内科和综合治疗论坛专题参会 120 余人，控烟与肺癌预防专题论坛 100 人，参加肺癌诊疗新技术学习班的成员 150 人。会议就海峡两岸的控烟与肺癌防治新进展、新趋势、新技术等进行了深入的交流和探讨。我院多位专家在会上交流发言。

吸烟与肺癌已成为严重影响海峡两岸居民健康的公共卫生问题。2003 年 12 月，国家卫生部颁布了《中国癌症预防与控制规划纲要》，将肺癌防治工作列为重中之重，并把控烟列入我国癌症预防与控制的主要策略之一。对于中国这样一个吸烟人群众多的国家，肺癌已成为危害我国人民健康的最主要疾病。如果能够建立好的疾病预防体系，则很多疾病，包括癌症，是可以避免的。开展早诊早治和进行临床研究对肺癌防治工作有积极的推动作用，能为控制肺癌带来福音。

本次论坛通过医疗学术交流及控烟政策的经验分享，专家学者共同展望了未来的发展方向，寻找双方合作的机会。论坛还为两岸控烟与肺癌防治领域的各学科和公共卫生专家与学者打造交流平台，共同推动两岸控烟与肺癌防治事业的发展。同时也希望越来越多的人，关注中国的控烟和肺癌防治事业。

（撰稿：单新、邹小农，来源：中国医学科学院肿瘤医院网站 2014-10-28）

第 31 届国际肺癌筛查大会成功召开

2014 年 10 月 18 日～19 日，第 31 届国际肺癌筛查大会（31th International Conference on Screening for Lung Cancer）在北京广西大厦隆重召开。本次大会由国际早期肺癌行动计划（International Early Lung Cancer Action Program，I-ELCAP）及美国西奈山医学院（Mount Sinai School of Medicine，NY，USA）主办，中国国家癌症中心、中国医学科学院肿瘤医院、中国国际科技会议中心共同承办。

大会在国际早期肺癌筛查领域极富盛名的 I-ELCAP 发起及领导者、美国西奈山医学院放射学教授 Dr. Claudia I. Henshcke 的主持下开幕，中国医学科学院肿瘤医院副院长王绿化教授代表肿瘤医院，中华放射学会副主任委员刘士远教授代表中华放射学会分别致开幕词。我院影像诊断科吴宁教授担任本届大会的中方主席。Claudia I. Henshcke、David Yankelevitz 等近 20 位国外知名专家在大会上介绍了国际肺癌筛查相关领域的最新研究进展，并对当前热点问题进行了深入讨论。我院胸外科毛友生教授、影像诊断科吴宁教授等在大会上做了精彩的专题报告，分别介绍了我国早期肺癌外科治疗现状及我国低剂量 CT 早期肺癌筛查现状。吴宁教授在发言中重点介绍了由我院赫捷院长担任项目负责人的国家重大公共卫生专项《城市癌症早诊早治项目》，该项目预计肺癌筛查人数超过 20 万人，将成为全球最大的低剂量 CT 肺癌筛查项目。大会主席 Claudia I. Henshcke 教授在致辞中对吴宁教授及其领导的低剂量 CT 肺癌筛查团队在推动中国肺癌筛查项目开展及国际交流合作方面所发挥的作用给予了充分肯定和赞赏。

本届大会在筹备期间得到了我院赫捷院长等领导的大力支持，会议规模超过往届，共有来自美国、加拿大、以色列、西班牙等国家，及国内十余个省市的 200 余位专家代表参会。会议工作语言为英文，大会组委会为中方参会人员配备了同声传译设备，受到了参会专家的一致好评。本届大会学术氛围浓厚，内容全面、讨论热烈，体现了当前国际早期肺癌筛查研究相关领域的前沿进展，使参会者特别是国内参会者分享了最新的国际肺癌筛查研究成果，必将推动我国肺癌筛查工作在更高的平台开展。

（撰稿：影像诊断科 赵世俊，来源：中国医学科学院肿瘤医院网站 2014-10-28）

第二届全国肺癌微创综合治疗学术大会召开
暨第三届吉林省肿瘤微创治疗学术大会

2014 年 9 月 5 日 ~7 日，由中国抗癌协会肿瘤微创治疗专业委员会、肺癌微创综合治疗分会和吉林省抗癌协会主办，吉林省肿瘤医院、吉林省抗癌协会介入治疗专业委员会承办的国家级继教项目——第二届全国肺癌微创综合治疗学术大会暨第三届吉林省肿瘤微创治疗学术大会，在长春市南湖宾馆隆重召开，本次大会邀请了全国各地的 30 余位著名专家进行精彩的学术报告和讲座，吸引了 400 余名国内肿瘤临床医师和专家参会，并进行深入交流与讨论，共同搭建起了微创介入治疗新知识、新技术的交流平台。

9 月 6 日上午 8 时，大会在热烈和谐的气氛中拉开帷幕，会场内座无虚席，专家学者齐聚一堂，由大会执行主席、吉林省肿瘤医院介入中心主任、吉林省抗癌协会介入治疗专业委员会主任委员王徽教授主持开幕式。本次大会主席、中国抗癌协会肿瘤微创治疗专业委员会副主任委员、中山大学附属肿瘤医院影像介入中心主任张福君教授致开幕词，吉林省抗癌协会副理事长、吉林省肿瘤医院副院长卢卫平教授致欢迎词，对各位专家的到来表示热烈的欢迎，并对本次会议的圆满召开表示热烈的祝贺和美好期待。近年来，在肿瘤的综合治疗方面，微创治疗广泛用于肿瘤治疗的各个阶段，虽然现今微创外科还不能完全取代传统外科，但已在许多方面显示了其优越性和实效性。在实际工作中，医师们必须严格掌握其适应证，选择适当方法，实现综合治疗，才能充分体现微创治疗的优势，提高治疗效果。微创治疗已在肿瘤治疗的各个领域起着重要的作用，近年来血管性介入、消融及放射性粒子植入在肺癌的综合治疗中有新的突破，肺癌消融治疗已被列入美国 NCCN 指南，说明国际、国内医学领域正逐步接受和推广微创治疗。

会议期间，中山大学附属肿瘤医院影像介入中心主任张福君教授，中华医学会放射学会介入学组副组长、上海复旦大学中山医院介入放射科主任王建华教授，中国医学科学院肿瘤医院介入科主任李槐教授，吉林省肿瘤医院介入中心主任王徽教授，以及省内各大医院的 30 余位专家教授分别围绕肺癌的血管性介入治疗、非血管性消融、放射性粒子植入治疗，以及肺癌脑转移放射性粒子植入治疗，肺癌骨转移放射性粒子植入联合骨水泥成形术，肺癌所致上腔静脉综合征的血管介入治疗的临床应用及最新进展等方面进行了精彩的学术报告。

目前，随着环境污染加重，我国肺癌发病率逐年增高，肺癌是对人类健康危害最大的恶性肿瘤之一，其发病率、死亡率均居恶性肿瘤之首位，中国医学科学院肿瘤医院介入科主任李槐教授阐述了中央型非小细胞肺癌经支气管动脉介入治疗的理论基础、肿瘤血供规律、药物代谢、疗效分析，以及常见并发症的预防和处置，提倡局部治疗应用与全身化疗及放疗联合。肺癌所致上腔静脉综合征是由于发生在上腔静脉及属支头臂静脉受病灶压迫出现梗阻所引发的一组临床症候群，采用上腔静脉球囊扩张及支架植入，能迅速、有效地解除梗阻，清除血栓，明显消除症状，缓解患者的痛苦。肺癌骨转移常预示患者生活质量的下降和生存期的缩短。常见症状骨痛、病理性骨折、脊髓压迫所致截瘫引起肢体活动障碍，严重影响患者的生活质量，肺癌骨转移^{125}I粒子植入联合骨水泥椎体成形术治疗，在控制原发疾病的同时，积极预防和治疗骨转移骨相关事件，可缓解患者的痛苦，改善患者的生存质量及延长患者生存时间。山东省立医院肿瘤中心主任叶欣教授在微波消融治疗非小细胞肺癌进展的报告中阐述了微波消融治疗非小细胞肺癌的原理，治疗的适应证与禁忌证，术前准备及治疗操作方法疗效评价，微波消融治疗非小细胞肺癌是一种微创根治性治疗手术，是精准靶向消融手术，可重复应用，且消融速度快，单点消融体积大，可用于大、中、小肿瘤消融；费用低，恢复快，可最大限度保护器官功能，是一种安全有效的肿瘤治疗技术。

同时，在会议期间，专家们分别讲述了门脉癌栓的介入治疗、急性动脉出血介入治疗、金属内支架在消化道肿瘤治疗中的临床应用、射频消融治疗肝癌的临床应用、氩氦刀消融治疗肝癌范围的思考。各大医院的专家教授参与讲解及对大家关心的热点问题进行多层次、多角度的探讨，会场内学术氛围浓厚，交流互动活跃。

此次会议在紧张有序的学术氛围中落下帷幕，本次大会推广了肿瘤微创介入诊疗的新技术、新进展和新理念，提出了吉林省肿瘤微创治疗的现状及今后的发展方向。在大会上，省内外的医务工作者能与国内知名专家面对面交流，进一步开阔了视野，提高了专业技能，希望省内微创介入领域的各位同仁今后同心协力、不断创新，使吉林省肿瘤微创治疗水平达到国内先进行列，推动吉林省肿瘤微创治疗事业蓬勃健康发展。本次大会对推动肿瘤微创治疗的标准化、规范化、专业化和个体化进程，促进肿瘤临床研究、区域学术交流和进步有着重大的意义。

（稿源：吉林省抗癌协会，中国抗癌协会网站 2014-09-26）

北京国际胃肠肿瘤高峰论坛暨 CGOG 年会（2014）隆重召开

10 月 18 日~19 日，由中国胃肠肿瘤临床研究协作组（CGOG）、北京大学肿瘤医院暨北京市肿瘤防治研究所主办的北京国际胃肠肿瘤高峰论坛暨 CGOG 年会（2014）在北京隆重召开。本次年会的主题是“梳理、合作、转化”。会议专注消化系统肿瘤，聚焦转化与临床研究。会议宗旨是在推广胃肠肿瘤内科规范化治疗的基础上，重点介绍目前最前沿的胃肠临床研究结果和未来展望。

开幕式上，北京大学肿瘤医院消化肿瘤内科沈琳教授致欢迎辞，对国际、国内同道的支持、协助表示感谢，欢迎 400 余位从全国各地前来参会的同道们，特别感谢詹启敏院士对大会的大力支持。沈琳教授表示，CGOG 作为大家的平台，想做好以下几件事：给全国消化肿瘤的医生传播最新的学术内容、为志同道合的朋友提供最好的临床研究协作平台，以及邀请更多的人参与到国内国际的临床实践交流中来。

中国医学科学院副院长、北京协和医学院副校长詹启敏院士致开幕词。他对 CGOG 的宗旨：做中国最好的胃癌肠癌临床研究平台、做中国最高质量的胃肠肿瘤临床试验、举办中国最高水平的胃肠肿瘤学术论坛表示了赞赏，感动于大家为了心中热爱的医学和患者，聚集在一起。随后，詹院士宣布了本次国际论坛的正式开始。

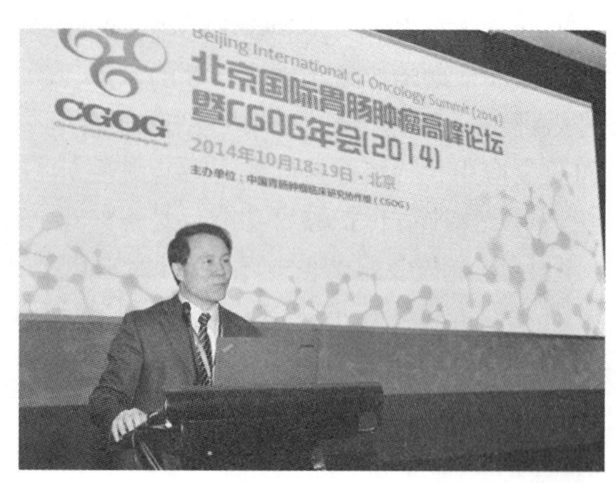

本届年会汇集了国际国内最富盛名的胃肠肿瘤学家，包括欧洲转化医学领军学者、ESMO 胃肠专业组候任主任委员 Sabine Tejpar 教授，ToGA 研究首席 PI、韩国首尔大学医学院 Yung-Jue Bang 教授，神经内分泌肿瘤欧洲指南的主要执笔人、德国柏林医学中心夏洛特（Charité）Marianne Pavel 教授，AVAGAST 研究首席 PI、美国威尔康奈尔医学中心 Manish A. Shah 教授，日本临床肿瘤学会（JCOG）候任主席、JCOG 胃肠组主任委员 Atsushi Ohtsu 教授，美国匹兹堡大学癌症研究所血液肿瘤科、医学和药理学与化学生物学教授 Edward Chu，亚洲胃癌指南发起人、台湾卫生研究院癌症研究所 Li-Tzong Chen 教授，澳大利亚胃肠研究协作组（AGITG）前任主席、墨尔本大学彼得麦克卡伦（PeterMacCallu）癌症中心 John Zalcberg 教授等，以及四十余位国内胃肠领域最顶尖的专家学者。二十余位专家进行了精彩的学术报告和点评，与 400 余位参会代表开展了交流与讨论。

本次大会闪耀着中、美、欧、日、韩、澳最前沿的学术观点，囊括了胃癌的化疗规范、个体化策略、研究热点，结直肠癌的诊疗规范、分子分型指导下的治疗策略与难点、靶向治疗与研究，NET/NEC 的指南与共识、临床研究与治疗策略对接，食管癌的现状与困难，基因分型指导下的临床研究，以及 GIST 的规范与转化、治疗策略与未来。

目前临床试验以及转化研究已经成为胃肠道肿瘤诊治相关的最重要和最前沿的研究领域。本次大会后还安排了研究者培训，针对临床研究的基本原则、临床研究方案设计、统计学意义与临床意义、病例报告与分析等多个方面。以期促进我国临床研究水平的提高，进一步改善中国特发高发肿瘤的治疗。

两天的会议日程安排翔实，400 座的会议大厅座无虚席，与会者纷纷表示通过此次会议，非常实在的学习到了胃肠肿瘤的治疗前沿，收获良多。

中国胃肠肿瘤临床研究协作组（Chinese Gastrointestinal Oncology Group，CGOG）成立于 2010 年 11 月 27 日，是由全国胃肠肿瘤临床领域知名专家以及与相关医务人员自愿组成的非营利性学术团体，隶属中国抗癌协会（CACA）。CGOG 的成立宗旨是团结和组织全国消化系统肿瘤临床工作者，搭建合作平台，推动我国消化系统肿瘤的临床研究协作，促进消化系统肿瘤多中心临床研究的深入开展，推动和规范我国胃肠肿瘤的临床研究协作，进一步提高胃肠肿瘤的临床诊治水平。CGOG 每年都能为国内胃肠肿瘤学界搭建交流平台，同时带来全新的学术理念和观点。

（北京大学肿瘤医院 文裕慧）

（稿源：北京大学医学部新闻网，发布日期：2014-10-22）

第九届全国胃癌学术会议暨第二届阳光长城肿瘤学术会议在京召开

为及时总结胃癌诊断、治疗和预防的先进经验和技术，促进我国胃癌诊治水平的整体提升，由中国抗癌协会胃癌专业委员会主办、北京大学肿瘤医院承办的“第九届全国胃癌学术会议暨第二届阳光长城肿瘤学术会议”于2014年6月28日~29日在北京国际会议中心隆重召开，来自全国各地以及日本、巴西、英国共1500余位从事肿瘤防治工作的专业人士共同参与并见证了中国胃癌防治领域这一年度学术盛会。

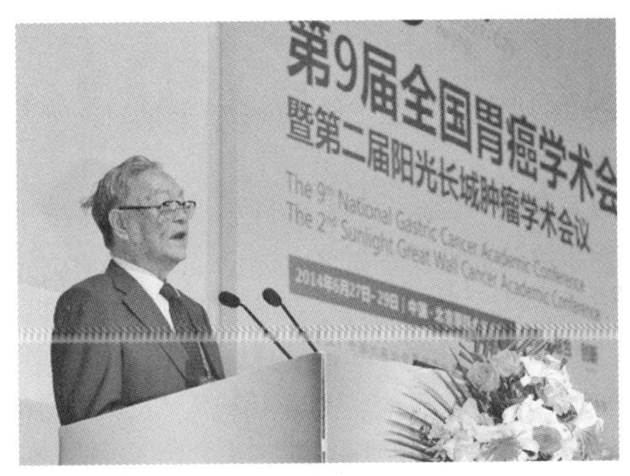

孙燕院士

6月28日上午10点，伴随着振奋人心的开场片，由胃癌专业委员会秘书长沈琳教授担任主持的大会开幕式正式开始，大会特邀嘉宾孙燕院士、樊代明院士、英国卡迪夫大学副校长 Hywel Thomas 教授，中国抗癌协会秘书长王瑛教授以及大会主席、胃癌专业委员会主任委员季加孚教授先后致辞。

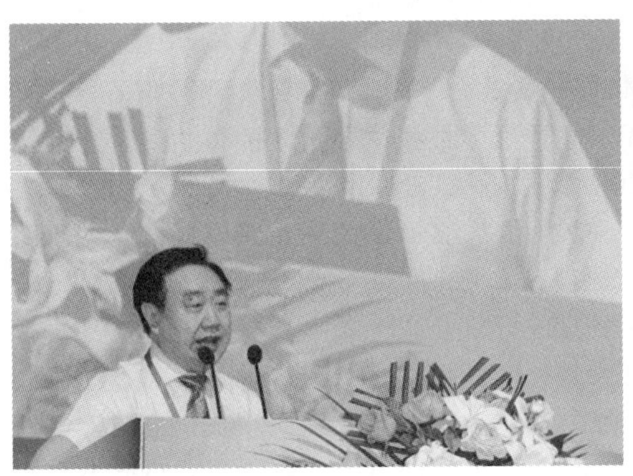
樊代明院士

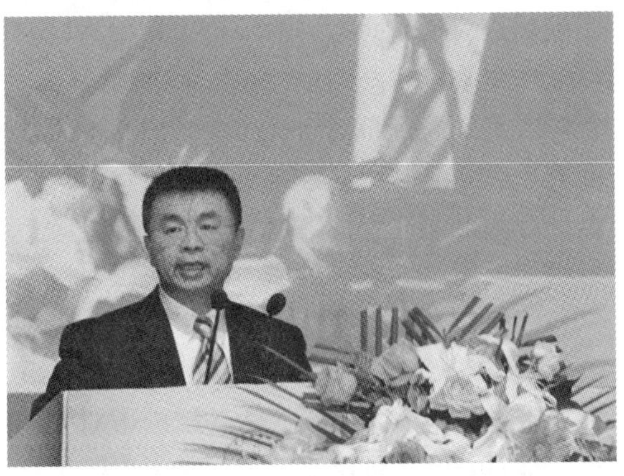
季加孚教授

随后的主题报告是全会的一个重要亮点，中国抗癌协会副理事长、第四军医大学西京医院樊代明院士，第11届国际胃癌大会主席、巴西的 Bruno Zilberstein 教授，中国抗癌协会副理事长、北京大学肿瘤医院季加孚教授和英国卡迪夫大学 Wenguo Jiang 教授先后做精彩的学术演讲，他们分别以消化系肿瘤的协同研究、胃癌的腹腔镜手术方法、肿瘤外科在微创时代的发展方向与思考以及腹膜转移干预方法为题，多角度解读了肿瘤防治领域，特别是胃癌防治领域的新进展、新技术、新方法、新理念，以专家视角从宏观层面提出新的思考，极大地提高了会议的学术水平，充分地展示了本学科当今国内外的前沿动态，带给了与会者新的启迪。

本次会议涵盖了胃癌的基础和转化研究，病理诊断、影像诊断，内科、外科、放射及中西医结合治疗，以及胃癌的围术期管理和护理等近 10 个专业学科。会议根据目前胃癌领域研究和诊治的方向和思路，有针对性地设置了中青年医师胃癌手术大赛、胃癌多学科个体化治疗、胃癌放射治疗、医患沟通工作坊、北大肿瘤医院—英国卡迪夫大学联合会场等 16 个专业分会场，形式包括讲座、手术演示、演讲比赛、优秀论文报告等，内容精彩纷呈，为全国的专业同道提供一个广泛交流、相互学习的宝贵平台。共有 1500 余位来自全国各地以及英国、日本、巴西等国从事肿瘤防治工作的专业人士共同参与并见证了中国胃癌防治领域这一年度学术盛会。

围绕本次大会“规范、融合、创新”的主题，大会特别设立了胃癌防治进展、胃癌多学科个体化治疗以及腹膜播种胃癌的综合治疗策略等专场，为多学科深入交流和对话提供了良好的契机和平台。“规范”作为今年全国胃癌学术会议的主题之一，仍然是胃癌诊治当前以至未来一段时间内最重要的议题。我国从 2006 年引进了肿瘤学 NCCN 临床实践指南，对提升国内同道的整体诊疗水平发挥了积极作用。今后，我国胃癌诊治规范化工作仍需进一步推广，这将对降低我国胃癌死亡率具有重要意义。

针对肿瘤外科的技术规范和创新这一领域，会议还设立了多个手术演示专场，其中，北京大学肿瘤医院季加孚教授和日本癌症研究所佐野武教授联袂，在北京大学肿瘤医院和睦家国际医疗部进行了精彩的胃癌手术演示，该手术同步向大会现场和全国共 16 家医院进行视频直播。设在北京大学肿瘤医院学术报告厅的场外内镜分会场邀请了来自日本的小田一郎和本间清明两位教授进行了胃镜下早期胃癌切除的手术演示。

为了给青年医师提供更多的展示平台，本次会议设立了东亚青年腔镜胃 Power Show、青年双语论坛、中国中青年医师胃癌手术大赛、优秀论文报告以及中西医和姑息治疗专场的青年医师演讲比赛等多个竞赛专场，展示了中青年一代医者的风采。

针对目前医患关系这一热点话题，大会第一次引入人文医学这一新兴学科，设立了医患沟通工作坊专场，以加强临床医师对医患沟通这一问题的重视和认识。

此外，本届会议特别设立了北京大学肿瘤医院-英国卡迪夫大学联合会场，这是两家机构自 2013 年 2 月正式成立卡迪夫大学-北京大学肿瘤医院联合研究所后第一次举办双边交流学术会议，本次交流活动增进了双方的了解，为进一步合作奠定了基础。

本届会议学科设置齐全，学术内容丰富，体现了我国目前胃癌专业领域的整体学术水平，促进了业内同道的广泛交流与共同进步。大会共收到投稿论文及摘要 200 余篇，最终评选出 13 篇优秀论文（摘要）进行现场报告交流，50 篇进行壁报展示。通过搭建这一学术平台，加强了各领域学者之间的交流，促进了学科交叉与融合以及多学科合作，推动了诊治理念的创新。

同时，为了进一步贯彻阳光长城肿瘤防治计划有关加强大众科普教育工作的精神，敞开学术大门，让专家走近大众，践行专业学术组织的社会责任，本届会议继续与北京大学肿瘤医院健康大讲堂合作，开设了健康教育分会场，由北京大学肿瘤医院微创外科苏向前主任医师和胃肠外科步召德主任医师共同带来有关胃肠道肿瘤防治的科普讲座，近600位本市市民亲临现场聆听了专家的讲座。

6月29日中午，在结束了各分会场的学术活动后，参会人员再次汇聚到主会场，伴随着温馨的闭幕短片，大会举行了简短而热烈的闭幕式，对本次会议多个竞赛会场的获奖选手进行颁奖。大会主席季加孚教授致闭幕辞，对本次会议进行了及时而全面的总结。

在各位同道的积极参与下，在国内外各位专家的支持下，第九届全国胃癌学术会议暨第二届阳光长城肿瘤学术会议完美落幕，大家相约第十届全国胃癌学术会议再相见。

如今，中国在胃癌领域内开始逐渐“发声”，国际会议上关于胃癌的课题大部分由日本同道作为主流的情况已发生变化，本届会议的胜利闭幕也即将开启由中国抗癌协会胃癌专业委员会承办的2017年第12届国际胃癌大会的筹备序幕，更多精彩值得期待。

（北京大学肿瘤医院 刘晨/文 朱建华/摄影，来源：北京大学医学部新闻网，2014-07-04；并综合：中国抗癌协会网站，胃癌专业委员会撰写的相关报道）

十年磨一剑，阿帕替尼开启胃癌治疗新时代
——阿帕替尼治疗晚期胃癌Ⅲ期临床研究总结会隆重召开

2014年8月9日，绵绵秋雨播撒着收获的喜悦，阿帕替尼治疗晚期胃癌Ⅲ期临床研究总结会议在上海西郊宾馆隆重召开。解放军八一医院秦叔逵教授与复旦大学肿瘤医院李进教授共同担任大会主席。青岛大学医学院附属医院肿瘤研究治疗中心梁军教授、上海市第一人民医院肿瘤科王理伟教授等知名专家作为38家研究中心代表也应邀参加了本次会议。

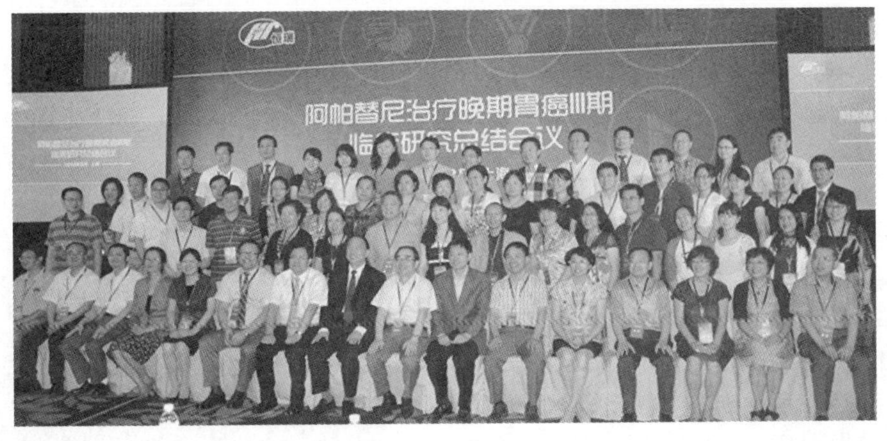

开场致辞

大会在秦叔逵教授的主持下开始。李进教授、恒瑞公司孙飘扬董事长及徐莉副总经理分别做了会议致辞。阿帕替尼研发成功标志着恒瑞公司从仿制走向了创新，孙飘扬董事长回顾阿帕替尼的十年研发历程，分享了自己的心得体会：

（1）要敢为人先，对认准的事情要持之以恒，坚持下去。

（2）恒瑞要和中国的肿瘤专家密切合作，同时需要结合中国目前实际情况，只有这样才能做出有中国特色的创新药。

（3）边学边干边积累，通过实践来不断地提高我们的创新研发能力。

阿帕替尼研究成果回顾与分享

阿帕替尼是由中国肿瘤专家团队与民族制药企业历经 10 年，共同创新研发的全球第一个小分子抗血管生成靶向药物，该药物第一次在晚期胃癌被证实有确切疗效和安全性。

恒瑞公司胡宏成总监详细介绍了阿帕替尼的研究发展历程。共开展了 13 项临床研究，纳入了 1230 例肿瘤患者，历经 10 年的艰苦探索和不懈努力，终于迎来阿帕替尼Ⅲ期临床研究的成功。2013 年 7 月，已经向药审中心提交了阿帕替尼上市申请（胃癌适应证），预计在 2014 年第四季度上市。

李进教授对阿帕替尼治疗晚期胃癌Ⅲ期临床研究做了全面总结。胃癌在中国的发病率居恶性肿瘤的第 2 位，死亡率居第 3 位，是中国四大特色肿瘤之一。其中，晚期胃癌占 60%~80%，而现有治疗手段获益有限，5 年生存率仅 20%。此外，针对晚期胃癌标准治疗失败后的新药研发一直没有获得成功。在这样的背景下，研发治疗晚期胃癌的有效药物迫在眉睫。

阿帕替尼治疗晚期胃癌Ⅲ期临床研究证实：阿帕替尼可显著延长二线治疗失败的晚期胃癌患者生存期和无进展生存期；阿帕替尼组不良反应类型及发生率与已上市的同类小分子 VEGFR 抑制剂常见不良事件一致，且多数不良事件可控。因此，阿帕替尼被批准上市将为二线治疗失败的晚期胃癌患者提供新的治疗选择。

李进教授强调，阿帕替尼治疗晚期胃癌Ⅲ期临床研究意义重大。阿帕替尼是全球第一个晚期胃癌标准化疗失败后被证实安全有效的抗血管生成靶向药物，是胃癌靶向药物中唯一一个口服制剂，极大提高了患者的依从性，阿帕替尼为胃癌化疗失败患者提供新的标准治疗方案。李进教授衷心希望，在恒瑞这样的民族制药企业“领头羊”的带领下，国内会有更多拥有自主知识产权的有效药物走上国际舞台。

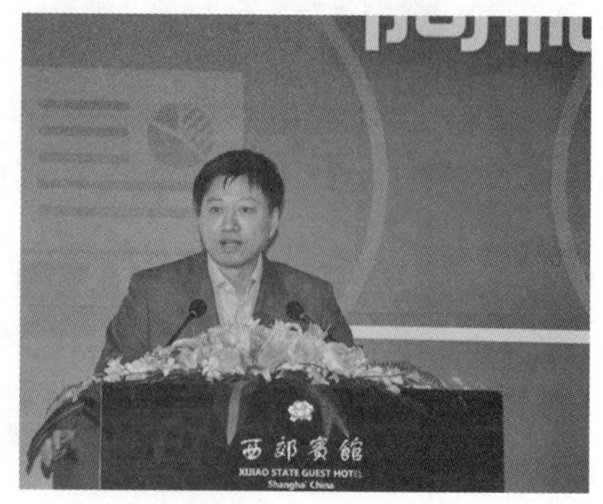

阿帕替尼研发的成功得到了国际的认可，在 2014 年美国临床肿瘤学会（ASCO）年会上，李进教授在消化道肿瘤专题会做了阿帕替尼治疗晚期胃癌的Ⅲ期临床研究口头报告。

该项研究作为中国专家主导、应用民族制药企业创新研发产品进行的研究有史以来第一次入选 ASCO 优秀论文（Best of ASCO），并在 ASCO 后的多国 BOA 会议上进行报告。

阿帕替尼的亮点介绍：

1. 全球第一个在晚期胃癌被证实安全有效的小分子抗血管生成靶向药物。
2. 全球第一个晚期胃癌标准化疗失败后被证实安全有效的小分子单药。
3. 依据目前公布的研究结果，阿帕替尼是晚期胃癌标准化疗失败后，疗效最好的单药（符合方案人群的中位生存期达 7.6 个月，较对照组延长 2 个月）。
4. 胃癌靶向药物中唯一一个口服制剂，极大提高患者治疗的依从性。
5. 中国民族企业创新研发的 1.1 类靶向药物。
6. 肝癌Ⅱ期研究同时入选 ASCO poster highlights。
7. 胃癌Ⅱ期研究结果已在 JCO 发表，并被列入 2013 年中国临床肿瘤学年度十大进展。
8. 截至现在，Ⅲ期研究中 31 号晚期胃癌患者已服用阿帕替尼 39 个月。

随后，秦叔逵教授介绍了阿帕替尼研究成果分享规划，南昌大学第一附属医院熊建萍教授和常州市第一人民医院吴昌平教授作为 38 家研究中心优秀代表做了经验分享。恒瑞公司资深总监房澍名博士介绍了阿帕替尼上市后医学规划。

大会总结

最后，秦叔逵教授做大会总结。他说，虽然国外上市了很多新药，但是中国的专家很少能做 global-PI，但是我们民族制药企业研发的药物为大家提供了这样的契机，提供了很好的机遇。关于今天的会议，秦教授总结如下：这是一个团结协作的会议，因为大家精诚合作，群策群力，体现了 team-work 的精神；这是一个振奋人心的大会，我们为阿帕替尼试验成功而高兴，为恒瑞公司自主创新药物的成功而高兴，为阿帕替尼即将造福胃癌患者而高兴；这是一个继往开来的大会，过去不能代表未来，在阿帕替尼上市后研究、未来推广、深度开发方面我们还大有可为，希望我们能够继续精诚合作，群策群力，再创辉煌。

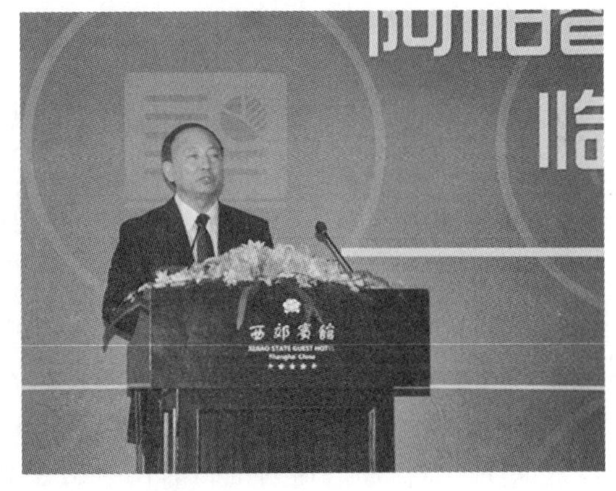

十年磨一剑，在国家自主创新鼓励政策的扶持与 CFDA 的正确指导下，在恒瑞公司、国内肿瘤专家团队和 38 家研究中心的共同协作努力下，阿帕替尼成功开启了小分子抗血管生成靶向药物治疗胃癌的新时代。阿帕替尼的上市将是中国乃至全球胃癌患者的巨大福音，我们拭目以待。

（作者：王丽，来源：医脉通，发布时间：2014-08-11）

相关链接

我国首个完全自主研发抗癌新药阿帕替尼上市

我国首个完全自主研发的抗癌新药阿帕替尼（商品名：艾坦）于2014年12月13日正式上市，这是目前晚期胃癌靶向药物中唯一的口服制剂，可显着延长晚期胃癌患者的生存时间。同时，阿帕替尼也是全球首个被证实在晚期胃癌标准化疗失败后，安全有效的小分子抗血管生成靶向药物。该药的研发成功，标志着我国制药企业已经走上了由“仿制”到“创新”的战略性规模化发展道路，有助于推动我国从“医药大国”向“医药强国”转型。

据了解，全球四成以上胃癌患者在中国，发病率远远高于欧美等国家。由于该病早期症状不典型，且胃镜常规检查未普及，因而我国60%～80%的胃癌患者就诊时已到晚期。加上现有治疗手段获益有限，预后差，晚期胃癌患者5年生存率多不超过20%。

阿帕替尼是国家“十一五”“十二五”重大新药创制专项之一，由江苏恒瑞医药股份有限公司研发生产。解放军南京八一医院副院长秦叔逵和复旦大学附属肿瘤医院内科主任李进教授共同牵头、38家中心参与的阿帕替尼治疗晚期胃癌Ⅲ期临床实验，进一步证实了该药治疗晚期胃癌患者的有效性和安全性。在Ⅲ期研究中的31号晚期胃癌患者，已服用该药存活44个月。同时，阿帕替尼作为口服药物，方便应用，有助于提高患者依从性，且大大减低治疗费用。

国家卫生计生委科技教育司司长秦怀金表示，现在中国企业已经拥有一批研发能力强、研究方向明确的专业化新药研发人才，民族制药企业正走在科研创新的道路上并取得了一定成果。

（来源：中新网-光明网，2014-12-17）

第九届全国幽门螺杆菌及消化疾病诊治临床论坛召开

2014年8月8日～10日，借着雨后的蓝天、白云和凉风，广州迎来了“第九届全国幽门螺杆菌及消化疾病诊治临床论坛”的召开。本次论坛由中华医学会北京分会和中国幽门螺杆菌信息中心主办，北京大学第一医院和《中华医学杂志》社协办，北京大学第一医院胡伏莲教授任大会主席。作为全国消化科医生和幽门螺杆菌研究者学术交流的重要平台，本次会议迎来了600余名来自全国各地的代表，其中特邀专家100余名。还有来自葡萄牙和日本的专家参与了前沿学术交流。

开幕式上，大会主席胡伏莲教授在致辞中指出：本次论坛交流的重点是总结成果、拓展幽门螺杆菌的研究领域（特别是在中医中药和微生态方面），飞速发展的中国幽门螺杆菌信息中心网站（www.hpylori.cn 或 www.diagoso.net）是论坛在时间与空间上的进一步扩展与延伸。北京大学常务副校长、医学部常务副主任柯杨教授，北京医学会会长金大鹏教授，北京大学第一医院党委书记刘新民教授等领导在会上发表讲话，对于大会在推动中国幽门螺杆菌研究的重大作用予以充分肯定。刘新民教授代表北京大学第一医院欢迎第十届全国幽门螺杆菌及消化疾病诊治临床论坛回到北京，作为北京大学第一医院迎百年院庆系列活动内容之一。

第九届论坛的亮点包括消化疾病诊治前沿专场、幽门螺杆菌专题报告和中国幽门螺杆菌信息中心网站交流活动。消化疾病诊治前沿专场涉及到内镜、胃黏膜屏障、微生态和中医中药在消化疾病的诊治前沿，邀请到该领域的知名专家作相关学术报告。

食管癌的研究近年得到了飞速发展，柯杨教授介绍了她的团队10多年来在河南安阳进行的有关食管癌的前瞻性研究，研究表明HPV感染与食管鳞癌高度相关，HPV16型是食管鳞癌的高危型。钱家鸣教授从自身免疫性胰腺炎（AIP）到IgG4相关性疾病，描述了IgG4相关性疾病的前世今生，从发现到认识。

消化道肿瘤早诊一直是消化科医生共同的奋斗目标。吴咏冬教授、唐旭东教授、盛剑秋教授分别对胃肠肿瘤的早诊理念和方法、内科干预的价值与策略及其处理原则进行了详细介绍。

本次论坛也体现了中西医结合的理念，李军祥教授从中医角度向消化科医生介绍如何应用中成药，李世荣教授主讲化学性消化不良治疗进展，建议学习中医的“君臣佐使”理念，全方位提高消化不良的治疗效果。

胃黏膜屏障与胃黏膜保护研究是目前比较热门的话题，吴开春教授和崔梅花教授分别介绍了如果在PPI三联疗法基础上分别加上黏膜保护剂依卡倍特钠或复方尿囊素片治疗幽门螺杆菌感染，都可以提高其根除率和症状缓解率。

幽门螺杆菌与IBD之间的关系目前争议很大，王化虹教授提到，对IBD患者根治幽门螺杆菌是否有必要，及对IBD的防治等方面引发新的思考，值得进一步研究。

“幽门螺杆菌专题报告”既前沿又精彩。日本专家Azuma教授通过10多年来对亚太地区幽门螺杆菌毒素-CagA系统与胃癌发生关系的研究，强调了幽门螺杆菌毒素在胃癌发生和发展中起重要作用。吕有勇教授就幽门螺杆菌感染与胃癌的关系的研究，强调了慢性炎症与肿瘤关系的理念。房静远教授阐述了肠黏膜免疫与大肠肿瘤发生的关系。

如何提高幽门螺杆菌根除率是本次会议的核心内容。近年来对中医中药的系列研究已经证明其在幽门螺杆菌治疗中的地位和作用，成虹教授就含荆花胃康四联疗法对幽门螺杆菌失败补救治疗的多中心临床研究显示，中医中药是幽门螺杆菌治疗的新手段。杨桂彬教授介绍了“国产药四联疗法治疗幽门螺杆菌感染的全国多中心临床研究”，提出国产药四联疗法安全、有效、具有较好的效价比。在当前幽门螺杆菌耐药情况下，房静远教授提出克拉霉素优化方案不失为是当前根除幽门螺杆菌重要策略。

幽门螺杆菌根除失败原因除幽门螺杆菌耐药之外，还有其他原因导致幽门螺杆菌根除失败。王蔚虹教授提出幽门螺杆菌耐药是我们不得不面对的挑战，而针对耐药的处理、治疗方案的优化、应用非酶代谢的PPI、具体治疗强调个体化等都是提高幽门螺杆菌根除率的有效对策。

微生态是一门新兴的涉及多器官、多学科、多领域的生命科学。近年得到飞速发展。来自葡萄牙的José Carlos Machado教授提出了幽门螺杆菌与胃微生态的新理念，为幽门螺杆菌研究拓宽了新的领域，在研究幽门螺杆菌的同时，还要关注胃和肠道中的其他细菌的相互作用和彼此间的关系。关于益生菌用于幽门螺杆菌的治疗，国内外都有许多研究报道。本次论坛中杜奕奇教授、陈烨教授分别就复方嗜酸乳杆菌片及布拉酵母菌在幽门螺杆菌根除中的作用作了详细介绍，多中心临床研究表明，这些益生菌与PPI三联疗法联合能明显提高幽门螺杆菌根除率，减少幽门螺杆菌治疗中的不良反应。益生菌用于幽门螺杆菌的治疗是其治疗中的又一新手段或新途径。

菌株因素和宿主因素在幽门螺杆菌治疗中起十分重要作用，郜恒骏教授和张建中教授从基因芯片在幽门螺杆菌感染诊治中的作用，到菌株分型、起源与宿主间进化关系对疾病的影响以及如何应对的报告精彩纷呈，使与会者看到了幽门螺杆菌研究的美好前景。

幽门螺杆菌研究的问题还很多，李岩教授在报告中提出的口腔是否为幽门螺杆菌感染的另外一个场所，是否为幽门螺杆菌根除失败的原因之一等，都是今后进一步研究的课题。

最后，大会主席在闭幕式上提出，幽门螺杆菌的未来研究路在何方？就在脚下，就在前方！热忱鼓励全国幽门螺杆菌关注者在会后通过中国幽门螺杆菌信息中心（http://www.diagoso.net或http://www.hpylori.cn）进行持续的学习、交流和互动。

（北大医院，来源：北京大学医学部新闻网，发布日期：2014-09-01）

第一届结直肠癌诊治新进展高峰论坛召开

2014年9月25日，由中国医学科学院肿瘤医院结直肠二科主办的“第一届结直肠癌诊治新进展高峰论坛”在北京康源瑞廷酒店成功召开。除我院外科、内科、放疗科、影像科、病理科等多科专家参会外，还邀请北京协和医院、北京大学肿瘤医院、北京大学第一医院、山东大学齐鲁医院、北京朝阳医院等大医院知名专家参会，共计60余人参与了本次论坛。与会专家就结直肠癌诊治进展中的热点问题进行了深入广泛的研讨。大会由结直肠二科主任张海增教授主持。

北京协和医院肖毅教授作为结直肠外科的知名专家，就结肠癌腹腔镜辅助全系膜切除术进行了专题报告；北京大学肿瘤医院李明教授针对胃肠手术吻合技巧在结直肠外科的实际应用进行了详尽的阐述；我院肝胆外科吴健雄教授重点介绍了国内结直肠癌肝转移的外科治疗现状；山东大学齐鲁医院戴勇教授探讨了示踪技术在结直肠癌腔镜手术中的意义；北京朝阳医院安广宇教授对K-RAS野生型一线靶向治疗选择带来的思考进行了阐述；我院结直肠二科郑朝旭、冯强、裴玮副主任医师分别作了一例高质量的病例汇报，得到了与会专家的好评。随后的经验交流中，各位学者就腹腔镜辅助手术的经验、结直肠癌肝转移治疗的进展、直肠癌新辅助治疗、侧方淋巴结清扫等热点、难点问题进行了热烈讨论。张海增主任对此次高峰论坛进行了总结，高度评价了与会专家精彩实用的演讲内容，鼓励并肯定了年轻医师的精心准备。

本次高峰论坛，不仅为结直肠癌领域的专家进行充分研讨、经验交流、增进了解和加强合作提供了有利平台，更展示了我院结直肠外科治疗及综合治疗的水平，并将进一步推动结直肠癌个体化、规范化综合治疗的开展，提高我院结直肠癌外科的诊治水平。

（撰稿：结直肠二科 裴玮、郑朝旭，来源：中国医学科学院肿瘤医院网站2014-10-28）

第八届全国结直肠癌诊治高峰论坛在杭州举行

由中国抗癌协会大肠癌专业委员会、浙江省抗癌协会大肠癌专业委员会主办，浙江省肿瘤医院承办的国家级继续医学教育项目“第八届全国结直肠癌诊治高峰论坛暨大中华区造口、伤口、失禁护理新进展研讨会”于2014年4月18日~20日在杭州萧山第一世界大酒店成功举行。近500名来自国内外的专家学者济济一堂，共襄盛会。开幕式上，浙江省肿瘤医院院长毛伟敏教授、浙江省抗癌协会秘书长吴杨教授、浙江大学第二附属医院张苏展教授到会分别致辞。大会执行主席、浙江省肿瘤医院结直肠外科主任李德川教授主持了开幕式。

本次大会以“规范、综合、提高、创新”为主题，内容涉及结直肠肿瘤领域的各个方面，围绕结直肠肿瘤的热点难点问题，探讨了结肠癌治疗的一些新观念、新手术和新方法。大会上，全国大肠癌学术会议第1~6届主席、浙江大学肿瘤研究所郑树教授做了题为“结直肠癌前病变的识别与对策”的报告，中山大学附属肿瘤医院结直肠癌首席专家、中国抗癌协会大肠癌专业委员会名誉主委万德森教授与大家交流了最新的研究成果“中低位直肠癌术前放化疗前瞻性临床对照研究”。两位德高望重的前辈专家的精彩演讲赢得了与会者的阵阵掌声。

其他受邀嘉宾的演讲报告有全国大肠癌专业委员会前任主委、浙江大学肿瘤研究所所长张苏展教授的“遗传性结直肠癌诊断和外科对策”，全国大肠癌专业委员会主委、复旦大学附属肿瘤医院蔡三军教授的“CELIM临床研究总结”，中国抗癌协会副秘书长、全国大肠癌专业委员会候任主委、北京大学肿瘤医院顾晋教授的“结直肠外科技术新进展”，全国大肠癌专业委员会副主委、哈尔滨医科大学附属第三医院王锡山教授的“腹腔镜结直肠手术的拓展与展望”，全国大肠癌专业委员会副主委、中山大学附属肿瘤医院潘志忠教授的“Ⅱ期结肠癌辅助化疗”，全国大肠癌专业委员会副主委、辽宁省肿瘤医院宋纯教授的“预防性回肠造口对低位直肠癌保肛手术的意义”，全国大肠癌专业委员会副主委、山西省肿瘤医院梁小波教授的“直保留盆腔神经的解剖学基础及手术技巧”，本次大会执行主席、浙江省肿瘤医院结直肠外科主任李德川教授的“结直肠癌肝转移的外科诊治”等也都是异彩纷呈。

会议秉承以往的成功经验，同时还举行了结直肠癌MDT讨论，就相关疑难病例，外科、化疗、放疗及放射科等专家进行相互讨论，制订个体化的最佳治疗方案，得到了与会专家学者的一致好评，分别表示MDT讨论是晚期肿瘤诊治的趋势。浙江省肿瘤医院结直肠癌MDT团队成立较早，已成功举办180余期，门诊MDT接诊疑难病例近600例，住院患者接受MDT讨论近400人次，并进行了MDT远程医疗模式和区域合作的探索，相信以后也将成为浙江省多学科合作诊治的典范，为更多的结直肠癌患者服务。

本届大会的筹办规格、学术水平、参会人数等都是历届之最，大会还设有“大中华区造口、伤口、失禁护理新进展研讨会”。钱江电视台等新闻媒体积极跟进，及时全面的报道本次高峰论坛，大会执行主席、浙江省肿瘤医院结直肠外科主任李德川教授会后接受了记者采访，详细解答了记者的提问。

本次大会提供一个广阔的互动交流平台，为国内外结直肠癌治疗一线工作者提供了行业最新动态。与会的各位专家、学者介绍展示新的治疗理念和微创手术技巧，不仅让与会者开阔了眼界，更促进我省结直肠癌标准化、规范化治疗事业的发展，积极有效地搭建起国内外学术交流研究的沟通桥梁。

（稿源：浙江省抗癌协会，中国抗癌协会网站 2014-05-30）

北医三院举办首届全国结直肠癌肝转移诊疗新进展研讨会

2014 年 8 月 22 日～23 日，北京大学第三医院普通外科举办了第一届全国结直肠癌肝转移（CLM）诊疗新进展研讨会，来自全国多个省（区、市）的 80 余名学员前来参会，这是国内首次举办 CLM 专题会议。

研讨会上，普通外科修典荣教授现场演示了腹腔镜 CLM 切除术，并作了关于“CLM 诊治现状、发展与挑战”和“CLM 的微创手术”的专题报告。此后，北医三院结直肠癌肝转移治疗团队的专家围绕着 CLM 诊断、可切除性评估、影像学方法选择、手术治疗、肿瘤射频消融治疗、综合治疗以及转化治疗进行了专题讲座和研讨，并结合北医三院 CLM 临床重点项目管理和患者生存效果进行了分析。

会议现场学员与北医三院专家积极互动并展开热烈而深入的讨论。与会者一致认为，CLM 诊断治疗领域目前存在很大的误区，诊治理念亟待规范和普及，通过多学科专家团队模式的诊治以及积极的外科手术，能够使更多的 CLM 患者获益；北医三院普通外科在该领域进行了卓有成效的工作和尝试，积累了丰富的诊治经验，CLM 研讨会的举办对结直肠癌肝转移治疗理念和进展的推广具有重要意义。

相关链接

结直肠癌肝转移（CLM）是结直肠癌的晚期疾病，是影响患者预后和导致死亡的最重要因素，40%～50%的结直肠癌患者会罹患 CLM。近年来，CLM 的治疗理念发生了里程碑性的改变，手术技巧及相关治疗手段进展迅速，越来越多的 CLM 患者得到了生存获益。但 CLM 患者诊断和治疗存在诸多难点，如何通过积极的以手术切除为主的综合治疗，最大程度上改善 CLM 患者预后，至今仍是该领域的难点，也是国内外的研究热点。2010 年，在北医三院临床重点项目基金的支持下，普通外科、肿瘤治疗中心、放射科、超声诊断科、消化科、病理科专家组建了 CLM 多学科专家诊治团队，全程参与 CLM 患者初诊、评估、围术期化疗、手术、随访、复发患者的再诊治等环节，并致力于 CLM 的临床研究，成为国内最早开展 CLM 系统性研究的中心之一，也是国内最早开展“CLM 多学科专家团队”诊疗模式的中心之一。通过积极的多学科专家团队诊治和手术切除，北医三院的 CLM 手术患者 1、3、5 年生存率分别达到 90.8%、60.4%、49.4%，处于国内领先、国际先进水平。

（北医三院，来源：北京大学医学部新闻网，发布日期：2014-09-18）

2014 年国际胰腺癌高峰论坛暨中华医学会肿瘤学分会胰腺癌学组第三届学术年会召开

2014 年 8 月 29 日～31 日，国际胰腺癌高峰论坛暨中华医学会肿瘤学分会胰腺癌学组第三届学术年会暨海峡两岸医药卫生交流协会肿瘤防治专家委员会胰腺癌学组年会在哈尔滨成功召开。中国工程院詹启敏院士和林东昕院士，中华医学会金连泓副会长，来自美国、日本和韩国的专家及全国 30 多个省市级医院及研究所的近 400 位代表参加了大会。

在开幕式上，首先宣布“海峡两岸医药卫生交流协会肿瘤防治专家委员会胰腺癌学组”正式成立，中国医学科学院肿瘤医院王成锋教授任主任委员。作为大会主席，王成锋教授在发言中指出，胰腺癌是我国发病率快速上升的恶性肿瘤，其发病率和死亡率分别列恶性肿瘤的第 7 位和第 6 位。国内外专家学者为攻克胰腺癌这一难题正在进行大量的工作。在中华医学会肿瘤学分会胰腺癌学组的基础上，新学组的成立将进一步促进我国胰腺癌防治水平的提高，加强海峡两岸的交流合作，提升我国学者在胰腺癌诊治领域的国际地位。

大会邀请了国内外胰腺专业的众多知名专家学者，就胰腺癌最新研究进展、广为关注的临床难点和热点问题做了精彩报告和深入讨论，内容涉及胰腺癌基础研究、影像诊断、临床治疗等诸多方面。詹启敏和林东昕院士就肿瘤分子遗传学和胰腺癌遗传易感性及其分子机制的研究进展分别做了精彩报告，受到与会者的一致好评。术中放疗机的发明人和这一技术临床使用的开创者、美国的 Donald Goer 教授专程到会，对术中放疗技术的优势和进展进行了专题演讲。日本的田中教授介绍了日本胰腺癌治疗现状和进展。韩国的 Han Duck Jong 教授介绍了胰腺移植的相关技术和经验。在外科治疗经验方面，多位专家播放了手术视频，展示了精湛的手术技巧；会议还进行了胰腺神经内分泌肿瘤（PNET）专场讨论，总结了近一年来 PNET 的新的研究进展。

经过两天紧张的会议，各项议题顺利完成。与会代表期待在两个胰腺癌学组的带动下，推动我国胰腺癌的整体防治水平逐步提高，造福于患者，服务于社会。

（撰稿：胰胃外科 张建伟，来源：中国医学科学院肿瘤医院网站 2014-09-26）

中德外科高峰论坛胰腺癌手术进展及快速康复研讨会召开

2014 年 6 月 27 日，胰腺癌手术进展及快速康复研讨会在北京康源瑞廷酒店召开。会议由中国医学科学院肿瘤医院胰胃外科主任王成锋教授主持。会议邀请了德国海德堡大学Das DIAK医院Markus Theodor Golling教授和Vieira Vaz教授、北京大学肿瘤医院郝纯毅教授、解放军301医院陈永亮教授、中国煤炭总医院周正教授、北京东方医院胡凯文教授，以及天津、河北等地的多家医院代表参会。与会专家围绕胰腺癌手术进展、手术新型缝合等技术进行了深入广泛的研讨。

Golling教授作为国际肝胆胰外科的知名专家，具有丰富的外科手术经验，主要向大家介绍了德国胰腺癌诊断及外科治疗经验。Vieira Vaz教授介绍了新型材料和缝线的特点，以及在胰腺外科的实际应用，并现场演示了新型材料的缝合技术。王成锋教授介绍了国内胰腺癌的治疗现状和我院胰胃外科近10年来的经验，并重点介绍了我院局部进展期胰腺癌接受术中放疗为基础的综合治疗后，1年生存率达62%、中位生存期14.7个月的临床结果。Golling教授认为这种治疗模式是“成功的范例”，值得推广。在随后的经验交流中，中德学者就中西医结合治疗胰十二指肠切除术后胃排空障碍、胰瘘、术后延迟性出血等热点、难点问题进行了热烈讨论，并期待新技术、新材料的应用可以更好地服务于胰腺癌外科，缩短患者康复时间，造福患者。

近年来，外科手术技术和新型材料的应用推动了外科学的快速发展。胰腺癌手术作为外科领域中复杂性和困难程度最高的术式之一，国内外面临着同样的技术难题。通过本次会议，不仅为中德双方专家进行充分研讨、经验交流、增进了解和加强合作提供了有利平台，更为推动胰腺癌外科手术的进展及快速康复奠定了基础。

（撰稿：胰胃外科 张建伟，来源：中国医学科学院肿瘤医院网站 2014-08-26）

第四届全国血液肿瘤学术大会暨第七届全国淋巴肿瘤诊治进展研讨会召开

由中国抗癌协会血液肿瘤专业委员会、中国医学科学院血液病医院（血液学研究所）共同主办的“第四届全国血液肿瘤学术大会暨第七届全国淋巴肿瘤诊治进展研讨会”于2014年10月23日~25日在湖北省武汉市召开，会议由湖北省抗癌协会和华中科技大学附属同济医院承办。

大会正式召开前，于10月23日召开了中国抗癌协会血液肿瘤专业委员会全委会，王建祥主任委员向参会委员们汇报了专业委员会2013年~2014年的工作进展及2015年的工作计划。全委会后举行了血液病理工作组成立大会。这是国内第一个血液病理学的专业学术机构，包括了血液学、病理学、流式细胞学、遗传学和分子生物学等不同专业的学者。首届工作组组长由中国医学科学院血液病医院汝昆教授担任，并推选李建勇、王晋芬、刘艳荣、陈苏宁教授担任副组长。会上，汝昆教授首先介绍了工作组前期的筹备工作和目前的人员组成。王建祥教授在开幕词中介绍了血液病理工作组成立的背景，充分肯定了血液病理工作组成立的必要性。他指出，血液病理工作组的成立对于血液系统肿瘤MIGM诊断模式的推广具有重大意义。各位参会专家也纷纷对工作组成立的重大意义表示了肯定。之后，在汝昆教授的主持下，各与会人员就血液病理人员的专业培训、多中心合作、实验室质控、整合报告的推广、与同类协会的国际交流以及微信群和网站建设等热点议题各抒己见，展开了热烈地讨论，并将具体任务落实到人。血液病理工作组的成立弥补了国内血液病理学学术机构的空白，为以后血液病理学术活动的开展构建了广阔的平台，将对我国的血液病理学的学科发展产生极大的推动作用。

大会期间邀请了国内外从事淋巴瘤、多发性骨髓瘤、急慢性髓系白血病、MDS等权威临床及病理学专家对血液肿瘤近年来的进展做了深入讲解，同时邀请国内外从事血液肿瘤基础研究的顶级专家对血液肿瘤的基础研究热点问题进行了深入交流，并邀请国家自然科学基金委的江虎军处长具体介绍了国家自然科学基金申请的注意事项。此次会议实现了血液肿瘤基础、病理和临床研究的交叉衔接，提供了一个从事应用基础、病理和临床工作的同仁共同交流、思想碰撞的大平台，深得与会代表的好评。

疑难病理讨论与分享以及优秀论文演讲比赛是本次大会的另两个亮点。10月24日晚，来自美国M. D. Anderson癌症中心、中国医学科学院血液病医院、江苏省人民医院和武汉同济医院的4位讲者提供了5个疑难病例与300余位参会者进行互动讨论。会场气氛热烈，精彩纷呈，近3个小时的讨论仍让与会者感到意犹未尽。精彩纷呈的病例/病理讨论给大家对淋巴系统肿瘤诊断和临床实际治疗带来了新的认识、新的思考。25日上午，来自全国主要血液肿瘤中心的12位年轻骨干带着各自最新的研究成果进行了一场全新的演讲比赛。中国抗癌协会血液肿瘤专业委员会主任委员王建祥教授主持了会议，8位国内知名专家从演讲内容的新颖性、科学性、实用性以及演讲准备、演讲技巧等方面对演讲者进行了点评，最后评选出特等奖获得者1名，一等奖获得者2名，二等奖获得者3名，三等奖获得者6名。实用的临床经验与翔实的实验数据让本次大会更为贴近受众群、更为接地气。

本次大会参会人员有550余人，从另一方面说明本次会议的内容深受与会者的欢迎和认可，是我国血液肿瘤学界一次真正的盛会。中国抗癌协会血液肿瘤专业委员会拟每两年举行一次学术大会，期待精彩在两年后再次呈现！

（稿源：中国抗癌协会血液肿瘤专业委员会，中国抗癌协会网站2014-11-21）

第二届乳腺癌个体化治疗大会成功召开

罗 扬 袁 芃

2014年8月1日~8月3日，由中国癌症基金会、中国抗癌协会乳腺癌专业委员会主办，中国医学科学院肿瘤医院承办，中国医学科学院肿瘤医院内科主任徐兵河教授担任执行主席的“第二届乳腺癌个体化治疗大会”在北京国际会议中心隆重召开。大会继续秉承“防治乳癌，量体裁衣”的主题，旨在为乳腺癌相关基础领域和临床研究的学者和医生搭建一个高水平的交流平台，着重乳腺癌患者治疗的个体化、精确化发展。

中国癌症基金会理事长、原卫生部副部长彭玉教授在开幕式上致辞并指出，当前，乳腺癌的发病率仍居全球女性肿瘤之首，随着生活方式、社会环境的变迁，我国的乳腺癌患者人数也在迅猛增长，对乳腺癌的预防、诊断和治疗是刻不容缓的任务，是关系到我国女性健康的重要工作，联系着全面建设和谐社会目标的实现和民族的强盛。

中国医学科学院副院校长詹启敏院士出席开幕式并对本次乳腺癌个体化治疗大会召开的意义给予高度评价，指出建立国内外乳腺癌专业医生学术信息交流的平台具有开拓性和预见性，是中国乳腺癌学科发展所必需的。本次大会必将促进我国乳腺癌领域的学术交流与技术合作，促进乳腺癌的学科发展，推动我国乳腺癌个体化诊疗进程。

此次会议邀请了国内外乳腺癌学界的多名院士与著名学者、临床肿瘤学家、分子生物学家以及肿瘤流行病学家参会，并进行了精彩的学术报告。大会内容紧凑丰富，涉及领域广泛，从乳腺癌的流行病学、诊疗方式、基础科研、转化型研究到早期乳腺癌诊治新技术和热点探讨、乳腺癌诊治过程中的难点与争论、乳腺癌分子分型与个体化治疗、国际会议最新信息传递多个议题，全面涵盖乳腺癌的相关内容。

来自全国的约1000名从事乳腺癌各个相关领域的科研人员、临床医师参加了此次盛会，参会者对会议的内容和主办方的工作给予了高度评价。

来自搜狐健康、《医师报》《中国医学论坛报》《北京晚报》《肿瘤瞭望》等多家媒体的记者对大会进行了采访及现场和会后的报道。

乳腺癌已成为我国发病率最高的女性恶性肿瘤，针对乳腺癌的预防、诊断和治疗的基础与临床研究也正朝着多元化、个体化的方向发展，本届大会的召开一定能够推动我国乳腺癌个体化诊疗的进程!

中国抗癌协会乳腺癌专业委员会乳腺病理学组第一次会议召开

借第二届乳腺癌个体化治疗大会的东风，2014 年 8 月 2 日，“中国抗癌协会乳腺癌专业委员会乳腺病理学组第一次会议”在北京国际会议中心召开。中国抗癌协会乳腺癌专业委员会主任委员徐兵河教授和中国抗癌协会组织部张静部长分别致辞，对“乳腺病理学组”的成立表示衷心的祝贺，肯定了“乳腺病理学组”成立的重要性和意义。

在这次会议上，“乳腺病理协作组”更名为“乳腺病理学组”，并进行了人员更新。组长付丽教授总结了前期工作，并汇报了“乳腺病理学组”将在乳腺癌专业委员会领导下的下一步计划继续开展的工作，主要包括：

1. 国际交流：与国际乳腺病理学科发展得好的团体和专家沟通，吸取他们已取得的先进经验，可以帮助和推动我们的发展，缩短我们要走的路程。

2. 国内交流：组织全国性研讨会、读片会及病例讨论会，及时将乳腺诊治及研究方面的新进展、新技术普及推广。依托“中国抗癌协会乳腺癌专业委员会”的现有会议等设立乳腺病理学分会场和（或）病理临床互动专题，进行定期的交流讨论。依托各地区的继续教育项目，向更基层面推广交流。针对乳腺癌诊治及研究方面的新进展、新技术，不定期组织全国性、地区性的研讨会、病例讨论会，及时进行普及推广。依托“中国抗癌协会乳腺癌专业委员会”网站，设立乳腺疑难、少见病例病理切片介绍和讨论等途径。

3. 信息交流：依托“中国抗癌协会乳腺癌专业委员会”网站，以《中国抗癌协会乳腺癌专业委员会病理学组通讯》形式与会员和临床医生进行及时的沟通和交流。

4. *与时俱进*：修订“中国乳腺癌病理检查诊断规范”，并主办培训班推广普及。

5. *合作研究*：组织成员间及与临床间的联合研究，共同申请课题。

6. *人员培训*：对有全科病理基础的病理医师进行3~6个月的乳腺病理专业培训，为他们成为乳腺专业病理医师奠定基础。前期可以“卫生部肿瘤病理医师进修班”及天津市肿瘤医院主办的“乳腺肿瘤规范化、个体化诊断病理医师培训班”为基础进行人员培训，逐渐发展成以乳腺病理学组委员单位为中心，以点带面的人员培训体制。

7. *考试制度*：在可能的情况下，争取申请乳腺专业病理医师考试及执照颁发制度，争取发给执照并争取待遇优惠政策。

8. *成员制度*：中国抗癌协会乳腺癌专业委员会病理学组委员为本地区联络人，推荐和发展该地区的成员。

会议期间，来自全国32个省（自治区、直辖市）的学组委员们都进行了自我介绍和积极发言，提出了自己作为学组委员拟开展工作的想法（因时间关系有的委员没有讲透，将会通过通讯或会议形式继续交流沟通），大家都希望通过“乳腺病理学组”这个平台学习和交流更多的知识，并与临床紧密结合；同时，在各地区以点带面，积极推广和带动乳腺癌的预防和诊治工作。

中国抗癌协会乳腺癌专业委员会乳腺病理学组隶属于中国抗癌协会乳腺癌专业委员会。其宗旨为规范我国乳腺癌病理诊断工作，培训乳腺病理诊断专业人才，制订考试考核制度，进行广泛的国内外学术交流，提高我国乳腺癌的诊治水平，为人类的健康事业而奋斗。“乳腺病理学组”的前身是中国抗癌协会乳腺癌专业委员会乳腺病理协作组，自1992年10月正式成立以来，在撰写、修改我国乳腺癌病理诊断规范与分类，以及在诊治规范的培训、乳腺癌早诊新技术培训、乳腺癌病理专题学术研讨、乳腺癌全乳腺大切片技术及其应用、全国乳腺病理诊断继续教育、乳腺专著编写等方面做了大量的工作。凝聚了国内乳腺病理方面专家学者的心血和汗水，培养了一大批乳腺病理专科医师，使我国的乳腺癌诊治水平与国际接轨，促进了学科的发展。

（稿源：中国抗癌协会乳腺癌专业委员会，中国抗癌协会网站2014-09-19）

第十三届全国乳腺癌会议暨第九届上海国际乳腺癌论坛召开

2014年10月23日~25日，由中国抗癌协会乳腺癌专业委员会、中国医学科学院肿瘤医院、复旦大学附属肿瘤医院和上海市抗癌协会共同举办的“第十三届全国乳腺癌会议暨第九届上海国际乳腺癌论坛”在上海世博中心顺利召开。本次会议云集了2000余位海内外乳腺癌专家，是当前国内乳腺癌诊治领域规模最大、最具影响力的学术盛会。会上，中国抗癌协会乳腺癌专业委员会名誉主委邵志敏教授呼吁：乳腺癌领域中诊疗规范以及资源配置的问题亟需得到关注和解决。

权威数据发布：2021 年，中国乳腺癌患者数将达 250 万，城市是乳腺癌“重灾区”

会上，邵志敏教授分享了今年复旦大学附属肿瘤医院在权威医学杂志《柳叶刀》上发表的研究数据：“每年中国乳腺癌发病率增长速度是世界平均水平的 2 倍，照此速度发展，到 2021 年中国乳腺癌患者将高达 250 万。”目前，城市中乳腺癌发病率已经达到 34. 3/10 万，是农村地区的 2 倍。邵志敏教表示，像北京、上海、广州等沿海一线发达城市更是乳腺癌的“重灾区”。究其原因，主要和城市中女性总和生育率水平（平均每名女性一生生育子女数）持续走低有着重要的关系。据悉，上海地区女性总和生育率为全世界最低，仅 0. 81，与此同时，乳腺癌的发病率则位列全国首位。

另外，饮食结构和生活方式的西化，让女性初潮年龄进一步推前、绝经年龄逐步后推的趋势，以及绝经后妇女的肥胖等因素，都是导致城市乳腺癌持续高发态势的主要诱因。

在比较 2008 年中国和美国乳腺癌就诊年龄分布数据后，邵志敏教授和其研究团队发现，中国女性的乳腺癌发病年龄较美国提早了 10 岁左右，平均发病年龄为 45～55 岁。同时，中国的乳腺癌发病率呈现两个明显的高峰，第一个是 45～55 岁之间；第二个出现在 70～74 岁之间。“我们发现双峰趋势逐渐消失，第一个高峰有逐渐后移的趋势，并有演变为单峰的可能。在接下来的 20 年，我们认为中国乳腺癌的发病年龄高峰将‘定位’于老年阶段，逐渐与欧美国家相似。”邵志敏教授说。

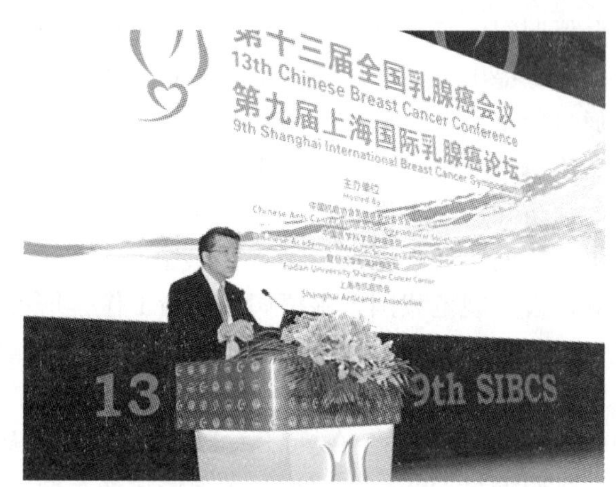

邵志敏教授

诊疗规范亟需得到落实

我国的乳腺癌患者整体 5 年生存率不足 5 成，这与欧美发达国家有着巨大的差距。尽管各级医疗机构都将“规范诊疗”提到了重要位置，但在具体操作环节不规范的情况还是随处可见，这都是严重制约中国乳腺癌疗效和患者生存率的一个瓶颈。

邵志敏教授指出，病理诊断是乳腺癌治疗的“金标准”。但是北京的一项纳入 101 所医院的研究显示，高达 67. 2%的新诊断病例缺失肿瘤大小、病理分级、淋巴结转移的病理信息，造成了治疗的盲目性和随意性。同时，作为乳腺癌患者后续靶向治疗的重要病理诊断依据的 HER-2 检测，一项全国范围内的调查显示，45 家医院中仅有 62%的检测报告符合标准。

此外，就全国范围而言，乳腺癌治疗不足和过度治疗的情况依旧突出。邵志敏教授介绍，所有需要化疗的浸润性乳腺癌患者中只有 81. 4%接受了辅助化疗；有报道显示，12. 1%的辅助化疗患者只接受了不到 4 个周期的治疗（低于推荐最低标准），造成了治疗的严重不足，这将成为日后复发/转移的重要风险之一。同样的情况还存在那些乳腺癌雌激素受体阳性的患者身上，治疗指南要求这些患者需要全部接受辅助激素治疗，但真正按照标准去做的患者只有80.1%；还有近10%的受体阴性患者也接受了此项治疗，而患者本身并不能从中获益，也就是我们所称的过度治疗现象。

“无论是哪一级的医院，都应该将多学科的规范化理念贯穿于每个患者的诊疗始终，只有这样才能降低死亡率，提高5年生存率。”邵志敏教授说，“复旦大学附属肿瘤医院通过近十年的努力，将本院经治患者的5年生存率从79.8%提高到89.9%，达到同期美国的诊疗水平。“医院还将自己的诊疗理念在上海地区进行推广和应用，自2005年起，上海市乳腺癌死亡率逐渐回落，下降拐点开始出现。”

医疗资源配置亟待解决

医疗资源配置不足及分布不均衡的情况，导致了乳腺癌诊治新技术的普及程度难以推广。

据悉，保留乳房的手术是针对早期的乳腺癌患者。术后，患者不需要摘除乳房，只需要经过一个阶段的放疗后就能实现与乳房全切根治手术一样的疗效，起到既根治疾病，又保留完美身形的目标。

但此项诞生于20世纪90年代末的技术，经过近20年的发展，其接受度和开展比例还是略低。中国女性乳房切除术依然占原发性乳腺癌手术的88.8%，相比于美国的36%，即使在北京或上海这样的发达地区，保乳手术也才从2005年的12.1%上升到2008年的24.3%。邵志敏教授指出，之所以如此低的保乳术采用率，其中的一个重要原因是缺乏放疗的设备。相较于美国每百万人拥有9.3个放疗中心、13台放疗加速器，中国每百万人所拥有的放疗中心和治疗加速器连1个都不到。此外，受过专科化训练的肿瘤科医生和技术员的缺乏，也是影响全国整体保乳手术接受度不高的主要原因。邵志敏教授希望，中国的卫生资源能够在不断加大投入的同时，实现配置过程的均等化和最优化，加大对于治疗必须设备的投入和支持，确保大部分患者不再因医疗资源缺乏接受了不规范的治疗，进而影响治疗效果。

据2009年经济学人智库统计，中国乳腺癌患者的治疗花费超过家庭可支配收入的40%，导致了家庭的迅速贫穷，在富裕的沿海经济城市中，乳腺癌患者平均花费甚至达到了2835美元。转移性乳腺癌的患者中只有40%接受了二线治疗方案，造成这种情况发生最主要的原因就是新疗法中靶向药物治疗花费负担难以承受，进而转投传统中医疗法或姑息治疗。

为此，邵志敏教授表示，在现有的医疗保障体系下，国家层面能够将更多的乳腺癌二三线（转移及复发乳腺癌患者治疗方案）的治疗药物或者治疗费用纳入国家基本药物目录，减少患者因贫穷放弃治疗的人群比例。

自从2005年开办第一届上海国际乳腺癌论坛以来，参会人数从创办之初的400多人，以后逐年递增。本届论坛紧扣“分子分型时代下的乳腺癌诊疗”这一主题，全方位报道了国内乳腺癌个体化诊疗领域取得的一系列令人振奋的突破性进展。本届论坛突破以往国内学术会议以宣传、推广国际前沿理念与成果为主的传统框架，在探讨国际最新诊疗共识的同时，发布了100余项创新性、高水平的国内前沿基础、临床研究成果，内容涵盖乳腺癌基础、筛查、诊断、治疗等多个方面。尤其在个体化诊疗领域的相关学术成果达到国内顶尖、国际一流水平，具有极高的应用价值，成为论坛的一大亮点。目前，论坛已经成为全国乳腺癌领域医务和科研工作者学习国内外乳腺癌领域新观念、新思维、新技术的交流平台，有效地促进了全国乳腺癌诊治水平的全面提高。

（稿源：上海市抗癌协会，中国抗癌协会网站 2014-11-21）

北京黑色素瘤国际研讨会成功举办

——黑色素瘤的国际盛会　亚洲患者的健康福音

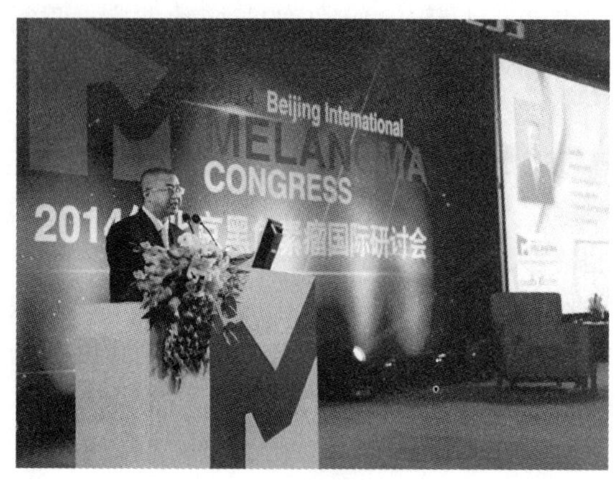

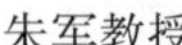
朱军教授

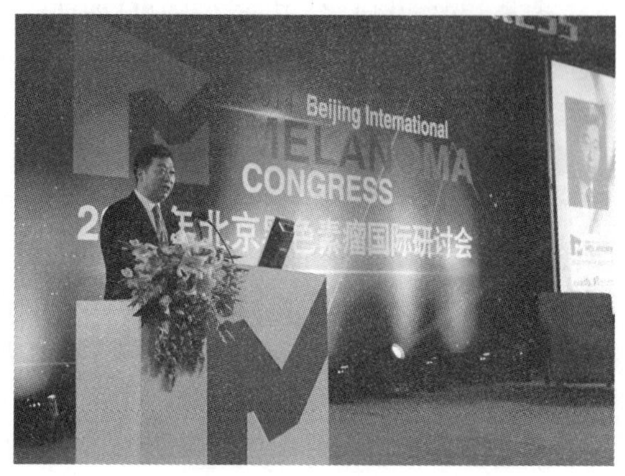

郭军教授

10 月 18 日～19 日，一场黑色素瘤国际盛会——由北京大学肿瘤医院、CSCO 黑色素瘤专家委员会主办的 2014’北京黑色素瘤国际研讨会在京成功举办，来自全国各地的 600 余位医学同道前来参会。

北京大学肿瘤医院副院长、肾癌黑色素瘤科主任郭军教授和 BRAF 抑制剂研究领域领军人物、美国麻省总医院癌症中心 Keith Flaherty 教授共同担任大会主席。会议特别邀请中国工程院院士、中国医学科学院肿瘤医院孙燕教授出席并致欢迎辞。

本次大会是继 2012 年北京黑色素瘤国际研讨会成功举办之后的又一次黑色素瘤领域的饕餮盛宴，本次会议突出了国际化，专家数量和质量、会议时长、场次设置等较往届都有了进一步的提升。20 多位黑色素瘤领域国际级顶尖专家，包括黑色素瘤基因组学奠基人、美国加州大学心血管研究所皮肤病与病理学 Boris Bastian 教授，美国宾夕法尼亚大学病理学及皮肤学 Xiaowei Xu 教授，全球黑色素瘤辅助治疗的奠基人、美国匹兹堡大学医学院的临床研究副院长 John M. Kirkwood 教授，美国德克萨斯大学西南医学中心 Charles M. Balch 教授，在欧洲黑色素瘤辅助治疗领域做出卓越贡献的希腊雅典大学医学院肿瘤学 Helen J. Gogas 教授，黑色素瘤免疫靶向治疗研究领军者、美国洛杉矶 Angeles 临床研究所黑色素瘤项目主任 Steven J. O’Day 教授，德国 Essen 大学医院皮肤性病科主任 Dirk Schadendorf 教授，

Westmead 癌症研究所主任 Richard Kefford 教授，法国 Gustave Roussy 肿瘤医院院长 Alexander Eggermont 教授，澳大利亚黑色素瘤研究领域卓越代表、澳大利亚悉尼大学黑色素瘤研究所临床研究员 Georgina Long 教授，致力于特殊类型黑色素瘤的诊治的哈佛大学 Dana-Farber 肿瘤中心 Jason J. Luke 教授，致力于皮肤黑色素瘤局部治疗的美国犹他大学医学院外科部 Robert Andtbacka 教授，美国宾夕法尼亚州 Luke's 癌症中心黑色素瘤科、肿瘤内科及血液内科主任 Sanjiv S. Agarwala 教授，宾夕法尼亚州费城 Perelman 医学院外科学 Giorgos Karakousis 教授，美国佛罗里达 H. Lee Moffitt 癌症中心外科教育部主任，皮肤肿瘤科主任 Vernon K. Sondak 教授，台湾黑色素瘤领域领军人物、台湾长庚纪念医院血液肿瘤科 John Wen-Cheng Chang 教授，新加坡黑色素瘤领域领军人物、新加坡国立癌症中心医学肿瘤培训部副主任、高级顾问 Richard Quek 教授等齐聚一堂，与国内医生共同探讨黑色素瘤治疗中的热点和焦点话题。

本次中方大会主席郭军教授介绍说："考虑到亚洲患者与欧美黑色素瘤患者在遗传学背景与发病类型方面有很大不同，是时候亚洲地区的黑色素瘤学者们团结起来，组成一个联盟来集中攻破黑色素瘤治疗中的种种壁垒了。"

恶性黑色素瘤是全球性疾病，发病率也逐渐增加，尤其是其转移以后进展迅速的特点使患者预后极差。近年来，黑色素瘤基础和临床研究的突飞猛进，尤其是 2011 年以来美国食品与药物管理局（FDA）相继批准的晚期黑色素瘤治疗新药，使得黑色素瘤治疗正在吸引着诸多学者的目光，开展更多的有益探索。

近年来，我国学者在黑色素瘤研究方面也有重要收获，包括对 c-kit 突变黑色素瘤的个体化靶向治疗、达卡巴嗪联合血管内皮抑素治疗晚期黑色素瘤等方面。郭军教授介绍，这些研究进步使我国黑色素瘤学者与国外同行能够开展"双向交流"，有了能跟别人分享的经验和体会，亚洲的临床试验结果被 NCCN 等国外重要指南所引用，而用于指导临床实践。

本次大会特别邀请了我国台湾、香港及韩国、新加坡等亚洲地区的黑色素瘤专家与会，旨在寻找一条团结协作的亚洲黑色素瘤研究之路。在 19 日下午的圆桌会议上，成立了亚洲黑色素瘤联盟（Asia Melanoma Group，AMG）。该联盟成立后，将要在亚洲地区开展多中心临床协作，包括基础研究平台和开展多中心临床研究，寻找更适合亚洲患者的黑色瘤治疗方案。当选为首届联盟主席的郭军教授表示："该联盟将为今后承担亚洲临床研究，制订亚洲黑色素瘤治疗个体化诊治规范，作出我们亚洲的贡献。"

（北京大学肿瘤医院 刘晨）

（稿源：北京大学医学部新闻网，发布日期：2014-10-21）

2014 年 SMILE 全国姑息治疗高级培训班举办

由中国抗癌协会癌症康复与姑息治疗专业委员会（CRPC）主办，西安杨森制药有限公司协办的 2014 年 SMILE（Senior Medical Education of Palliative Care）全国姑息治疗高级培训班已落下帷幕。本次培训班共举办四期，分别于 2014 年 3 月 8 日在苏州，3 月 22 日在广州，4 月 12 日在成都，4 月 26 日在武汉成功举办，共计 200 多名来自全国各地的医护人员参加了本次培训班。与既往“多点铺开”形式的培训班不同的是，今年的培训班每期的培训内容都主要集中于“阿片类药物镇痛治疗方案的思考”，“癌症相关性精神症状的诊治策略”和“癌症相关性疲乏的诊治展望”三大专题，邀请讲者通过主题演讲和访谈式病例讨论的形式进行培训。

一、活动背景及目的

WHO 所制定的癌症姑息治疗任务，涵盖两方面的内容：缓解癌症本身和治疗所致的症状及并发症，以及减轻患者的躯体痛苦和心理负担。因此，姑息治疗需整合入整个抗癌治疗，并成为国家癌症控制政策不可或缺的一部分。CRPC 秉承这一宗旨，努力在国家卫生政策和临床实践工作这两个层面开展一系列姑息治疗的继续教育工作，SMILE 全国姑息治疗高级培训班正是这一理念的产物。它脱胎于 2009 年在武汉举办的第五届全国癌症康复与姑息医学大会上的《武汉宣言》“重视姑息治疗，改善生活质量；从愿望到行动，探索中国癌症姑息治疗发展之路”，以组织翻译并出版 WHO 行动规划《姑息治疗》和各相关专家共识（癌痛、肠梗阻、骨转移、治疗相关呕吐）为指南，在与同样由杨森公司协办的姊妹活动——“无痛过年”患者教育活动一起，以 2012 年卫生部“癌痛规范化治疗示范病房”评比活动为契机，于 2012 年 7 月 5 日正式开展。培训班邀请国内外姑息治疗专家为讲者，主要学员为国内已有一定姑息治疗临床经验，具有地区代表性的临床一线医生，以点及面，触类旁通，结合了主题演讲，访谈式病例分析，“鱼骨式”小组讨论，投票器互动等方式进行培训和交流。在过去两年内，培训班在西安杨森公司的大力协助下，已经成功举办了一届组委会成立会，一届讲者培训班，两届高级培训班（2012 年和 2013 年）。

2014 年，SMILE 全国姑息治疗高级培训班再次扬帆起航，作为肿瘤姑息领域的高级培训班，此项目旨在搭建高端的癌症康复与姑息治疗沟通平台，交流姑息与支持治疗领域的新观点、新进展，在广大医护人员中推广和普及肿瘤姑息方面的专业知识。值得注意的是，培训班并非是“闭关锁国”式的只注意与国内专家交流，而是主动与国际组织接轨，得到中国抗癌协会癌症康复与姑息治疗专业委员会（CRPC）和欧洲姑息学会（EAPC）的双认证。培训班推动了我国的姑息治疗基本药物目录的制定和癌症姑息治疗的实施，不仅能保障所有晚期癌症患者都得到基本姑息治疗，也能进一步促进有限医疗资源的合理使用。

二、培训材料的准备

培训班材料以国际姑息治疗协会（IAHPC）的《姑息治疗手册》为基础，参考 NCCN、EAPC《癌症姑息治疗指南》及近几年 CRPC 制定的国内相关的学术指南和共识，《牛津姑息治疗手册》《新英格兰医学杂志》《BMJ》中文版及《中国疼痛医学杂志》上姑息治疗的相关内容，对培训材料进行了充分的准备，并确定了如下五大培训主题：疼痛的治疗、消化系统相关症状诊断和处理、呼吸系统的相关症状诊断和处理、精神和心理相关症状诊断和处理、患者晚期（终末期）治疗计划。2012～2013 年每期的培训班活动，即围绕这 5 个主题进行展开。

2014 年，鉴于培训班活动已取得一定成效，我们在既往培训内容的基础上，进一步进行深入，主要集中于临床医护人员比较陌生或比较容易忽视的领域，展开进一步的培训工作。在与专家组和各位讲者充分沟通的基础上，2014 年，培训班内容浓缩为三大主题，即“阿片类药物镇痛治疗方案的思考”、“癌症相关性精神症状的诊治策略”和“癌症相关性疲乏的诊治展望”。每期培训班邀请讲者在全面演讲的同时，适时插入投票选项，带动学员使用投票器互动，根据学员投票结果针对性地邀请学员代表进行解释并展开评述；在每一个症状部分主题演讲完成后，设立病例讨论环节，请学员参与分组讨论，发表诊疗意见，并请访谈专家进行点评。这种主题演讲和访谈式病例分析相结合的方式，配合“鱼骨式”小组讨论、投票器投票等互动方式，在保证学术内容深度的同时，充分满足了临床实际需要，使学术交流更富临床实践性，对国内姑息治疗临床水平的提升有建设性意义。活动结束时，我们为讲者和学员颁发证书，对参与最为积极的学员小组进行表彰。此外，每期培训班的会后我们准备了反馈表，收集到很多有价值的反馈和建议，并请学员为每一位讲者的讲课技巧和授课内容进行了打分，对培训班活动不断地进行总结和创新。

三、活动内容具体回顾

（一）阿片类药物镇痛治疗方案的思考

南京军区南京总医院疼痛医学中心主任金毅教授、天津市肿瘤医院疼痛治疗科主任王昆教授分别对“阿片类药物镇痛治疗方案的思考”这一主题进行了演讲，并主持随后的访谈式病例讨论。讲者指出，经过调查，患者对既往镇痛治疗满意度不到 15%，其中镇痛疗效和不良反应是不满意的重要原因。平衡镇痛治疗的疗效和不良反应，是一项非常重要而又精细的工作。阿片类药物的胃肠道不良反应发生率远高于其他不良反应，其中便秘占 93%，恶心、呕吐占 85%。因此，处理阿片类药物的胃肠道不良反应，有特别重要的临床意义。阿片类药物引发胃肠道不良反应机制包括有：肠道运输延迟，抑制肠道腺体分泌，抑制胃排空。前两项会导致便秘，而第三项与恶心、呕吐相关。不良反应会影响患者使用阿片类药物的依从性，从而影响疗效。此外，胃肠道不良反应无论是否由阿片类药物引起，都有可能影响口服阿片类药物胃肠道的吸收，使患者无法在预定时间内达到足够有效的稳态血药浓度，进而影响口服药的镇痛疗效，但对非胃肠道给药途径的镇痛疗效影响较少。

那么应该如何选择阿片类药物，应对胃肠道不良反应对镇痛疗效的影响呢？首先，根据镇痛目标，应该在不导致严重或不可耐受的不良反应事件下，尽量降低疼痛；应优先选择较少引起胃肠道不良反应的药物；在选择口服阿片类药物之前，需谨慎评估患者的胃肠道高危因素；而对于有胃肠道高危风险的患者，应优先选择非胃肠道给药途径。此外，实验证明，吗啡和羟考酮镇痛浓度远高于引起胃肠道不良反应的浓度，而在芬太尼上两者无明显差异，而且透皮给药的方式无首过效应，提高了生物利用度，镇痛剂量降低，避免大剂量给药对胃肠道的过度刺激，进一步减少了胃肠道不良反应的发生，多中心上千例的 Meta 分析结果也显示，芬太尼较少发生恶心、呕吐、便秘等胃肠道不良反应。

通过现场的讨论和互动，学员们选出口服阿片类药物需谨慎评估胃肠道吸收的高危因素有：口腔炎、溃疡、食管炎症导致的疼痛；厌食，恶病质，进食量明显下降；化疗期间已经存在明显的恶心、呕吐；正应用 5-HT3 受体拮抗剂止吐；食管狭窄或梗阻；老年便秘或认知功能下降；以及脑转移颅内高压的疼痛，儿童、孕妇、老年人等特殊人群，肠梗阻、肠道水肿等。针对这些患者，应优先选择较少引起胃肠道不良反应的阿片类药物，且非胃肠道的给药途径。

（二）癌症相关性精神症状的诊治策略

北京大学肿瘤医院康复科主任唐丽丽教授负责了四期题为“癌症相关性精神症状的诊治策略”的主题演讲，并主持了之后的病例讨论。唐教授重点阐述了谵妄的诊治。谵妄是一种急性精神错乱状态或脑病，以老年危重患者和疾病临终阶段最为常见，它增加了患者的病死率、治疗费用和护理人员的压力。主要的发病原因包括感染、代谢紊乱、药物、年龄、疾病等，常常有认知损害、感觉剥夺、器官坏死、酒精中毒的病史。除精神科药物，苯二氮䓬类药物、类固醇、NSAIDs 外，阿片类药物也可以引起谵妄，其中针剂>口服>贴剂。晚期癌症患者谵妄占 25%～85%。谵妄的诊断包括：急性发作意识紊乱、定向障碍、现实检验功能的损害、注意不能、精神激越/迟缓、错觉和幻觉、睡眠周期破坏，常具有“昼轻夜重”这一特点。需完善病史、治疗史，血、尿常规和生化检查，脑 CT 或 MRI，精神科评估等。常见评估量表包括谵妄症状评定量表（Delirium Rating Scale，DRS）和谵妄评定方法量表（CAM-CR）。

治疗方面，氟哌啶醇是治疗谵妄的“金标准”，已经使用了很多年，也有多种药品剂型（口服片剂、肌内注射和静脉注射针剂）。长期或大剂量使用能导致锥体外系毒副作用，如躁动不安、帕金森病（颤抖、咀嚼困难、运动迟缓障碍），而这些症状容易和焦虑或抑郁混淆。新型抗精神病药物，如奥氮平（再普乐）、奎硫平（思瑞康）的锥体外系毒副作用较小，但也会导致躁动不安和帕金森病，此外，这两种药物有抗组胺和抗胆碱能的作用，因此可引起镇静。奥氮平还能导致体重增加。如果患者由于谵妄而昏睡不醒，抗精神病药物还可以提高其唤醒水平。需注意的是，苯二氮䓬类药物会加重谵妄，临床慎用。便秘会加重患者谵妄，因而要保持大便通畅。

护理方面，需注意摔落和拔管等意外伤害，必要时对患者身体进行束缚。需保持适当但不剧烈的感觉刺激。患者白天应避免长时间睡眠，减少对睡眠周期的破坏，夜间应以微弱的背景灯光和持续的声响为宜。家人的陪伴和安慰也很重要。

（三）癌症相关性疲乏的诊治展望

河北省肿瘤医院肿瘤内科主任刘巍教授、李嘉诚基金会全国宁养服务计划上海新华宁养院主任沈伟教授分别对“被忽略的疲乏——浅谈癌症相关性疲乏”这一主题进行演讲，并主持了随后的病例讨论。讲者指出，疲乏（Fatigue）在乏力的基础上有“心”的因素。WHO 对疲乏的定义：在过去几个月内连续两周几乎每天都出现活动能力下降，躯体和心理应对能力下降，需要增加休息。NCCN 指出，癌症相关性疲乏（Cancer related fatigue，CRF）是一种由癌症和（或）抗癌治疗引起的令人不安的、持续的身体、情感和（或）认知方面的主观的疲劳感觉及精力耗竭感，并干扰机体的正常功能，临床上更容易被医患双方所忽视。CRF 与一般疲乏相比，具有以下特点：与活动或能量输出不成比例；不能通过睡眠或休息缓解；持续时间更长（甚至治疗结束后数年）；更加严重。此外，癌症相关性疲乏通常合并睡眠障碍、情绪低落（焦虑、抑郁）、疼痛。

目前 CRF 的发病机制仍不明确，相关假说涉及肌肉代谢异常、生物节律紊乱、HPA 轴功能失调、5-HT 代谢异常、细胞因子分泌和功能异常、迷走神经兴奋等。CRF 可以通过 VAS 进行评估，此外，第 10 版国际疾病分类对其有明确的诊断标准（见附录）。其他评估工具包括：简短疲乏量表中文版（Chinese version of the Brief Fatigue Inventory，BFI-C）、癌症疲乏量表（Cancer Fatigue Scale，CFS）、慢性病治疗疲劳功能评估量表（FACIT-F 量表）等。需特别注意评估那些与疲乏发生密切相关合并症，如疼痛、抑郁、焦虑、睡眠障碍、贫血、营养不良等。

治疗方面，对因治疗包括处理贫血、恶病质、抑郁、睡眠障碍、水电解质紊乱等，对症治疗包括药物治疗和非药物治疗。类固醇药物、西洋参被证实有效，相比之下，规律运动、瑜伽、针灸等非药物治疗可因其简便易行更具有优势。

SMILE
让生命重现微笑
2014年姑息治疗高级培训班
2014年4月26日 中国·武汉

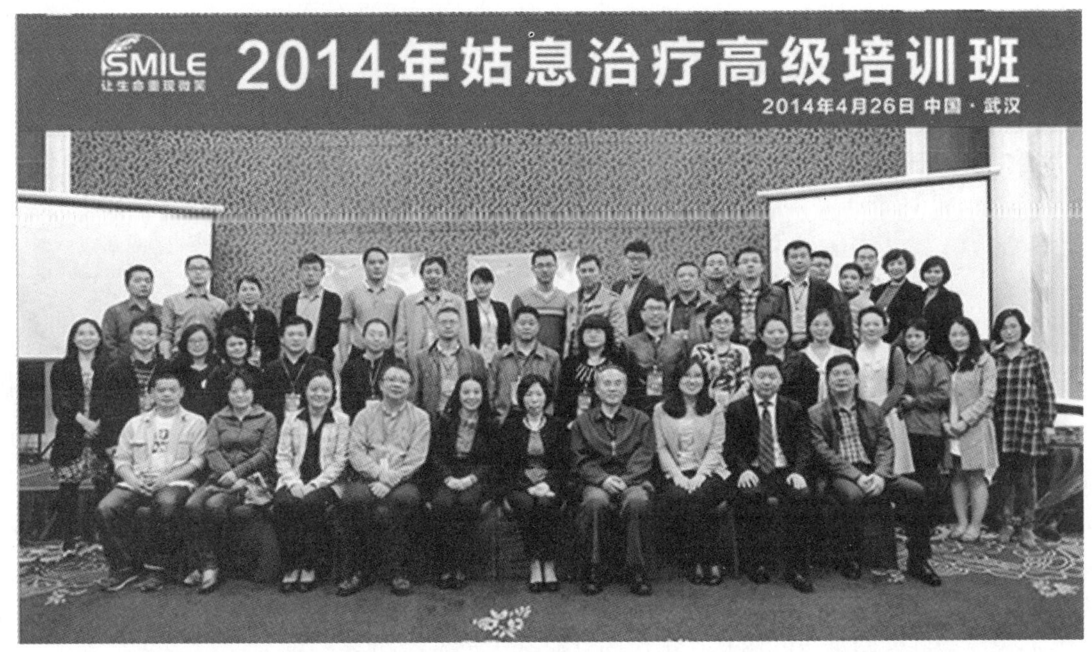

武汉站合影

附 录

第 10 版国际疾病分类 CRF 的诊断标准

A. 在上个月至少还有 2 周每天或几乎每天至少经历下述症状中的 6 种，其中必须包括显著的疲乏（A1）。

A1 显著的疲乏，精力下降或感觉需要更多休息，与活动水平不成比例；

A2 感觉全身虚弱或肢体沉重；

A3 注意力无法集中；

A4 活动减少或对既往的爱好失去兴趣；

A5 失眠或嗜睡；

A6 感觉睡眠不能使体力及精力恢复；

A7 感觉懒于活动；

A8 情绪上感觉疲乏（悲伤、失落、无助）

A9 由于疲乏难以完成日常工作；

A10 感觉短时记忆力下降；

A11 活动后乏力感持续数小时。

B. 这些症状引起显著的情绪低落或社交、工作能力的下降。

C. 有病史、体征及检验结果证实这些症状由肿瘤或抗肿瘤治疗引起。

D. 排除由精神紊乱，例如抑郁、谵妄等引起的可能。

（稿源：癌症康复与姑息治疗专业委员会，中国抗癌协会网站 2014-05-30）

中国抗癌协会肿瘤心理学专业委员会（CPOS）学术年会暨第六届北京大学肿瘤医院肿瘤心理与姑息治疗培训班在京召开

中国抗癌协会肿瘤心理学专业委员会学术年会暨第六届北京大学肿瘤医院肿瘤心理与姑息治疗学习班于2014年8月22日~24日在北京举行，来自中国（包括香港、台湾）、澳大利亚、土耳其的知名专家30余名亲临授课，共有近400名来自北京、上海、河北、山东、山西、四川、云南、新疆、安徽、湖南、湖北、辽宁、广西等全国各地的肿瘤医护人员参加本次培训班。本次大会从心理与人文、心理与姑息、宁养与临终关怀、星星之火之心理实践分享以及乳腺癌与肺癌多学科研讨专场来讲授心理社会肿瘤学前沿进展，分享先进经验，借此为肿瘤科年轻医护人员的成长注入新活力，拓宽学科发展的平台。

心理社会肿瘤学从20世纪70年代创立至今，已在全世界范围内已得到长足发展，然而在我国内地这一学科仍处于起步阶段，心理治疗以及精神卫生如何融入临床肿瘤工作，尤其是如何融入肿瘤晚期患者的姑息治疗和临终关怀仍是亟待解决的问题。

本次大会是新一届中国抗癌协会肿瘤心理学专业委员会在汲取国外学科发展经验的同时，致力于掀开我国心理社会肿瘤学事业的新篇章，为人文医学在肿瘤治疗中的发展做出积极贡献。本次大会的学员基本覆盖了国内的所有省市，这将强有力地推动心理社会肿瘤学在全国的发展，让更多的肿瘤医护人员更加了解这个学科，将医学人文引入到肿瘤治疗当中，让更多的患者得到关怀，让医生从只关注疾病转变为关注病人这个“人”。

CPOS 学术年会之医患沟通工作坊

医患沟通之医生篇——巴林特小组

北京大学肿瘤医院自2009年起已连续举办了五届医患沟通工作坊，前四届工作坊曾和德国的弗莱堡大学和台湾心理社会肿瘤协会合作，以“告知坏消息”为主题，将源自美国的 SPKIES 模型和源自日本的 SHARE 模型引入中国。去年的第五届和今年的第六届工作坊均以巴林特小组为主题。

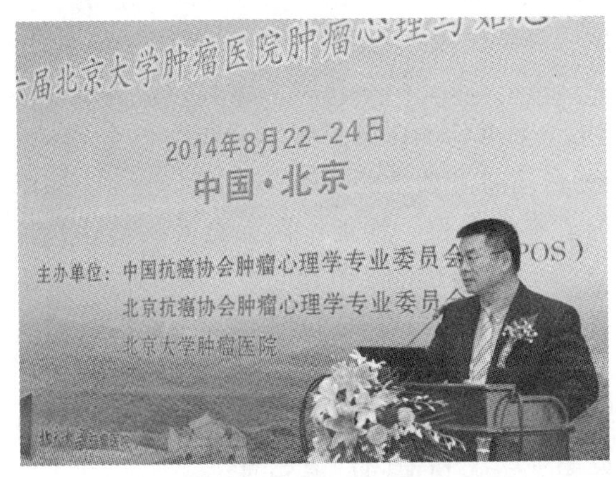

北京大学肿瘤医院院长季加孚教授

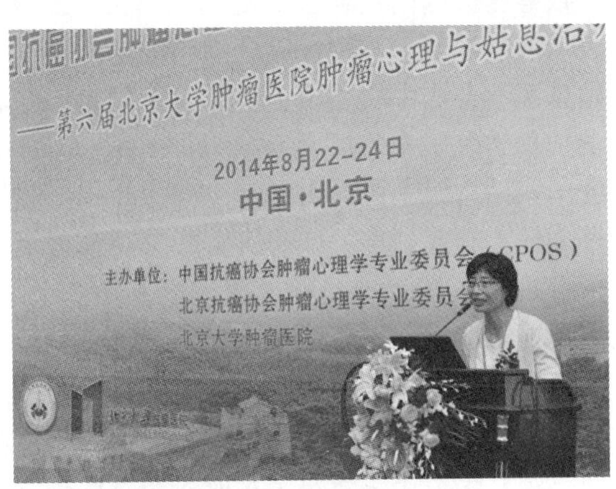

北京大学肿瘤医院中西医结合科主任李萍萍教授

巴林特小组是一种聚焦于医患关系的病例讨论形式，这种形式使临床各科医生更好地了解病患中的那个“人”、同时有助于加强医患联盟、提高医生的沟通技巧，避免医生职业耗竭。数十年来日益发展并受到广泛认可，已经成为欧美医学教育和职业培训的必修课程。巴林特小组集中体现了“以患者为中心”的医疗模式，是建立职业化医患关系的一门技术。

魏镜教授以中国巴林特联盟主席的身份带领综合医院各科医护人员已成功举办了四届北京国际巴林特（Balint）研讨会。在魏镜主任的积极筹备和组织下，中国巴林特联盟已经成立，并已加入世界巴林特联盟。2013 年，成功举办了第一届以巴林特小组为主题的医患沟通工作坊，首次将巴林特小组引入中国肿瘤临床。

这一开拓性的尝试能够让很多中国肿瘤临床的医护人员体会到了巴林特小组给医患沟通带来的益处，今年巴林特工作坊报名人数由去年的 35 人增加到今年的 70 多人，足可见中国肿瘤临床医护人员对巴林特小组的热情。由于巴林特小组对于小组人数有严格限制，本次工作坊仅有 4 个小组，限 68 个名额。4 位组长都是有国际认证资格的巴林特培训师，他们是 Leonie Sullivan（澳大利亚）、Laurie Lovel-Simons（澳大利亚）和 Martine Granek-Catarivas（以色列）CPOS 候任主任刘巍教授。在今后的工作坊中我们希望继续扩大培训规模，延长培训时间，让更多肿瘤临床医护人员能够参加并从中获益。

（文：康复科 图：朱建华，稿源：北京大学肿瘤医院网站）

第五届国际姑息医学学术交流会在成都圆满举行

近日，由成都宁养院与四川省医学会姑息医学学组联合举办的第五届国际姑息医学学术交流会在成都市太成宾馆举行。四川大学校长助理陈谦明、成都宁养院院长李晓松、四川省医学会副会长张刚和四川省肿瘤医院院长樊晋川出席了大会开幕式。出席的领导们先后致辞，就国内姑息医学发展的现状和困扰作了阐述。他们在致辞中，分别对大会的召开表示热烈祝贺，并预祝大会圆满成功。英国卫生服务部国家姑息医学主任、英国牛津 WHO 姑息医学合作中心主席、牛津大学姑息医学科主任 Bee Leng Wee 教授，澳大利亚莫纳什大学护理学院姑息关怀项目 Margaret O’Connor 教授，印度 WHO 姑息医学合作中心主席、印度国家姑息医学协会主席 M. R. Rajagopal 教授和台湾慈济大学医学院、慈济大学人文医学科主任、心莲姑息关怀病房主任王英伟教授参加了本次会议。参加本次大会的人员还包括来自省内外 50 个市、州、县地区及 100 余家医院和医疗机构的 350 余位从事姑息医学、临终关怀学、宁养医疗、肿瘤学、老年医学和疼痛医学等相关学科的专家、学者、医护人员、宁养院工作人员和社会工作者。

Bee Leng Wee 教授、Margaret O’Connor 教授、M. R. Rajagopal 教授、王英伟教授分别就姑息医学在欧洲和亚太地区发展现状以及英国、印度和中国台湾姑息医学服务模式和相关政策进行了介绍，还就癌性疼痛与阿片类药物滴定、难治性疼痛与生存痛苦的微泵联合用药、末期病患的心理精神疾病、姑息关怀护理等问题作了 8 场专题学术演讲。国内 7 位姑息医学专家就晚期癌症患者阿片类药物应用、阿片类药物的滴定与轮换、癌症晚期/生命有限患者的姑息性镇静治疗、中国大陆老龄化和非恶性疾病的姑息关怀、艾滋病流行趋势与防治策略、艾滋病晚期的姑息关怀、姑息关怀/临终关怀在中国大陆城市的伦理学与政策研究等内容进行了 10 场专题演讲。参会专家、学者们进行了积极的学术讨论与交流，就许多学术困扰达成了共识，进一步明晰了姑息医学的基本概念和任务，更新了传统的观念，并找到了未来学术发展的目标。大会还进行了优秀论文的交流，并向优秀论文的作者颁发了证书。

第五届国际姑息医学学术交流会的成功举办为全国姑息医学领域的专业化医护团队提供了学术交流、学习与合作的平台，为促进我国专业化姑息医学学科建设与发展起到了积极的导航作用并做出了卓越的贡献。

［作者：成都宁养院，来源：汕头大学医学院（李嘉诚基金会“人间有情”全国宁养医疗服务计划）网站，发布时间：2014-09-17］

纾缓疗护的发展，需要专科医生的帮助

——上海宁养院举行肿瘤晚期纾缓与支持治疗学习班

上海宁养院举行的国家级医学继续教育——肿瘤晚期纾缓与支持治疗学习班，于 2014 年 10 月 23 日~25 日在天鹤宾馆学术报告厅顺利举办，来自上海、安徽、浙江、江苏等地区的肿瘤科、全科医生共计 40 余位参加了本次培训班学习。

本次学习班首先由沈伟主任主讲“癌痛治疗评估临床实践”，强调癌痛评估的重要性，希望通过对患者全面、动态的评估；合理、规范地使用止痛药；达到一个止痛效果最大和不良反应最小的平衡点，使患者的疼痛在疾病不同阶段得到很好地控制。同时也分别主讲了“骨转移性疼痛的治疗”、“神经病理性疼痛的治疗”、“生命末期肿瘤患者镇痛治疗”和“生命末期肿瘤患者的照顾”。此次培训班改变了以往以授课的讲解形式，大量通过分享上海宁养院服务的病案，充分讨论，各抒己见，分享经验、答疑解惑，开拓了临床治疗思维，达到了预期的效果。

宁养院社工孙瑛为大家主讲了“医患沟通的基本技巧及常见问题”和“病情告知”，并且通过角色扮演，让大家体会到与患者及家属沟通时，如何处理一些棘手的问题，希望把学到的沟通技巧运用到平时的工作中。

通过本次学习班学习，学员们纷纷表示，学习班授课形式新颖，内容丰富实用，对今后的工作有一定的帮助。有学员反映本次学习感悟最大、最深是理论与实践结合。学会如何把癌痛治疗的理论知识在临床具体工作中灵活应用；包括如何设计疼痛评估的问题（初诊、治疗过程中以及生命末期如何评估等）；根据治疗指南如何在患者镇痛治疗中灵活应用；开拓了临床治疗难治性疼痛的思维方式，包括多种辅助药物应用和多种治疗方式有机结合等。

沟通历来是临床医护人员治疗患者疾病中的重要一部分，尤其在晚期肿瘤患者。学员通过学习感悟比较深的是自己如何做合格的倾听者、如何应用同理的技巧了解患者真正的需求。体会到医护人员服务是提供患者需要的服务。

学习班的开设，也让学员们了解了宁养理念和服务模式，为宁养服务的进一步发展，提供了借鉴。

［来源：汕头大学医学院（李嘉诚基金会“人间有情”全国宁养医疗服务计划）网站，发布时间：2014-11-07］

北京大学医学部疼痛医学中心
第一届学术委员会成立
暨 2014 北大疼痛医学论坛召开

“北京大学医学部疼痛医学中心第一届学术委员会成立暨 2014 北大疼痛医学论坛”于 2014 年 8 月 2 日在北京大学医学部逸夫楼召开。北京大学常务副校长柯杨教授、韩济生院士、复旦大学杨雄里院士、中国医学科学院邱贵兴院士、罗爱伦教授、复旦大学赵志奇教授、解放军总医院侯树勋教授、山东省立医院宋文阁教授、中华医学会疼痛学分会主任委员于生元教授、中华医学会麻醉学分会主任刘进教授等来自全国各地的医学专家、学者和医生 300 多人参加了会议。会议由“北京大学疼痛医学中心”主办，北京大学第三医院承办。执行主席刘晓光教授和宋学军教授主持大会开幕式。

大会主席韩济生院士首先发表热情洋溢的致辞，总结了中国疼痛医学的发展和他个人对发展中国疼痛医学的追求，介绍了于 2013 年 9 月成立的“疼痛医学中心”一年来的奋斗历程和业绩，包括今天成立的“中心”学术委员会和“中心”首届年会。柯杨副校长高度评价了成立该“中心”和召开本次大会对发展北京大学医学部和全国疼痛医学事业的重大意义，对“中心”给予极大鼓励并寄予厚望。“中心”学术委员会主任委员杨雄里院士给“中心”以及本次大会以高度肯定和评价，对北京大学医学部和中国疼痛医学事业的发展充满信心。邱贵兴院士致辞，高度评价了“中心”基础与临床结合、临床各学科结合的显著特点及其对临床综合治疗慢性疼痛即将产生的重大医疗价值和社会意义。

开幕式之后，骨科专家侯树勋教授、骨科和疼痛科专家刘晓光教授、神经科学和疼痛医学专家宋学军教授分别作大会主题报告，针对骨与关节疾病所致慢性疼痛的临床研究与治疗及其细胞和分子机制做深入讲解。随后，来自“中心”和北京大学各附属医院的樊碧发、冯艺、李萍萍、傅开元、刘秀芬等21位专家教授共做了5场大会报告和16场分会场报告，分别对临床各种慢性疼痛，特别是与骨、关节密切相关的慢性疼痛的诊断、治疗和康复进行了详实的讨论。

大会的另一亮点是与此同时召开的“中心”首届“学术委员会会议”。专家委员们热烈讨论了疼痛中心未来的运转机制、科学研究重点和临床诊治急慢性疼痛的策略和合作模式等。来自疼痛、麻醉、神经、骨科、肿瘤、中西医结合等学科的国内顶级专家20余人一致认为，北京大学医学部成立疼痛医学中心的创举，对中国疼痛医学的发展将具有引领和示范作用；该中心充分体现了基础与临床、临床各科室以及临床研究与诊断治疗的密切结合；“中心”要争取在疼痛转化医学研究和培养高层次人才等方面做出重大成绩。全体委员表示一定齐心协力、献计献策、积极参与，以北京大学医学部疼痛医学中心为平台和着力点，把中国疼痛医学事业进一步推向前进。

背景资料

“北京大学医学部疼痛医学中心”是集疼痛医学的基础研究、临床研究、临床治疗、疼痛药物和非药物治疗措施研发以及疼痛医学教育和国际学术交流于一体的研究平台，2013年9月正式成立，11月15日在北京国际会议中心举行成立揭牌仪式和新闻发布会。韩济生院士担任中心主任，宋学军教授担任中心常务副主任，北京大学第三医院刘晓光教授、卫生部中日友好医院樊碧发教授、北京大学人民医院冯艺教授、北京大学口腔医院傅开元教授、北京大学肿瘤医院李萍萍教授、北京大学第一医院王东信教授担任中心副主任。

（北京大学医学部疼痛医学中心，来源：北京大学医学部新闻网，2014-08-29）

疼痛与症状学多学科协作组研讨会在河北召开

——探索癌性疼痛与症状控制治疗新模式

2014年3月25日，由河北省抗癌协会肿瘤内科专业委员会主办的“疼痛与症状学多学科协作组研讨会”在河北医科大学第四医院成功召开。会议特邀北京大学肿瘤医院李萍萍教授就多学科协作组的开展进行经验交流，来自河北医大四院胸外科、放疗科、麻醉科、耳鼻喉科、骨科、中医科、宁养院的多位专家教授与会。

会议伊始，河北省抗癌协会秘书长刘巍教授发表了热情洋溢的致辞，她的致辞中表达了对远道而来的李萍萍教授的热烈欢迎，对百忙之中与会专家、同道的诚挚敬意。随后来自北京大学肿瘤医院“疼痛与症状学多学科协作组”组长李萍萍教授向大家详细讲解了协作组的成立背景、工作流程及所取得成绩。协作组工作开展集中在疑难病例讨论、加强疼痛门诊、住院患者疑难重症疼痛的多学科会诊、疼痛患者的护理、以及制订疼痛等症状控制的规范等多个方面。报告中提及的《北京大学肿瘤医院疼痛与症状学多学科协作组癌痛处理共识（2013. 11. 29 版）》《北京大学肿瘤医院疼痛与症状学多学科协作组癌痛会诊流程（2013. 11. 29 版）》引起了与会专家的广泛兴趣。最终李萍萍教授总结了多年来从事癌痛治疗及症状控制的经验，大体上有三点进步，首先是广大医生的理念进步了，不仅仅在关注“瘤子”，更加关注人，关注患者生活质量。第二点是对患者及家属宣教力度进一步扩大，让他们关注疼痛及相关症状控制的重要性。第三点是青年医师的培养进一步加强，这将有利于青年医师树立全新的理念和职业素养。随后来自我院相关科室的专家主任进行激烈的研讨，对成立河北医大四院“疼痛与症状学多学科协作组”表示大力支持。同时大家献言献策，从传播理念、制订规范、引领发展等多个方面进行讨论，计划将制订相应的流程及规范并定期开展工作。

“疼痛与症状学多学科协作组”旨在系统地、全方位地为肿瘤患者解决以疼痛为主的肿瘤相关症状，以减轻肿瘤患者的痛苦，提高患者的生活质量。正如刘巍教授总结所讲：“多学科协作组不是简单的作秀，而以协作组为载体，打破原有的壁垒，发挥各学科的作用，把多学科协作理念推到一个全新的层次、全新的平台，特别是对疑难重症的疼痛等症状的控制，多学科协作将会使更多患者受益，让最好慈心转化为最大善行。”在刘巍教授的积极倡导下，河北医大四院“疼痛与症状控制多学科协作组”正在积极筹备之中，相信协作组的成立将会增强相关学科之间的凝聚力，最大化发挥学科特色，为患者更快更好地解决问题。

（稿源：河北省抗癌协会，中国抗癌协会网站 2014-04-17）

北京首个规范化疼痛病房在北医三院启用

北京市首个规范化的疼痛科专业病房在北京大学第三医院正式启用。2014 年 9 月 9 日上午，北京大学第三医院疼痛科病房启动仪式在外二病房楼 11 层教室举行。副院长兼疼痛科主任刘晓光、副院长王健全出席，医务处、护理部、门诊部，经营管理办公室、骨科、麻醉科、肿瘤放疗科、放射科、药剂科、肿瘤化疗与放射病科、皮肤科、口腔科、肾内科、超声诊断科、核医学科、手术室等相关科室负责人参加。

据了解，目前到医院就诊的患者中，将近 70%都伴有疼痛症状。有些患者原始疾病得到治疗后，疼痛也随之消失；但有相当一部分患者疼痛症状会伴随很久甚至终生，严重影响生活质量。“以骨科为例，至少有10%的患者在手术后，疼痛症状还是不能缓解。这种长期的慢性疼痛就不只是一种症状，而是一种疾病。”我国尚没有大样本量的疼痛调查数据，发达国家的数据显示，大约有三成人受慢性疼痛困扰，由此来看，我国慢性疼痛的患者数量应该非常庞大。

目前本市三级医院基本都开设有疼痛门诊，但水平参差不齐。绝大多数医院的疼痛门诊没有专门医生，而是挂靠于某个科室；有些医院即使开设有专门的疼痛科室，但没有病房，患者只能在医院进行日间治疗，只有少量医院建有疼痛病房，但是距国家的标准尚存差距。北医三院此次建立的规范化疼痛病房打破了和其他科混用“惯例”，不仅有30张独立的病床，还配备有专门的疼痛科医生。

会上，医务处周洪柱处长，疼痛中心郭向阳副主任分别回顾了疼痛科筹建过程，郭向阳还为疼痛科献上了“仁心仁术无痛之家”的匾额和疼痛科数据库，并代表疼痛中心表示，一定要与大家一起努力，做好疼痛科工作，使北医三院疼痛治疗达到国内领先水平。

王健全副院长在讲话中指出：我院在医疗过程中提倡无痛理念，此次专门为疼痛科开设专门的病房，表示医院对疼痛科的重视，希望疼痛科与多科合作，不断提高疼痛治疗水平。

刘晓光副院长指出：我院疼痛中心下设的疼痛科打破了常规模式，确立“多学科参与，专业化发展”的理念，疼痛科病房面向其他科室，为大家提供一个参与疼痛治疗的平台，患者和科室都会受益。刘晓光指出，疼痛科专业化发展需要专业的人才和技术，疼痛科将以脊柱关节痛、神经痛、癌性疼痛作为重点发展方向，从微创技术、阻滞技术、药品治疗及封闭等方面引入专业的设备和技术人员，在患者原始疾病的治疗中间或之后提供一个相对舒适的治疗空间，同时疼痛科还兼顾着全院对于疼痛管理的作用，把对患者疼痛的评估和住院患者的治疗、无痛化技术纳入疼痛科管理范围之内。

骨科刘忠军主任也表达了自己对疼痛科的期望。最后，药剂科翟所迪主任以自身经历畅谈了疼痛科对患者的帮助。

背景资料

北医三院对疼痛的诊疗及研究，可追溯到20世纪70年代率先在全国开展针刺麻醉与镇痛业务，曾荣获卫生部科研成果奖，周恩来总理曾委派叶剑英元帅来院指导工作，西哈努克亲王等各国领导人和美、日、欧等多国医学专家均曾莅临医院参观。

为了加强疼痛性疾病的诊疗效果，医院在2007年申请增加疼痛诊疗科目，开设疼痛门诊，2010年成立了独立的疼痛科，投入大量人员和资金，重点建设了以现代影像学技术为基础的疼痛微创治疗技术平台，开设了专门的疼痛治疗病房，并逐步购置疼痛射频仪等疼痛诊疗设备。与此同时，大力加强疼痛科专业人才培养。获得多项国家级和省部级重大科研课题资助，基本形成了疼痛诊疗的综合体系。

为了进一步提高疼痛诊疗质量，加强疼痛诊疗相关交叉学科整合，全面提升医院综合服务能力，彻底解决疼痛患者多地点、疼痛相关学科独立诊治效果不佳，医疗资源浪费的难题，并最终实现疼痛“一站式”治疗，2013年，医院整合疼痛诊疗方面的优势资源，成立了以刘晓光副院长兼任主任的疼痛科（医学中心）。在全面、深入开展脊柱关节痛、神经痛、癌性疼痛、疼痛药物治疗与评价、疼痛的微创介入治疗等亚专业疼痛诊疗的基础上，疼痛科积极扩大与相关交叉学科的深度融合、进行疼痛基础与临床相结合，以及疼痛转化医学工作，拓展学科发展空间。

目前，疼痛科开放病床30张，年门诊量25 000余人次。疼痛医学中心主要有5个亚专业：脊柱关节痛、神经痛、癌性疼痛、疼痛的微创介入治疗和疼痛药物治疗与评价。紧紧围绕临床常见病、多发病、疑难病开展诊疗工作和研究。尤其在脊柱内镜技术方面、脊柱疾病微创介入治疗方面具有技术优势，CT、C形臂、超声等影像引导下的各种神经阻滞、神经毁损、神经调制、药物注射等技术也颇具特色，为广大疼痛患者提供了先进的诊疗服务。

（北医三院，来源：北京大学医学部新闻网，2014-09-12）

2014中国国际肿瘤营养学论坛暨第二届全国肿瘤营养与支持治疗学术会议在长春召开

由中国抗癌协会肿瘤营养与支持治疗专业委员会主办，吉林大学第一医院肿瘤中心承办的“2014中国国际肿瘤营养学论坛暨第二届全国肿瘤营养与支持治疗学术会议”于2014年6月20日~21日在吉林省长春市益田喜来登酒店召开。大会邀请到了来自美国、日本、意大利的海外专家和国内来自外科、肿瘤内科、放疗科、营养科等各个领域关注肿瘤营养的学者，并吸引了来自全国各省市（包括中国台湾）前来学习交流的500余名与会者。

大会开幕式由中国抗癌协会肿瘤营养与支持治疗专业委员会副主任委员、吉林大学第一医院肿瘤中心李薇教授主持，吉林省卫计委隋殿军主任，吉林大学副校长王冠军教授，国家癌症中心副主任、中国医学科学院肿瘤医院院长赫捷院士，中国抗癌协会副理事长唐步坚教授，人民卫生出版社杜贤总编和中国抗癌协会营养与支持治疗专业委员会主任委员石汉平教授分别发表大会致辞。各位领导纷纷表示，大会的召开必将对我国肿瘤营养事业的发展产生强力推动作用，并对大会的圆满召开表达了美好祝愿。随后的会议中，各位来自海内外营养学领域的著名专家分别就肿瘤的营养和代谢研究的临床和基础研究领域取得的成果进行了主题报告。特别在下午的病例讨论环节，各位台上专家纷纷对病例进行了睿智分析和点评，同时台下的学者们也积极参与到讨论中去，不断抛出自己精彩的观点，赢得了掌声不断。

大会还进行了5场分会场会议，分别为：《中国肿瘤营养支持治疗指南》定稿会、《肿瘤营养学》第二版编委会、《肿瘤代谢与营养电子杂志》第一届编委会、第三次中国抗癌协会肿瘤营养与支持治疗专业委员会全体委员会暨第四次中国抗癌协会肿瘤营养与支持治疗专业委员会常委会、肿瘤营养与支持治疗专业委员会青年委员会肌肉减少症专场及学组成立会议；同时还举办了第二届全国肿瘤营养青年学者演讲比赛、全国青年肿瘤营养辩论赛两场别开生面的比赛及优秀论文评比活动。天津市第三中心医院、河北医科大学附属第一医院和北京大学肿瘤医院分别获得了营养辩论赛优胜奖。上海交通大学附属瑞金医院罗茜医生获得演讲比赛第一名。中山医科大学附属第一医院石汉平教授团队获得优秀论文评比一等奖。

21 日晚 7 点，大会在热烈的气氛中落下帷幕。本次大会是肿瘤营养与支持治疗领域的盛会，大大的促进了肿瘤营养学科的发展，引起了越来越多的关注与重视，为我国肿瘤营养事业的崛起奠定了坚实的脚步。

（稿源：肿瘤营养与支持治疗专业委员会，中国抗癌协会网站 2014-06-23）

中国医学科学院肿瘤医院举办首届肿瘤营养论坛

2014 年 5 月 29 日上午，中国医学科学院肿瘤医院/肿瘤研究所成功举办了首届肿瘤营养论坛，此次论坛邀请到了国内著名肿瘤营养学家、中国抗癌协会肿瘤营养与支持治疗委员会主任委员石汉平教授做主题演讲，并同时邀请了北京十余家医院的临床营养科主任参与，就相关问题展开热烈讨论。

论坛由中国医学科学院肿瘤医院副院长蔡建强教授主持开场，他代表院领导班子表达了对此次论坛的支持，并表明肿瘤营养治疗是肿瘤多学科治疗不可或缺的一部分，作为国家癌症中心，会大力支持临床营养的发展，为肿瘤综合治疗提供强有力的保障。医务处马建辉处长发言表示，对于中国医学科学院肿瘤医院综合科能够积极同石汉平教授所带领的中国抗癌协会肿瘤营养与支持治疗委员会密切合作，开展学术工作表示肯定，今后会从医疗管理角度给予更多支持。

石汉平教授的主题演讲题目是“肿瘤新疗法——肿瘤代谢调节治疗”。石教授根据所带领团队的研究结果，并结合国外的最新研究进展，将肿瘤代谢调节治疗的关键问题总结为以下 12 点：减少葡萄糖供给、维持血糖稳定、促进葡萄糖氧化、抑制乳酸代谢、促进脂肪氧化、提高脂肪比例、选择合适脂肪、提高蛋白质供给、选择合适蛋白质、谷氨酰胺的合理使用、限制能量摄入、切除内脏脂肪。石教授的演讲给所有与会者注射了一剂学术“兴奋剂”，纷纷坦言经历了一场“头脑风暴”，受益匪浅。与会专家均表示，通过此次交流学习，对肿瘤营养有了全新的认识，肿瘤营养治疗已不仅是肿瘤治疗的辅助措施，而是通过肿瘤营养学专家的努力与协作，使肿瘤代谢调节治疗成为抗肿瘤治疗的重要组成部分。

此次论坛中，中国医学科学院肿瘤医院综合科丛明华医师就开展的营养支持小组（NST）工作做了简短汇报。肿瘤医院在桓兴病区已试点开展 NST 工作两年余，该小组成员包括临床医师 2 名、营养师 4 名、营养护士 2 名、药剂师 1 名、营养厨师 1 名，临床医师作为主管，负责团队的整体运行与管理，并参与重症患者营养治疗方案的制订。该小组致力于肿瘤患者全程营养管理，不但是在住院期间，也包括出院后的随访管理。能够提供从营养筛查、评估、诊断、治疗计划实施（膳食指导、膳食强化、肠内营养及肠外营养支持)、效果评估、方案调整等全方位规范化诊治策略。工作模式包括两种，一是在临床营养重点科室，有 NST 成员参与临床查房，同临床医师一起探讨营养治疗方案；二是在非临床营养重点科室，采取筛查后会诊模式。初步的研究结果表明，实施 NST 进行患者全程营养管理，可以提高患者的治疗效果，提高抗肿瘤治疗顺应性，缩短住院时间，降低住院费用。

此次论坛在中国医学科学院肿瘤医院综合科于雷主任主持下圆满结束。于雷主任表达了对石汉平教授演讲的高度赞誉和感谢，并表示要在今后的工作中继续发展肿瘤营养方向，深入开展工作，为肿瘤患者提供更合理的综合治疗模式，为肿瘤患者带来福音。

（撰稿：中国医学科学院肿瘤医院营养支持小组）

（稿源：肿瘤营养与支持治疗专业委员会，中国抗癌协会网站 2014-06-06）

北京大学肿瘤医院第一届肿瘤营养支持与治疗研讨会召开

2014 年 5 月 29 日，北京大学肿瘤医院第一届肿瘤营养支持与治疗研讨会在本院学术报告厅隆重举行。本次会议的主要内容是关于肿瘤营养治疗新进展。会议由北京大学肿瘤医院、中国抗癌协会肿瘤营养与支持治疗专业委员会联合举办。北京大学肿瘤医院营养支持多学科协作组及大内科教研室共同承办，会议邀请到了我国著名肿瘤营养学权威专家石汉平教授做专题报告。胸外科陈克能教授及营养科方玉主任担任会议主持。北京大学肿瘤医院副院长、营养支持协作组组长苏向前教授、本院及本市其他医院共计 150 余名医护人员参加了本次会议。

本次会议由石汉平教授主讲，详细介绍了肿瘤营养治疗，尤其是代谢调理治疗方面的最新进展，营养科方玉主任及胸外科康有征教授分别介绍了关于癌症恶病质的干预策略及肿瘤围术期营养支持研究进展。三位专家的讲解让大家对于肿瘤营养治疗有了一个全新的认识，即营养支持不仅能维持或改善肿瘤患者营养状况，通过调整宏量营养素的供热比，增加某种蛋白质及脂肪的摄入，或利用某种营养素的药理作用，还可以对肿瘤的代谢进行调节，从而起到改善恶病质，辅助治疗肿瘤，降低死亡率的作用。而对于癌症恶病质的营养干预需要早期筛查、营养支持加上多种代谢调节药物联合干预，围术期营养管理需要重视肠内益生菌的免疫调节作用，也有了一些新的认识。本次会议根据国际最新研究成果，阐述了以下主要证据及共识：

营养支持应成为肿瘤治疗的基本措施

营养支持及治疗已被证实可以改善肿瘤患者临床结局，应该成为肿瘤综合治疗的基本措施；营养筛查及评估是营养治疗的前提，应作为高营养风险肿瘤患者的工作常规；癌症恶病质的干预策略应采用多手段联合干预，即早期筛查+早期干预、营养支持+代谢调节、多学科协作+药物联合治疗；NST 应该成为肿瘤 MDT 核心成员。

荷瘤状态肿瘤患者的营养治疗具有特殊性

非荷瘤状态下的营养不良，按良性疾病营养不良处理，荷瘤状态下的营养不良，治疗具有特殊性；肿瘤患者的营养支持应该满足患者的目标需要量，维持患者体重稳定及氮平衡，单纯能量达标对死亡率无改善，能量及蛋白质达标显著降低病死率；血糖波动较高血糖对肿瘤细胞的刺激性更大，因此肿瘤患者应减少葡萄糖供给，维持血糖稳定；初步研究结果显示，生酮饮食对脑胶质瘤等肿瘤患者有辅助治疗作用，极低碳水化合物膳食（占能供 15%）可以抑制乳腺癌肿瘤模型老鼠的肿瘤生长；肿瘤患者应提高蛋白质供给，蛋白质的总摄入量（静脉+口服）应该达到 1.8~2 g/kg · d，BCAA 应该达到≥0.6 g/kg · d，EAA 应该增加到≥1.2 g/kg · d；高支链氨基酸制剂，乳清蛋白短肽配方更加有利于肿瘤，尤其是进展期肿瘤患者；肿瘤营养支持应提高配方中的脂肪供能，并优先选择 N3 及 N9 脂肪酸；大剂量维生素 B_1 不仅促进葡萄糖氧化，抑制葡萄糖降解，还可能有抑制肿瘤细胞生长的作用；EN 与 PN 不是对立，而是互补，EN+PN 是肿瘤临床现实的选择。

总之，本次会议内容新颖、丰富，切合临床实际，对于指导肿瘤临床营养治疗工作的开展及开拓肿瘤治疗的科研思路具有重要意义。

（撰稿：北京大学肿瘤医院营养支持多学科协作组）

（稿源：肿瘤营养与支持治疗专业委员会，中国抗癌协会网站 2014-06-04）

第 6 届广州国际肿瘤营养与支持治疗研讨会成功举办

羊城三月，春光明媚，百花吐艳。在这美好的时节迎来了由中国抗癌协会肿瘤营养与支持治疗专业委员会、卫计委《医学参考报-营养学频道》编辑部、广东省抗癌协会肿瘤营养专业委员会、广州抗癌协会肿瘤营养与支持治疗专业委员会主办，中山大学附属第一医院承办的 2014 “广州国际肿瘤营养与支持治疗研讨会”，3 月 29 日在东风大酒店会议中心隆重召开。来自北京、上海、天津、重庆、福建、云南、广东、广西、四川等全国各医院临床工作者及相关专业基础研究人员近 300 人参加了本次会议。参会代表覆盖广泛，为历年之最。

会议由中国抗癌协会肿瘤营养与支持治疗专业委员会主任委员、中山大学附属第一医院石汉平教授主持，中山大学附属第一医院詹文华院长、美国、日本、韩国以及国内 20 余位知名专家先后发言，献技献艺，精彩演绎，就本领域的最新热点问题进行了争鸣与讨论。

会议同时进行了肿瘤营养治疗疑难病例讨论，广东省抗癌协会肿瘤营养专业委员会副主任委员姜海平教授主持病例讨论，与会人员针对病例的临床营养支持治疗问题提出了临床工作中存在的困惑及疑难问题，专家给出了专业的回答与独到的见解，并展开了积极热烈的讨论，专家与学员们通过讲解和答疑的方式进行交流和共享，整个会议学术氛围浓烈、务实活泼。

3月28日还举办了“肿瘤患者营养状况评估”操作培训，培训内容包括“《常见恶性肿瘤营养状态与临床结局相关性研究》病例报告表操作说明”的详细讲解、“PG-SGA操作演示与数据采集示教”、观看“PG-SGA DVD”、培训人员进行数据采集示教和学员实际操作。要求学员每人完成1份病例报告表，由培训人员对完成情况进行检查、达标后颁发证书并授予学分。来自国内各医院的内科、外科、肿瘤、营养等相关专业人员60多人参加了本次培训。培训班由石汉平教授、石英英主管护师全程负责，并得到中山大学附属第一医院外科及患者的大力支持与无私帮助。

本次大会为临床医务人员提供了一次宝贵的学习和交流的机会。通过这次大会学习，大家对肿瘤营养评估及临床支持营养治疗有了更深入的了解，开阔了视野，受益匪浅。将进一步推进全省肿瘤临床营养支持治疗发展的步伐，同时也提高了相关专业医务工作者的工作能力，更好地服务患者，造福社会。

（稿源：肿瘤营养与支持治疗专业委员会，中国抗癌协会网站2014-04-10）

我国学者参加世界卫生组织大气污染人类致癌风险评估工作

2013年1月，应世界卫生组织（WHO）下属国际癌症研究署（IARC）邀请，北京大学公共卫生学院劳动卫生与环境卫生学系教师黄薇博士参加了IARC第109期专著“大气污染人类致癌风险”的评估和专著编纂工作。经过近一年对全球1000多项相关研究的收集整理，2013年10月8日~15日在法国里昂举行的评估工作会议上，与会专家将室外空气污染和空气污染中的颗粒物列为人类I类致癌物。评估结果主要依据人类癌症流行病学、动物癌症实验，以及致癌机制研究方面的证据。《Lancet Oncology》期刊随后发布了IARC评估的主要结论和依据（http://www. sciencedirect. com/science/article/pii/S147020451370487X）。目前IARC第109期专著正在筹备出版过程中，有关中国的研究进展应邀即将发表在中国的《肿瘤》期刊（Chinese Journal of Cancer）上。

环境污染是经济发展过程中的全球性问题。从全球健康的角度，环境大气质量恶化不但制约了区域社会经济的可持续发展，也带来了严重公众健康危害，包括急性暴露引起的健康损伤和长期暴露引起的心肺系统慢性疾病和癌症风险的增加。纵观发达国家环境大气质量治理走过的历程，其首要管理目标是减少和消除污染物对人体健康的危害。从环境流行病学家1993年首次在《New England J Medicine》发表美国“哈佛大学六城市”大气污染队列研究成果，到WHO基于全球范围的研究结果提出“全球空气质量指导值”（2005年），并于近期将大气污染列为人类致癌物（2013年），大量研究已经确证环境大气污染对人类健康的巨大威胁。随着健康危害研究成果的不断涌现，全球范围内大气污染的防治工作也在不断加强，国际上大气污染的规制标准也在进一步收紧过程中。

随着城市化、工业化、区域经济一体化进程的加快，我国城市群地区的大气污染已经从局地、单一环境大气污染向以PM2. 5细颗粒物和臭氧联合污染为特征的区域复合型大气污染转变，我国当前面临着发达国家几十年发展过程中重污染集中爆发的形势。2010年，国家环保部组织开展的行业公益性专项“环境基准预研究”（黄薇博士担任“环境大气基准课题”负责人），通过梳理发达国家环境基准研究和标准体系的发展历程，提出了我国环境管理支撑的中长期研究路线。2012年，参考WHO提出的“全球空气质量指导值”，国家环保部正式发布了我国PM2.5和臭氧空气质量标准。及时、充分借鉴发达国家环境污染研究和治理经验，建立我国环境基准和建立从基准向标准转化的科学管理体系，是推动我国社会经济和社会可持续发展的重要步骤。

（北京大学公共卫生学院，来源：北京大学医学部新闻网 2014-03-07）

2014年度城市癌症早诊早治项目全国培训会顺利召开

截止到2014年8月，由中国医学科学院肿瘤医院承担的国家重大公共卫生专项——城市癌症早诊早治项目顺利走过第二年。为进一步总结经验，安排部署下一年度工作任务，国家卫生计生委疾病预防控制局、国家癌症中心、中国医学科学院肿瘤医院于2014年9月11日~12日在北京广西大厦召开了2014年度城市癌症早诊早治项目全国培训会。国家卫生计生委疾控局常继乐监察专员，国家癌症中心主持工作的副主任、中国医学科学院肿瘤医院赫捷院长，中国医学科学院肿瘤医院王明荣副院长出席了会议。

开幕式由国家卫计委疾控局慢病处吴良有处长主持。赫捷院长在发言中对项目两年来的发展做了充分肯定，尤其是在项目基础上，不仅建立了不同层次的癌症早诊早治工作团队和工作机制，同时对我们癌症早诊早治项目工作中存在的技术问题和管理问题进行了深入探讨和研究。他表示，国家癌症中心、中国医学科学院肿瘤医院将尽全力做好顶层设计和技术指导，把城市癌症早诊早治项目做成实实在在的民生工程。随后，常继乐专员在发言中强调，今后的工作要不断提高认识，探索和总结与癌症早诊早治项目相关的公共卫生政策，建立具有中国特色的癌症早诊早治工作机制；进一步加强地方政府和卫生行政部门对癌症早诊早治工作的领导力度，保证癌症早诊早治项目的顺利进行；国家癌症中心要进一步加强技术指导和人员培训，提高项目质量和水平；大力开展项目宣传、人员发动和健康宣教，在全国营造一个全民防癌抗癌的大舞台；严格执行项目管理办法和资金使用管理办法。

培训会上，去年承担项目的12个省份的代表汇报了本省工作情况。城市癌症早诊早治项目办公室代敏研究员对下一年度的工作任务进了详细的讲解。最后，项目各技术环节负责人分别对各个技术环节进行了分会场培训。

来自全国16个省份的城市癌症早诊早治项目省级技术管理单位和承担单位的负责人等100余人参加了会议。

（撰稿：城市癌症早诊早治项目办公室 代敏、张凯，来源：中国医学科学院肿瘤医院网站 2014-10-28）

2014年度城市癌症早诊早治项目现场会召开

为进一步从管理层面推进城市癌症早诊早治项目，2014年10月19日，国家癌症中心、中国医学科学院肿瘤医院在湖南省长沙市召开2014年度现场会。国家卫计委疾病预防控制局常继乐监察专员、国家癌症中心主持工作的副主任赫捷院士、湖南省卫计委方亦兵副主任出席会议并讲话，承担城市癌症早诊早治项目的16个省份的省级和市级技术管理单位负责人参加了会议。

城市癌症早诊早治项目作为国家重大公共卫生专项，从2012年启动时的9个省份已经发展到2014年的16个省份，而且在财政部和国家卫计委的大力支持下将于2017年左右覆盖全国31个省（自治区、直辖市）。在项目实施过程中，国家癌症中心作为国家级技术管理单位，在技术和管理两个方面作了众多努力，初步建立了疾控中心、医疗单位（以肿瘤医院为主）、研究所/高等院校三方面合作的工作机制，同时建立了高危人群评估系统和癌症筛查网络化上报系统，加强了信息化平台在项目管理中的支撑作用。项目办公室以技术培训和现场支持为双重策略，不断提高各省、市的癌症早诊早治水平和能力。通过16个省份的共同努力，覆盖全国一半以上省份的城市癌症早诊早治工作网络已初具规模。

（撰稿：城市癌症早诊早治项目办公室 代敏、张凯、石菊芳、任建松，来源：中国医学科学院肿瘤医院网站2014-12-02）

2014年世界癌症日活动在天津启动

“2014年世界癌症日”主题活动于1月10日上午在天津市肿瘤医院启动。活动由中国抗癌协会主办，天津市肿瘤医院、天津市抗癌协会和天津医学会肿瘤分会联合承办。今年世界癌症日的主题是“消除癌症误区（Debunk the myths!）”，倡导消除人们对于癌症的一些成见、误解，比如忌讳谈论癌症，认为癌症发病没有明显信号，面对癌症我们束手无策，癌症得不到公平有效地治疗等，意在通过消除人们对癌症的错误认知，逐步实现对癌症的早发现、早诊断、早治疗，有效推进癌症防控事业的发展。

中国抗癌协会理事长郝希山院士，天津市科协白景美副主席，中国抗癌协会副理事长唐步坚教授、副理事长张岂凡教授、理事长助理刘端祺教授、秘书长王瑛教授，天津市肿瘤医院院长王平教授、党委副书记辛宏业等领导和专家出席了启动仪式。肿瘤界医护人员、癌症患者和家属、社会热心人士，以及来自中央电视台、新华社、《健康报》社等40余家媒体代表，共约300余人也参加了启动仪式及随后的相关活动。

启动仪式由中国抗癌协会秘书长王瑛教授主持，中国抗癌协会理事长郝希山院士、天津市科协白景美副主席和天津市肿瘤医院院长王平教授分别致辞。郝希山院士在致辞中指

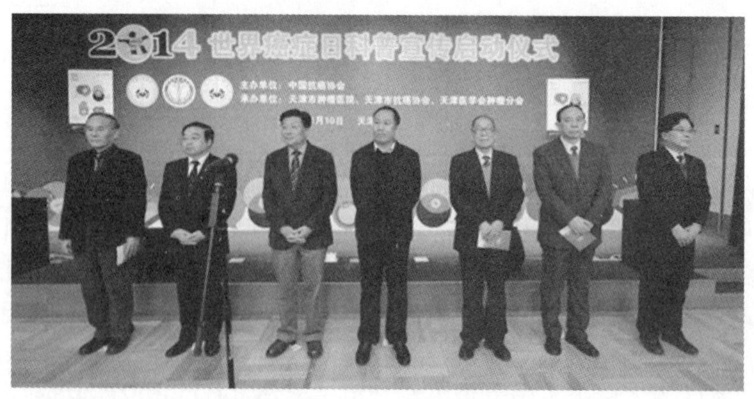

参加启动仪式的领导和专家

出，国际抗癌联盟（UICC）曾公布了一项调查结果，显示人们对癌症存有普遍而严重的误解，涉及癌症的预防、诊断、治疗、康复等不同领域，也涉及患者及家属、健康人群，甚至医务工作者、政策制定者等。中国是全球癌症高发区域之一，我国民众及患者对癌症一直存在很多误区，比如普遍认为“癌症等于死亡”，对祖传治癌秘方心存侥幸，对规范化癌症诊疗方法缺乏科学认知等。消除癌症误区是一项重要而关键的工作，为此中国抗癌协会将长期不懈的秉承“消除误区，科学抗癌”的工作方针，组织业内专家，通过多形式、立体化的宣传手段，普及正确的防癌抗癌理念和知识，以达到消除民众对癌症的误区，唤起公众的关注意识，积极科学的面对肿瘤，改善肿瘤防控现状。启动仪式结束后各位与会的领导和专家共同在主题活动背板上签名留念。

随后，中国抗癌协会理事长郝希山院士，副理事长唐步坚教授、张岂凡教授，理事长助理刘端祺教授，秘书长王瑛教授，天津市肿瘤医院院长王平教授、副院长李强教授参加了媒体见面会，就记者们关心的癌症相关话题进行了详细的讲解并回答了部分记者的提问。

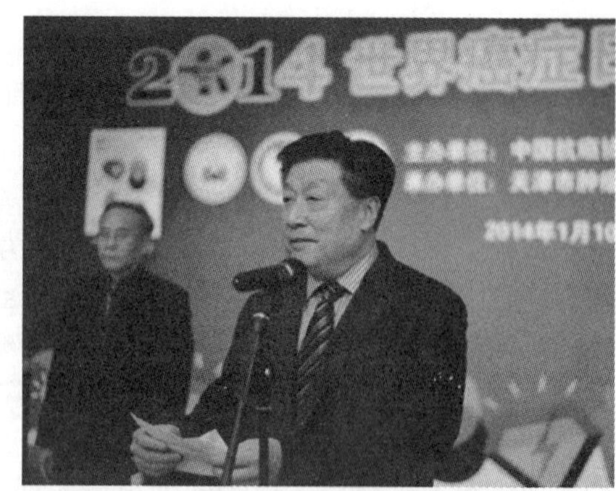
中国抗癌协会理事长郝希山院士致辞

此次活动还开展了专家科普讲座，参会人员主要是癌症患者或家属。天津市肿瘤医院副院长高明教授和河北医科大学第四医院刘巍教授分别做了主题为“甲状腺癌的防治”和“癌症是一种慢性疾病”的精彩讲座，得到了在场听众的热烈欢迎，现场气氛十分活跃。

10 日上午 11 点，来自中国抗癌协会和天津市肿瘤医院的全国知名肿瘤学专家唐步坚、张岂凡、刘端祺、高明、刘巍、王长利、张学慧等教授在天津市肿瘤医院门诊大厅进行肿瘤义诊咨询，向广大群众现场解答肿瘤防治知识，发放肿瘤知识宣传手册，义诊持续了半个小时，前来咨询的民众络绎不绝，每位专家前都有不少群众排队等候，数十家媒体的记者也对此进行了报道。

启动仪式之后，全国范围的“世界癌症日”科普宣传活动将围绕“消除癌症误区”这一主题陆续开展。

“世界癌症日”癌症常见误区解读

世界抗癌联盟（UICC）在42个国家所做的社会民众对“得了癌症等于死亡”的观点认知调查结果显示，我国有43%的人认为该观点正确，而在西方国家，只有13%的人认为此观点是正确的。避免谈论癌症在人们对肿瘤的众多误解中首当其冲。在我国，由于传统文化的影响，人们往往不愿意谈及癌症这个话题，尤其是当这个话题涉及自身的时候，三缄其口成为大多数人的选择。其实，科学、健康的谈论、了解癌症的相关知识，无论对于癌症患者自身、家庭，还是对于整个社会更有效地改善癌症防控现状都十分有益。

其次，大部分民众认为癌症没有明显的症状，难以早期发现。其实，许多肿瘤都有自己独特的“信号”，知悉和掌握这些预警症状，对于早期发现、早期诊断、早期治疗肿瘤有明显的益处。以天津市乳腺癌防治中心收治的乳腺癌患者为例，早期发现的乳腺癌（0期、Ⅰ期）90%以上可以治愈，而中、晚期效果就稍差，治愈率降至70%和50%左右。所以，早期发现肿瘤是提高患者生存率的重要手段之一。

第三，许多患者和家属，面对癌症时显得束手无策。目前，最有效降低肿瘤发病率的办法是病因预防，即一级预防。通过主动积极的预防和干预，保持科学健康的生活方式，至少40%的肿瘤可以预防。世界卫生组织提出，1/3的恶性肿瘤可以预防，1/3可以治愈，1/3可以治疗。

误区四，癌症得不到有效的治疗。肿瘤学的研究成果日新月异，在以往认为“不治之症”的肿瘤，通过合理有效的规范诊治，有些患者可治愈，其他患者的生存质量也可获得不同程度的提高和改善。但是，仍然存在那些由于医疗和经济条件所限，一些原本可以获得较好治疗效果的肿瘤患者，没有得到应有的治疗。因此，覆盖全民健康的社会保障体系中，加大并关注对肿瘤防治工作的投入显得至关重要。

（稿源：中国抗癌协会 2014-01-17）

相关链接

抗癌协会：我国是全球癌症高发区 呈年轻化趋势

央广网北京1月11日消息（记者冯悦）据中国之声《央广新闻》报道，中国抗癌协会理事长郝希山院士昨天表示，中国是全球癌症高发区域之一，癌症的流行趋势呈现出年轻化、发病率和死亡率走高的特点。

郝希山院士昨天在天津举行的2014年世界癌症日的主题活动上进行上述这番表述。他强调说，中国人口占到了全世界的1/5，中国每年新增癌症患者占到了全球新增的20%以上。

世界卫生组织相关专业机构发布的最新数据显示，2012年全球新增癌症患者1410万人，癌症相关死亡病例达到了820万例，这比以往呈现了增加的趋势。伴随着全球人口的增长和老龄化程度的逐渐加重，估计再过10年也就是2025年全球每年将会新增癌症病例达到1930万。

郝希山表示，由此可见癌症问题不仅仅是健康问题，癌症防治工作也不仅仅是一项医疗卫生工作，而是一项全社会的任务。

他还介绍说，2014年世界癌症日的主题是消除癌症误区。很多人会认为，得了癌症就等于死亡，对于这种错误的认知他倡议消除人们对癌症的一些成见和误解。比如说忌讳谈论癌症，认为癌症无明显的信号，面对癌症束手无策，觉得癌症得不到有效的治疗等，逐渐来实现对癌症早发现、早诊治、早治疗，有效的推进癌症防治事业的发展。郝希山院士强调说，只有消除民众对癌症认知的误区，唤起公众的关注意识，积极的科学来面对肿瘤。那么集合全社会的力量共同来应对癌症负担问题、肿瘤防治的现状才能够实现较大的改善。

（来源：中国广播网 2014-01-11）

2014年世界癌症日主题解读

中国抗癌协会

误区之一：忌讳谈论癌症

真相：在一些特定的文化背景下，人们常常不愿意谈论癌症。其实，从个体、社区和国家层面上，公开地谈论癌症、了解癌症，有益于更有效地改善癌症防控的现状。

（一）当你或你熟悉的人发现得了癌症时

1. 大胆说出来，勇于谈论癌症

对大多数人来说，被确诊为癌症是改变一个人生活的重大事件，震惊、恐惧、愤怒、伤心、孤独、焦虑的感觉随即产生，与伴侣、家人、朋友和同事们说说会帮助减轻这些情绪，然而大多数人觉得这很难做到。

在一些环境中，癌症仍然是人们谈论的禁忌，癌症患者往往遭到歧视，以至于患者都不敢承认自己是癌症病人。

人们的负面看法会阻碍癌症相关话题的公开讨论，造成恐惧和不理解的恶性循环，不利于大家对癌症早期诊断和预防重视程度的提高，因此我们必须与这种偏见作斗争。

2. 加强癌症照护和对患者身心上的支持

癌症诊疗会在很大程度上影响患者身心健康。患者的伴侣、家人或朋友这些参与治疗过程的照护者往往得不到太多的指导信息和支持帮助，结果常是这些人的情绪低落导致患者情绪低落。

为患者及家属提供正确的支持，会提高他们应对癌症的能力及提高患者的生活质量。

支持小组能为癌症患者提供治疗和服务，从而减轻患者们的焦虑和恐惧情绪，并且可以为他们提供一个可以交流信息和经验的场所。

3. 来自工作单位的帮助能减轻患者及家属的负担

对于癌症患者及家属而言，真正的经济负担来源于巨大的花销和没有收入来源两方面，因此，得到单位的帮助显得至关重要。例如单位领导可以采用让这部分人逐步回归岗位的调整策略，从而帮助他们以后能成功地重新回归工作。

4. 减轻癌症对身体外形和性心理健康的影响

对于许多人来说，被诊断为癌症的灾难性结果之一就是对他们性心理健康的影响。患者外形和性健康的改变往往会影响其与伴侣的关系，这一问题不仅局限于女性，一些男性，特别是前列腺癌和睾丸癌的患者同样会遇到。

“由于相关知识的缺乏，一些人听到‘癌症’这个词时会感到恐惧，一些人会隐瞒疾病，一些人会用传统的治疗方法，直到癌症晚期而难于治疗。”——来自在埃塞俄比亚举办的关于乳腺癌患者信心和行动研讨会上对一名与会人员的采访。

全球倡议：

由于恐惧和觉得耻辱，人们对癌症往往会产生错误的认知、态度和行为。大胆谈论癌症将对这种错误的偏见形成巨大挑战，并且可以使癌症患者得到早诊早治。

政府、社区、雇主和媒体都应勇于挑战对癌症的不良观念，为人们获得高质量的诊疗营造一种好的环境氛围。

（二）加强全球共识

癌症问题在世界范围内会极大地削弱社会和经济的发展。到2030年，预计发展中国家要承受每年新增2140万病例的负担。然而，在全球发展框架内，关于癌症控制的政治决策仍存在局限性。

尽管我们知道癌症给经济增长和发展带来的巨大风险可以被有效掌控，并且用于健康方面的投资可能会有回报，但是人们仍然没有认识到这一风险。

预计到2030年，每年用于癌症的支出将达到4580亿美元。

据世界卫生组织预算，针对癌症危险因素（吸烟，酗酒，不健康饮食，缺乏体育运动）的一揽子有效计划，其投资每年仅需约20亿美元。

全球倡议：

预防和早期诊断癌症的投资比出现不良后果再医治要少得多。

误区之二：癌症无明显信号

真相：许多肿瘤都有预警的症状和体征，早期发现有明显的获益。

（一）认清肿瘤的临床表现

对个人、社区、卫生专业人员和政策制订者来说，掌握并关注癌症相关的症状与体征十分重要。

不是所有的肿瘤其早期临床表现都易识别，但很多肿瘤包括乳腺癌、宫颈癌、皮肤癌、口腔癌、结直肠癌和一些儿童肿瘤早期发现会有很大益处。提高对癌症早期临床表现的警惕是实现早诊的第一步，这将整体提高癌症的预后。然而像卵巢癌和胰腺癌这样生存率很低的肿瘤，极少在早期有一些临床表现，目前全球的肿瘤研究专家正在努力寻求提高早期发现、早期诊断的新手段。除了少数肿瘤之外，早期癌症比晚期更容易治疗。

初级卫生保健工作者应具备识别癌症早期表现的相关知识，从而降低误诊率，并且确保在疾病早期及时将患者转到专业机构治疗。

由于为了节省成本、加上一些病例不需要很专业的诊断技术，一些医疗机构资源匮乏，而一些癌症早期征象难于识别与这明显相关。

（二）早期发现

早期发现包括提高民众对癌症的关注度；提高民众对癌症预防的意识，一经出现症状及早就医，并对早期诊断进行干预，这将大大提高癌症治疗的效果。

（三）获益源于早期发现

早期发现癌症可以从中获益，并尽早予以治疗。

医疗资源匮乏，导致许多肿瘤被确诊时已经处于晚期，这是由于：缺乏癌症相关服务，特别是在基本卫生保健服务方面的投资。人们对早期诊断的价值和出现临床表现后应及时就医的重要性认识有限，甚至一些卫生专业人员也是如此。关于肿瘤诊断和治疗方面一些误解和错误观念的传播，以及社会歧视、患者自身的耻辱感等因素，导致患者去寻求一些不规范的治疗甚至逃避治疗。

有研究显示，30～40 岁女性的一项简单筛查就可以使女性患宫颈癌的风险降低 1/3。对于结直肠癌来说，越来越多的适合于国家资源和疾病负担的检测手段可供选择。

对于所有筛查项目急需解决的关键问题是如何选择最合适的筛查项目使其覆盖面广，筛查质量高并且随访结果可靠。

全球倡议：

只有用于降低癌症死亡风险的早期诊断能在早期时就诊断出肿瘤，才能说明这些早期检测项目的开展是成功的。

（四）提高卫生专业人员的能力

许多发展中国家面临严重的肿瘤学专家及其他专家（包括病理学家）的短缺，因此，这些国家想要拥有高水平的肿瘤诊断防控力量仍存困难。

在初级卫生保健机构补充肿瘤专业人才，建立专业队伍是必要的，这将会显著提高肿瘤的防控保健力度。

不同水平的肿瘤专业人员应根据接受培训内容的不同实现分工合作。

应培训卫生保健人员掌握和积极应用信息交流技术，包括手机和电脑等在线设备的应用，从而实现对传统学习和交流方法的补充。

全球倡议：

拥有肿瘤相关专业高水平人才和力量是肿瘤早期诊断项目成功开展的关键。

误区之三：面对癌症束手无策

真相：在个体、社区和国家层面上我们能做的事有很多；在正确决策的引导下，几乎 1/3 的常见肿瘤是可以预防的。

（一）倡导健康的生活方式

人们工作、生活的条件及生活方式影响他们的健康和生活质量。

全球、地区以及国家层面上的促进健康生活方式的政策和活动对于降低因酗酒、不健康饮食和缺乏体育运动等导致的癌症发生是必要的。

作为最常见的危险因素，吸烟与71%的肺癌死亡病例和22%的所有癌症死亡病例有关。按照目前的趋势来估计，吸烟在21世纪将造成10亿人口的死亡。

酗酒是癌症的危险因素众所周知。其与口腔、咽、喉、食管、肠道和乳腺的癌症风险增加有很强的关联性，并且会增加女性肝癌和肠癌的发病风险。

超重和肥胖率正在全球范围内以惊人的速度增长，这其中包括儿童和青少年，并且超重人群很大一部分（占全球的2/3）生活在医疗资源配置较差的地区。超重和肥胖与肠道、乳腺、子宫、胰腺、食管、肾及胆囊癌发病风险的增加有很强的关联性。应出台相关政策和采取一些行动改善人们的饮食和体育运动的现状。

全球倡议：

提供终生预防肿瘤的方法，提倡人们采取健康的生活方式，类似这样的政策和项目的贯彻落实可以改变人们的行为，预防癌症。

健康的工作环境

所有单位都应为保障员工的身体健康营造良好的环境，包括：全面禁烟；提供健康的食物；开展健康教育活动提高员工对癌症危险因素和早期诊断重要性的认识。

世界卫生组织表示，每年约有17.7万癌症死亡病例与致癌物的职业暴露有关，其中每3个死亡病例中就有1个是由石棉导致的。另一种为我们所知的职业暴露就是紫外线，其是皮肤癌的主要病因。

全球倡议：

预防是减轻全球肿瘤负担最节约成本的和长期可持续的方法。在国家层面上有效开展癌症预防，可以从实施国家癌症控制计划（NCCP）开始，这是应对国家肿瘤负担，降低肿瘤危险因素的有效措施。NCCP应该包括循证医学相关的政策，以及一些有助于降低肿瘤危险因素的暴露和提倡健康生活方式的项目。

（二）降低感染相关的癌症风险

在发展中国家，癌症往往不只是行为的改变引起的，许多国家面临着双重暴露的负担，最常见的就是致瘤感染。

全球癌症患者中约有16%与慢性感染有关，发展中国家的比例可能达到23%。发展中国家一些常见的肿瘤如肝癌、宫颈癌和胃癌分别与感染乙肝病毒、人乳头瘤病毒和幽门螺杆菌有关。

全球倡议：

有两种安全有效的疫苗可以预防感染相关的肿瘤，即与肝癌相关的乙肝疫苗和与宫颈癌相关的人乳头瘤病毒疫苗。这些疫苗为减轻全球癌症负担提供了一个解决的方法，并且应作为国家癌症控制计划的一部分被列入国家免疫接种计划之内。

（三）通力合作

大多数癌症所致的过早死亡是可预防的，这与除卫生行业以外的其他行业的政策也相关，而不仅仅在于卫生相关政策的调整。

促进多部门联合行动与合作的政府方针对更好的贯彻执行相关政策、法规和措施是非常必要的。国际癌症控制合作网站（The ICCP portal）指出：最好在国家层面上实施癌症控制计划；McCabe 法律和癌症中心致力于利用有效法律手段促进全球范围的癌症预防、保健和研究水平；非传染性疾病联盟联合全球的非传染性疾病相关团体将癌症和非传染性疾病的相关内容提上了全球健康发展议程。

全球倡议：

拓宽国际间达成的未来发展目标，纳入对癌症控制和医疗保健整体的经济干预，能进一步完善健康体系，提高发展中应对挑战的能力。

现在肿瘤相关团体的任务是推动癌症被作为主要内容纳入到 2015 年后的发展议程。

误区之四：癌症得不到有效治疗

真相：所有民众都有接受平等和有效治疗的权利，从而避免遭受疾病带来的痛苦。

（一）癌症相关卫生保健的获得是社会公平性的体现

发达国家和发展中国家的癌症患者通常预后存在差异。

可能在发达国家是可以治疗的癌症患者，由于当地医疗资源匮乏，经常预后很差甚至死亡。这是由于未引起人们的重视，缺乏相关医疗资源，以及难以负担并且很难得到有保证的癌症治疗相关服务。

基础医疗保健水平上的男女不平等限制了医疗资源匮乏地区女性获得必要的肿瘤诊治。每年死于宫颈癌的 275 000 名女性中超过 85%来自发展中国家。

在每年约 160 000 名新诊断的儿童肿瘤患者中超过 70%缺乏有效治疗。与发达国家相比，中低收入国家患儿的生存率很低。

贫困人群和易感人群对于需要大花销的癌症治疗和药物来说难以承担，这只会让这些家庭更加贫穷。

全球倡议：

癌症不仅是健康问题。其涉及社会、经济和人权等广泛领域，并且是实现全面和公平发展的明显障碍。不公平性正在加剧——在许多中低收入国家，社会环境因素和双重疾病负担使其长期处于贫困底线，并给国家的经济造成严重威胁。

（二）获得有效、高质量和可以负担得起的癌症诊疗是每个人的权利

所有人都应该无差别的获得所需的健康服务和安全的、可负担得起的有效药物和医疗技术。

享有可获得的最大程度的健康是每个人的基本权利之一。——《世界人权宣言》

大多数情况下，肿瘤治疗中最让人难以接受的是没有给予足够的姑息治疗和缓解疼痛的措施。

仅用几种药物就能控制包括儿童患者在内的近 90%的癌症患者的癌痛，然而在许多国家，患者未能充分接受镇痛治疗的情况却很常见。

社会经济水平的差异与能否得到公平的治疗密切相关，贫困人群则难以负担相关治疗费用。

职业、性别、种族，特别是受教育程度也与常见的肿瘤危险因素，如营养不良、吸烟、吸二手烟、酗酒等有关联。

确保经济状况不同的所有人都能获得医疗服务的全球健康保障是支持社会发展、减轻贫穷的重要部分，也是改善不公平导致肿瘤预后不同的关键。

已经有一些资源匮乏地区，因地制宜，提供从预防、早期诊断到治疗一整套可持续的和公平的癌症相关服务，成功地实现了癌症的控制和保健。

全球倡议：

有效的投资干预措施应该以公平的方式通过在初级卫生保健水平获取的癌症相关信息来制订，并保证其可行性，同时早期诊断项目，可负担得起的、有品质保证的药物、疫苗和医疗技术也应该作为国家癌症控制计划的一部分。

覆盖全民健康的社会保障措施对确保所有个体和家庭都能获得医疗保健和肿瘤防治是至关重要的。

（稿源：中国抗癌协会网站 2014-01-24）

第 20 届全国肿瘤防治宣传周启动仪式在长沙举行

2014 年 4 月 15 日，由中国抗癌协会主办，湖南省抗癌协会承办，湖南省肿瘤医院协办的第 20 届全国肿瘤防治宣传周启动仪式在长沙举行。本届活动的主题为“科学抗癌，关爱生命”，副主题是“走出癌症误区，实现早诊早治”。活动秉承传播和普及科学防癌知识的宗旨，通过一系列科普宣传活动，倡导全社会公众消除癌症误区，提高防癌抗癌的科学理念。

4 月 15 日上午 8∶30，本届宣传周的启动仪式在长沙枫林宾馆举行。与会嘉宾包括国家卫生计生委疾控局王斌副局长，中国科协学会学术部范唯副部长，湖南省卫生厅方亦兵副厅长，湖南省科学技术协会副主席荣诚，湖南省肿瘤医院党委书记周晓教授，搜狐健康邵沛副主编等。中国抗癌协会秘书长王瑛教授，副秘书长应敏刚、姜文奇、顾晋教授，科普宣传部部长支修益教授，组织部张静部长等协会代表参会。湖南省抗癌协会理事长、湖南省肿瘤医院院长刘景诗教授主持启动仪式。长沙市癌症康复会会员、肿瘤防治医务人员、志愿者，以及媒体记者

科学抗癌 关爱生命
全国肿瘤防治宣传周长沙主会场启动仪式
2014.4.15-21
主办方：中国抗癌协会
承办方：湖南省抗癌协会
：湖南省肿瘤医院
启动仪式现场

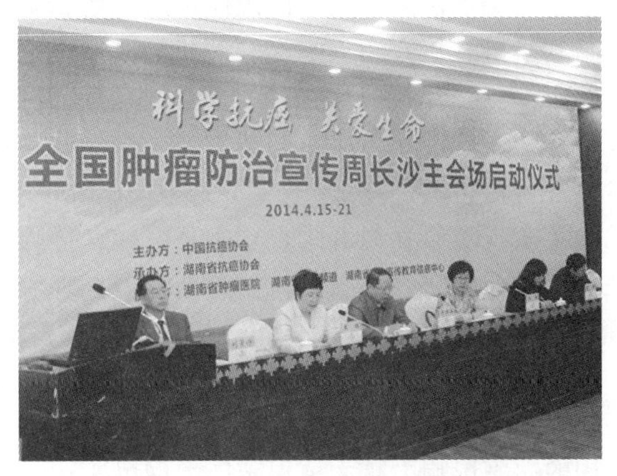

400 余人参加了现场启动仪式。王瑛秘书长、方亦兵副厅长、范唯副部长、WHO 驻华代表施贺德博士、邵沛副主编、王斌副局长等致辞。

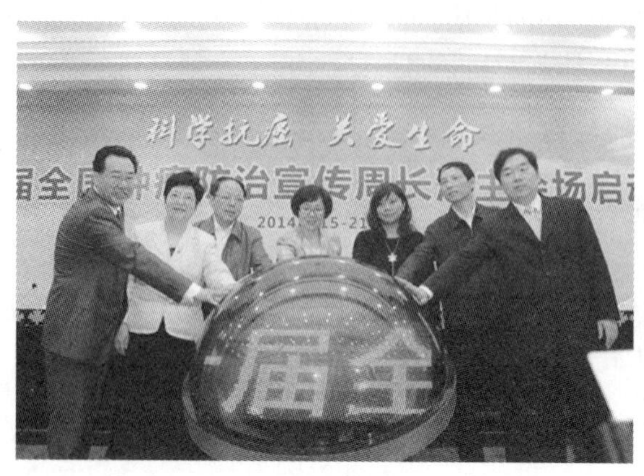

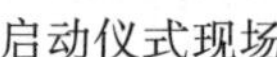
启动仪式现场

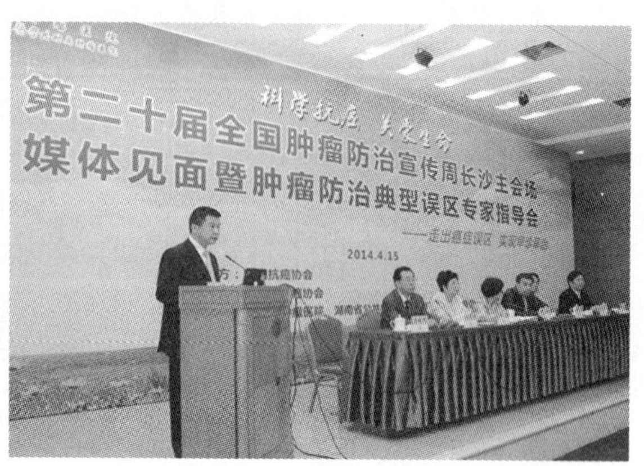

媒体见面会现场

启动仪式之后，由中国抗癌协会组织的全国范围万人医患手语操大合唱活动隆重举行。在湖南主会场，邀请到了湖南广电名嘴、“寻情记” 主持人王燕，她带领现场湖南医护人员、康复会会员，统一着装，现场打着整体标准的手语操，深情合唱《一起走》，场面温馨而又令人鼓舞，传递了医患和谐、携手共抗癌症的正能量。

启动仪式后，王斌副局长、王瑛秘书长、顾晋教授、姜文奇教授、周晓教授等参加了媒体见面会，就我国肿瘤的防控政策、预防措施、临床诊疗进展等问题回答了记者提问，对群众最关心的癌症与健康问题做了精彩解答。中国抗癌协会科普宣传部部长支修益教授和湖南省抗癌协会秘书长罗以教授分别为现场群众奉上了旨在消除癌症认知误区的精彩科普讲座。

接下来召开了“肿瘤防治典型误区专家指导会”，会议在全国首次较为全面地发布了常见癌症主要误区及专家指导意见，并由王瑛、顾晋、姜文奇、应敏刚等全国业内顶尖专家针对常见癌症误区，向全国媒体进行现场指导点评。湖南省抗癌协会理事长、省肿瘤医院院长刘景诗教授介绍，本次肿瘤防治典型误区由湖南省肿瘤医院统筹而来，其中十大误区按照 2013 年湖南省肿瘤医院恶性肿瘤门诊数据由高到低排列，涵盖本地区主要常见高发癌症。每个误区都是各科室门诊患者中最易忽视或混淆之处，并配有该院真实案例，让其更具科普宣传价值。

为了实现对癌症患者的心理关爱，在宣传周期间，中国抗癌协会肿瘤心理专业委员会将在北京、石家庄、武汉、长沙等地开展心理康复义诊活动，并免费发放科普书籍《肿瘤患者身心重塑及功能锻炼》，指导患者实现身心康复。

在宣传方式上，协会与时俱进，与搜狐健康共建“癌症频道”，4. 15 期间将通过在搜狐新闻客户端直播启动仪式、专家网上互动答疑、抗癌明星评选等实时、互动的方式，将宣传周的品牌影响力扩大植根于广大网民。

本届宣传周活动得到 CCTV、《健康报》、央视网、中新网、《中国日报》《光明日报》、湖南卫视、凤凰网、香港《文汇报》、香港《大公报》等媒体的广泛关注，对活动进行了宣传报道。

宣传周期间，全国范围的科普宣传活动将如火如荼地在各地开展。

（稿源：中国抗癌协会 2014-04-23）

消除癌症误区　倡导健康生活
——记中国医学科学院肿瘤医院 2014 年肿瘤防治宣传周活动

4 月 19 日上午，由中国医学科学院肿瘤医院举办的百名权威肿瘤专家现场咨询活动将“2014 年肿瘤防治宣传周”大型公益活动推向高潮。本次活动围绕“消除癌症误区、倡导健康生活”的主题，开展知名肿瘤专家现场咨询、防癌健康查体、健康大讲堂、患者服务中心关爱活动、心理康复交流、网络媒体健康互动等为期一周的系列活动，旨在帮助大家科学认识癌症，树立癌症可防可治的正确观念。活动期间，共有 6131 人次参与各项活动。

一大早，门诊楼前就排起了长队，挤满了需要咨询看病的群众，他们有的是通过宣传折页知道了这次活动，有的是通过报纸、网络等媒体宣传了解的。孙燕院士、赫捷院长、石远凯副院长、王绿化副院长、蔡建强副院长、屠规益教授等组成的百名专家团，认真听取前来咨询者的病史，细致分析检查结果，为患者提供专业的诊断和治疗建议，还耐心解答患者提出的各种问题。

百名权威肿瘤专家现场咨询与指导

义诊专家分为头颈组、神外组、乳腺组、妇瘤组、肝脏组、胰胃组、结直肠组、肺癌组、食管癌组、纵隔组、淋巴瘤组、止痛心理组、泌尿组、骨科组、中医组等 15 个组别。活动还邀请到北京医院的专家做营养讲座、北京朝阳医院等单位的专家进行控烟咨询。专门坐早班车从昌平赶来的王女士说：“平时这些专家号特别难挂，今天现场这么多大牌专家免费义诊咨询，真是方便很多，再远也要来。”共有 3127 人次接受了现场咨询。

专业防癌体检　防癌早诊筛查　戒烟咨询

随着生活水平的提高和人们健康意识的增强，防癌健康查体得到了越来越多人的青睐和重视。防癌健康查体的项目包括血液肿瘤标志物检测、头颈部检查、B 超、外科检查、胸部 X 线检查等。一位前来参加体检的大爷表示，自己平时身体很好，但是从各种健康节目中了解到防癌体检可以有效地筛查出一些常见的早期癌症，更好地实现“早发现、早诊断、早治疗”，所以专程赶来检查。预约登记 600 余人，实际共有 450 人参加了防癌健康查体。

防癌早诊筛查咨询区和戒烟咨询区也挤满了很多人，他们围在医生身边不断地咨询如何有效预防癌症、远离致癌因素、吸烟与癌症的关系、如何戒烟等。医生们根据大家的提问，有针对性地现场分析哪些人是高危人群、哪些人群需要早诊筛查；建议大家要戒烟限酒，培养健康的生活方式。共有 80 人次参加防癌早诊筛查咨询。

多种媒体互动进行防癌科普宣传

在整个宣传周期间，我院还举办了各种形式的科普宣传活动，让受众与专家面对面交流，了解不同肿瘤的防治知识。“如何防范全球头号癌症杀手——肺癌”“你知道气管镜吗?”“甲状腺癌的防治”“教您正确选择检查方法”“营养与肿瘤防治”“肿瘤患者的心理指导”“教您认识防癌体检”等 12 场院内、院外健康大讲堂，为广大受众带来了精彩绝伦的防癌“盛宴”，共有 1100 余人次参与。

《要防癌、去体检》《与癌共舞》《教您远离肠癌风险》《“胸”险凶险》等一期期肿瘤防治系列节目，为大家揭晓癌症的秘密，探究癌症的真相。

新浪、腾讯微访谈，名医在线活动，在线解答患者和家属的疑惑与问题，帮助他们了解肿瘤的规范化诊断和治疗方法。共有 400 多位网友累计提问达 419 个，4 位专家用通俗易懂的语言耐心回答了 102 个问题。

权威专家做客央视网《健康有约》演播室畅谈如何消除癌症误区、倡导健康生活。

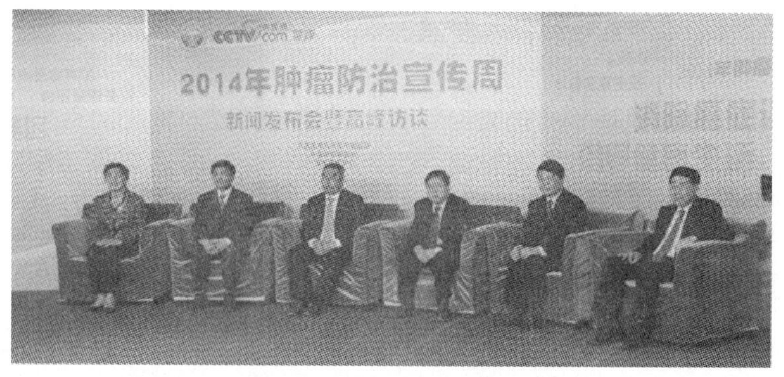

权威专家做客央视网肿瘤频道

9 集防癌系列广播节目，重点解读不同肿瘤的防治方法、药物的合理使用、癌痛的治疗和病理检查的重要性等。

再次携手北京 12320 共同做好肿瘤防治宣传，服务百姓健康工作，向 30 万北京市民发送健康宣教短信。

免费电话咨询　方便患者就诊

我院联合好大夫在线网于 4 月 19 日固定时间段内共同推出免费电话咨询活动，11 名肿瘤专家为广大患者提供电话咨询和帮助。这些专家咨询的范围包括头颈部肿瘤、肺癌、食管癌、胃癌、肝癌、结直肠癌、神经肿瘤、宫颈癌、卵巢癌、乳腺癌等常见肿瘤的诊断和治疗。专家们不仅认真为患者或家属提供专业的诊断意见、治疗方案，与带瘤生存知识等，更注重关爱患者，鼓励他们保持乐观心态。这一举措大大节省患者和家属的时间，减少他们的奔波，获得了广大群众的一致好评。据统计，共为50余名患者解答了400余个问题。

患者服务中心　志愿服务为大家

我院患者服务中心自成立以来，为广大患者和家属提供丰富多彩的各类服务，包括康复交流、戒烟咨询、心理咨询、营养咨询、药物咨询、法律咨询、护理咨询及义务理发、捐赠咨询等项目。患者服务中心的志愿者们将这些咨询项目搬到活动现场，从患者的需求出发，帮助患者缓解心理压力、稳定情绪、改变不良生活方式、合理用药、正确进行护理等，对树立其战胜癌症的信心，提高其生活质量起到重要作用。共有500余人次参加各类咨询，发放科普材料3250册。

这些志愿者中有20位抗癌明星，他们每人都有一段与癌魔积极抗争并走向康复的历程，在与癌魔的抗争中积累了丰富的经验，他们用勇于抗病，乐观、向上的精神风貌，激励和鼓舞肿瘤病友的生存欲望和与疾病抗争的勇气。他们在现场分别就肺癌、乳腺癌、胃癌、肠癌等多个病种与前来咨询的患者进行现场交流，分享科学的抗癌经验，用他们的事迹感染和帮助广大肿瘤病友。

活动现场的服务咨询区、健康大讲堂、媒体接待处等区域处处可见志愿者的身影，这些志愿者有医务工作者，还有来自北京工业大学、北京协和护理学院、中国人口宣教中心、北京大学医学部、首都医科大学、中国摄影协会、北京市第二中级人民法院等单位的学生和工作人员共130余名。他们面带微笑，耐心地服务咨询专家、维持现场秩序、进行方位指引、戒烟宣传、摄影摄像，使现场气氛极为热烈，彰显出和谐社会的人文关怀精神以及人们互助互爱、共同为癌症防治研究事业奉献爱心的高尚道德素养。

发丝牵动你我　真情传递美丽

4月19日上午，由中国医学科学院肿瘤医院患者服务中心发起的假发/头巾捐助活动，在1个半月的准备后，演绎了一场感人的相聚，活动得到了广大爱心人士的热情参与、公益企业的鼎力支持和媒体朋友的正能量传递。这是国内医院首次开展假发/头巾捐助活动，希望通过社会的关爱，让更多的病友和家人勇敢面对，重拾自信，重建美丽，积极治疗，提高生活质量和幸福感。

［**美丽自信重现**］“您这个衣服搭配一件亮黄色围巾会更好看”“丝巾不一定都带在头上，扎在手腕上也是很有创意的装饰”，中央电视台《购时尚》节目的造型师易茗老师，现场为6名佩戴假发的病友讲服装搭配的小技巧，让她们在即将到来的夏天里变得更美丽。

［**京港爱心互动**］2013年香港十大杰出青年温小苹小姐，在香港为癌症患者捐赠假发做了很多公益事业，活动现场和我们一起分享了自己的故事，也教大家如何清洗假发和如何配带丝巾。温小苹小姐在医院患者服务中心设立“奇妙医疗假发”角，今后将我们分享更多的香港假发捐助的办法和理念。

［**发丝牵动你我**］她们是因为化疗而脱发的病友，她们是因爱心而捐出秀发的志愿者，她们每个人背后都有一个故事；在这里，缕缕发丝将素不相识的她们连在一起，从此她们将成为好姐妹，互相惦念着、互相祝福着……此次活动有15位捐赠志愿者将秀发捐出，由公益厂家制作成假发，捐给9名因化疗而脱发的患者，其中温小苹小姐也制作了一顶假发。

北京电视台生活频道《生活 2014》节目主持人高燕全程记录了这个爱与被爱的过程。

中央电视台《购时尚》节目的心理咨询师青音在点评中谈到，我们不能选择生命的长短，但可以选择生命的宽度，今天患者们和捐发者们是我们心灵的老师，她们面对疾病的坚强和助人为乐的善良，深深感动了现场的每一位。

患者的感谢、捐发者的爱心和医生的祝福，编织成一个个感人的拥抱场面，我院假发/头巾爱心捐助活动将从这里启航。

捐发志愿者的感受

捐赠者 郑紫鹤：“用可以再生的头发，祝福不能重来的生命”，大学的课堂很少令人感动，但 2012 年 11 月崔小波老师关于医务社工的课却深深地感动了我。一位来北京交流的香港医务社工，把自己的长发留给了大陆患癌症的同胞们。因为在香港，爱心人士可通过医务社工有组织地为癌症患者捐赠头发，缓解她们在治疗的过程中脱发的苦恼，为她们与病魔斗争增加一份信心。而这样有意义的活动当时在大陆还没有。但我相信如有契机，为癌症病友捐发的公益事业也能在大陆生根发芽。

香港的同胞尚且如此，我作为一名大陆的医学生，觉得自己也可以为完善患者服务做些小贡献。从那以后我就一直留着长发，终于在 2013 年夏天等来了长发及腰的时候。那年夏天我决定告别长发飘飘的自己：我把头发剪了下来，小心保存好，并在第一时间联系了肿瘤医院的工作人员，等待把它做成假发捐赠给癌症患者的那一天。

2014 年开春，我收到了肿瘤医院为癌症病友捐头发的邀请。我很高兴能在大学毕业前让我的小心愿得以实现。我希望能看到更多人加入到这项公益事业中来，用我们可以再生的头发，去延续癌症同胞们的快乐，去祝福她们不能重来的生命！

捐赠者 毛燕：“在疾病面前我们更要美丽”，我们无法选择是否患上疾病，但我们可以选择的是在疾病面前如何生活。我很赞赏的一句话是：好心情并非来源于一帆风顺，而是来自于从容和坚定的勇气中。

我的父亲也是一位癌症患者，或许太多相同的经历和体会让我们更能彼此了解。在父亲生病期间，很多人让我感受到了鼓励和温暖。希望我的头发能带给另一位姑娘或女士些许方便。当风吹动发丝时，希望你记得有另外一位姑娘和您一起积极阳光地面对生活。新生活，新发型。

捐赠人：

李维加　李一丹　毛　燕　周女士　管燕菲　郑紫鹤　冯春香　王晓莉
高　晶　郭星宇　俞忠焕　王晓岭　夏　倩　刘　妍　翟女士　靳淑钗
付凤环　耿建鹏　陆　彦　常　鸿　王　静　温小苹（香港）

鸣　谢：

中央电视台经济频道——《购时尚》栏目组
北京电视台生活频道——《生活 2014》栏目组
鼎盛摩尔高级假发定做中心
北京樱丽华假发制品厂
北京建生药业有限公司

北京市第二中级人民法院民二庭

十六年来，中国医学科学院肿瘤医院一直行走在公益的道路上，承担公益责任，秉承传播防癌抗癌科普知识的理念，坚持举办“肿瘤防治宣传周”等各类公益活动，旨在帮助更多的民众科学认识癌症，消除癌症的误区，培养其早诊早治的防癌意识；帮助患者树立战胜癌症的信心，为面对癌症不知所措、因为对癌症的误解而错过最佳的治疗时机的患者给予正确指导，提高其生活质量，使其在抗癌的道路上走得久远，同时也为构建和谐医患关系起到巨大的推动作用。

（撰稿：院所办公室，稿源：中国医学科学院肿瘤医院网站）

希望长跑　健康长伴
——2014年第十六届北京希望马拉松新闻发布会在京举行

【活动启动】2014年6月19日下午，由中国医学科学院肿瘤医院、中国癌症基金会主办，加拿大驻华大使馆、国家体育总局人力资源开发中心、朝阳区卫生局等单位协办的第十六届“北京希望马拉松——为癌症患者及癌症防治研究募捐义跑”活动新闻发布会在北京河南大厦召开。此次发布会标志着本届北京希望马拉松活动的启动。希望长跑、健康长伴，各界人士爱心涌动，为癌症患者祈福，为癌症防治研究事业助力。

【参会嘉宾】出席新闻发布会的领导和嘉宾包括中国癌症基金会理事长彭玉、副理事长兼秘书长赵平、常务副秘书长余瑶琴，国家体育总局人力资源中心副主任匡乐华，加拿大驻华大使馆大使赵朴先生，朝阳区卫生局副局长罗晓，中国医学科学院肿瘤医院院长赫捷、党委书记董碧莎、副院长石远凯、王明荣、王绿化、党委副书记付凤环以及乔友林教授、李槐教授、代敏教授等。此外，热衷于此项事业的学校、企业单位、北京抗癌乐园代表，以及社会团体代表也积极加入到抗击癌症的队伍中来。

【活动介绍】新闻发布会在北京希望马拉松历程回顾的宣传片中拉开序幕，赫捷院长对本届活动进行了全面介绍，北京希望马拉松于1999年在北京首次举办，今年迎来了16周岁，共有27万余（人次）爱心人士参加，募集善款千万余元。活动为癌症患者带去了希望，为癌症防治研究事业做出了巨大的贡献，然而抗癌道路漫长而艰巨，需要全社会每一个人的参与和帮助。

【形象大使】本届活动诚邀中央电视台节目主持人撒贝宁担任形象大使。撒贝宁一直以积极健康的形象频频出现在各个公益节目当中，与慈善事业有着不解之缘。活动现场，撒贝宁接过活动组委会颁发的形象大使聘书，激动地表示：希望有越来越多的人加入北京希望马拉松的队伍中来，为癌症患者和癌症防治研究事业贡献自己的一份力量。

【高峰访谈】新闻发布会后随即进行了中国癌症防控高峰访谈，赵平副理事长、石远凯副院长、王绿化副院长、乔友林教授、李槐教授、代敏教授围坐一起，共同探讨现在的癌症防控形势。石远凯副院长、王绿化副院长强调规范化治疗的重要性，赵平副理事长和大家一起讨论饮食和癌症关系，乔友林教授解释了中国癌症地图和癌症发病率的情况，李槐教授和代敏教授则帮助大家“涨姿势”，认识和了解肿瘤标志物和致癌物。专家与媒体齐聚一堂，积极宣传癌症防治知识，帮助广大百姓正确认识癌症，科学预防癌症。

【科普嘉年华】本届活动将以“科普”为线索，通过中国癌症防控高峰访谈，网络、微博、微信等方式进行互动，活动现场将科普知识点融合到科普探秘、健康主题公园、健康讲堂中，以喜闻乐见的方式吸引百姓的关注和参与。

【“我和北京希望马拉松有个约会”征集活动】为了增加与广大参与者的互动，吸引更多的人加入和关注北京希望马拉松，本届活动联合《北京晚报》举行“真情与感动——我的生命故事”征文活动，联合《中国卫生影像》杂志社举行“北京希望马拉松摄影”比赛，联合腾讯微视举行首届北京希望马拉松微视征集活动，上传各种健康视频、北京希望马拉松视频，为北京希望马拉松活动加油助威。

【善款惠及民生】北京希望马拉松成功举办16届，共募集千万余元善款，用于帮助贫困癌症患者和支持中国癌症防治研究事业。共计资助近600项临床科研课题，这些课题对各类肿瘤的诊断、治疗和预防等进行了系统研究，研究内容涉及肿瘤的早期筛查及早诊早治新方法、肿瘤的鉴别诊断及分类、肿瘤综合治疗和肿瘤的预后及随访，为肿瘤临床实际应用提供了科学依据，推动了肿瘤临床研究工作的持续开展。2010年，北京希望马拉松建立了“癌症早诊早治患者救治专项基金”，项目执行以来，共收到638人次申请，其中，执行补助301人次，已批准待执行计划336人次。在已经执行的计划中，共补助江苏省107人次、安徽省60人次、山东省51人次、河南省70人次、内蒙古自治区11人次、北京市2人次。让这些癌症患者及时治疗，尽早康复，重新燃起希望，热爱生命，健康生活。

【活动简讯】秉着继续倡导社会各界人士关注癌症研究事业、关爱癌症患者、关心自身健康的理念，提高全民健身意识，增强全民体质。第十六届北京希望马拉松将于2014年9月13日上午9时在朝阳公园礼花广场举行。此次活动包括义跑，科普嘉年华，健康科普“加油站”，微视、图片征集，生命故事征文，奥运冠军领跑，爱心义卖等。

【美好愿望】虽然癌症逐渐成为目前威胁人类健康的“第一杀手”，但是癌症不是最可畏的，可畏的是自心的悲观和自我放弃，只有心怀希冀，面对疾病，泰然自若，才能勇敢的战胜病魔，同时抗癌事业需要全社会的参与才能得到进步。让我们一起积极加入到抗击癌症的队伍中来，为癌症患者祝福，为癌症防治研究事业加油，倡导积极乐观生活，让健康一生陪伴。

（稿源：中国医学科学院肿瘤医院网站，发布时间：2014-06-19）

2014年第十六届北京希望马拉松活动举行

——希望长跑　健康长伴

【活动举行】秋风飒爽，金桂飘香。2014年9月13日上午，第十六届“北京希望马拉松——为癌症患者及癌症防治研究募捐义跑活动”在北京朝阳公园如期举行。活动由中国癌症基金会、中国医学科学院肿瘤医院主办，加拿大驻华大使馆、国家体育总局人力资源开发中心、朝阳区卫生局等单位协办。国家卫计委副主任崔丽，中国癌症基金会理事长彭玉、副理事长兼秘书长赵平、常务副秘书长余瑶琴，加拿大驻华大使赵朴，中国医学科学院肿瘤医院院长赫捷、党委书记董碧莎，活动形象大使撒贝宁，以及主办和协办单位的相关领导出席活动。奥运会冠军、首都大中学院校学生、企事业单位代表、国际友人、医务工作者、癌症康复者、长跑爱好者和热心市民等社会各界5000余名爱心人士积极参与其中。一场为癌症患者和癌症防治研究事业奔跑的义举唱响了“希望长跑健康长伴”的主旋律。

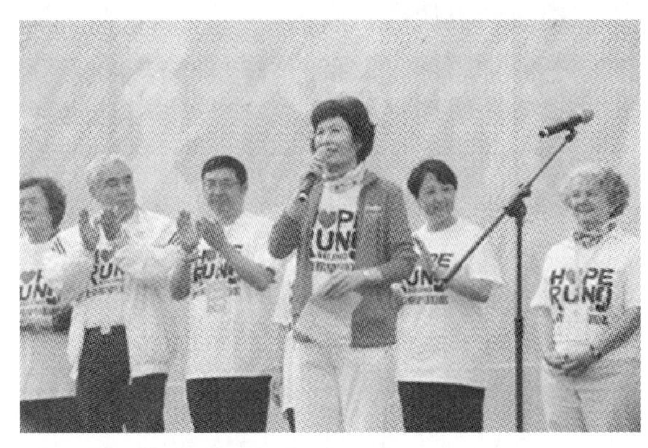

董碧莎书记

【领导致辞】上午9时，北京希望马拉松活动正式开始。中国医学科学院肿瘤医院党委书记董碧莎主持起跑仪式，第十六届北京希望马拉松组委会主任、中国医学科学院肿瘤医院院长赫捷、加拿大驻华大使馆大使赵朴先生、国家卫生计生委崔丽副主任分别致辞。赫捷院长介绍了北京希望马拉松十六年队伍不断壮大，不同人以不同的方式参与到这项充满爱心的公益活动中来，帮助癌症患者，支持中国癌症防治研究事业。崔丽副主任强调这项活动是深入开展“服务百姓健康行动”的重要体现，是切实为民服务办实事。医科院肿瘤医院充分发挥了国家队的龙头作用，为构建人民满意的医疗卫生服务体系和推动卫生计生事业的科学发展做出了重要的贡献。

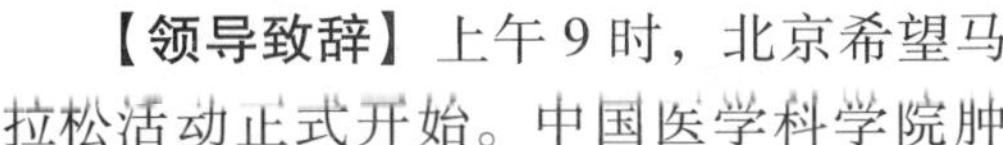

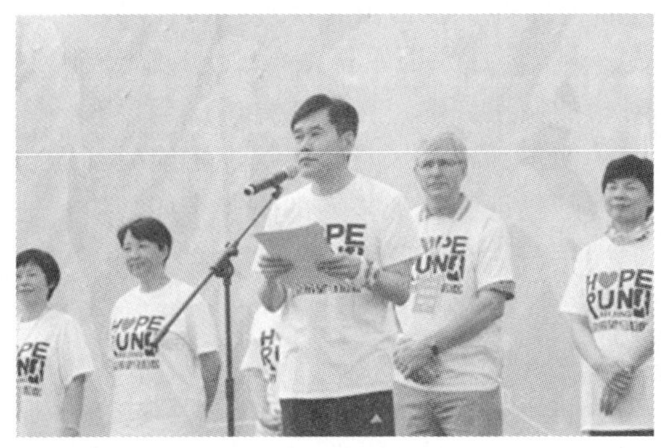

赫捷院长

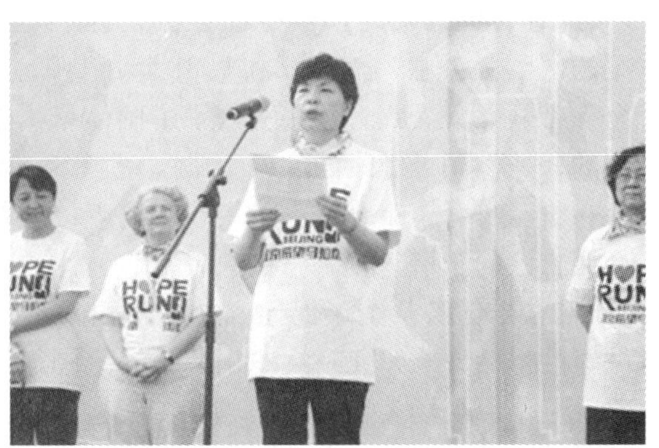

崔丽副主任

【健康主题公园】本届活动以“科普探秘集爱心，健康互动玩游戏”为线索，每位参与者都有一张科普探秘图，通过科普探秘、健康讲堂、健康测试、游戏互动等百姓喜闻乐见的形式，学习更多的科普知识。

健康主题公园内大家争先恐后的做着各种游戏和测试，反应测试、闭眼单足站立测试、身体成分检测帮助大家测试身体的基本功能，倡导健康的生活方式。健康对对碰、快乐飞镖、营养厨房、眼力小挑战等游戏，帮助大家正确认识如何合理膳食、消除癌症十大病因和戒烟限酒。膳食营养与肿瘤预防、吸烟与肺癌、什么是防癌体检，一场场精彩的健康小讲座也吸引很多人驻足，专家耐心解答听众们提出的问题，并给予正确的建议和指导。

12320 北京市公共卫生热线、北京市健康促进委员会、健康媒体等 18 家公益组织也积极参与其中，以健康快乐为主题，搭建一个科普知识宣传的平台，让百姓正确认识癌症，科学防治癌症。

【爱心捐款】活动诚邀央视著名节目主持人撒贝宁担任形象大使并主持捐款仪式，北京希望马拉松活动历年来得到了社会爱心团体和爱心人士的捐款，义跑现场设立的捐款箱激发了在场群众伸出援助之手，奉献自己的爱心。企事业单位代表、大中院校学生和医护工作者等社会爱心人士纷纷将象征着一颗颗爱心的支票和现金投入募捐箱，很多小孩子由父母抱着，举起稚嫩的小手亲自为癌症患者奉献着爱心。特别是北京乐成国际学校的同学们，每年都在学校里面组织义跑，并且把自己平时攒下来的零花钱捐献出来。涓涓细流，汇聚成了希望的海洋，整个活动现场洋溢着爱的暖流，气氛热烈感人。

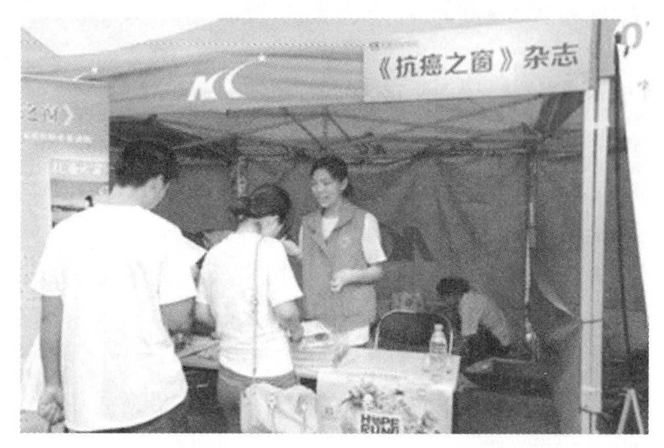

【体育健儿领跑】伴随着发令枪响，蝉联三届世锦赛女子自由式滑雪空中技巧项目冠军的“雪上公主”李妮娜和 1988 年、1992 年奥运会女子跳水冠军得主高敏跑在队伍前列，全程带领大家义跑。这些引领了中国体坛一个时代的明星人物，爱好体育的人们没有不知晓的，她们阳光健康的形象感染了现场参加义跑的朋友，看着平时在电视上才能见到的明星在自己身旁奔跑，数千名现场参与者以更加饱满的热情和更加坚实的脚步奔向前方，他们用自己的激情延续了癌症患者梦想，用爱守护癌症患者的希望。

【快乐健身】为了倡导“快乐健身、科学健身、强身健体”的理念，鼓励更多人培养健康的生活方式，北京抗癌乐园、潘家园街道办事处、赵之心团队、GF 舞蹈工作室、肿瘤医院老干部现场表演双环操、哑铃健身操、红旗健身操、太极、街舞等，一曲时下最流行的“小苹果”和全场最小的领舞男孩将现场气氛推向高潮，参与者们义跑归来后又迅速加入健身队伍中，一起随着动感的音乐快乐健身。

【志愿服务】来自中国医学科学院肿瘤医院的共青团员和研究生，以及北京协和护理学院、国家旅游局、河南省驻京办、北京二中国际部等近百名志愿者，在活动现场科普游戏区、健康测试区、健康加油站、救护服务区、祝福留言区等服务区域，处处可见他们忙碌服务的身影。志愿者们面带微笑耐心地为广大参与者提供癌症防治知识宣传、饮水、祝福留言、摄影摄像等全方位的服务和帮助，使现场气氛极为热烈，彰显出和谐社会的人文关怀精神以及人们互助互爱、共同为癌症防治研究事业奉献爱心的高尚道德素养。

【征集活动】 为了增加与广大参与者的互动，吸引更多的人加入和关注北京希望马拉松，活动联合《北京晚报》举行“真情与感动——我的生命故事”征文活动，共收到来稿72篇，活动现场主办方为获奖代表颁发了奖品和证书，获奖作品将陆续在《北京晚报》和《抗癌之窗》杂志上刊登。此外，“北京希望马拉松摄影”比赛和“微视征集活动”还将继续进行，所有爱好摄影摄像的朋友们，可以上传北京希望马拉松现场活动的照片和视频，为活动加油助威。

十六年我们一直在路上，为了癌症患者和癌症防治研究事业，一代代医务工作者挥洒着汗水，付出着青春，然而抗癌道路依旧漫长而艰巨，需要全社会、全世界每一个人的参与和帮助。让我们动员一切力量，希望长跑，健康长伴，为争取早日在癌症预防与治疗研究上取得长足进展，造福广大癌症患者做出贡献。

（稿源：中国医学科学院肿瘤医院网站）

相关链接

崔丽副主任出席第十六届北京希望马拉松活动

2014年9月13日，第十六届北京希望马拉松——为癌症患者及癌症防治研究募捐义跑活动在北京朝阳公园举行。国家卫生计生委副主任崔丽、加拿大驻华大使馆大使赵朴、中国癌症基金会理事长彭玉、第十六届北京希望马拉松组委会主任、中国医学科学院肿瘤医院院长赫捷等领导和嘉宾出席起跑仪式。中国医学科学院肿瘤医院党委书记董碧莎主持起跑仪式，活动形象大使、央视节目主持人撒贝宁主持捐款仪式。

崔丽同志在致辞中向活动主办方及社会各界爱心人士表示衷心感谢。她指出，北京希望马拉松活动是深入开展“服务百姓健康行动”的重要体现，是切实为民服务办实事。十六年来在社会各界爱心人士的关怀下，活动形成了强大的凝聚力和感召力。她号召，全社会树立“快乐健身、科学健身、强身健体”的理念，培养健康生活方式，将健康掌握在自己手中。

国家卫生计生委直属机关党委常务副书记许立华代表机关干部向活动捐款（2.9万元）。

（来源：国家卫生和计划生育委员会网站 2014-09-14）

首都癌症患者“五评”表彰大会隆重举行

茶世凯

由北京抗癌乐园主办，中共北京市委宣传部、市委社会工委、市红十字会指导，在中国癌症基金会、中国医学科学院肿瘤医院患者服务中心、北京市公园管理中心支持下，以“医患结合、共创抗癌辉煌”为主题的首都癌症患者评选“最杰出抗癌明星、最具爱心家庭、最具奉献志愿者、最美医生、最美护士”的“五评”表彰大会，于2014年9月21日上午9时在北京复兴路83号院（原解放军政治学院）礼堂举行。受到表彰的396位“五评”人物的代表，过癌龄“五整生日”的617位癌友，来自香港、澳门和海内外参加郭林医学疗法培训班的许多朋友，以及专程从香港等地赶来参加大会的朋友们共1000余人参加了大会。大会由北京人民广播电台“金话筒”奖获得者张悦和彦旭主持。中央电视台和北京电视台对大会进行了全程录制。

一、领导高度重视、气氛隆重热烈

市委领导对这次大会非常关心。郭金龙书记说：“首都癌症患者的这个活动很好，感谢对我的邀请，因为中央有会安排，不能前往参加，祝大会圆满成功，祝大家身体健康!”出席大会的领导和嘉宾有：中共北京市委社会工委书记、市社会建设办主任宋贵伦，原中共中央党史研究室副主任李传华，北京市民政局侯庆权处长，北京市卫计委领导郭积勇，北京市关心下一代工作委员会秘书长滕毅，中国癌症基金会副理事长兼秘书长赵平，中国癌症基金会常务副秘书长余瑶琴，北京抗癌乐园法人代表、党支部书记杨增和，中国医学科学院肿瘤医院医学专家吴健雄，中国人民解放军总医院医学专家薛毅珑，北京大学肿瘤医院医学专家章新奇，中国中医科学院广安门医院医学专家张宗歧、陈长怀，广东三阳富康环保科技有限公司经理蓝海鸥，北京五洲九天肿瘤防治研究院院长陈欣，北京恒生中科科技有限公司经理佟志强，秘境堂（北京）生物科技有限公司经理刘世康，北京汇海中医医院院长汇海，长泰兴保健品有限公司副总经理冯素萍，迁西众德食品有限公司董事长马连仕，以及担任北京抗癌乐园“爱心大使”的中央电视台播音员、主持人郎永淳，他和患癌的妻子合著的新书《爱，永纯》今年出版，感人至深。

赵平、杨增和分别致辞，宋贵伦书记作了重要讲话。

二、大会内容丰富精彩

1.“五评”人物事迹生动感人

此次当选的396位“五评”人物，包括“最杰出抗癌明星”193名、“最具爱心家庭”37个、“最具奉献志愿者”125名、“最美医生”31名、“最美护士”10名。他们个个人生辉煌，事迹感人。尤其是“最杰出抗癌明星”们，战胜了几乎涵盖世界上所有癌种的癌症。他们中有人患癌后“癌龄”已达75年，可能打破了世界吉尼斯纪录。

在大会上，有5位代表作了催人泪下的感人演讲。一是荣获“最杰出抗癌明星”称号的原中共中央党史研究室副主任李传华，于9年前被诊断为肺癌晚期，患癌后他来到“草根”组织北京抗癌乐园找欢乐、找健康，并且习练新医学疗法郭林气功，天天到公园“吸吸呼”，把医学判定的半年生存期，延长到了9年，而且有信心继续延长。二是“最具爱心家庭”称号获得者白丽娜，讲述了先生、公公、婆婆对于她的亲情和大爱。三是荣获“最美医生”称号、来自中国医学科学院肿瘤医院的医学专家韩玥；四是荣获“最美护士”称号、来自煤炭总医院的护士王威，医护人员用真知真情使许多患者获得了新生。五是荣获“最具奉献志愿者”称号的八一湖分园副园长张靖，自己患了癌症不躺在家里等人伺候，还要走向社会，关心爱护所有需要关心爱护的人，她同抗癌乐园中的许多人一样，都是当今社会最可爱的人。

2. 文艺节目异彩纷呈

在表彰会上，来自北京抗癌乐园各分园的癌友们表演了歌舞“和谐中国”、诗朗诵“感谢有你一路陪伴”、情景歌舞“祝你生日快乐”、京剧联唱“我们是抗癌人”、大合唱“光荣与梦想”等精彩节目。充分展示了艺术训练的成果：提高广大园民鉴赏、展示艺术美的能力，陶冶高尚的情操，加强抗癌乐园精神文明建设。整个演出过程井然有序、热烈、欢快，展示了北京抗癌乐园良好的精神风貌，与癌抗争的豪迈气概。带来了喜庆气氛，彰显了癌友们的活力与正能量。

三、全面关注患者、共祝美好未来

“五评”表彰大会是对北京抗癌乐园和首都癌症患者的巨大鼓舞和鞭策，今后我们在党和政府的关怀下，上级主管部门的指导下，将一如既往阔步前进，为构建和谐社会，祥和家庭，为创建首都群体抗癌首善之区不懈努力。进一步鼓励癌症患者更有信心和勇气与癌魔抗争，提高患者生存率和生活质量；增强社会各界防癌抗癌决心和意志，更加关注弱势群体；密切医患关系，更好的携手抗癌。

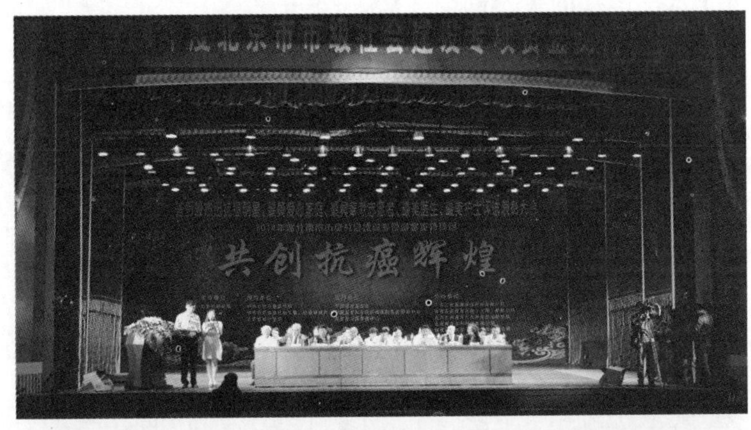

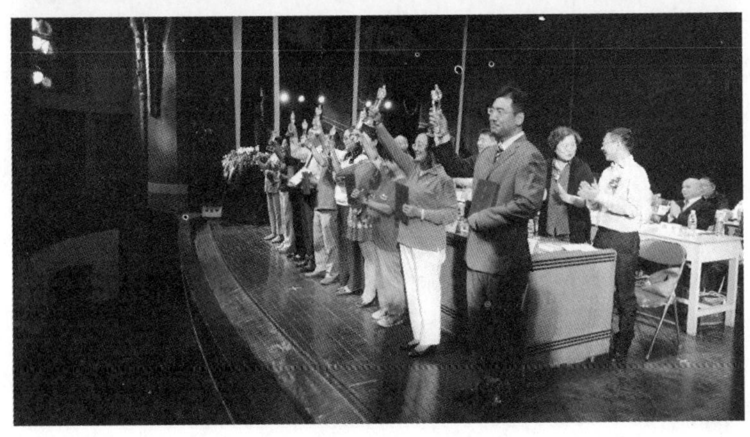

（稿源：北京抗癌乐园）

中国抗癌协会推荐科技奖项目荣获国家科技进步二等奖

中共中央、国务院2015年1月9日上午在北京隆重举行国家科学技术奖励大会。党和国家领导人习近平、李克强、刘云山、张高丽出席大会并为获奖代表颁奖。李克强代表党中央、国务院在大会上讲话。张高丽主持大会。中国抗癌协会推荐的《多功能分子成像肿瘤诊疗关键技术及应用》项目荣获2014年度国家科技进步二等奖，项目完成人和推荐单位代表参加了颁奖大会。

该项目由哈尔滨医科大学等4个单位、申宝忠等10位完成人共同完成，曾获2011年度中国抗癌协会科技奖一等奖。该项目在国家及省部委课题支持下，围绕着肿瘤分子水平诊疗的关键问题展开了多功能系统性分子成像技术及其应用研究。项目首次提出了“肿瘤系统分子成像”新理念，创建了一系列肿瘤诊疗多功能分子成像新技术新方法，并研发了一系列肿瘤分子诊疗新产品。发表国际期刊论文及中国核心期刊论文309篇，其中SCI收录146篇，总IF=617.488，他引2857次；获国内外授权发明22项；出版中英文专著及教材11部；省部级科技奖一等奖2项、二等奖5项；在国际学术会议做特邀大会报告62次；连续举办6届“中美分子影像学高峰论坛”、38次继续教育学习班；培养硕士及博士研究生244人、博士后32人、技术员及进修生343人。研究成果在国内外68家研究及医疗机构进行推广应用，用于临床938例肿瘤患者的多功能分子成像诊断及治疗，显著提升我国分子影像研究水平和国际影响力，有力推动了肿瘤诊断及治疗技术进步与发展，产生了重大的社会效益。

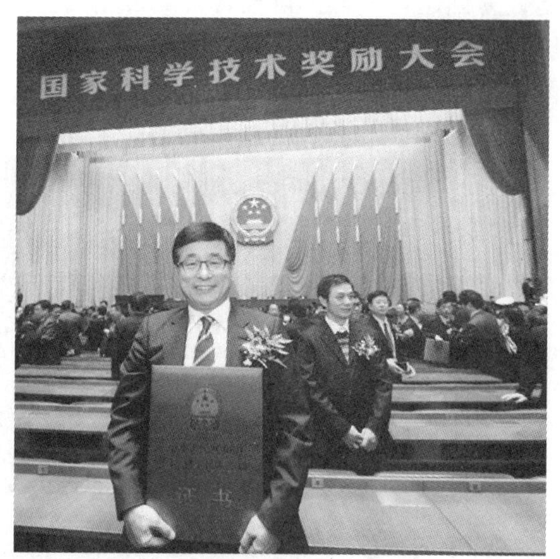

获奖项目第一完成人申宝忠教授在颁奖现场

该项目是中国抗癌协会直接向国家奖励办推荐的第二个获奖项目，2011年度我会推荐的项目荣获国家科技进步一等奖。该项目获得国家的奖励，说明了国家对优秀项目的认可，同时也说明了中国抗癌协会评审、推荐的项目代表了本领域的最高学术水平。

2014年度国家科学技术奖励共授奖318项成果、8位科技专家和1个外国组织。其中，国家最高科学技术奖1人；国家自然科学奖46项，其中一等奖1项、二等奖45项；国家技术发明奖70项，其中一等奖3项、二等奖67项；国家科学技术进步奖202项，其中特等奖 3 项、一等奖 26 项、二等奖 173 项。

（稿源：中国抗癌协会 2015-01-22）

2013 年度中国抗癌协会科技奖颁奖仪式在济南隆重举行

2013 年度中国抗癌协会科技奖颁奖仪式于 2014 年 9 月 12 日在山东济南召开的第八届中国肿瘤学术大会开幕式上隆重举行。

中国科协书记处沈爱民书记，中国抗癌协会理事长郝希山院士，副理事长詹启敏院士、于金明院士，国家科技奖励工作办公室社会奖励处陈苏处长出席会议并致辞。颁奖仪式由副理事长詹启敏院士主持并宣读中国抗癌协会《关于 2013 年度中国抗癌协会科技奖励的决定》。获得中国抗癌协会科技奖一等奖的项目负责人石远凯教授代表全体获奖者发言。

出席会议的还有国际抗癌联盟首席执行官 Cary Adams、山东省卫计委领导、孙燕等多位院士、中国抗癌协会副理事长、企业赞助单位大连金港药业谢恬教授等。参加开幕式的全国肿瘤医学领域的专家、学者、医务工作人员、获奖代表及有关人员 5000 余人。

2013 年度中国抗癌协会科技奖授奖项目共 30 项。授予“恶性肿瘤血管生成模式临床意义和分子机制的基础与临床研究”等 5 项成果中国抗癌协会科技奖一等奖，授予“前列腺癌微创综合治疗的临床应用与基础研究”等 10 项成果中国抗癌协会科技奖二等奖，授予“优化胃肠癌临床及分子分期指导规范化治疗的研究”等 15 项成果中国抗癌协会科技奖三等奖。

本届科技奖的获奖项目的特点为：①支持基金多，80%的项目具有国家级基金项目计划支持，最多达 12 项国家基金；②获得专利多，数量最多的荣获 3 项发明专利、5 项实用新型专利；③论文水平高，最高的项目共发表 SCI 论文 173 篇，总影响因子 668 分，被国际主流肿瘤学期刊他引 1191 次；④研究周期长，成果积累丰厚，多为 10 年以上；⑤完成

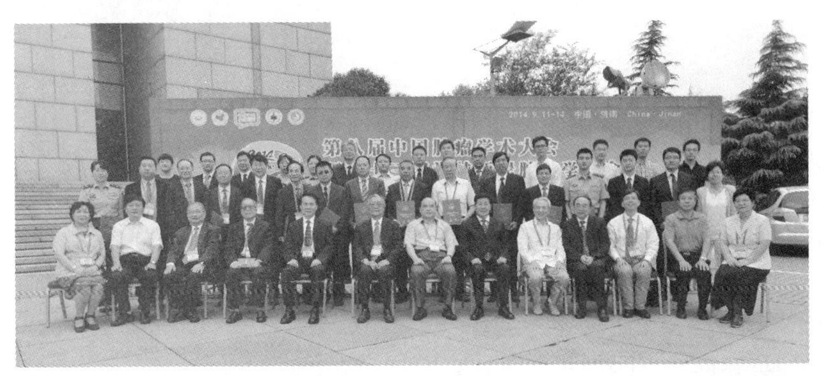

颁奖嘉宾与获奖代表合影留念

人年轻化，平均年龄 46 岁。为此，可谓是汇集了我国肿瘤医学领域中的最新、最优秀的研究成果，获奖项目代表了本领域中的最高学术水平。

2013 年度中国抗癌协会科技奖颁奖仪式在第八届中国肿瘤学术大会开幕式上举行颁奖活动，在整个肿瘤医学领域起到了重大影响和宣传，引起了广大科技人员的关注，获奖者也表示努力为肿瘤的预防、治疗及研究贡献自己的力量，为我国肿瘤医学的发展做出更大贡献。

颁奖仪式结束后，颁奖嘉宾与获奖代表合影留念。

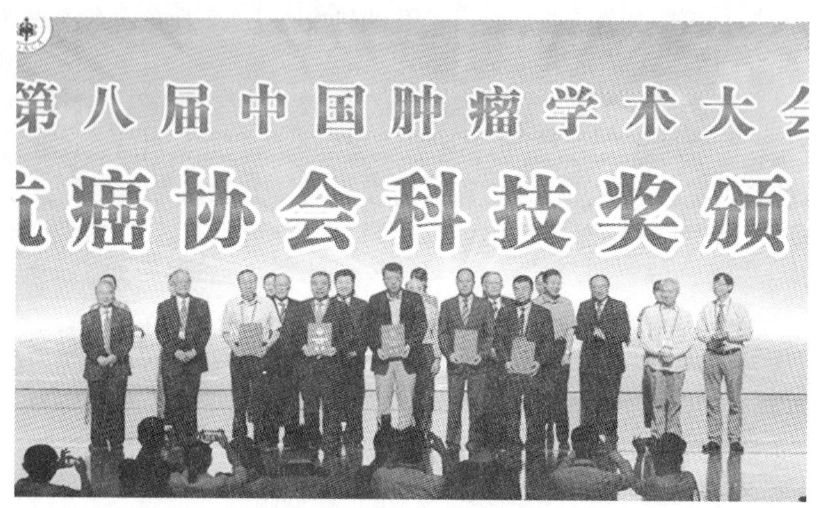

一等奖获奖项目代表台上领奖

（稿源：中国抗癌协会 2014-09-18）

2013 年度中国抗癌协会科技奖获奖项目目录

一等奖

序号 1（编号：K-1301-1-1）

项目名称：恶性肿瘤血管生成模式临床意义和分子机制的基础与临床研究

完成单位：天津医科大学肿瘤医院，天津医科大学

完成人：孙保存，赵秀兰，李凯，张丹芳，刘志勇，赵学铭，沈军，邱志强，陈陆霞，黄纯

推荐单位：肿瘤病理专业委员会

序号 2（编号：K-1302-1-2）

项目名称：自体造血干细胞移植治疗恶性实体瘤的临床与实验研究

完成单位：中国医学科学院肿瘤医院

完成人：石远凯，孙燕，吴冠青，罗克桓，潘峰，吴世凯，王奇璐，雷英衡，张红志，韩晓红

推荐单位：中国医学科学院肿瘤医院

序号 3（编号：K-1303-1-3）

项目名称：提高中国乳腺癌患者早期诊断率和远期生存率的临床和转化研究

完成单位：复旦大学附属肿瘤医院

完成人：邵志敏，沈镇宙，胡夕春，郭小毛，吴炅，柳光宇，狄根红，陈佳艺，杨文涛，余科达

推荐单位：上海市抗癌协会

序号 4（编号：K-1303-1-4）

项目名称：胶质瘤浸润边界生物学特征及抑制其复发的基础研究与临床应用

完成单位：哈尔滨医科大学附属第一医院

完成人：赵世光，甄云波，滕雷，刘耀华，张豫滨，赵洪波，张欣健，杨光，陈晓丰，刘怀垒

推荐单位：神经肿瘤专业委员会

序号 5（编号：K-1303-1-5）

项目名称：胃癌综合防治关键技术的研究及应用推广

完成单位：北京大学肿瘤医院

完成人：季加孚，游伟程，吕有勇，邓大君，柯杨，李吉友，沈琳，潘凯枫，寿成超，张青云

推荐单位：北京大学肿瘤医院

二等奖

序号 6（编号：K-1302-2-1）

项目名称：前列腺癌微创综合治疗的临床应用与基础研究

完成单位：天津市肿瘤医院，天津医科大学第二医院

完成人：郭志，徐勇，司同国，王海涛，刘冉录，杨雪玲，徐彦

推荐单位：天津市肿瘤医院

序号 7（编号：K-1303-2-2）

项目名称：脑胶质瘤诊疗技术创新研究与临床应用

完成单位：北京市神经外科研究所，南京医科大学第一附属医院，广州军区广州总医院，天津医科大学

完成人：江涛，尤永平，王伟民，康春生，邱晓光，白红民，刘宁

推荐单位：首都医科大学

序号 8（编号：K-1301-2-3）

项目名称：可做为肝癌治疗靶点的非编码 RNA 及其参与的调控机制研究

完成单位：中国人民解放军第二军医大学

完成人：孙树汉，杨富，王芳，郭瀛军，张毅，黄金凤，袁继行

推荐单位：中国人民解放军解放军第二军医大学

序号 9（编号：K-1303-2-4）

项目名称：肺癌综合诊治技术创新与应用

完成单位：浙江省肿瘤医院，浙江舟山医院，中山大学附属肿瘤防治中心

完成人：毛伟敏，张永奎，陈明，马胜林，苏丹，许亚萍，凌志强

推荐单位：浙江省抗癌协会

序号 10（编号：K-1301-2-5）

项目名称：乙肝病毒致癌分子机制研究

完成单位：南开大学

完成人：张晓东，叶丽虹，张涛，山长亮，张帅，由晓娜，张伟英

推荐单位：南开大学

序号 11（编号：K-1301-2-6）

项目名称：适合于中低收入国家的子宫颈癌快速筛查与相关技术研究

完成单位：中国医学科学院肿瘤医院，襄垣县妇幼保健院

完成人：乔友林，赵方辉，张询，李淑敏，潘秦镜，陈凤，胡尚英

推荐单位：中国医学科学院肿瘤医院

序号 12（编号：K-1302-2-7）

项目名称：中国黑色素瘤个体化治疗模式的初步建立

完成单位：北京大学肿瘤医院

完成人：郭军，孔燕，斯璐，迟志宏，崔传亮，盛锡楠，毛丽丽

推荐单位：北京大学肿瘤医院

序号 13（编号：K-1302-2-8）

项目名称：信号转导异常对恶性肿瘤生物学行为的影响

完成单位：中国医科大学附属第一医院

完成人：刘云鹏，曲秀娟，刘世洲，张晔，徐玲，曲晶磊，刘静

推荐单位：辽宁省抗癌协会

序号 14（编号：K-1303-2-9）

项目名称：以分子标志物为基础的胃癌发病机制及转化医学研究

完成单位：上海交通大学医学院附属瑞金医院

完成人：刘炳亚，于颖彦，李琛，燕敏，朱正纲，张俊，李建芳

推荐单位：上海市抗癌协会

序号 15（编号：K-1302-2-10）

项目名称：城市居民癌症发病率和生存率的分析及应用

完成单位：上海市肿瘤研究所

完成人：项永兵，高玉堂，金凡，张薇，高静，李泓澜，谭玉婷

推荐单位：上海市肿瘤研究所

三等奖

序号 16（编号：K-1303-3-1）

项目名称：优化胃肠癌临床及分子分期指导规范化治疗的研究
完成单位：中国医科大学附属第一医院
完成人：王振宁，宋永喜，徐莹莹，周欣，高鹏
推荐单位：辽宁省抗癌协会
序号 17（编号：K-1303-3-2）
项目名称：复杂肝脏肿瘤外科手术关键技术的创新与临床应用
完成单位：第三军医大学第一附属医院
完成人：夏锋，马宽生，别平，王曙光，李晓武
推荐单位：肿瘤转移专业委员会
序号 18（编号：K-1302-3-3）
项目名称：EGFR-TKI 及 EGFR 单克隆抗体联合治疗 EGFR-TKI 耐药 NSCLC 的研究
完成单位：天津市肿瘤医院
完成人：王勐，王长利，赵晶，刘俊，朱建权
推荐单位：天津市肿瘤医院
序号 19（编号：K-1302-3-4）
项目名称：利卡汀联合肝动脉化疗栓塞治疗原发性肝癌的基础及临床研究
完成单位：第二军医大学附属东方肝胆外科医院
完成人：杨业发，葛乃建，伍路，申淑群，周静
推荐单位：上海市抗癌协会
序号 20（编号：K-1302-3-5）
项目名称：乳腺癌术后微转移筛查及生活质量（QOL）评估的临床转化研究
完成单位：沈阳军区总医院
完成人：谢晓冬，刘兆喆，郑振东，朴瑛，丁震宇
推荐单位：沈阳军区总医院
序号 21（编号：K-1302-3-6）
项目名称：新型抗 Her2-scFv-Fc-IL-2 融合蛋白的研制
完成单位：军事医学科学院基础医学研究所
完成人：郭宁，施明，于鸣，解志刚，冯健男
推荐单位：肿瘤生物治疗专业委员会
序号 22（编号：K-1302-3-7）
项目名称：难治性白血病耐药机制及逆转措施的系列研究
完成单位：中国人民解放军第三军医大学第二附属医院
完成人：张曦，陈幸华，孔佩艳，张诚，高蕾
推荐单位：中国人民解放军解放军第三军医大学
序号 23（编号：K-1302-3-8）
项目名称：植物化学物质预防及抑制恶性肿瘤的机制及应用
完成单位：哈尔滨医科大学附属第四医院
完成人：刘明，刘艳，陈洪生，王立峰，张春鹏

推荐单位：黑龙江省抗癌协会

序号 24（编号：K-1302-3-9）

项目名称：高强度聚焦超声（HIFU）微创治疗恶性肿瘤的临床研究

完成单位：中山大学肿瘤防治中心

完成人：吴沛宏，李传行，张福君，黄子林，黄金华

推荐单位：广东省抗癌协会

序号 25（编号：K-1302-3-10）

项目名称：免疫调节分子基因多态性与黑龙江省女性散发性乳腺癌的关联研究

完成单位：哈尔滨医科大学

完成人：李殿俊，傅振坤，王丽虹，姜永冬，原伟光

推荐单位：黑龙江省抗癌协会

序号 26（编号：K-1302-3-11）

项目名称：乳腺癌化疗耐药的临床及基础研究

完成单位：浙江大学医学院附属邵逸夫医院，浙江大学

完成人：王林波，胡文献，沈建国，姜支农，范伟民

推荐单位：浙江省抗癌协会

序号 27（编号：K-1302-3-12）

项目名称：腹膜癌综合诊治技术体系的基础和临床研究

完成单位：武汉大学，天津医科大学肿瘤医院，复旦大学附属中山医院

完成人：李雁，梁寒，王华庆，周云峰，谢丛华

推荐单位：纳米肿瘤学专业委员会

序号 28（编号：K-1302-3-13）

项目名称：胃癌转移与规范化治疗的系列研究

完成单位：河北医科大学第四医院

完成人：李勇，赵群，范立侨，宋振川，王贵英

推荐单位：河北省抗癌协会

序号 29（编号：K-1302-3-14）

项目名称：食管癌规范化外科治疗模式与应用

完成单位：复旦大学附属肿瘤医院

完成人：相加庆，陈海泉，张亚伟，李鹤成，张杰

推荐单位：上海市抗癌协会

序号 30（编号：K-1302-3-15）

项目名称：应用遗传组学方法筛选常见肉瘤的生物标记及治疗靶点

完成单位：天津医科大学肿瘤医院，天津医科大学

完成人：杨吉龙，赵军，杜晓玲，杨蕴，郑红

推荐单位：肉瘤专业委员会

（稿源：中国抗癌协会 2014-05-28）

第十五届吴阶平-保罗·杨森医学药学奖在北京揭晓

第十五届吴阶平-保罗·杨森医学药学奖（吴杨奖）颁奖典礼2014年11月27日在京举行。13位中国医药卫生领域的优秀工作者秉持顽强拼搏、坚持不懈的创新精神及其在各自领域所作的突出贡献荣获该奖项。

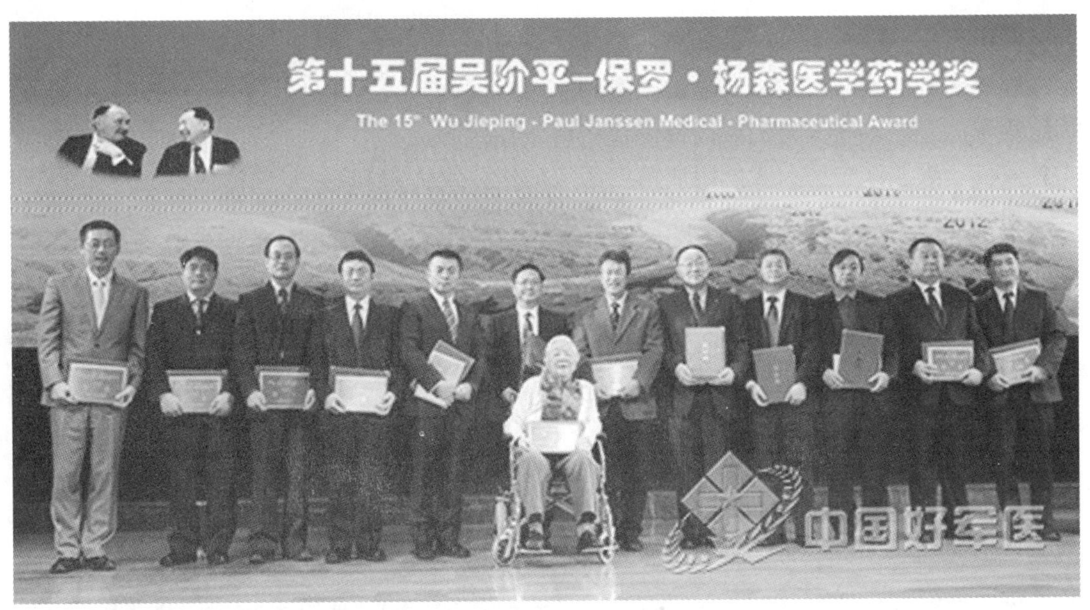

今年正值吴杨奖创立20周年，在传承对临床医学、药学和公共卫生领域优秀人才奖励的基础上，吴杨奖又在基础医学领域增设奖项，此举旨在加强对基础研究以及科研创新的支持，从而促进医药卫生领域的进一步发展。

吴杨奖名誉主席、十一届全国人大常委会副委员长桑国卫院士，吴杨奖共同主席、原卫生部副部长、中国医院协会会长黄洁夫教授，吴杨奖共同主席、北京大学医学部教授张礼和院士，吴杨奖管理委员会副主任、西安杨森制药有限公司总裁凯撒先生出席颁奖仪式并致辞，张礼和院士介绍了评选流程和报名评选情况。

吴杨奖由国家卫生计生委国际交流与合作中心和西安杨森制药有限公司于1994年共同设立，旨在表彰、奖励在医药卫生领域努力钻研并做出突出贡献、被社会及同行广泛认可的优秀中青年医药卫生工作者，在过去的20年里，先后有351位优秀医药卫生工作者荣获该项殊荣。

吴杨奖是中国最具影响力和权威性的非政府医药卫生奖项之一。20年来，吴杨奖走过了辉煌的道路，吴杨奖将继续坚持章程的目标和原则，坚持科学性和权威性，坚持与时俱进；不断拓展吴杨奖的群众基础，不断扩大吴杨奖的影响力；为中国医药卫生事业创新型人才的不断涌现，为人民群众的健康福祉做出更新更大的贡献。

第十五届吴杨奖获奖名单：

特殊贡献奖

陈春明　国际著名营养学家、原中国预防医学科学院（现中国疾病预防控制中心）院长

基础医学

施一公　清华大学生命科学学院院长

邵　峰　北京生命科学研究所资深研究员、科研副所长

临床医学

曹　彬　首都医科大学附属北京朝阳医院感染和临床微生物科主任医师

李晔雄　中国医学科学院肿瘤医院放疗科主任医师

纪立农　北京大学人民医院内分泌代谢科主任医师

吴效科　黑龙江中医药大学附属第一医院妇产科主任医师

季加孚　北京大学肿瘤医院院长、肿瘤外科主任医师

李　龙　首都儿科研究所小儿普外科主任医师

药　学

李　波　中国食品药品检定研究院副院长

何仲贵　沈阳医科大学药剂教研室主任

公共卫生

姚　华　新疆医科大学公共卫生学院劳动卫生与环境卫生学教研室主任

施国庆　中国疾病预防控制中心常务副主任

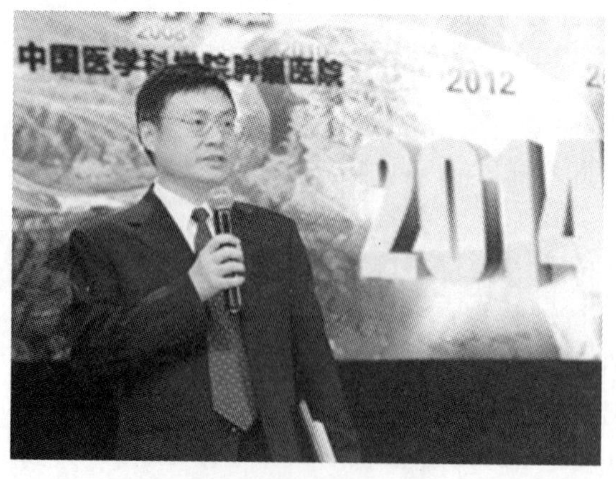

中国医学科学院肿瘤医院放疗科　李晔雄

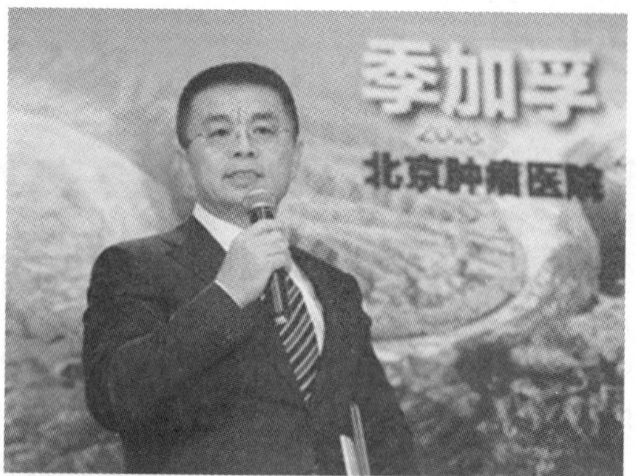

北京大学肿瘤医院肿瘤外科　季加孚

在颁奖典礼上，获奖代表施一公教授与在场的400余名医药卫生领域的中青年医师、医药学专业学生分享了他从事科学研究工作的经历和心路历程，勉励大家勤于思考、勇于创新，全身心地投入到医药卫生工作。

（稿源：吴杨奖官方网站）

相关链接

北大肿瘤医院季加孚教授荣获吴阶平-保罗·杨森医学药学奖

2014年11月27日，北京大学肿瘤医院院长季加孚教授荣获我国医药卫生领域最具权威性的非政府奖项——第十五届吴阶平-保罗·杨森医学药学奖（简称“吴杨奖”）。

在北京大学医学部举行的颁奖典礼上，“吴杨奖”专家委员会共同主席、原卫生部副部长黄洁夫教授为季加孚教授颁发了奖励证书和奖牌。原全国人大常委会副委员长、中国药学会理事长、中国工程院院士桑国卫，北京大学药学院教授、中国科学院院士张礼和等出席了颁奖仪式。来自清华大学生命科学学院的施一公院士等12位中青年杰出医药卫生工作者共同获此殊荣，中国疾控中心陈春明教授获得特殊贡献奖。

“吴杨奖”是1994年由卫生部国际交流与合作中心与西安杨森制药有限公司共同设立的，旨在表彰、奖励在医药卫生领域努力钻研并独立做出突出贡献、被社会及同行广泛认可的优秀医药卫生工作者（60岁及以下）。自2010年始，“吴杨奖”每年设三个评奖领域，包括临床医学领域、药学领域、公共卫生领域，今年新增了基础医学领域。“吴杨奖”每年先经各专业组初评，再由专家委员会终审。专家委员会由全国医药卫生领域权威的专家、学者组成。最终评审结果在“吴杨奖”网站及相关医药卫生专业媒体上公示1个月，接受社会监督，同时征求获奖人本人意愿。评奖程序既有广泛的群众基础，又有严格的科学标准，保证了该奖项的严肃、公正和权威。它代表着一项崇高的荣誉，是对医药卫生领域专家、学者在本学科领域的发明创造、应用转化研究以及最佳临床实践等突出贡献的认可。经过20载的耕耘，“吴杨奖”成功鼓励了中青年医药卫生工作者，有力地推动了医药卫生领域的发展，并已成为我国医药卫生领域最具权威性的非官方奖项，是我国医药卫生工作者努力争取的一项殊荣。（肿瘤医院）

（来源：北京大学医学部新闻网，发布日期：2014-12-01）

第九届“中国医师奖”颁奖大会在北京隆重举行

2014年6月26日，第九届“中国医师奖”颁奖大会在北京人民大会堂隆重举行。国家卫生计生委、国家中医药管理局、民政部民间组织管理局、总后勤部卫生部、武警总部后勤部卫生部、兄弟学协会和医学界数位院士，各地医师协会、各专科医师分会、各专业委员会、各会员单位、各主办报刊代表，以及80位获奖医师，共计近800人参加了颁奖活动。

本届“中国医师奖”的获奖者来自祖国的四面八方，来自医疗卫生临床工作一线。他们中间，有深受百姓、同仁爱戴的医界泰斗——年逾九旬仍奋战在手术台上的“中国肝胆外科之父”吴孟超；有中国精神疾病分类与诊断标准的奠基人杨德森；有感动无数国人、患者喜爱的普通医师——身患绝症仍为党的事业奋斗终身的“河北好医生”贾永青和“白求恩式的好军医”张笋；扎根雪域高原，卧雪爬冰、翻山溜索守护群众健康的“最美乡村医师”布琼；有为了抢救人民生命，舍生忘死、赢得灾区人民好评的“救灾医师”刘惠亮、朱成明……

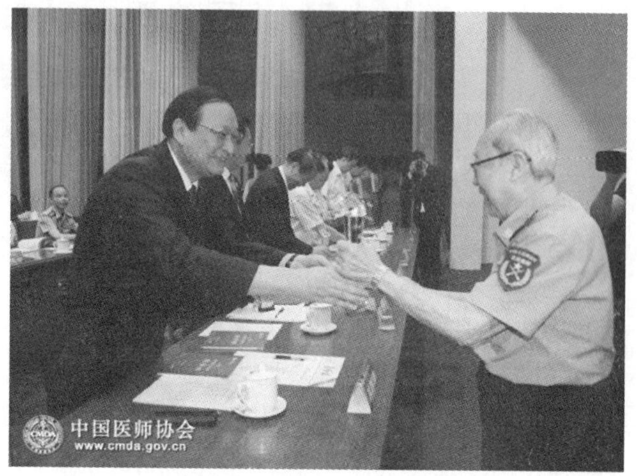

国家卫生计生委副主任、国家中医药管理局局长王国强为吴孟超院士颁奖

他们每一个人的身上，都闪烁着献身医学、服务人民、乐于奉献、敬业进取的时代光辉，他们都有一个共同的名字，也是本届“中国医师奖”的主题——“百姓心中的好医师”。这本身就是对获奖者的最高褒奖，同时也是对为人民健康服务宗旨的最好体现。

中国医师协会遵循公正、公开、公平的原则，严格按照“中国医师奖评选办法”规定的评选程序，组织了第九届“中国医师奖”的评选活动。

为体现医师奖与医学科技奖的区别，在全面掌握评选条件前提下，本届评选更加注重医德医风及职业道德。同时，在综合考虑基层医师、全科医师及各专业分布的基础上，研究确定了各推荐单位的名额分配，候选人都来自临床一线。获奖医师中有全国及省市人大代表、全国政协委员、两院院士、全国三八红旗手及全国五一劳动奖章获得者。其中有3名全国最美乡村医师、22名基层医师、8名分属于5个不同少数民族的医师，以及多名在民营医院做出突出贡献的医师，较好地体现了先进性、公正性、代表性的要求。

国家卫生计生委副主任、国家中医药管理局局长王国强代表国家卫生计生委主任李斌出席会议并为大会致辞。他说：“要把强化医务人员核心价值观建设，实现中国人民的健康梦，融入到医师队伍建设的各个方面；要把医德建设摆在行业建设的突出位置；要集中力量解决好医患关系中的突出问题；要为广大医师创造更加良好的执业环境和条件。”

中国医师协会会长张雁灵强调：“我们希望通过这项活动，使医师人文建设真正融进医师的职业成长之中，使充满关爱、饱含真情、洒满阳光、给人温暖的中国医师文化与医师人文精神，变成每一个医师的自觉行动，并为新形势下重建和谐医患关系，提供重要支撑。”

在颁奖大会上，中国医师协会发出倡议，号召全国400万医师向获奖者学习。学习他们以维护人民群众健康为己任的优秀思想；刻苦钻研、精益求精、严谨求实的敬业态度；

廉洁行医、平等仁爱、真诚重义的高尚医德；尊重患者、理解患者、关爱患者的职业情操；刻苦钻研、精益求精、严谨求实的敬业态度……

昨日，中国医师协会颁布了《中国医师道德准则》。通过一手抓行业新规、医德建设，一手抓优秀医师的表彰，构成了中国医师协会推动全行业医德医风建设的两大抓手，这也是推进医师队伍建设的战略之举和治本之策。相信在获奖优秀医师模范事迹的感召和带动下，一定会涌现出越来越多的优秀医师，推动行业进步和医疗卫生事业的发展，实现造福中华民族的健康之梦。

（来源：国家卫生和计划生育委员会网站 2014-06-27）

程书钧院士、姜文奇教授、石汉平教授获得“全国优秀科技工作者”称号

中国科协12月17日发布《中国科协关于表彰第六届全国优秀科技工作者的决定》（科协发组字［2014］92号），授予962名同志“全国优秀科技工作者”称号。其中，由中国抗癌协会推荐的中国医学科学院肿瘤研究所程书钧院士、中山大学肿瘤防治中心姜文奇教授、中山大学附属第一医院石汉平教授获此殊荣。在此，我们对三位专家表示热烈祝贺。

“全国优秀科技工作者”是中国科协于1997年面向全国广大科技工作者设立的奖项。从2010年起，全国优秀科技工作者改为每两年评选一次，每次表彰人数不超过1000名，并从中评选产生十佳全国优秀科技工作者。“全国优秀科技工作者”称号对被授予者只授一次，为终身荣誉，其评选范围是在自然科学、技术科学、工程技术以及相关科学领域从事科研与开发、普及与推广、科技人才培养或促进科技与经济结合，并在一线工作的我国科技工作者。

“全国优秀科技工作者”是我国广大科技工作者的优秀代表，他们爱岗敬业，勇于创新，模范践行科学道德，自觉把个人的事业追求和人生价值同国家富强、社会进步、人民幸福紧密联系起来，取得了一大批关系经济社会发展全局、具有重大影响的科技成果，为我国科技事业发展作出了重要贡献。此奖项在全国科技工作者中有较大的影响力，赢得了广大科技工作者的高度赞誉和关注。

（稿源：中国抗癌协会 2014-12-22）

相关链接

中国科协关于表彰第六届全国优秀科技工作者的决定

科协发组字〔2014〕92号

各全国学会、协会、研究会，各省、自治区、直辖市科协，新疆生产建设兵团科协，

解放军总政治部干部：

为深入贯彻落实党的十八届三中、四中全会精神和习近平总书记系列重要讲话精神，大力弘扬尊重劳动、尊重知识、尊重人才、尊重创造的良好风尚，充分调动和激发广大科技工作者在实施创新驱动发展战略中的创新热情和创造活力，根据《全国优秀科技工作者评选表彰办法》规定，经推荐单位评选推荐、全国优秀科技工作者评审委员会评审、中国科协全国委员会常务委员会批准，决定授予包信和等 10 名同志“十佳全国优秀科技工作者”称号，授予丁长青等 37 名同志“十佳全国优秀科技工作者提名奖”，授予田野等 962 名同志“全国优秀科技工作者”称号。

获得“全国优秀科技工作者”称号的同志，是我国广大科技工作者的优秀代表。他们立足本职、敬业奉献，拼搏进取、争先创优，潜心钻研、勇攀高峰，自觉把个人的事业追求和人生价值同国家富强、社会进步、人民幸福紧密联系起来，培育和践行社会主义核心价值观，积极投身创新驱动发展战略伟大实践，为我国科技事业发展作出了重要贡献。“十佳全国优秀科技工作者”称号获得者是其中的杰出代表。希望受到表彰的科技工作者珍惜荣誉，谦虚谨慎，发扬成绩，再接再厉，为提升我国自主创新能力、加快建设创新型国家、推动经济社会发展再立新功。

广大科技工作者要以获奖者为榜样，学习他们心系祖国、服务人民的高尚情操，学习他们求真务实、勇于创新的科学精神，学习他们爱岗敬业、甘于奉献的职业操守，学习他们淡泊名利、敢于担当的优秀品质，努力在实施创新驱动发展战略中发挥引领作用，在深化科技体制改革中勇作先锋，在探索中国特色自主创新道路上奋发有为，以更加旺盛的创新热情和创造活力，积极投身于全面深化改革的伟大实践，努力创造出无愧于时代的工作业绩，为实现中华民族伟大复兴的中国梦贡献智慧和力量。

附件：

1. “十佳全国优秀科技工作者”名单
2. “十佳全国优秀科技工作者提名奖”名单
3. “全国优秀科技工作者”名单

中国科协　2014 年 12 月 17 日

建立行业组织，促进规范发展
——中国医师协会介入医师分会成立大会隆重召开

由中国医师协会主办，中国医科大学附属第一医院承办，大连医科大学附属第一医院协办的“中国医师协会介入医师分会成立大会暨第八届中国介入治疗论坛（CIC 2014）暨辽宁省介入医学会第四次学术会议”于 2014 年 8 月 28 日~31 日在沈阳隆重召开。

中国医师协会介入医师分会成立在我国介入医学发展史上具有里程碑式的重要意义。近年来，中国介入医学得到了迅猛发展，从技术水平、专业能力乃至学科建设都取得了显著的成绩。但是与此同时，长期以来我国介入放射专业缺乏独立的学科体系，存在着从业者能力水平参差不齐、医疗质控亟待完善的现状。中国医师协会介入医师分会正是应中国介入医学发展的现状适时而生，旨在建立介入医学专业完整的管理体系并执行规范的考核培训制度，也标志着我国介入医学独立学科的形成，为介入医学规范快速的发展奠定坚实的基础。

大会开幕式上，中国医师协会会员部李明霞主任首先宣读中国医师协会批复。中国医师协会张雁灵会长为新当选的介入医师分会会长徐克、副会长滕皋军、单鸿、邹英华、姜卫剑、茅爱武、陈忠、刘建民、杨跃进颁发聘书。随后新当选的徐克会长致辞。中国医科大学附属第一医院党委书记于晓松教授，中国医科大学校长、辽宁省医师协会会长赵群教授，辽宁省卫生计生委陈金玉副主任，中国工程院副院长、大会名誉主席樊代明院士，中国医师协会张雁灵会长，国家卫生计生委医政医管局管仲军副局长分别做重要讲话。中国工程院刘玉清院士发来了带有他亲笔签名的贺词。

随后，会议进行了由院士、著名专家领衔主讲的主题报告会。另外，会议还根据国家卫生计生委2013年发布的《外周血管介入诊疗技术管理规范》《神经血管介入诊疗技术管理规范》和《综合介入诊疗技术管理规范》三个文件的精神，分别设立了“血管介入主题”、“神经介入主题”、“肿瘤和非血管介入主题”三个分会场。每个会场都分别设有若干个紧密结合介入诊疗临床实际的学术专题讲座和讨论，并特邀国内外知名专家担任主讲，为与会代表展示当今介入诊疗领域最前沿的新理念和新技术以及他们的宝贵经验。同时，大会还将全程设立介入手术直播会场（由中国医科大学附属第一医院和大连医科大学附属第一医院承担），并进行疑难病例的互动讨论等。大会同期召开了中国医师协会主办的《当代介入医学电子杂志》第一届编委会。

遵循“成立行业学术组织，不断加强规范化建设，促进学科融合化发展，努力提高专业化水平，加速搭建国际化平台”的宗旨，本次大会顺利进行，于8月31日圆满地落下的帷幕。

（来源：好医生网站，2014-09-02）

相关链接

中国医师协会介入医师分会成立

2014年8月28日~31日，中国医师协会介入医师分会成立大会暨第八届中国介入治疗论坛在辽宁省沈阳市召开，来自全国各地介入学科与相关专业近2000位介入医师代表齐聚沈阳，共同见证了中国医师协会介入医师分会的成立。会上，北大医院介入血管外科主任邹英华教授当选为首届介入医师分会副会长。

介入医师分会以“大介入”为框架和前提，涵盖了肿瘤、神经、心脏以及血管介入四大系统，下设综合介入、外周血管介入、肿瘤介入、大血管介入、神经介入、心脏介入6个专业委员会及青年介入医师委员会。

介入医师分会的正式成立是我国介入医学发展历史上一次具有里程碑意义的重要会议，标志着介入医学的系统化、学科化、专业化。介入诊疗的范围可谓“从头到脚”，涉及众多学科、专业、系统与疾病，目前没有统一的行业标准，且缺乏独立的学科体系；在不同区域和不同级别的医疗机构，学科管理模式与发展参差不齐，从业者背景、能力、水平良莠不齐，医疗质控亟待完善。中国医师协会介入医师分会的成立，旨在建立介入医学专业完整的管理体系并执行规范的考核培训制度，为各医疗机构构建介入学科提供了参考依据，奠定了介入医学规范快速发展的基础；同时，介入医师分会的成立也为全国认可介入、热爱介入、专注介入的医生搭建了一个同台交流、学术争鸣的舞台。

中国医师协会张雁灵会长、杨民常务副会长兼秘书长、国家卫生计生委医政医管局管仲军副局长出席了大会开幕式。

（北大医院　宋莉）

（来源：北京大学医学部新闻网，发布日期：2014-09-05）

北京大学人民医院成为北京市首家慢性髓性细胞白血病患者规范管理项目定点医院

2014 年 3 月 5 日，“一路爱相伴”慢性髓性细胞白血病患者规范管理项目定点医院揭牌仪式在北京大学人民医院举行，该院成为北京市首家定点指导医院。

开幕式上，中国健康教育中心的工作人员对“‘一路爱相伴’慢性髓性细胞白血病患者规范管理公益项目”进行简要介绍。作为中国健康教育中心、卫计委新闻宣传中心开展的医院健康教育研究系列工作之一，该项目旨在提高慢性髓性细胞白血病患者对疾病的正确认识和自我管理能力，树立正确的规范治疗理念，控制疾病进展，提高生命质量。

北京大学人民医院血研所江倩主任医师简要介绍了慢性髓性细胞白血病（简称：慢粒，CML）的基本知识，并指出“‘一路爱相伴’慢性髓性细胞白血病患者规范管理公益项目定点医院”揭牌仪式在人民医院举行，是中国健康教育中心、卫计委新闻宣传中心对医院的信任和支持。医院将全力以赴支持开展此项活动，为广大患者提供力所能及的帮助。

中国健康教育中心李英华主任与江倩主任医师共同为“‘一路爱相伴’慢性髓性细胞白血病患者规范管理公益项目定点医院”揭牌。仪式结束后，江倩主任医师进行了白血病的认知、白血病的治疗及白血病的康复的讲座，帮助大家系统了解慢粒疾病的相关知识。200 余名听众到场聆听，讲座之后血液科专家进行现场答疑。

近年来，我国白血病的发病率持续升高，已成为严重影响我国城乡居民健康和生命安全的疾病之一。慢性髓性细胞白血病是我国三大白血病之一，其发病源于多功能造血干细胞的骨髓增殖性疾病，致使大量髓细胞在骨髓及外周血中过度生长，最终出现费城染色体。慢粒的病程分为慢性期、加速期和急变期，病情一旦进展到急变期，患者将直接面临死亡的威胁。

慢性髓性白血病治疗的关键是尽可能延缓病情的进展，从而达到长期生存的目标。只要在病情被确诊后进行规范化治疗，就有可能跑赢时间。治疗期间，有些患者病情一旦得到良好控制，便不再继续服药，从而造成复发或恶化。开展慢粒患者规范化管理，在给予慢粒患者规范化治疗的同时，开展患者健康教育，让患者充分了解疾病的特点和医学的不确定性，强化医患之间的信息交流，减少医患之间信息不对称，增强医患信任与合作，提高患者的依从性，提高患者治疗效果，使慢粒患者长期生存成为可能。

（北京大学人民医院，来源：北京大学医学部新闻网 2014-03-14）

中国医学科学院肿瘤医院在京郊建立首个肿瘤防治医联体

2014 年 10 月 21 日，中国医学科学院肿瘤医院与北京市平谷区政府正式签署了建立肿瘤防治医联体的合作框架协议。这是我院响应国家卫计委和北京市卫计委关于医联体工作建设的要求在京内建立的首个肿瘤防治医联体。

结合肿瘤疾病防治工作规范和特点，我院和平谷区先行先试开展肿瘤防治医联体工作。整体的工作方针是进一步深化医药卫生体制改革，紧紧围绕“保基本、强基层、建机制”的基本原则，推进城乡医疗资源在防病治病中的医疗服务模式创兴和预防、医疗、康复、护理有序衔接的服务体系，构建基层首诊、分级诊疗、急慢分治、双向转诊的诊疗模式。

按照这个医联体的合作协议，我院将与平谷区内的医疗资源合作开展：

1. 肿瘤防治科普宣传和人群筛查：主要是提高基层医务人员和城乡居民对常见多发肿瘤的认知，以及对肿瘤诊疗的基本理解和认识，制定统一标准、统一方法、通过专门培训，开展肿瘤筛查工作。

2. 推动肿瘤医联体内双向转诊顺利开展：在医联体内建立院间肿瘤患者转诊绿色通道，根据不同肿瘤诊治要求和特点，制定专门的双向转诊流程和制度，为需要转诊患者提供预约挂号服务。

3. 推动开展医联体内院际间科室业务对接、专业协作：通过专家出诊、会诊、查房、病例讨论、带教、培训等不同方式，提升医联体内协作肿瘤规范化诊疗业务水平。

4. 通过远程平台，先行先试在医联体内部开展具有肿瘤综合诊疗特色的远程会诊工作，不断积累成熟的肿瘤远程会诊经验。

5. 合作开展肿瘤防治的科学研究、技术推广和人才培养，利用平谷模拟医院开展科研协作，打造肿瘤诊治临床技能培训基地等。

平谷区委张吉福书记参加了签约仪式并讲话，平谷区政府王志勉副区长和我院赫捷院长代表双方在协议书上签字。我院党委董碧莎书记介绍了肿瘤防治医联体的工作方案。北京市卫计委医政医管处齐士明副处长和平谷区卫计委主任也在签约仪式上讲话。出席签约仪式的还有我院王绿化副院长、王艾副院长、付凤环副书记和部分职能部门的负责人。

（撰稿/摄影：医务处 何铁强，来源：中国医学科学院肿瘤医院网站 2014-10-28）

传播科普知识 惠及百姓健康

——中国医学科学院肿瘤医院举行 2014 年科普总结暨媒体策划会

视力不好都是眼睛问题吗？美丽的“杀手”，炎炎夏“痔”、“痢疾”就医，鼻涕带血莫轻视……来自内科、骨科、放疗科、神经外科、腹部外科、泌尿外科、妇科、防癌体检中心、病理科、内镜科、影像诊断科、综合科等科室的 50 余名专家在本次科普总结暨媒体策划会纷纷上台展示，用通俗易懂的语言传播科普知识，赢得全场的阵阵掌声。泌尿外科的毕新刚大夫通过形象的比喻描述膀胱癌，让大家了解膀胱癌的发病特点和治疗注意事项。妇科的赵丹大夫生动介绍了“大姨妈”传递的信号，提示大家正确预防妇科肿瘤。

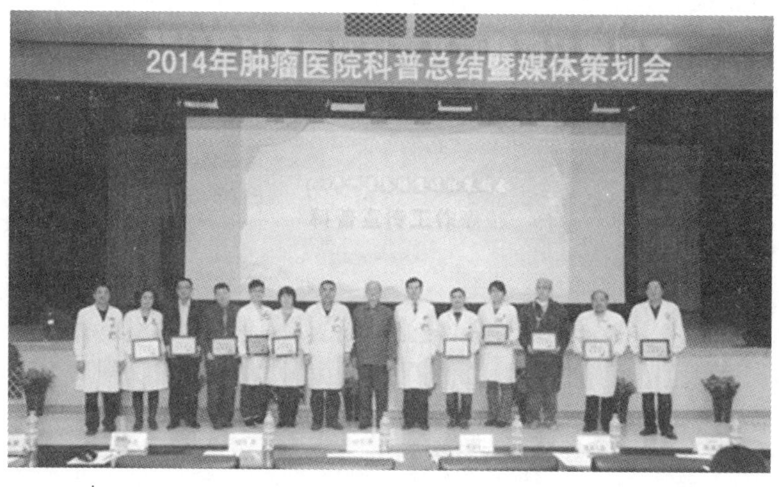

为给专家们提供一个与媒体交流互动的平台，为明年科普传播工作打好基础，今年的科普总结暨媒体策划会邀请中央电视台、北京电视台等 20 余家健康节目和健康网站的媒体朋友与现场专家一起谈论科普话题，分享健康知识。

会上回顾了一年来的科普传播工作，表彰了 6 个优秀科室、11 个先进科室、10 个表扬科室、10 个参与科室；同时设置了科普宣传特别贡献、全媒体先进个人、金话筒、优秀讲师、网络达人、微博快手、金笔杆、魅力广播、优秀科普联络员和科普宣传积极参与奖，共 200 人获奖。正是专家们积极热情的参与支持，我院科普宣传工作才得以红红火火地开展。

赫捷院长在会上再次强调：“要成为一名好医生一定要做好科普工作。传播健康科普知识，能够让更多百姓从中获益，帮助他们培养健康的生活方式，提高健康意识，真正把癌症的预防落到实处，为构建和谐社会发挥积极作用。”

（作者：常鹄、高菲，图片：刘习昌）

（来源：中国医学科学院肿瘤医院网站，2014-12-31）

以智之名 从心起航：肿瘤医学论坛全媒体启动

董雪娟

2014年7月4日，肿瘤医学论坛全媒体启动会于北京国家会议中心正式召开，启动会的召开标志着肿瘤医学论坛全媒体正式启动，本次会议由中睿医学和中康资讯主办，由《肿瘤医学论坛》《医师周刊》《全科医学论坛》共同承办。

启动会上，肿瘤医学论坛总编辑、中山大学附属肿瘤医院管忠震教授指出，近年来，癌症发病率日益提高，建立一支高水平的肿瘤医师团队已是刻不容缓。目前，我国不同地区肿瘤医师的诊疗水平参差不齐，更好、更有效的学术交流是改善这一窘境的有效途径，多元化学术平台对促进专业交流起着至关重要的作用，相信肿瘤医学论坛全媒体平台的诞生，一定能为我国肿瘤学科的发展和进步起到有力的推动作用。

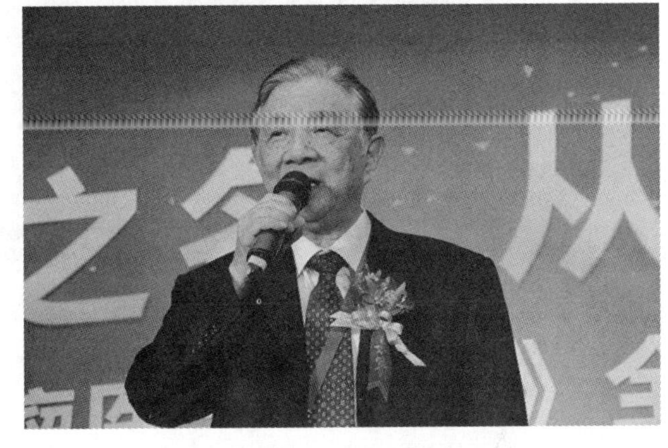

总编管忠震教授致辞

中国工程院孙燕院士在会上表示，作为我国肿瘤内科学发展的见证者，非常高兴能看到肿瘤领域有这样一个结合传统媒体和现代互联网特点的专业交流平台，做为肿瘤医学论坛全媒体平台的学术顾问，希望有更多的专家学者积极参与进来，碰撞出更多的火花，为癌症的早诊早治、规范治疗及临终关怀献言献策，共同为降低我国肿瘤发病率与病死率做出应有的贡献。

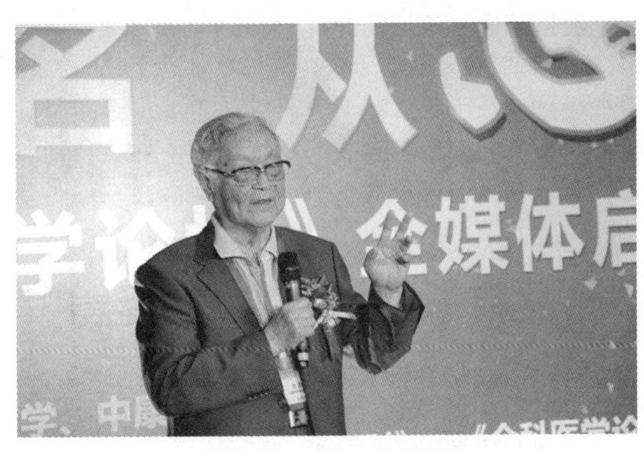

学术顾问孙燕院士致辞

肿瘤医学论坛全媒体平台涵盖了平面媒体、网站、微信、微博和线下活动等多种传播渠道，聚集了肿瘤领域的精英群体，以共塑肿瘤

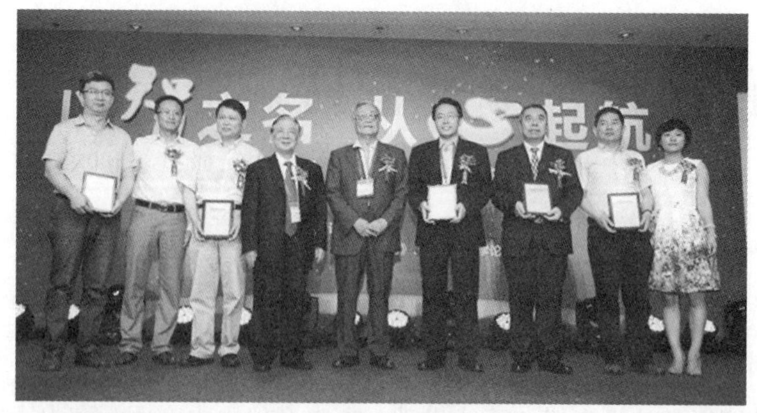

胃癌、乳腺癌、淋巴瘤、肺癌及结直肠癌学科频道主编授牌仪式（从左向右）

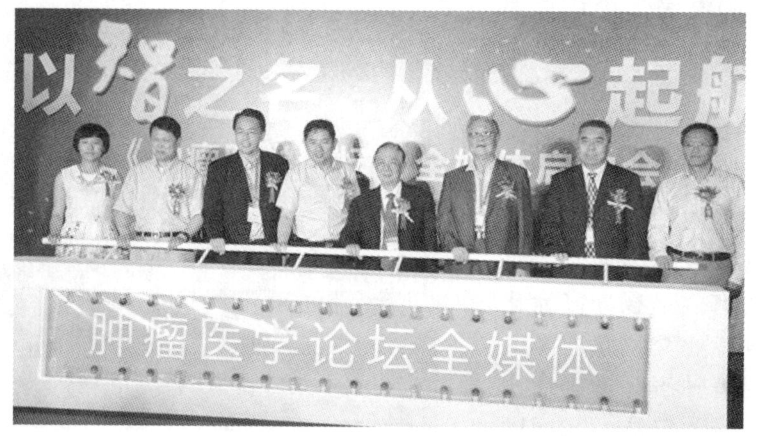

合力开启肿瘤医学论坛全媒体

医学价值观为宗旨，积极倡导临床诊疗理念的分享、医学人文本质的回归，致力于促进中国肿瘤医师的交流和中国肿瘤学科的发展。

■肿瘤医学论坛简介

《肿瘤医学论坛》以纸媒、网站、微信、微博和线下活动为渠道，多管齐下打造肿瘤专业领域的全媒体传播平台。以期服务于中国肿瘤领域最精英的医生群体。内容注重多学科诊疗思维的分享，临床治疗工具的选择与评估，医学人文本质的回归，为塑造肿瘤医学价值观这一伟业尽绵薄之力！

>>定位 肿瘤专业领域的全媒体交流平台

>>宗旨 共塑肿瘤医学价值观

>>刊例

【纸媒】月刊，24 版/期，每月 15 日出版，12 期/年。全彩铜版纸印刷。

【微信】工作日更新，原创、精品、互动。

>>栏目设置

【TASK-oncology】每期 1 ~ 2 版，挖掘肿瘤医生的奇思妙想，塑造肿瘤医生的脱口秀场。

【人物专访】每期1版，多方面解读肿瘤领域精英群体！

【国际资讯】每期2版，传递和解读国内外研究进展、药品/器械及视野趣闻。

【肺癌频道】每期2~3版，每期一位执行主编，多角度阐释肺癌领域热点问题，注重临床诊疗思维分享。

【乳腺癌频道】每期2~3版，每期一位执行主编，多角度阐释乳腺癌领域热点问题，注重国际前沿进展。

【胃癌频道】每期2~3版，每期一位执行主编，多角度阐释胃癌领域热点问题，注重多学科协作诊疗。

【结直肠癌频道】每期2~3版，每期一位执行主编，多角度阐释结直肠癌领域热点问题，注重早诊早治和外科实用性技术。

【淋巴瘤频道】每期2~3版，每期一位执行主编，多角度阐释淋巴瘤领域热点问题，注重淋巴瘤的诊断、分型和诊疗工具的选择与应用。

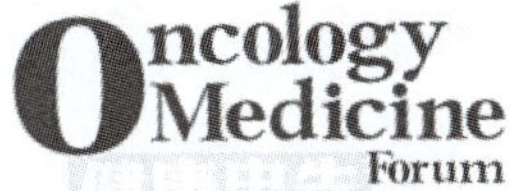

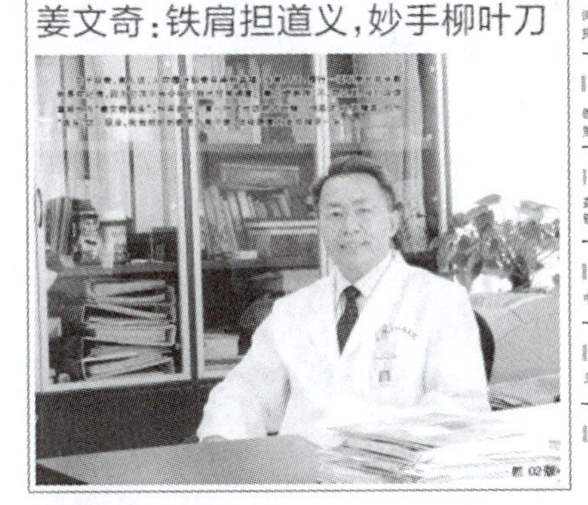

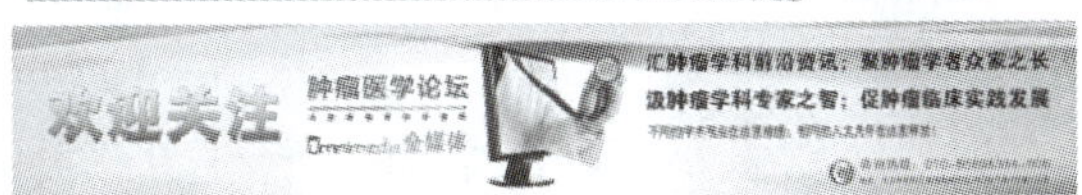

【会议传真】每期1~2版，综合型学术会议及国际会议的学术亮点信息传递与解读。

【病例分享】每期1~2版，多学科综合诊疗典型、疑难、罕见病例，注重临床诊疗思维分享。

【药与器】每期1版，了解才能更好的使用！

【情景剧】每期1版，医患沟通情景剧，医学人文关怀贯彻始终。

《肿瘤医学论坛》第一届编委会

总 编 辑　管忠震

副总编辑　路　阳

主　　编　陈　凛　姜文奇　石远凯　徐兵河　张苏展

执行主编　陈　功　程　颖　陈　明　池　畔　蔡三军　冯继锋　付　丽　傅小龙　顾　晋　郭其森　韩宝惠　黄　诚　黄昌明　黄慧强　胡夕春　洪小南　克晓燕　刘宝瑞　罗成华　梁　寒　李惠平　罗荣城　刘云鹏　马　军　欧阳涛　沈坤炜　沈　琳　王长利　王华庆　王锡山　王永胜　徐惠绵　熊建萍　徐瑞华　应敏刚　杨　跃　杨宇飞　周彩存　张　俊　朱　军　郑民华　张清媛　张伟京　张晓东　支修益　李　凯　刘晓晴　潘建基　郭　军　李萍萍　金　峰　孙　强

《肿瘤医学论坛》编辑部
编辑部主任　董雪娟
新闻中心　高彩艳　朱昆翔
学术中心　赵春月　王　瑞　李　欢　高枢廷　余　文
视觉中心　项　林　王书亮
地址　北京市朝阳区建国路 88 号 SOHO 现代城 4 号楼 102 室（100022）
　　　广州市黄埔大道西 100 号富力盈泰广场 A 栋 13F
官方网站　www.taskmed.com.cn
评报电话　010-85898384-806　18612041410
邮箱　oncologymf@ 163.com
发行中心　020-38390641

（稿源：肿瘤医学论坛微信 2014-07-09）

时尚从头开始　假发传递爱心

中国医学科学院肿瘤医院患者服务中心

北京的 8 月，骄阳似火；北京的 8 月，爱心绽放！2014 年 8 月 8 日下午，由中国医学科学院肿瘤医院患者服务中心、中国轻工商会发制品分会发起，联合中国癌症基金会、中国医院协会肿瘤医院管理分会、中国轻工工艺品进出口商会共同举办了“时尚从头开始 假发传递爱心”捐赠活动，旨在联动社会各界力量，积极行动、共同参与，向有需求的癌症患者捐献爱心。

【参与嘉宾】中国癌症基金会彭玉理事长，中国医学科学院肿瘤医院董碧莎书记、付凤环副书记，中国轻工工艺品进出口商会王忠奇会长、张杰副会长，中国癌症基金会余瑶琴常务副秘书长，商务部外贸司刘长于商务参赞，北京市美容美发行业协会李瑞明秘书长，许昌学院沈春光副院长等领导出席现场活动，此外积极捐献爱心的企业和社会人士代表，医务人员、部分患者代表和媒体朋友也参与到活动中来。

【领导致辞】付凤环副书记主持启动仪式，彭玉理事长和王忠奇会长分别致辞。彭玉理事长强调：在政府支持、企业配合、公众广泛参与——三者的积极配合下，一定能把中国癌症研究事业不断向前推进，也将激励更多的人投入到爱心活动中来，同时也对中国轻工工艺品商会的无私奉献深表感谢！

【捐赠代表】活动从开展以来，得到了广大爱心人士的热情参与、公益企业的鼎力支持和媒体朋友的正能量传递，此次活动有 7 位志愿者将秀发捐出，由公益厂家制作成假发，捐给因化疗而脱发的患者们。爱心头发来自全国各地，有在国外留学的学生，有朝九晚五的白领，还有退休在家的阿姨们……爱，把大家凝聚到了一起。一段头发的意义，对患者来说不仅仅是一顶假发，更多的是一种支持的力量。在某种意义上说，是生命与爱的延续。董碧莎书记、余瑶琴副秘书长带领受赠医院代表为捐赠企业颁发证书。

【爱心起航】 董碧莎书记、王忠奇会长、刘长于商务参赞、捐赠企业代表星名宣辰先生为活动撒下爱心金粉，彭玉理事长宣布关爱癌症患者假发捐赠活动正式启动。随后，志愿者队伍走进医科院肿瘤医院内科和妇科病房，走到患者身边，为有需要的患者赠送假发、奉献爱心。

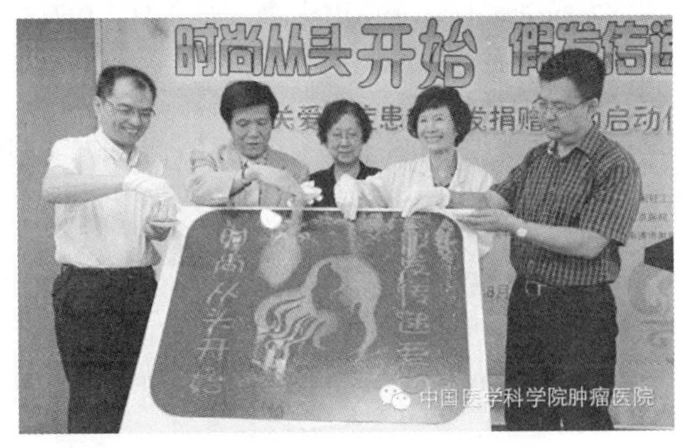

本次假发捐赠活动从 8 月 11 日持续至 15 日，志愿者团队利用各医院患者当天治疗完成时间，将饱含温暖的爱心假发分别送到北京大学肿瘤医院、北京大学第三医院、北京朝阳医院、北京医院、北京世纪坛医院、北京妇产医院、中国中医科学院广安门医院和江苏省南通市肿瘤医院的患者身边。

支持单位（排名不分先后）：

河南瑞贝卡发制品股份有限公司
青岛海森林发制品有限公司
上海黑黛增发服务有限公司
河南瑞美真发股份有限公司
金首发科贸（北京）有限责任公司
许昌亨利达发制品有限公司
漯河雅特尔发制品有限公司
义乌市天程工艺品有限公司
深圳美丽来发制品有限公司
青岛新特发制品有限公司

（稿源：中国医学科学院肿瘤医院网站，2014-08-11）

未来十年中国前列腺癌发病率上升幅度令人堪忧

中国抗癌协会常务理事、中华放射肿瘤学会常委王平教授 2014 年 5 月 17 日表示，基于日趋老龄化的人口基数、年龄结构特点，必然伴随前列腺癌发病率的升高，未来十年中国前列腺癌发病率上升幅度令人堪忧。

当日，2014 年国际肿瘤放射治疗国际研讨会在天津举行。作为大会主席，天津市肿瘤医院院长王平介绍，前列腺癌是欧美国家男性最常见恶性肿瘤之一，随着我国社会发展进步的同时，社会老龄化、人口城市化、膳食结构西方化与检测技术进步，中国前列腺癌发病率呈明显上升势头。

中国 2004～2005 年第三次死因回顾抽样调查与 1990～1992 年第二次死因调查结果相比，前列腺癌死亡率上升了 209.84%。前列腺癌属于典型老年性疾病，年龄是肯定的危险因素之一。

王平指出，美国癌症协会统计，70%以上的前列腺癌患者年龄大于65岁；其中60~79岁的发病率达1/7。中国的发病年龄亦然，1997~1999年，上海75岁以上前列腺癌患者占总数的51.2%；天津市2000~2004年75岁及以上患者的比例也高达53.79%。

中国已进入老龄化社会，相关数据显示，截至2014年，中国60岁以上人口已达到2.1亿，占总人口的15.5%，预计还将以每年1000万人的发展速度递增。

王平认为，由于老龄化社会的到来，中国的前列腺癌发病率将大幅上升，相关部门要及早应对。

“前列腺癌在我国男性人群中的发病率也正在迅速升高，对于这种肿瘤的治疗，多数人包括部分经验丰富的非专科医生也存在着一个误区，那就是忽视了放射治疗的治疗价值。”王平说，实际上，放射治疗在泌尿生殖系统常见肿瘤治疗中也具有非常重要的地位，在某些方面甚至优于手术治疗。

放射治疗，简称放疗，是使用放射线作为治疗疾病的方式。其原理是依据大量的放射线所带的能量可破坏细胞的染色体，使细胞生长停止。所以可用于对抗快速生长分裂的癌细胞。放射线治疗最常作为直接或辅助治疗癌症的方式。

“由于长期观念的影响，加之宣传力度不够，导致很多人甚至医学人士对放射治疗都有疑虑。”王平说，放射治疗其实已经历了百年发展历史，虽然时间不算很长，但发展较快。

据了解，前列腺癌目前主要的治疗方法有手术、放疗、激素治疗、化疗等，单独或综合应用于前列腺癌的治疗。由于前列腺癌发病的地区差异，欧美等前列腺癌高发区对于其治疗研究开始较早，目前已经出台了各种规范化诊治指南，如NCCN指南、AUA前列腺癌治疗指南、EAU前列腺癌诊治指南等。

随着中国前列腺癌近年来发病趋势的增长，中华医学会泌尿外科分会于2005年7月启动了中国前列腺癌规范化诊治研究计划，制定并出版了前列腺癌诊断治疗指南。

王平指出，不论国内外的哪种指南中都强调了放疗的重要性。早在20世纪50年代，人们就发现放射治疗对于前列腺癌具有根治性效果，5年的临床肿瘤控制率可以达到80%左右，肿瘤生物指标PSA的5年控制率达到60%左右。随着放疗技术的不断发展，放疗剂量的提高及与内分泌治疗的联合应用，前列腺癌的放疗疗效逐渐提高，现在已经达到了80%以上的生化控制率，并且放疗在临床中的应用也越来越广泛。

“但是必须看到，放射治疗在中国并不普及，各地治疗水平也参差不齐。”王平指出，由于人们对放疗的认识欠缺，使得放疗在肿瘤治疗中的作用远未充分发挥，特别是在前列腺癌这一在我国发病率相对较低的疾病；一些专业人士对前列腺癌放疗方法、疗效及在综合治疗中的地位认识不足，也影响了该手段的应用。

王平强调，前列腺癌的放射治疗已是一种成熟的治疗技术，科学合理的放疗可获得较理想的疗效，而并发症相对较少。随着放射物理学、放射生物学和计算机技术的进步，适形调强以及图像引导放疗的应用，放疗将会更接近人们的期望，重视放疗对前列腺癌的治疗价值，将会使更多患者受益。

（记者：张道正，来源：国医网 2014-05-26）

书　讯（2013~2014年）

《肿瘤外科学：基础、循证和新技术》
SURGICAL ONCOLOGY
Fundamentals, Evidence-based Approaches and New Technology

原著：David L Bartlett, MD（美国）
Pragatheeshwar Thirunavukarasu, MD（美国）
Matthew D Neal, MD（美国）
主译：赵平（中国医学科学院肿瘤医院）
人民军医出版社2014年7月出版，ISBN 978-7-5091-7586-6
107.3万字，大16K，493页，铜版纸，全彩印刷，定价：288元

肿瘤外科是当今发展最快、最活跃的医学领域之一。本书为2012年引进的新书，由美国匹兹堡大学肿瘤中心Bartlett主任领导的团队撰写，中国医学科学院肿瘤医院组织全国的50余位肿瘤外科专家翻译审校。全书包括8个部分、41章，全面、系统地介绍了最新的有关肿瘤外科的基础知识、循证发展和相关技术。书中从背景、癌症基本原则和基础知识、癌症治疗原则和理念、浅表组织肿瘤、内分泌器官肿瘤、胃肠道肿瘤、肝胆系统肿瘤、特殊专题等8个方面阐述有关肿瘤外科的定义、多种治疗手段、各种肿瘤的研究方法和临床诊治进展等内容，还对肿瘤外科涉及的脾切除、妇科、儿科、血液病、手术急症、微创经路、机器人操作和小手术的外科管理等作了专题探讨，囊括当今许多肿瘤外科治疗的先进理念和先进方法，对推动肿瘤外科的发展和肿瘤外科医生的工作实践具有指导和借鉴价值。本书可供从事肿瘤诊治工作的外科、妇产科、内科、儿科医生阅读。

著名肝胆外科专家、中国科学院院士吴孟超在为本书所做的“中译本序”中指出：本书“能够帮助外科医生不断地探索和反思，放弃单纯手术观点和忽略人文的倾向。随着放射治疗和肿瘤内科治疗学的快速进步，肿瘤外科在微创治疗、注重器官功能以及恶性肿瘤多学科综合诊治等方面已经发生了重大的观念转变。”

《微创胸外科手术图谱》
Atlas of Minimally Invasive Thoracic Surgery (VATS)

原著：Robert J. McKenna, Jr.（美国）
Ali Mahtabifard（美国）
Scott J. Swanson（美国）
主译：支修益 刘宝东（首都医科大学宣武医院）
北京大学医学出版社2014年1月出版，ISBN 978-7-5659-0606-0
52.4万字，大16K，318页，铜版纸，全彩印刷，定价：238元

电视胸腔镜手术（video-assisted thoracic surgery，VATS）技术在美国已普及，但在我国的发展还不平衡。为此，译者翻译出版了本书。本书内容丰富，为读者提供了国际著名的胸外科医师的手术资料，并告诉读者如何完成各个手术步骤。

本书主编麦肯纳教授是美国著名的胸腔镜手术专家，于1977年获南加利福尼亚大学医学博士学位，曾在斯坦福大学医院、M. D. Anderson癌症中心工作和学习，现任洛杉矶Cedars Sinai医院胸外科主任、教授，美国胸外科学会（the Society of Thoracic Surgeons，STS）委员，美国临床肿瘤学会（ASCO）委员。他发表的许多论文已经成为微创胸外科的经典，相信他的著作也会对我国微创胸外科领域的普及与发展起到积极的作用。

- 本书内容涵盖了电视胸腔镜下能够开展的大部分手术，突出了许多鲜为人知的新技术，使读者能够尽快掌握微创外科的手术技巧。
- 通过本书可以了解胸外科前沿的手术技巧，书中既包括了气胸肺大疱切除、肺减容手术、肺楔形切除等简单的术式，也包括了肺叶切除、全肺切除、袖式肺叶切除、肺段切除、食管癌切除和纵隔肿瘤切除等复杂术式，还包括了交感神经切除、第一肋骨切除、心房颤动的微创射频、脊柱矫形和膈肌折叠术等少见手术。
- 书中对手术操作的讲解一目了然，详细阐述了每一种手术的体位、切口、手术步骤和手术要点等。
- 介绍病例犹如身临其境，书中配有近400张手术照片，以及主要结构的示意图。

《中医肿瘤治疗学》

主编：王居祥　徐　力（江苏省中医院）

中国中医药出版社2014年3月出版，ISBN 978-7-5132-1717-0

96.5万字，16开，694页，定价：158元

本书由江苏省中医院肿瘤科王居祥主任及其团队历时3年精心编撰而成。该院肿瘤科已成立30余年，王居祥主任在肿瘤临床工作已40余年。本书总结了他们的理论科研成果和临床实践经验。

全书具有三大特点：

1. 突出中医精华——注重辨证论治和经验总结

书中对肿瘤的治疗均以辨证论治为核心，阐述其病机、辨证分型和治疗方法，讲究理、法、方、药的统一，体现了中医在治疗肿瘤病证时“因人而异、因病而异、因证而异”的个体化治疗特色。

2. 强调“中西医结合”和“综合治疗”

全书体现了中西医结合肿瘤治疗的最新进展，论述了最重要的治疗原则和基础治疗，并介绍了最前沿的治疗方法和研究成果，强调将化疗、放疗、手术治疗、靶向治疗、内分泌治疗及中医中药等治疗手段有机结合，最大限度地提高疗效、改善患者生存质量。

3. 关注分子靶标，优化治疗策略

分子靶向治疗是现今肿瘤学的重大进展，也是重要的肿瘤治疗手段。为给患者提供最优的治疗方案，本书对分子靶向药物及其治疗方案进行了简要介绍和讨论。

全书分为三篇，共 70 章。

上篇：“总论”共 8 章，着重论述了中医学对肿瘤的认识；常用抗肿瘤中药、方剂、中成药，以及中药治疗肿瘤的进展；抗肿瘤中药的不良反应及预防；肿瘤患者的饮食禁忌及注意事项。

中篇“各论”，以病为章，共 38 个病种。论述了鼻咽癌、甲状腺癌、肺癌、乳腺癌、食管癌、胃癌、结直肠癌、肝癌、胰腺癌、肾癌、膀胱癌、前列腺癌、卵巢癌、子宫颈癌、子宫内膜癌、恶性淋巴瘤、白血病、皮肤癌等常见病种，还包括了恶性黑色素瘤、软组织肉瘤、骨肉瘤、胸腺肿瘤、恶性间皮瘤、肾上腺皮质癌、畸胎瘤、髓母细胞瘤、泌乳素瘤、类癌等以往鲜有中医分型的病种，填补了以往中医著作中的空白。

下篇“常见并发症的处理与治疗”，重点论述了 24 种肿瘤并发症，在体现中医辨证思路的同时，结合了现代医学的处理治疗手段。其中，神经系统副肿瘤综合征、上腔静脉综合征、骨转移瘤、恶性心包积液、高钙血症及多种转移癌等，也是以往中医著作中所欠缺的内容。

本书是临床经验的总结，为临床需要而编著，所以非常适合临床医师使用。

《实用中西医结合肿瘤内科学》

主编：王笑民（首都医科大学附属北京中医医院）

中国中医药出版社 2014 年 10 月出版，ISBN 978-7-5132-2017-0

45 万字，16 开，300 页，定价：49 元

本书系统论述了肿瘤的病因与发病机制、诊断、治疗、常见并发症及治疗、预防与康复、中医肿瘤科研的思路与方法；以及对 10 种肿瘤（肺癌、乳腺癌、食管癌、胃癌、肝癌、结直肠癌、胰腺癌、子宫颈癌、卵巢肿瘤、恶性淋巴瘤）的诊断策略、中西医治疗、疑难点处理、临床研究进展等方面进行了介绍。

本书在参考 AJCC、UICC 及我国各医学会制定的诊疗指南基础上，结合近年来肿瘤临床工作实际，兼顾最新临床研究进展，突出中医辨证与辨病相结合的特点，是一部具有科学指导意义的、实用性强的中西医结合肿瘤学参考书。

《朴炳奎治疗恶性肿瘤经验撷萃》

主编：花宝金　侯　炜（中国中医科学院广安门医院）

中国中医药出版社 2014 年 10 月出版，ISBN 978-7-5132-1996-9

59.7 万字，大 16 开，343 页，定价：98 元

朴炳奎教授通过多年的中医肿瘤临床实践，积累了丰富的临床经验，他在继承和发扬广安门医院肿瘤科创始人余桂清、段凤舞、张代钊等先导们的宝贵经验、学术成果的继承上，继续发扬中医药防治肿瘤的特色，提出正气内虚是恶性肿瘤的发病学基础，认为其核心内容是“和其不和”，集中体现了中医“和合”思想，符合中华民族传统文化的特征。他认为肿瘤的中医病机根本是脏腑失和，治疗目的是“求和”，即达到“阴阳平和”或“人瘤共存”的目的。其治疗手段是“和而不同”，具体而言：未病先防，扶正养生；将病早治，扶正防转；既病防变，扶正减毒；病后调摄，扶正防复。组方法度“以和为贵”，

如：重后天，和调脾胃；护正气，和法缓治；制小方，和缓为宜。主张“扶正培本”治则在防治恶性肿瘤中的主导地位，探索出以扶正培本为主导，解毒抗癌、活血化瘀相结合的中西医结合肿瘤基本治则模式。

本书内容包括朴炳奎教授多年来的中医肿瘤学术研究成果、学术思想和临床经验。全书内容精炼，章节分明，条理清晰，实用性较强。本书的出版将有助于中医临床人才的培养和成长，也为中医药肿瘤防治研究的新发展打下良好的基础。

——摘自王永炎院士为本书所作序言

朴炳奎是继余桂清教授以后我国著名中西医结合肿瘤学家的领军人物之一，多年来担任广安门医院肿瘤学首席科学家。朴教授发挥了中西医两家学术之长，既调整了患者机体的免疫功能，又消除了局部病灶，既扶正又祛邪，从而达到单纯中医或西医治疗所不能取得的治疗效果，展示了富有特色的中西医结合防治肿瘤的新路子。

中医、西医各有所长，中西医结合治疗肿瘤必须取长补短、扬长避短，中西医结合治疗肿瘤绝不是单纯的西医治疗加中药的简单拼盘。手术、放射治疗、化学治疗都是治疗癌症的有效手段，应当充分利用，而其不足之处是对患者带来了损伤和毒副作用；中医药在扶正提高免疫力方面有独到作用，配合得当可以达到减毒增效的目的。而中医之短正是其杀伤癌细胞、清除癌灶之力不强不专，所以仅凭中药攻伐，以毒攻毒，抑瘤作用较慢。因此应坚持中西医结合，在明确诊断的基础上，选择适合于每个患者的治疗手段，遵循中医传统理论的指导，辨证论治，遣方用药。

朴教授从医 40 余年，以中医及西医学的基本理论和知识为依据，总结出指导中西医结合治疗肿瘤的原则：辨瘤治疗与辨证治疗相结合；祛邪（抗癌）治疗与扶正治疗相结合；局部治疗与整体治疗相结合；短期治疗与长期调摄相结合。在这些原则的指导下，合理安排中西医综合治疗方案，将中医药与西医学的手术、放化疗相结合，可以最大限度地提高肿瘤患者的生存率、临床治愈率及生存质量。

本书总结了朴教授丰富的临床经验和独特的理论见解，提出了中西医结合治疗肿瘤的诊法方药，同时附以病案举隅，具有较高的文献价值和临床指导意义，相信该书的出版能为中青年临床医师提供帮助和启迪。

——摘自孙燕院士为本书所作序言

朴炳奎的主攻目标是肺癌，在治疗时，他往往首选调理脾胃、扶助正气的药物进行治疗，可改善患者临床症状，提高机体免疫功能，有利于防止癌瘤的复发和转移，从而延长生存期。针对肺癌中晚期患者，根据几十年的临床经验，朴炳奎还研制了益气养阴、清热解毒的肺瘤平膏和益肺清化膏（颗粒），对中晚期肺癌患者具有改善症状、增强体质、减轻化疗引起的毒副作用，以及提高生存质量、稳定瘤灶、延长生存期等作用。

此书的问世，对广大中医及中西医结合肿瘤学者大有裨益，为医林增辉。

——摘自张代钊教授为本书所作序言

全书分为三篇，共 11 章。

上篇：“总论”，包括朴炳奎教授的学术经验辑要、从事中医肿瘤临床的心得与体会；中医肿瘤临床基础；及朴炳奎关于中医肿瘤临床的医论。

中篇：“科学研究”，介绍了朴炳奎的科研工作、临床及基础研究精华。

下篇："恶性肿瘤临床诊治"，荟萃了朴炳奎对18种恶性肿瘤（鼻咽癌、舌癌、喉癌、脑瘤、甲状腺癌、肺癌、食管癌、乳腺癌、胃癌、肝癌、胰腺癌、胆囊癌、结直肠癌、肾癌、膀胱癌、前列腺癌、宫颈癌、恶性淋巴瘤）的治疗经验，对于每种肿瘤均包括了概述、病因病机、治疗、预防调护、验案举隅等内容。

《子宫颈癌、乳腺癌筛查理论与实践》

主编：丁　辉　韩历丽（北京妇幼保健院）

中国协和医科大学出版社2014年5月出版，ISBN 978-7-5679-0005-9

35万字，16开，332页，定价：56元

乳腺癌目前已位居北京市女性恶性肿瘤发病率的首位，宫颈癌排在第十位。2008年北京市在全国率先启动免费乳腺癌、宫颈癌筛查试点工作；2011年起，两癌筛查被纳入每两年一个周期的长效机制。

为更好地规范和提升筛查管理与技术服务能力，结合北京市两癌筛查工作实际情况及课题研究成果，特编写本书。本书适用于从事两癌筛查的技术人员及管理人员。

全书共分8章：（1）子宫颈癌、乳腺癌流行趋势与筛查现况；（2）子宫颈病变的发生与转化；（3）子宫颈癌筛查的组织管理要求；（4）子宫颈癌筛查与确诊的技术流程；（5）子宫颈癌筛查的卫生经济学评价；（6）乳腺癌的临床专业知识；（7）乳腺癌筛查的组织管理要求；（8）乳腺癌筛查与确诊的技术流程。

书后的8个附件为：（1）北京市两癌筛查方案；（2）筛查质控方案；（3）培训方案；（4）重大项目督导方案；（5）关于加强两癌筛查管理的通知；（6）筛查机构与人员调研及访谈结果；（7）两癌筛查及诊断医疗机构档案；（8）人员档案。

国家卫生计生委临床医生科普项目
《乳房疾病知识大全》

主编：张保宁（中国医学科学院肿瘤医院）

中国协和医科大学出版社2014年9月出版，ISBN 978-7-5679-0122-3

28万字，16开，210页，定价：29.80元

乳腺癌的发病率在全世界一直呈上升趋势，位居女性恶性肿瘤的首位。中国虽不是乳腺癌的高发国家，但近年乳腺癌发病的增长速度却高出高发国家1~2个百分点，成为乳腺癌发病增长最快的国家之一。全球乳腺癌死亡率自20世纪90年代已呈现下降趋势，但中国并没有显现这一变化。可见，我国乳房疾病的预防、早诊与早治，任重而道远。

本书由长期从事临床工作，并经常发表科普文章的7名专家学者共同倾心编纂。全书共分为七部分：第一部分介绍乳房的组织结构与生理功能。第二部分介绍医院经常采用的乳腺检查方法及其临床意义。第三部分总体介绍了乳房疾病的各种临床表现（包括常见症状与体征）。第四部分介绍乳房发育异常与非肿瘤性疾病。第五部分介绍乳腺良性肿瘤和叶状肿瘤。第六部分介绍乳腺的恶性肿瘤，包括乳腺癌、乳腺肉瘤、乳腺淋巴瘤；从疾病的病因、临床表现、检查、诊断、治疗、预防等诸多方面进行了阐述，有助于读者遇到实际问题时阅读查找。第七部分介绍了日常生活中如何注意乳房保健，乳房的自查方法，以

及乳房疾病就诊须知等。

本书内容丰富、翔实，深入浅出，通俗易懂，具有科学性、实用性和趣味性；既可作为女性朋友乳房保健的指导手册，也是基层医院医护人员从事临床工作的参考读物。

《多发性骨髓瘤骨病诊治指南》（2014 版）

主编：中华医学会血液学分会

北京大学医学出版社 2014 年 7 月出版，ISBN 978-7-5659-0875-0

1.1 万字，32K，23 页，定价：9 元

多发性骨髓瘤骨病是多发性骨髓瘤的特征性临床表现之一。为建立国内相对统一和规范的骨髓瘤骨病诊断标准及治疗原则，中华医学会血液学分会于 2011 年制定了《多发性骨髓瘤骨病诊治指南》（2011 版）。近年来，随着多发性骨髓瘤骨病领域的发展以及双膦酸盐治疗地位的提升，一些新观点的出现优化了多发性骨髓瘤骨病的治疗。为此，对原指南进行了更新。

新指南包括 6 部分：（1）序言；（2）多发性骨髓瘤骨病概述；（3）多发性骨髓瘤骨病的临床表现；（4）多发性骨髓瘤骨病的诊断；（5）多发性骨髓瘤骨病的治疗原则和目标；（6）多发性骨髓瘤骨病的治疗。

《骨转移性肿瘤外科学》

主编：郭　卫（北京大学人民医院）

人民卫生出版社 2013 年 4 月出版，ISBN 978-7-117-16496-2

37.2 万字，大 16K，184 页，铜版纸，全彩印刷，定价：69 元

本书分为骨转移瘤总论、骨转移瘤各论和骨转移瘤手术三篇，共 18 章。主要介绍了骨转移瘤的基础理论、诊断方法、临床治疗等有关学术观点。详细介绍了骨转移瘤的流行病学和发病机制；骨转移瘤的外科分类和诊断流程；骨转移瘤的影像学诊断，包括 X 线、CT、MRI、ECT 或 PET-CT；骨转移瘤的病理诊断学；骨转移瘤的外科治疗原则；微创治疗和综合治疗；四肢、脊柱和骨盆转移瘤切除的适应证选择和手术操作；骨转移瘤的术后镇痛，以及不同癌症转移的临床特点等。书后附有中华医学会骨科学分会骨肿瘤学组制定的“骨转移瘤外科治疗专家共识（2009）”。本书可供医院骨科和内科临床医师参考。

《援疆实用医疗手册》丛书
《援疆实用肿瘤内科手册》

主编：曹邦伟（首都医科大学附属北京友谊医院肿瘤科）

北京大学医学出版社 2013 年 9 月出版，ISBN 978-7-5659-0616-9

29 万字，小 32K，334 页，定价：45 元

北京市援疆和田指挥部根据当地医生的需求，组织北京市第七批援疆医疗队专家、北京市三级甲等医院的专家编写了《援疆实用医疗手册》丛书。

该丛书具有简便实用、通俗易懂的特点，方便临床使用，将成为年轻医生的诊疗参

考，促进其临床诊疗能力的提高。

本书为面向肿瘤科基层医生的手边书，全书共分 31 章，包含 26 种常见肿瘤的概述、病因及危险因素、诊断及分期、治疗方案选择、常用的化疗方案、靶向治疗及基因治疗等；最后的 5 章分别介绍了肿瘤患者的呕吐、营养不良、癌性疼痛、静脉管路管理、康复。

《中国肿瘤内科进展　中国肿瘤医师教育（2014 年）》

名誉主编：孙　燕（中国工程院院士、中国医学科学院肿瘤医院）

曹雪涛（中国工程院院士、中国医学科学院）

主编：石远凯（中国医学科学院肿瘤医院）

中国协和医科大学出版社 2014 年 6 月出版，ISBN 978-7-5679-0112-4

156 万字，大 16 开，808 页，定价：188 元

第八届中国肿瘤内科大会（CSMO）暨第三届中国肿瘤医师大会（CACO）和中国抗癌协会肿瘤临床化疗专业委员会 2014 年学术年会于 2014 年 7 月 2 日~6 日在北京国家会议中心举行。会议的主题是："遵循诊疗规范、鼓励临床试验"。

CSMO 和 CACO 分别已经走过了 7 年和 2 年的历程。今年会议的内容更加丰富，规模比既往有了明显的扩大。在显著增加讲演内容的同时，开设了专题会场，对人们关注的热点问题进行深入的讨论。大会在继续关注肺癌、乳腺癌、消化道肿瘤、淋巴瘤、头颈部癌等常见肿瘤的诊断和治疗的最新进展的同时，对癌症姑息和疼痛治疗、肿瘤营养支持治疗、肿瘤免疫、抗肿瘤新药临床研究、软组织肿瘤、肿瘤中医中药治疗和肿瘤治疗的新技术、新方法等方面也给予了极大的关注，开设了青年医师讲演比赛。大会的内容反映了一年来内科肿瘤学和相关领域研究的新的重要进展，使参会者获取更多新知识。

会议共收到专家约稿 107 篇，征文 455 篇。这些论文从一个侧面反映了一年来我国内科肿瘤学和相关领域取得的研究结果，反映了近年来我国肿瘤研究的水平正在不断提高。经过专家委员会认真评选，选出了大会口头汇报交流论文和壁报交流论文。大会显著增加了口头报告论文的数量，开设了论文壁报展示区；并汇编出版了本书。

本书还收录了中国医师协会肿瘤医师分会和中国抗癌协会肿瘤临床化疗专业委员会组织更新的《中国表皮生长因子受体基因敏感突变和间变淋巴瘤激酶融合基因阳性非小细胞肺癌诊断治疗指南（2014 版）》，该指南将对我国肺癌靶向治疗的规范化进行起到积极促进作用。

国家卫生计生委临床医生科普项目
《国家癌症中心肿瘤专家答疑丛书》

丛书主编：董碧莎（中国医学科学院肿瘤医院）

中国协和医科大学出版社 2014 年 4 月出版

小 16 开，全套定价：536. 4 元，单册书售价均为 29. 8 元

本套丛书包括 18 种常见恶性肿瘤。采用问答的形式，以肿瘤的诊断、治疗、预防和康复为主线，详细叙述了肿瘤的临床表现、诊断方法、治疗方法、复查、预防与查体、心理

调节，以及认识肿瘤、病因的探讨、应该如何就诊等内容。书后的“名家谈肿瘤”部分，特别邀请知名肿瘤专家陆士新、孙燕、程书钧、黄国俊、屠规益、殷蔚伯、储大同、唐平章、赵平撰写。这些权威而实用的科普内容，是专家们多年的科学研究成果、临床诊断和治疗经验的总结。丛书的出版，旨在帮助读者解除疑惑，克服对肿瘤的恐惧，全面了解更多的肿瘤相关知识，在肿瘤的治疗、康复和预防方面给予专业的指导，并编写了有关营养饮食心理调节的内容。书中的观点、方法均以科学研究与临床实践为依据，内容严谨、准确，可以帮助患者适时选择恰当的治疗方法与康复手段，正确就医。以达到增强患者体质、提高生活质量、延长生存期的目的。

本丛书能够给予读者有益的启示，使医生、患者及广大民众共同努力，战胜疾病、恢复健康。

丛书包括：

《应对喉癌专家谈》

主编：吴跃煌，ISBN 978-7-81136-929-8，20 万字，正文 265 页

《应对鼻咽癌专家谈》

主编：易俊林，ISBN 978-7-81136-926-7，16 万字，正文 213 页

《应对下咽癌专家谈》

主编：李正江，ISBN 978-7-81136-939-7，18 万字，正文 235 页

《应对甲状腺癌专家谈》

主编：王晓雷，ISBN 978-7-81136-930-4，20 万字，正文 267 页

《应对肺癌专家谈》

主编：王子平，ISBN 978-7-81136-923-6，18 万字，正文 224 页

《应对食管癌专家谈》

主编：高树庚，ISBN 978-7-81136-936-6，18.5 万字，正文 237 页

《应对胃癌专家谈》

主编：袁兴华，ISBN 978-7-81136-938-0，16.2 万字，正文 220 页

《应对结直肠癌癌专家谈》

主编：张海增，ISBN 978-7-81136-931-1，19 万字，正文 253 页

《应对肝癌专家谈》

主编：蔡建强，ISBN 978-7-81136-924-3，17 万字，正文 223 页

《应对胰腺癌专家谈》

主编：王成锋，ISBN 978-7-81136-940-3，19 万字，正文 237 页

《应对肾癌专家谈》

主编：马建辉，ISBN 978-7-81136-935-9，19 万字，正文 254 页

《应对膀胱癌专家谈》

主编：寿建忠，ISBN 978-7-81136-925-0，19 万字，正文 239 页

《应对淋巴癌专家谈》

主编：石远凯，ISBN 978-7-81136-932-8，16.5 万字，正文 227 页

《应对乳腺癌专家谈》

主编：徐兵河，ISBN 978-7-81136-937-3，16 万字，正文 210 页

《应对宫颈癌专家谈》

主编：李　斌，ISBN 978-7-81136-927-4，18.5 万字，正文 232 页

《应对卵巢癌专家谈》

主编：吴令英，ISBN 978-7-81136-933-5，16.2 万字，正文 223 页

《应对脑瘤专家谈》

主编：万经海，ISBN 978-7-81136-934-2，16.2 万字，正文 213 页

《应对骨与软组织肿瘤专家谈》

主编：于胜吉，ISBN 978-7-81136-928-1，16 万字，正文 210 页

《中国式抗癌纪实》

作者：丽　晴（中国作家协会会员、中国报告文学学会会员）

中国中医药出版社 2014 年 9 月出版，ISBN 978-7-5132-1993-1

29.1 万字，小 16 开，330 页，定价：49 元

★女记者独自采访百名癌症患者

★数十个中国式抗癌故事讲述生命奇迹

这是一本为癌友们撰写的“励志”书。作者为采访、写作、修改此书花了 5 年时间。她说：“写此书的全部目的和全部意义——呼唤生命，为拯救生命呐喊！”

全书在引子“与消失的生命对话”之后，分设 12 章，其中共计 100 个小标题，分别讲述与抗癌相关的故事，内容涉及探究癌症之源、化疗、中国式抗癌（中医中药、中西医结合抗癌）、郭林新气功、群体抗癌、骨髓移植、做一个聪明的病人（癌症≠死亡）、如何识别好医生、国医——中国人的骄傲、偏方的是与非、生命护栏启示录、弘扬国医文化等方方面面。既有抗癌成功、患者康复的“典型”，又有治疗失败、人财两空的“教训”。书后“附录”摘选了采访的 45 例癌症康复病例。

（编辑整理：张立峰）

《国家癌症中心肿瘤专家答疑丛书》出版

近些年来，随着我国的城镇化和人口老龄化不断加快，恶性肿瘤成为威胁人民群众健康和生命的头号杀手，为大力推动“积极预防、及早发现、规范治疗”的意识，我院多年来通过各种形式进行防癌科普宣传，普及癌症的防治知识。

2012 年初，应国家卫生计生委临床医生科普项目之邀，由我院党委董碧莎书记牵头组织进行了《国家癌症中心肿瘤专家答疑丛书》科普编写工作，组织近百名临床中青年专家和业务骨干参与编写，历经 2 年，近期由中国协和出版社出版发行。

这套科普丛书包括肺癌、胃癌、结直肠癌、肝癌、食管癌、膀胱癌、胰腺癌、淋巴瘤、肾癌、乳腺癌、宫颈癌、卵巢癌、鼻咽癌、下咽癌、喉癌、甲状腺癌、脑瘤、骨与软组织肿瘤等 18 种常见肿瘤。丛书内容通俗易懂，从癌症预防、研究到临床等多个不同角度深入浅出地解析肿瘤防治知识，引导公众科学防治肿瘤，是我院名医专家们为大众奉献的一部内容新颖、全面的专业科普丛书。希望广大读者能从中受益，拥有更加健康、更高质量的生活，享受更加美好的明天。

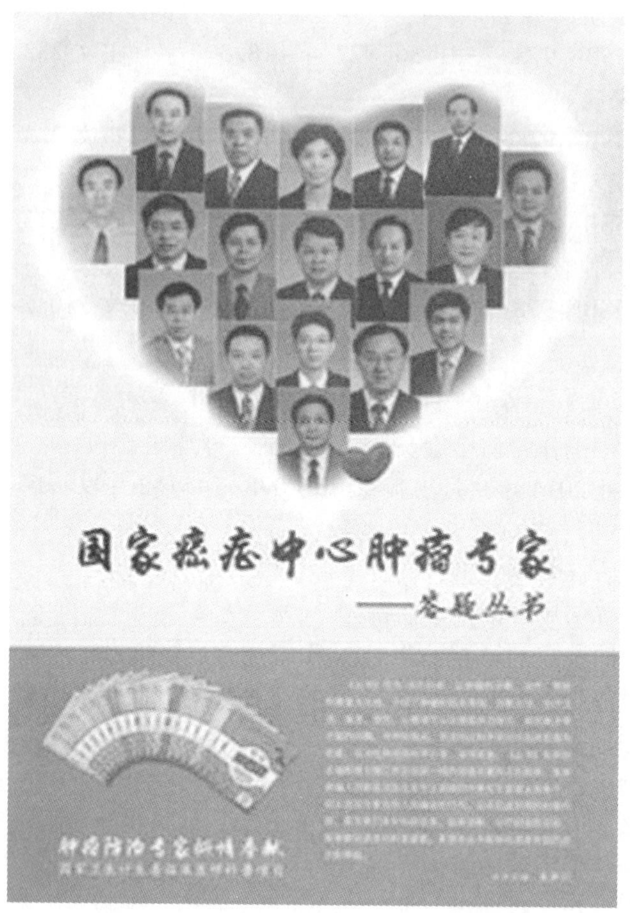

（撰稿：党委办公室 张 平）
（稿源：中国医学科学院肿瘤医院网站，2014-04-25）

《肝癌电子杂志》创刊发行

2014年8月9日，《肝癌电子杂志》在北京举办了创刊首发式。《肝癌电子杂志》是一本由国家卫生和计划生育委员会主管、人民卫生出版社主办，中国医学科学院肿瘤医院及中国医疗保健国际交流促进会-北方肝癌治疗专家委员会承办的集光盘、纸版导读、网络等多位一体的国家级电子期刊。主编为中国医学科学院肿瘤医院蔡建强教授和解放军总医院董家鸿教授。创刊宗旨为：总结原发性肝癌及转移性肝癌的诊治经验、倡导个体化治疗理念、搭建多学科协作平台。

《肝癌电子杂志》从筹备到创刊，历经三年半，期间得到中国医学科学院肿瘤医院领导及同行的大力支持。创刊之际，我国肿瘤研究领域的著名专家吴孟超、孙燕、黄洁夫、曾益新、赵玉沛、赫捷、林东昕等7位院士题写了贺辞和寄语，詹启敏院士撰写了贺信。

在创刊首发仪式上，人民卫生出版社杜贤总编、肝癌治疗领域前辈和专家对杂志中一

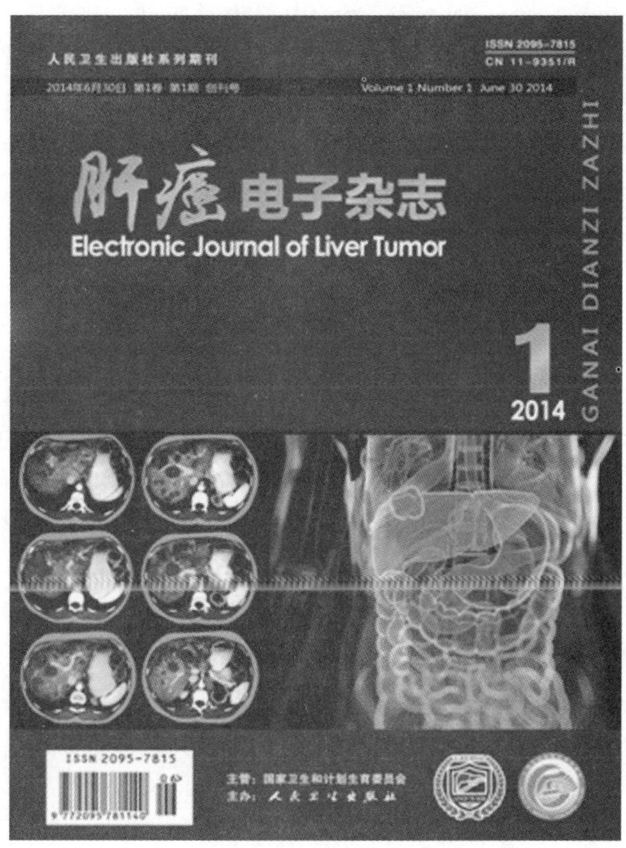

些特色栏目如多学科综合诊治园地、视频精粹等给予了充分肯定和高度评价，同时对杂志也提出了殷切的希望。会上，蔡建强主编在讲话中表示：“肝癌防治之路，任重而道远，一定不辜负前辈们的嘱托和希望，用真诚和努力办好这本杂志。”

（《肝癌电子杂志》编辑部）

（稿源：中国医学科学院肿瘤医院网站，发布时间：2014-08-26）

中国抗癌协会常见癌症诊疗系列丛书新书发布会在济南召开

2014 年 9 月 13 日，中国抗癌协会常见癌症诊疗系列丛书的新书发布会在山东济南举行。中国抗癌协会理事长郝希山院士、中国抗癌协会秘书长王瑛教授、中国科协期刊出版部李芳处长，以及十余位参与丛书编写的作者出席了新书发布会。发布会由中国抗癌协会副理事长高国兰教授主持。

2012 年，中国抗癌协会荣获中国科协能力提升专项二等奖。作为其中的重要一项任务，就是组织编写中国常见癌症诊疗系列丛书。该丛书由协会理事长郝希山院士牵头、数百名专家学者集体编写。丛书卷帙浩繁，共 21 个分册，总字数 1700 多万字。编写工程从 2012 年 9 月开始实施，历经策划、论证、组稿、编写、编校出版等阶段，在 2014 年庆祝中国抗癌协会成立 30 周年的特殊时刻顺利出版面世。

丛书“专业版”包括 9 个分册，包括郝希山院士《腹部肿瘤学》，高明教授《头颈肿瘤学》，姜文奇、王华庆、高子芬教授《淋巴瘤诊断与治疗学》，石汉平、凌文华、李薇教授《肿瘤营养学》，宋金纲、师英强教授《软组织肿瘤学》，梁寒教授《胃癌根治手术写真》，丁华野、张祥盛、步宏教授《乳腺病理诊断和鉴别诊断》，杨仁杰教授《肿瘤微创介入治疗学》，强万敏、姜永亲教授《肿瘤护理学》。“大众版”名为“癌症知多少”科普系列丛书，包括 12 个分册，由郝希山、季加孚、支修益、刘端祺、姜文奇、王建祥、石汉平、刘巍、宋天强、强万敏、赵锡江、张斌等专家教授参与编写。王瑛秘书长总结提炼本丛书最显著的亮点有三个，即有高度、有热度、接地气。所有编者，从院士到知名专家，几乎都是我国肿瘤学科的学术带头人。这些专家学术造诣精深，科普经验丰富，同时对图书编写工作富有热情，这为丛书的高品质完成提供了可靠保证。扎实深入的市场调研是丛书成功的基础。本丛书的大众版采用问答式体例，问题的设置不是闭门造车，而是通过康复会、网站等途径来自公众尤其是患者及其家属的调研汇总。虽然这样增加了工作量，但是确保了科普图书的高品质。另外，把图书推广与协会能力建设有机结合也是协会在项目执行中收获的宝贵执行经验。

李芳处长对中国抗癌协会丛书出版工作取得的成绩表达了充分的肯定和赞赏，她指出，中国科协自 2012 年起组织实施学会能力提升专项，通过以奖促建和开展重点活动相结合的方式，努力打造一批社会信誉好、发展能力强、学术水平高、服务成效显著、内部管理规范的示范性学会，切实把学会建设成为中国特色的现代科技社团。作为中国科协主管的国家一级学会——中国抗癌协会一直非常重视学术专著及期刊的出版工作。中国抗癌协会系列丛书的出版，在学术端和科普端将极大提高协会在学术界的凝聚力，提高了协会在肿瘤科技工作者和癌症患者及大众中的影响力和公信力，提升协会的综合能力，促进我国癌症防控事业的发展。

郝希山理事长在致辞中表示，中国抗癌协会癌症诊疗系列丛书的出版，是对协会 30 周年的一份献礼。我会在学术期刊领域已经形成“中国抗癌协会系列期刊”方阵，随着系列丛书的出版，逐步完善了协会在肿瘤学领域体系化的学术品牌建设，将为推动我国癌症防控事业的发展做出积极贡献。

作者代表刘端祺教授和石汉平教授分别和大家分享了书籍编写过程中的组稿经验和“痛并快乐着”的创作体验，博得了众多作者的一致共鸣。

刘端祺教授谈到主编《老年肿瘤》分册的过程中，体会最深的两个字是“真”和“深”，即编写过程中力求该书比互联网上的消息要“真”，比一般科普小册子的内容要“深”。既能符合传统阅读纸媒读物的习惯，又能成为介于浅显科普读物和艰深专业书刊之间的“桥梁书”；既有助于患者及其亲友对肿瘤的认知，又能使青年医务工作者在与患者沟通的过程中得到启发，从中获益。

石汉平教授谈及组织编写《肿瘤营养》分册的体会时，表示写作过程的艰辛自不必说，人尽皆知。但是，对我们全体作者而言，看书、学习、写作更是一件幸福的事情、一段愉悦的经历。在学习过程中，拓宽了视野，掌握了知识，开创了思路，提高了认识，收获了原来不知道的，理解了原来不明白的，厘清了原来不清楚的，探明了原来不透彻的。

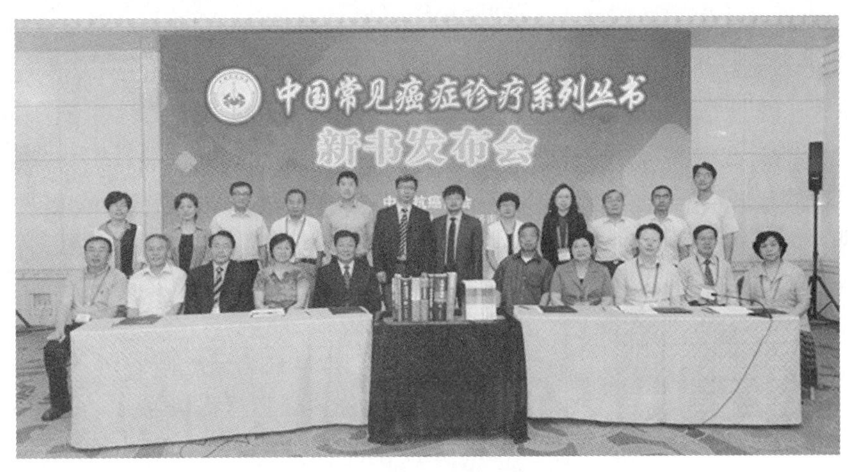

与会专家领导合影

对作者而言，是一件快乐和惬意之事。更加重要的是，每一点知识的收获都可能促进临床进步，每一次理论的提高都可能造福病人朋友。困难因此而更易解决，手术因此而更加安全，患者因此而更快康复。这是编书最大的价值。

丛书的出版不是终点，而是一个起点。丛书将配合中国抗癌协会每年的世界癌症日、全国肿瘤防治宣传周等品牌活动，以及肺癌、乳腺癌关注月等各类单病种的宣传活动，通过配合讲座、公益发放等形式，传播防癌抗癌新知识，普及科学合理的规范化治疗，为推动我国癌症防控事业的发展做出贡献。

（稿源：中国抗癌协会网站，发布时间 2014-09-18）

《中国癌症地图集》编制项目启动会暨专家组会议顺利召开

2014 年 8 月 27 日，在国家癌症中心召开了《中国癌症地图集》编制项目启动会暨专家组会议，出席会议的有科技部基础司徐宁、国家癌症中心副主任赫捷以及课题专家组成员，全国肿瘤防治研究办公室副主任陈万青主持会议。

会上，国家癌症中心副主任赫捷对本项目背景情况做了介绍，科技部基础司徐宁介绍了科技部对基础工作专项的要求，要求项目明确定位，结合我国实际情况，突出项目特点，规范项目管理，做好数据共享汇交工作，听取专家组意见，解决实际问题，并重视后期研究结果的宣传发布。专家组组长陈育德教授强调了本项目是联合三家单位的一项基础性工作，有难度，但在我国癌症防控中有重要意义，能解决百姓关心的实际问题。

专家组讨论会上，专家们就项目的设计、目标、实施方案、任务分解、年度计划以及工作进展等方面事项展开讨论，并明确项目的主要产出是《中国癌症地图集》，当前工作核心为数据资料，包括对历史数据资料的整理、汇总、统一标准、规范数据库格式，以及对于不同来源的数据资料制定统一的纳入、排除标准，保证数据质量，为《中国癌症地图集》提供可靠完整的核心数据库。

本次《中国癌症地图集》编制距离我国 20 世纪 70 年代末首次绘制并出版的《中华人

民共和国恶性肿瘤地图集》已有34年。三十多年间，我国癌症的人群分布和地区分布已经发生了很大的改变。而目前我国主要癌症和癌症高发区的分布仍沿用20世纪70年代癌症地图的结果，为防治策略的制订增加了难度。因此，本项目完成后可反映不同地区癌症负担的差异，为癌症防治提供科学、可靠直观的资料信息，为我国制订中长期癌症控制计划提供不可或缺的基础参考数据，是各级政府科学有效地制订区域性癌症防治工作规划的重要依据。此外，《癌症地图集》可以在癌症群体预防与干预项目及效果评价中发挥重要作用；可以促进我国在癌症预防与控制方面在国际上的交流与合作，为全球癌症防控做出贡献。

（撰稿：全国肿瘤防治研究办公室）

（稿源：中国医学科学院肿瘤医院网站，2014-09-26）

唐丽丽撰写的《肿瘤患者心理康复系列科普作品》获华夏医学科普奖

近日，中国医疗保健国际交流促进会公布了2013年华夏医学科技奖的获奖名单，北京大学肿瘤医院唐丽丽教授撰写的科普书籍《肿瘤患者心理康复系列科普作品》荣获医学科普奖。

研究发现：癌症给患者带来诸多心理痛苦，很多国家已将心理痛苦列为癌症患者的第六大生命体征，主张在治疗癌症的同时也要关注癌症人性的一面。在我国，肿瘤躯体康复方面的科普作品有很多，但心理康复方面的科普作品却是一片空白，该系列作品的编写填补了这项空白。

该系列作品包括以下三部作品：

《癌症人性的一面》（译著）是国内第一本系统的将肿瘤学与心理学知识结合起来的科普书籍，中文版翻译通畅，本书由中国国际广播出版社出版发行，销售过万册，被书面及网络多次引用。

《肿瘤患者身心重塑与功能锻炼：康复是人生的新起点》是国内第一部心理社会肿瘤学原创科普作品，本书由人民卫生出版社出版发行，2010年5月第一次印刷。

《冥想》光盘是一套适用于癌症患者和家属的原创音像作品，包含DVD和CD两种盘，适应患者的不同需要。本作品由解放军卫生音像出版社出版发行。截至目前，北京肿瘤医院康复科门诊使用过该冥想治疗的患者超过500人次。

该系列作品受《健康报》《医师报》《中国医学论坛报》等多家媒体评述，被全国十余家医院作为科普宣传活动的资料使用，在百度、谷歌等门户网站，“癌症人性一面”的词条搜索量超过百万，向大众普及了肿瘤心理康复方面的知识，引发全社会对癌症患者人性一面的关注。

（稿源：北京大学肿瘤医院，北京大学医学部新闻网 2014-03-14）

❖ 他山之石 ❖

第15届世界肺癌大会亮点与评述

福建省肿瘤医院 徐海鹏

一、一线化疗

（一）确诊后观察与等待模式不可取

在临床实践中，相当一部分晚期NSCLC患者在确诊后并没有立即接受治疗而采用“观察与等待”模式，这种模式是否可取，一项由加拿大不列颠哥伦比亚省癌症治疗机构（BCCA）进行的回顾性研究尝试回答这个问题。这一研究结果提示，对于相当比例的患者而言，观察与等待模式并不可取，延误治疗可能导致生存时间缩短。

（二）大于75岁老年肺癌患者不能从化疗联合贝伐单抗治疗中获益

一项研究汇总了E4599和POINTBREAK两个Ⅲ期临床试验中紫杉醇/卡铂联合贝伐单抗治疗组患者数据，并与E4599研究中紫杉醇/卡铂单纯化疗组进行比较，评估不同年龄组疗效及安全性。研究显示：在年龄<75岁患者中，紫杉醇/卡铂联合贝伐单抗组均显示出生存优势，而在157例年龄≥75岁患者中，贝伐单抗治疗组总生存还有下降趋势，而且贝伐单抗组不良事件发生率更高。因此，在临床实践中，医师应谨慎对≥75岁晚期NSCLC患者化疗加贝伐单抗的治疗。

中国肺癌患者一线使用化疗加贝伐单抗无疾病进展生存期（PFS）获益显著的BEYOND研究显示，相较于单纯接受化疗的患者，贝伐单抗联合紫杉醇和卡铂一线治疗的患者中位PFS延长了2.7个月，病情进展的风险减少60%，这一获益结果与E4599研究结果保持一致。其OS结果值得关注。

（三）基于特定基因表达水平的个体化化疗目前仍不成熟

本次世界肺癌大会公布了以西班牙肺癌研究协作组主导的以BRCA1和RAP80表达水平开展个体化化疗的Ⅲ期随机对照临床研究结果。结果显示，对照组和研究组的中位PFS期分别是5.49个月和4.38个月，中位OS期分别是12.66个月和8.52个月，有效率分别是37.3%和27.0%。这进一步表明，针对化疗的作用靶点，进行多基因/分子联合预测，将是今后的研究方向。

二、二线治疗

化疗在EGFR野生型NSCLC患者中仍具有不可替代的作用

CTONG 0806研究旨在探索培美曲塞化疗与吉非替尼作为二线治疗在晚期EGFR野生型的非鳞NSCLC的疗效。本研究主要终点为中位PFS，在培美曲塞组为4.8个月，在吉非替尼组为1.6个月。两组之间在4个月的PFS率、6个月的PFS率和DCR方面同样差异显著。中位 OS 也显示了在培美曲塞组具有优势的趋势。对于晚期 EGFR 野生型的 NSCLC 患者，CTONG 0806 显示了二线治疗中，培美曲塞比吉非替尼能够显著改善无进展生存（PFS）、疾病控制率（DCR）和改善总生存（OS）的趋势。由此推断，明确患者 EGFR 基因状况能指导二线治疗方案的制订。

此外，在 108 例有足够的肿瘤组织的患者中，通过 ARMS 再次检测 EGFR 突变状态，有 32 例被发现呈阳性。经 ARMS 证实为 EGFR 野生型的 76 例患者中（培美曲塞组 35 例，吉非替尼组 41 例），中位 PFS 分别为 4.0 个月与 1.3 个月。相比直接测序方法，ARMS 能够更好地确定哪些患者能从 EGRF-TKI 治疗中获益。

三、维持治疗

NSCLC 患者接受标准的一线化疗后，维持治疗对病情稳定的患者能带来进一步的临床获益。针对不同受益群体，优化维持治疗的方案和疗程，完善个体化治疗是 NSCLC 维持治疗的进一步发展方向。

本次会议上报道了 PARAMOUNT 的培美曲塞+顺铂诱导治疗后培美曲塞维持治疗与安慰组及 JMDB 同质性人群进行比较，培美曲塞持续维持治疗统计学显著延长 OS/PFS，且尽管培美曲塞/顺铂或培美曲塞维持治疗的延长暴露增加了 3/4 级毒性发生率，但总体发生率较低，体现了该方案良好的安全性。

ERACLE 研究是一项头对头比较培美曲塞+顺铂，然后培美曲塞维持治疗；对比紫杉醇+卡铂+贝伐单抗（PacCB），然后贝伐单抗维持治疗的Ⅲ期随机对照临床研究，观察终点为生活质量。结果显示：两组间 EQ5D-VAS 评分结果无显著性差异。

四、靶向进展

阿法替尼治疗 EGFR 突变阳性肺癌的研究结果显示，阿法替尼在治疗肺癌部分异常 EGFR 突变中活性很高。有效率和持续时间不亚于之前在实验中常见突变患者中观察的结果。在 T790M 突变和第 20 位外显子插入突变的肿瘤中，有效率较低。

EGFR-TKIs 治疗敏感患者在一定时间后也会出现病情进展（获得性耐药），在获得性耐药中，T790M 耐药占了 EGFR-TKI 耐药的 50%左右。CO-1686 是一种新型口服、选择性的共价 EGFR 突变抑制剂，抑制关键活化点和 T790M 耐药性突变，但不抑制野生型 EGFR 受体信号通路。本次会议上报道了Ⅰ期临床试验结果，入组接受过 EGFR-TKI 治疗的 EGFR 敏感突变 NSCLC 患者，还未出现最大耐受剂量。与治疗相关的所有级别不良事件均可耐受。

针对克唑替尼耐药的 ALK 阳性患者，最新研究了新型靶向药物 CH5424802，是一种小分子选择性 ALK 抑制剂。本次会议上报道了一项 Ⅰ 期剂量递增研究，结果提示，CH5424802 治疗都能给 ALK 重排的 NSCLC 患者带来高应答率、快速肿瘤反应和对治疗应答时间长、且能有效控制肿瘤的脑转移。

HSP90 抑制剂如 ganetespib、IPI-504 和 AUY-922 在对 ALK 重排的对克唑替尼耐药的患者中同样显现出了较好的治疗有效性。

五、免疫治疗进展

MPDL3290A 是一种靶向 PD-L1 基因工程单克隆抗体，可抑制其与受体 PD-1 的结合。

MPDL3290A 治疗能使 T 细胞重新激活，使抗肿瘤免疫系统重新恢复。PD-L1 表达状态与 MPDL3290A 疗效具有相关性。

另外，nivolumab、MK-3475（又名 lambrolizumab）两种药物均作用于程序死亡（programmeddeath，PD）通路，但是作用于位点有轻微差异，nivolumab 和 MK-3475 是抗 PD1 抗体，而 MPDL3290A 是抗 PDL1。在 3 种药物研究的报告中，这些试验中药物反应率均超过了 20%。且应用早期即出现药物反应，并且疗效持久，在治疗中断后仍有效。并且这些研究中出现的毒副反应均是“可接受”的。

六、基因组学

近年，有关肺癌驱动基因的研究成为热点。美国国立癌症研究所肺癌突变联盟（LCMC）发起的研究检测了 1000 余例进展期肺腺癌患者的 10 种已知癌症驱动基因，并按不同驱动基因分组对其生存进行记录。结果显示，在 63%的患者中发现驱动基因，发生率前 3 位依次是 K-RAS（25%）、EGFR（敏感型，15%）和 ALK（8%）。在明确驱动基因后，接受特异性靶向治疗者中位生存期较未接受靶向治疗者显著延长（3.5 年 *vs* 2.4 年），也优于驱动基因未知者。可见，未来全面评估肺癌患者癌症驱动基因状况，将更有利于给予有效且个体化的靶向治疗，从而提高生存率，改善患者生存质量。

■专家点评

福建省肿瘤医院　黄　诚　林　根

2013 年，WCLC 公布了 CTONG 0806 临床试验的总生存数据，研究再次提示，EGFR-TKI 获益人群的本质核心是 EGFR 突变。回顾以往的 IPASS、WJTOG 3405、NEJSG 022、OPTIMAL、EURTAC、TAILOR、DELTA、FASTACT-Ⅱ等一系列临床试验，已经有相当多的证据显示，EGFR-TKI 无论是一线治疗、二线治疗还是联合化疗的治疗模式，EGFR 野生型患者均无法从中获益。上述临床试验的成功经验和教训，对其他靶向药物的临床研究也起到一定的借鉴作用，今后 EGFR-TKI 临床试验中，EGFR 突变很可能是一个必备的入组条件。另外，CTONG 0806 研究结果也提示了在 EGFR-TKI 二线治疗晚期 NSCLC 中，敏感性高的 ARMS 检测方法优于直接测序法，但这个结论能否广泛适用于各期 NSCLC，有待临床数据进一步验证。

EGFR-TKI、克唑替尼继发性耐药是目前临床急需解决的问题，大部分继发性耐药的分子机制已被揭示，其中以 EGFRT790M、ALK 融合基因 L1196M 的二次突变最为常见。以往体外研究结果显示，二/三代不可逆 EGFR-TKI、ALK 抑制剂对克服这一耐药机制有良好的临床应用前景。与体外研究结果相一致的是，新一代 ALK 抑制剂治疗克唑替尼继发性耐药的疗效可靠，临床试验数据显示 CH5424802（与克唑替尼相比，抑制 ALK 的活性和特异性更高）治疗克唑替尼继发性耐药患者的疗效几乎能与一线治疗疗效相媲美。但在 EGFRT790M 这个耐药机制中，二代 EGFR-TKI 抑制剂阿法替尼的单药治疗疗效并不令人满意。同样是 EGFR 不可逆抑制剂 CO-1686 治疗 T790M 患者的临床疗效却让人看到希望，在小样本的可评价患者中，CO-1686 900mg bid 的缓解率高达 67%。因此，EGFRT790M 这一耐药机制的治疗对策仍需进一步明确，体内外研究结果以及不同药物治疗疗效之间的明显差距的原因有待探明。

近年来，NSCLC 的免疫治疗取得了令人鼓舞的临床试验结果，抗 PD-L1 抗体 MPDL3290A、抗 PD-1 抗体 MK-3475、Nivolumab 的Ⅰ期临床试验结果继续展示了 NSCLC 免疫治疗临床应用的美好前景，更为重要的是，PD-1 高表达患者有更高的治疗获益趋势，提示 PD-1 高表达有可能成为抗 PD-1 抗体的疗效预测分子标志物。

相对于靶向治疗与免疫治疗的发展，个体化化疗却裹足不前。以 ERCC1、RRM1 以及 BRCA1、RAP80 为指引的个体化化疗Ⅲ期随机对照临床研究均为阴性结果。以往大规模体外药敏实验与基因表型相关性的研究结果告诉我们：单个分子标志物预测化疗疗效的作用很有限。因此，立足于化疗的作用靶点，进行多基因/分子联合预测，可能是今后的研究方向之一。

本次 WCLC 还展示了多个基于基因组技术支撑的分子分型项目的进展，如美国 LCMC、德国 CLCGP 以及北美肺鳞癌多基因分子分型等，目前已经积累了大量的基因组学数据，但同时应该看到：现在上市的靶向药物仅仅只是针对“冰山”的一角，绝大多数驱动基因仍“无药可治”。这种矛盾造成了基因组学研究成果很难在短时间内真正转化为临床应用，但以目前靶向药物井喷式研发的态势，这种矛盾会不断缓解，今后的检测技术、临床诊疗模式、临床试验模式等方面将会发生重大变革。

（来源：医师周刊 2014-01-15）

欧洲肺癌大会（ELCC）2014 亮点推荐

2014 年欧洲肺癌大会（ELCC）于 3 月 26 日~29 日在瑞士日内瓦召开，以下为各位奉献大会精彩内容。

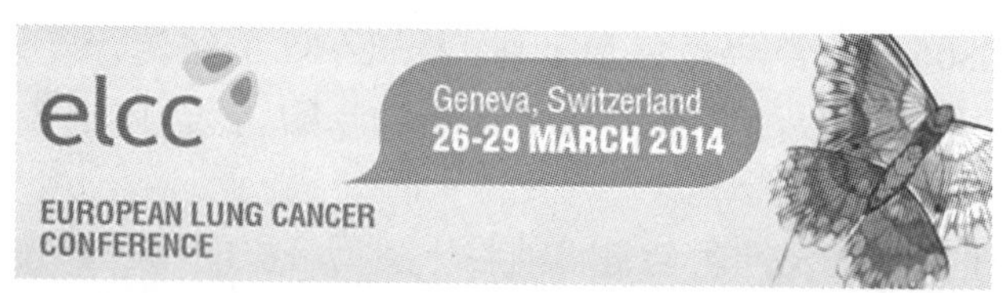

ELCC2014：老年非小细胞肺癌靶向治疗的疗效及安全性评价

非小细胞肺癌（NSCLC）老年患者的临床记录显示，在既往已存在心血管疾病、但已被控制且体能状况良好的患者中，用贝伐单抗治疗似乎是安全、有效的。此外，另一种靶向药物厄洛替尼是同时罹患其他疾病的老年 NSCLC 患者一种有价值的治疗选择，特别是当这些患者有 EGFR 突变时。上述数据由 Kostas Syrigos 教授代表希腊雅典医学院 Sotiria 总医院肿瘤单元的同事在第四届 ELCC 一个普通壁报专场进行报告。

贝伐单抗是一种抗血管生成药物，目前已被用于治疗多种晚期实体瘤，包括非鳞状 NSCLC。与临床研究招募健康患者不同，很多老年 NSCLC 患者同时罹患多种疾病，并且往往有心血管疾病史，这使得他们不被临床试验所招募。除了化疗，厄洛替尼也是 NSCLC 患者的一种治疗选择，特别是对于那些有 EGFR 突变的患者。然而，临床试验招募的都是没有同时罹患其他疾病的老年患者，但在真实临床实践中，大多数患者同时罹患多种疾病。因此，作者们检索了自该药可用以来，他们所在医院的病历记录中的数据。

贝伐单抗用于 NSCLC 老年患者

研究者们筛选出 2001~2012 年被诊断为 NSCLC 的 2672 例患者的病历记录。他们选出接受贝伐单抗治疗的 75 岁及以上患者，并研究了他们的人口统计学、临床数据以及具体治疗情况。他们重点关注既往有稳定性心血管疾病的老年患者。

在被筛选的 NSCLC 患者中，356 例接受贝伐单抗治疗（无论作为几线治疗）。然而，只有 33 例患者≥75 岁。其中 29 例患者同时罹患各种疾病，包括 19 例患者有心血管疾病（接受药物治疗处于稳定状态）。在这 19 例有心血管疾病的患者中，17 例为男性，2 例为女性。平均年龄为 77 岁（范围 75~86 岁）。8 例患者肾功能受损。然而，所有患者的体能状态均良好（ECOG 0/1）。

给予贝伐单抗的周期中位数量为 5 个（范围 2~11 个）。大多数患者（19 例中的 17 例）发生了≥1 种不良反应：11 例鼻出血和咯血，5 例蛋白尿以及 4 例高血压。这些不良反应导致 5 例患者中断治疗。然而，没有发现严重/致死性不良事件。

在 19 例患者中的 8 例（42.1%），记录到放射学部分应答，5 例（26.1%）处于疾病稳定状态。总体上，观察到的应答使得疾病总体控制率为 61%。从开始贝伐单抗治疗到死亡和（或）最后一次随访的中位生存时间为 7 个月（范围 2~28 个月）。

厄洛替尼用于治疗老年 NSCLC 患者

研究者们筛选了 2008~2012 年被诊断为 NSCLC 的 1221 例患者的病历记录，以寻找≥75 岁的患者及他们的人口统计学、临床数据和治疗具体情况。在被筛选的患者中，233 例接受厄洛替尼治疗（无论作为几线治疗），其中 53 例（22.7%）≥75 岁。其中，34 例为男性，19 例为女性。中位年龄为 79 岁（范围 75~88 岁）。

在 NSCLC 亚型方面，31 例患者为腺癌，8 例为鳞状细胞癌，9 例为非鳞状细胞癌，5 例为其他类型。大多数患者（53 例中的 50 例）同时罹患其他疾病，主要为同时罹患多种疾病（46 例患者同时罹患≥2 种疾病，4 例同时罹患 1 种疾病）。同时罹患的疾病主要为心血管疾病（41 例）、COPD（14 例）、其他癌症（10 例）和糖尿病（8 例）。

只有 8 例患者接受 EGFR 突变检测：5 例为阴性，3 例为阳性。少数患者（仅 8 例）的体能状况令人满意（ECOG 0/1），45 例患者体能状况较差（ECOG 2/3）。

8 例患者接受厄洛替尼 100 mg 治疗，45 例患者接受厄洛替尼 150 mg 治疗，但是 12 例患者需要减少剂量。46 例患者的病例记录有完全随访数据。平均疗程为 79 天（范围 9~662 天）。

大多数患者（46 例中的 35 例）发生了不良反应（29 例皮疹和 17 例腹泻），导致 12 例患者中断治疗。肌酐清除异常的患者（共 13 例）因不良反应导致治疗中断的可能性较大。

46 例患者中的 17 例（37%）疾病得到控制，其中 5 例部分缓解（PR），12 例疾病稳定（SD）。肿瘤进展时间（TTP）为 157 天（范围 106~662 天），但是 46 例患者中的 22 例最好的应答为疾病进展（PD），这些患者的 TTP 仅为 49 天（范围 19~88 天）。7 例患者因不良反应停止治疗，因此无法被评估。

所有 EGFR 阳性患者的疾病均得到控制（2PR，1SD）。

应给予老年 NSCLC 患者靶向治疗

上述数据显示，两种药物对于老年 NSCLC 患者均安全、有效。这些患者与较年轻 NSCLC 患者相似，可从参与临床试验中获益。对于接受厄洛替尼治疗的患者，不应漏掉分子检测。在同时罹患其他疾病的老年 NSCLC 患者汇总，厄洛替尼是一种有价值的选择，特别是当他们有 EGFR 突变时。然而，肾功能受损可能与不良反应及早期治疗中断相关。在既往心血管疾病得到控制、且体能状况良好的老年 NSCLC 患者中，用贝伐单抗治疗似乎是安全、有效的。

（原始出处：ELCC2014 News：Efficacy and Safety of Targeted Therapy in Elderly Patients With Lung Cancer Adenocarcinoma.）

ELCC2014：一线厄洛替尼与化疗相比对 NSCLC 患者生活质量的影响

广东省人民医院吴一龙教授代表亚洲多个研究中心的研究者们在第四届欧洲肺癌会议（ELCC）上公布了Ⅲ期随机的 ENSURE 试验，结果显示，对亚洲非小细胞肺癌患者的生活质量方面，厄洛替尼优于吉西他滨+顺铂方案。

年龄>18 岁的患者病理活检证实ⅢB/Ⅳ期突变阳性的 NLCLC 患者被按 1∶1 的比例随机分配到厄洛替尼组或吉西他滨+顺铂组，直到疾病进展或发生不能接受的毒性反应。之前该研究的中期分析已经显示，应用厄洛替尼治疗的 EGFR 突变阳性的亚洲非小细胞肺癌患者的无进展生存期优于吉西他滨+顺铂方案，厄洛替尼组患者的中位无进展生存期为 11.0 个月，而吉西他滨+顺铂组患者的中位无进展生存期为 5.5 个月（$P<0.0001$），校正后的分析确认了这些数据的真实性。

而在评估治疗获益时，生活质量同样是非常重要的。随后，该研究中生活质量用于确认治疗效果和耐受性之间的平衡。ENSURE 试验中，肺癌治疗功能评价的调查问卷也被用于分析。问卷包括体格检查、情绪、社会功能完好度的量表和肺癌量表。

在 EGFR 突变阳性的中国患者中进行的 OPTIMAL 试验显示，应用厄洛替尼作为一线治疗方案的患者的生活质量优于应用化疗的患者。IPASS 试验显示，应用吉非替尼作为一线治疗方案的亚洲患者的生活质量优于应用卡铂+紫杉醇方案的患者。EORTC 生活质量调查问卷显示，应用厄洛替尼作为二线化疗的患者的生活质量优于安慰剂组。

所有功能方面的生活质量均有提高

ENSURE 试验中，研究者们计算症状进展的时间，定义 LCS 评分比治疗前下降≥3 点有意义。试验结果中恶化的时间定义为 LCS 评分+物理和功能得分比治疗前下降≥6 点有意义。生活质量恶化的时间定义为 TOI 评分+社会和情感评分比治疗前下降≥6 点有意义。数据截至时间为 2012 年 11 月 19 日。

治疗前，厄洛替尼组患者肺癌治疗功能评价的调查问卷的完成度为 99%，而吉西他滨+顺铂组患者的完成度为 98%。然而在 48 周时，厄洛替尼组患者肺癌治疗功能评价的调查问卷的完成度为 100%，而吉西他滨+顺铂组患者的完成度为 78%。

厄洛替尼组患者达症状进展的时间较长（厄洛替尼组为 13.8 个月，而吉西他滨+顺组为 5.5 个月，*P*=0.0076）。厄洛替尼组患者达 TOI 恶化的时间也较长（厄洛替尼组为 11.4 个月，而吉西他滨+顺组为 4.2 个月，*P*=0.0006）。厄洛替尼组患者达生活质量恶化的时间也较长（厄洛替尼组为 8.2 个月，而吉西他滨+顺组为 2.8 个月，*P*=0.0168）。

肺癌治疗功能评价的调查问卷的生活质量评估显示，与应用吉西他滨+顺铂方案的患者相比，应用厄洛替尼的患者的所有方面的生活质量都较高，包括症状进展的时间较长，TOI 恶化和生活质量恶化的时间较晚。ENSURE 试验的结果为厄洛替尼作为 EGFR 突变阳性的非小细胞肺癌患者的一线治疗方案提供了进一步的证据支持。这些结果与 OPTIMAL 试验中生活质量的提高相一致。

（*原始出处*：ELCC2014 News：QoL in ENSURE Study of First-Line Erlotinibvs. Gemcitabine/Cisplatinin Asian Patients with EGFR Mutation-Positive NSCLC. 27 Mar 2014）

ELCC2014：体能评分 2 分的 NSCLC 治疗，联合还是单药?

来自比利时的 Christian Rolfo 教授和来自意大利的同事们对铂类联合化疗方案和单药化疗方案进行比较的临床试验进行了荟萃分析。分析结果提示，对野生型、体能评分为 2 分的非小细胞肺癌患者来说，卡铂联合化疗是一种可行的治疗方案。结果展示于第 4 届欧洲肺癌大会（ELCC）上。

铂类联合化疗方案始终是体能评分为 0~1 分的 EGFR 野生型非小细胞肺癌患者的标准一线治疗方案。然而，对体能评分为 2 分的患者的治疗仍然存在争议。目前，ESMO 转移性非小细胞肺癌的诊断、治疗和随访指南认为，应用吉西他滨、长春瑞滨和紫杉烷单药化疗可以作为治疗方案，而铂类为基础的化疗也可以作为一种替代治疗方案。

大样本的Ⅲ期试验的亚组分析证实，卡铂+紫杉醇联合治疗方案疗效优于单药治疗，而毒性反应较小，可以接受。最近的一个前瞻性Ⅲ期试验将 217 位患者随机分配到培美曲塞单药治疗组和卡铂+培美曲塞联合治疗组，该研究显示，应用铂类联合治疗方案的患者的总生存期受益较大。

研究详情：体能评分为 2 分患者的荟萃分析

该荟萃分析的目的是：回顾所有比较（体能评分为 2 分的非小细胞肺癌患者）铂类联合化疗方案和单药治疗效果的随机试验。作者们通过搜索 PubMed 和考克兰图书馆，收集所有发表的比较（未经治疗的非小细胞肺癌患者）铂类联合化疗方案和单药治疗的效果和安全性的随机试验的数据。试验要么只针对体能评分为 2 分的患者，要么包括体能评分为 2 分的患者。

他们通过一年生存率、客观缓解率和 3~4 级血液学毒性反应来计算总体有效率。1367 个试验中共有 5 个合格，总共纳入 620 位体能评分为 2 分的非小细胞肺癌患者。

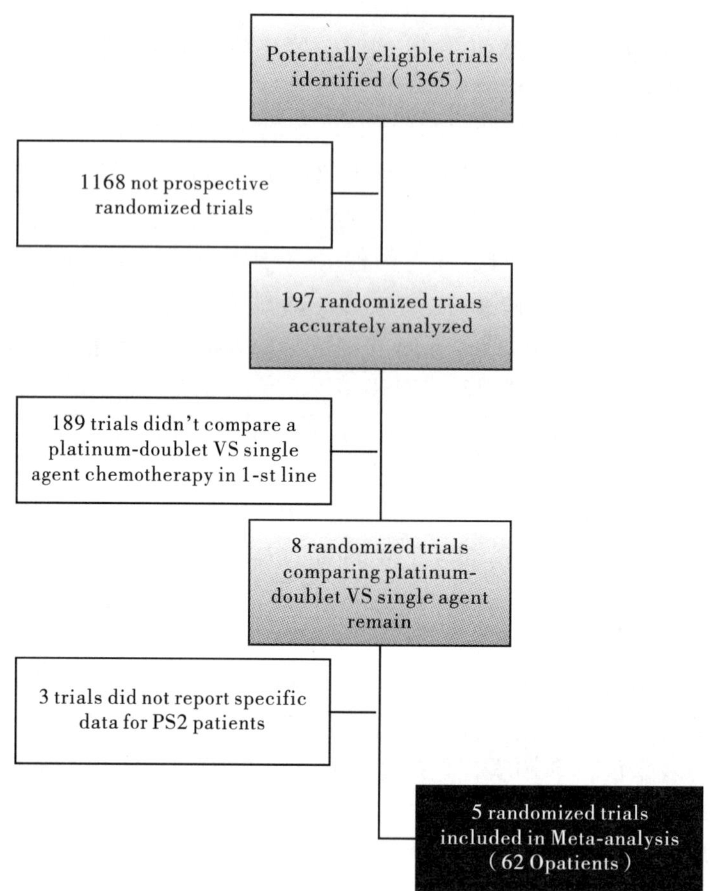

试验筛选流程

合并分析显示，铂类联合化疗的患者的客观缓解率（OR＝3.243，95% CI：1.883～5.583）、一年生存率（OR＝1.906，95% CI：1.281～2.836）都有了明显提高。5个合格的试验中有4个试验有血液学毒性的数据。应用铂类化疗方案的患者3～4级贫血、中性粒细胞减少和血小板减少都较为常见。

作者们总结到：分析结果提示，应用铂类联合化疗方案的患者的客观缓解率和生存率都优于单药化疗的患者，但是严重血液学毒性反应的发生率也较高。对于体能评分为2分的野生型非小细胞肺癌患者而言，卡铂联合化疗方案或为一种可行的一线治疗方案。

作者们强调，我们需要更好的了解哪些因素会引起体能评分下降，是并存疾病还是肿瘤负担？最重要的是选择可以更好的耐受铂类联合化疗方案不良反应的一个亚组的患者。

（原始出处：ELCC2014 News：A Meta-Analysis of Platinum-Basedvs. Single Agent Chemotherapy in NSCLC Patientswith Performance Status 2. 27 Mar 2014）

（来源：医脉通网站 2014-04-02）

NCCN 非小细胞肺癌诊疗指南之系统性治疗（2015. V1）

美国国家综合癌症网络（NCCN）于2014年10月21日发布了2015年第一版《非小细胞肺癌诊疗指南》。医脉通将其中的晚期或转移性非小细胞肺癌的系统性治疗部分进行整理，编译如下，希望对读者有所帮助。

晚期非小细胞肺癌

- 应当将医生和患者都能接受的、最可能使患者获益、且毒性最小的药物方案作为晚期肺癌的首个治疗方案。
- 分期、体重减轻、体力状态及性别可以预测生存期。
- 与最好的支持治疗相比，以铂类为基础的化疗可以延长生存，提高对症状的控制，获得更好的生活质量。
- NSCLC的组织学对于系统性治疗的选择非常重要。
- 新药物/铂类联合药物对适当的患者可以产生稳定的总缓解率（为25%~35%），进展时间（4~6个月），中位生存期（8~10个月），1年生存率（30%~40%），及2年生存率（10%~15%）。
- 除了EGFR突变阳性患者使用厄洛替尼有效之外，任何年龄的不适合的患者（体力状态3~4）不能从细胞毒药物治疗中获益。

一线治疗

- 贝伐单抗+化疗或单独化疗适用于体力状态0~1的晚期或复发性NSCLC患者。应当持续使用贝伐单抗直至疾病进展。
- 推荐EGFR敏感突变患者使用厄洛替尼作为一线治疗。而EGFR突变阴性或EGFR状态未知的患者不应当使用厄洛替尼作为一线治疗。
- 阿法替尼适用于EGFR敏感突变患者。
- 克唑替尼适用于ALK重排患者。
- 对于非鳞状细胞肺癌患者，与顺铂/吉西他滨相比，顺铂/培美曲塞的疗效较好，毒性较低。
- 顺铂/吉西他滨相较于顺铂/培美曲塞，对鳞状细胞癌患者疗效更好。
- 推荐两药联合方案，加入第三种细胞毒药物会增加缓解率，但总生存没有提高。单药治疗可能适用于特定患者。
- 研究证实，顺铂或卡铂联用以下任何一种药物均有效：紫杉醇、多西他赛、吉西他滨、依托泊苷、长春花碱、长春瑞滨、培美曲塞或白蛋白结合紫杉醇。
- 如果有可用的数据表明新药物/非顺铂联合方案（如吉西他滨/多西他赛、吉西他滨/

长春瑞滨）有活性及可耐受的毒性，则这些方案也可以成为一种可能的选择。

维持治疗

持续维持指的是使用至少一种一线治疗药物超过 4~6 个周期，没有疾病进展。转换维持指的是开始使用一种不包括在一线治疗方案中的不同的药物，在 4~6 周的首次治疗后没有出现疾病进展。

持续维持：贝伐单抗联用化疗应当持续至出现疾病进展的证据或不可接受的毒性，每个临床试验的设计都支持它们的应用。

- 使用 4~6 周的铂-双药化疗联用贝伐单抗之后，继续使用贝伐单抗。
- 对于除鳞状细胞癌之外的患者，使用 4~6 周的顺铂联合培美曲塞化疗后，继续使用培美曲塞。
- 对于除鳞状细胞癌之外的患者，使用 4~6 周的贝伐单抗、培美曲塞、顺铂/卡铂后，继续使用贝伐单抗加培美曲塞。
- 使用 4~6 周的铂-双药化疗后，继续使用吉西他滨。

转换维持：两项研究表明，对于 4~6 周治疗后没有疾病进展的患者，一线化疗后开始使用培美曲塞或厄洛替尼能带来无进展生存和总生存的获益

- 对于除鳞状细胞癌外的患者，使用 4~6 周的一线铂双药化疗后，开始使用培美曲塞。
- 使用 4~6 周的一线铂双药化疗后，开始使用厄洛替尼。
- 对于鳞状细胞癌患者，使用 4~6 周的一线铂双药化疗后，开始使用多西他赛。
- 对没有治疗的患者进行密切监测可以作为替代维持治疗的选择。

之后的治疗

在一线治疗中或治疗后经历疾病进展的患者，二线治疗可以使用单药多西他赛、培美曲塞或厄洛替尼。

- 多西他赛优于长春瑞滨或异环磷酰胺。
- 对于腺癌及大细胞癌的患者，培美曲塞与多西他赛效果相似，且毒性更小。
- 与多西他赛单药相比，雷莫芦单抗（ramucirumab）联合多西他赛可以提高生存期。
- 厄洛替尼优于最好的支持治疗。
- 阿法替尼适用于 EGFR 敏感突变患者。
- 色瑞替尼适用于有疾病进展或对克唑替尼不耐受的 ALK 重排患者

疾病进展之后的治疗

对于使用靶向药物产生客观缓解的 EGFR 敏感突变患者或 ALK 重排患者，除靶向药物（厄洛替尼、吉非替尼、阿法替尼、克唑替尼、色瑞替尼）外，在疾病进展后不应当继续使用之前的药物，除制定情况外。

（稿源：医脉通，2014-11-25）

2014年ASCO GI会议亮点集萃

董雪娟

一、大肠癌患者使用血管紧张素转化酶抑制剂和血管紧张素受体阻滞剂的疗效

背景 越来越多的证据揭示血管紧张素致癌作用的病理生理机制。血管紧张素转化酶抑制剂（ACEIs）和血管紧张素受体阻滞剂（ARBs）通过抑制VEGF和IGF-1显示在体外对结直肠癌（CRC）的活性，并提出了一种新的治疗策略。本研究目的旨在探讨ACEIs和ARBs联合应用对CRC患者的疗效。

方法 回顾2004～2008年的Ⅰ～Ⅲ期CRC患者的医疗记录。ACEI与ARB的使用规定为：初步诊断和治疗后无疾病证据患者使用至少3个月。疗效是无病生存率（DFS）和总生存率（OS）。应用Kaplan-Meier法和Cox比例风险回归进行分析。

结果 共222例患者入选，中位随访39个月。总共有105例（47%）被确定为ACEI/ARBs类药物的使用者。多因素分析：调整年龄、性别、种族、分期、分级、肿瘤部位、辅助化疗、放疗、他汀类药物和ASA的使用，ACEI和（或）ARBs类药物的使用者与非使用者相比，DFS显著改善（HR＝0.44，$P=0.003$）。单独考虑，仅使用ACEIs和仅使用ARBs的患者仅比非使用者有较好的DFS（HR分别为0.43和0.53）。直接比较，ACEIs的使用者比ARBs的使用者并没有显著不同的DFS（HR＝0.81，$P=0.678$）。关于OS，多因素分析显示，相较于非使用者，使用ACEI或ARB的患者有更好的OS，但不显著（HR＝0.59，$P=0.219$）。

结论 使用ACEIs和（或）ARBs对CRC患者可改善DFS。对改善OS在统计学上有不显著的趋势，这可能与研究的低样本有关。这一观察结果值得进一步探索。

二、晚期直肠癌在术前放、化疗中中性粒细胞/淋巴细胞比率和肿瘤缩小率相关

背景 术前放、化疗（CRT）广泛用于晚期低位直肠癌的治疗，被认为可降低局部复发率，提高保肛率。但是，肿瘤缩小效果因患者而不同。迄今为止，尚未发现预测治疗效果的有效因素。最近的研究表明，肿瘤免疫在肿瘤微环境能够参与放射和抗癌药物的抗肿瘤效果。在这些研究中，一些研究显示，血液检查结果的嗜中性粒细胞/淋巴细胞（NL）的比率与治疗效果相关。笔者研究了晚期低位直肠癌基于血液检查结果的NL比率和术前CRT肿瘤缩小之间的相关性。

方法 纳入30例在2008年1月~2013年6月期间接受术前CRT的晚期低位直肠癌患者。晚期低位直肠癌被分类为cT3或T4NxM0，术前CRT按照以下方案进行：50.4 Gy

（1.8 Gy×28fr）+UFT［300mg/天，LV（75mg/天）］×28 天。中性粒细胞计数和淋巴细胞计数在 CRT 之前和之后进行的血液检查基础上进行测定；计算 NL 比率，并且研究 NL 比率和肿瘤缩小率之间的相关性。

结果　30 例接受术前 CRT 的患者中 28 例进行了根治性手术。28 例中 1 例表现为局部复发（复发率 3.6%）。此外，28 例患者中 16 例肿瘤分级下降，分级下降率为 57.1%。肿瘤缩小效果与 CRT 之前血液检查的 NL 比率之间，以及肿瘤缩小效果与 CRT 之后血液检查的 NL 比率之间，均发现有显著差异（$P<0.0001$）。

结论　上述结果提示，晚期低位直肠癌在肿瘤微环境中的抗肿瘤免疫力，尤其是淋巴细胞可能参与术前 CRT 的抗肿瘤效果。另外，血液检查 NL 比率可能是肿瘤缩小效果的预测因子。

三、雷替曲塞联合氟尿嘧啶-替加氟或丝裂霉素 C 对晚期结直肠癌患者的疗效和安全性

背景　奥沙利铂和伊立替康联合氟尿嘧啶和亚叶酸钙被公认为转移性结直肠癌（mCRC）的标准治疗方案。该研究的目的是评估雷替曲塞联合氟尿嘧啶-替加氟（UFT）或丝裂霉素 C 对晚期结直肠癌患者的疗效和安全性。

方法　在 7 个中心，对 2008 年 12 月~2013 年 6 月间 62 例患者资料进行回顾性分析，这些患者接受雷替曲塞 2.6 mg/m^2（最多 5 mg）（第 1 天）和 UFT 500 mg/天（1~14 天），或丝裂霉素 6 mg/m^2（第 1 天），每 3 周一次。评价总生存期（OS）、无进展生存期（PFS）和毒性。

结果　患者中位年龄为 51 岁（18~76 岁），35 例（56%）为男性，27 例（44%）例为女性。39 例（63%）患者有 ECOG 体能状态 0 和 1。4 例（10%）患者接受 UFT 和雷替曲塞联合进行二线治疗，38 例（90%）进行第三、第四和第五线治疗。其他为丝裂霉素 C 加雷替曲塞方案进行第二和第三线治疗。12 例（19%）患者出现 3/4 级毒性反应为腹泻和乏力，13 例（21%）需减少剂量。在所有患者中，中位 PFS 为 3 个月（95%CI：2.65~3.34），中位 OS 为 6 个月（95%CI：2.09~9.90）。单独评估两组，UFT 组中位 PFS 为 3 个月（95%CI：2.60~3.39），中位 OS 为 6 个月（95%CI：2.47~9.53）；丝裂霉素 C 组中位 PFS 为 3 个月（95%CI：1.64~4.35），中位 OS 为 12 个月（95%CI：2.83~21.1）。统计显著性无法确定（$P>0.05$）。

结论　雷替曲塞联合 UFT 和丝裂霉素 C 联合治疗 mCRC，表现出可接受的生存时间和毒性，可以被作为 mCRC 抢救治疗方案。

四、PIK3CA 突变的转移性结直肠癌患者常规服用阿司匹林与生存

背景　最近的数据表明，常规服用阿司匹林（ASA）可提高 PIK3CA 突变 CRC 患者的总生存率。然而，由于只有分析了 15 例 PIK3CA 突变的 CRC 患者，不能确定生存获益是否与常规使用 ASA 相关。我们结合两个大型学术机构的数据，探讨转移性 CRC 常规使用 ASA 与生存之间的相关性。

方法　在佛罗里达州坦帕市 Moffitt 癌症中心（MCC）和澳大利亚皇家墨尔本医院

（RMH）确定 PIK3CA 突变的 CRC 患者。前瞻性临床数据（包括年龄、性别、疾病部位）和生存数据是可用的。在 MCC，通过使用 50~100X 覆盖 Illumina 的新一代测序平台外显子组测序鉴定 PIK3CA 突变。在 RMH，使用 Sanger 测序来鉴定 PIK3CA 突变。生存分析采用 Cox 回归分析。

结果 我们确定了 187 例有 PIK3CA 突变的 CRC 患者。中位年龄为 72 岁，中位随访 48 个月。49 例（26%）患者常规使用 ASA。47 例（25%）患者有癌转移。在单因素分析中，常规使用 ASA 与总生存期改善无关（HR=0.87，P=0.60），虽然有改善生存率的趋势（HR=0.48，P=0.06）。在Ⅱ期或Ⅲ期患者中，常规使用 ASA 没有改善总生存期、癌症特异性或无复发生存率。然而，在Ⅳ期患者中，常规使用 ASA 与改善总生存期（HR=0.35，P=0.04）和肿瘤特异性生存率（HR=0.28，P=0.02）有显著相关性。

结论 我们的研究表明，在治疗 PIK3CA 突变的转移性 CRC 中，常规使用 ASA 与整体和癌症特异性生存优势显著相关。然而，我们无法确认在所有阶段的生存优势。

五、具有肝硬化的结直肠癌患者手术后并发症发生率和病死率增加

背景 具有肝硬化的局部大肠癌患者是肿瘤切除术的潜在候选人。此综述目的是评估结直癌手术后病死率。

方法 综合搜索 PubMed、EMBASE 和 Cochrane 图书馆，选择前瞻性和回顾性研究。研究人群包括接受结直肠切除术非转移性结直肠癌和其他恶性肿瘤疾病的肝硬化患者。分析术后病死率和独立危险因素。

结果 确定 8 项研究，其中 4 项研究比较有和无肝硬化结直肠手术患者的风险。患者的数量为 41~6120。大多数研究的肝硬化严重程度用 Child-Pugh 评分进行分类。B 级和 C 级在 20%~60%的患者中被观察到。败血症为术后主要并发症，发生在 48%~77%的患者。根据 Child-Pugh 评分，病死率变化为 11%~41%的患者，在 Child-Pugh 分级 C 级肝硬化患者病死率显著提高。紧急外科手术对预后产生负面影响。平均住院时间为 9~18 天。分别与非肝硬化患者相比，在门静脉高压症的缺乏和存在情况下，肝硬化增加 2~3 倍和 4~10 倍术后病死率的风险。术后发病率和病死率的独立危险因素分别为脑病、腹水、低血红蛋白、凝血酶原时间延长、胆红素升高、低白蛋白血症、术后感染、全结肠切除术、选择性或非选择性手术、合并症存在和 MELD 评分≥15。

结论 肝硬化与结直肠癌术后并发症发生率和病死率的风险增加有关。专门研究评估这一人群结直肠癌手术的手术风险是少见的，需要前瞻性对照试验，需要优化这些患者的围术期处理。

六、胃癌术后个体化化疗检测多药耐药基因相关蛋白

背景 术后辅助化疗有利于一些患者，但是，它可能会增加治疗负担，并降低其他患者的免疫力。筛选基于分子标记的个体化辅助化疗合适的患者是必要的。

方法 对 2002 年 6 月~2004 年 6 月接受根治性胃大部切除术的 119 例患者进行回顾性分析。61 例患者进行了 4~6 个周期以铂类和 5-FU 为基础辅助化疗。TOPO Ⅱ阴性、MRP 阳性和 GST-π 阳性被认为是可能与化疗耐药和预后不良相关联的三个风险因素。患者被分

为两组：高危组（≥2 个危险因素）和低危组（<2 个风险因素），并且对两组肿瘤复发患者的生存期进行了分析。

结果　低危组的平均复发时间显著长于高危组（21.29±11.10 *vs* 15.16±8.05 个月，$P<0.01$）。高危组 3 年和 5 年生存率分别为 57.4%和 42.6%，但是，与低危组的 66.2%及 58.5%相比，并没有显著差异（$P>0.05$）。在高危组，有/无化疗患者 3 年生存率分别为 62.1%和 52.0%，5 年生存率分别为 44.8%和 40.0%，但差异无统计学显著性（$P>0.05$）。在低危组患者有/无化疗的 3 年生存率分别为 81.2%和 51.5%，5 年生存率分别为 71.9%和 45.5%，差异有统计学显著性（$P<0.05$）。

结论　联合检测多药耐药相关蛋白 TOPOⅡ、MRP 和 GST-π 对于优化化疗方案具有前瞻性价值，并可进一步预测胃癌患者的预后。

七、局部晚期肝门部胆管癌的放、化疗

背景　局部晚期肝门部胆管癌（LA-PHC）是一种少见的恶性肿瘤，预后极差，放化疗（CRT）可用来缓解症状和延长生存期。然而，由于这些肿瘤稀少，其作用尚未确定。我们旨在探讨化疗同步放疗（CRT）对 LA-PHC 患者的疗效。

方法　本研究包括一个研究所 52 例接受 CRT 的 LA-PHC 患者。患者接受外照射放疗中位剂量 50.4Gy，联合吉西他滨或 5-FU（或其类似物）。评价客观缓解率（ORR）、疾病控制率（DCR）和总生存期（OS）。所有统计分析采用 SPSS 程序版本 18.0 进行。

结果　中位 OS 为 14.2 个月（95%CI：8.9～19.5）。ORR 和 DCR 分别为 12%和 85%。13 例（19%）患者 CRT 后疾病转化为可切除，与单独接受 CRT 相比，有显著的生存优势（29.2 个月 *vs* 10.8 个月，$P=0.005$）（定义为与基线相比，CA19-9 水平的降低超过 30%）。在 CRT 后 1 个月的 CA19-9 的反应预测生存时间延长。CRT 的一般耐受性良好。虽然吉西他滨为基础的 CRT 比氟尿嘧啶为基础的 CRT 有较高的 ORR、DCR 和 1 个月的 CA19-9 反应，但差异无统计学意义，而且两种方案之间的 OS 没有差异。此外，与吉西他滨为基础的 CRT 治疗的患者遭受更严重的血液学毒性（3 或 4 级中性粒细胞减少，20% *vs* 4%）。

结论　本研究表明，CRT 是 LA-PHC 很好的治疗选择。此外，CRT 完成后 1 个月 CA19-9 反应被认定为接受 CRT 患者的生存预测指标。有必要进一步研究最佳化疗方案。

八、胰腺癌患者胰十二指肠切除后的长期生存

背景　由于胰腺癌胰十二指肠切除术的重点放在无病生存率和总生存率，长期生存者没有很好的描述。我们试图评估胰腺癌胰十二指肠切除后的长期生存结果。

方法　我们从胰腺癌患者接受胰十二指肠切除术的前瞻性数据库中确定了 30 例患者，没有疾病的证据有至少 40 个月的随访。对人口统计学、治疗和病理特征进行了收集综述。长期后遗症的数据也被收集，特别是那些需要额外程序的并发症和异时性癌症的发展。

结果　中位随访时间为 83 个月，仍然活着的患者有 60%。一半的患者为男性，中位诊断年龄为 70 岁。关于治疗，80%的患者接受放、化疗，有一半以上的患者接受了新辅助设置。所有患者均接受了 R0 切除，虽然 2 名患者需要至少肠系膜上或门静脉部分切除术。33%的患者为 N1。44%的患者并无任何显著的后遗症。在其余患者中，4 例（13%）出现

腹水，需要重复穿刺术或分流腹水，中位进展时间（MTTP）63 个月。6 例（20%）出现胆管狭窄需要放置支架（MTTP 56 个月），1 例患者出现门静脉血栓需要静脉支架（MTTP 52 个月），3 例（10%）出现临床显著的胃吻合口溃疡（MTTP 47 个月）。关于异时性癌症，2 例出现淋巴瘤（MTTP 92 个月）。

结论 接受胰十二指肠切除的胰腺癌患者长期生存者可出现显著后遗症，而这往往出现在手术后超过 3~5 年。

九、辅助疗法对胆管癌患者生存的影响

背景 手术切除是胆管癌（CC）唯一有效的治疗选择，手术切除后目前没有明确的辅助治疗指导方针。鉴于切除后局部和远处复发的高发率，我们评估了辅助化疗或放化疗（CRT）对总生存期（OS）的影响。

方法 回顾性分析了 2002~2012 年间确定的所有接受根治性手术切除的 CC 患者。接受中止或姑息手术患者被排除在外。生存估计采用 Kaplan Meier 曲线量化，组间差异用 log-rank 检验和 Cox 回归模型进行比较。

结果 在研究期间，103 例 CC 患者在我院接受根治性切除。肿瘤的位置在肝内、肝门部和远端分别为 37%（$n=38$）、23%（$n=24$）和 40%（$n=41$）。总共有 49 例（48%）患者接受辅助化疗（$n=28$）或 CRT（$n=21$），剩余的 54 例（52%）患者进行观察，没有采用额外的治疗。没有患者单独使用放射治疗。接受辅助治疗与观察组比较，OS 分别为 21.4 及 41.4 个月（$P=0.08$）。如果手术切缘阳性（$P=0.036$）辅助治疗与观察组比较，OS 分别为 28.4 个月和 19.4 个月；如果切缘阴性，辅助治疗与观察组比较，OS 分别为 79.1 个月和 26.3 个月（$P=0.4$）。辅助化疗与 CRT 比较，OS 分别为 41.4 个月和 38.0 个月（$P=0.1$）。肿瘤分期是预后的唯一具有统计学显著差异的病理指标（$P=0.019$）。

结论 辅助治疗显著改善 CC 切缘阳性患者 OS，少数患者手术切缘阴性也可受益，虽然没有显著性差异。这些数据表明，不论切缘状态如何，对所有患者应进行辅助治疗，切缘阳性患者可能受益最大。

十、胰腺颈部癌的预后因素

背景 胰腺颈部癌由肝总动脉（CHA）、胃十二指肠动脉（GDA）和门静脉（PV）所包围，容易侵入围绕大动脉如 CHA、腹腔动脉干和肠系膜上动脉（SMA）的神经丛。因此，胰颈癌的切除率低，其生物学行为不清楚。在这项研究中，我们回顾了 59 例切除颈部肿瘤的胰腺癌病例，以确定影响预后的因素。

方法 2000~2012 年，305 例胰腺癌患者进行手术切除，其中 59 例（19%）患者为胰颈部癌，49 例患者行胰十二指肠切除术，5 例部分胰腺切除术，4 例远端胰腺切除术，1 例全胰腺切除术。由 CT 成像分类侵犯 PV 分为 A（正常）、B（单边）、C（双侧）或 D（完全梗阻）。我们回顾性分析了胰颈部癌临床病理特征和预后因素。

结果 胰腺颈部癌比其他部位胰腺癌较小（21.1±7.0mm *vs* 32.0±13.5mm，$P<0.01$），并且胰颈癌侵犯 PV 病例发生率较高（36% *vs* 20%，$P=0.01$），在胰腺颈部癌患者中，病理侵犯 PV 的 A 型为 0（0/9），B 型为 14%（3/22），C 型为 48%（10/21），D 型为

86%（6/7），37 例（63%）有淋巴结转移。在 32 例交界性可切除胰腺颈部癌中，新辅助化疗（放射）治疗（NAC）降低了 R1 率（$P=0.04$）。

结论　胰腺颈部癌常常侵犯 PV，即使 CT 成像显示单侧临接，为了 R0 切除胰腺颈部癌，可能需要联合 PV 切除。研究提示，NAC 可提高胰腺癌颈部癌 R0 切除率和术后生存率。

（来源：医师周刊 2014-02-17）

2014 国际结直肠癌论坛热点集萃

北京大学肿瘤医院　顾　晋

一年一度的延世国际结直肠癌论坛于 2014 年 6 月 14 日在韩国首尔延世大学肿瘤中心开幕。来自韩国、中国、俄罗斯、日本、印度的专家齐聚一堂，交流结直肠癌诊疗的最新进展。本次论坛的主题为：结直肠癌治疗的前沿和进展。大会日程涵盖了结直肠癌微创手术、术后辅助化疗、药物转化研究和难治性结直肠癌治疗经验病例分享四个部分，此外会议还特地安排了 3 场大会特邀报告。

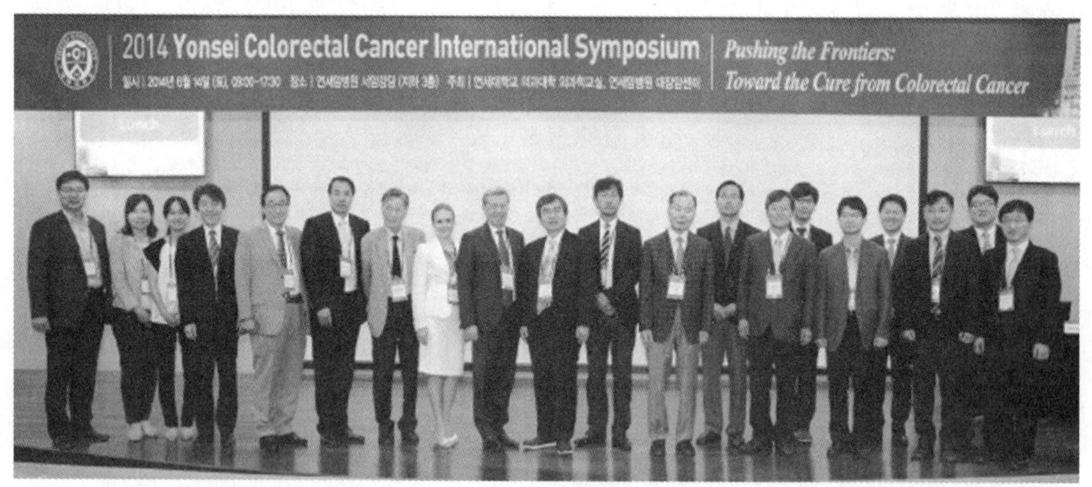

一、关注外科技术创新 交流微创成功经验

近 10 年来，微创理念和技术在结直肠肿瘤外科中有了长足的进步，特别是随着经自然腔道内镜手术（natural orifice transluminal endoscopic surgery，NOTES）的发展，低位直肠癌经肛手术备受关注。韩国庆熙大学的 Seon Jin Park 教授介绍了“经肛门全系膜切除术（Tranaal TME）”的最新进展。传统的腹腔镜手术由腹腔向盆腔分离，经常遇到因骨盆空

间狭小而带来的手术困难。而经肛门全系膜切除术，作为传统括约肌间切除术的延伸，融合了经肛门 NOTES 和腹腔镜辅助的优势，实现了经直肠从盆腔远端向腹腔分离的新思路。然而，在手术实践中，经肛门 TME 也有其技术难点：①“由下向上”分离中，根据盆腔的解剖寻找正确的手术间隙即“神圣平面”；②在盆腔狭小空间内，避免腔镜器械操作引起的组织损伤，如神经血管损伤和骶前出血等。Park 教授通过手术录像，深入解析了经肛门全系膜切除术的手术入路、解剖部位和术中要点。

结直肠肿瘤的内镜切除也成为微创技术的热点。韩国的 Young Hoon Yun 教授详尽的介绍了内镜黏膜下切除术（Endoscopic submucosal dissection，ESD）和延世大学肿瘤医院近 20 年的经验。与内镜下黏膜分块切成术（EPMR）相比，ESD 手术优势明显：更高的整块切成比例（87%~93%）和更低的复发率（0.07%）。Yun 教授比较了韩国与日本对结直肠癌行 ESD 手术规范，建议 ESD 适用于下列情况：

（1）早期结直肠癌伴黏膜下层浸润（无淋巴结转移）；

（2）伴有纤维化的黏膜内肿瘤，或内镜活检/手术后肿瘤残留或切缘阳性；

（3）散发性病变伴肠道慢性炎症（如溃疡性结肠炎）。

二、注重临床实际出发 改善肠癌患者预后

直肠癌术后辅助治疗及其临床意义，因缺少大规模前瞻性研究，其循证医学依据仍来自结肠癌辅助治疗的外推。Ulsan 医学院的 Yong Sang Hong 教授介绍了一项韩国Ⅱ期临床试验——ADORE 研究。该研究纳入了 321 名接受根治性手术且术后病理为Ⅱ（ypT3~4/ypN0）或Ⅲ（ypT/ypN1~2）期直肠癌患者，这些患者均接受氟尿嘧啶单药的新辅助放化疗。该研究平均随访为 38.2 个月，结果分析提示，接受 FOLFOX 辅助化疗组患者的 3 年无病生存（DFS）显著好于接受 FL 化疗组患者（$P=0.047$），且两组间 3~4 级毒性反应并无明显差异。该研究结果以壁报的形式被今年 ASCO 大会接受。

三、强调转化医学研究 临床病理紧密结合

结直肠癌肿瘤分级仍沿用 AJCC 的 TNM 分期系统，其中分化良好的肿瘤定义为 G1 级，而中分化的肿瘤定义为 G2 级，分化差的定义为 G3。然而，这种分级系统参杂病理医师的主观因素，因此在不同病理医师间的存在差异。日本国立医学院的 Ueno 教授提出了显微镜下“低分化簇”（Poorly differentiated Clusters，PDC）的概念，通过镜下 PDC 计数，将结直肠癌分为新的 G1、G2 和 G3。回顾性研究证实，PDC 分级的客观一致性好，且与 TNM 分级相比，PDC 分级与肿瘤患者预后相关性更好。

四、聚焦肿瘤姑息治疗 分子靶向初见成效

晚期结直肠癌的治疗一直是学术界关注的热点，不同的化疗方案及靶向药物给患者带来了新的曙光，但同时如何在一线治疗失败后选择二线方案，及化疗与靶向药物的联合也成为临床转归的重要因素。韩国延世大学的 Hee Cheol Jeong 教授回顾了现有的大样本随机对照研究，得出以下结论：

（1）对于 5-FU 治疗失败的患者，联合铂类的化疗方案（IROX）疗效显著优于 FOLFIRI；

（2）包含依立替康的一线方案失败后，FOLFOX 往往是最好的选择，同时 FOLFOX 联合贝伐单抗显著优于 FOLFOX；

（3）抗 EGFR 单克隆抗体（西妥昔单抗）对于 K-RAS 外显子 2 野生型、化疗难治性、转移结直肠癌患者往往有效；

（4）罗格拉菲尼被证明是第一个在标准化疗均失败后能使患者生存获益的药物。

五、特邀报告聚焦热点 专家点评精彩纷呈

（一）P. Tsarkov 教授：局部进展期直肠癌扩大切除指征和预后

俄罗斯莫斯科第一医学院的 P. Tsarkov 教授围绕局部进展期直肠癌的扩大切除，分享了该中心的临床经验。Tsarkov 教授首先介绍了目前学术界对“局部进展期直肠癌”的共识：即 MRI 显示病变向直肠系膜外侵犯，伴环周切缘（CRM）阳性，或伴影像学提示侧方淋巴结转移。回顾该中心的数据发现：局部进展期直肠癌扩大切成术占手术量 40%，扩大切除与标准 TME 手术在手术难度及并发症等方面并无明显差异，而 R0 切除成为影响患者生存和复发的重要因素。对于术前考虑侧方淋巴结转移患者，术前长程新辅助放化疗联合根治性手术，成为局部进展期直肠癌的理想治疗模式

（二）Yukinide Kanemitsu 教授：复发性直肠癌手术切除术后肿瘤再发的预测

对于直肠癌局部复发患者，行挽救性切除术后，如何预测肿瘤的复发或转移成为挽救性手术后能否使患者生存获益的评价指标。日本东京国立医学中心的 Yukinide Kanemitsu 教授回顾分析了本中心 101 例直肠癌局部复发后接受挽救性手术患者的临床资料，结果显示：获得 R0 切除患者，5 年生存率（43.3%）明显高于 R1 和 R2 切除患者；同时多因素回归分析得出：上端骶骨切除、侧方侵犯、盆腔外转移病灶、泌尿系梗阻成为无病生存（DFS）的高危因素。无高危因素患者 3 年的 DFS 为 54.1%，而具备一种或多种高危的因素患者仅为 6.2%。这项研究为局部复发直肠癌患者手术前评估和远期疗效预测给出了循证医学证据。

（三）顾晋教授：联合脏器切除和整形修复治疗局部晚期结直肠癌

北京大学肿瘤医院结直肠外科顾晋教授做了题为“局部晚期结直肠癌的扩大切除和整形修复”的发言，分享了北京大学肿瘤医院结直肠外科在局部晚期和复发性结直肠癌治疗中的经验，通过病例分享，介绍了北京大学肿瘤医院消化肿瘤多学科讨论（MDT）模式，分享了多个典型病例：

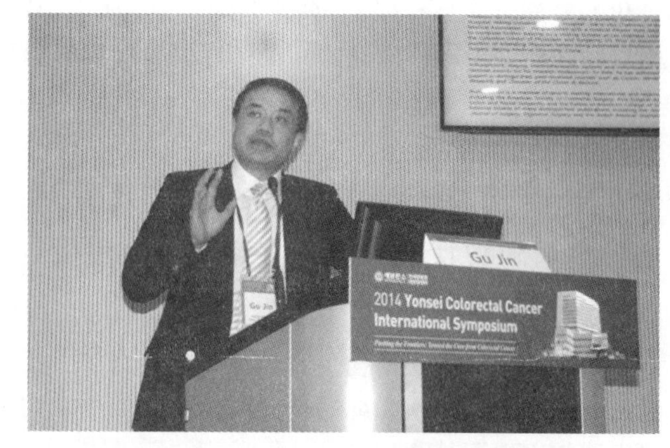

（1）直肠癌侵犯膀胱形成直肠膀胱瘘，行术前放化疗后，接受盆腔腔脏器切除手术，术后病理肿瘤完全缓解（pCR）。

（2）直肠癌术后乙状结肠造口复发行腹壁肿物切除，腹

壁转置皮瓣移植。

（3）直肠癌腹会阴联合切除术后阴道复发，行肿物切除，股薄肌皮瓣移植，阴道成形术。

发言引起了各国专家的兴趣，他们纷纷就病例诊治流程中的细节进行提问，顾晋教授引用了最新指南及临床研究证据一一作答，讨论中就肿瘤的切除时机和切除范围各国专家分享了自身的经验。俄罗斯莫斯科第一医学院的 Petr Tsarkov 教授会后主动找到顾晋教授，就结直肠癌的扩大切除进行进一步交流，充分赞扬我院在复杂结直肠癌治疗方面取得的成绩，并邀请顾晋教授前往莫斯科学术交流。

会间休息，顾晋教授一行应邀参观了延世大学肿瘤中心病房及手术室。论坛闭幕后，Kim 教授向顾晋教授颁发了感谢信，并邀请顾晋教授再次出席，也欢迎中国年轻医师积极参与国际交流。

会上，北京大学肿瘤医院结直肠外科的年轻医师就大会讲者发言踊跃提问，针对结直肠癌治疗的各方面问题和国际结直肠癌的专家们进行了互动和沟通，展现了中国年轻肿瘤外科医师的风采。

六、总结

韩国延世大学举行的国际结直肠癌论坛成为行业内的一场顶级盛会，会议涵盖了结直肠肿瘤诊治中的新进展，为国际肿瘤医师提供了一个高端学生交流平台，提高了结直肠肿瘤的诊治水平，推动了国内和国际结直肠诊疗规范化进程。

（来源：肿瘤医学论坛 2014-08-06）

相关链接

北京大学肿瘤医院结直肠肿瘤外科团队参加韩国延世大学 2014 国际结直肠肿瘤论坛

一年一度的“国际结直肠肿瘤论坛”于 2014 年 6 月 14 日在韩国首尔延世大学肿瘤中心开幕。来自韩国、中国、俄罗斯、日本、印度的专家齐聚一堂，交流结直肠肿瘤诊疗的最新进展。

本次论坛的主题为：“零距离接触——结直肠癌治疗前沿”。大会日程涵盖了结直肠癌微创手术、围术期化疗、药物转化研究和难治结直肠癌的病例分享四个部分。应韩国首尔延世大学外科主任金南奎教授的邀请，北京大学肿瘤医院结直肠外科主任顾晋教授带领结直肠肿瘤外科的青年医师们一道参加了此次大会，顾晋教授应邀进行了主题发言。

来自韩国庆熙大学的 Seon Jin Park 教授介绍了“经肛门全系膜切除术（Tranaanal TME）”的最新进展。传统的腹腔镜手术由腹腔向盆腔分离，经常遇到因骨盆空间狭小而带来的手术困难，而经肛门全系膜切除术实现了从远端盆腔向腹腔分离的新思路。延世大学的闵秉松教授分享了达分奇手术的经验。日本的 Ueno 教授应用“低分化簇（Poorly differentiated Clusters，PDC）”概念提出了结直肠癌新的分级理论，回顾性研究证实，与 TNM 分级相比，PDC 分级与预后相关性更好。

顾晋教授做了题为“结直肠癌的扩大切除和整形修复”的讲座，分享了北京大学肿瘤医院结直肠外科在局部晚期/复发性结直肠癌治疗中的经验，通过病历分享，介绍了北京大学肿瘤医院消化肿瘤多学科讨论（MDT）模式，引起了各国专家的兴趣，他们纷纷就病例诊治流程中的细节进行提问，顾晋教授引用了最新指南及临床研究证据一一作答，讨论中就肿瘤的切除时机和切除范围各国专家分享了自身的经验。

俄罗斯莫斯科第一医学院的 Petr Tsarkov 教授会后主动找到顾晋教授，就结直肠癌的扩大切除进行进一步交流，充分赞扬北京大学肿瘤医院在复杂结直肠癌治疗方面取得的成绩，并邀请顾晋教授前往莫斯科学术交流。

会间休息，顾晋教授一行应邀参观了延世大学肿瘤中心病房及手术室。论坛闭幕后，Kim 教授向顾晋教授颁发了感谢信，并邀请顾晋教授再次出席，也欢迎中国年轻医师积极参与国际交流。

（北京大学肿瘤医院 陈楠，来源：北京大学医学部新闻网 2014-07-07）

新药物联合可改善胰腺癌临床疗效

胰腺癌是美国癌症致死的第四大原因，而且在所有的主要癌症中胰腺癌的总存活率最低（<6%）。然而，目前针对胰腺癌治疗的方法疗效有限，据最新统计，截至 2015 年时，胰腺癌将上升至所有癌症死因中的第二位。通过外科手术移除肿瘤可为延长生存期提供最佳选择，然而对于胰腺癌，仅有 15%的晚期胰腺癌患者通过常规诊断才能确定符合手术适应证。在过去的 20 年，胰腺癌患者的预后仅取得了有限的进展，目前对胰腺癌的新治疗方案和治疗选择有很大的需求。

David Durrant（弗吉尼亚州立大学医学院 Pauley 心脏研究中心 Rakesh Kukreja 教授的博士生）正在研究一种针对胰腺癌治疗的新型组合治疗方法。传统的化疗药物多柔比星（DOX，阿霉素），用于某些癌症的治疗已经很长时间了。然而，患者往往对多柔比星产生耐受性，这是因为人体对某一蛋白质活化的增强或是药物载体的过度表达使得药物的细胞水平有所降低，这种情况对胰腺癌更是如此，胰腺癌对于多种治疗方案都不具有响应，包括那些含有多柔比星的治疗方案。目前的研究主要集中在针对这些耐药机制，这些机制也许会使癌细胞对多柔比星产生再敏感反应，给胰腺癌患者在反抗这种破坏性疾病的斗争中提供了另一种选择。

在该项研究中，Durrant 使用胰腺癌细胞来评估多柔比星联合一种抑制某一蛋白质参与多柔比星耐药的药物，称为 BEZ235（BEZ）。研究结果表明，多柔比星和 BEZ 联合治疗与单独用药的疗效相比，可以显著降低胰腺癌细胞的存活率。DNA 损伤的增加与细胞凋亡（程序性细胞死亡）具有相关性。更有趣的是，BEZ 和多柔比星联合治疗可以显著提高多柔比星在癌细胞中的浓度水平。这些结果都表明了 BEZ 的双重疗效即：它的首要功能是抑制蛋白质参与抗药性机制，其次是具有抑制药物逸出的独特作用，这样便可以保证多柔比星在癌细胞中保持一定浓度。此外，在活体动物模型中进行的离体试验也表明了，多柔比星和 BEZ 在增强对癌细胞的杀伤性方面的作用。对移植入胰腺癌小鼠身上进行的多柔比星与 BEZ 联合治疗的试验中，也显示了联合治疗的疗效要优于任何单一的多柔比星或 BEZ 的疗效。

有关多柔比星联合 BEZ 治疗在增强胰腺癌细胞杀伤效果试验结果，是令人兴奋的，这些结果可能会带领临床试验，并可能促进针对胰腺癌患者可行的治疗方案的研发。

该项研究是由美国心脏协会和卫生 MERIT Award 国家机构支助。

编译自：Novel Drug Cocktail May Improve Clinical Treatment for Pancreatic Cancer，newswise，4/27/2014

（来源：医脉通，2014-04-30）

2014 年欧洲乳腺癌大会（BECC）亮点集萃

董雪娟

一、局麻下乳房切除术可以减轻术后急性和慢性疼痛的发生率

一项英国的研究结果显示，在乳腺手术开始而非结束时使用局麻（LA）浸润，可以减少术后疼痛的发生率。研究人员将该项研究的结果发表在 EBCC 上。

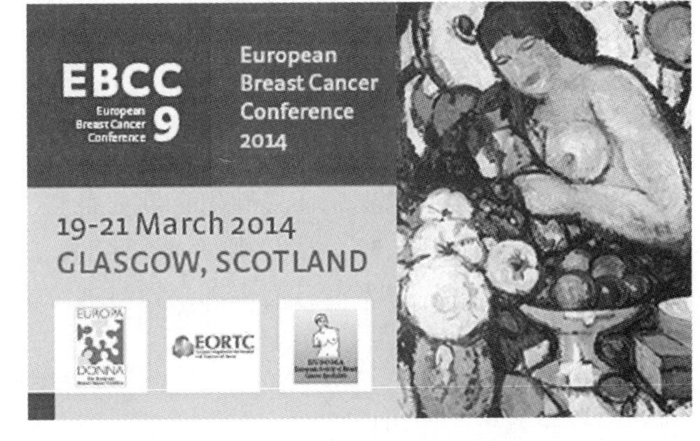

位于阿伯加文尼的内维尔·霍尔医院的研究人员探讨了采用 LA 的时间对接受乳腺癌切除手术患者术后急性和慢性疼痛的影响。尽管目前对慢性疼痛和乳房切除术后疼痛综合征的认识越来越多，但是对于发病原因仍然不甚清楚，所以对其预防方法的研究也非常有限。

在该项前瞻性研究中，共纳入 91 名患者为研究对象，她们被要求完成调查问卷，包括麦基尔疼痛评分量表和需要镇痛药物的问题。答卷完成率为 78%。

在研究中，一名外科医生在手术开始时就给予患者 LA 浸润，而另一名外科医生在手术结束时都给予患者 LA 浸润，在所有局部广泛切除的手术结束时均给予患者 LA。结果显示，在手术开始时接受 LA 的患者需要急性镇痛药物的有所减少。至少有 52% 的患者描述出现过某种程度的慢性疼痛，不过两组患者间术后慢性疼痛存在的差异并不明显。

值得注意的是，在这项研究中，有 73% 的患者在手术结束时接受的 LA，而仅有 40% 的患者在手术开始时接受的 LA，两组患者相差 33 个百分点，因此研究人员建议需要更大型的研究来进一步确定这一结论。

二、在依西美坦中增加依维莫司可以减少绝经后进展期乳腺癌患者骨骼中骨代谢标志物和疾病的进展

对于来曲唑或阿那曲唑难治性 ER+进展期乳腺癌患者而言，联合应用依西美坦和依维莫司可以为骨健康提供益处，这一结论来自口服依维莫司治疗乳腺癌的临床实验（BOLERO）-2 的最新结果，发表在新近召开的 EBCC 上。

在这项全球范围内的Ⅲ期临床实验中，共有 724 名妇女接受依西美坦 25mg/天的治疗，并被随机以 2∶1 的比例分为两组：实验组（同时还接受依维莫司 10mg/天）和对照组。平均随访 12.5 个月后，主要研究终点是无进展生存期（PFS）。在治疗开始 6 周和 12 周时分别测量骨转换标志物，包括骨特异性碱性磷酸酶（BSAP）、Ⅰ型胶原氨基末端前肽（P1NP）和Ⅰ型胶原 C 末端交联端肽（CTX）。

研究结果显示，无论是研究人员评估还是中心评估，实验组患者的 PFS 中位数均长于对照组。在实验组中，骨代谢标志物水平在第 6 周（BSAP：5.5%，P1NP：20.4%，CTX：6.3%）和第 12 周时（BSAP：3.6%，P1NP：26.8%，CTX：0.5%）均较基线水平下降，而对照组患者则有所升高。在第 60 天时，骨骼疾病进展的累积发生率，实验组（3.03%）明显低于对照组（6.16%）；在骨转移患者中，实验组（3.95%）也低于对照组（8.11%）。在 60 天以后的时间点上，研究人员发现趋势是相似的。所有与治疗相关的不良反应均为 1~2 级，并且两组患者出现的频率相近（2.9% *vs* 3.8%）。

三、年龄超过 75 岁的老年妇女在面对她们的乳腺癌治疗方案选择时需要信息和决策的支持

英国谢菲尔德大学的一项研究显示，年老的早期乳腺癌患者认为，她们试图参与到她们的治疗方案制订当中去。

老年乳腺癌患者的疾病特异性生存期要低于年轻患者。主要内分泌治疗（PET）是手术以外的不错的替代治疗，具有相似的生存期，因此 PET 的局部控制是次要的。到目前为止，关于老年乳腺癌患者信息需求和决策参考方面的报告还非常少见。该项研究的结果公布于 EBCC 上。

研究人员在 5 年内采访了 36 名乳腺癌患者，所有的患者均表示对她们治疗的决策很满意，大多数都表示在积极参与治疗方案的制订。很大比例的患者在治疗方案确定之前就有了选择。研究人员认为患者的决策很大程度上取决于她们先前的经验和知识，不过有些是不正确的。在采访期间，这些患者表示需要从她们的主管医生那里得到个体化的信息，重点是有关治疗的效果、复发和传播的风险、治疗对家庭成员的影响以及治疗的不良反应。

有半数的患者认为，对于她们的决策不需要额外的信息或支持；另外半数认为，一本使用简单语言标注的显而易见图表的小册子会有所帮助。只有那些想要去掉肿块的患者会选择手术治疗，而那些认为自己太老不能手术或希望对自己生活影响最小的患者则会选择 PET 治疗。

四、腋窝淋巴结清扫术后使用纤维蛋白黏合剂减少淋巴漏

一项以色列的研究显示，腋窝淋巴结清扫术后使用纤维蛋白黏合剂可以显著减少淋巴

漏，这一结论发表在 EBCC 上。

以色列耶路撒冷夏尔西底克医学中心的研究人员完成了这项前瞻性研究，对接受腋窝淋巴结清扫的乳腺癌患者使用一种纤维蛋白黏合剂。研究人员在术中将一种控制术野出血的纤维蛋白黏合剂敷料覆盖在腋静脉、胸小肌与胸壁之间的间隙中，以及腋静脉周围，敷料大小为 9.5cm×4.8cm。去除引流的指征包括 24 小时引流量不超过 50ml 或引流管周围的渗液只把衣服浸湿。去除淋巴结的平均数量为 25 个，转移的淋巴结平均为 6 个。

结果显示，去除腋窝引流的时间平均为 4 天，有 15 个（65%）引流是在术后第 4 天或之前就去除的。并发症包括 1 例血肿（不需要引流）、2 例腋窝蜂窝织炎（口服抗生素治疗）、1 例不明原因发热、2 例乳腺皮瓣血肿和 2 例乳腺皮瓣下感染（开放引流）。

研究人员认为，使用纤维蛋白黏合剂和其他减少渗漏的方法相比，可以减少腋窝留置引流的时间，是一种简单、有效、便宜的封闭血管的制剂。

五、乳腺癌患者在辅助化疗中接受糖皮质激素治疗时高糖血症的发生率

一项英国的研究显示，患有糖尿病或糖皮质激素诱导高糖血症（SIH）的乳腺癌患者在化疗期间接受糖皮质激素治疗出现明显不良反应的风险增高。研究人员在 EBCC 上公布了研究结果。

总部位于伦敦的皇家马斯登英国国家医疗服务系统基金会的研究人员检测了早期乳腺癌患者在化疗期间 SIH 的发生率。他们同时还探讨了高糖血症与化疗相关不良反应之间的相关性。在化疗期间使用糖皮质激素是用来减少不良反应，但同时也会在使用后 12 小时以内增高血糖（BG）。先前的研究已经发现会增加糖尿病患者早期乳腺癌的风险，也会使已经存在糖尿病的肿瘤患者预后更差。

该项研究纳入单中心近 10 年共 249 名早期乳腺癌患者，均接受辅助化疗，方案是 5-氟尿嘧啶、表阿霉素和环磷酰胺共 3 周期，随后多西他赛 3 周期（FEC-T 方案）。在接受多西他赛治疗时至少有一次随机 BG 记录。在接受多西他赛治疗前 24 小时开始地塞米松治疗。

结果显示，249 名患者中，有 13 人（5.2%）已知患有糖尿病，在剩余的 236 人中，34 人（14.4%）出现 BG>11mmol/L，其中有 1 人被确诊为糖尿病。因不良反应而住院的患者的比例在正常人群中为 18.8%（38/202），在非糖尿病而出现 SIH 或糖尿病患者中为 31.9%（15/47）。另外，两组中分别有 16.8%（34/202）和 25.5%（12/47）的患者因败血症而入院。研究人员还发现，患者年龄和体质指数并不是 SIH 的可靠预测因素。

（来源：医师周刊 2014-04-15）

ASH 年会聚焦：飞速前行的“癌症免疫疗法”

当免疫学家 Michel Sadelain 在 2007 年推出他的第一个由基因工程技术改造的抗癌 T 细胞试验时，很难找到愿意参与的患者。当时的小鼠研究表明，从患者体内分离出的 T 细胞经过基因工程改造后，再输回患者体内能够对癌细胞发挥作用。

当时，同行们都不支持在患者身上使用这种听起来像科幻小说一样的疗法。不过，Sadelain 并不责怪他们；因为在他自己看来，这也是非常疯狂的。然而，经过了几年的发展，现在招募肿瘤免疫疗法的志愿者已经不像当初那么困难了。

2014 年 12 月 6 日 ~9 日在旧金山举行的美国血液学会（American Society of Hematology，ASH）的会议上，癌症免疫疗法可谓是占领了很多新闻的头条，其中嵌合抗原受体 T 细胞免疫疗法（Chimeric Antigen Receptor T-Cell Immunotherapy，CAR-T）更是在会议中大放异彩。

2011 年 8 月，宾夕法尼亚大学 Perelman 医学院的 Carl H. June 博士带领的研究小组曾报道了一项的早期临床研究，他们利用 CAR-T 治疗 3 名成人慢性淋巴白血病患者。其中 2 名患者在接受治疗 2 年后仍处于缓解期，开创了癌症细胞治疗的新纪元。

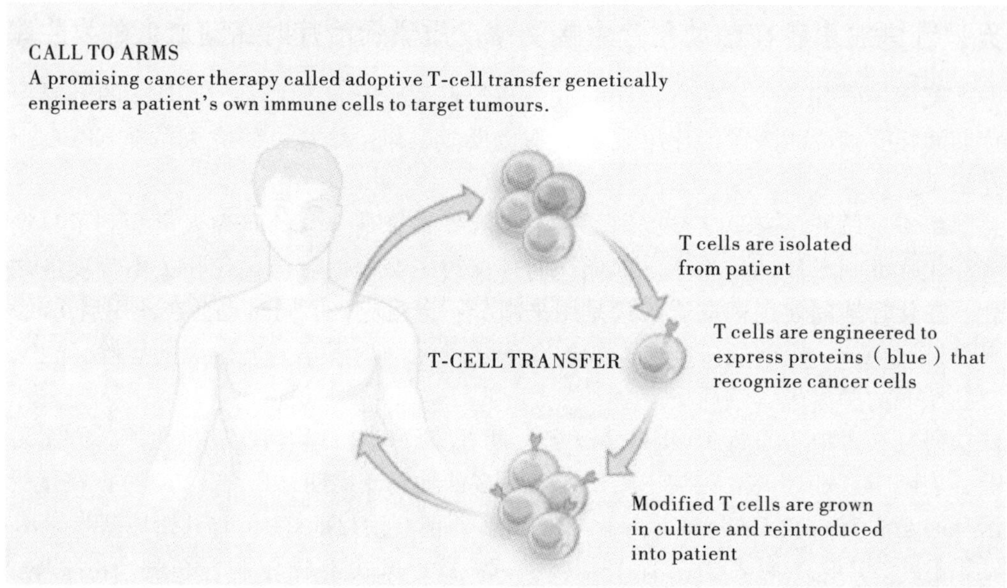

CAR-T 研究喜讯不断

在今年的 ASH 会议上，Sadelain 和同事报告了使用 CAR-T 可将所有 6 名淋巴瘤患者所有癌症表现全部去除的研究。Carl H. June 也证明靶向 CD19 的 T 细胞可将 23 名慢性淋巴细胞白血病患者中 9 名患者的癌细胞明显减少。30 名恶性急性淋巴细胞白血病的患者，经过嵌合抗原受体 T 细胞治疗后，27 名患者癌症症状完全消失，经过这些工程 T 细胞治疗后 2 年在患者血液中仍然能检测到工程细胞。

此外，其他一些 CAR 领域学者也与大家分享了他们的研究成果。

费城大学 Stephan Grupp，MD，PhD：六十多名复发急性淋巴细胞白血病（成人与儿童均有）和慢性淋巴细胞白血病患者在接受靶向 CD19 的 CAR-T 细胞治疗后缓解率达 90%。

美国肿瘤研究院 James N. Kochenderfer，MD：13 例患有难治性 B 细胞淋巴瘤的患者在接受靶向 CD19 的 CAR-T 细胞治疗后，12 人获得了部分或完全缓解。

多家公司抢占 CAR-T 领域

过去几年，多家公司已经对 CAR-T 展开了大规模投资。ASH 会议中讨论的癌症免疫疗法包括两种：一种是以细胞为基础的治疗，另一种是抗体为基础的治疗。前者涉及的公司主要包括诺华、Juno、Bellicum、KitePharma 等。这些公司在早期的研究中都显示出了很好的结果。

目前，诺华（Novartis）在 CAR-T 领域处于领先地位。2014 年 9 月，诺华斥资 2000 万美元在宾夕法尼亚大学医学院校园建立了一个细胞疗法研究中心（Center for Advanced Cellular Therapeutics，CACT），成为全球首个综合性的 CAR-T 细胞疗法开发中心，并任命 Carl H. June 博士为中心的主任。

10 月，诺华进一步扩大对 CAR-T 细胞疗法的投资，与英国牛津生物医药签署一笔 9000 万美元的协议，扩展了双方在 CAR-T 领域的合作。

位于西雅图从事细胞免疫疗法的新贵公司 Juno Therapeutic 是诺华的最大竞争对手。Juno Therapeutics 有 JCAR015、JCAR017 和 JCAR014 三个在研产品处于Ⅰ/Ⅱ期临床阶段。2014 年 11 月 24 日，JCAR015 得到了美国 FDA 的突破性疗法认定，JCAR015 开发用于复发性或难治性 B 细胞急性淋巴细胞白血病的治疗。而突破性疗法认定，也意味着 JCAR015 在相关临床研究中的出色表现获得了 FDA 的肯定，而 FDA 在今后的审查中也会给予相应的便利。

基于这样大好的形势，12 月 9 日，Juno 宣布，公司拟打造 2014 年生物圈内最大 IPO，将出售 925 万股，公开募资 1.91 亿美元。

Kite 生物制药公司是紧随诺华、Juno Therapeutics 之后在 CAR-T 细胞疗法研究领域的另一个竞争对手。2014 年 6 月，只有 19 名员工的 Kite 在美国纳斯达克上市，一天之内狂揽 1.3 亿美元。该公司利用此次参加年会的机会宣布了 1.5 亿美元的第二轮融资。现在融资的进展已经超过了预期，融资金额进一步上升，在本周就已经达到了 1.89 亿美元。

休斯敦的 Bellicum Pharmaceutic ASH 也是一个 T 细胞治疗的“玩家”。

CAR-T 疗法的限制性

这一技术开始也曾经受到学术界质疑，主要问题是对安全性的担心，规模化个性化生产的难度以及管理机构的审核。2014 年 4 月，因怀疑存在治疗相关炎症反应导致患者死亡，有 4 宗 CAR-T 疗法临床试验被中断。检测发现，死亡患者血液中白细胞介素-6 水平异常增加，这种炎症因子是正常免疫因子，在机体感染时会增加，能促进炎症反应，但是嵌合抗原受体 T 细胞治疗过程中发生的免疫反应会也会导致炎症反应。经过重新调整方案，增加了更好的检测炎症反应的手段后，这些临床试验重新恢复。

一旦这种技术进入市场，价格可能会非常高。一些投资者的意向价格已经超过骨髓移植（50 万美元）。价格如此高，迫使这些公司准备设计一种收费方案，只对使用这种技术有效的患者收取费用。据估计这一治疗方法将会达到每年 100 亿美元的市场规模。

到目前为止 CAR-T 细胞疗法的成功还局限于血液肿瘤，我们还需要耐心等待，但制药

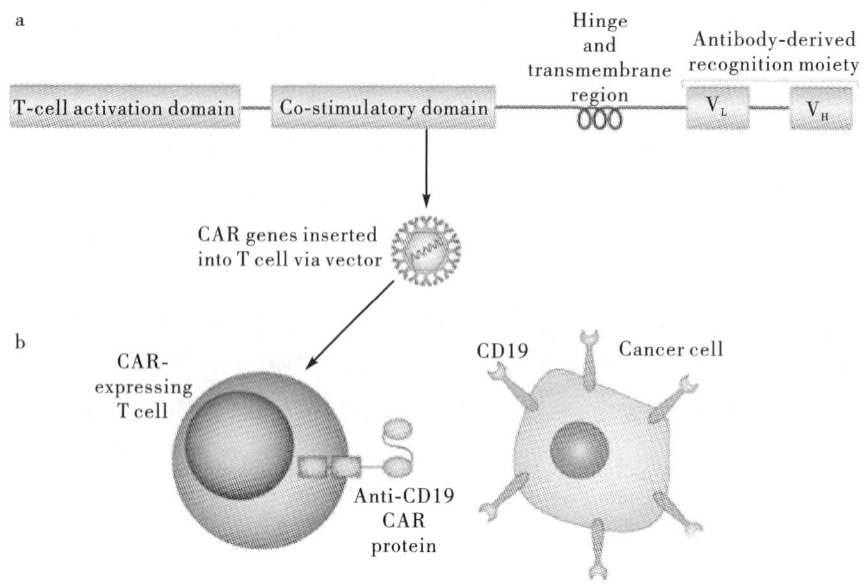

工业的迅猛发展使我们坚信治愈癌症将不再是梦想。

（来源：生物探索，2014-12-16）

嵌合抗原受体T细胞免疫疗法（CAR-T）对白血病疗效显著

关键信息

本研究中，25例复发性急性淋巴细胞白血病（ALL）患儿与5例成年患者接受CD19定向嵌合抗原受体（CTL019）慢病毒载体输注治疗。这些患者中，27例达到完全缓解。共计19例患者在2~24个月的随访期内持续缓解。患者总生存率为78%，6个月无事件生存率为67%。尽管有27%的患者出现严重的细胞因子释放综合征，但均成功治疗。

有复发史的患儿与成年患者在接受CD19靶向嵌合抗原受体修饰T细胞治疗后，病情持续缓解，其中部分患者曾有不成功的干细胞移植治疗史。

专家评述

急性淋巴细胞白血病（ALL）是一种侵袭性恶性肿瘤，其发病率与病死率都很高，对于难治性或复发性患者尤其如此。ALL领域的进展主要表现在3个方面：

（1）针对费城（Ph）染色体阳性以及Ph样ALL的酪氨酸激酶抑制剂。

（2）较新的药物包括达沙替尼和帕纳替尼。

（3）结合或不结合细胞表面标志物的单克隆抗体的发展，包括利妥昔单抗（靶向CD20），奥法木单抗（靶向CD20），inotuzumab单抗（靶向CD22），双特异性抗体blinatumomab（靶向宿主CD3 T细胞和CD19肿瘤B细胞），以及针对B细胞抗原的嵌合抗原受体

T 细胞（CAR-T）治疗（CTL019，之前也被称为 CART19）。

嵌合型抗原受体（CAR）通过将抗 CD19 单链 Fv 区域与 T 细胞受体的细胞内 T 细胞信号区相结合，由基因工程产生，因而能将细胞毒性 T 淋巴细胞再定向于表达 CD19 的细胞（肿瘤 B 细胞，即 ALL 细胞）。通过应用慢病毒基因转移技术，对细胞毒性 T 细胞进行永久性修饰，因此，该治疗效果可持续，克服了目前基于细胞的治疗的难点。

Maude 等已经证实，CAR-T19 对 30 例复发性/难治性 B 细胞 ALL 患者（25 例为儿童）有显著疗效。这些患者中，有 27 例（90%）达到完全缓解，多数为持续性（24 个月）。6 个月无事件生存率达 67%，而总生存率为 78%。有 3 例患者此前为 blinatumomab 难治性患者，18 例患者在此前接受异体干细胞移植后有复发。2 例在脑脊液（CFS）中可检测到肿瘤细胞的中枢神经系统（CNS）疾病患者，在 CAR-T 治疗后疾病消除，重要的是，在随访期内，该组患者无 CNS 复发。主要的不良反应包括细胞因子释放综合征（所有患者均有一定程度的表现）、脑病和延迟性 B 细胞再生障碍。

27%的患者有严重的细胞因子释放综合征，使用托珠单抗（tocilizumab，一种 IL-6 受体阻断抗体）联合或不联合皮质类固醇即可有效控制。延迟性 B 细胞再生障碍见于所有患者，采用静脉注射丙种球蛋白替代治疗。复发或与 CTL019 持续性缺乏相关，或与 CD19 免疫逃避突变相关。

总之，CAR-T 治疗对复发性/难治性 B 细胞 ALL 患者的管理是非常有效的策略。在当下，该治疗可用于患者异体干细胞移植的过渡性治疗，或作为移植后疾病复发的挽救性方案。此外，这一技术让细胞治疗领域再次复苏，目前也正在探索其他靶点，如 CD33 和 CD123，以便对侵袭性髓样肿瘤患者提供相似的治疗。

（来源：PracticeUpdate 2014-10-29，摘自：爱维医学网）

相关链接 1

CAR-T 免疫疗法震惊世界，第一批试验者中 90%癌细胞消失

什么是 CAR-T？

CAR-T，全称是 Chimeric Antigen Receptor T-Cell Immunotherapy（嵌合抗原受体 T 细胞免疫疗法）。这是一个出现了很多年，但是近几年才被改良使用到临床上的新型细胞疗法。和其他免疫疗法类似，它的基本原理就是利用患者自身的免疫细胞来清除癌细胞，但是不同的是，这是一种细胞疗法，而不是一种药。

CAR-T 治疗，简单来说分为五步

1. 从癌症患者身上分离免疫 T 细胞。

2. 利用基因工程技术给 T 细胞加入一个能识别肿瘤细胞，并且同时激活 T 细胞杀死肿瘤细胞的嵌合抗体，T 细胞立马华丽变身为“高大上”的 CAR-T 细胞。它不再是一个普通的 T 细胞，它是一个带着“GPS 导航”，随时准备找到癌细胞，并发动自杀性袭击，与之同归于尽的“恐怖分子”T 细胞！

3. 体外培养，大量扩增 CAR-T 细胞，一般一名患者需要几十亿，乃至上百亿个 CAR-

T 细胞（体型越大，需要细胞越多）。

4. 把扩增好的 CAR-T 细胞输回患者体内。

5. 严密监护患者，尤其是控制前几天身体的剧烈反应（原因后面说），搞定收工。

当然这是非常简单化的说法，事实上每一步都有很多的技术问题，门槛非常高，这也是为什么掌握了这些技术的公司如此受大家追捧。

以往开发抗癌药物，包括最新的靶向药物，我们的目标是“延长患者寿命”、“提高患者生活质量”、“把癌症控制成像糖尿病一样的慢性疾病”。描述抗癌药物有效性的指标是“1 年存活率”、“5 年存活率”等。比如抗癌药第二次革命的领军代表伊马替尼（Gleevec，格列卫），它让 BCL-ABL 突变基因慢性白血病患者的 5 年存活率从 30%一跃到了 89%。这是个惊人的数字和进步。但是大家也要注意到，这不是说 89%的患者被治好了，只是说 89%的患者活了超过 5 年。但是，这 5 年中这 89%的患者不少还能检测到癌细胞，只是被控制住了没有爆发；而且停药以后，很多人的癌症又复发了。在以往，药厂、FDA、医生，没有任何人会不切实际地把“治愈癌症”作为目标。

直到 CAR-T 出现！

最早接受 CAR-T 治疗的一批人中，有 30 位白血病患者，他们不是普通的白血病患者，他们已经历了各种可能的治疗方法，包括化疗、靶向治疗，其中 15 位甚至进行了骨髓移植，但是不幸都失败了。通常情况下，他们的生存时间不可能超过半年。按中国的说法，死马当活马医，他们成了第一批吃 CAR-T 这个“螃蟹”的人。

结果这批吃“螃蟹”的人震惊了世界：27 位患者的癌细胞治疗后完全消失！20 位患者在半年以后复查，仍然没有发现任何癌细胞！最开始治疗的一个小女孩，现在已经两年多了，复查体内仍然没有任何癌细胞！我年初看到了这个小女孩 Emily Whitehead 的照片，非常活泼漂亮，她有专门网站介绍她和癌症抗争的点点滴滴：http://emilywhitehead.com/

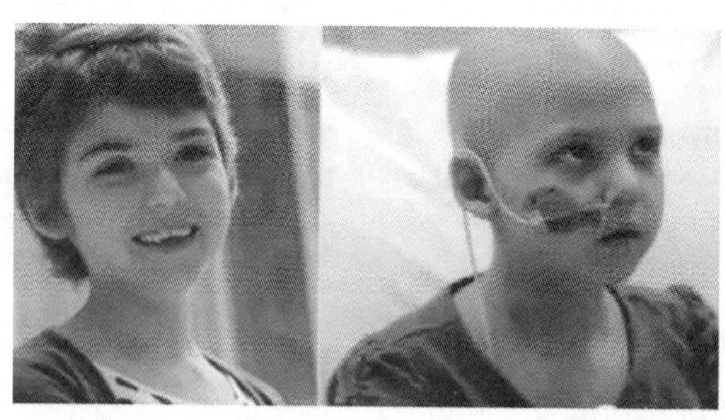

如果世界有奇迹，这就是奇迹。你能想象这个小女孩的父母，亲眼看着她在临死的边缘被救回，恢复到完全健康地活蹦乱跳的样子，心情是什么样的么？我们太需要这样的惊喜，这样的奇迹，来鼓舞着无数人迎难而上，继续和癌症作斗争。

我们真的治愈了癌症了么?!

由于CAR-T上到临床才两年左右时间，它是不是彻底治愈癌症，现在下结论还为时太早，但是至少它的早期成功是无可置疑，前无来者的。我们应该耐心等待，并继续改良这个技术，绝对有理由继续期待CAR-T带来更多的好消息。

CAR-T也不是完美的，患者接受CAR-T疗法有一个巨大的临床风险：细胞因子风暴，也叫细胞因子释放综合征。产生的原因是T细胞在杀死其他细胞，比如遇到细菌、病毒的时候会释放很多蛋白质，叫细胞因子，它们的作用是激活更多的免疫细胞来一起对抗这些病原体，这种正反馈机制保证了对病原体的快速清除。这在临床上就是炎症反应，平时我们扁桃体发炎就和这个有关。由于CAR-T杀癌细胞实在是太快太有效了，于是在瞬间在局部产生超大量的细胞因子，引起惊人的免疫反应，这就是细胞因子风暴。临床表现就是患者超高热不退，如果不控制好，很有可能就救不过来了。这就是为什么我说CAR-T的最后一步是严密监护患者，这其实非常关键。

由于没有准备，早期接受CAR-T的几名患者都曾经高热到昏迷不醒很久。幸好后来使用抗炎药物都控制住了，如果当时有患者死了，可能CAR-T就要拖后好多年了。当然现在临床上经验已经丰富了很多，对细胞因子风暴有了提前准备，它带来的风险也都完全可以控制住了。

（来源：Bioon. com）

相关链接2

细胞免疫新疗法治疗B细胞恶性肿瘤

这篇文章是大名鼎鼎的Steven Rosenberg作品，他是美国马里兰州贝塞斯达美国国立癌症研究院的肿瘤外科专家，数十年来一直都在研究细胞疗法。早在2010年，Rosenberg课题组就已经开始用细胞免疫疗法治疗癌症，当时他们构建了抗CD19分子的嵌合抗原受体(chimeric antigenreceptor）细胞（简称CAR细胞)，采用的是CD28分子，结果有一名淋巴瘤患者接受治疗之后，病情得到了长期的部分缓解。

但真正使公众认识这种新疗法的是Carl June，他在费城利用4-1BB CAR细胞针对3例白血病患者开展的临床试验取得了巨大的反响，轰动了整个肿瘤研究领域。Rosenberg和June也是一对冤家，他俩曾经在《新英格兰医学杂志》上就Rosenberg的CAR疗法是否成功这个问题展开过激烈的争论。

Rosenberg曾经在June的文章刊登之前1年发表过一篇文章，介绍了他们用CAR疗法取得的抗癌治疗效果，但是June认为当时不是因为人工T细胞发挥了作用，而是患者在之前接受的化疗为后来的T细胞奠定了基础。看过那场辩论的人知道，那简直就是一次针尖对麦芒式的争论。

细胞疗法（cell therapy）是一种提取患者自身T细胞，然后在实验室里对细胞进行遗传学改造（genetically engineered)，再将改造过的细胞回输到患者体内，让细胞在人体内增殖，找到肿瘤细胞，并且杀灭肿瘤细胞。

在该研究中，Rosenberg等人评价了利用自身抗CD19 CAR T细胞治疗晚期B细胞恶性肿瘤的疗效和安全性。研究共纳入 15 例 B 细胞恶性肿瘤患者，其中 9 例为弥漫大 B 细胞淋巴瘤（DLBCL），2 例为惰性淋巴瘤，4 例为慢性淋巴细胞白血病（CLL）。接受免疫治疗前，患者都接受了环磷酰胺+氟达拉滨方案的化疗。

研究结果非常鼓舞人心，15 例患者中 8 例完全缓解，4 例部分缓解，1 例淋巴瘤稳定，其中 2 例未能评价疗效。研究中患者的急性毒性反应包括：发热、低血压、精神错乱和一些其他神经毒性反应，但这些毒性反应在细胞输注 3 个星期后都消失了。其中 1 例患者在细胞输注后 16 天因不明原因死亡。

这是应用细胞免疫疗法首次治疗 DLBCL 成功的报道，该研究证实了运用 CAR-T 细胞治疗难治性 B 细胞恶性肿瘤具有很好的可行性和有效性。其实在此之前，关于细胞免疫疗法治疗癌症也有报道，June 就用细胞免疫疗法治疗了 1 名白血病晚期患儿。

Emily Whitehead 的父母来找 June 时都是抱着“死马当活马医”的态度，治疗过程中 Emily 的体内发生了超强的免疫反应，结果 Emily 在费城儿童医院的加护病房里躺了 2 个星期，医生们想尽了各种办法来挽救她的生命。

医生们已经束手无策了，只能期盼奇迹的发生。就在医生们聚精会神的分析小 Emily 的检查结果时他们发现，Emily 体内大量的 T 细胞分泌了超量的白介素-6（interleukin-6），原来这才是令 Emily 限于危险境地的原因。于是医生们赶紧给她用了一种用于治疗关节炎（arthritis）的药物，这是一种白介素-6 抑制剂，最后小 Emily 获救了，她也成了整个医院的经典病例。

现在，Emily 的病情已经缓解了 2 年多了，她的头发也长出来了，都可以扎马尾辫了。Grupp 发现 Emily 有一个基因发生了突变，所以她非常容易出现超敏反应，这也解释了她当初为什么接受 T 细胞治疗之后的反应会那么大。

emilywhitehead. com 是 Emily Whitehead 的个人网站，主要记录了她个人的生活。

细胞免疫疗法在给人们带来希望的同时，还有许多问题需要解决。例如，每一个批次的细胞产品都不一样，而且在整个操作过程中，每一个步骤都可能因为人工操作出现问题，这就导致细胞产品量产存在一定问题；费用昂贵也是一个问题，虽然 CAR 疗法的费用有了大幅度降低，但目前还是需要 2 万~4 万美元，这还只是构建 T 细胞的费用，不包括细胞注射之后的支持治疗的费用。此外，细胞疗法的安全性还没有经过大规模临床试验的考验。

（作者：sjtuwalker，来源：丁香园 2014-08-31）

癌症免疫疗法的前世今生

肉瘤（sarcoma）是常发生在骨骼、肌肉或脂肪组织的一种恶性肿瘤。一百多年以前，美国骨科医生 William Coley 发现链球菌感染引起的免疫应答，可以帮助人体对抗肉瘤。随后他将死细菌注射到肿瘤中，希望在不引起致命感染的同时，刺激机体产生抗肿瘤的免疫应答。他发现，这一措施确实在一些肉瘤患者体内，对肿瘤起到了抑制作用。可惜的是，随着放疗和化疗技术的出现，Coley 的工作很快被人们置诸脑后。

如今，通过免疫调节治疗癌症的策略终于获得了应有的重视。去年，《Science》杂志将癌症免疫疗法被评为了“年度突破”之一。

与直接攻击癌细胞的化疗和放疗不同，免疫疗法旨在增强机体正常免疫系统对抗肿瘤的能力。这类策略包括：引入化合物直接刺激免疫细胞努力工作；或者引入模拟正常免疫应答组分的合成蛋白质，增强机体的整个免疫反应。

现在市面上已经出现了一些这样的抗癌药物，还有一些药物在临床试验中取得了不错的成绩。人们普遍认为，免疫疗法将会彻底改变癌症的治疗方式。（推荐阅读：PNAS 惊人发现：抗癌药物竟会诱发肿瘤）

免疫应答有力量

人类的免疫系统分为固有免疫和适应性免疫两个部分，这两支“军队”密切合作，在对抗感染的同时记住机体遇到的病原体。在出现微生物多肽、表面分子或基因序列时，巨噬细胞和中性粒细胞等固有免疫细胞会激活多种机制，对入侵者展开快速的抵抗。同时，适应性免疫系统的 B 细胞生成高度特异性的应答，开始生产能识别并清除病原体的抗体。吞噬了病原体的固有免疫细胞会激活抗原特异性的 T 细胞，进一步促进机体的免疫应答。这些 B 细胞和 T 细胞具有持久的记忆，可以在日后遇到同样的病原体时产生更快更强的免疫应答。

20 世纪 60~70 年代，Lloyd Old 发现肿瘤细胞具有与健康细胞不同的表面抗原，这些肿瘤相关抗原成为了开发癌症疫苗的基础。80 年代，美国 NIH 的 Steven Rosenberg 进行研究，用刺激免疫系统的细胞因子对癌症进行治疗。后来，James Allison 提出了免疫检验点阻断方案，将癌症免疫疗法推向了临床。

如果免疫系统过于活跃，就会对组织造成损伤或者对自身展开攻击。为了避免这个问题，调节性 T 细胞（Tregs）和抑制性细胞参与了进来，它们能分泌抗炎症的蛋白质，或者对促炎症的免疫细胞进行直接抑制。此外，被激活的免疫细胞表面还表达有免疫检验点蛋白，这些蛋白质可以中和免疫应答。实际上，肿瘤可以利用这些抗炎症通路来躲避免疫系统的攻击，例如增加 Tregs 或提高免疫检验点蛋白的表达。Allison 认为，阻断这些检验点就可以让免疫应答持续攻击肿瘤。

上述这些令人兴奋的新癌症疗法，将有望延长许多患者的生命，尤其是那些患有肾癌和恶性黑色素瘤的人。

癌症疫苗

BCG（Bacillus Calmette-Guérin）是一种由减毒牛结核分枝杆菌制成的疫苗。1990 年，局部注射 BCG 疫苗被批准用于膀胱癌的治疗，这也是首个美国 FDA 批准的免疫疗法抗癌药物。即使在 20 年后，BCG 仍是治疗非肌层浸润性膀胱癌的最有效方法，能有效根除 70%患者体内的癌症。

研究显示，这种减毒细菌能够附着到膀胱肿瘤及其附近的细胞，促进免疫细胞的渗透和促炎症细胞因子的释放，并最终使癌细胞被中性粒细胞和巨噬细胞吞噬。虽然这种炎症反应可以有效杀死肿瘤组织，但它也会损伤健康的膀胱细胞，引起类似尿路感染的不良反应，其症状包括低热和排尿痛等。现在，研究人员希望利用肿瘤细胞特有的蛋白质，设计能触发肿瘤特异性免疫应答的新疫苗，以避免局部注射带来的不良反应。

研究者也开发了一些特异性靶标肿瘤的疫苗，不幸的是这些疫苗大多还没能表现出显著的抗肿瘤活性，对患者的生存期贡献也不大。目前市面上只有一种这样的疫苗——Dendreon 公司 2010 年经美国 FDA 批准的转移性前列腺癌治疗药物 Sipuleucel-T（Provenge）。这种疫苗需要提取患者自身的抗原呈递细胞 APC 进行培养，几天后再将这些细胞重新输入患者体内（APC 是一类能激活 T 细胞的白细胞）。在体外培养时，APC 需要与免疫刺激因子以及前列腺酸性磷酸酶（PAP）抗原共同孵育，PAP 抗原是 95%前列腺癌细胞上出现的细胞表面蛋白。随机对照研究显示，这种治疗方法能将前列腺癌患者的总生存期延长四个月。

有研究显示，系统性注射 PAP 抗原和针对其他癌症的类似抗原，也能在肿瘤中引起免疫应答。但目前人们并未证实这种方法对患者的生存期有益。现在这类方案正在进行大量的临床试验，包括乳腺癌、肺癌、肾癌、黑色素瘤的Ⅲ期临床试验。相信很快我们就能知道，这种方法是否可以激起癌症特异性的免疫应答，为患者提供实质性的帮助。

阻断免疫抑制

免疫检验点阻断是一个令人兴奋的抗癌新策略。免疫检验点是防止免疫系统过度激活的一致性通路。在被激活的免疫细胞表面存在着一些蛋白质，能够在免疫反应过度时关闭这些细胞。例如，正常情况下的细胞毒性 T 淋巴细胞抗原 4（CTLA-4）位于 T 细胞内部，当它们在细胞表面表达时，就会给免疫系统发出“刹车”信号。

在 20 世纪 90 年代中期，Allison 推测暂时中断 CTLA-4 的抑制效果，可以促使免疫系统对肿瘤展开强力攻击。随后他在小鼠结肠癌模型中发现，抗 CTLA-4 的抗体对结肠肿瘤有治疗作用。在恶性黑色素瘤患者中进行的初步临床试验，进一步向人们展示了这种治疗的安全性。2010 年，一项大型的Ⅲ期临床试验显示，通过人源化单克隆抗体易普利姆玛（ipilimumab，Bristol-Myers Squibb 公司，商品名：Yervoy）阻断 CTLA-4，可以改善晚期黑色素瘤患者的总体生存情况。

虽然这种药物的反应率（response rate）较低，只有约 10%的患者在治疗后肿瘤变小，但 ipilimumab 是首个改善了这些患者生存情况的药物。在诊断之后，传统化疗只能帮助上述患者存活 6~9 个月，而大多数接受了 ipilimumab 治疗的患者能存活 2 年以上。2011 年，FDA 批准将这种药物用于治疗晚期黑色素瘤，后续的临床试验表明，一些患者在接受 ipilimumab 治疗之后甚至活了 10 年。现在研究者正在开展Ⅱ期和Ⅲ期试验，尝试用 ipilimumab 治疗其他类型的癌症，例如非小细胞肺癌、前列腺癌、肾癌和卵巢癌。

Ipilimumab 治疗中最常见的不良反应与免疫系统密切相关，包括炎症过度引起的结肠炎、皮炎、肝炎等。鉴于这种药物的反应率比较低，人们还在对其进行进一步的改善。（推荐阅读：Nature：炎症为癌转移引路）

实际上，我们也可以考虑阻断其他的免疫检验点，例如 T 细胞上的程序性细胞死亡受体 1（PD-1），及其位于 APC 上的配体 PD-L1。PD-1 在激活和耗竭的 T 细胞上都有表达，当 PD-1 与 PD-L1 结合时，会减弱 T 细胞的应答。有趣的是，PD-L1 不仅在 APC 上表达，还出现在肿瘤细胞上，人们认为它与肿瘤细胞躲避免疫应答的机制有关。有研究显示，百时美施贵宝（Bristol-Myers Squibb）公司的 nivolumab（一种抗 PD-1 抗体，商品名：Opdivo），有望用于治疗恶性黑色素瘤、非小细胞肺癌和肾癌。目前研究人员正在对其进行Ⅲ期临床试验，看这种新药是否能够延长患者的生命。与此同时，人们也正在对 PD-L1 抑制剂进行类似的研究。

有初步研究显示，将抗 CTLA-4 和抗 PD-1 的药物结合起来，可以同时阻断两种免疫检验点。去年 7 月《New England Journal of Medicine》杂志上刊发的一篇文章指出，nivolumab 和 ipilimumab 联合治疗在超过半数的转移性黑色素瘤患者中，取得了令人鼓舞的治疗效果，令肿瘤的质量减少了 80%以上。而且超过 80%的患者在治疗 1 年后依然存活。转移性黑色素瘤患者可选择的治疗方式非常少，而这些结果显示，免疫检验点阻断将为癌症治疗领域带来可喜的改变。

过继 T 细胞疗法

还有一种帮助免疫系统对抗肿瘤的方法，即过继 T 细胞疗法（adoptive T-cell transfer）。这种方法需要从患者血液中分离 T 细胞，在体外进行扩增，然后再将它们作为加强版抗癌斗士注入人体。过继 T 细胞疗法需要用到肿瘤浸润淋巴细胞（TIL），这是一类离开血液循环移动到实体瘤处的白细胞，可以从切除的肿瘤中分离到。虽然有些癌症患者体内的疾病进程过快，不允许进行可能长达 1 个月的体外培养，但对于那些等得起的癌症患者来说，这种治疗的确能够提供一定的帮助。2010 年发表的Ⅱ期临床试验显示，在接受过继 T 细胞治疗之后，20 名Ⅳ期黑色素瘤患者中有一半出现了病情的显著改善，其中有 2 名患者的病情得到了完全缓解。

然而这一策略也受到了一定的限制，有些癌症患者并没有可供切除的实体瘤，有些患者切除的肿瘤中并不含有可供体外培养或具有抗肿瘤活性的 TIL。为了克服这些问题，研究人员开发了嵌合抗原受体（CAR），对患者血液循环中的 T 细胞进行修饰，赋予它们靶标肿瘤细胞的能力。CAR 包括一个抗原识别区域，能够识别肿瘤细胞表面的特异性蛋白；还包括一个细胞内区域，能够激活 T 细胞并促进其增殖。

人们已经设计了多种 CAR，以便治疗包括慢性淋巴细胞白血病（CLL）在内的多种癌症。举例来说，可以从 CLL 患者血液中分离 T 细胞，并对其进行基因工程改造，使这些 T 细胞表达靶标 CD19 的 CAR。CD19 是一种在正常 B 细胞和恶性 B 细胞上表达的蛋白质。随后，可以对经改造的 T 细胞进行体外扩增，再将其输入到白血病患者体内，帮助机体对抗癌症。

虽然目前过继 T 细胞疗法还没有通过 FDA 批准，不过人们已经展开了不少Ⅰ期和Ⅱ期临床试验，检测这种治疗方式的安全性，以及它对不同类型癌症的治疗效果，包括白血病、淋巴瘤、胰腺癌、乳腺癌、前列腺癌和黑色素瘤。

癌症免疫疗法的未来

癌症免疫疗法正在迅速证明，自己是对抗癌症的有力武器。研究人员也在不断提高这种治疗的效力，力图使更多的癌症患者能够从中获益。不少科学家们正在研究将多个免疫疗法联合使用的效果，例如将免疫检验点阻断和过继 T 细胞疗法结合起来，或者将癌症疫苗和细胞因子治疗结合起来。随着大量临床试验的展开，相信在接下来的几年中，我们就可以看到癌症免疫疗法对患者生存情况做出显著的改善。

参 考 文 献

[1] Cann SA, et al. Dr William Coley and tumour regression: a place in history or in the future. Postrgrad Med J, 2003, 79 : 672-680.

[2] Gandhi NM, et al. Bacillus Calmette-Guerin immunotherapy for genitourinary cancer. BJU Int, 2013, 112 : 288-297.

[3] Kantoff PW, et al. Sipuleucel-T immunotherapy for castration-resistant prostate cancer. N Engl J Med, 2010, 363 : 411-422.

[4] Leach DR, et al. Enhancement of antitumor immunity by CTLA-4 blockade. Science, 1996, 271 : 1734-1736.

[5] Hodi FS, et al. Improved survival with ipilimumab in patients with metastatic melanoma. N Engl J Med, 2010, 363 : 711-723.

[6] Chustecka Z. Some melanoma patients living for up to 10 years after ipilimumab. Medscape Medical News, 2013, Sept.

[7] Topalian SL, et al. Safety, activity and immune correlates of anti-PD-1 antibody in cancer. N Engl J Med, 2012, 366 : 2443-2454.

[8] Wolchok JD, et al. Nivolumab plus ipilimumab in advanced melanoma. N Engl J Med, 2013, 369 : 122-133.

[9] Besser M, et al. Clinical responses in a phase II study using adoptive transfer of short-term cultured tumor infiltration lymphocytes in metastatic melanoma patients. Clin Cancer Res, 2010, 16 : 2646-2655.

[10] Restifo NP, et al. Adoptive immunotherapy for cancer: harnessing the T cell response, Nat Rev Immunol, 2012, 12 : 269-281.

[11] Porter DL, et al. Chimeric antigen receptor-modified T cells in chronic lymphoid leukemia. N Engl J Med, 2011, 365 : 725-733.

（生物通编辑：叶予编译）
（来源：生物通 www.ebiotrade.com，时间：2014 年 4 月 3 日）

Nature：癌症的三大谜团

癌症三大谜团分别是药物耐受、肿瘤转移和非肿瘤组织的作用。这是最近《Nature Outlook》中关于肿瘤研究面临的三大困境。

一、耐药问题

1996 年，纽约纪念斯隆-凯特琳癌症中心临床肿瘤学家 Charles Sawyers 主持了一个针对癌细胞特异性基因突变的药物早期临床实验，这个药物是伊马替尼（imatinib，格列卫），治疗的疾病是慢性淋巴细胞白血病。Sawyers 的这次临床研究发现，这种药物治疗的效果非常理想。但不幸的是，一旦对这一药物产生耐受，肿瘤细胞将再次卷土重来。

伊马替尼的情况给肿瘤学家一头雾水，伊马替尼是瑞士诺华公司的产品，是目前市场上最有潜力的个性化肿瘤治疗药物。通过确定疾病基因突变原因，并设计出针对性药物，这算是医药技术上的一次革命。针对该药物的耐受，医药公司已经开发出两个后续药物。

不过只针对基因突变治疗肿瘤不是一个通用模式，因为很少比例的恶性肿瘤像白血病的原因那么简单。事实证明，伊马替尼只是一种意外惊喜，这种策略只能针对少数肿瘤有效果。

现在生物学家对恶性肿瘤比10年前了解得要多很多。已经发现500个基因突变和恶性肿瘤发生有关，而且这个数字正在不断增加。针对基因突变已经获准上市的肿瘤治疗药物大约有100种，已经和手术切除和放射治疗一起成为治疗癌症的三种主要方法。这种新的治疗方法已经取得了比较理想的效果，恶性肿瘤死亡率增加趋势在一些地区已经受到一定程度的遏制。

大约50%的恶性肿瘤能通过改善生活饮食习惯和运动预防，戒烟和减少环境污染也十分重要。为控制恶性肿瘤，科学家必须对一些基本的科学问题进行回答。其中第一个问题就是如何对付癌细胞的耐药问题。为克服癌细胞耐药问题，科学家正在研究癌细胞基因组，提出新的药物设计方案，利用联合用药的办法，甚至从达尔文的进化论中寻找解决问题的智慧。

英国肿瘤研究院肿瘤学家Paul Workman说，从进化论的角度看，肿瘤就是一个生态系统，存在各种各样基因突变的细胞类型。药物治疗就是给这些复杂的肿瘤细胞种群比较强烈的环境选择压力。按照达尔文进化论的观点，许多肿瘤细胞死亡，部分细胞利用各种生存策略存活下来，这就是所谓“适者生存”，能存活下来的肿瘤细胞自然获得耐受药物的能力。肿瘤细胞耐受药物的策略有很多，例如产生能将药物排出细胞外的蛋白泵、加快DNA修复效率、或使用备用分子通路取代被药物阻断的细胞功能。英国肿瘤研究院肿瘤学家Charles Swanton认为，许多针对基因突变的一些肿瘤治疗药物本身也往往具有促进肿瘤发生的作用。

全面了解肿瘤细胞的基因多样性，也许能帮助科学家找到对付药物耐受的方法。因此，Swanton等科学家正在寻找更快更便宜的DNA测序技术。从目前掌握的数据看，肿瘤细胞似乎存在一组共同的基因突变类型。Swanton将这种现象称为肿瘤干（tumour's trunk）。不同肿瘤细胞亚群也存在各自独特的一组基因突变，Swanton将这种现象称为肿瘤枝（branches）。目前的治疗只是砍掉肿瘤枝，而不顾其他肿瘤枝，这些被忽视的肿瘤枝会再次增生。

科学家现在正尝试研究肿瘤进化。例如Swanton参加的TRACERx（Tracking Cancer Evolutionthrough Therapy），就是对850名新确诊肺癌患者进行观察。分别在治疗前后对肺癌组织进行多部位采集样本，然后对这些组织进行全基因序列分析。通过对比分析出和药物耐受相关的基因突变。这种研究或者能帮助遗传学家写出“癌症进化手册”这样的文章，通过这种研究或许能不需要基因序列测定就可以预测肿瘤进化方向，以协助提前调整治疗方案。

一些科学家担心，基因变化不能提供肿瘤差异性和药物耐受的全部信息，除基因突变以外，肿瘤也可以通过基因表达调控达到耐受药物的目的。哈佛大学医学院细胞生物学家Joan Brugge就是这样认为。

不过在没有完全弄清楚肿瘤耐药的具体机制前，科学家仍试图寻找解决药物耐受的问题。例如采用几种药物联合的策略减少肿瘤进化的可能（围剿战术）。这种方法的灵感是来自艾滋病治疗的“鸡尾酒”疗法（不如说是中医理念）。和肿瘤细胞一样，艾滋病病毒也具有基因多样性和快速进化的特征。但是采用正确的“鸡尾酒”疗法已经能将这种人间瘟疫进行控制，实现了使患者长期带毒生存的目的。和艾滋病相比，癌症的情况更为复杂。艾滋病病毒只有 7 个基因，而人类基因组有 2 万个基因，这让肿瘤的复杂性远超过艾滋病病毒。科学家已经提出了一些聪明的联合治疗方案，并在验证其实际治疗效果。

美国癌症研究院癌症诊断和治疗负责人 James Doroshow 相信这种联合治疗方法应该非常可行。美国癌症研究院已经对 5000 种抗癌药物进行不同组合验证对 60 种癌细胞的效果，将对其中效果理想的联合方案开展小鼠毒性试验，这些结果目前还没有公开发表，但是，Doroshow 说，一些新的意想不到的联合方案将展示给世人。

Workman 小组采用基因网络计算机模型对数千种可能药物组合和基因进行配对，寻找理想的药物配方。他认为，虽然药物联合治疗是目前控制药物耐受唯一可行的策略。但是开发新药物仍也十分必要。他估计，只有可怜的 5%已知癌症基因有相应药物，另外 95%的癌症基因并没有特异性药物，只有 5%的子弹，如何消灭 100%的敌人？联合治疗的基础现在仍不够坚实。

更严峻的挑战是，一些癌基因突变是通过沉默抑癌基因表达，相对于阻断存在的分子，怎么对这种不表达的基因进行激活是比较困难的技术。许多肿瘤相关蛋白质的结构目前仍不清楚，在没有弄清楚分子结构前，化学家很难提出解决问题的方案。另外，还有许多未知的肿瘤相关蛋白质没有被发现，这就更没有解决的可能了。

二、肿瘤微环境

恶性肿瘤发生的重要方式是基因突变。一方面，大多数促进肿瘤发生的物理、化学因素都能诱发基因突变，另一方面，确实有许多恶性肿瘤明确存在基因突变问题。但是恶性肿瘤的复杂性之一是恶性肿瘤周围正常组织对肿瘤的发生、发展也具有协助作用，这不仅挑战人们对恶性肿瘤发生原因的理解，也给人们控制恶性肿瘤带来了困惑和麻烦。

劳伦斯伯克利国家实验室生物工程学家 Mina Bissell 主要研究分布在肿瘤周围的无肿瘤组织，这些组织被称为肿瘤微环境，这一领域过去一直被药物研究领域忽视。来自肿瘤微环境的信号能将限制存在恶性突变的细胞恶性变，甚至放在这样的微环境中癌细胞也能转化为良性。

麻省理工学院科赫癌症综合研究所 Jacqueline Lees 也认为，肿瘤微环境十分重要，只考虑直接杀伤癌细胞，而忽视造成细胞癌变的肿瘤微环境是不全面的，肿瘤和非肿瘤细胞，肿瘤和免疫系统之间存在相互作用，没有来自周围组织细胞微环境的支持，肿瘤并不能单独生存，而传统的药物研究完全忽视这一问题。

Lees 目前正在研究癌症休眠现象。肿瘤休眠最早于 1864 年提出，于 1959 年被定义，指在原发肿瘤切除后很长时间才发生全身或局部的肿瘤复发。“很长时间”指超出了低复发的时间，所以与肿瘤复发不能混为一谈。令人感到兴奋的是，处于肿瘤休眠的患者，如同处于慢性疾病患者疾病完全控制的状态，没有临床症状和体征。经乳腺切除后处于临床无病状态的乳腺癌患者中 20%在 7～25 年间复发，其中术后 10～20 年的复发率稳定在 1.5%左右。临床癌症休眠还常见于甲状腺癌、肾癌、前列腺癌以及 B 细胞淋巴瘤和黑色素瘤，而肺癌和结肠癌很少出现这种现象。直到近 20 年，一些新的研究发现才引起了人们对肿瘤休眠现象的关注。Lees 正在研究为什么会发生这种现象。

处于休眠状态的肿瘤细胞对化疗不敏感，因为这些治疗方法是针对细胞增殖过程，休眠状态的肿瘤细胞并不进入正常的细胞增殖分裂周期。是什么来自微环境中的信号唤醒了这些细胞？Lees 说，炎症是关键因素，炎症是激活免疫系统的信号，手术和许多肿瘤治疗方法都能通过炎症信号唤醒休眠的肿瘤细胞。这种从休眠到激活的转变大约需要 48 小时，在这期间，休眠的肿瘤细胞需要从周围正常细胞获得支持。如果选择合适的药物阻断这一过程，那么就可以减少这种肿瘤复活的情况。这类药物应该在化疗前给予，以减少化疗唤醒休眠肿瘤细胞的可能。

也可以通过调节免疫系统达到同样的目的，肿瘤细胞拥有多种方法逃避免疫系统的剿灭，例如表达一些能灭活重要抗肿瘤细胞的受体。最近几年，科学家设计出能阻断这些受体的药物，已经获得令人满意临床研究结果。这类药物被称为免疫检查点抑制剂，能够增强免疫系统对抗恶性肿瘤活性。

但是这种药物并不能对所有患者有效，科学家也不清楚具体原因。对这样的肿瘤患者，联合多种药物或者能延长患者生存时间。

Lees 也同意这种看法，治疗恶性肿瘤必须采用多种策略，传统的治疗方法、免疫系统激活以及阻断正常组织和肿瘤细胞相互联系等方法联合使用才能取得比较理想的效果。

三、肿瘤转移

导致恶性肿瘤患者死亡的最重要原因是肿瘤转移。流行病学调查表明，90%的肿瘤患者死于肿瘤转移。肿瘤转移的情况比较复杂，有的很快发生，有的很慢，甚至有时候在患者被确定治愈 10 年后再发生转移。因此深入理解肿瘤转移的机制将有利于寻找预防患者死亡的方法。

马萨诸塞州怀特海德生物医学研究所肿瘤生物学家 Robert Weinberg 认为，肿瘤开始转移的过程已经逐渐被认识。肿瘤生长过程一些细胞很活跃，能进入血液循环。进入血液循环的肿瘤细胞能在其他组织器官定居并形成新瘤体。这一过程最神秘的是这些细胞如何适应并在新环境生存下来。例如，脑组织和骨髓组织是和乳腺组织完全不同的组织类型，但肿瘤组织竟然能在这里生根发芽。这些组织的葡萄糖、氧浓度、酸碱度等都可能和原发组织有很大不同。在原发组织，肿瘤细胞可以获得生长因子、蛋白质信号等支持性信息，转移瘤细胞如何获得这些支撑？Weinberg 推测这种适应能力主要依靠基因表达调节，而不是基因突变。更不可思议的是，这些转移的肿瘤细胞在到达和开始增殖之间的过程。肿瘤细胞可以在转移目的地保持长达 10 多年和周围组织和平共处。德国汉堡艾本德大学肿瘤生物学家 Klaus Pantel 说，在这些组织中存在阻止这些肿瘤细胞增殖分化的因素，当出现合适条件时，这些细胞重新激活（不就是休眠状态）。

这些信号目前都不清楚，也没有太多学者研究这个问题。Chambers 说，肿瘤休眠的研究比较枯燥棘手，就好像观察一面没有图像的白墙，科学家不喜欢研究没有变化的东西。

肿瘤转移的研究还存在其他一些困难。转移瘤一旦被识别，患者的身体状况往往比较差，采集活体标本比较困难，切除肿瘤的价值也往往比较小，这也是转移瘤研究的困难之一。转移瘤往往都比较小，难以用常规临床显像技术识别。即使人们开发出针对肿瘤转移的药物，当前的临床研究模式也难以确定其治疗效果。临床研究趋向于招募晚期或已发生转移的肿瘤患者，对这种患者，控制转移的策略已经完全失去意义，也不可能获得有效性结果。

为治疗已经发生转移的肿瘤患者，必须弄清楚肿瘤转移的机制。首先，科学家必须明白肿瘤组织中那些细胞是能转移的，这些细胞和其他肿瘤细胞的特征存在那些区别。

Brugge 已经开发出一种识别肿瘤起源细胞的方法，她的小组从一个原发肿瘤标本中分离到 100 个肿瘤细胞，然后克隆这些细胞并对每个克隆进行基因序列测定和标记。然后他们将这些细胞注射到小鼠身上，那些具有转移特性的细胞将会生长出肿瘤，一旦这些细胞在动物身体内形成肿瘤，将这些肿瘤切下来，根据基因特征确定是那些细胞，然后对那些正在培养的这种细胞和那些不具有转移能力的细胞进行对比研究，以确定出转移肿瘤细胞和非转移肿瘤细胞的差异特征。

另外一种方法是从患者血液中分离肿瘤细胞，这些在血液循环中的癌细胞可能存在肿瘤转移能力的秘密，因为这些细胞中必然存在那些能转移的细胞。分离到这些肿瘤细胞后，可以用测序、成像和基因表达分析等方法进行研究，和原发肿瘤细胞进行对比获得转移肿瘤的特征。

虽然关于肿瘤生物学的信息仍不够精确全面，但是新的技术能帮助科学家获得这些信息。快速基因组序列分析和生物信息学技术能帮助预测具有药物耐受的肿瘤细胞类型，并协助制订联合治疗的方案。科学家已经建立了肿瘤细胞和正常组织之间相互作用的新模型，转移细胞也能在转移前被识别出来。尽管前途充满艰辛，但科学家仍对克服癌症报乐观主义看法，毕竟在过去想都不敢想的许多问题现在都已经被提出和克服。

原文检索：Katherine Bourzac. Biology：Threeknownunknowns. Nature，28 May 2014，doi：10. 1038/509S69a

（*来源*：生物谷 2014-09-19）

ASCO2014：聚焦抗癌新药

AZD9291

AZD9291 是 AstraZeneca 研发的第三代 EGFR 抑制剂，能够克服 T790M 耐药突变。Ⅱ期试验（NCT01802632）入组了 199 例非小细胞肺癌耐药患者，其中 132 例确定 T790M 耐药突变。所有患者总应答率为 51%，T790M 阳性患者应答率为 64%，T790M 阴性患者应答率为 23%，T790M 阳性患者疾病控制率为 96%。AZD9291 目前的进度貌似已经超过 Clovis Oncology 的 CO-1686，并且已经拿到 FDA 突破性药物资格，AstraZeneca 自估年销售峰值 30 亿美元。

Sonidegib

Sonidegib 是 Novartis 研发的 Hedgehog 信号通路抑制剂，Ⅱ期试验（NCT 01327053）入组了 194 例晚期基底细胞癌患者和 36 例转移性基底细胞癌患者。Sonidegib 治疗晚期基底细胞癌的应答率、疾病控制率分别为 47.0%、90.9%，中位持续应答时间为 3.9 个月；Sonidegib 治疗晚期基底细胞癌的应答率、疾病控制率分别为 15.4%、92.3%，中位持续应答时间为 4.6 个月。Sonidegib 与 vismodegib 作用于同一靶点，预计年销售峰值 5 亿美元左右。

Lenvatinib

Lenvatinib 是 Eisai 研发的 VEGFR/FGFR/PDGFR/RET/KIT 抑制剂，Ⅱ期试验（NCT01529112）入组了 135 例二线治疗失败的非小细胞肺癌患者。Lenvatinib 组与安慰剂组应答率分别为 10.1%、2.2%，疾病控制率分别为 42.7%、19.6%，中位 PFS 分别为 20.9 周、7.9 周，OS 分别为 38.4 周、24.1 周。Lenvatinib 是作为三线药物用于无药可治的患者，Ⅲ期如果能够复制这一结果，有望构筑化疗、EGFR 靶向疗法之后的新防线。

ABT-199

ABT-199 是 AbbVie 研发的 Bcl-2 抑制剂，Ⅰ期试验（NCT01328626）入组了 84 例复发型/难治型 CLL/SLL 患者和 44 例复发型/难治型非霍奇金淋巴瘤患者。ABT-199 治疗 CLL/SLL 的应答率为 79%（完全应答率为 22%），中位持续应答时间为 20.5 个月；ABT-199 治疗非霍奇金淋巴瘤的应答率为 48%（完全应答率为 7.5%）。ABT-199 的疗效能够与 obinutuzumab、idelalisib、ibrutinib 匹敌，有望成为第一个上市的 Bcl-2 抑制剂。

SAR3419

SAR3419 是 Sanofi/ImmunoGen 共同开发的抗体偶联药物，由 anti-CD19 单抗和细胞毒药物 maytansinoid 连接而成。Ⅱ期试验（NCT01472887）入组了 41 例复发型/难治型弥漫性大 B 细胞淋巴瘤患者，应答率为 43.9%（完全应答率为 12.2%）。SAR3419 还用于治疗 B-ALL。

阿帕替尼

阿帕替尼是恒瑞医药研发的 VEGFR-2 抑制剂，ASCO 2014 公布了该药治疗胃癌的Ⅲ期试验结果和治疗肝细胞癌的Ⅱ期试验结果。胃癌Ⅲ期试验（NCT 01512745）入组了 270 例患者，按 2∶1 分成阿帕替尼组、安慰剂组，应答率分别为 2.84%、0.00%，中位 PFS 分别为 78 天、53 天（HR=0.44，$P<0.0001$），中位 OS 分别为 195 天、140 天（HR=0.71，$P<0.016$）。

肝癌Ⅱ期试验（NCT01192971）入组了 121 例患者，分成 850mg 组和 750mg 组，疾病缓解率分别为 48.57%、37.25%，中位 TTP 分别为 4.2 个月、3.3 个月，中位 OS 分别为 9.7 个月、9.8 个月。胃癌Ⅲ期数据不如Ⅱ期，Ⅱ期报道的应答率是 6.38%，中位 OS 是 4.83 个月 *vs* 2.50 个月，Ⅲ期数据与索拉非尼+奥沙利铂的Ⅱ期数据相似（Invest New

Drugs. 2013, 31, 1573-1579.)。肝癌Ⅱ期数据乐观，索拉非尼的中位 OS 为 10.7 个月，中位 TTP 为 5.5 个月，阿帕替尼与索拉非尼相当。

MM-121

MM-121 是 Sanofi 以 6.3 亿美元从 Merrimack Pharmaceuticals 买入的 anti-HER-3 单抗，Ⅱ期试验（NCT01447706）入组了 223 例铂类药物耐药型/难治型卵巢癌患者，按 2∶1 分成 MM-121+紫杉醇组和紫杉醇组。总患者中位 PFS 分别为 3.75 个月、3.68 个月（HR=1.03），biomarker 阳性患者 HR=0.37，biomarker 阴性患者 HR=1.54。虽然对于总患者群未能显著延长 PFS，但 biomarker 阳性患者有临床获益的可能，biomarker 阳性占总患者的 34%。

Lurbinectedin

Lurbinectedin（PM01183）是西班牙 PharmaMar 研发的海鞘素衍生物，能够与 DNA 的小沟共价结合。Ⅱ期试验入组了 81 例铂类药物耐药型/难治型卵巢癌患者，分成 PM01183 组和拓扑替康组。疾病控制率分别为 71%、52%，PFS 分别为 3.9 个月、2.0 个月（P=0.003），OS 分别为 10.6 个月、5.7 个月（P=0.029）。

CRLX101（Abstract#5581）

CRLX101 是 Cerulean Pharma 的 lead candidate，将喜树碱通过共价键缀合到环糊精-聚乙二醇共聚物，然后自组装成纳米粒。Ⅱ期试验（NCT01652079）已入组 30 例复发型卵巢癌患者，治疗后中位 PFS 为 161 天，6 例患者 PFS 大于 6 个月。19 例铂类药物耐药型患者中，3 例实现部分应答，14 例实现肿瘤缩小。

MK-2206（Abstract#8015）

MK-2206 是美国 NCI 研究的一种 AKT 抑制剂，Ⅱ期试验（NCT01294306）入组了 80 例厄洛替尼治疗后疾病进展的患者。联用 MK-2206、厄洛替尼治疗后，EGFR 突变型、野生型患者应答率分别为 9%、3%，疾病控制率分别为 39%、47%，中位 PFS 分别为 4.4 个月、4.6 个月。总的来说 MK-2206 是可能带来临床获益的，但对于 T790M 突变产生的耐药性，使用第三代 EGFR 抑制剂可能更好。

沃利替尼

沃利替尼（HMP504/AZD6094）是 AstraZeneca 从上海和记黄埔医药买入的 c-Met 抑制剂，Ⅰ期试验（NCT01773018）入组了 32 例晚期实体瘤患者。6 例乳头状肾细胞癌患者中，3 例实现部分应答，另有 1 例肿瘤缩小 27%仍在继续治疗。c-Met 抑制剂的研发屡屡受挫，一直未找到合适的适应证，onartuzumab+erlotinib 治疗非小细胞肺癌（Abstract#8000）、tivantinib 治疗三阴性乳腺癌（Abstract#1106）都失败了，乳头状肾细胞癌或许是个转机。

ONO-4059

ONO-4059 是日本 Ono Pharma 研发的 BTK 抑制剂，Ⅰ期试验（NCT 01659255）入组了

13 例 non-GCB-DLBCL 患者，所有患者之前均接受过利妥昔单抗的治疗。目前已得到 8 例患者的数据，其中 6 例产生部分应答，另外 2 例疾病进展。ONO-4059 是继 ibrutinib 之后又一个 BTK 抑制剂，有望成为白血病、淋巴瘤患者的新选择。

Alisertib

Alisertib（MLN8237）是 Millennium Pharma 研发的 Aurora A 激酶抑制剂，Ⅱ期试验（NCT01466881）入组了 42 例外周 T 细胞淋巴瘤。结果观察到 2 例完全应答，7 例部分应答，应答率为 24%。目前 Alisertib 已经进入Ⅲ期开发，还用于卵巢癌和小细胞肺癌。

SAR650984

SAR650984 是 Sanofi 研发的 anti-CD38 单抗，Ⅰ期试验（NCT01084252）入组了 35 例复发型/难治型多发性骨髓瘤患者，之间接受过 IMiD、蛋白酶体抑制剂的治疗。试验观察到 2 例完全应答，6 例部分应答，应答率为 24%。Sanofi 还开展了 SAR650984 联合来那度胺、地塞米松的Ⅰb 期试验（NCT01749969），应答率达到 58%。Anti-CD38 单抗治疗多发性骨髓瘤的效果非常不错，J & J 以 11 亿美元从 Genmab 买入的 daratumumab 已获得 FDA 突破性药物资格。

MEK162

MEK162 是 Novartis 研发的 MEK 抑制剂，一项Ⅰb/Ⅱ期试验（NCT01719380）中入组了 14 例 NRAS 突变型黑素瘤患者，联合 CDK4/6 抑制剂 LEE011 治疗后，6 例患者实现部分应答。另一项Ⅰb 期试验中入组了 58 例晚期实体瘤患者，联合 PI3K 抑制剂 BYL719 治疗后，3/4 例 K-RAS 突变型卵巢癌患者实现部分应答。

免疫疗法

ASCO 2013 报道了 nivolumab、ipilimumab、MK-3475、MPDL3280A 等几个癌症免疫疗法分子对恶性黑素瘤的临床结果，ASCO 2014 增加了 MEDI4736、MSB0010718C、CDX-1127、ARGX-110、INCB024360、NLG-919、PF-05082566 等分子及 CAR-T 细胞疗法，适应证扩展到了非小细胞肺癌、肾细胞癌、膀胱癌等多种实体瘤。

目前 ipilimumab 已上市，MK-3475、nivolumab 都获得了 FDA 突破性药物资格，MK-3475 已经准备申报上市。MK-3475、nivolumab 治疗黑素瘤的大规模临床结果都要到会议当天才公布。

1. Nivolumab

Nivolumab 是 Bristol-Myers Squibb 研发的 anti-PD1 单抗，其中一项Ⅰ期试验（NCT01454102）入组了 20 例未经化疗的晚期非小细胞肺癌患者。客观应答率为 30%，中位 PFS 为 29. 6 个月，对于 9 例 PDL1 阳性患者，客观应答率为 67%，对于 6 例 PDL1 阴性患者，无一例实现应答，中位 PFS 为 23. 1 个月。

一项Ⅰb 期试验（NCT00730639）入组了 129 例之前接受过治疗的晚期非小细胞肺癌患者，54%的患者之前接受过 3 种以上疗法。3mg/kg 剂量下中位 OS 为 14. 9 个月，1 年、2

年生存率分别为56%、45%，客观应答率为17%，持续应答时间为17个月。

另一项Ⅰ期试验（NCT01454102）入组了46例未经化疗的晚期非小细胞肺癌患者，联合nivolumab+ipilimumab治疗后，客观应答率为22%，疾病稳定率为33%，应答率与PDL1阴性或阳性无相关性。这个组合毒性较大，48%的患者出现3/4级不良反应，41%的患者中止试验。

另外入组了21例未经化疗的晚期非小细胞肺癌患者，其中20例接受过EGFR抑制剂的治疗。联合nivolumab+erlotinib治疗后，客观应答率为19%，24周无进展生存率为47%。对于20例erlotinib耐药型患者，3例实现部分应答，9例实现疾病稳定，剩下1例未接受过EGFR抑制剂治疗的患者实现部分应答，持续应答24.3周以上。

另一项Ⅰ期试验（NCT01472081）入组了53例转移性肾细胞癌患者（之前至少接受过1种疗法），其中33例接受nivolumab+sunitinib治疗（S组），20例接受nivolumab+pazopanib治疗（P组）。客观应答率分别为42%、45%，疾病稳定率分别为33%、35%，24周无进展生存率分别为78%、55%。

2. MEDI4736

MEDI4736是AstraZeneca研发的anti-PDL1单抗，Ⅰ期试验（NCT01693562）入组了13例非小细胞肺癌、8例黑素瘤、5例其他晚期实体瘤患者，平均已经接受过4种疗法。结果显示，3例非小细胞肺癌、1例黑素瘤实现部分应答，另有5例患者肿瘤缩小但未达到部分应答标准，疾病控制率为46%。

3. MK-3475

MK-3475是Merck研发的anti-PD1单抗，Ⅰ期试验（NCT01295827）入组了84例未经治疗的晚期非小细胞肺癌患者，其中57例为PDL1阳性，初步结果显示应答率为36%。另外入组了221例之前接受过治疗的晚期非小细胞肺癌患者，对于PDL1阳性患者，irRC/RECIST确证和未确证的应答率为15%/21%，对于PDL1阴性患者，irRC/RECIST确证和未确证的应答率为10%/8%。

4. MPDL3280A

MPDL3280A是Genentech研发的anti-PDL1单抗，Ⅰ期试验（NCT01375842）入组了31例尿路膀胱癌患者，71%之前接受过2种以上疗法。目前已得到20例数据，客观应答率为50%，其中完全应答1例、部分应答9例。

5. INCB024360

INCB024360是Incyte Corporation研发的IDO抑制剂，在联合ipilimumab治疗转移性黑素瘤的Ⅰ/Ⅱ期试验中，首先在300mg bid剂量下入组了7例患者，5例患者出现显著的ALT升高，随后在25mg bid剂量下入组了8例患者，6例（75%）实现肿瘤缩小，其中3例为部分应答，持续应答时间分别为179天、148天、127+天。NewLink Genetics研发了IDO抑制剂NLG-919，已进入Ⅰ期临床。

6. CDX-1127

CDX-1127（varlilumab）是Celldex Therapeutics研发的anti-CD27单抗，Ⅰ期试验（NCT01460134）入组了25例晚期实体瘤、16例黑色素瘤、11例肾细胞癌患者、19例B细胞淋巴瘤患者。25例实体瘤中有4例疾病稳定（分别持续3.0、3.8、5.7、16.8+个月），14 例黑素瘤有 3 例疾病稳定（分别持续 2.6+、3.1+、5.7+个月），6 例肾细胞癌中有 2 例疾病稳定（分别持续 2.8+、2.9+个月），19 例 B 细胞淋巴瘤中有 3 例疾病稳定（分别持续 4.5、5.6、14.0 个月）和 1 例完全应答（之前化疗、干细胞移植、brentuximab vedotin 都失败了）。CD27 的配体是 CD70，arGEN-X 研发了 anti-CD70 单抗，目前正在进行Ⅰ期试验。

7. PF-05082566

PF-05082566 是 Pfizer 研发的 anti-4-1BB 单抗，Ⅰ期试验（NCT01307267）入组了 27 例晚期实体瘤患者，包括 11 例结直肠癌、6 例 Merkel 细胞瘤，22%的患者实现疾病稳定，未发现部分应答或完全应答。

（作者：疑夕，来源：新浪博客 2014-05-29）

2014 年最重要新药：肿瘤病学的突破

自 2012 年以来，我就在评选每年度获批的最重要新药。其中的竞争一直非常激烈，但今年有两种新药不分伯仲，以至于我认为挑谁来当最终的赢家都是不公平的。它们分别是来自默克公司（Merck）的 Keytruda，以及来自百时美施贵宝公司（Bristol-Myers Squibb）的 Opdivo。

不要纠结于它们繁琐的药名，这两种新药代表着肿瘤病学的突破：解锁免疫系统，使之成为攻击肿瘤细胞的武器。这些药物能够阻断白细胞表面的“程序性细胞死亡受体”，而癌细胞常常利用这种受体来阻止白细胞攻击自己。

在其他治疗手段均告失败的黑色素瘤患者身上，有 20%～40%的人在接受上述药物治疗后肿瘤出现收缩。而在这部分患者当中又有 5%～10%的人，其肿瘤收缩持续了 6 个月以上的时间。

未来潜力

不过，这些药物的真正潜力还是在于它们在治疗黑色素瘤乃至未来治疗其他癌症的方向上行动得更早。Keytruda 在 9 月首先获批，Opdivo 则在 3 个月后获批。

不过，百时美施贵宝公司在完成 Opdivo 的试验研究方面远远领先于其他治疗黑色素瘤的药物。投资银行的一些分析师称，这一点可能让该公司拥有了某种优势。不管怎样，未来几年这两种药物的销售额预计将达到 30 亿美元。

在接下来的一年中，我们应该能够听到更多关于使用这两种新药治疗非小细胞肺癌的消息。百时美施贵宝公司使用 Opdivo 治疗这种疾病的临床试验将受到密切关注，在其他癌症的应用研究也正在进行当中。

像罗氏（Roche）和阿斯利康（AstraZeneca）那样的公司，他们也在各自研发类似的药物。除此之外，还有其他一些治疗方法利用了免疫系统，它们也让医生和研究人员备受鼓舞。

新药增多

根据美国食品和药物管理局（FDA）公开的数据，该局在 2014 年批准了 41 种新药，数量是自 1996 年以来最多的。这个数字是 2007 年获批新药的两倍还多，那一年的医药行业似乎正处于持续多年的“旱期”。

获批新药数量庞大对制药企业来说是个好兆头，其中也包括那些发明和研制多种药物的小型生物技术公司。2014 年，纽约证券交易所的 ARCA 医药指数（ARCA Pharmaceutical Index）上涨了 15%，纳斯达克的安硕生物科技指数（iShares Biotechnology index）上涨了 35%，而同期标准普尔 500 指数（S&P 500）仅上涨 13%。

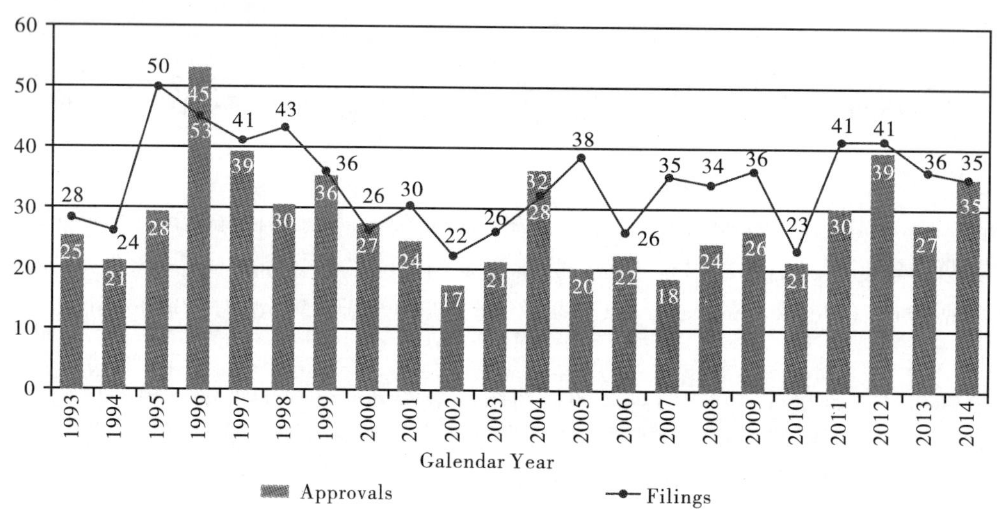

2014 年获批的新药还包括：来自吉利德科学公司（Gilead Sciences）的 Harvoni，这种治疗丙型肝炎的特效药一天只需服用 1 片，为该领域首创；来自雅培生命公司（AbbVie）的 Viekira Pak，这也是一种治疗丙肝的精品药物，一天需服用 4 片。Sovaldi（通用名：索非布韦）是 Harvoni 的主要成分之一，它本身即当选 2013 年最重要的新药。

2014 年其他重要的获批新药还有：治疗革兰氏阴性菌的新抗生素 Zerbaxa；治疗特发性肺纤维化的 Esbriet；以及安进公司（Amgen）出品的 Blincyto，这是一种治疗 B 淋巴母细胞淋巴瘤的药物。

高昂成本

所有这些创新都具有高昂的成本。尽管制药企业的生产效率得到提升，但他们也面临着研发费用不断攀升的局面。不过，制药企业同样展示出惊人的定价能力，将药物成本抬高到 10 年前无法想象的高水平。

Keytrud 和 Opdivo 都需要每位患者每年花费 15 万美元。由于这两种药物是如此相似，一些分析师在猜测它们会不会出现类似于丙肝治疗药物的那种局面。吉利德给 Harvoni 制定的价格是每人每年 9. 5 万美元，雅培生命给 Viekira Pak 定下的价格则是 8. 3 万美元，并没有低很多。

不过，雅培生命之后又跟医药福利管理巨头快捷药方公司（Express Scripts）达成了一项协议，向后者提供大幅折扣，条件是后者不得大批量采购 Harvoni。

然而，这种情形可能很难在抗癌药物领域再现。吉利德和雅培生命的药物基本上是获批治疗同一种类型的患者，Keytrud 和 Opdivo 在目前来说也是如此。但随着时间的推移，这些抗癌药物可能会基于不同的研究被获批用于治疗不同病症的患者。

到那个时候，它们将无法成为彼此的替换药品，如此一来，恐怕默克和百时美施贵宝都不会愿意提供大幅折扣。不过，这要到明年再见分晓了。

（来源：福布斯中文网 2015-01-16）

抗癌新药国际试验效果显著：化疗有望终结

据国外媒体报道，对一种新型抗癌药物进行的突破性国际试验，让研究人员在对抗白血病方面看到了新希望，一位澳大利亚医生指出，它将会终结传统的化疗方法。

对 391 位患者进行的试验结果显示，抗癌药物 Ibrutinib（依鲁替尼）将那些与一种发展缓慢的血癌类型——慢性淋巴细胞性白血病（CLL）作斗争的患者幸存下来的机会提高到 90%，而传统疗法的幸存率只有 81%。此外，与传统的化疗方法相比，它对身体造成的损伤更小，而且它是那些癌细胞已经对化疗产生抗性的患者的一种选择。试验结果还显示，40%的患者会在接受治疗的一年内病情减轻，与之相比，传统化疗方法的这一数字只有 4%。这项试验促使澳大利亚墨尔本彼得马克卡伦癌症中心的考恩-塔姆博士相信，Ibrutinib 最终将会取代化疗，成为白血病患者的主要治疗方法。他说：“我们以后也许不再需要化疗。”

塔姆表示，参与这项国际试验的患者对这种药物做出的反应比化疗更快，而且显示出来的副作用更少。尤为振奋人心的是，那些化疗没有用或者对化疗产生抗性的患者，现在有了另一种选择。发表在《新英格兰医学期刊》上的一篇论文的联合作者塔姆说：“这些产生抗性的患者别无选择。当化疗失去作用时，这种药物确实效果很好。”Ibrutinib 通过让一种对白血病幸存至关重要的酶丧失能力产生作用，目前这种药正在美国加快审批速度，也许一年后澳大利亚就能购买到它。

虽然慢性淋巴细胞性白血病是最罕见的一种癌症类型，但它却是最常见的一种血癌，而且年龄越大，越容易罹患这种疾病。大约 80%被诊断出来的新增病例是 60 多岁的老年人。这种疾病在男性群体中比在女性群体中更常发生，而且由于它发展缓慢，早期阶段很多人甚至不会表现出任何症状。塔姆说，明年这种药物在澳大利亚出现后，该国每年将会有好几百人从中受益，然而，除非它能在 2~3 年内进入澳大利亚的药物福利计划，否则大部分人都将支付不起这种药物的高昂费用。

（来源：新浪科技，2014-06-05）

相关链接

抗癌新药依鲁替尼（Imbruvica，Ibrutinib）

2013 年 11 月 13 日，美国食品和药品管理局（FDA）加速批准了 Pharmacyclics 公司和强生的 Imbruvica（通用名：Ibrutinib，依鲁替尼）上市，用于治疗一种罕见的侵袭性血癌——套细胞淋巴瘤（MCL）。

依鲁替尼（Ibrutinib）是一种口服的布鲁顿酪氨酸激酶（BTK）抑制剂的首创新药，该药通过与靶蛋白 Btk 活性位点半胱氨酸残基（Cys-481）选择性地共价结合，不可逆性地抑制 BTK，从而有效地阻止肿瘤从 B 细胞迁移到适应于肿瘤生长环境的淋巴组织。

套细胞淋巴瘤（MCL）常见于中老年，是一种罕见但进展迅速的非霍奇金 B 细胞淋巴瘤（NHL）。在美国，其患者人数占据所有非霍奇金淋巴瘤病例的 6%。依鲁替尼（Imbruvica）是获准用于治疗套细胞淋巴瘤的第三种药品。之前 2006 年获批的 Velcade（Bortezomib，硼替佐米，中国注册名：万珂。千禧制药/日本武田制药）和 2013 年获批的 Revlimid（Lenalidomide，来那度胺，中国注册名：瑞复美。塞尔基因公司）已被批准用于治疗这种疾病。依鲁替尼的治疗费用每年将高达 13 万美元，这也是美国最贵的抗癌药之一，而塞尔基因公司（celgene）的来那度胺治疗费用更高，每年将耗费 15 万美元。

依鲁替尼于今年 2 月被美国 FDA 授予突破性治疗药物资格。Imbruvica 是 FDA 推出突破性新药新政以来获准的第二个享此待遇的药品。FDA 于本月早些时候批准了罗氏（Roche）的 Gazyva（obinutuzumab），用于治疗慢性淋巴细胞白血病（CLL），是首个获 FDA 突破疗法认定并获批的药物。

（摘自：中国新特药网，发布日期：2014-02-14）

染色体 5q 缺失的骨髓增生异常综合征的靶向治疗

在第 22 届亚太抗癌大会上，H. Lee Moffitt 癌症中心的 Alan List 教授讨论了来那度胺（Lenalidomide）对染色体 5q 缺失的骨髓增生异常综合征（MDS）选择性靶向作用的最新数据。

来那度胺是第一个被批准的以染色体核型作为骨髓增生异常综合征治疗靶点的药物。染色体 5q 缺失（del 5q）是西方 MDS 最常见的细胞遗传学异常，已经成为理解基因型如何驱动疾病表型的典范。del（5q）的 MDS 患者有不同的临床病理特征，包括贫血、巨核细胞发育异常以及惰性的临床过程。通过对位于 5q32 和 5q33 之间远端缺失区域内的 41 个基因编码的功能检测，Alan List 教授发现，核糖体蛋白基因 RPS14 的等位基因异常导致发育不良性贫血。来那度胺通过抑制 G2/M 期检查点的调节因子 CDC25C 和 PP2A 来发挥其靶向作用。Alan List 教授的研究还显示，来那度胺通过抑制 PP2A，稳定 MDM2 来释放 G1 期阻滞的 del（5q）祖细胞，从而使细胞周期持续进行及选择性阻滞在 G2/M 期。约 2/3 的患者可达到持久的输血独立性，持续时间的中位数大于 2 年。随机Ⅲ期 MDS-004 试验证实，来那度胺的每日用量是反应率和反应质量的一个重要决定因素。接受来那度胺 10 mg 患者的持续输血独立性和细胞遗传学反应比较低剂量（5 mg）接受的患者明显增高。当 del（5q）的 MDS 祖细胞上调 PP2A 克服了来那度胺的抑制作用就会出现来那度胺耐药。选择性改变红细胞前体的 RP-P53 轴代表另一种特定的治疗策略。

（稿源：中国抗癌协会 2014-07-21）

治疗不同癌症的新型抗癌靶点

近日，来自北卡罗来纳大学医学院的研究人员通过研究发现，一种对基因剪接非常关键的蛋白分子——RBM4 在多种人类癌症中的水平都明显降低，包括肺癌、乳腺癌等，相关研究刊登于国际杂志《*Cancer Cell*》上。

研究人员 Zefeng Wang 博士表示，从某种角度来讲，科学家们并不会以参与癌细胞中基因剪接的蛋白质分子为靶点来开发癌症的疗法；人类基因组中大约有 2.5 万个基因，其含量和果蝇机体的基因组一样，这些基因会以不同方式被剪接从而形成不同种类的信使 RNA 分子，进而产生机体所需要的不同蛋白质，这就好比电影制作人一样对不同电影场景进行剪接拼装，从而形成一部完整的电影，从遗传学角度来讲该过程就是选择性剪接。

文章称，研究人员发现 RBM4 蛋白分子就是一个重要的“电影剪接师”，通过进行一系列的高通量筛选实验，研究人员鉴别出了 20 个参与调节选择性剪接过程的蛋白质，随后研究人员在不同的癌细胞和小鼠模型中来研究揭示这些蛋白质活性的改变，蛋白质表达的失调或许就会促进癌症的发生及转移。

研究者表示，相比正常组织，RBM4 的水平在癌细胞中处于明显下降的趋势，在正常细胞中，RBM4 可以抑制选择性剪接，其可以将基因从较长的状态剪接成较短的状态，其中一种具有抗癌特性的、名为 Bcl-x 的基因就是研究者们希望研究的较短状态的基因。

当 RBM4 水平足够低时，长链形式的 Bcl-x 基因就会产生，其在促进癌症及癌转移上扮演着重要角色；在小鼠模型中激活 RBM4 就可以逆转癌症的进展。研究者 Wang 说，RBM4 在控制另外一种剪接调节子 SRSSF1 上也非常关键，SRSSF1 在某些癌细胞中处于高度表达的状态；让研究人员感兴趣的是，RBM4 实际上可以抑制 SRSSF1 的表达，从而控制许多 SRSSF1 的剪接靶点，这就可以帮助研究人员解释为何 RBM4 具有抗肿瘤的活性了。

最后研究人员表示，他们的目的是寻找关闭 RBM4 的机制，如果可以靶向作用 RBM4 并且操控该分子，那么或许就为开发治疗癌症患者的新型靶向疗法提供了新的希望和研究数据。

（来源：生物谷 Bioon. com 2014-09-10）

科学家发现新型的癌症开关——凝集素

在癌症发展过程中，肿瘤细胞可以“装饰”其表面的聚糖类化合物，肿瘤细胞表面的聚糖类化合物和健康细胞表面的并不一样。

近日，发表在国际杂志《PNAS》上的一篇研究报告中，加利福尼亚大学的研究人员表示，癌细胞聚糖分子上的唾液酸能够与免疫细胞发生作用来改变肿瘤细胞的迟发反应，即抑制或促进肿瘤发展。

研究者 Ajit Varki 说道，癌细胞表面的聚糖分子可以促进或抑制肿瘤的发展，我们的研究揭开了癌症发生的复杂性，也为开发新型策略战胜癌症提供了研究数据。中性粒细胞和巨噬细胞小亚群中名为凝集素的受体可以结合肿瘤细胞表面的唾液酸，依据癌症处于的阶段和肿瘤的模式，研究人员表示，凝集素和肿瘤凝集素受体的相互作用或许会产生相反的结果。

在初期发展阶段，癌细胞会通过唾液酸帽状聚糖分子来保护自身不被消灭，但是一旦肿瘤建立了稳固的地位，其后期的生长就会通过巨噬细胞产生的凝集素来抑制。研究者表示，低浓度的抗体会促进癌细胞生长，而高浓度则会抑制其生长。事实上免疫系统就扮演着促进或抑制癌症发展的角色，这依赖于癌症的情况及其处于的阶段，这对于临床上开发相应的药物非常重要。

最后，研究者 Ann Schwartz 表示，凝集素或许可以有效抑制癌症的早期发展，文章中我们对 332 名肺癌患者进行研究，评估其机体中是否存在天然的凝集素缺失，从而减少了同肿瘤细胞表面唾液酸的结合，后期研究人员还需要进行更多深入的研究来揭示凝集素介导的促肿瘤或抑制肿瘤的开关，这对于开发治疗癌症的靶向疗法将非常关键。

（来源：生物谷 Bioon. com 2014-09-17）

瞄准癌细胞的芯片 让医生随时监控癌症

可以从病人血液中提取肿瘤细胞的技术让研究人员从全新的角度研究癌症，麻省总医院和强生合作将其商业化。

在不远的将来，肿瘤学家也许可以用手指大小、带有微小管道的塑料芯片从病人的血液中提取十几个癌细胞。这些细胞是循环肿瘤细胞，可以在被提取后接受筛选，找到让肿瘤学家能够选择最佳标靶药物的遗传变异。持续地采样可以让医生检测某种治疗方法是否有效，并让他们决定是否随着疾病的进化，添加或替换某种药物。

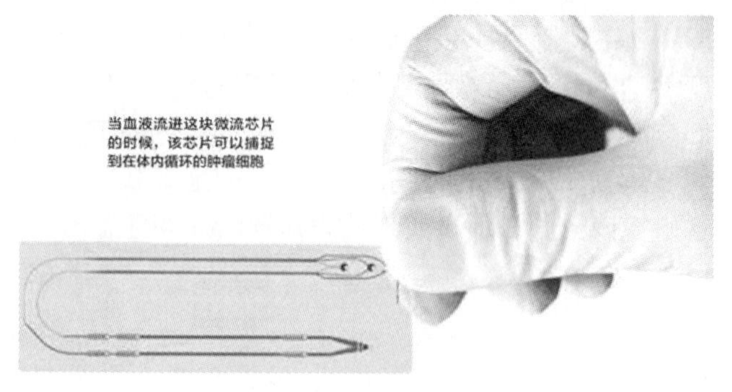

有数十家公司正在这个市场中竞争。据估计，这一市场在未来几年会达到 79 亿美元。强生（Johnson & Johnson）下属公司销售的一种设备获得了美国食品和药品管理局的许可。

但是麻省总医院癌症中心（Massachusetts General Hospital Cancer Center）的主任丹尼尔·哈伯（Daniel Haber）表示，它不能探测到低浓度的肿瘤细胞。而且今天的设备还不能捕捉从不同功能种类肿瘤中逃逸出的细胞的完整多样性。

哈伯正和生物医学工程师梅米特·托纳（Mehmet Toner）及他在麻省总医院的团队合作，研发能提取任何漂浮在血液中的肿瘤细胞并让其存活以备病理学家进行基因组学和分子检测的芯片。他们的研究结果很有价值，因为制药公司正越来越依靠特定的分子标靶开发癌症药物。癌症基因组学公司 Foundation Medicine 表示，在经分析的肿瘤中，多达 70% 带有能提示疗法的基因印记。

尽管长期以来科学结合医学界已经知道癌细胞通过血管扩散，但是一直无法捕捉到循环的肿瘤细胞。“循环癌细胞很少，存在于 1 亿个其他种类的细胞中，”托纳说。“微流体技术给我们精确操作血液并观察其中细胞的机会。”

病人体内的一部分循环肿瘤细胞被认为是癌症转移的原因。“最后，这些细胞中的一部分会杀死病人，”托纳说。“在监控癌症基因型和早期诊断方面，实时在病人体内发现这些细胞有着重要应用。”

这项技术让医生可以随着时间监控癌症。“现在，在病人被诊断出癌症以后，我们通常不会再次对他们进行活体检查，”哈伯说。哈伯现在正在实验用这项技术检测肺癌中的遗传突变并匹配突变和疗法。随着癌症生长并扩散到全身，它会发生变化，癌细胞中会出现不同的遗传突变。

强生公司正和麻省总医院合作，将新的芯片开发为商业化的产品。

“我们认为癌症治疗的方向是监测疾病的分子随时间变化的能力，”强生下属杨森（Janssen）制药分公司肿瘤生物标志项目负责人尼古拉斯·德拉科波利（Nicholas Dracopoli）说。

麻省总医院的设备和其他正在研发中的设备可以分离出数目极少的癌细胞，剔除比循环癌细胞多出数百万倍的红细胞和白细胞。所有癌细胞都会被置于适于生存的液体中，在那里它们会被一个个提取和研究。

这一技术的其他版本（包括强生现在正在销售的设备）可以从物理表面上捕捉细胞，通常这是通过包裹可以识别某些（而非全部）癌细胞的细胞膜表面蛋白的抗体做到的。

捕捉循环肿瘤细胞的设备除了具有改进癌症疗法的潜力之外，还能帮助生物学家解开癌症致死扩散之谜。“关于癌症转移和扩散的问题从来没有真正得到解答，因为我们没有研究工具，”哈伯说。“这是第一次你可以看到转移中的细胞。”

（作者：苏珊·杨，稿源：麻省理工科技评论 2014-03-03，来源：健康界网站）

WHO&IARC 最新抗癌宝典：十二种改变可降低癌症风险

国际癌症研究机构（IARC）和 WHO 最新发布的“抗癌宝典”更新了致癌的风险因

素，对预防保健具有指导意义。

最新发布的由IARC、世界卫生组织癌症中心及欧盟委员会共同参与制定的“欧洲抗癌宝典”介绍了12种实用的降低癌症风险之措施。其中，不吸烟位居首位，其次是健康体重、避免过多日晒及饮酒。此外，还有一些新推荐，涉及氡气（radon）、母乳喂养、激素替代治疗（HRT）、疫苗接种及有组织的筛查等。

IACR环境与辐射部主任Joachim Schüz指出，虽然这次发布的“抗癌宝典”与IACR 2014年发布的《世界癌症报告2014》在内容上存在重叠，但两者的目的有很大不同。后者主要是对科学证据进行概述，而前者则主要是为个人提供如何降低癌症风险的建议。随着预防科学的不断发展，我们对癌症危险因素有了更好的理解，预防措施也有所更新。

新“抗癌宝典”推荐的降低癌症风险措施如下：

1. 不吸烟，不使用任何形式的烟草；

2. 创建无烟家庭环境及工作环境；

3. 采取行动保持健康体重；

4. 积极进行体力活动，减少久坐时间；

5. 保持健康饮食，多吃粗粮、豆类、蔬菜及水果，限制高糖及高脂等高热量食物的摄入，避免饮用含糖饮料，避免应用加工肉食品，限制红肉及高盐食物的摄入；

6. 最好不饮酒，如果做不到则应限制酒精摄入量；

7. 避免过多日光照射，尤其是儿童，使用防晒产品，不进行日光浴；

8. 工作场所坚持健康与安全生产说明，避免接触致癌物质；

9. 确定家中是否存在较高水平的自然氡气水平，水平较高时应采取相应措施予以降低；

10. 对女性而言，母乳喂养可降低癌症风险，如若可以尽可能实施母乳喂养；HRT可增加某些癌症风险，应限制应用；

11. 确保儿童接种了乙肝疫苗，女孩还应接种HPV疫苗；

12. 男性要参加有组织的肠癌筛查，女性除肠癌还应参加乳腺癌及宫颈癌筛查。

Schüz教授指出，虽然上述“抗癌宝典”是为欧洲公民制定，但同样适用于美国人，只是其他地区在应用该“宝典”时应根据具体情况综合考虑地域因素，不能机械照搬。美国癌症学会（ACS）的Richard C. Wender评论认为，该版“抗癌宝典”非常实用、可读性强，具有极高的预防保健指导意义。

（来源：肿瘤了望 2014-10-30）

❖ 国际交流 ❖

世界卫生组织颁奖表彰我国儿童乙肝防控成就

2014年2月24日上午，世界卫生组织西太区主任申英秀（Shin Young-soo）向中国政府颁奖，以表彰我国在防控儿童乙肝方面所取得的突出成就。李斌主任代表中国政府领奖并致辞，孙志刚副主任陪同出席。

李斌主任感谢世界卫生组织对中国乙肝防控工作的认可，并表示，中国政府高度重视乙肝防控工作，通过采取预防为主，防治结合的综合措施，有效控制了乙肝的严重流行趋势，防控工作取得显著成就。中国作为人口大国，抗击乙肝的斗争依然任重道远。中国愿继续与世界卫生组织等国际组织和各国积极交流，增进了解，务实合作，进一步降低乙肝的发病率，为改善中国、西太平洋地区乃至全球人民的健康水平做出积极贡献。

申英秀表示，中国的乙肝免疫项目显著降低了儿童中的乙肝感染率，是中国公共卫生领域取得的最重要成就之一。自1992年至今，中国通过及时接种乙肝疫苗，超过8000万儿童免于乙肝感染。2012年5月，中国5岁以下儿童慢性乙肝病毒感染率已降至1%以下。中国的成功鼓舞了本地区和世界其他国家采取相应措施降低儿童乙肝感染率。

国际合作司及相关司局负责同志、部分驻华国际组织和使馆代表60余人出席颁奖仪式。

资料链接：

乙型病毒性肝炎不仅严重影响人体健康，而且给家庭、社会造成沉重的经济负担，是危害人民群众身体健康的重要公共卫生问题。我国曾是乙肝感染高流行国家，1992年调查显示，人群乙肝病毒表面抗原携带率为9.75%，全国有乙肝病毒表面抗原携带者约1.2亿，慢性乙肝患者约3000万人。

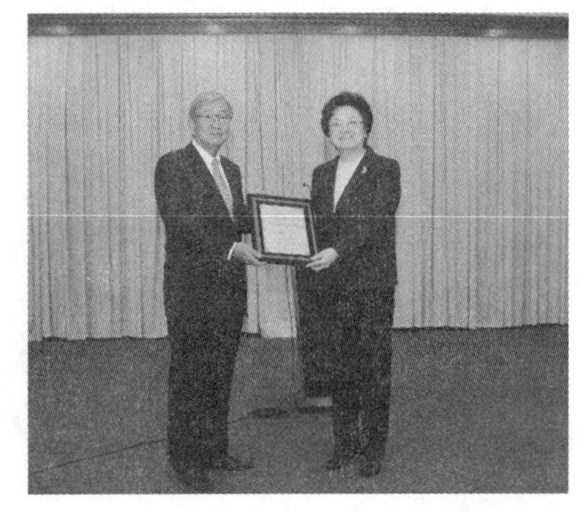

接种乙肝疫苗是有效预防控制乙肝的关键措施。我国于20世纪90年代初确定将为儿童普种乙肝疫苗作为国家控制乙肝流行的主要策略。1992年，将乙肝疫苗纳入计划免疫管理，在全国范围推广新生儿乙肝疫苗，实行自费接种。由于当时价格较高，接种工作主要是在一些经济较发达的城市地区开展，乙肝疫苗全程接种率仅为30%。为加快我国乙肝控制进程，经国务院批准，自2002年起，将乙肝疫苗纳入全国儿童计划免疫范围，免费为新生儿接种。

通过努力，新生儿乙肝疫苗的全程接种率和首针及时接种率大幅度上升，乙肝防控工作取得显著成效。2006 年全国调查显示，人群乙肝病毒表面抗原携带率为 7.18%。根据两次调查结果推算，1992～2006 年我国感染乙肝病毒人数减少近 8000 万人，乙肝病毒表面抗原携带者减少近 1900 万人。按照世界卫生组织标准，我国已从乙肝高流行国家（病毒携带率 8%以上）降为中度流行国家。2012 年 5 月，我国通过世界卫生组织西太平洋区验证，实现了其制定的在 2012 年将 5 岁以下儿童乙肝病毒表面抗原携带率控制在 2%以下的目标（我国实际已降至 1%以下）。

（中华人民共和国国家卫生和计划生育委员会 2014-02-24）

中国抗癌协会代表团赴澳大利亚参加 2014 年世界抗癌大会

2014 年 12 月 3 日～6 日，由国际抗癌联盟（UICC）主办的 2014 年世界抗癌大会在澳大利亚墨尔本市隆重召开。本届大会由澳大利亚癌症协会承办。会议围绕主题“凝心聚力，加快防控进程（Joining Forces，Accelerating Progress）”，通过主题发言、专题报告、壁报交流、圆桌讨论、现场辩论等形式对癌症的预防和筛查、诊断和治疗、康复和姑息治疗、癌症防控系统四方面议题进行了探讨与交流。

大会会期 3 天，设有 120 个专场，350 个学术报告，收录 600 篇学术论文摘要。来自世界 115 个国家和地区的 2700 余名代表参加了大会，其中中国代表 250 余名，来自全国各省（自治区、直辖市）。中国抗癌协会代表团由理事长郝希山院士率队，在会议期间颇受瞩目，取得累累硕果。12 人的论文被大会遴选为发言篇目，38 人的论文被遴选为壁报交流篇目。上海复旦大学附属肿瘤医院泌尿外科主治医师秦晓健荣获由国际抗癌联盟（UICC）、世界卫生组织（WHO）、国际癌症研究机构（IARC）和国际原子能机构（IAEA）联合评选的八大“全球青年抗癌领袖”称号，并接受邀请参加 12 月 3 日举行的世界癌症领导人峰会。峰会还邀请了中国抗癌协会理事长郝希山院士、秘书长王瑛教授和天津医科大学附属肿瘤医院院长王平教授。

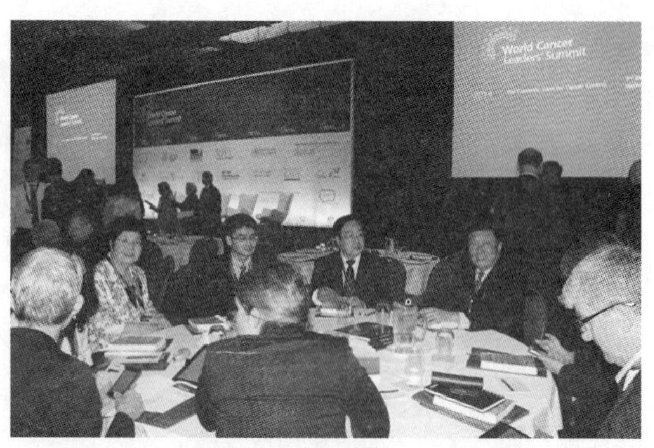

郝希山院士等中国代表受邀参加世界癌症领导人峰会

12 月 4 日，大会特设中国专场。以“中国的癌症治疗和转化研究”（Cancer Treatment and Translational Research in China）为主题，从 100 余篇中青年专业技术人员投稿中遴选出 5 篇作为中国专场发言报告。中国专场讲者的平均年龄 37 岁，他们分别是：暨南大学第一附属医院徐萌教授、复旦大学肿瘤医院陈勇教授、辽宁省肿瘤医院赵岩教授、江西省妇幼保健院李凌医师、天津医科大学附属肿瘤医院李晓青医师。5 位讲者分别就新型抗 bFGF 单抗抑制肺癌的临床前研究、肢体隔离灌洗应用于四肢局部晚期恶性肿瘤的前瞻性研究、低频度微卫星不稳定性与胃癌的淋巴浸润及不良预后相关、中国农村地区子宫颈癌高发地区 HPV 筛查效果评价、Runx2 转录调控的 ITGBL1 促进乳腺癌骨转移的研究等做了详尽的报告。专场由中国抗癌协会理事长郝希山院士、副理事长季加孚教授主持。国际抗癌联盟（UICC）前任主席大卫·希尔（David Hill）教授、爱德华多·卡赞普（Eduardo Cazap）教授、弗兰克·卡瓦利（Franco Cavalli）教授，以及台湾资深院士彭汪嘉康女士等国际著名肿瘤学专家也前来参加中国专场。

12 月 5 日，郝希山院士受邀参加“全球健康保险（Universal Health Coverage）”为议题的圆桌会议，与中、日、韩三国的肿瘤专家和机构领导共同商议全球癌症保险计划的可行性和必要性。郝院士指出，在中低收入国家癌症的医保覆盖比例还比较低，甚至达不到国际的平均标准。为了改善这种现状，不但要号召国家应用癌症防控战略计划，同时还要加强公众对肿瘤三级预防的了解和认知，特别是提升贫困地区人民的生命预期。

ITGBL1 Facilitates BM of Breast Cancer

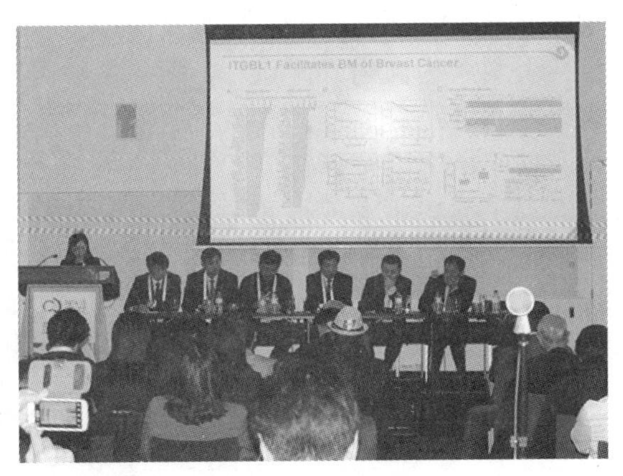

中国专场现场

12 月 6 日，郝希山院士受国际抗癌联盟亚洲办公室（UICC-ARO）的邀请出席并主持亚洲专场，围绕主题为“亚洲国家如何面对当前癌症经济负担的形势？（Economic Burden of Cancer in Asian Countries: How Should We Face the Current Situation?）”，来自中、日、韩三国的肿瘤专家分别就当前各国的癌症成本和经济负担做了发言报告。中国抗癌协会秘书长王瑛教授做了题为“中国癌症负担（Cancer Burden in China）”的报告，详细地介绍了当前亚洲地区及我国的癌症发病率和死亡率，致病因素，以及行之有效的癌症预防措施。

CACA is a leading non-governmental
and non-profit organization which is
dedicated to cancer control in China.
Let's united and work together to
fight against cancer!

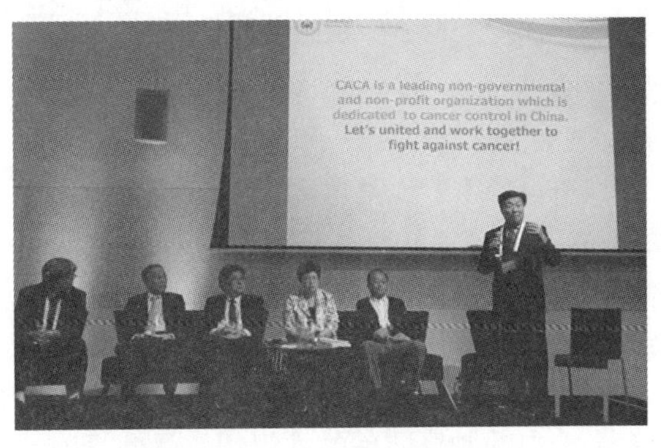

郝希山院士主持亚洲专场

2014 年 12 月 2 日，在国际抗癌联盟会员代表大会（UICC General Assembly Meeting）上，经现场投票选举，中国抗癌协会理事长、天津市肿瘤研究所所长、天津市肿瘤医院名誉院长郝希山院士成功当选为国际抗癌联盟常务理事，成为 14 名理事会成员中唯一当选的中国代表。

会议期间，中国抗癌协会还先后与国际抗癌联盟（UICC）、国际癌症研究机构（IARC）、美国癌症研究学会（AACR）、美国国家肿瘤研究所（NCI）、澳大利亚癌症协会（CCA）、墨尔本大学、法国癌症协会，就今后双方建立国际合作项目进行了交流。展览会上，中国抗癌协会设立展台，发放宣传资料，为国内外千余名代表提供了交流平台。

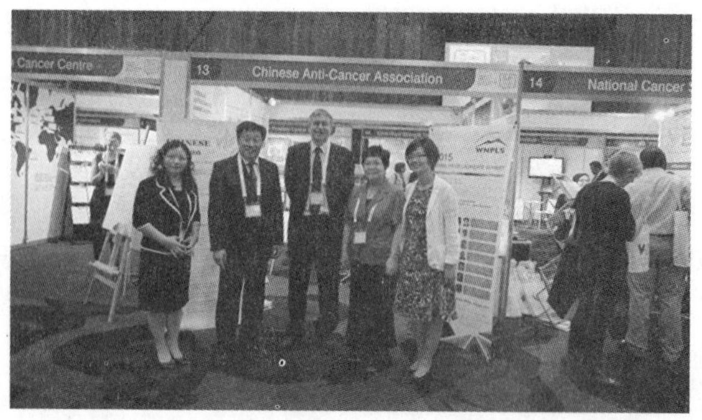

中国抗癌协会展台

大会期间，中国抗癌协会代表团参观了澳大利亚彼得·麦卡伦癌症中心（Peter MacCallum Cancer Center）、澳大利亚癌症临床试验中心（Cancer Trials Australia）和墨尔本皇家医院（Royal Melbourne Hospital），就肿瘤防治与临床试验等领域与澳方进行了深入地学习和交流。中国代表团访问期间还得到了墨尔本市副市长 Susan Riley 女士的亲切接见。并与台湾癌症基金会的代表进行了交流。

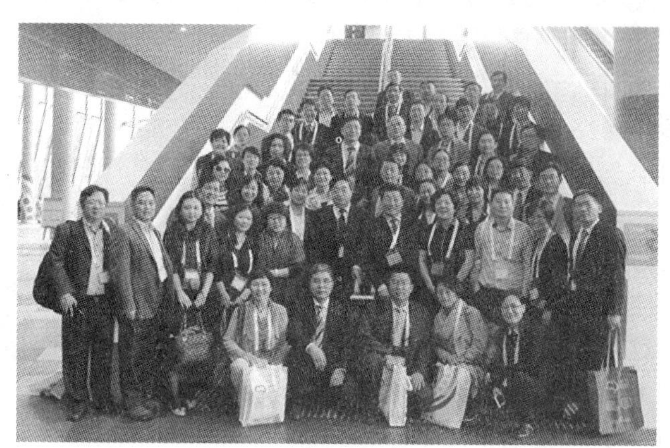
中国抗癌协会代表团合影留念

（稿源：中国抗癌协会 2014-12-19）

郝希山院士当选国际抗癌联盟（UICC）常务理事

2014 年 12 月 2 日，在澳大利亚墨尔本举办的国际抗癌联盟会员代表大会上（UICC General Assembly Meeting），经现场投票选举，中国抗癌协会理事长、天津市肿瘤研究所所长、天津市肿瘤医院名誉院长郝希山院士成功当选为国际抗癌联盟常务理事，成为 14 名理事会成员中唯一当选的中国代表。

国际抗癌联盟（UICC）创建于 1933 年，是全球最大的非政府抗癌组织机构，是世界上最有影响力的肿瘤防治学术组织。目前拥有全球 833 个会员单位，覆盖全球 155 个国家和地区。其主要职能是针对不断增长的危害全球公众健康的癌症，在全球范围内开展癌症防治知识宣传、富有成效的对话和集体行动等一系列抗癌行动，为全球抗癌事业做出了巨大贡献。国际抗癌联盟的执行机构为理事会，由14名在国际抗癌领域中的功勋卓著人员组成，每届成员任期两年，最长连任期限为三届。

2014年1月，国际抗癌联盟在日内瓦召开了选举会议，共接到全球71名具有较高资格的会员单位推荐候选人申请。提名委员会依照选举条例，经过层层选拔及严格筛选，最终确定第一批51名候选人。经过第二次选举，从中再次遴选出24人作为最终候选人。2014年12月2日，在澳大利亚墨尔本举行的“第23届世界抗癌大会”上进行最终选举。来自欧洲、亚洲、美洲和非洲等全球各大洲的国际抗癌联盟会员单位、会员代表300余人进行投票选举，当场产生了14名理事会常务理事，郝希山院士作为唯一的中国代表当选。

郝希山院士曾于2006年作为中国唯一代表首次当选国际抗癌联盟常务理事，并连任三届至2012年。在履职国际抗癌联盟一职期间，郝希山院士致力推动中国肿瘤防治事业的发展并使之与国际接轨。其中，在倡导全球癌症防控理念、推广世界抗癌宣言、世界癌症日科普宣传；在天津设立国际抗癌联盟中国联络处，在中国首次承办“第21届世界抗癌大会”，首次承担国际抗癌联盟—中国抗癌协会肿瘤专业人员联合培训项目等重大学术、科普推广活动和国际合作项目方面，做出了卓越的贡献，使中国在世界肿瘤的防治领域上占有一席之地，也让世界关注到中国抗癌事业取得的成果和发展。

郝希山院士是我国著名的肿瘤学专家、中国工程院院士，现任亚太抗癌联盟常务理事、中国抗癌协会理事长、中华医学会副会长，曾任亚太抗癌组织联盟（APFOCC）主席、亚洲乳腺癌协会主席、第21届世界肿瘤大会（WCC）主席和第22届亚太抗癌大会（APCC）主席。他致力于肿瘤学临床、科研和教学44载，在肿瘤外科学、肿瘤免疫学、流行病学等肿瘤防治研究领域取得十分突出的成就和创新性成果。

（稿源：中国抗癌协会 2014-12-17）

AACR癌症研究新视野大会在上海举办

2014年10月12日，美国癌症研究学会（American Association for Cancer Research, AACR）“癌症研究新视野大会：靶向治疗的突破”在上海圆满落幕。作为全球癌症研究领域成立最早、规模最大的组织，这也是AACR首次在中国举办顶级学术会议。大会邀请到了原国家卫生部部长、中国科学院院士、上海交通大学陈竺博士，AACR国际事务委员会主席、旧金山加州大学 Helen Diller Family 综合癌症中心 Frank McCormick 博士等30多位国内外癌症研究领域的权威专家担任演讲嘉宾；共有来自21个国家和地区的700多位癌症研

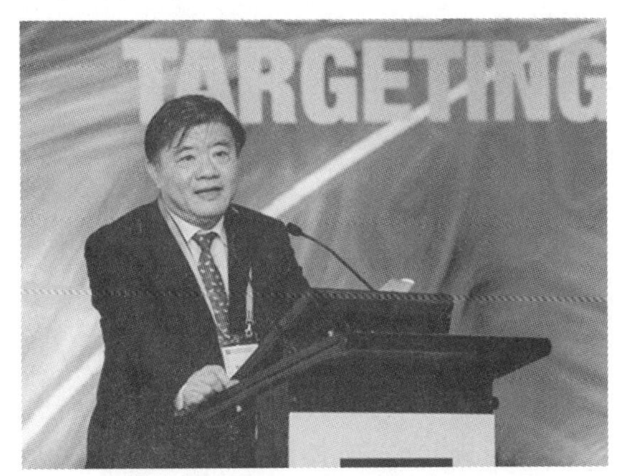

究领域的专业人士参与了这场为期四天的盛会，并进行了充分的学术交流。

陈竺院士和 Frank McCormick 博士在大会开幕式上分别作了题为《Synergistic target therapy against human cancer in an era of "health for all"：Lesson learnt from acute promyelocytic leukemia and beyond》和《Targeting K-RAS in human cancer》的主题报告。大会的议题涵盖了整个癌症研究范围，包括：新陈代谢与癌症、流行病学与癌症预防、肿瘤发生的分子机理、免疫学与免疫疗法、癌症模型、临床试验、抗药性、癌症遗传学和基因组学、药物发现与开发等。同时，本次大会也展示了来自国内外的近 200 篇癌症研究领域的优秀论文（壁报）。

2014 年 4 月，AACR 宣布了其第一个分支办事处在上海成立，其目标是为中国、亚太地区以及世界各地的实验室和临床研究人员之间交流最新的研究成果建立起一座桥梁。AACR 的 3.5 万名会员中有近 1/3 来自于美国以外的地区，12%的会员居住在亚洲。本次大会在中国的举行，是中美两国杰出的癌症研究人员和临床医生之间的共同努力的成果，也向我们展示了未来潜在的国际合作和科学互动的机会。AACR 始终致力于支持和促进世界各地癌症研究人员之间的合作，并动员全球力量来对抗癌症。

相关链接

美国癌症研究学会（AACR）简介

AACR 成立于 1907 年，是世界上成立最早、规模最大的致力于全面、创新和高水准癌症研究的科学组织。其科研范围广泛、成绩卓著，在业内享有盛名，吸引了众多的研究者。其程序和服务促进了癌症科学家们知识和观念的交流，为新一代癌症研究人员提供了培训机会，也增进了公众对癌症的了解。是发布有关癌症成因、诊断、治疗和预防进展情况的权威组织。通过推动癌症新知识的增长和传播而站立于防治癌症的前线。旗下的出版物有：《Cancer Research》《Clinical Cancer Research》《Molecular Cancer Therapeutics》《Molecular Cancer Research》和《Cancer Epidemiology，Biomarkers and Prevention》。

AACR 总部网站：www.aacr.org。

北京大学血液病研究所黄晓军团队闪耀美国血液学会年会

2014 年 12 月 6 日~9 日，汇聚全球 100 多个国家 1.8 万血液学精英的顶级学术盛会——由美国血液学会主办的第 56 届美国血液学会年会（Annual Meeting of American Society of Hematology，ASH）在美国旧金山市召开。北京大学人民医院、北京大学血液病研究所（以下简称“血研所”）黄晓军团队凭借系列原创成果获 ASH 特邀视频专访、半相合移植论坛特邀大会发言，并有 3 人进行了口头报告，成为全球血液学界瞩目的焦点。

每年的 ASH 会均邀请血液学顶级期刊《Blood》当年最具影响力的 5~6 位学者进行深度专访，制作成多媒体视频在官方网站（bloodjournal. org）首页展示，向全球传播血液病学术前沿。黄晓军教授今年在《Blood》杂志发表的封面焦点文章《Who is the best donor for a related HLA haplotype-mismatched transplant?》对全球造血干细胞移植领域产生了重大影响：其领衔的“北京模式”在东亚、欧洲等不同人群中获得普遍成功，不仅使全球摆脱供者来源匮乏、进入“人人都有供者”的新时代，而且进一步实现了“分层乃至个性化”的供者选择，改善血液病患者预后。《Blood》特邀德国蒂宾根（Tübingen）大学 Rupert Handgretinger 教授在当期“Inside Blood Commentary”栏目进行评述：“鉴于北京模式覆盖全球50%以上单倍型移植病例，该研究成果对改善大量患者的生存具有重要影响。”因此，《Blood》主编 Bob Lowenberg 教授特邀黄晓军教授在今年 ASH 期间接受专访，深度揭秘影响全球的“单倍体造血干细胞移植供者优化选择法则”的来龙去脉，此次专访邀请是亚洲首位学者获得此殊荣。在 ASH 会前进行的半相合移植论坛上，全球 13 位学者获邀介绍半相合/单倍体移植的最新科研进展，黄晓军教授应邀做了题为“单倍体造血干细胞移植治疗急性髓系白血病”的大会发言，揭示血液病研究所急性髓系白血病移植疗效位居世界第一方阵背后的奥秘。

此外，ASH 还会从全球超过 6000 份投稿中选取评分前 10% 的文章给予口头报告（Simultaneous Oral Sessions）邀请，近 5 年来，我国大陆每年获得的口头报告机会仅 3～5 人/次。今年血研所团队一举斩获 3 个口头报告，分别介绍本团队三项原创国际前沿研究。

第一项研究是前瞻随机对照临床试验（美国临床注册试验号：NCT01607580）证实通过生物标记可以将移植患者分为移植物抗宿主病（即“排异”）高危和低危人群，对高危人群应用小剂量激素可以有效降低排异（发生率由 48.1%降至 20.9%），又避免了对低危人群进行不必要干预。这项成果意味着“预警预测—根据风险针对性预防—降低排异”一整套分层防治体系已初步建立。

第二项研究是前瞻随机对照临床试验（美国临床注册试验号：NCT01517347）证实：移植后患者“脉冲式”注射小剂量白介素-2 可以扩增调节性 T 细胞和 NK 细胞，从而使慢性排异由 50%降至 20%，并降低了移植相关死亡率。

这两项前瞻随机对照试验令人鼓舞的结果将为移植后急、慢性排异的防治提供高级别的循证医学证据，对于降低移植相关死亡率，提高造血干细胞移植安全性具有重要意义。

第三项研究是移植后持续性血小板减少影响患者预后但机制未明，团队发现血小板异常高水平的“去唾液酸化”可以增加血小板凋亡及生产血小板的工厂——巨核细胞被吞噬。体外实验显示，地塞米松和奥司他韦（即抗甲型流感特效药“达菲”）可以有效逆转这个过程。这将为阐明移植后持续性血小板减少机制，并提供新的治疗方法奠定基础。

3 项研究分别由血液病研究所常英军教授、赵翔宇副研究员，08 级 8 年制临床博士研究生王谦明（导师：张晓辉教授）作为第一作者在大会上报告。

团队系列研究得到了国家“863”、“973”、“国家科技支撑计划”、国家自然基金重点项目、北京大学-清华大学生命科学联合中心等项目资助。此次 ASH 会议将进一步拓展我国原创单倍体移植体系的国际影响力，并有望推广到更多欧美移植中心作为临床常规应用。

（北京大学人民医院 血液病研究所）

（来源：北京大学医学部新闻网 发布日期：2014-12-19）

相关链接

美国血液学会

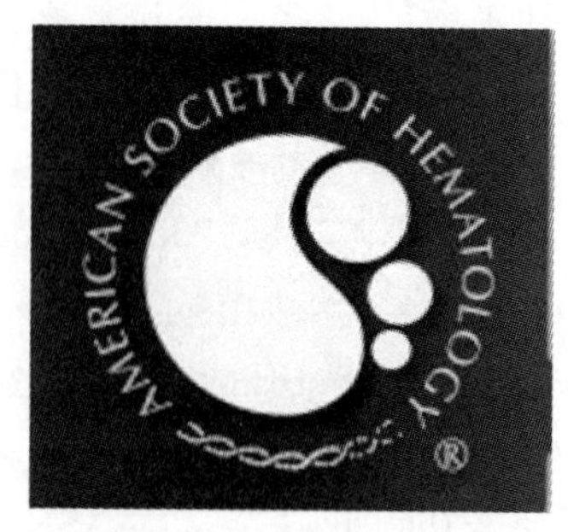

美国血液学会是全球最大的关于血液疾病病因及治疗的专业协会，其使命是能过促进血液学的研究、临床护理、教育、培训及宣传而进一步促进对血液、骨髓、免疫、凝血及脉管系统疾病的了解、诊断与防治。

国际著名学术期刊《血液》（Blood）由美国血液学会出版，周刊，有在线与印刷两种形式，刊载血液学基础实验和临床研究的论文，包括良性与恶性白细胞、红细胞、血小板病症以及机制、免疫学和肿瘤学的血液研究。是血液学同行评议出版物中被引用得最多的医学期刊。

中国医学科学院肿瘤医院
宫颈癌防治研究团队
多项研究成果被国际会议录用

第29届国际乳头瘤病毒会议暨公共卫生与临床研讨会（29th Annual International Papillomavirus Conference and Public Health & Clinical Workshops，IPV 2014）于2014年8月20日~25日在美国西雅图召开。

中国医学科学院肿瘤医院宫颈癌防治研究团队有8人参加了本届IPV会议，共有10篇摘要被大会录用，内容涉及HPV感染与宫颈腺癌的关系、宫颈癌筛查队列的长期随访研究、E6癌蛋白在宫颈癌筛查中的应用效果、中国宫颈癌筛查方案探索、中国HIV感染人群的HPV感染特点及宫颈癌筛查等。其中赵方辉研究员的“Cervical cancer risk following multiple rounds of HPV and cytology contesting in a one million-women cohort”，陈汶副研究员参与的“The complex relationship of cervical adenocarcinoma to HPV”，王少明博士的“HPV testing by a novel solid-state ‘FTA card’ versus liquid-based medium：parallel accuracy comparison of three clinical implicated assays for cervical cancer screening”被选做壁报中的口头汇报。同时，乔友林教授在研讨会上还做了题为“Population-based cervical cancer screening in China：from VIA to HPV DNA test”的大会报告，介绍了我国宫颈癌人群筛查实践从主观、准确性较低的VIA逐步向客观准确的分子生物学HPV DNA检测进展的历程，引起了其他国家学者的广泛关注和激烈讨论。会议期间我们团队还应邀访问了合作单位美国健康适宜技术研究所（PATH）和基金支持机构比尔/梅林达·盖茨基金会。

我院宫颈癌防治研究团队紧跟国际研究前沿，一些研究成果处于国际领先水平，而且为推动研究成果的人群转化做了大量工作，工作得到了国内外同行的认可。当前对HPV检测阳性人员的分流管理是研究的热点，我院学者也正积极开展这方面的研究，坚信我们的研究将继续为全球宫颈癌的防控贡献重要的力量。

（撰稿：流行病室 胡尚英，来源：中国医学科学院肿瘤医院网站 2014-10-28）

中国医学科学院肿瘤医院放疗科参加 2014 年美国放射肿瘤学会年会

2014 年 9 月 14 日~17 日，第 56 届美国放射肿瘤学会（ASTRO）年会在旧金山隆重召开。作为全球水平最高的放疗学术盛会之一，本届大会吸引了近 11000 名放射肿瘤相关学者参与。

本届大会共收录各项研究 3862 项。我国的放射肿瘤学发展令人鼓舞，全国共有 132 项研究结果被收录。向全球学者展示了我国的放疗临床水平和科研成就。仅我院放疗科就有 25 项研究结果发表，内容涉及淋巴瘤、头颈部肿瘤、肺癌、食管癌、直肠癌、乳腺癌、胃癌等各类肿瘤。其中创新性强的壁报讨论 4 篇（全国共 15 篇），具有世界先进水平的受邀口头报告 4 项（全国共 13 项），二者均为全国最多，同时也创出放疗科历史新高，显示了我院放疗科临床科研水平继续执国内牛耳，成就为国际所认可。

李晔雄教授主持的 NK/T 细胞淋巴瘤相关研究结果已连续两年应邀作口头报告；刘清峰医师作了题为“Clinical and Prognostic Diversities of Extranodal Nasal-Type NK/T-Cell Lymphoma of the Upper Aerodigestive Tract：A Multicenter Study of 1147 Patients from an Endemic Area in China”的发言；刘文扬医师应邀在大会上介绍了可预测局部晚期直肠癌患者 5 年生存的列线图（Nomogram）模型；王静波医师在大会上作了题为“Definitive Thoracic Irradiation May Provide Favorable Outcome for Stage Ⅳ Non-Small Cell Lung Cancer（NSCLC）”的发言；景灏医师应邀在大会上发表了关于乳腺癌患者放疗后锁骨上区域淋巴结复发模式的报告。

我院放疗科凭借团结协作，不断进取的传统，在本届大会上不仅取得了科研的累累硕果，而且再次超越了自我，并必将以此为新的起点踏上新的征程。

（撰稿：放疗科 刘文扬，来源：中国医学科学院肿瘤医院网站 2014-12-02）

中国医学科学院肿瘤医院专家参加国际术中放疗协会第八届学术大会

——我院局部进展期胰腺癌治疗达国际先进水平

2014 年 9 月 25 日，国际术中放疗协会（ISIORT）第八届学术大会在德国科隆召开。ISIORT 成立于 1998 年，每两年召开一次年会，是一个高度专业化的学术组织。目前协会内成员主要来自美国和欧洲国家。会上，来自美国、欧洲等地的多个医疗中心的专家分别介绍了各自的经验。术中放疗（IORT）的基础研究，主要集中于单次大剂量射线照射的放射物理和生物学效应，多个研究结果均表现出了 IORT 拥有较大的优势。IORT 的临床应用主要是包括乳腺、消化道肿瘤、软组织肿瘤、口咽和头颈科肿瘤等。

IORT 的报道主要来自欧美国家，来自亚洲和中国的研究较少。本次会议首次有来自中国的代表参会。我院王成锋教授在会议上介绍了中国 IORT 技术发展现状。并展示了我院局部进展期胰腺癌采用以 IORT 为基础综合治疗的临床疗效。国外同行表示，对于局部进展期胰腺癌，尚无有效方法控制肿瘤和改善生存期。我院的治疗模式是非常先进的治疗理念。目前已治疗病例数超过 300 例，中位生存期达到 14.7 个月，1 年生存率 75%，均达到国际领先水平。这是目前世界上病例数最多的临床研究，治疗效果理想，具有重大的临床意义。

来自美国梅奥医学中心的 ISIORT 协会主席 Michael 表示，中国同道带来的临床研究数据表明，虽然术中放疗技术进入中国的时间较晚，但目前在中国正处在快速发展阶段，他期待着更多来自中国的临床研究结果，同时欢迎中国同道更多地参与国际合作，共同推动术中放疗技术的发展。

（撰稿：胰胃外科 张建伟，来源：中国医学科学院肿瘤医院网站 2014-10-28）

中国医学科学院肿瘤医院护士参加第 18 届国际癌症护理会议

2014 年 9 月 7 日~11 日，由国际癌症护理学会（ISNCC）举办的第 18 届国际癌症护理会议在巴拿马举行。大会的主题是“提高癌症护理领导力、团结、再塑同情心”，来自 40 多个国家的 400 余名代表参加大会。

本次大会的主要内容涵盖了肿瘤急症、健康教育、姑息护理等 18 个模块，论文报告采用大会发言及壁报展示两种方式，中国大陆共有 11 篇文章被录用，其中 6 篇为大会发言，5 篇为壁报展示。

中国医学科学院肿瘤医院护理部副主任卢爱蓉在会议上做了“中国肿瘤护士姑息治疗护理知识与态度的调查分析”的主题发言，内科护士黎贵做了“电话随访在中国癌症化疗患者中的应用”的主题发言。

在会上，ISNCC 主席 Greta Cummings 女士颁发了 2014 年国际肿瘤护理奖，我院护理部徐波主任荣获“Past Presidents’ Award”，并在大会上发表获奖感言。

“Past Presidents’ Award”是 ISNCC 设定的一种奖项，每两年颁发一次，授予发展中国家为肿瘤护理事业发展做出贡献的个人。目前我院共有 2 人获此殊荣。2007 年，护理界前辈张惠兰教授曾获得此奖项。

此次我院护士登上国际护理会议的舞台，积极参与国际交流，不仅向国外同行展示了中国肿瘤护理发展的现状，也将进一步促进国内肿瘤专科护理的发展。

（撰稿：护理部 卢爱蓉、梁雅楠，来源：中国医学科学院肿瘤医院网站）

中美癌症防控网络建设研讨会召开

癌症是中国人口死亡的最重要原因，为了更好地整合国内肿瘤医院诊疗资源、加强彼此间合作，使肿瘤防控进一步规范化，建立多中心的临床研究网络和协同的肿瘤防控体系，推动中国肿瘤防治事业的进一步发展，2014 年 9 月 20 日，中国医学科学院肿瘤医院与美国 NCI 在京联合举办第三届学术研讨会。

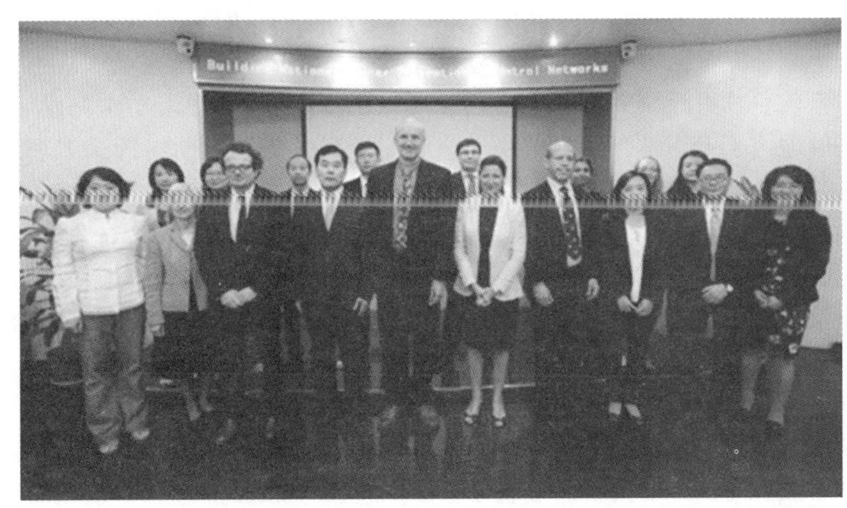

本次会议的主题是“癌症防控网络建设”，下设国家肿瘤防控策略及防控网络、肿瘤筛查、肿瘤防控手段、肿瘤诊治等分题。大会由我院赫捷院长及美国 NCI 国际研究中心主任 Ted Trimble 教授主持。大会邀请来自 IARC、法国国家癌症中心、英国、加拿大、德国等著名肿瘤研究所专家教授做精彩演讲，分享了各国的肿瘤防控经验。会上，来自我院以及外地肿瘤医院的临床、科研代表，共同探讨了癌症防控网络建设的最新进展以及难点、热点问题。

最后，赫捷院长、Ted Trimble 主任对此次会议进行了总结。双方表示，第三届双边研讨会举办的很成功，也很有意义。中美双方通过此次会议，加深了彼此的了解，今后将进一步加强合作与交流。期待中美在肿瘤预防与筛查方面的合作，有更新的进展。

（撰稿：国际交流处 冯萍 马洁，摄影：刘习昌，来源：中国医学科学院肿瘤医院网站 2014-10-28）

中美肿瘤医学高峰论坛在石家庄举办
——暨第三届北美华人生命科学协会德州分会国际会议

为进一步提高生命医学研究水平，推动肿瘤医学和生命科学的发展，加强学术交流，由北美华人生命科学学会、河北医科大学第四医院主办的中美肿瘤医学高峰论坛暨第三届北美华人生命科学协会德州分会国际会议，于 2014 年 10 月 18 日 ~ 20 日在石家庄成功举办。

来自美国德克萨斯大学、美国贝勒医学院、M. D. 安德森癌症中心、德州医学中心、Methodist 医院生物医疗研究所等生命科学领域的 26 名华裔学者与中国学者共聚一堂，交流、切磋肿瘤分子生物学、肿瘤免疫学、肿瘤药理学等学科前沿的进展和最新研究成果。参会人员共 400 余人。

会议开幕式由河北医大四院副院长王贵英主持。河北医科大学党委书记、校长温进坤，河北省科协主席段惠军，河北省卫计委副主任朱会宾，北美华人生命科学协会德州分会会长王荣福，河北医大四院院长单保恩出席开幕式并讲话。河北省抗癌协会理事长王士杰、贝勒医学院李毅教授、安德森癌症中心孙少聪教授在主席台就坐。

单保恩院长在讲话中指出：北美华人生命科学协会汇聚了全美在生命医学领域优秀的华裔科学家，多年来致力于提高肿瘤医学与生命科学的发展，重视与国内的学术交流。本次中美肿瘤医学高峰论坛精英荟萃，学者云集，对于加强生命科学领域的国际交流合作，促进肿瘤基础研究与临床应用间的沟通转化，推动河北乃至全国肿瘤防治事业的快速发展，都将产生积极的影响。他希望，通过大家的共同努力，本次会议成为学术气氛浓厚、具有创新性和国际影响力的学术盛会。

近年来，伴随着城镇现代化进程、生活方式改变以及环境污染加重，中国每年癌症新增病例和死亡人数已居世界首位，同时还面临着肺癌、胃癌等传统发展中国家常见肿瘤高发的局面，也呈现着结直肠癌、乳腺癌等发达国家常见癌症发病率增加的趋势，肿瘤防控形势十分严峻，防控任务非常艰巨。虽然肿瘤的病因、发病机制至今尚未明确，但“癌症可防可治”理念已经成为普遍共识。

本次论坛内容涵盖了肿瘤学、分子生物学、病毒学、流行病学、药理学、肿瘤免疫学等最前沿的科学发现。“肿瘤的新型治疗方法”“食管癌基因组研究进展”“预防和治疗乳腺癌的新抗癌药物”“先天免疫信号与肿瘤免疫治疗”等新研究成果在会上呈现。其中，美国德州休斯敦卫理公会医院研究所炎症和表观遗传学中心主任王荣福教授的“固有免疫信号与肿瘤免疫治疗”学术报告，详细解释了癌症与患者自身免疫系统之间的相互作用，并介绍了免疫治疗在美国所取得的进展，让人耳目一新。

以患者需要为目标，将基础研究成果迅速有效转化为临床应用的治疗和药物的转化医学越来越得到重视。在促进基础医学、临床医学、药学等多学科交叉融合等方面，专家们带来了北美最新研究进展。内容丰富，令与参会者深受启发。

通过聆听讲座，大家还对美国疾病研究和医药产业现状有了更为详尽的了解。这对加强基础研究与临床应用间的沟通，推进转化医学发展，提高我省临床重大疾病诊治的能力，促进我省与美国德州在生命科学领域的合作交流，都有着重要的意义。

成立于20世纪80年代的北美华人生命科学协会德州分会，汇聚了全美生命医学领域的300多名优秀华裔科学家，在美国有很大影响力。前两届中美肿瘤医学高峰论坛分别在成都、南京举办。

（稿源：河北省抗癌协会，中国抗癌协会网站 2014-10-24）

北京抗癌协会举行中美骨肉瘤研讨会

2014年5月20日，美国德克萨斯大学 M. D. Anderson 癌症中心骨与软组织肿瘤科 Patrick P. Lin 教授及肉瘤中心（Sarcoma Center）内科 Vinod Ravi 教授应北京抗癌协会骨与软组织肿瘤专业委员会主任委员方志伟教授之邀，访问了北京大学肿瘤医院骨与软组织肿瘤科，并与北京抗癌协会骨与软组织肿瘤专委会的专家们就骨肉瘤治疗领域的难点问题举办了专题研讨会。

Patrick P. Lin 教授是美国骨与软组织肿瘤学会（MSTS）专业委员会主席、学术委员会及执行委员会委员，曾被 U. S. News & World Report 评为2012年度“美国顶级骨科医生”（Top Orthopedic Surgeon）。Lin 教授是美国骨与软组织肿瘤研究领域的著名学者，无论在手术技术与学术研究方面，均有高深造诣。在本次研讨会上，Lin 教授做了题为“骨肉瘤局部复发的治疗与预后”（Treatment and Prognosis of Local Recurrence of Osteosarcoma）的精彩报告，分享了目前美国在该领域的最新经验，并认真听取了我方专家对国内骨肉瘤治疗现状及存在问题的系统介绍，其后 Lin 教授与来自北京大学肿瘤医院、积水潭医院、解放军总医院、中国医学科学院肿瘤医院、北大医院、307医院、朝阳医院、北京军区总医院等医院的骨肿瘤专家们进行了热烈的讨论及深入的分享交流。

M. D. Anderson 癌症中心肉瘤中心内科 Vinod Ravi 教授向与会者介绍了 M. D. Anderson 癌症中心对于软组织肉瘤、骨肉瘤及硬纤维瘤等病的系统性治疗经验，以及个体化靶向治疗最新进展，并详细介绍了他们建立肉瘤中心（Sarcoma Center）诊治单元，并以之为依托多学科协作诊治肉瘤患者的先进理念及经验，让我们获益匪浅。

M. D. Anderson 癌症中心是全美连续10年排名第一的专业肿瘤治疗机构，享有国际盛誉，其骨与软组织肿瘤科也是国际知名的治疗中心，代表西方该领域治疗的先进水平。与 M. D. Anderson 癌症中心骨与软组织肿瘤科建立长期的联系与进一步合作，有助于北京地区肉瘤诊疗与科研水平的进一步提高及人才的培养。

（稿源：北京抗癌协会，中国抗癌协会网站 2014-06-18）

第二届中日韩胃癌高峰论坛举行

由天津市抗癌协会、天津医科大学肿瘤医院共同主办的“第二届中日韩胃癌高峰论坛·2014 天津”暨胃癌标准化手术及综合治疗高级培训班于 2014 年 4 月 18 日~20 日在天津医科大学肿瘤医院成功举办。

来自全国各省市胃癌相关学科的代表 300 余人参加了会议。天津医科大学肿瘤医院胃部肿瘤科主任、天津市抗癌协会胃癌专业委员会主任委员、论坛执行主席梁寒教授在开幕式上代表主办方致欢迎辞。天津医科大学肿瘤医院王平院长，中国抗癌协会胃癌专业委员会主任委员、北京大学肿瘤医院院长季加孚教授致开幕词。会议邀请了中、日、韩知名胃癌诊治专家，回顾胃癌治疗历史，研讨当今胃癌治疗的最新进展，规范国内胃癌的诊断和治疗。

首日论坛上，韩国首尔国立大学 Han Kwang Yang 教授的“Progress of surgical treatment for gastric cancer”、韩国高丽大学 Yeul Hong Kim 教授的“Post-operative treatment of resectable gastric cancer”专题报告了胃癌治疗内外科的最新进展；北京大学肿瘤医院季加孚教授的“中国胃癌防治 10 年回顾”、日本广岛市民医院 Motoki Ninomiya 教授的“The transition and the present status of the gastric surgery in Japan”则回顾了中国及日本胃癌治疗的历史变迁；中山大学附属第一医院詹文华教授及美国哈佛大学医学院王济平教授则分别对胃癌发病率全球趋势及亚、欧人种胃癌生存率进行了精彩分析，受到与会人员的热烈欢迎。此外，徐惠绵教授、苏向前教授、何裕隆教授、于建春教授、任建安教授、崔书中教授、余佩武教授、周志伟教授、张小田教授、燕敏教授、毕建威教授、刘宁教授等专家，针对胃癌的生物学分型、手术治疗、全身化疗、腹腔热化疗、肠瘘的营养治疗、机器人手术、腹腔镜治疗、手术并发症处理以及胃肠间质瘤等综合治疗和最新研究进行专题学术讲座，倡导建立胃癌的多学科治疗方法。

次日举行的胃癌标准化手术及综合治疗高级培训班仍然精彩纷呈，解放军总医院陈凛教授和大连医科大学第一医院胡祥教授就胃癌外科吻合技术及胃食管结合部癌的外科治疗做了细致讲解。此外，李国立教授、张汝鹏教授、韩方海教授、王宝贵教授、黄鼎智教授就胃癌外科关注热点、新版日本胃癌规约、空肠适度结扎技术、围术期胃癌患者的营养支持以及胃癌 ASCO 诊疗进展的报告更加细致深入，同时结合手术录像及精细解剖照片加以讲解，使得每位参会者都有所收获。最后，天津医科大学肿瘤医院梁寒教授和大家分享了胃癌规范化手术及质量保障的宝贵经验，至此大会圆满结束。

（稿源：天津市抗癌协会，中国抗癌协会网站 2014-04-23）

比尔/梅琳达·盖茨基金会北京代表处赴子宫颈癌防治研究基地山西襄垣参观考察

2014年6月23日~24日，比尔/梅琳达·盖茨基金会北京代表处主任Ray Yip博士一行20余人，在中国医学科学院肿瘤医院流行病学研究室主任乔友林教授、山西省卫计委谢红副主任及当地领导的陪同下，参观考察了中国医学科学院肿瘤医院子宫颈癌防治研究基地——山西省襄垣县妇幼保健院。

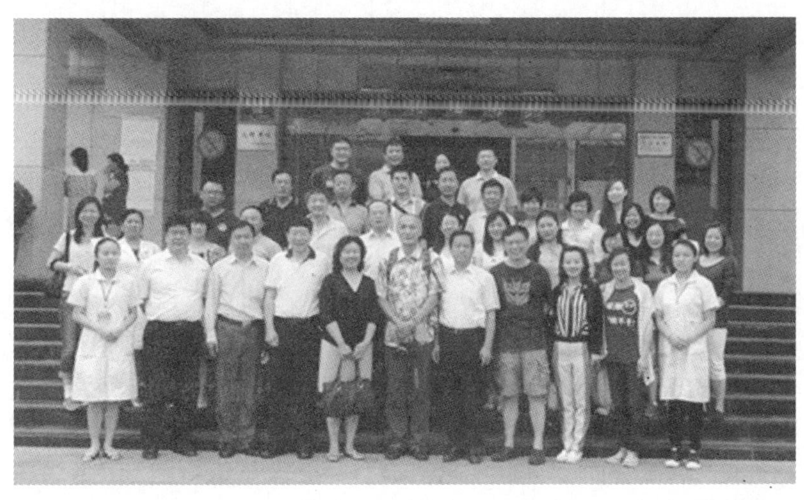

乔友林教授介绍了我国子宫颈癌防治研究的历程。襄垣县妇幼保健院介绍了其参与子宫颈癌综合防治研究及开展子宫颈癌筛查的情况。之后，大家考察了由比尔/梅琳达·盖茨基金会资助研发的快速HPV DNA检测技术（careHPV检测）的实际应用情况，并访问了在项目中获益的妇女。careHPV检测是由我院牵头，在盖茨基金会资助下，国内团队与国际组织及企业于2003~2007年合作成功研发的HPV DNA检测技术，具有简单、快速、安全、准确、价廉的优点。careHPV检测已分别在2010年和2012年获得欧盟（CE Mark）和我国国家食品药品监督管理局批准，在我国深圳大规模投产，WHO正在进行预认证。一旦审核通过，该产品有望成为联合国等国际组织大规模采购的产品，推广应用到全世界其他欠发达国家和地区。2013年，WHO在最新颁布的《宫颈癌病变筛查和管理指南》中重点推荐HPV DNA检测用于子宫颈癌筛查。目前盖茨基金会已资助印度、非洲、中美洲等多个欠发达国家进行careHPV检测全球示范性研究。

比尔/梅琳达·盖茨基金会是全球最大的慈善基金会，其在发展中国家的重要任务是改善人们的健康状况，缩小发达国家和发展中国家在卫生保健方面的差距。careHPV检测的研发恰是该宗旨的完美体现，不仅给参加项目的妇女带来了切实的好处，提高了项目实施地区的宫颈癌防治水平，而且带动了其他卫生资源贫乏国家或地区的宫颈癌防治进程。

参观考察后，盖茨基金会的同仁一致表达了对我院子宫颈癌防治研究团队和襄垣县妇幼保健院在子宫颈癌人群防治领域的贡献的赞赏和肯定，并表示深刻体会到了基金会工作的意义，更加坚定了为中国慈善事业工作的信念，今后还将继续支持我国子宫颈癌人群防治工作。

（撰稿/摄影：流行病学研究室 胡尚英，来源：中国医学科学院肿瘤医院网站 2014-08-26）

美国医学会杂志主编 Howard Bauchner 博士应邀来院进行国际医学期刊 JAMA 投稿写作培训

2014 年 4 月 15 日下午，《美国医学会杂志》（The Journal of the American Medical Association，JAMA）主编 Howard Bauchner 博士应邀访问中国医学科学院肿瘤医院，并在外科楼强生厅为我院医务人员、科研工作者及研究生就如何撰写高质量论文及投稿 JAMA 杂志作了精彩的写作培训讲座。

Bauchner 教授首先针对如何选择合适的投递期刊、在 JAMA 上发表论文的要求、JAMA 编辑和同行评审流程及如何回应审查质疑等大家关注的热点问题进行培训。Bauchner 教授列举真实案例，深入浅出地从文章的整体结构、数据处理、统计分析及写作技巧等各方面做了详细的讲解，并特别强调了文章摘要部分的重要性。

借此次与 JAMA 主编面对面交流的宝贵机会，与会人员纷纷就 SCI 论文写作及投稿相关问题向 Bauchner 教授求教，教授耐心回答讲解，会场气氛活跃。最后，Bauchner 教授对我院放疗科一篇待发表的科研论文做了点评并提出宝贵的具体修改意见。

长达两个半小时的讲座和交流缩短了我院医务、科研工作者与最前沿医学杂志的距离，为大家今后撰写高水平医学论文指明了方向，对提高我院职工科研能力，提升我院作为国家癌症中心的学术地位具有较大影响。

（撰稿：国际交流处，来源：中国医学科学院肿瘤医院网站 2014-04-25）

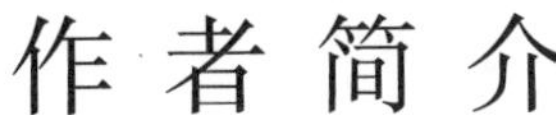

作者简介

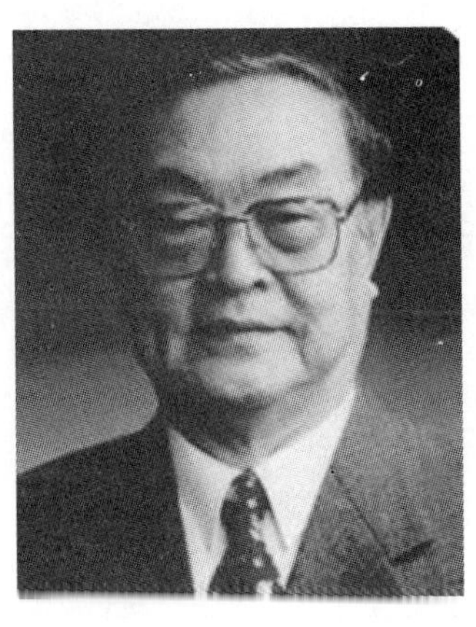

孙燕，1929年2月出生。医学博士、教授、中国工程院院士、中国医学科学院北京协和医学院肿瘤医院国家新药（抗肿瘤）临床研究中心主任。

1956年毕业于北京协和医学院医学系。从1959年起在中国医学科学院肿瘤医院工作，曾任内科主任多年。1979~1981年间曾以客座教授身份在美国M. D. Anderson癌症中心从事研究。现任亚洲临床肿瘤学会（ACOS）主席、中国癌症基金会副主席、中国抗癌协会临床肿瘤学协作专业委员会（CSCO）名誉主席、指导委员会主任。曾荣获中国协和医科大学名医、全国卫生系统先进工作者、北京市医德楷模、中央保健委员会杰出保健专家等称号。

研究领域：内科肿瘤学、新抗肿瘤药的临床研究、中西医结合防治肿瘤等。是我国肿瘤内科学的开拓者和学科带头人，在开发新抗肿瘤药、常见肿瘤综合治疗和扶正中药促进免疫作用以及学科的普及、提高等方面卓有贡献。

半个多世纪以来，从事肿瘤内科治疗的临床及实验研究工作，曾因开发我国自己研制的新药，获得1978年全国科学大会奖、国家发明和科学进步奖；并主持我国和国外开发的抗肿瘤新药的临床试验，多次在国内外获奖。通过现代科学技术将祖国医学中“扶正培本”的治则和现代临床免疫学结合，证实了传统中药黄芪、女贞子、芦笋、仙灵脾等可促进患者免疫功能的恢复，辅助放疗、化疗应用可提高远期生存率。在研究的基础上研制的贞芪扶正冲剂/胶囊、扶正女贞素、固原颗粒均正式投产，并在国内外畅销。

培养博士研究生41人、硕士生4人。著有《内科肿瘤学》《肺癌》《临床治疗内科治疗手册》等专著28部，发表学术论文300多篇。

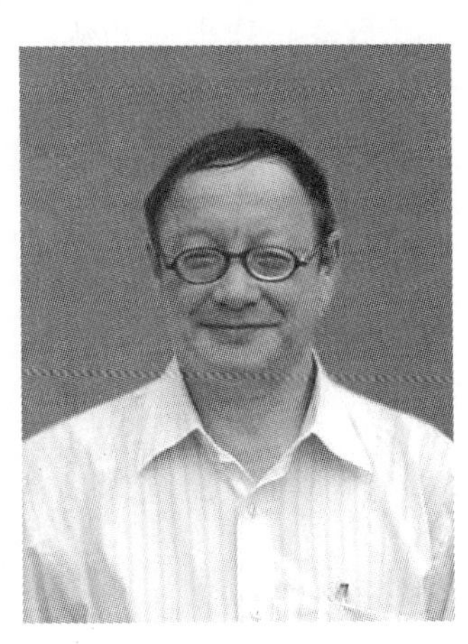

龚守良，教授，博士生导师，1969年毕业于白求恩医科大学，1982和1988年在该校分别获得硕士和博士学位。1991~1992年和1997年分别赴英国北威尔士大学和美国旧金山加利福尼亚大学做访问学者。曾任或现任吉林大学卫生部放射生物学重点实验室主任、放射生物学教研室主任、吉林省核学会理事长和名誉理事长、中华预防医学会放射卫生专业委员会常委、国家自然科学基金委生命科学部评审组专家、中华医学科技奖及中华预防医学科技奖评审委员会委员、《中华放射医学与防护杂志》和《吉林大学学报（医学版）》等10余家杂志和报刊常委、编委或编审专家等职。

主要从事电离辐射生物效应及肿瘤基因-放射治疗等领域的研究，已公开发表论文300余篇；编著、主编、副主编和参编专著、教材和科普著作30余部。负责和参加国家“863”项目专题、国家自然科学基金、科技部国际合作及部省级等20余项科研课题的研究。获部省级各类奖10余项。享受国务院政府特殊津贴。

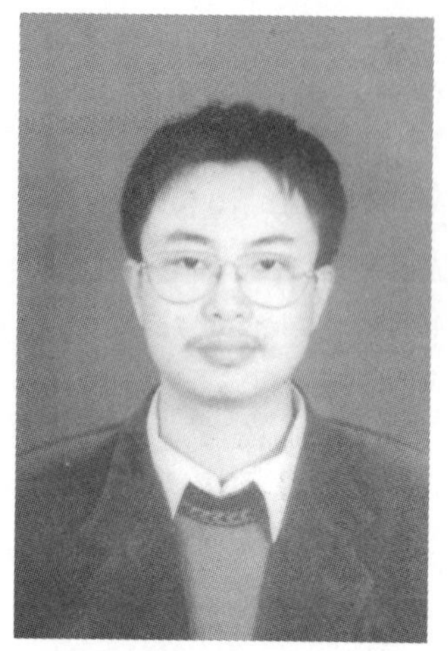

龚平生，讲师。2002年毕业于吉林大学生命科学学院，获学士学位；同年在该校分子酶学工程教育部重点实验室攻读生物化学与分子生物学硕士学位，2004年留校任教，并转为直接攻读博士学位，于2008年获博士学位。近年，主要从事肿瘤基因放射治疗和蛋白质化学的研究，公开发表论文39篇，副主编2部和参编4部专著，参加国家自然科学基金课题研究5项。2011年，获吉林省科技进步三等奖（位列第二名）1项。

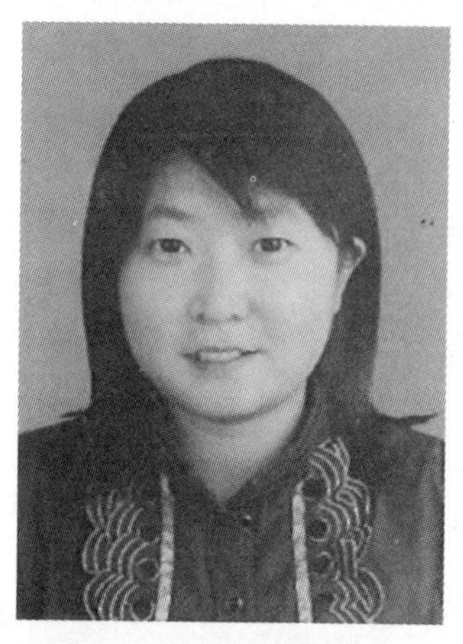

李戈，女，主治医师。2004年毕业于长春市中医药大学，2007年在吉林大学第一临床医院获得中西医结合硕士学位，毕业后一直工作于长春市中医院。近年，主要从事中西医治疗糖尿病的临床研究。公开发表论文5篇，参与专著编写2部。

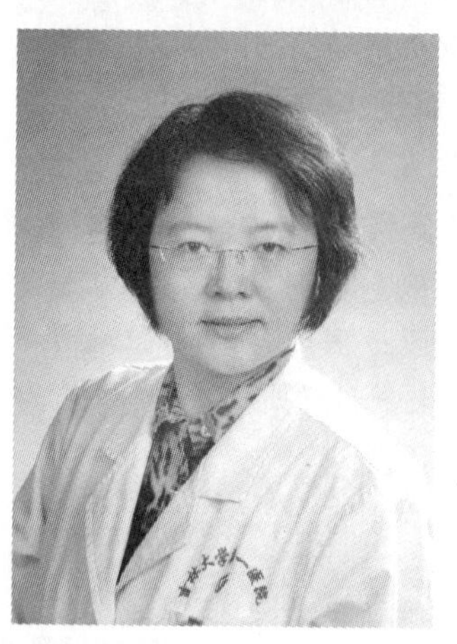

董丽华，女，医学博士，教授，主任医师、硕士生导师，现任吉林大学白求恩第一医院放疗科主任。1987年毕业于白求恩医科大学医疗系，一直从事肿瘤放射治疗的临床、教学和科研工作。先后在国内（中国医学科学院肿瘤医院放疗科和北京协和医院放疗科）和国外（美国杜克大学、韩国延世大学和加拿大LAVAL大学）肿瘤治疗中心学习，多次参加大型国际性肿瘤学术会议。现兼任中华医学会吉林省肿瘤放射治疗学分会副主任委员和全国生物医学工程立体定向放射治疗专业委员会委员等8个学会的职务。参加工作20多年来，在恶性肿瘤的诊断和治疗方面积累了丰富的临床经验，并在肿瘤放射治疗研究领域获得了许多研究成果，已发表论文 40 余篇，承担并参与国家、省级及横向联合科研课题 20 余项，曾多次获得吉林大学医疗成果奖。在临床研究的同时，开展了恶性肿瘤 pEgr-hp53 基因放射治疗的临床前期实验研究，为临床肿瘤-基因放射治疗及肿瘤生物治疗的临床应用提供了理论依据。

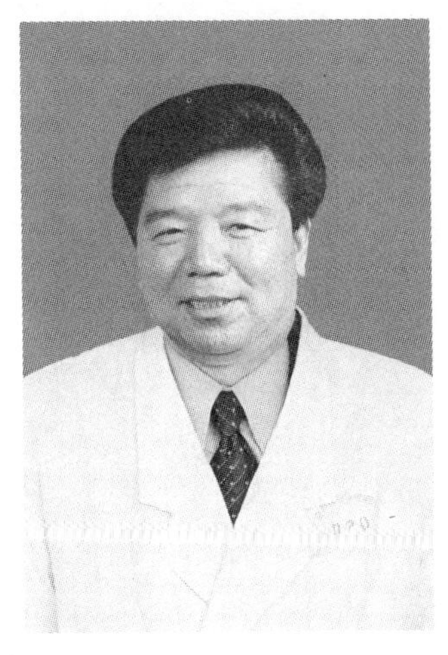

李建生，1940 年 10 月生于河北省安国县，1958 年入伍，1966 年毕业于公安医学专科学校，在团卫生队先后担任调剂员、司药、军医。在中国中医研究院（现中国中医科学院）研究生班学习时，拜谢海洲、朱良春为师，潜心于鲜动物药研究，研制成功了现代抗癌鲜药——金龙胶囊和金水鲜胶囊，被国家药政部门批准为国药准字号药品。现任北京鲜动物药研制中心主任，北京建生药业有限公司董事长，北京五棵松中医门诊部主任，中国癌症基金会理事，中国癌症基金会鲜药学术委员会主任委员，中国中西医结合协会肿瘤专业委员会理事，老年医学会顾问，发表学术论文 20 余篇，编著有《鲜动物中药治疗癌症的探索》《癌症的治疗与康复》《现代中西医结合肿瘤学》《现代中医内科学》《鲜药图谱》《鲜药用动物图谱》《中国动物药现代研究》等。

黄卉，女，1981 年 3 月生，博士，副研究员。北京建生药业有限公司学术部副经理，主导公司的科研工作；兼任中国癌症基金会鲜药学术委员会副秘书长。2003 年毕业于北京大学药学院，理学学士；2008 年获中国医学科学院药物研究所药理学博士学位；2008 年 8 月~2010 年 9 月，国家人类基因组北方中心，博士后，主要研究方向为肿瘤药理学，包括重组蛋白表达、基因通路筛选、未知基因功能预测及研究、药物筛选及新药药理机制研究。

承担的科研项目或作为主要参与人参加的项目：（1）国家自然科学基金（No. 30572256），负责药物筛选及候选化合物的药理机制研究；（2）国家高技术研究发展计划（863）“十一五”重大专项资助课题（2006AA02A305），负责药理机制研究；（3）重点项目资助（2006AA020501），负责药理机制研究；（4）“重点新药创制”科技重大专项资助课题（2009ZX09503-004），负责药理机制研究。近 3 年发表论文 4 篇，参与专利申请 1 项。2011 年获北京市优秀人才培养资助项目（金龙胶囊耐药逆转作用的研究）。

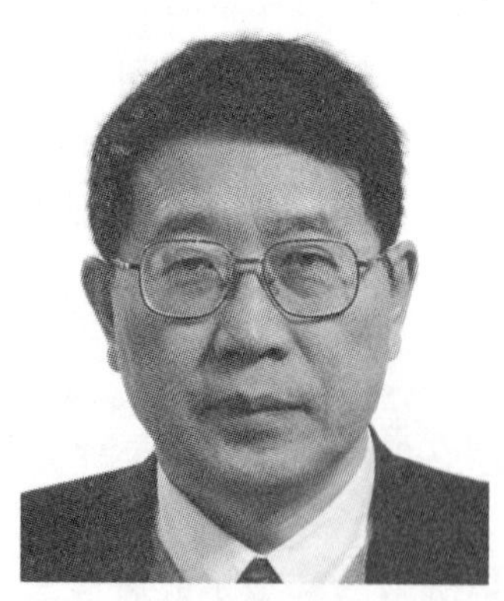

乔友林，研究员，教授，博士研究生与博士后导师，国家人事部回国定居专家。曾就读和工作于四川医学院、大连医学院、美国约翰·霍普金斯大学公共卫生学院和美国国立卫生研究院国家癌症研究所（NIH/NCI）。1997 年，被公开招聘为中国医学科学院/中国协和医科大学“跨世纪学科带头人”。现任中国医学科学院/北京协和医学院肿瘤研究所流行病学研究室主任，中国癌症基金会副秘书长与国际合作部主任；兼任中国抗癌协会肿瘤流行病专业委员会候任主任委员、亚太地区生殖道感染与肿瘤组织（AOGIN）主席、国家卫计委疾病预防控制局癌症早诊早治专家委员会副主任委员与子宫颈癌专家组组长，世界卫生组织（WHO）总干事癌症防治专家组成员，WHO HPV 疫苗专家顾问委员会成员，WHO HPV 全球人群监测专家顾问委员会成员，国际抗癌联盟（UICC）全球癌症控制智囊团成员。

从事肿瘤流行病学和人群防治研究以来，努力开展国际间多边协作，扩大了我国肿瘤预防工作在国际上的影响。主持、设计和参加了多项大样本量的现场人群流行病学研究，完成了与 WHO、美国 NCI 等多家科研机构进行的双边癌症协作和国家癌症研究攻关项目。到我国子宫颈癌、乳腺癌、食管癌、肺癌高发现场开展早诊早治及一级预防研究，扶植、培训全国多个基层医疗单位成立了肿瘤防治研究基地，并建立起高发现场的大样本前瞻队列，为开展肿瘤预防与控制的研究奠定了基础。尤其在子宫颈癌和食管癌早诊早治领域应用评估研究、规范/指南和政策性建议直接为卫生行政部门提供可靠的科学依据和范本。发表中、英文科学论文 400 多篇，其中 SCI 收录的英文论文 180 余篇。在探索适合发展中国家癌症筛查方法的研究中做出了较大贡献，受到世界同行关注，成为世界知名学者。并于 2011 年获 WHO 国际癌症研究署（IARC）癌症预防杰出贡献奖章。2012 年获教育部自然科学二等奖和北京市科学进步奖及中华医学奖一等奖，2013 年获国家和教育部科学技术进步一等奖。

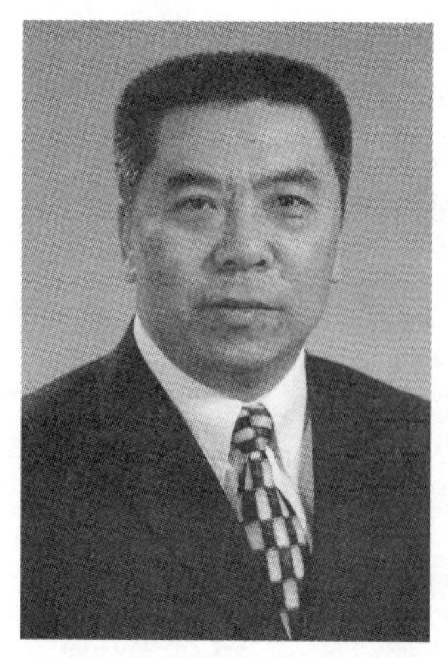

石远凯，博士，教授，博士研究生导师。1984 年毕业于中国医科大学，1992 年获中国协和医科大学博士学位；曾留学美国、日本。现任中国医学科学院肿瘤医院副院长，国家抗肿瘤药物临床研究机构副主任。兼任中国医师协会肿瘤医师分会会长，中国抗癌协会常务理事、学术部部长、肿瘤临床化疗专业委员会主任委员、淋巴瘤专业委员会副主任委员、癌症康复会副主任委员，中国药学会药物临床评价研究专业委员会副主任委员，中国人体健康科学促进会副理事长，亚洲临床肿瘤学会理事，国家食品药品监督管理局药品审评专家，国家科学技术奖励评审专家等职务。

长期从事恶性肿瘤的临床治疗工作，先后承担国家“九五”“十五”攻关课题和“十一五”重大科技专项、国家自然科学基金、卫生部行业基金等多项科研课题。在造血干细胞移植，抗肿瘤新药研究，淋巴瘤、肺癌、消化道癌、乳腺癌等的肿瘤内科治疗和转化性研究方面成绩卓著，在国内外专业杂志上发表文章200多篇，主编《淋巴瘤》《肺癌诊断治疗学》，与孙燕院士共同主编《临床肿瘤内科手册》第5版，并参加了十余部专著的编写。入选“新世纪百千万人才工程”国家级人选，获得卫生部“有突出贡献中青年专家”、第二届“全国中青年医学科技之星”、第五届“茅以升北京青年科技奖”、亚洲临床肿瘤学会“临床肿瘤学研究杰出贡献奖”、北京市科技进步二等奖等奖励。享受国务院政府特殊津贴。

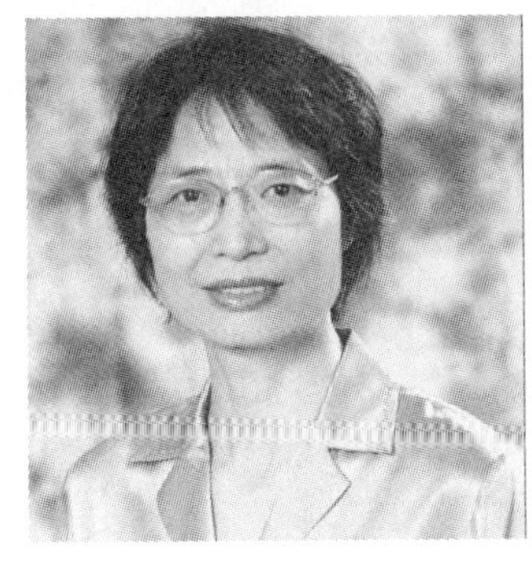

李萍萍，女，博士，主任医师，教授，博士生导师。曾任北京大学肿瘤医院党委书记、中西医结合科主任。1976年毕业于北京中医药大学。曾先后在美国George Washington University、加州大学、密苏里等大学研修。现任中国抗癌协会临床肿瘤学协作专业委员会（CSCO）执委会常委，中国抗癌协会肿瘤传统医学专业委员会副主任委员、康复与姑息专业委员会副主任委员，北京市抗癌协会副理事长、中西医结合专业委员会主任委员，世界中医药联合会肿瘤专业委员会副主任委员，美国临床肿瘤学会（ASCO）会员等。担任数家学术期刊编委及《癌症康复》主编职务。

主要从事肿瘤姑息治疗领域和老年肿瘤的中西医结合治疗临床和科研工作，在本学科领域有较高的学术水平及学术地位。在中药配合化疗等方法提高疗效、减轻毒副作用，改善患者生存质量、延长生存期方面进行了系统的临床观察和实验研究。同时积极探索中医症状评估和疗效判定的科学方法。在临床中积累了较丰富的经验，形成一整套中西医结合治疗肿瘤的系统方法。尤其擅长肺癌、乳腺癌、消化道肿瘤和老年肿瘤的中西医治疗。积极探索国外症状量化评估的方法，将中医辨证论治的优势与科学的评价方法相结合。在症状评估和提高疗效方面积极开展临床研究，并进一步探索中药的作用机理。在老年肿瘤学科领域，作为老年肿瘤综合评估多中心调查研究的课题负责人，率先在我国开展老年肿瘤综合评估的方法研究，为临床研究提供评估工具并指导临床治疗。先后承担国家自然科学基金、北京市重大科技项目、北京大学985研究课题。连续数年承担北京市自然科学基金和北京市中医药管理局课题；参与国家中医药管理局“九五”“十五”“十一五”等临床试验项目。发表研究论文30余篇，其中数篇发表在具有SCI影响杂志，数篇被美国NIH权威杂志INDEX MEDICUS、美国MEDLINE数据库和美国全球信息网络收录。培养了二十多名硕士、博士研究生和博士后；数名国内访问学者。并荣获第四批北京市和第五批全国名老中医专家带徒荣誉，带徒3名。

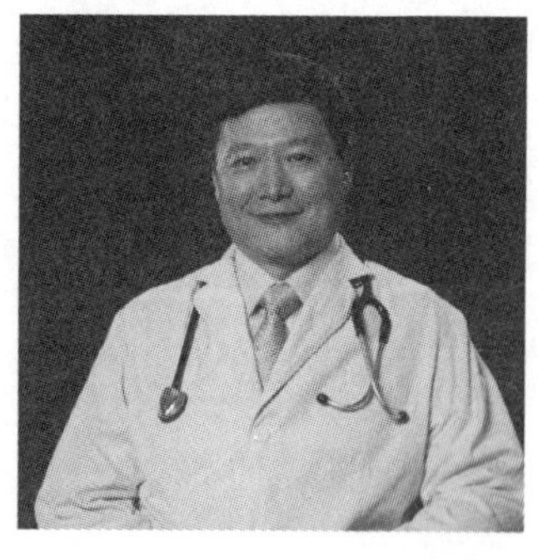

马军，教授，现任哈尔滨血液病肿瘤研究所所长，原中国临床肿瘤学会主席（2005～2011 年），兼任中国抗癌协会临床肿瘤学协作专业委员会（CSCO）基金委员会主任委员、亚洲临床肿瘤学会副主任委员、中华医学会血液学分会常委、中国医师协会血液科医师分会副会长、中国医师协会肿瘤分会副会长。

分别于 1979 年和 1983 年赴日本东京大学医学部和美国哥伦比亚大学医学部留学及工作。一直致力于血液系统的良、恶性疾病的诊疗，特别以治疗淋巴瘤和白血病享誉业内。

1984 年在国内首先建立体外多能造血祖细胞培养体系，填补国内空白。自 1986 年至今，应用维甲酸和三氧化二砷序贯疗法治疗急性早幼粒细胞白血病 1200 余例，5 年无病生存率 72%，达到了国际先进水平。从 1982 年起至今，曾先后在国内外刊物上发表论文 200 余篇，专著 40 余部，获国家、省、市科技奖 20 余项。承担国家"863"重大科研项目 4 项，省、市级科研课题 13 项，开展了 7 项临床试验。先后培养了博士、硕士研究生 20 余人。

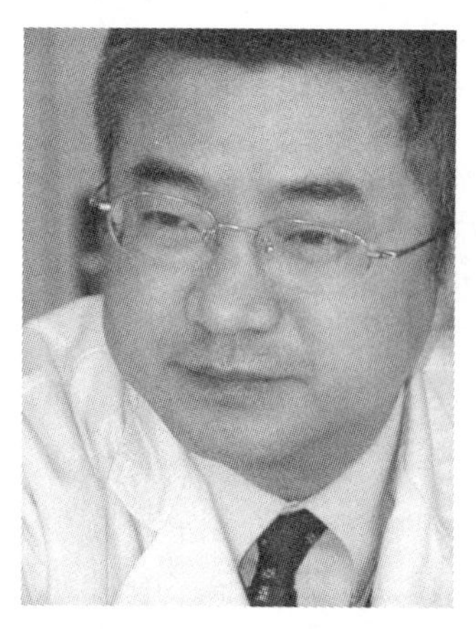

朱军，主任医师，教授，现任北京大学肿瘤医院党委书记、淋巴肿瘤科主任。出生于 1962 年，1984 年毕业于第三军医大学，1994～1997 年在以色列耶路撒冷希伯来大学哈达萨医学中心骨髓移植科工作及攻读博士学位。担任中国抗癌协会淋巴瘤专业委员会副主任委员，中国抗癌协会血液肿瘤专业委员会常委，CSCO 执委会委员，《中国医院用药与评价》杂志编委会副主任，《淋巴瘤·白血病》杂志编委，北京市劳动能力鉴定委员会医疗卫生专家库成员，北京市海淀区医学会医疗事故技术鉴定专家。

主要研究方向及工作重点为恶性淋巴瘤规范化诊断和个体化综合治疗。通过改良并创新治疗方案，参加国内和国际新药临床试验，开展造血干细胞移植、生物免疫及细胞治疗，放射性核素标记抗体示踪及治疗等新方法和新技术，建立淋巴瘤患者组织及血清标本库，促进了学科的发展。对某些类型淋巴瘤的诊断和治疗方面接近和达到国际水平，在恶性淋巴瘤规范化诊断和治疗方面保持了国内领先地位。发表论文 30 余篇。参与撰写专著 5 部。获得并参与"863"基金 1 项、"211"及"十五"肿瘤学重点学科基金 3 项、市科委基金 3 项、市卫生局基金 1 项和院内资助课题。现为硕士研究生导师和博士研究生指导老师。

宋玉琴，女，博士，主任医师，科副主任。1993 年毕业于山东医科大学临床医学系医学英语班；1998 年毕业于山东医科大学临床血液学专业，获医学博士学位；后在山东省立医院肿瘤中心肿瘤内科工作；2004 年 3 月～2006 年 5 月在北京大学医学部肿瘤中心从事博士后研究，专业为肿瘤病因学和细胞生物学；2006 年 6 月起在北京肿瘤医院淋巴血液内科工作至今。并于2009年10月~2010年6月在美国内布拉斯加医学中心进修淋巴瘤临床诊治。主要研究方向及工作重点为恶性淋巴瘤规范化诊断和治疗。目前共发表论文20篇，主译专著3部，参编专著2部；承担国家自然科学基金课题2项，参与国家自然科学基金重点课题1项，承担省级优秀中青年科学家科研奖励基金课题1项；作为第一完成人获省科技进步三等奖1项。

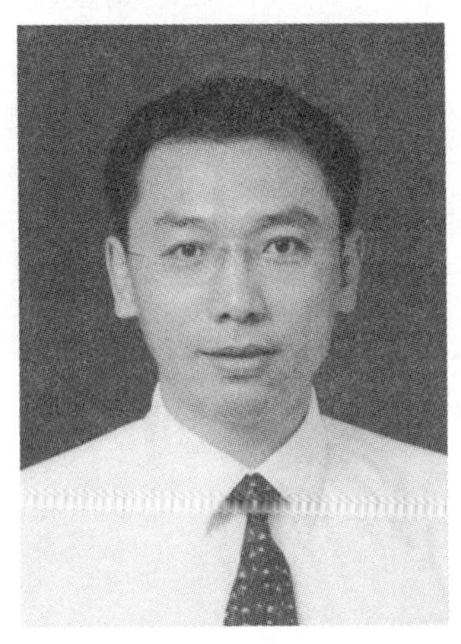

邱林，研究员，现任哈尔滨血液病肿瘤研究所副所长，中国抗癌协会临床肿瘤学协作专业委员会（CSCO）副秘书长，中国老年学学会老年肿瘤专业委员会委员，中华医学会血液学分会实验诊断血液学专业组成员。1987年获白求恩医科大学实验血液专业医学硕士学位，1995获日本东京大学医学部医学博士学位，1999年在德克萨斯大学M. D. 安德森肿瘤中心血液病理研究部攻读博士后。长期从事血液病的临床实验研究。2005年回国在哈尔滨血液病肿瘤研究所重点研究慢性粒细胞白血病伊马替尼耐药机制和尿多酸肽治疗骨髓异常增生综合征的临床和实验研究，先后中标8项国家、省、市科研课题。参与编写专著9部，发表论文和综述14篇，培养硕士研究生6名。2008年被评为黑龙江省卫生系统有突出贡献中青年专家。

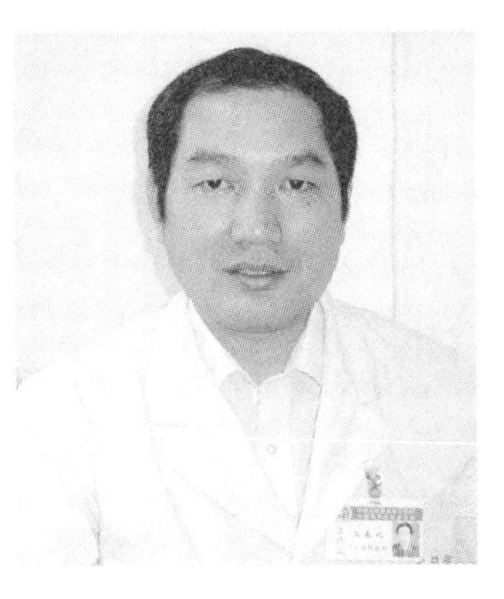

高春记，1965年7月出生，主任医师，教授，博士生导师。先后毕业于青岛医学院、中国协和医科大学、美国国立卫生研究院。现任解放军总医院（海南分院）血液科主任。主要研究方向为各类造血干细胞移植治疗血液系统疾病和其他需要进行干细胞移植的非血液系统疾病，此外在血液系统疑难疾病的诊治以及血液病基础研究方面具有丰富的经验。曾获得“863”、国家、军队等各类研究基金10余项。获得科技进步和医疗成果等奖励4项，其中美国血液学会奖1项。发现HLA新基因1项，被WHO命名为Cw0743。主编、副主编专著7部，参编10余部。国内外发表论文100余篇。带教博士后、博士生、硕士生20余名。曾任或现任中国抗癌协会血液肿瘤专业委员会常务委员、解放军医学委员会血液专业委员会常务委员，美国血液学协会会员，国际血液学会会员，北京医学会再生医学组副组长，中华骨髓库专家委员会委员，中华医学会血液学会青年委员等。“863”课题、国家自然科学基金等评审专家，以及《中华血液学杂志》《诊断学理论与实践》《中华医学杂志》英文版、《Int. J. Hematol.》《BBMT》《解放军医学杂志》等的编委或评审专家。

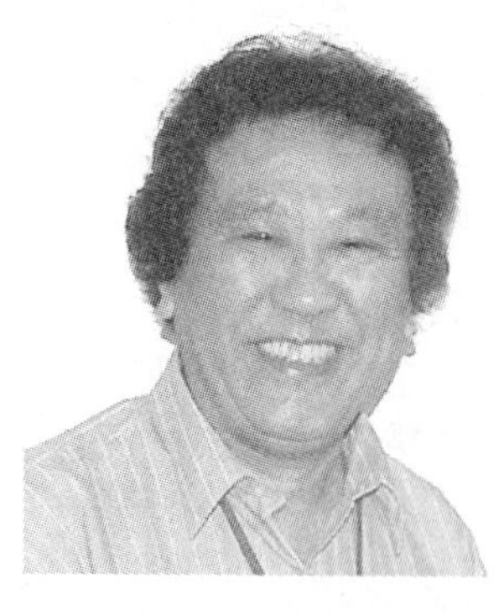

张伯龙，主任医师、教授。哈尔滨血液病肿瘤研究所副所长、骨髓移植中心主任。中国老年学学会老年肿瘤专业委员会委员。《白血病·淋巴瘤》《中国实验血液学杂志》编委。

1970年毕业于中国协和医科大学，1973~1974年于兰州医学院参加血液病师资培训班，开始了专科诊治血液病生涯。1978年考入中国医学科学院北京协和医院血液内科研究生，1980~1984年赴英国皇家医学研究生院血液科，先为访问学者，后为研究生，进行骨髓及淋巴系统恶性增殖性疾病的临床研究，获英国教育部OSR奖，同时获博士学位。归国后回北京协和医院血液科工作，历任内科总住院医师至主任医师、教授。1994年调入中国人民解放军总医院血液科任主任医师、教授，进一步致力于血液系统恶性肿瘤疾病的临床诊治与研究，并负责骨髓移植工作。2003年主动退休，至哈尔滨血液病肿瘤研究所任副所长、骨髓移植中心主任。

在国内外专业杂志发表论文100余篇，主编、副主编及参与编写专著或译著34部。

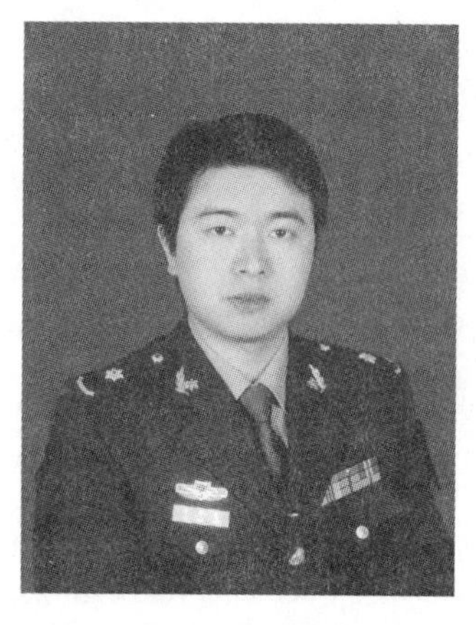

杨波，1977年3月出生，医学博士，主治医师，从事血液病学专业，擅长细胞免疫治疗血液肿瘤。

开展血液肿瘤的自体细胞因子诱导的杀伤（CIK）细胞免疫治疗4年来，共治疗120余例血液肿瘤患者，并利用临床生物信息学方法，优化了CIK细胞治疗方案，提出了“胸腺肽动员的自体CIK细胞联合rhIL-2免疫治疗”新方案，进一步提高了CIK细胞疗效。

作为负责人，承担解放军总医院“百病妙诀”培育项目（自体CIK细胞免疫治疗在老年血液肿瘤的应用研究）和解放军总医院科技创新苗圃基金项目（自体CIK细胞治疗多发性骨髓瘤的临床研究）。作为主要参与者，参加国家科技部重大新药创制项目和中央保健研究基金项目各1项。作为第一作者发表SCI论文3篇（IF=7.825）、Medline论文16篇、统计源期刊论文10篇。协助指导硕士研究生5名。2篇论文分别在第五届中国肿瘤内科大会和第五届中国老年肿瘤学大会上评为优秀论文三等奖，1篇论文获得第六届中国科协期刊优秀学术论文三等奖。

今后研究方向：血液肿瘤的细胞免疫治疗、临床生物信息学。

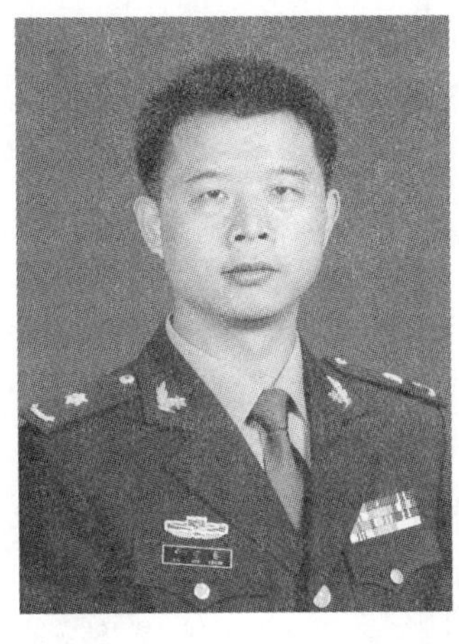

卢学春，1970年3月出生，医学博士，主任医师，科室副主任。从事血液病学专业，尤其擅长采用细胞免疫治疗血液肿瘤以及药物治疗再生障碍性贫血、骨髓增生异常等骨髓衰竭疾病。

近5年来，应用临床生物信息学方法，系统研究了以贫血为主要特征的骨髓衰竭疾病的发病机制，提出了“骨髓间充质干细胞过度脂肪化”是此类疾病的主要病理过程和致病因素，并以此为干预靶点，筛选出2种高效、低毒和经济的靶向治疗药物，获得国家发明专利，提高了再生障碍性贫血的临床疗效。此外，开展血液肿瘤的自体细胞因子诱导的杀伤（CIK）细胞免疫治疗4年来，共治疗120余例血液肿瘤患者，并利用临床生物信息学方法，优化了CIK细胞治疗方案，提出了“胸腺肽动员的自体CIK细胞联合rhIL-2免疫治疗”新方案，进一步提高了CIK细胞疗效。由于在CIK细胞治疗血液肿瘤方面取得的成果，接受了中国中央电视台科学频道《走进科学》栏目组的采访，于2012年2月3日播出制作节目《抗杀癌细胞》，在业内和社会形成了广泛影响。

作为负责人，承担国家自然科学基金项目1项、军队“十一五”课题1项、解放军总医院科技创新基金1项；作为主要参与者，参加国家科技部重大新药创制项目和重大支撑项目各1项、中央保健研究基金项目1项。获得北京市科技进步二等奖1项（2006年第5名）、国家科技进步二等奖1项（2009年第5名）。作为第一作者和通讯作者发表SCI论文3篇（IF=7.825）、Medline论文25篇、统计源期刊论文20篇。副主编《老年血液病学》，主编译著《诊断你的医生》。协助指导博士及硕士研究生7名。兼任《解放军医学杂志》《中华保健医学杂志》特邀编委。

今后研究方向：贫血类疾病药物治疗和血液肿瘤的细胞免疫治疗、临床生物信息学。

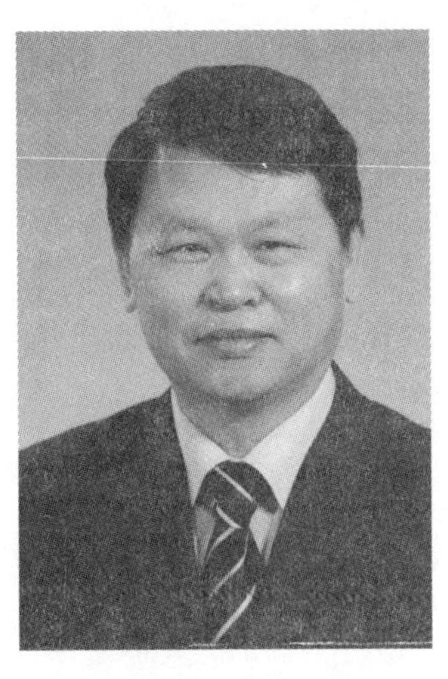

徐兵河，主任医师，教授，博士生导师；中国医学科学院北京协和医学院肿瘤医院内科主任，兼任中国抗癌协会乳腺癌专业委员会主任委员、临床肿瘤学协作专业委员会及临床化疗专业委员会常务委员、北京中西医结合学会肿瘤专业委员会副主任委员、中国老年学学会老年肿瘤专业委员会常务委员、中国医师协会肿瘤医师分会常务委员、国家药典委员会委员、国家食品和药品监督管理总局新药审评专家、卫生部合理用药专家委员会肿瘤组副组长、《国家中长期科学和技术发展规划纲要（2006~2020年）》“重大新药创制”科技重大专项论证委员会委员、国家科技重大专项课题评审专家、国家科学技术奖励评审专家、中华医学科技奖评审专家、国家自然科学基金评审专家、科技部创新人才推进计划评议专家、科技部国际合作重点项目计划同行评议专家、北京市科技进步奖评审专家、卫生部全国卫生专业技术资格考试专家委员会委员等，《中国肿瘤临床与康复》副总编辑，

《The International Journal of Biological Markers》《Chinese Journal of Cancer Research》《中华内分泌外科杂志》《中华乳腺病杂志》《中华肿瘤防治杂志》《中国癌症杂志》《肿瘤防治研究》等二十多种国际、国内专业杂志编委。

长期从事肿瘤内科，特别是乳腺癌的临床综合治疗及相关基础研究，在乳腺癌的个体化治疗及药物基因组学研究方面造诣颇深。在国内较早提出乳腺癌的个体化治疗及率先开展基因单核苷酸多态与恶性肿瘤化疗敏感性关系的研究，研究成果对恶性肿瘤个体化治疗方案的选择产生了较大影响。先后主持完成了国家“863”重大科技专项、国家自然科学基金、国家“十五”攻关课题、教育部博士点基金优先发展项目等一系列国家及省部级的重大科研项目。在国内率先参加国际多中心临床研究，主持40多项国内外最主要的治疗乳腺癌新药的临床研究，在一项国际多中心临床研究中担任总负责人（PI），并在多个国际多中心临床研究中担任指导委员会（Steering Committee）委员。应邀在2011年美国圣安东尼奥国际乳腺癌年会上作大会报告。近10年来，应邀在国内外学术会议作大会报告60余次次，3次担任国际会议共同主席。2012年主办首届全国乳腺癌个体化治疗大会。2013年当选为国际晚期乳腺癌共识（ABC consensus）专家组成员。

在国内、国外发表文章230余篇，其中以第一作者或通讯作者在《Cancer Research》《Clinical Cancer Research》《Annals of Oncology》等杂志发表SCI论文30余篇。主编《乳腺癌》等专著和教材3本，参编专著14本。作为编委，参与组织和编写每年的《中国肿瘤临床年鉴》及《中国临床肿瘤教育专辑》。已培养20多位博士和硕士。荣获北京协和医学院优秀教师称号。以第一完成人身份，获得中国大学出版社协会优秀著作一等奖、2011年中国抗癌协会科技进步二等奖、北京市科技进步二等奖和中华医学科技三等奖等多项奖励。

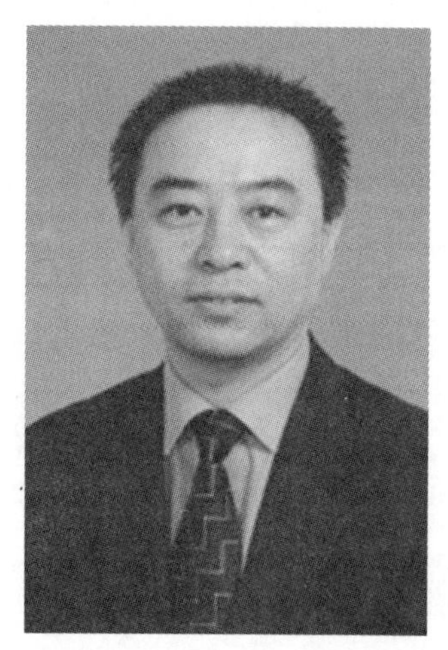

马建辉，中国医学科学院肿瘤医院泌尿外科主任医师、硕士生导师。1983年毕业于白求恩医科大学医疗系，2000年5月起任《中华泌尿外科杂志》第六届、第七届常务编委，2000年12月起受聘为中央保健局会诊专家，2003年1月起任教育部归国人员科研启动基金评审专家，2005年7月起任中国《肾癌诊治指南》编写组组长，2006年1月起任《抗癌之窗》杂志编委，2006年11月起任中国老年学学会老年肿瘤专业委员会常委，2009年4月起任《肿瘤研究与临床》第五届编委，2009年8月起任《现代泌尿生殖系肿瘤杂志》第一届编委，2009年8月起任CSCO肾癌专家委员会主任，2009年8月起任《中华肿瘤杂志》第六届编委。

研究方向：泌尿及男性生殖系统肿瘤的诊断及治疗。结合现代肿瘤学理论，开展新治疗方法的研究。熟练掌握泌尿男生殖系肿瘤理论和外科技能，如保留性神经的前列腺癌根治术和全膀胱切除术、保留肾单位的肾癌手术以及下腔静脉瘤栓取出术等泌尿外科高难度手术。

主持和参与多项课题研究。在《中华医学杂志》《中华肿瘤杂志》《肿瘤学杂志》《中华泌尿外科杂志》《现代泌尿外科杂志》《中华临床实践与研究》等多种期刊发表论文80

余篇。参与了《临床肿瘤学》《肿瘤综合治疗》《现代肿瘤外科学·泌尿外科分册》《家庭保健金典·肿瘤防治卷》《吴阶平泌尿外科》第2版、《黄家驷外科学》第7版、《国家癌症中心肿瘤专家答疑丛书·应对肾癌专家谈》等十余部专著的编写。

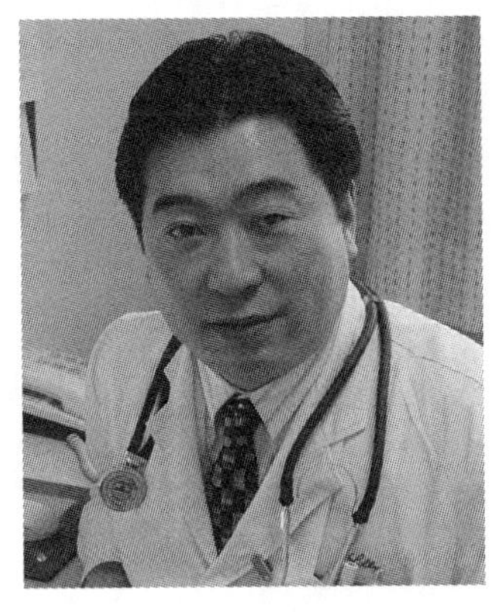

郭军，主任医师，教授，博士生导师，现任北京大学肿瘤医院副院长，北京市肿瘤防治研究所副所长，肾癌黑色素瘤内科主任。1966年11月出生，毕业于第二军医大学。中国抗癌协会临床肿瘤学协作专业委员会（CSCO）执委会委员、黑色素瘤专家委员会主任委员、肾癌专家委员会主任委员，中国抗癌协会肾癌专业委员会常务委员、泌尿肿瘤分会常务委员，中国晚期肾癌治疗专家委员会成员，国际黑色素瘤专家委员会（Golbal Melanoma Task Force，GMTF）委员，国际黑色素瘤研究联盟（Society for Melanoma Research）亚太地区主席，国际黑色素瘤监督委员会候补委员，黑色素瘤国际基金会（MIF）海外咨询顾问。《NCCN肾癌诊治指南中国版》执笔人，《中国黑色素瘤诊治共识》及《中国黑色素瘤诊治指南》编写组执笔人。国家教育部“新世纪优秀人才支持计划”入选者，北京市“十百千”卫生优秀人才基金获得者。《Melanoma Research》《Journal of Cancer Research and Clinical Oncology》《中国肿瘤临床》等杂志特约审稿专家，国家自然科学基金评审专家。在国际著名医学杂志上（《Blood》《Gene Ther》《Int J Cancer》等）发表论著10余篇。作为项目负责人，承担国家自然科学基金面上项目等多项基金课题。

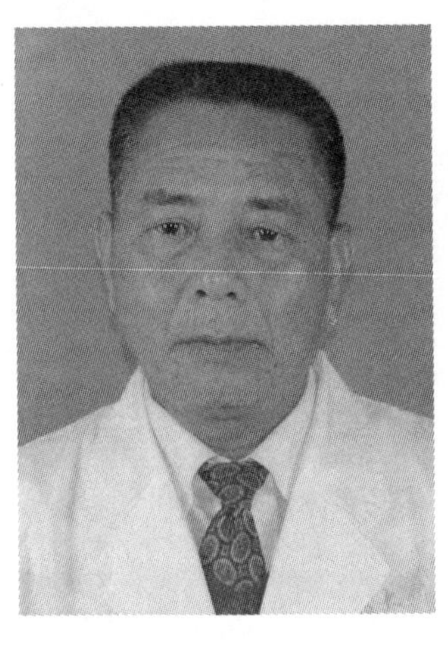

黄智芬，1952年出生。中医主任医师、教授、中西医结合硕士研究生导师。现任广西医科大学附属肿瘤医院中医科主任，世界中医药学会联合会肿瘤外治法专业委员会副会长、肿瘤分会执行理事，中华中医药学会肿瘤分会常委、亚健康分会常务委员，中国中西医结合学会肿瘤分会执行委员，中国医师协会中西医结合分会肿瘤病学专家委员会常委，中国抗癌协会肿瘤传统医学专业委员会委员，中国老年学学会老年肿瘤专业委员会（CGOS）执行委员、肿瘤中西医结合专业委员会常委，广西医师协会营养医师分会副会长，广西抗衰老科学技术学会常务理事，广西抗癌协会、广西中医药学会、广西中西医结合学会、广西康复医学会常务理事，广西中西医结合学会肿瘤分会、消化疾病分会、活血化瘀分会、肝病分会副主任委员，广西中医药学会肿瘤分会、肝胆病分会副主任委员，广西抗癌协会化疗专业委员会、康复姑息专业委员会、肺癌专业委员会、肝癌专业委员会常委，广西医学会肿瘤分会委员等。

自幼从师研习中医中药，博采众方，熟读岐黄经典，临床经验丰富。1974年1月毕业于广西中医学院临床医疗系。2003 年 7 月，荣获广西壮族自治区卫生厅、人事厅授予首届广西名中医称号；2007 年 2 月，荣获广西壮族自治区卫生厅、人事厅授予广西中医药专家学术经验继承工作指导老师称号；2011 年 11 月，荣获第二届中国中西医结合贡献奖荣誉称号。

擅长通过中医辨证论治、辨病论治等中西医结合、内外合治等临床方法治疗各种恶性肿瘤疾病、疑难病患者，尤其是慢性支气管炎及哮喘证、肝胆疾病、脾胃病、妇科杂病等，对晚期肝癌、乳腺癌、鼻咽癌、肺癌的治疗效果突出，对晚期肿瘤放、化疗后的康复治疗及晚期癌症合并骨转移的治疗有独特的疗效。主持参加省、厅级科研课题 7 项，荣获省级科研成果奖二等奖 1 项，广西医药卫生适宜技术推广奖二等奖 1 项、三等奖 3 项。多次参加国际、国内中医药、中西医结合肿瘤学术会议并获奖。个人业绩于 1999 年录入《中国专家大辞典》第三卷，在《中华医药研究与创新》杂志 2003 年第 5 期封三刊登个人业绩作宣传介绍。发表学术论文 132 篇，主编及参编《中西医临床肿瘤学》《中华名医顽症绝症秘方大全》《素食疗法》《食醋疗法》《中华名医治癌秘方大全》等 6 部著作。

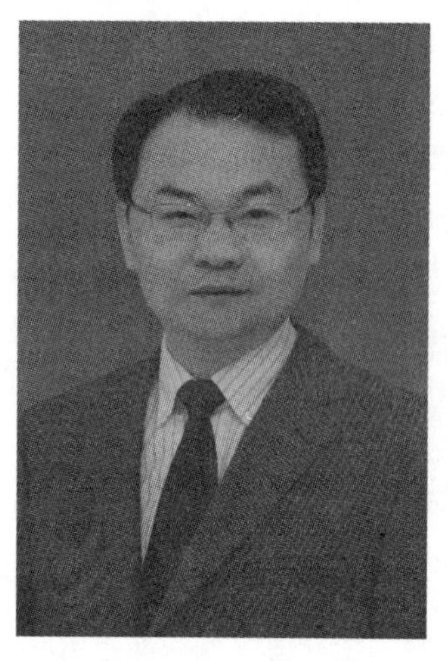

李杰，医学博士，留美博士后，硕士研究生导师。中国中医科学院广安门医院肿瘤科副主任，主任医师，北京中医药大学教授，北京市科技新星。兼任中国中西医结合学会肿瘤青年委员会副主任委员，中国癌症基金会鲜药学术委员会副秘书长，中国老年学学会老年肿瘤专业委员会执行委员会常委、副秘书长，中国医师协会中西医结合分会肿瘤病学专家委员会常委，中国抗癌协会传统医学专业委员会青年委员会委员、秘书长，北京中医药学会第二届中医肿瘤专业委员会常委，国家自然科学基金同行评议人，北京自然科学基金同行评议人，《中国组织工程研究与临床康复》执行编委，《肿瘤防治研究》特邀编辑、特约审稿人，《中华医学会中华临床医师杂志（电子版）》特邀编辑，《中国结合医学杂志（英文版）》编委。

作为主要完成人，曾承担国家自然科学基金、国家科技攻关、国际合作课题 10 余项，并荣获 2007~2008 年度北京市科学技术进步二等奖，中国中医科学院、中国中西医结合学会、中华中医药学会科技进步一等奖各 1 项。

近年来先后在《中国肿瘤临床》《中国肿瘤生物治疗学杂志》《中国肿瘤》《中国中西医结合外科》《International Immunopharmacology》等杂志发表文章 40 余篇，在《健康时报》发表肿瘤相关的科普文章 20 篇。主编《肿瘤科常见病的诊断与治疗》《中医防治肿瘤丛书—中医防治头颈及骨软组织肿瘤》等丛书。

2002 年荣获中国中医科学院广安门医院“最满意的医务人员奖”，2007 年被评为中国中医科学院广安门医院第一届十大中青年科技标兵，2010 年入选第二届十佳临床中青年医师，2011 年获得全国首届中西医结合优秀青年贡献奖，2012 年 10 月入选中国中医科学院“中青年名中医”。

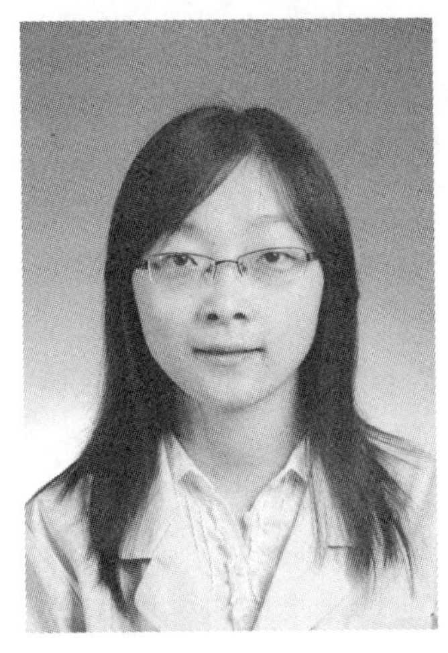

胡尚英，女，博士，助理研究员。2011 年毕业于北京协和医学院流行病与卫生统计学专业，现工作于中国医学科学院肿瘤研究所流行病学研究室，主要从事子宫颈癌的流行病学调查、病因学研究和人群防治工作。曾作为美国 Fogarty 项目 2010~2011 年、2014~2015 年度国际交流学者赴美国国立卫生研究院（NIH）交流学习。参与国际、国内科研项目 17 项，发表中、英文学术论文 35 篇，其中 SCI 收录论文 17 篇。在多项国际、国内学术会议中进行口头报告并获奖。荣获奖励有：(1) 2011 年北京市科学技术奖和教育部高等学校科学研究优秀成果奖自然科学奖二等奖（第 10 完成人）；(2) 2013 年中华预防医学会科学技术奖二等奖（第 8 完成人），中国抗癌协会科技奖二等奖（第 7 完成人）和华夏医学科技奖三等奖（第 8 完成人）；(3) 2008 年 APOCP 会议获最佳青年演讲者；(4) 2012 年亚太生殖道感染国际组织（AOGIN）会议获最佳口头报告奖。

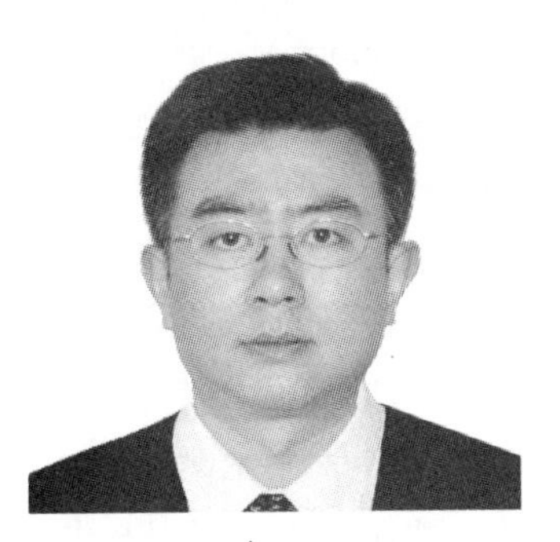

陈万青，副教授，现任全国肿瘤防治研究办公室/全国肿瘤登记中心副主任。1995 年毕业于白求恩医科大学临床医学系，在中国医学科学院肿瘤医院放射治疗科从事临床工作 5 年。2001 年初赴澳大利亚悉尼大学攻读硕士学位。2004 年获得悉尼大学公共卫生学院国际公共卫生荣誉硕士学位。曾先后在新南威尔士州癌症协会、州癌症研究所从事肿瘤登记及研究工作。在肿瘤登记、肿瘤流行病学和生物统计领域具有一定的理论基础和实践经验。2005 年到全国肿瘤防治研究办公室工作，任常务副主任。负责多项全国的肿瘤防治项目和全国肿瘤登记工作，如全国第三次死因回顾调查，淮河流域癌症早诊早治项目，肿瘤登记随访项目，“十一五”“十二五”攻关课题等。多次代表中国参加国际会议与其他国家同行进行学术交流。兼任全国卫生信息学会理事、肿瘤登记与监测专业委员会常务副主任委员，中华预防医学会慢病预防与控制分会常委、肿瘤组副组长，《中国肿瘤》杂志副主编、编辑部主任，《APJCP》东亚区副主编，亚洲肿瘤登记联盟常委，《中国肿瘤》《中国肺癌杂志》《实用肿瘤学》《肿瘤学》《Thoracic Cancer》《the Journal of Thoracic Disease》《Chinese Journal of Cancer》《Journal of Tumor》编委。已发表学术论文 70 余篇，主编、副主编专著 7 部。

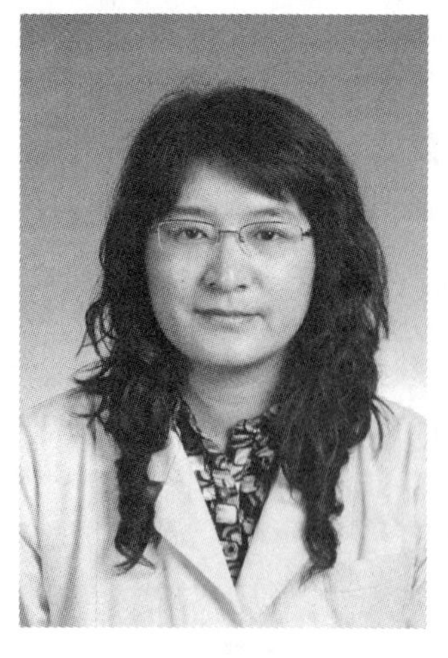

赵方辉，女，研究员，硕士生导师。北京协和医学院博士毕业，现工作于中国医学科学院肿瘤研究所流行病学研究室，任描述流行病学与统计组负责人。曾在美国国立癌症研究所（NCI）、国际健康合作部（CGH）和癌症流行病学与遗传学部（DCEG）做访问学者；多年从事子宫颈癌的流行病学调查、病因学研究和人群防治工作。主要学术兼职：亚太生殖道感染国际组织（AOGIN）常委和研究委员会主席（Research Committee Chair），中华预防医学会流行病学分会第一届青年委员会委员，中国抗癌协会肿瘤流行病学青年委员，卫生部疾病预防控制局早诊早治项目专家委员会学术秘书，中国癌症基金会癌症早诊早治示范基地专家组学术秘书、宫颈癌疫苗专家咨询委员会成员，《Int J Cancer》《BMC Cancer》《中华流行病学杂志》《中华肿瘤防治杂志》《癌症》等杂志审稿专家，世界癌症基金［英国］项目申请同行评议专家。承担或参与的科研项目共25项。参加学术会议口头报告：国内30余次、国际英文20次。研究成果：以第一作者或责任作者在国内外医学核心刊物上发表论文共38篇，其中SCI 21篇，1篇发表在《Lancet Oncology》，影响因子（IF）为17.764；1篇发表在《J Natl Cancer Inst》，IF为14.697；4篇发表在《Int J cancer》，IF为4.926。以第二及其他次序作者发表论文和著作70余篇。荣获奖励主要包括：（1）2011年获北京市科学技术奖（第二完成人）、教育部高等学校科学研究优秀成果奖（科学技术）自然科学奖二等奖（第二完成人）；（2）2013年获北京市科学技术奖三等奖（排名第二）、中华预防医学会科学技术奖二等奖（排名第二），获华夏医学科技奖三等奖（排名第二）；（3）2011年成功入选首届北京高校青年教师优秀教学科研成果展，并作为医疗单位的唯一代表进行现场推广报告；（4）第一届（2010年）和第二届（2011年）国家癌症中心优秀论文一等奖；（5）2010~2011年度中国医学科学院北京协和医学院“优秀青年科技工作者”和“优秀论文奖”；（6）2012年中国医学科学院肿瘤医院“优秀学术论文奖”；（7）2012年北京协和医学院优秀博士论文奖；（8）2013年全国优秀博士学位论文。E-mail:zhaofangh@cicams.ac.cn

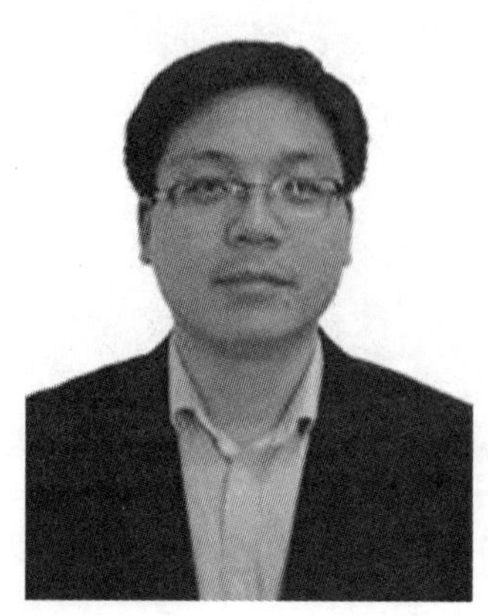

张韶凯，1985年11月出生。流行病与卫生统计学专业博士，2014年7月毕业于北京协和医学院/中国医学科学院肿瘤医院。研究方向为肿瘤的人群防治，主要包括肿瘤筛查、肿瘤的疾病自然史、肿瘤的生物标志物等。参与多项国际合作及全国多中心研究项目，以第一作者发表SCI论文3篇（IF=10.28），中文核心期刊论文7篇。多次参加国际国内学术会议，曾在国际会议中做口头报告并获得Young Investigator Award。E-mail:shaokaizhang@126.com

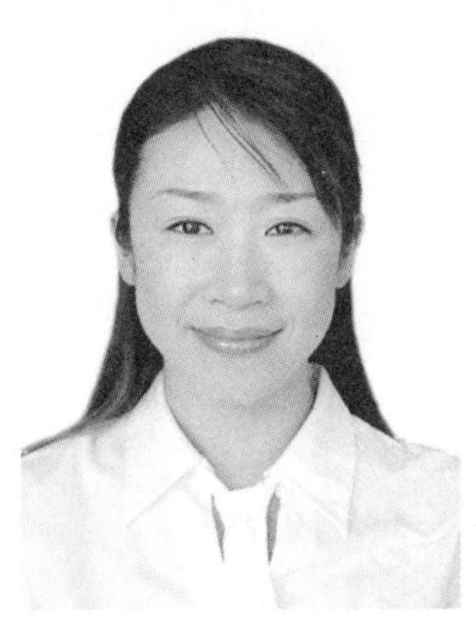

张晓丹，女，文学硕士，现任《抗癌之窗》杂志编辑部副主任、记者。《抗癌之窗》由中国医学科学院主办，是一本面向全国公开发行的肿瘤防治科普杂志。

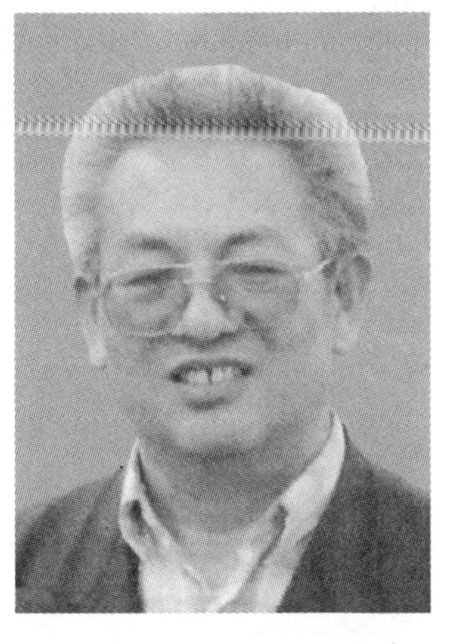

张立峰，1952 年 10 月出生。资深医学编辑、科普作家。1982 年 12 月毕业于北京医学院公共卫生系（今北京大学公共卫生学院）（77 级）。现任《中国肿瘤临床年鉴》执行主编、《抗癌之窗》杂志编审、《中华医学百科全书》编审组成员兼《肿瘤卷》责任编审、北京大学医学出版社编辑、中国协和医科大学出版社编辑；兼任中国癌症基金会鲜药学术委员会学术委员，北京抗癌乐园科普顾问。亦曾为中国医药科技出版社、农业出版社，以及《知识就是力量》《中医杂志》《世界中西医结合杂志》等数家杂志审稿。截至 2015 年 6 月底，经本人编辑、审稿出版的书籍、杂志累计已达 230 本、7993 万字（其中英文译著 1386 万字）。撰写出版医学专著 1 部，参加编写书籍 4 本，在《知识就是力量》《抗癌之窗》《抗癌乐园》《家庭医生报》《健康之家》《健康报》《中国中医药报》《中国人口报》《科学新生活》《内蒙古日报》等 30 多家报刊上发表科普文章 120 篇，内容涉及医学、药学、中医药、养生保健、历史、考古、天文、地理、环境保护、教育诸学科，以及人物传记、新闻报道等。

（说明：以文章先后为序，部分作者的简介或照片未收到，故未列入其中。）

2014 年捐赠中国癌症基金会名单

捐赠单位及资助项目（排名不分先后）

罗氏投资有限公司（赫赛汀［曲妥珠单抗］患者援助项目）
辉瑞投资有限公司（索坦［苹果酸舒尼替尼胶囊］患者援助项目）
百时美施贵宝（中国）投资有限公司（施达赛［达沙替尼片］患者援助项目）
新基物流有限责任公司（瑞复美［来那度胺胶囊］患者援助项目）
辉瑞投资有限公司（赛可瑞［克唑替尼胶囊］患者援助项目）
西安杨森制药有限公司（万珂［注射用硼替佐米］患者援助项目）
百时美施贵宝（中国）投资有限公司（施贵宝抗癌基金）
北京建生药业有限公司（建生基金）
江苏恒瑞医药股份有限公司（肿瘤事业发展专项基金）
北京泰德制药股份有限公司（捐赠药品给消化道肿瘤早诊早治工作相关医院）
北京富江裕新医疗器械有限公司
老牛基金（老牛专项基金）
北京市朝阳区三环肿瘤医院（肿瘤学术交流）
北京金菩嘉医疗科技有限公司（用于乳腺癌防治及健康宣传）
杭州迪安（捐赠试剂）
北京市朝阳区桓兴肿瘤医院
北京协顺祥医疗公司（消化道肿瘤专项基金）
河北省廊坊健康管理医院
世界健康基金会
碧迪医疗器械有限公司
北京乐章商贸有限公司
35 家企业捐赠（用于肿瘤防治宣传周活动）
6 企业捐赠（患者服务专项基金）

个人捐款（排名不分先后）

高振海　王延龄　朱世英　赵秀芝　朱骊安（头颈肿瘤医师培训）　邵庆坤
田秀红　林国贝　谭向群（双鹤“志愿者服务”专项基金）高 波　彭李乐
张春一　王 磊　王新宇　周学海　王 睿　陶 罐
首都医科大学志愿者（双鹤“志愿者服务”专项基金）

2014 年第十六届北京希望马拉松捐赠单位名单（排名不分先后）

国家体育总局
国家卫生和计划生育委员会
北京建生药业有限公司
北京市朝阳区三环肿瘤医院
北京科园信海医药经营有限公司
国药控股北京华鸿有限公司
北京市朝阳区桓兴医院
国药控股北京天星普信生物医药有限公司
海南鲁海医药有限公司
北京协和药厂
南京绿叶思科药业有限公司
北京双鹤药业经营有限公司
国药控股北京有限公司
北京双鹭药业股份有限公司
新基医药信息咨询（上海）有限公司
国药集团药业股份有限公司
江苏豪森药业股份有限公司
柯惠医疗器材国际贸易（上海）有限公司
百特制药公司
北京乐成国际学校
江苏恒瑞医药股份有限公司
北京世纪赢科长安医药科技有限公司
江苏奥赛康药业股份有限公司
嘉洋经贸公司
百泰生物制药有限公司
北京瑞德木林科贸有限公司
默克雪兰诺有限公司
国药控股北京康辰生物医药有限公司
北京四环生物制药有限公司
华润普仁鸿（北京）医药有限公司
贵州益佰制药股份有限公司
北京美康永正医药有限公司
华润医药商业集团有限公司
鲁南制药集团（山东新时代药业有限公司）
长白山制药股份有限公司
南京制药厂有限公司
大鹏药品信息咨询（北京）有限公司
华润国康（北京）医药有限公司
常州湖塘实验中学
北京北陆药业股份有限公司
海南海灵化学制药有限公司
广州太宗医药科贸有限公司
北京海奥思康科技有限公司
北京泰德制药股份有限公司
北京亨通康医疗器械有限公司
贝达药业股份有限公司
佰塞通景峰制药有限公司
海口奇力制药有限公司
华瑞制药有限公司
扬子江药业集团有限公司
大连珍奥药业股份有限公司
北京禹翼嘉华科技有限公司
北京正宏嘉禾医药科技发展有限公司
南京圣和药业股份有限公司
北京金象复兴医药股份有限公司中药材分公司
云南名扬药业有限公司
江苏天士力帝益药业有限公司
北京东兴通医疗器材有限公司
北京和信利展科技有限公司
北京济民可信医药有限公司
北京泽涵医药信息咨询有限公司
富士胶片（中国）投资有限公司北京分公司
北京亚奥弘博科技有限公司
北京美迪森尼医疗器材销售有限公司
北京北方美达医疗设备有限公司
北京灵泽医药技术开发有限公司
辽宁药联制药有限公司
北京东南悦达医疗器械有限公司
北京易达康信科技有限公司
陕西郝其军制药股份有限公司

贵州柏强制药股份有限公司
浙江九旭药业有限公司
北京赛升药业股份有限公司
明治医药中国有限公司
陕西爱民药业股份有限公司
瑞阳制药有限公司
北京华美达制药有限公司
山东鑫齐药业有限公司
吉林四环制药有限公司
广西广明药业有限公司
上海长征富民药业有限公司
金陵药业福州梅峰制药厂
海南中化联合制药有限公司
吉林双药药业集团有限公司
安徽丰原药业股份有限公司
北京同仁堂科技发展股份有限公司
启东盖天力药业有限公司
哈尔滨博莱制药有限公司
北京求道存礼科技发展有限公司
山东威高集团医用制品股份有限公司
北京睿意航商贸有限公司
北京安多霖科技发展有限公司
萌蒂（中国）制药有限公司
北京恒信必达科技发展有限公司
北京福尔安娜科技发展有限公司
北京泛海格林科技发展有限公司
高玛医疗器械（北京）有限公司
北京合友新业医疗器械有限公司
赛默飞世尔科技（中国）有限公司
北京天健晟峰医学科技发展有限公司
成都倍特药业有限公司
辰欣药业股份有限公司
河北医科大学生物医学工程中心
北京中加学校
成都天台山制药有限公司
贵州伟达药业有限公司
湖北创力药业有限公司
北京中宏赛思生物技术有限公司
太极集团重庆桐君阁药厂有限公司
海南双成药业有限公司
三菱制药（广州）有限公司
北京东方广场有限公司东方君悦大酒店
北京市普华永泰科技发展有限公司
北京庶福康医疗器械中心
北京东方汇富科技有限公司
北京百利康生化有限公司
北京市第二十五中学
雅培
天津武田药品有限公司
北京金悦健丰医疗器械有限公司
北京光辉力成医药有限公司
北京优百伟业科贸有限公司
北京茂益升商贸有限公司
中国科学院机关
南京制药厂有限公司
北京康高美达医疗设备销售有限公司
中青旅控股股份有限公司
河南省驻京办
北京驼人科贸有限公司
中宏人寿保险有限公司北京分公司
重庆莱美医药有限公司
武警北京总队第二医院
中国医学科学院肿瘤医院/肿瘤研究所各科室

（由中国癌症基金会办公室提供）

《中国肿瘤临床年鉴》编辑委员会
2015 年卷征稿函

《中国肿瘤临床年鉴》（以下简称《年鉴》）是中国癌症基金会主办的肿瘤医学专业方面的科技情报刊物，兼具学术性、科技性和情报性。《年鉴》创办于 1993 年，每年出版 1 卷。主要读者对象为肿瘤防治专业的临床、科研、流行病学、药品生产及经营、医药院校师生等相关方面人员；并可为领导层提供卫生工作决策的依据。本《年鉴》在国内外公开发行，它将成为肿瘤防治领域信息沟通的“桥梁”。

一年一度的《中国肿瘤临床年鉴》作为汇集肿瘤医学领域一年中发生的大事、进展、成果等资料的集大成者，本刊的宗旨是：报道当年癌症防治领域最新消息，反映当年癌症科研最新进展。因此，本卷《年鉴》征稿的内容包括：

1. 2015 年内您及您单位在肿瘤防治工作中取得的成果、进展、经验、总结。例如：有关肿瘤治疗的中、西医及中西医结合的成就；临床多中心协作研究的疾病报告；具有治疗有效率、生存时间等的临床资料；基于循证医学的肿瘤临床总结；肿瘤早诊早治暨肿瘤标志物的研究；肿瘤高发现场研究；肿瘤流行病学调查研究结果等。

2. 对 2015 年国内外肿瘤专业领域的现状、进展、发展趋势、展望等的综述、评述。

3. 推荐与评价 2015 年度内值得一读的肿瘤专业文献。肿瘤临床工作的探索与评述。

4. 2015 年度内的重要信息，包括您单位（个人）承办的全国性、地区性的重大肿瘤学科的活动报道（纪要）（请附照片）；获奖、创新、专利项目；新单位成立；新书出版等。

5. 与肿瘤防治工作相关的单位、团体的 2015 年大事记。

6. 本《年鉴》还可为各地肿瘤医院、肿瘤研究及防治机构、肿瘤药品及提高免疫力产品生产企业、与肿瘤相关的专利发明等提供介绍单位现状及发展、产品状况等的有偿服务。具体需求，如在《年鉴》中设立专栏等，请来编辑部面商。

鉴于您在肿瘤医学学术领域的造诣，现编辑委员会特向您、并通过您向您所在的单位特邀征集《年鉴》2015 年卷稿件。敬请在百忙之中拨冗命笔。您的大作将为本卷《年鉴》蓬荜增辉，同时也为中国的肿瘤防治事业“添砖加瓦”，在人类攻克癌魔的道路上留下您的“足迹”。如能赐稿，本编辑部将不胜感激之至！

来稿请发送电子邮件至：cfc2000@263. net 或 zhanglf1952@126. com。

《中国肿瘤临床年鉴》编辑部地址：北京市朝阳区潘家园南里 17 号中国医学科学院肿瘤医院内公寓楼 203 号，邮政编码：100021。

本征稿函可以复印，并请协助转告您的同行。谢谢！

截稿日期：2016 年 3 月 31 日。(稿件要求请见附件)

中国癌症基金会《中国肿瘤临床年鉴》编辑委员会

2015 年 6 月　于北京

附件：

《中国肿瘤临床年鉴》2014 年卷

稿件要求及注意事项

1. 稿件要求：来稿应具有科学性、逻辑性、实用性和概括性；论点鲜明，层次清楚，资料可靠，数据正确，文字精练通顺，打印工整。

交稿时请提供存有全部文稿内容的电子文档。

2. 打印要求：使用 Microsoft Word 软件（推荐使用 Word 2003 版）。

（1）字体：中文字体：宋体；英文字体：Times New Roman；正文字号：小四号。

（2）行间距：单倍行距。

3. 标题：文章标题小三号宋体，居中；一级标题（BT1）四号宋体加粗；二级标题（BT2）小四号黑体；三、四级标题（BT3、BT4）小四号。

编排法示例：

××××××（文章标题，居中）

作 者

BT1：一、××××（靠左，前面空 2 格，占一行）

BT2：（一）××××（靠左，前面空 2 格，占一行）

BT3：1. ××××（靠左，前面空 2 格；题名后空一格接正文。如下面还有 BT4，则可占一行）

BT4：（1）××××：（靠左，前面空 2 格；冒号后接正文）

夹在文内的

序号用①；②；③……

4. 作者：作者应限于主要参加本文的写作、实验数据的采集，并能对文稿内容负责、解答有关问题的人员。署名一般不超过 8 人，对本文做出贡献的其他人员可在致谢栏或脚注内列出。多名作者的排列顺序应由供稿者自行商定。

作者姓名排在文章标题的下行，居中；多名作者姓名之间空一格，单字名者在姓与名之间空一格。

再下行居中排作者的单位、所在城市、邮政编码。

示例：

2006 年我国肝胆胰肿瘤诊治进展

赵　平

中国医学科学院肿瘤医院　北京　100021

在该文首页的下方应加注：通讯作者：×××，通信地址、邮政编码、联系电话、E-mail。

5. 摘要与关键词：论述、综述、临床、研究性质的文章要有中文摘要和关键词，排在文章首页作者单位之下。摘要一般不超过 500 字，内容包括本文的目的、方法、结果、主要数据和结论。关键词 3～10 个，应从文题、摘要、正文中选取与本文研究或讨论的中心问题相关的和必要的词，应尽可能使用医学词表上的规范词。

6. 医学名词与药名：文章中的医学名词（含疾病名称）、术语应使用全国自然科学名词审定委员会公布的标准医学名词，未公布的名词应参照有关专业学会制定的标准；如某些标准医学名词现时尚未被广泛应用的，可仍沿用相应的旧名词。

文中的药品名称应使用《中华人民共和国药典》和药典委员会《药名词汇》中的标准药名（亦可参照《新编药物学》第 17 版中的药名）；药典中未收入的中药名以部颁标准为准。对于众所周知，并已习惯使用多年的药品商品名，可在第一次出现时，加括号附在标准药名之后，如地西泮（安定）。

药物的剂量、单位、用法应确保准确无误。

医药名词和机构名称应采用标准的全称，避免使用仅在本单位流通的和易混淆的简称。如采用公认的通用简称或外文缩写，应在第一次出现时使用全称，并用括号附上简称或缩写。

7. 计量单位和单位符号：文章中的计量单位一律采用国家法定计量单位。

物质的量和人体体液检验数据一律以升（L）作为基准单位（即分母），避免使用过去的 mm^3、dl、ml、μl 等作为分母。

物质的量浓度应采用国际制单位——摩尔（mol）及其分数单位毫摩尔（mmol）、微摩尔（μmol），不再使用过去的“克原子”、“克分子”、“当量”、“克当量”等术语。

时间单位可使用英文名称的标准缩写，如 h（小时）、min（分）、s（秒）、d（天）等。

个别的非法定计量单位，如 mmHg、mmH_2O 依然在临床上被公众习惯使用，故在文中可沿用。

对于其他计量数值的单位，在最后定稿前将由编辑部编审进行全书统一。

8. 数字的用法：按照中华人民共和国国家标准 GB/T 15835—1995《出版物上数字用法的规定》执行。定稿时将由编辑部编审进行统一校正。

9. 表和图：图表随文，图表的位置应与正文中所述相对应，一般应在同一页上。同一篇文章中的图、表，应按顺序编号。

（1）表格是正文的一种辅助形式，可以使文字表达繁复的内容起到一目了然的作用。表格一般采用三线表，表题在表上方，居中。表格的设计要科学合理，表内文字要简洁明了，数字准确无误。表与正文、图的内容应相符。

（2）图稿大小要合适，设计要美观，线条应光滑。图与正文间留一行空白。图题在图下居中。

图表力求少而精，凡是用文字已能说明的问题，则尽量不用表和图；反之，如使用表和图，文中就不要再重复其中的数据，只需阐述其主要发现即可。

（3）照片用黑白片，必须反差鲜明、清晰易辨。照片需提供电子版文档，像素不应低于 1200×1600；并要注明“上”“下”方向。显微照片内应画长度标尺，如 1μm。

10. 统计学符号按照中华人民共和国国家标准 GB 3358/82 中的有关规定书写。计数资料与计量资料使用的显著性检验方法应正确。统计学处理结果一般用 * $P>0.05$， ** $P<0.05$， *** $P<0.01$ 三档表示。

11. 参考文献：所列参考文献必须是作者在撰写该文时引用和参阅过的文献，且以近几年的为主。一般只列公开出版的，而不列尚未出版或内部资料。

参考文献全部列于文章之后。按文中出现的次序编号，在右上角用方括号注明，如[1,2~5]。参考文献不得出错，作者须认真核对原文作者、题目、书刊名、年、卷、期、页码等。

参考文献的编排格式按有关出版社的要求。引用的文献有多位作者时，只列出前三位的姓名，其后加“等”（中文）、“他”（日文）、“et al.”（西文）。

参考文献编排法示例：

［书籍和专著］编著者. 书名（全名）. 版次（第一版略）. 出版地：出版者，出版年：起止页码.

例：董志伟主编. 中国癌症研究进展⑧——中国癌症高发现场防治工作. 北京：北京大学医学出版社，2007：16-29.

［刊物］作者. 文章题目. 期刊名，出版年，卷（期）：起止页码.

例：孙燕. 认识肿瘤. 抗癌之窗，2006，1（1）：7-9.

［论文集］作者. 文章题目//论文集编者. 论文集名. 出版地：出版者，出版年：起止页码.

参考文献中，下一条与上一条的出处相同时，应重复列出，不能用“同上”、“同一出处”或类似的词。

12. 来稿请附第一作者和通讯作者的简介、近期照片和身份证号，作者简介内容：女性写性别、出生年月、最高学历、学位、职称、职务、专业、主要成就或业绩、今后研究方向等。

13. 本《年鉴》收录的稿件，一律不收取版面费、审稿费等各种费用。

14. 文责自负，请留底不退稿。编辑部收到稿件后，将发送回复邮件。稿件若不符合“稿件要求”或编委提出修改意见的，退回作者修改。作者必须在规定的时间内完成修改。编辑部对来稿有删改权。经编委审稿讨论后有可能淘汰不合格的稿件。稿件刊登后赠送每位作者本期《年鉴》1 本，编辑部将根据经费状况酌付作者稿酬。

《中国肿瘤临床年鉴》编辑部

2015 年 6 月

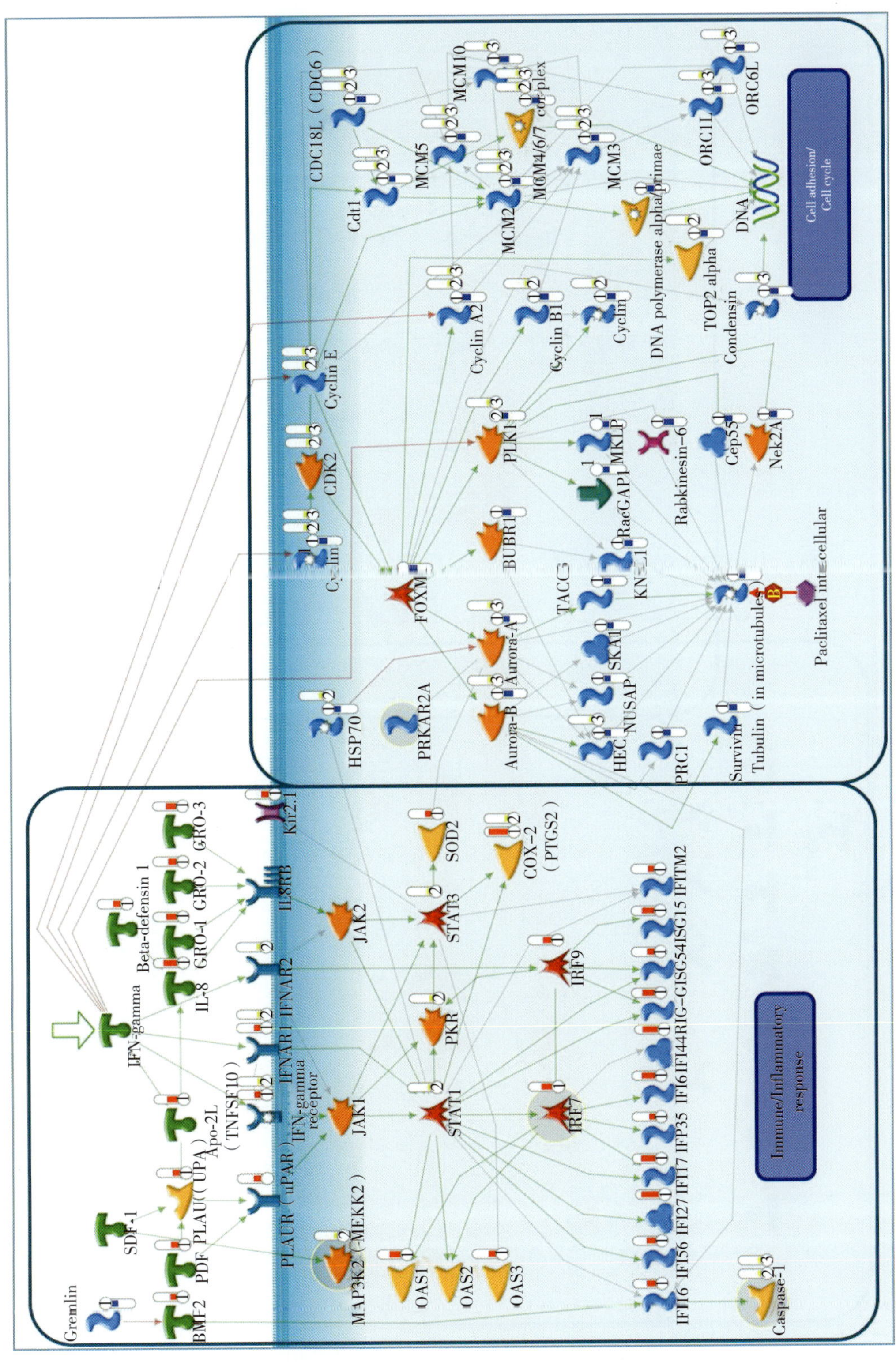

图 1 耐药细胞 A549/Paclitaxel 耐药的分子机制网络图

（正文见 36 页）

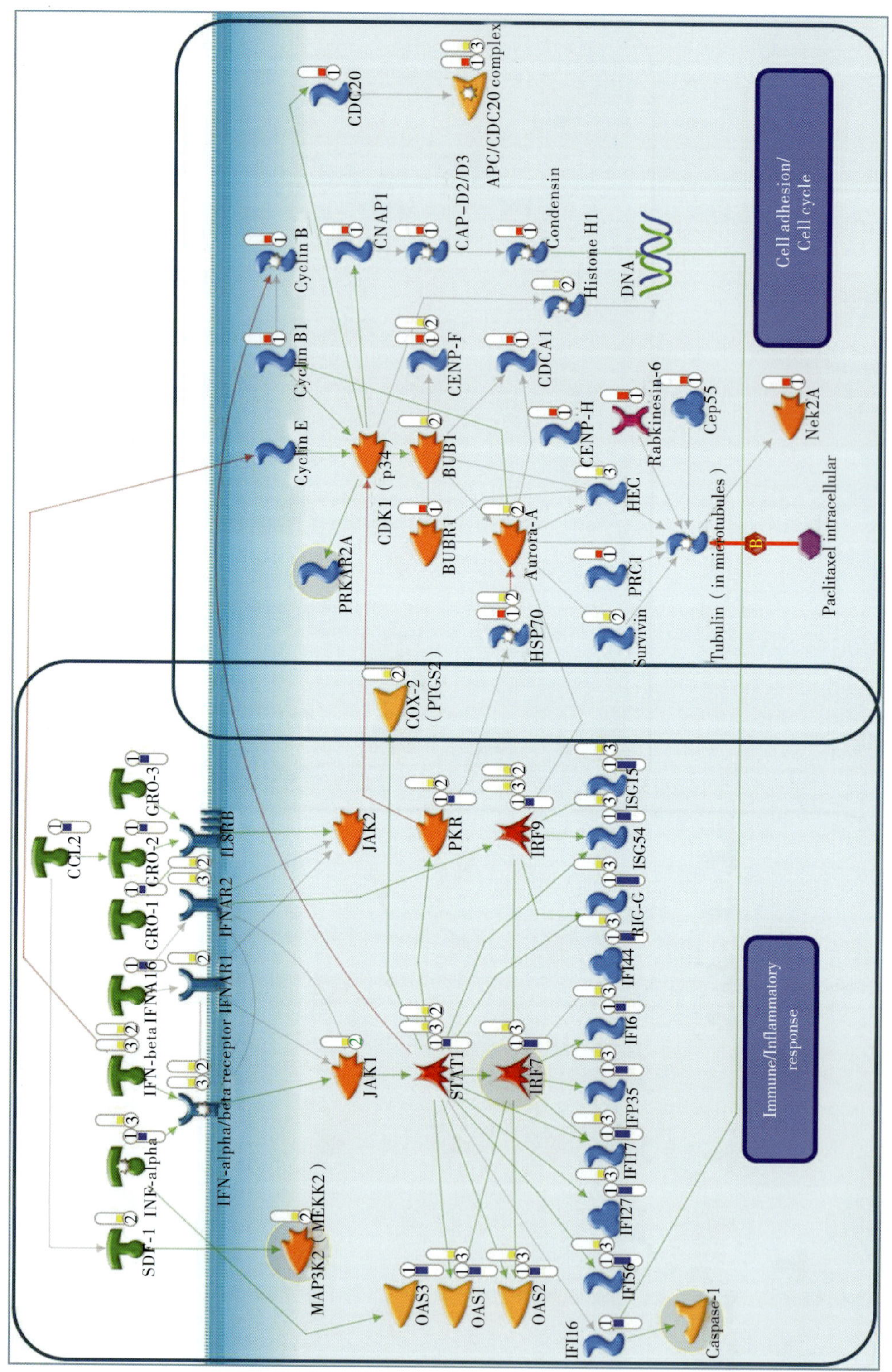

图 2　金龙胶囊逆转耐药细胞 A549/Paclitaxel 耐药作用的分子机制网络图

（正文见 36 页）

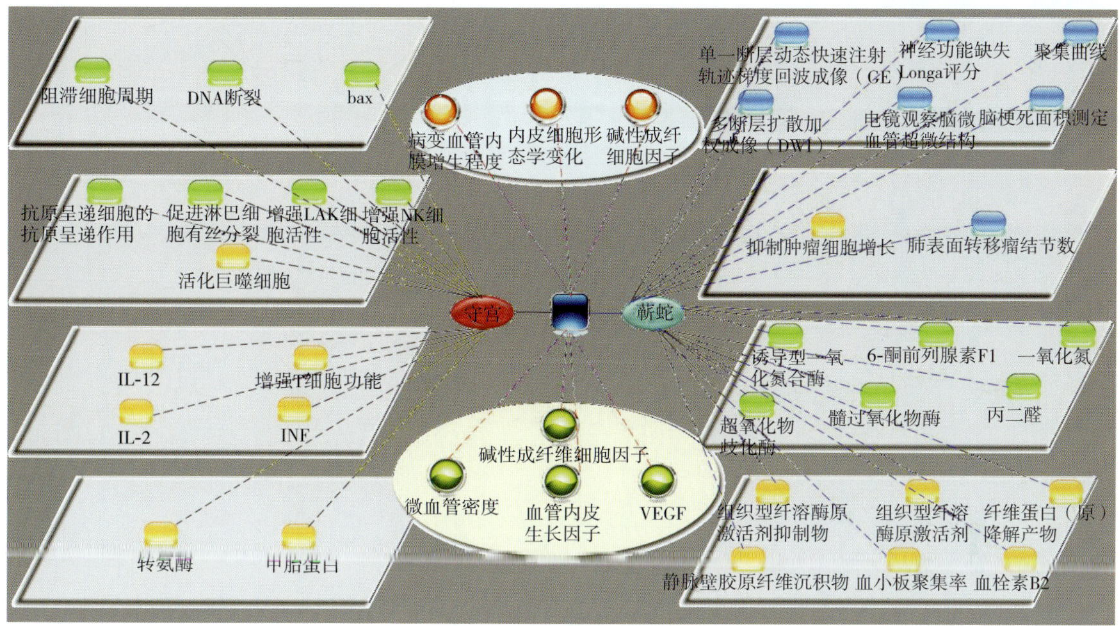

图3　金龙胶囊药效功能总网络映射图

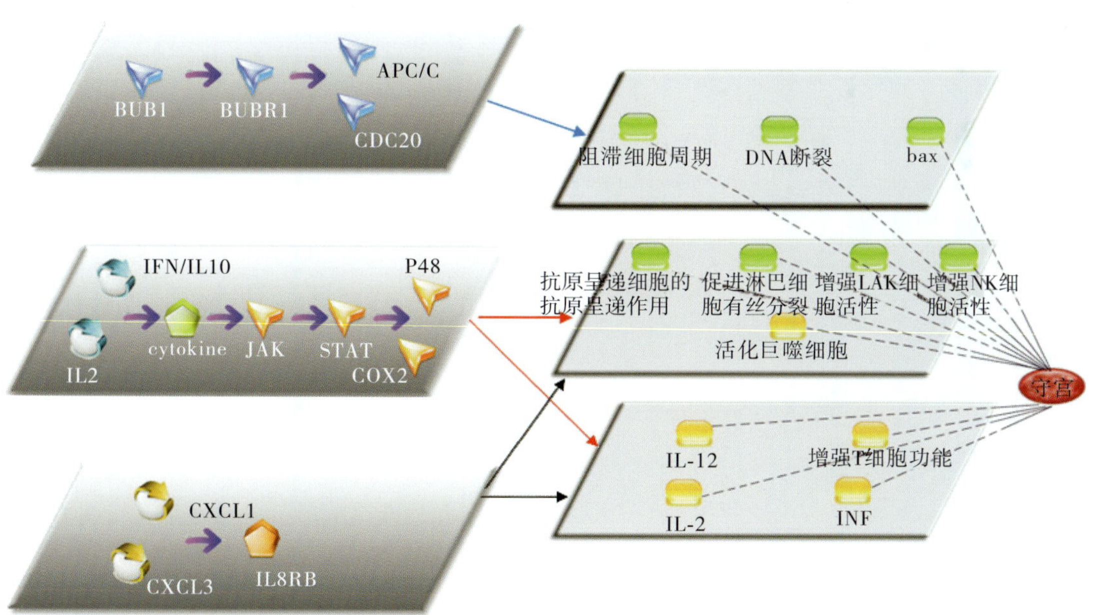

图4　可视化3D网络图（守宫-生物功能-分子机制）

（正文见37页）

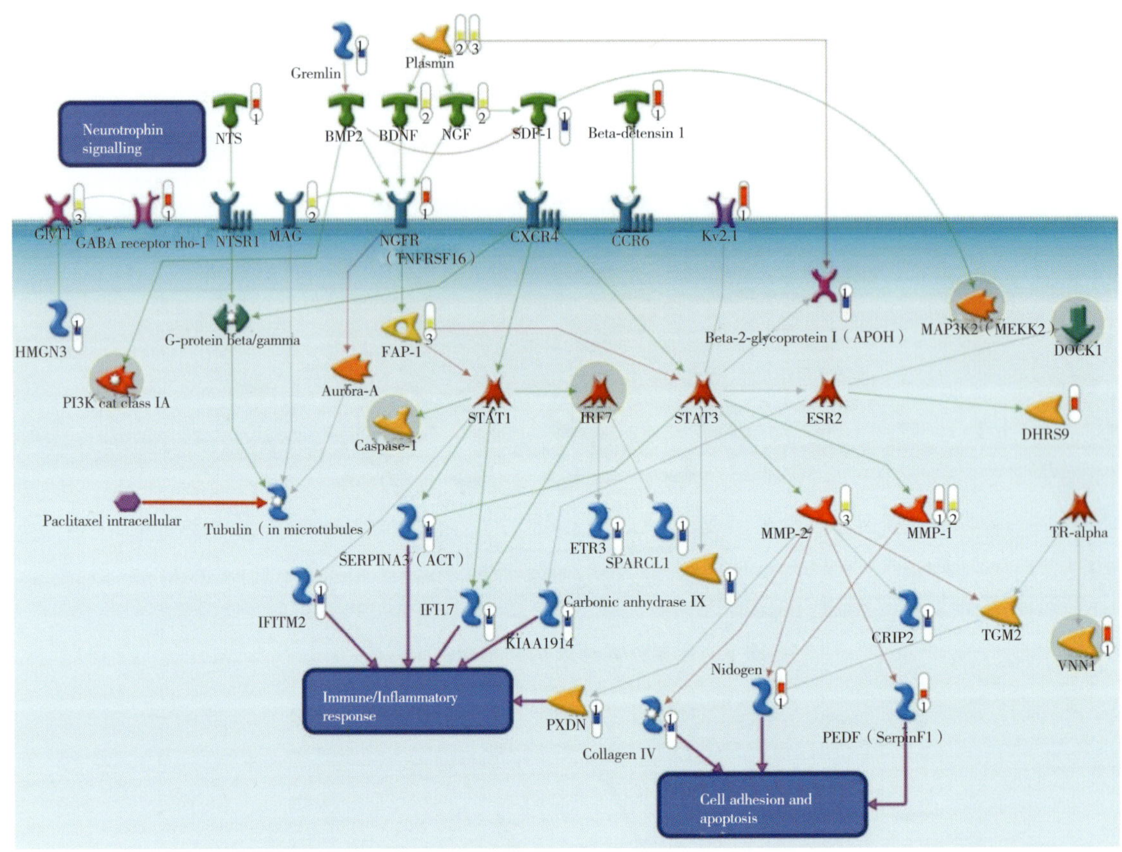

图 1　金龙胶囊组与对照组比对后构建的机制网络图

1. Differential gene；2、3. Hidden nodes

（正文见 194 页）

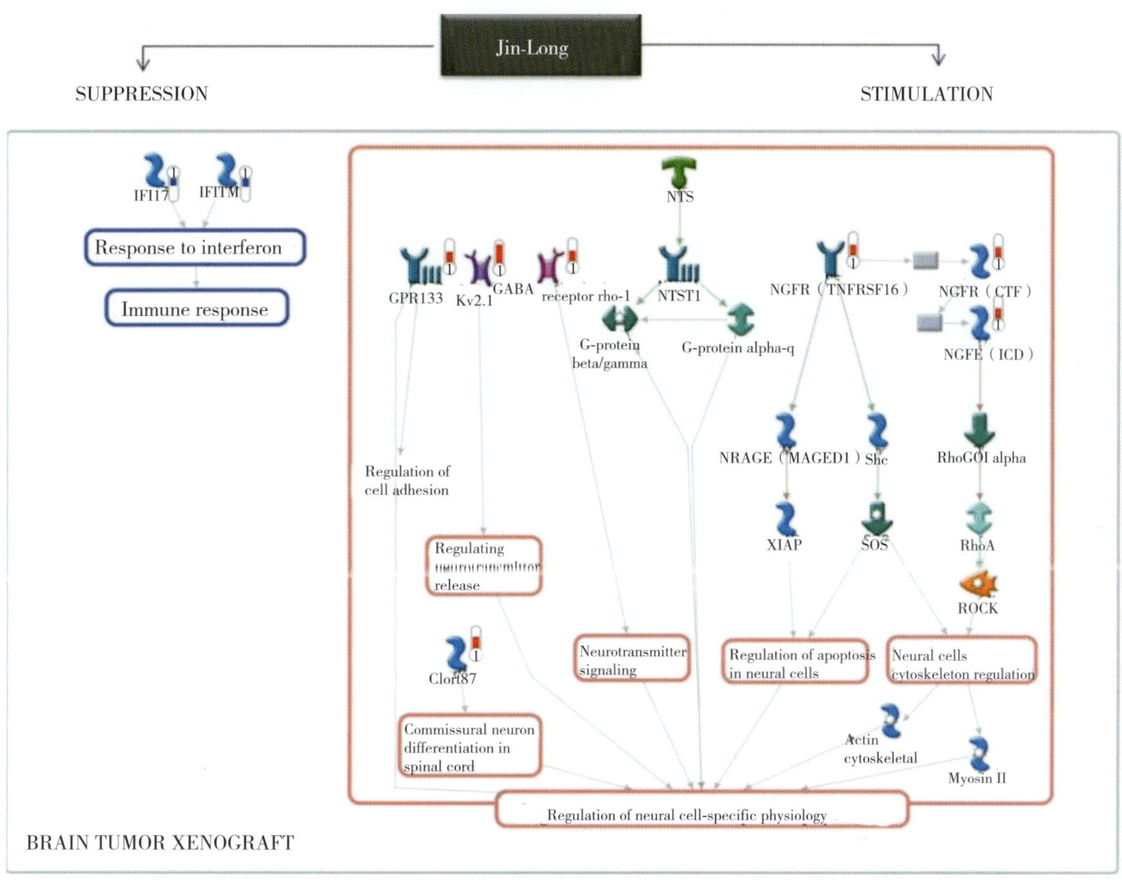

图 2　金龙胶囊的机制网络简化图

1. Differential gene; 2、3. hidden nodes

（正文见 194 页）

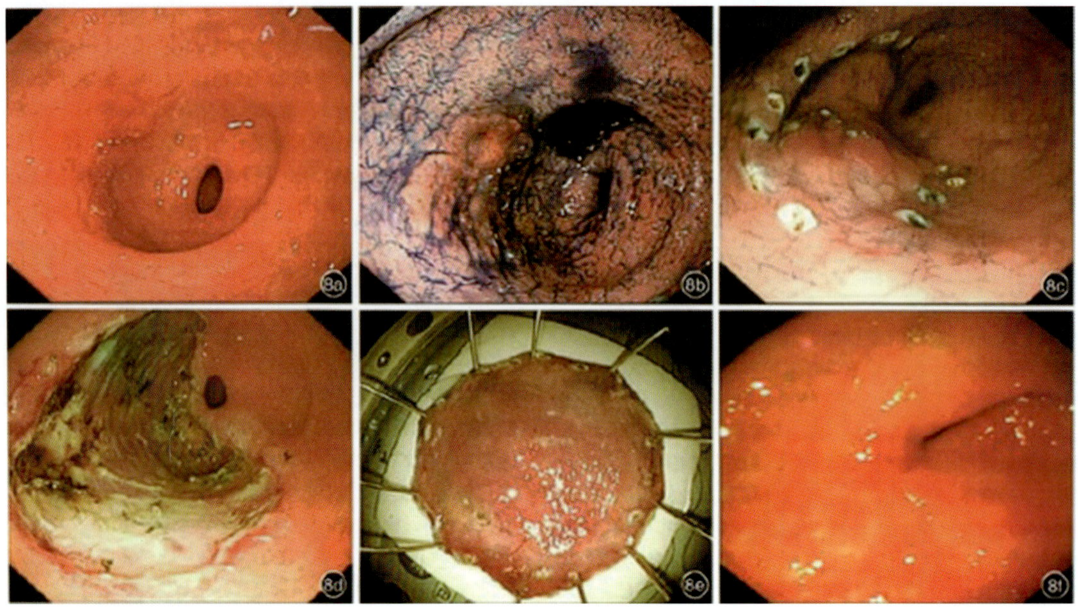

图 8　ESD 操作过程　8a：白光内镜观察；8b：靛胭脂染色；8c：标记；8d：黏膜切开及剥离；8e：标本；8f：内镜随访

（正文见 267 页）

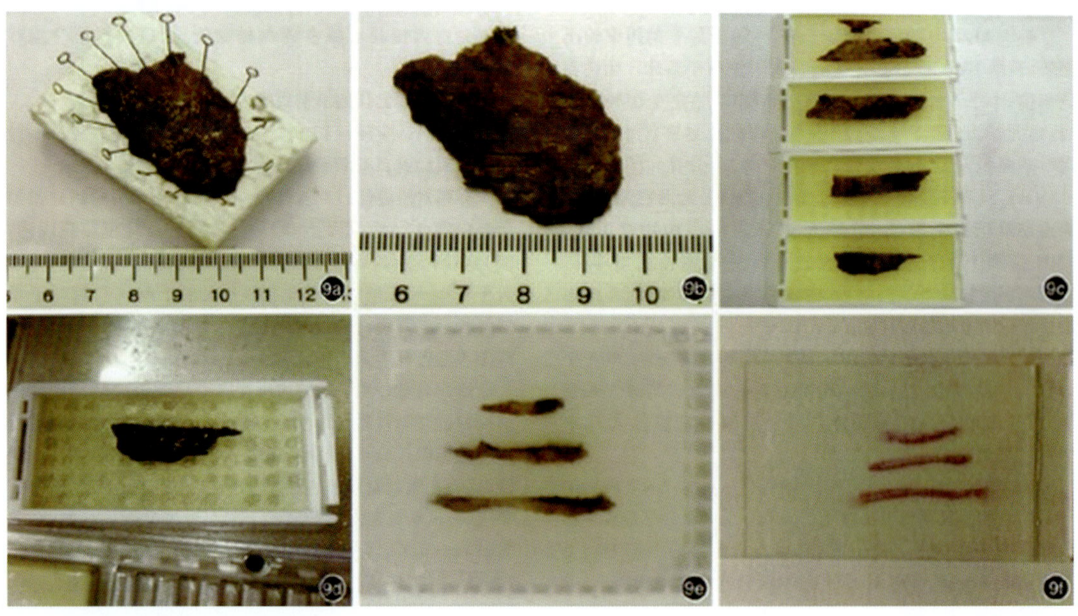

图 9　内镜切除术后标本处理步骤　9a：测量大小；9b：取材；9c：脱水；9d：石蜡包埋；9e：蜡块；9f：HE 染色

（正文见 269 页）

YIYUAN JINGYI GUANLILIAN